Psicossomática
hoje

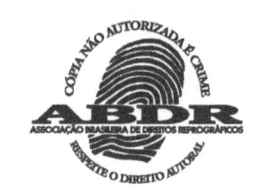

M527p Mello Filho, Julio de
       Psicossomática hoje / Julio de Mello Filho ... [et al.]. – 2. ed. – Porto Alegre :
       Artmed, 2010.
       616 p. ; 28 cm.

       ISBN 978-85-363-2211-7

       1. Psicologia. 2. Transtornos psicofisiológicos. I. Título.

                                                                              CDU 159.9

Catalogação na publicação Renata de Souza Borges – CRB 10/1922

Psicossomática *hoje*

JULIO DE MELLO FILHO
MIRIAM BURD

E COLABORADORES

2ª edição

artmed®

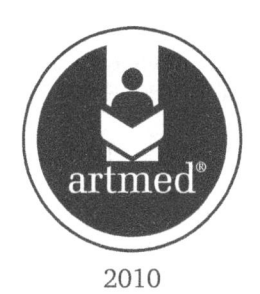

2010

Artmed Editora S.A., 2010

Capa
Paola Manica

Preparação de originais
Cristiano Silveira Pereira

Leitura final
Marcos Vinícius Martim da Silva e Rafael Padilha Ferreira

Editora Sênior – Saúde Mental
Mônica Ballejo Canto

Editora responsável por esta obra
Carla Rosa Araújo

Projeto e editoração
Armazém Digital® Editoração Eletrônica – Roberto Carlos Moreira Vieira

Reservados todos os direitos de publicação, em língua portuguesa, à
ARTMED® EDITORA S.A.
Av. Jerônimo de Ornelas, 670 - Santana
90040-340 Porto Alegre RS
Fone (51) 3027-7000 Fax (51) 3027-7070

É proibida a duplicação ou reprodução deste volume, no todo ou em parte, sob quaisquer formas ou por quaisquer meios (eletrônico, mecânico, gravação, fotocópia, distribuição na Web e outros), sem permissão expressa da Editora.

SÃO PAULO
Av. Angélica, 1091 - Higienópolis
01227-100 São Paulo SP
Fone (11) 3665-1100 Fax (11) 3667-1333

SAC 0800 703-3444

IMPRESSO NO BRASIL
PRINTED IN BRAZIL

AUTORES

JULIO DE MELLO FILHO (ORG.)
Médico. Professor Adjunto de Psicologia Médica da Faculdade de Ciências Médicas da Universidade do Rio de Janeiro. Presidente da ABMP/RJ. Ex-presidente da Associação Brasileira de Medicina Psicossomática.

MIRIAM BURD (ORG.)
Psicóloga clínica, escolar e hospitalar. Pós-graduada em Orientação Educacional, Medicina Psicossomática e Psicologia Médica. Professora convidada dos Cursos de Especialização em Psicologia Médica e Medicina Psicossomática da Universidade do Estado do Rio de Janeiro e Estácio de Sá. Vice-presidente da ABMP-RJ (biênio 2006-2008).

ABRAM EKSTERMAN
Médico. Psicanalista. Professor de Psicologia Médica.
Fundador e ex-presidente da Associação Brasileira de Medicina Psicossomática.
Diretor do Centro de Medicina Psicossomática e Psicologia Médica do Hospital Geral da Santa Casa da Misericórdia do Rio de Janeiro. Ex-professor titular de Psicologia médica e Antropologia médica da Escola de Medicina Souza Marques (aposentado).

ADOLPHO HOIRISCH
Professor Titular de Psicologia Médica da Faculdade de Medicina da Universidade Federal do Rio de Janeiro (aposentado).
Titular da Academia Nacional de Medicina. Titular da Academia de Medicina do Rio de Janeiro.

ADOLPHO MENEZES DE MELLO
Professor Titular de Pediatria da Faculdade de Medicina de Marília. Doutor em Medicina pela Universidade Estadual de Campinas.

ALEXANDRE KATHALIAN
Analista titular da Sociedade psicanalítica do Rio de Janeiro (IPA). Professor Adjunto de Psicologia Médica da Universidade Federal do Rio de Janeiro. Membro da International Association for Psychoanalytical Self Psychology, San Diego.

ALFRED LEMLE
Professor Titular de Clínica Médica da Faculdade de Medicina da Universidade Federal do Rio de Janeiro (aposentado).

ALÍCIA REGINA NAVARRO DIAS DE SOUZA
Professora Associada, Departamento de Psiquiatria e Medicina Legal, Universidade Federal do Rio de Janeiro. Doutora em Ciências da Saúde (Psiquiatria).

AMAURY DE OLIVEIRA QUEIROZ
Professor Adjunto do Departamento de Psiquiatria e Psicologia Médica da Universidade Federal do Rio de Janeiro (aposentado).
Ex-chefe do Serviço de Psiquiatria e Psicologia Médica do Hospital Universitário Clementino Fraga Filho (Universidade Federal do Rio de Janeiro)
Membro Efetivo da Associação Psicanalítica do Estado do Rio de Janeiro (Rio-4).

ANA CRISTINA LIMONGI-FRANÇA
Psicóloga, mestre, doutora, livre-docente e professora-associada da Universidade de São Paulo, Faculdade de Economia, Administração e Contabilidade Núcleo FEAUSP de Gestão da Qualidade de Vida no Trabalho. Filiada à Associação Brasileira de Medicina Psicossomática desde 1987, atuou como secretária executiva, vice-presidente e conselheira. Consultora, autora e pesquisadora do tema psicossomática e qualidade de vida no trabalho. Desenvolveu centenas de produções científicas e corporativas em fóruns nacionais e internacionais.

ANA CRISTINA M. PROCACI
Psicóloga.

ANDREA DÓRIA BATISTA
Clínica e hepatologista do Real Hospital Português, Recife/PE.

ANTÔNIO FRANCO RIBEIRO DA SILVA
Psiquiatra e Psicanalista.
Membro e Didata da Formação em Psicanálise do Círculo Psicanalítico de Minas Gerais.
Membro fundador do Grupo de Estudos em Psicossomática (GEPSI).

AVELINO LUIZ RODRIGUEZ
Médico, especialista em Psiquiatria pela AMB/ABP, Professor Doutor da Universidade de São Paulo do Departamento de Psicologia Clínica do Instituto de Psicologia, Coordenador do Laboratório de Pesquisa Sujeito e Corpo (SuCor) do Instituto de Psicologia da USP, Líder do Grupo de Pesquisa CNPq: psicossomática, psiconeurologia e promoção de saúde, Doutor em Psicologia Social pela PUC/São Paulo, Presidente da Associação Brasileira de Medicina Psicossomática-Regional de São Paulo (1988-1990), Presidente da Associação Brasileira de Medicina Psicossomática (1990-1992), Presidente do Comitê Multidisciplinar de Psicossomática da Associação Paulista de Medicina (1991-1993), membro do corpo clínico do Instituto de Gastroenterologia de São Paulo, também atua em Consultório Particular como psiquiatra e psicoterapêuta.

CARLOS DOIN
Médico com Especialização em Psiquiatria, Psicossomática e Psicanálise.
Membro da International Psychoanalytical Association, da Sociedade Brasileira de Psicanálise do Rio de Janeiro e da Associação Psicanalítica de Nova Friburgo.

CRISTIANA MONIZ DE ARAGÃO BAPTISTA
Doutora em Psicossociologia de Comunidades e Ecologia Social (UFRJ).
Especialista em Psicologia Médica (UERJ).
Pós-doutorado em Psicologia Clínica, The Wright Institute, Berkeley, Califórnia. Atualmente, trabalha no Spine One Rehabitation Programs, Los Gatos, Califórnia.

DAVID EPELBAUM ZIMERMAN
Médico Psiquiatra. Grupoterapeuta.
Psicanalista Didata da Sociedade Psicanalítica de Porto Alegre. Autor de livros sobre Psicanálise e Grupoterapia.

ELISA MARIA PARAYBA CAMPOS
Professora Doutora do Departamento de Psicologia Clínica do Instituto de Psicologia da Universidade de São Paulo.
Coordenadora do Laboratório Centro de Recuperação em Oncologia e Saúde (Chronos) do Instituto de Psicologia da Universidade de São Paulo. Professora dos cursos de Graduação e Pós-graduação nessa Instituição. Coordenadora do laboratório Chronos-Centro Humanístico de Recuperação em Oncologia e Saúde.

EUGÊNIO PAES CAMPOS
Professor titular de Psicologia Médica do Centro Universitário Serra dos Órgãos/RJ. Doutor em Psicologia.
Ex-presidente da Associação Brasileira de Medicina Psicossomática.

FERNANDO LUIZ BARROSO
Emérito do Colégio Brasileiro de Cirurgiões. Livre docente de clínica cirúrgica da Faculdade de Medicina da Universidade Federal do Rio de Janeiro. Titular e fundador do Colégio Brasileiro de Cirurgia digestiva (CBCD). Titular fundador da Sociedade Brasileira de Cirurgia Bariátrica e Metabólica (SBCBM).

FRANCISCO JOSÉ TRINDADE DE BARRETO
Médico clínico geral, filiado ao Colégio Americano de Médicos. Ex-professor da Universidade Federal de Pernambuco. Chefe do Serviço de Doenças Autoimunes do Hospital Português de Recife/PE.

FRANCISCO SALGADO
Cirurgião plástico e diretor do Departamento de Pesquisas e Documentação Científica da clínica do professor Ivo Pitanguy.

GEORGE LEDERMAN
Membro titular da Sociedade Brasileira de Psicanálise do Rio de Janeiro. Ex-presidente da Regional Recife da Associação Brasileira de Medicina Psicossomática.

GERALDO CALDEIRA
Médico gastroenterologista e psicanalista. Ex-presidente da Associação Brasileira de Medicina Psicossomática. Membro Titular e do Conselho Superior da Academia Mineira de Medicina. Professor do Curso de Pós-graduação em Psicologia Médica – UFMG.

GISELA CARDOSO
Psicóloga do Serviço de Psiquiatria e Psicologia Médica do Hospital Universitário Clementino Fraga Filho (Universidade Federal do Rio de Janeiro). Mestre em Saúde Coletiva – Instituto de Estudos em Saúde Coletiva (IESC-UFRJ). Doutora em Saúde Coletiva – Instituto de Medicina Social (IMS-UERJ).

HELÁDIO FRANCISCO CAPISANO
Psicanalista pela Sociedade Brasileira de Psicanálise de São Paulo. Ex-fundador e ex-presidente da Associação Brasileira de Medicina Psicossomática.

IVO PITANGUY
Professor Titular de Cirurgia Plástica da Pontifícia Universidade Católica do Rio de Janeiro e Instituto de Pós-graduação Carlos Chagas – Rio de Janeiro. Visiting Professor, I.S.A.P.S. Membro Titular da Academia Nacional de Medicina. Membro Titular do Colégio Brasileiro de Cirurgiões. Patrono da Sociedade Brasileira de Cirurgia Plástica F.I.C.S. – F.A.C.S. Membro da Academia Brasileira de Letras. Membro titular da Academia Nacional de Medicina.

JACQUES BINES
Médico do Serviço de Oncologia Clínica do Hospital Clementino Fraga Filho. Médico da Clínica Oncologistas Associados (OAL) no Rio de Janeiro.

JOSÉ GALVÃO-ALVES
Chefe da 18º Enfermaria do Hospital Geral da Santa Casa da Misericórdia do Rio de Janeiro, Serviço de Clínica Médica. Professor Titular de Clínica Médica da Faculdade de Medicina da Fundação Técnico-Educacional Souza Marques. Professor Titular de Clínica Médica da Universidade Gama Filho. Professor Titular de Gastroenterologia da Pontifícia Universidade Católica do Rio de Janeiro. Membro Titular da cadeira 51 da Academia Nacional de Medicina

JOSÉ ROBERTO MUNIZ
Médico psiquiatra, psicanalista e terapeuta familiar. Professor da Disciplina de Psicologia Médica da Faculdade de Ciências Médicas da Universidade do Estado do Rio de Janeiro.

JOSÉ SCHÁVELZON
Titular de La Sociedade Argentina de Psicoterapia Psicanalítica. Presidente Del Comitê de Psiconcologia de La Associación Médica Argentina.
Ex-professor de Cirurgia da Universidade de Buenos Aires. Membro honorário e Diretor do Comitê de Psicobiologia da Asociación Médica Argentina.

KENETH ROCHEL CAMARGO JR.
Doutor em Medicina Social pelo Instituto de Medicina Social da Universidade do Estado do Rio de Janeiro.

LIA MÁRCIA CRUZ DA SILVEIRA
Psicóloga. Mestre em Tecnologia Educacional nas Ciências da Saúde (NUTES/UFRJ). Especialista em Psicologia Médica (UERJ). Preceptora de Saúde Mental da Medicina da Família e Comuni-

dade (UERJ), Hospital Universitário Pedro Ernesto. Coordenadora do Núcleo de Apoio Psicopedagógico ao Residente (NAPRE/UERJ). Facilitadora do Grupo COM VIDA (HUPE/UERJ).

LISANDRE FIGUEIREDO DE OLIVEIRA
Psicóloga.

LUCIANA RUBINSTEIN
Médica, Hillingdon Hospital, Inglaterra.

LUÍS FERNANDO FARAH DE TÓFOLI
Psiquiatra e Psicoterapeuta.
Professor Adjunto de Psiquiatria da Universidade Federal do Ceará, Campus Sobral.
Doutor em Medicina (Psiquiatria) pela Faculdade de Medicina da Universidade de São Paulo.

LUIZ ANTONIO NOGUEIRA MARTINS
Livre Docente. Professor Associado da Disciplina de Psicologia Médica e Psiquiatria Social do Departamento de Psiquiatria da Escola Paulista de Medicina da Universidade Federal de São Paulo (UNIFESP). Coordenador do NAPREME (Núcleo de Assistência e Pesquisa em Residência Médica).

LUIZ FERNANDO CHAZAN
Psicanalista. Professor da Unidade Docente-assistencial de Psicologia Médica e Saúde Mental da Faculdade de Ciências Médicas da Universidade do Rio de Janeiro.

MÁRCIA PINTO FONTENELE MELLO
Psicóloga clínica.

MARIA APARECIDA DE LUNA PEDROSA
Psicóloga. Mestre em Psicologia Clínica, pela USP. Membro da IFCL-AFCL (Internacional de Fóruns do Campo Lacaniano e Associação de Fóruns do Campo Lacaniano).

MARIA DE FÁTIMA PRAÇA DE OLIVEIRA
Psicóloga. Especialista na área hospitalar. Diretora do serviço de Psicologia da equipes da PRF. Sérgio Almeida de Oliveira no Hospital da Beneficência Portuguesa de São Paulo.

MARIA TEREZA MALDONADO
Mestre em Psicologia Clínica, pela PUC-Rio. Diretora de MTM Consultoria Psicológica.
Membro da American Family Therapy Association.

MARLENE ZORNITTA
Psicóloga do Programa HIV/AIDS – DIP – HUCFF/UERJ. Mestre em Ciências na Área de Saúde Pública – Escola Nacional de Saúde Pública (ENSP – FIOCRUZ).

MAURÍCIO DE ASSIS TOSTES
Psiquiatra. Médico do Serviço de Psiquiatria e Psicologia Médica do Hospital Universitário Clementino Fraga Filho (Universidade Federal do Rio de Janeiro). Doutor em Medicina pela UFRJ.

MAURO DINIZ MOREIRA
Doutor em Medicina pela Universidade Federal Fluminense.
Professor Associado da Faculdade de Medicina da Universidade Federal Fluminense.

MIRIAM BARON
Psicóloga. Especiliata em psicologia Hospitalar pela Universidade Federal do Rio de Janeiro (UFRJ) e Psicóloga clínica. Psicanalista. Membro Associado da Sociedade Psicanalítica do Rio de Janeiro (SPRJ). Membro Associado da Sociedade Psicanalítica do Rio de Janeiro (SPRJ). Membro Associado da Federação Brasileira de Psicanálise (FEBRASPSI). Membro Associado da International Psychoanalytical Association (IPA). Atualmente trabalha no Instituto Ncaional do Câncer (INCA).

OLY LOBATO
Professor Titular do Departamento de Medicina Interna da Faculdade de Medicina da Universidade Federal do Rio Grande do Sul. Consultor em Medicina Psicossomática.

OTELO CORRÊA DOS SANTOS FILHO
Médico. Psicanalista.
Ex-chefe do Serviço de Psicossomática do Hospital Central do Instituto de Aposentadoria dos Servidores do Estado do Rio de Janeiro.
Ex-presidente da Associação Brasileira de Medicina Psicossomática.

PATRÍCIA CORINA ROCHA
Psicóloga.

PAULO ROBERTO BASTOS CANELLA
Livre-docente de Ginecologia da UFRJ.
Professor Titular de Ginecologia da UFRJ.
Responsável pelo Ambulatório de Sexologia do Instituto de Ginecologia da UFRJ.

PROTÁSIO LEMOS DA LUZ
Diretor da Unidade Clínica de Aterosclerose – Instituto do Coração (HC/FMUSP). Professor Associado de Clínica Médica da Faculdade de Medicina da Universidade de São Paulo. Membro titular da Academia Brasileira de Ciências.

RODOLPHO PAULO ROCCO
Professor Titular e Chefe do Departamento de Clínica Médica da Faculdade de Medicina da Universidade Federal do Rio de Janeiro.

SAMUEL HULAK
Psiquiatra. Psicoterapeuta.
Ex-presidente da Associação Brasileira de Medicina Psicossomática.
Autor de livros e artigos sobre Psicoterapia.

SANDRA LUCIA CORREIA LIMA FORTES
Psiquiatra. Professora Adjunta de Saúde Mental e Psicologia Médica do curso de Especialização em psicologia Médica e do Programa de Pós-graduação em Ciências Médicas da Faculdade de Ciências Médicas da UERJ.
PhD em Saúde Coletiva.

SÉRGIO ANTONIO BELMONT
Psicanalista. Membro da Associação brasileira de Psiquiatria.
Mestre em Psicologia Clínica – USP.
Membro efetivo da Sociedade Brasileira de Psicanálise do Rio de Janeiro.

SÉRGIO ZAIDHAFT
Professor Assistente de Psicologia Médica da Faculdade de Medicina da Universidade Estácio de Sá.

THEREZINHA LUCY MONTEIRO PENNA
Médica. Professora convidada do Curso de Pós-graduação em Psicologia Médica FCM/UERJ. Professora convidada do Curso de Pós-graduação em Medicina Psicossomática e Psicologia Médica da Universidade Estácio de Sá/RJ. Ex-professora convidada da Escola de Medicina da Universidade de Columbia, Nova York (Columbia University).

VIRGÍNIA FONTENELE EKSTERMAN
Pediatra e Psicanalista. Especialista em Medicina Psicossomática. Membro fundador da ABMP (Associação Brasileira de Medicina Psicossomática).

A Danilo Perestrello, Helládio Francisco Capisano,
José Fernandes Pontes e Luiz Miller de Paiva,
pioneiros da Psicossomática no Brasil.
Julio de Mello Filho

SUMÁRIO

Apresentação à segunda edição 15

PARTE 1
Conceituação

1 Introdução 29
Julio de Mello Filho

2 Medicina psicossomática no Brasil 39
Abram Eksterman

PARTE 2
Ensino e formação

3 Ensino de psicologia médica 49
José Roberto Muniz e Luiz Fernando Chazan

4 Relação estudante de medicina-paciente 58
Rodolpho Paulo Rocco

5 O estudante de medicina e a morte 72
Sérgio Zaidharf, Andrea Doria Batista, Jacques Bines e Luciana Rubinstein

6 A formação psicológica do médico 80
David Epelbaum Zimerman

7 Identidade médica 87
Adolpho Hoirisch

PARTE 3
Temas básicos

8 Psicossomática: o diálogo entre a psicanálise e a medicina 93
Abram Eksterman

9 Algumas considerações sobre a relação doença-sociedade em psicologia médica 106
Kenneth Rochel Camargo Jr.

10 Uma perspectiva psicossocial em psicossomática via estresse e trabalho 111
Avelino Luiz Rodrigues e Ana Cristina Limongi França

11 Síndrome do *burnout* 135
Avelino Luiz Rodrigues e Elisa Maria Parayba Campos

12 Histeria, hipocondria e fenômeno psicossomático 153
Otelo Corrêa dos Santos Filho

13 Alexitimia e pensamento operatório: a questão do afeto na psicossomática 158
Antônio Franco Ribeiro da Silva e Geraldo Caldeira

14 Psicoimunologia hoje 167
Julio de Mello Filho e Mauro Diniz Moreira

15 Reflexões sobre Michael Balint: comunicando uma experiência de grupos 214
Maria Aparecida de Luna Pedrosa

16 Interconsulta hoje 223
Luiz Antonio Nogueira Martins

17 O problema da dor 235
Oly Lobato

18 Imagem corporal 255
Helládio Francisco Capisano

PARTE 4
Temas específicos. Trabalhos em especialidades médicas

19 Psicossomática e pediatria 273
Adolpho Menezes de Mello

20 Psicossomática e obstetrícia 288
Maria Tereza Maldonado

21 Psicossomática e câncer 296
José Schávelzon

22 Aspectos psicossomáticos em pacientes com asma brônquica 310
Alfred Lemle

23 Aspectos psicossomáticos em cardiologia: mecanismos de somatização e meios de reagir ao estresse 318
Eugênio Paes Campos

24 O impacto emocional da cirurgia cardíaca 343
Maria de Fátima Praça de Oliveira e Protásio Lemos da Luz

25 O paciente e seu cirurgião 350
Fernando Luiz Barroso

26 Aspectos filosóficos e psicossociais da cirurgia plástica 356
Ivo Pitanguy e Francisco Salgado

27 Obesidade: um desafio 368
Alexandre Kahtalian

28 Transplantes renais 376
Miriam Baron

29 Transplantes de medula óssea entre doadores e receptores não aparentados: avanços biopsicológicos 385
Miriam Baron

30 A morte e o morrer: a assistência ao doente terminal 389
Francisco José Trindade de Barreto

PARTE 5
AIDS

31 AIDS: o doente, o médico e o psicoterapeuta 405
Julio de Mello Filho

32 AIDS: aspectos psicossomáticos 423
Amaury Queiroz

33 Aspectos psicossomáticos e sociais da AIDS: 20 anos de experiência 431
Amaury Queiroz, Gisela Cardoso, Marlene Zornitta e Maurício Tostes

34 Grupo de reflexão multiprofissional em AIDS: uma estratégia em psicologia médica 439
Alícia Navarro Dias de Souza

35 Grupo com vida: a adesão à vida frente à ameaça de morte 444
Lia Silveira

36 Hemofilia e AIDS 449
Virgínia Fontenelle Eksterman, Ana Cristina M. Procaci, Lisandre F. Oliveira, Marcia Pinto Fontenelle Mello e Patrícia Corina Rocha

PARTE 6
Trabalhos originais

37 Regênesis: o mito da Fênix em psicossomática 461
Samuel Hulak e George Lederman

38 Desordens fictícias 468
Therezinha Lucy Monteiro Penna

39 O médico, o paciente e o atendimento de emergência no Brasil 472
José Galvão Alves

PARTE 7
Tratamento

40 Psicoterapia psicanalítica do paciente somático 481
Otelo Corrêa dos Santos Filho

41 Psicoterapia em instituições médicas 491
Therezinha Lucy Monteiro Penna

42 O paciente somático no grupo terapêutico 497
Eugênio Paes Campos

43 Psicossomática e neurociência 510
Carlos Doin

44 Relação médico-cliente 522
Paulo Canella

45 Somatização hoje 546
Sandra Lucia Correia Lima Fortes, Luis Fernando Farah Tófoli e Cristina Moriz de Aragão Baptista

46 Infância e psicossomática: intersubjetividade e aportes contemporâneos 563
Sérgio A. Belmont

47 *Diabetes mellitus*: uma visão psicossomática 582
Miriam Burd

48 Consulta-conjunta: uma estratégia de atenção integral à saúde 601
Julio de Mello Filho, Lia Márcia Cruz da Silveira e Miriam Burd

APRESENTAÇÃO À SEGUNDA EDIÇÃO

Após várias reimpressões do livro, resolvemos fazer uma nova edição, revisada, atualizada e ampliada, e desta vez com a colaboração de Miriam Burd.

A trajetória deste livro foi francamente vitoriosa entre nós. A aceitação da classe dos profissionais brasileiros de saúde mental foi praticamente integral. Também nas Faculdades de Medicina e Psicologia, nas disciplinas de Psicologia Médica e Psicologia Hospitalar, a aceitação foi total. E hoje o livro é bibliografia obrigatória em todos os concursos de psicologia, de psicologia médica ou de psicossomática.

Tudo isso reforça o acerto dos autores e da editora em lançar este livro. Nada mais natural, portanto, do que atualizá-lo neste momento e ampliá-lo, fazendo-o cada vez mais completo. Diga-se, todavia, que em função da experiência dos autores, este livro se manteve atual, e o que se busca agora é uma atualização ainda maior e a possibilidade dos leitores tomarem contato com outros poucos nomes e temas que estiveram até então ausentes.

A maioria dos autores ampliou seus capítulos, desde pequenas modificações a grandes alterações, formando praticamente um capítulo novo e substituindo o anterior. Outros fizeram *post-scriptum*. Um importante número decidiu manter seu capítulo original, sem fazer alterações.

Desde a primeira edição deste livro, a psicossomática e a psicologia médica, sua filha dileta e primogênita que cresceu mais do que a mãe, continuaram em expansão, a psicossomática principalmente no campo da psicoimunologia, que domina as pesquisas em uma área da medicina. Também as unidades de psicossomática nos vários serviços do hospital geral em muito se multiplicaram e hoje são praticamente obrigatórias em pediatria, obstetrícia, neonatologia, ginecologia, clínicas de adolescentes e idosos, cardiologia, gastroenterologia, pneumologia, nefrologia, endocrinologia (diabetes e nutrição), cirurgia, clínica geral e CTI.

A medicina e a área da saúde em geral trabalham sempre com equipes multiprofissionais, num enfoque interdisciplinar, que foi pioneiro na psicossomática e está sendo amplamente posto em prática. A isso também se deve o trabalho da medicina social igualmente cada vez mais vitorioso. Assim, o profissional da saúde brasileiro, e não apenas o médico, trabalha de um modo geral, cada vez mais, com o enfoque psicossomático durante a consulta, na feitura do diagnóstico, bem como na prescrição terapêutica.

Outra prática em franco desenvolvimento é a interconsulta, cada vez mais realizada pelas unidades de psicologia médica e de psicologia hospitalar, trabalhando em ambulatórios e enfermarias de hospitais universitários públicos e privados. Com a interconsulta, nós introduzimos a percepção da contratransferência do profissional de saúde na relação com seu paciente, bem como os problemas e crises institucionais interatuando com este. Cria-se assim um espaço de reflexão em torno do ato de saúde, a possibilidade de construção de uma prática realmente interdisciplinar. A esse respeito, Luiz Antonio Nogueira Martins nos brinda com um capítulo novo sobre o tema, no qual ele faz um resumo histórico, a partir dos trabalhos de Luchina e colaboradores, e enfatiza o quanto a prática da interconsulta cresceu no Brasil, principalmente com os seus trabalhos e os de Neury Botega Reis, na UNICAMP, em São Paulo.

Numa derivação da prática da interconsulta, nós criamos (JMF) a consulta-conjunta quando trabalhamos no Hospital Universitário Clementino Fraga Filho da UFRJ e a desenvolvemos no Hospital Universitário Pedro Ernesto da UERJ. Como o nome diz, trata-se de uma consulta a dois, no caso um profissional clínico e um profissional *psi* entrevistando um mesmo paciente, ajudando-se mutuamente. Esse tema constará de um novo capítulo deste livro.

A psicossomática não é hoje em dia apenas uma prática médica, como pensavam seus pioneiros; ela se espraiou por todas as áreas da saúde. Assim, os psicólogos encontraram na psicossomática um excelente campo de trabalho, e estão aderindo maciçamente a essa prática. Há alguns anos, criaram a Sociedade de Psicologia Hospitalar, uma entidade poderosíssima que realiza congressos com aproximadamente 3.500 participantes.

Por tudo isso, as entidades que congregam profissionais da área também se multiplicaram. A princípio éramos apenas nós da Associação Brasileira de Medicina Psicossomática; depois vieram as congêneres de Psicologia Hospitalar, as Associações de Psicologia da Saúde, a Associação Brasileira de Interconsulta Psiquiátrica (ligada à Associação Brasileira de Psiquiatria) e o grupo da Psiconeuroendocrinologia, todas realizando férteis congressos, com muitos participantes e animados debates.

Contrasta com todo esse crescimento e dinamismo a involução dos Grupos Balint em nosso meio. Essa atividade que começou com Michael Balint, na Inglaterra, e que consistia na discussão de casos clínicos em pequenos grupos, centrada na relação médico-paciente, alcançou seu apogeu nas décadas de 1950, 60 e 70, principalmente na Europa, nos Estados Unidos, no Brasil e na Argentina. Houve, depois, um decréscimo muito acentuado na América do Sul, onde praticamente não vem mais funcionando. Entre as causas desse fato, podemos apontar a resistência do *establishment* médico às abordagens psicossociais, sendo ainda o médico a classe profissional mais retrógrada a esse tipo de abertura. E observe-se ainda que, há cerca de um século, com o advento da psicanálise, existe tal enfoque. Outro fator é que o médico não quer ser "pego no contrapé" de sua contratransferência, não quer que suas emoções inadequadas, positivas e principalmente negativas venham à baila, sejam expostas ao grupo. Nesse sentido, é possível que parte de nós, profissionais de psicologia médica, tenhamos errado, denunciando precocemente atos de iatrogenia que os médicos não estavam ainda preparados para admitir. Ademais, na Interconsulta com apenas uma dupla a atuar, a exposição contratransferencial fica contida a quatro paredes; daí a preferência do médico por esse procedimento. Ao mesmo tempo, a interconsulta tornou-se um ato de rotina, enquanto o Grupo Balint é ainda uma atividade eletiva.

Nesse ínterim, a personalidade do médico – e do estudante de medicina – continua a ser investigada. Se por um lado podem existir fortes traços narcísicos e de onipotência, levando à arrogância e à dificuldade de se igualar com os outros, existe também um potencial de empatia e de amor ao próximo mesclados com uma forte idealização que levam a um feliz encontro com outrem.

Na prática, o coração do médico e do futuro médico balança entre uma medicina humanizada e governada pelo afeto com o paciente e outra científica e mecanicista, fria e impessoal, governada por exames e procedimentos técnicos de diagnósticos e tratamentos. Nada contra exames e procedimentos técnicos em si; minha crítica se faz ao mal hábito de considerá-los alternativa contra o bom e necessário relacionamento com o paciente. Nós, que lidamos com a psicologia do estudante de medicina, sabemos que há um somatório de problemas que se imbricam durante sua formação. Assim, este estudante já pode trazer traços de personalidade negativos, como os anteriormente apontados, e um grau maior ou menor de esquizoidia, dificultando a relação com os outros, e irá se refugiar no discurso tecnológico-científico da medicina como defesa psicológica contra seus problemas de autoestima.

Então é preciso que o estudante seja ajudado pelos professores humanistas* logo no início do curso. Em nossa Faculdade, o Curso de Psicologia Médica se inicia no 2º ano; porém, os calouros têm a possibilidade de se inscreverem no PAPE ou no Projeto Tutoria logo que ingressam, e passam por uma fase de muita ansiedade.

No PAPE, podem ser ajudados em seus problemas psicológicos ou pedagógicos em entrevistas individuais e na tutoria, discutir em grupo sua inserção na faculdade, aquisição de bolsas e feitura de estágios, escolha de especialidades, bem como qualquer problema de ordem emocional ou familiar ou de mau resultado no curso.**

Anteriormente, e paralelamente à feitura deste livro, foi fundada uma Associação Brasileira de Medicina Psicossomática, sendo os fundadores professores universitários vinculados à psicanálise, e essa entidade hoje se mantém com núcleos regionais por todo o Brasil e congrega, além de médicos, profissionais da saúde em geral, sendo ou não pertencentes ao esquema *psi*.

A ABMP mantém uma revista que vem divulgando o trabalho de psicossomática no Brasil graças principalmente ao empenho de Samuel Hulak, de Pernambuco. No momento, a presidência do movimento está com a psicóloga Cacilda Maciel, de Minas Gerais. A ABMP realiza congressos brasileiros bianualmente.

Comecemos agora a descrever as modificações realizadas nos capítulos já existentes.

Avelino Luiz Rodrigues e **Elisa Maria Parahyba**, numa fase de intensa produção científica, nos brindam com um trabalho completo sobre um tema tão atual, o estresse profissional dos profissionais de saúde em suas formas deterioradas psicossócio-higiêni-

---

* Curso de Psicologia Médica, programa de Apoio Psicopedagógico ao Estudante (PAPE) e Projeto Tutoria da Faculdade de Ciências Médicas da UERJ.
** Atualmente sou o Coordenador do Projeto Tutoria. Nossa equipe prepara professores para serem tutores. Um projeto semelhante é desenvolvido por residentes da UERJ, coordenado por Denise Herdy.

cas no mundo de então. Centrando-se na pessoa do médico e do enfermeiro, eles fazem uma crítica pungente das condições de trabalho desses profissionais e das repercussões destes fatos na saúde física e mental no exercício da profissão e da vida familiar.

No caso de Avelino, podemos considerar este trabalho como uma extensão do seu capítulo anterior, **Uma Perspectiva Social em Psicossomática: via estresse e trabalho**, escrito em colaboração com Ana Cristina Limongi.

O atual trabalho, que é uma revisão completa do tema *Burnout*, termina com uma pesquisa realizada pelos autores sobre a situação laboral com 351 médicos da cidade de São Paulo, culminando com a pergunta: "O que é que significa para você a medicina, a sua prática profissional e que consequências ela tem na sua vida?".

Geraldo Caldeira e **Antônio Franco Ribeiro da Silva** ampliam e atualizam seu capítulo sobre **Alexitimia e Pensamento Operatório**, com as contribuições de vários autores em estudos recentes sobre o assunto:

- os trabalhos de Le Shan e David Kissen com pacientes com problemas torácicos, dentre os quais metade sofria de câncer de pulmão e a outra metade ficou em grupo controle; aqueles que não possuíam canais suficientes para a descarga emocional eram muito mais predispostos a ter câncer;
- o trabalho apresentado por Christophe Dejours com a leitura do aparelho psíquico intitulado "A Terceira Tópica", na qual o considera dividido: um Inconsciente Primário, sede dos impulsos primitivos – "pulsão de morte" e um Inconsciente Secundário, constituído pelo material recalcado;
- o trabalho científico que Angélica Lie Takushi e Avelino Luiz Rodrigues apresentaram no VI Congresso Sulmineiro de Psicossomática (2007): "Divã de Procusto: reflexões a partir de estudos de caso", elaborado no Laboratório Sujeito e Corpo, do Instituto de Psicologia da USP, no qual estudaram casos clínicos, aparentemente como pacientes alexitímicos e operatórios; e
- o trabalho do Prof. Samuel Hulak (a ser brevemente publicado no seu novo livro), em comunicação pessoal (2008), em que propõe no trabalho: Alexitimia e Pseudoalexitimias, uma classificação das somatizações e um modelo de anamnese psicossomática, que se caracteriza por um questionário, do qual Caldeira retira algumas perguntas mais demonstrativas da alexitimia.

Julio de Mello Filho e **Mauro Diniz Moreira**, um psicanalista e um imunologista, fazem um *Post-Scriptum* do seu capítulo **Psicoimumologia Hoje**, no qual atualizam as pesquisas e os novos conhecimentos adquiridos nessa área que é talvez o campo que apresentou mais desenvolvimento e crescimento dentro da Psicossomática.

Para tanto, fazem uma importante atualização dos recentes conhecimentos sobre o funcionamento do eixo neuroimune nos seus aspectos neurológicos, endocrinológicos e psicológicos. Trazem à baila as várias descobertas realizadas dentro desse campo nos últimos anos, como o papel das citosinas, e as novas participações dos neuro-hormônios, ao mesmo tempo em que repenetram no campo da Psicoimumologia Clínica da asma, das alergias, das doenças infecciosas, do câncer e das enfermidades autoimunes.

Lia Silveira, no seu capítulo **Grupo COM VIDA**, continuando um trabalho em grupo que foi iniciado por Lyzete Macário Costa e Julio de Mello Filho com pacientes portadores de AIDS, aborda uma experiência realizada no Departamento de Medicina Integral Familiar e Comunitária do Hospital Universitário Pedro Ernesto da UERJ, abordando os vários aspectos do enfoque grupal desses pacientes.

Ao contrário dos casos de AIDS descritos por Julio de Mello Filho no capítulo inicial sobre Psicoterapia do Paciente Aidético, em que na fase inicial da doença lidávamos quase sempre com quadros dramáticos que iam ao êxito letal, defrontamo-nos agora, depois do uso das terapias antirretrovirais, com pacientes crônicos, angustiados, temerosos com as questões de contágio, porém sem a presença constante do fantasma da morte.

Nos grupos que passaram a ser denominados COM VIDA, passou-se a discutir sobre os vários fantasmas vinculados à doença HIV/AIDS, como a incurabilidade, o risco de infecções secundárias, o medo de contaminar pessoas queridas, o perigo de se sentir alguém lesivo à comunidade. O grupo passou a ser um importante instrumento terapêutico para questões familiares, profissionais e dos cuidados com a vida em geral. O trabalho vem se multiplicando e os grupos cada vez mais se tornam espaços de reflexões e de sapiência sobre as questões da vida e da morte.

Interconsulta Hoje, de **Luiz Antônio Nogueira Martins**, faz jus à contribuição de Isaac Luchina, no conceito e na prática da interconsulta, que se iniciou na Argentina sobre os auspícios de sua equipe, cita as preciosas contribuições de Neury Botega em nosso meio.

Neste trabalho, ele destaca: a prevalência dos distúrbios psiquiátricos nos hospitais gerais; os benefícios e as vantagens que a interconsulta proporciona aos pacientes, aos familiares, aos profissionais de saúde e à sociedade em geral; a estruturação e a organização dos serviços de interconsulta e, por último, aborda a formação dos profissionais em interconsulta.

Oly Lobato, um dos azes do movimento de psicossomática do Rio Grande do Sul, faz um aprofundamento ainda maior no seu capítulo já anteriormente completo sobre **O Problema da Dor**. É um capítulo tão consistente que vale como se fosse um tratado sobre a dor. Nele, o autor se refere à classificação das dores, aos procedimentos farmacológicos e não farmacológicos utilizados para o tratamento da dor, a questão das dores psicogênicas, o problema da simulação, a neurose de compensação, os transtornos de somatização, a dor nas psicoses e, finalmente, o complexo problema do placebo.

José Schávelson, uma das maiores figuras vivas de cancerologia do mundo, faz-nos uma extensão de seu capítulo **Psicossomática e Câncer**, enviando-nos uma síntese de seu livro recém publicado, *Freud: um homem com câncer*, no qual estuda o entorno médico-familiar hipocondríaco de Freud que o levou a interpretar uma lesão benigna apresentada como um tumor maligno, levando-o à morte por hiper-radiação.

Eugênio Paes Campos, em **Aspectos Psicossomáticos em Cardiologia**, com toda a sua experiência de ex-cardiologista, psicólogo e atual psicossomaticista reescreve seu capítulo reestudando a questão do estresse, o chamado fenômeno psicossomático, os mecanismos de somatização, a hipocondria e a histeria, a "morte vudu", além de enriquecer muito as considerações sobre os coronarianos e hipertensos, transformando-o num capítulo ainda mais completo sobre o tema.

Maria de Fátima Lemos da Cruz e **Protásio Lemos da Luz**, em **O Impacto Emocional da Cirurgia Cardíaca** enfatiza que hoje há uma grande disseminação dos conhecimentos médicos na imprensa leiga e, portanto, o grau de informação dos pacientes afeta a conduta dos profissionais de saúde diante dos pacientes que se submetem à cirurgia cardíaca. Os próprios pacientes buscam na internet sobre seus problemas médicos, sobre o tratamento e mesmo sobre o perfil dos seus médicos.

Maria de Fátima nos diz que "este comportamento em princípio é sadio, mas é importante lembrar a capacidade de filtrar, separar o bom do ruim ou o verdadeiro e o especulativo. Além do mais, o conhecimento muda rapidamente e nem sempre promessas aparentemente bem fundamentadas se consolidam na prática". A autora salienta que para isso os profissionais de saúde devem estar cientes das novas exigências de seus pacientes e tratá-las com transparências.

Ivo Pitanguy faz uma ampliação do seu preciosíssimo capítulo, introduzindo, por exemplo, o problema da cirurgia estética do nariz. Aqui e ali ele faz novas contribuições ao seu texto, uma das preciosidades deste livro.

Alexandre Kahtalian, no seu capítulo **Obesidade: um desafio**, já como epígrafe nos brinda com um trecho de Murilo Rubião. A obesidade é hoje um assunto de saúde pública em alguns países do mundo ocidental e já existe a preocupação nas escolas, nas instituições e nas famílias com a chamada comida *junk food*, excessivamente calórica.

Kahtalian coloca nas suas ampliações as caracterizações das obesidades segundo o Índice de Massa Corporal utilizado pela ONU. Chama a atenção, porém, para o critério que é apenas classificatório e que não leva em consideração a compleição física na avaliação do tecido adiposo excedente.

Sobre a recente possibilidade de cirurgia bariátrica, com as técnicas restritivas ou disabsortivas para os "pacientes ditos desafios" ou os chamados grandes obesos, o autor aponta os estudos de Fandino, Vasquez e colaboradores e enfatiza que a cirurgia implica acompanhamento psiquiátrico e psicológico antes, durante e após o ato cirúrgico.

Kahtalian nos diz que existem muitas notícias de sucesso dessas cirurgias que saem em jornais e revistas. Os êxitos às vezes são transitórios. Relevante é, para o autor, no tratamento da obesidade, a biografia do indivíduo e o eclodir da obesidade, a compreensão global da história e a boa relação profissional-paciente que permita a ele exercer melhor o seu papel terapêutico.

Junto a várias medidas e trabalhos promissores, o autor chama a atenção para os chamados Vigilantes do Peso e Comedores Compulsivos Anônimos que de forma leiga têm sido um importante auxiliar à classe médica e de nutrólogos no combate persistente ao desafio da Obesidade.

Miriam Baron, continuando a escrever sobre o tema transplante, faz-nos agora um trabalho sobre os **Transplantes de Medula Óssea entre Doadores e Receptores não Aparentados**, falando-nos sobre essa relação peculiar entre o que salva e o que é salvado não se conhecerem, sobre as fantasias, os desejos de encontro e o trabalho da psicologia e do serviço social com cada um isoladamente e com a dupla.

Na sua experiência no Hospital dos Servidores do Estado do Rio de Janeiro diz que o encontro de ambos pode ser definido a partir de um tempo determinado e em condições favoráveis definido caso a caso. O paciente deve estar restabelecido e adaptado ao seu novo *status*... fica explícito que não há como evitar eternamente o desejo do encontro de duas pessoas implicadas num evento de tão grande proporção. Chamamos esse processo de quebra de anonimato.

Comenta que

o transplante não é um procedimento simples. Envolve coragem, sacrifício na preparação, no ato propriamente dito e depois. Trata-se de uma "operação casada", em que doador e receptor formam um par, em uníssono, em prol de um objetivo comum: a melhora do paciente.

Como conclusão do trabalho realizado, aponta para o aumento do número de doadores voluntários e que os cuidados nos preparos dos mesmos evitam suspensões, adiamentos e desistências entre os possíveis doadores.

Francisco José Barreto Trindade atualiza e amplia o seu capítulo **A Morte e o Morrer**, que trata sobre o paciente terminal, e começa nos brindando com uma epígrafe em forma de poesia de sua autoria.

O autor desenvolve o tema "A síntese dos opostos", um trabalho não verbal, realizado com desenhos. Apresenta os desenhos de três pacientes e os classifica em grupos: a falta de síntese, a síntese lógica e a síntese mística.

Embora os aspectos da morte na velhice estejam em todo o capítulo, o autor a coloca como um tópico separado. Apresenta dois estudos. O primeiro trabalho, realizado na Holanda, consistiu numa avaliação dos procedimentos e condutas de médicos e clientes em fase terminal, que trouxe como resultado a legislação da eutanásia naquele país, e um segundo estudo, nos Estados Unidos, realizado em duas fases.

O autor nos diz que

a comparação entre as duas fases do estudo acima não mudou o comportamento médico, mas consolidou o ato do governo, criando a emenda do *advanced directive act* em 1992 e o *living bill*, que permitem ao doente escolher suas preferências de tratamento e aos médicos serem consoantes com isso em relação à prescrição de ordens médicas contra os procedimentos de ressuscitação (DNR – *do not ressucitate*, CMO – *comfort measures only*), iniciação ou suspensão de ventilação mecânica, alimentação por sonda. O estudo em si teve o nome de SUPPORT (*Study to Understand Prognoses and Preferences for Outcomes and Risk of Treatments*).

Francisco Barreto nos diz que a partir desses estudos foi criado o conceito de "boa morte" (do ponto de vista humanitário e médico-legal) e aberto o espaço para a conceituação dos "Cuidados Paliativos", como subespecialidade, sobretudo dentro da oncologia e a criação dos *hospices*. No tópico "Preparo da Equipe", a atitude do autor mostra a ênfase, ou seu interesse maior, nos Grupos de Sensibilização.

O autor nos diz que

a reconstrução da fé faz parte do atendimento às necessidades emocionais e espirituais do paciente, sejam elas de qualquer ordem..., e esse apoio tanto ajuda a evitar a morte nos pacientes cirúrgicos bem como a possibilidade da eliminação do desespero e a introdução da paz nos pacientes verdadeiramente terminais.

Ilustra esse tema com a descrição de três casos clínicos seus, tornando seu capítulo ainda mais completo.

No tópico "Cuidados Paliativos", destaca o excelente artigo de Karen Kehl pela evolução do conceito e pela revisão da literatura, e as publicações mais recentes que sumarizam em seis os temas que constituem uma boa morte: o tratamento da dor e dos sintomas, o processo decisório claro, a preparação para a morte, finitude. "Morreu em paz", a contribuição para os outros e a afirmação da totalidade da pessoa.

Amaury Queiroz, de um capítulo inicial, **AIDS: aspectos psicossomáticos**, no qual nos falava das complicações psiquiátricas com uma grande variedade de quadros clínicos muito graves e ameaçadores da vida, mostra que hoje em dia esses aspectos se cingem a eventuais complicações neuro-psiquiátricas com um bom arsenal terapêutico capaz de tratar e até mesmo de curar tais manifestações.

Em função das possíveis complicações dos quadros clínicos anteriores, decidimos manter a publicação do capítulo anterior, em que há um bom inventário das possíveis lesões neuropsiquiátricas da AIDS, ao mesmo tempo em que Amaury nos brinda hoje com seu novo capítulo, **Aspectos Psicossomáticos e Sociais da AIDS: 20 anos de experiência**, já com a segurança do tratamento medicamentoso e uma melhor qualidade de vida dos pacientes, abordando muitos casos com terapias não farmacológicas, a fim de melhorar a autoestima dos pacientes e estimular os seus aspectos de resiliência.

Em torno de seu conceito original de **Regênesis**, essa interessante e curiosa criação do tema, em condições de falso *self* imposto e suposto, **Samuel Hulak** e **George Lederman** propõe um *post-scriptum* como acréscimo ao seu capítulo e faz uma homenagem ao colega e coautor George Lederman, que eregiu consigo tão rico trabalho, e nos brinda com um exemplo clínico altamente significativo desta condição. Diz-nos Hulak:

A escolha de Renata se deve à universalidade de sua história e sua característica condição de falso *self* imposto com somatização grave... Durante a terapia ela pode examinar os ódios acumulados pela vida negada que teve; pela revolta contra o *self* imposto e pelo aturdimento de um Ego angustiado em busca de um *self* perdido, tão bem espelhado pelo primeiro olhar de Renata quando nos conhecemos.

O autor, sempre brilhante, completa:

> Renata continua em psicoterapia... Tenho procurado ajudá-la a se desfazer dos papéis que lhe foram impostos e, sempre que possível, recheando os buracos esvaziados com as pertinências descobertas; ela e eu temos sofrido juntos as batalhas de uma guerra cuja conclusão desconhecemos. Uma coisa, entretanto, sabemos: ela e eu estamos em busca de Renata, ela mesma, e quando sofre, ela me diz:
> *"Dói, mas não faz mal, pois sinto que esta dor é minha; só minha".*

José Galvão Alves, no seu capítulo **O Médico – o Paciente e o Atendimento de Emergência no Brasil**, fala o tempo todo da sua vivência clínica e faz importantes adendos ao texto anterior. O autor nos diz que

> um clima de respeito entre os plantonistas no setor de emergência ameniza o alto grau de tensão, demonstra seriedade e admiração dos que sofrem e que... a medicina lida com o povo, suas dores, seus medos e suas angústias... e apenas um médico bom pode transformar-se num bom médico.

Galvão Alves frisa a necessidade de um investimento profundo do Setor de Emergência, um local de perdas moral, ética e humana, e onde a violência urbana e as tragédias já são por demais dolorosas.

Sobre o domínio total dos riscos de contaminação física de um médico, o autor diz que jamais se conseguirá isso, mas que se poderia tentar impedir a contaminação de nossas mentes com atos de descaso e desamor. Lembra que não existe consolo para a dor, o sofrimento, a perda, mas "a mão sobre os ombros", o "olhar solidário" e as "atitudes objetivas" transmitem segurança e respeito.

Therezinha Penna, em seu capítulo **Psicoterapia em Instituições Médicas**, veste sua contribuição anterior com uma nova roupagem, atualizada e de forma objetiva. Aborda o tema das psicoterapias em hospitais com pacientes hospitalizados e ambulatoriais. Diz-nos a autora:

> O primeiro passo ao atender a um pedido de consultoria deve ser o de comunicar ao paciente o motivo pelo qual foi requisitada uma avaliação psicológica ou um atendimento psicoterápico. É importante transmitir que embora a avaliação seja necessária por ter sido requisitada, NÃO É MANDATÓRIO que ele aceite a proposta psicoterápica... Aceitar ou não o atendimento psicoterápico, a possibilidade de "poder optar", introduz um elemento salutar de resgate de sensações de poder e de controle.

Para Therezinha Penna, em uma terapia com pessoas portadoras de doenças graves ou crônicas, uma boa adaptação e eficácia para lidar com as limitações, perdas e sofrimentos impostos pela doença implica a diferença entre uma vida mais ou menos feliz ou uma melhor ou pior qualidade de vida na vigência da enfermidade. A resolução favorável do ponto de vista emocional ou o adoecimento psicológico resultante da experiência de estar enfermo depende de forças homeostáticas entre a estrutura emocional – recursos adaptativos – e a realidade externa.

Eugênio Paes Campos em **O Paciente Somático no Grupo Terapêutico**, também reescreveu seu capítulo anterior, principalmente sobre a sua experiência de supervisionar grupos de hipertensos na cidade de Teresópolis pelo SUS, adicionando muito material clínico.

Neste trabalho, que serviu de base para o seu livro recém publicado, *Quem cuida do cuidador*, que está fazendo grande sucesso, ele apresenta sua visão do trabalho teórico com "grupos de suporte", baseados no apoio e no *holding*, e com "grupos de elaboração", baseados na prática da psicanálise e no *insight*.

Como capítulos novos, convidamos autores, especialistas nos assuntos abordados e acreditamos que irão contemplar temas muito necessários ao entendimento do campo da Psicossomática. Esses capítulos irão preencher algumas lacunas que há muito tempo gostaríamos de tê-las preenchidas.

Convidamos **Carlos Doin,** um dos psicanalistas mais cultos e de pensamento mais revolucionário de nossa Sociedade de Psicanálise (Telepatia e Comunicação Sutil) para escrever o novo capítulo sobre **Psicossomática e Neurociências**. No seu texto, Doin estuda sobre a interface psicológica-psicossomática-neurociências cognitiva evolutiva.

"Desde seu início, a psicanálise vem se constituindo uma disciplina de duas faces, um saber e um fazer do *entre*: a ciência natural e a ciência humana", diz-nos Doin. O ser humano se compreende no encontro de vertentes: a físico-química, a biológica (somato-psíquica), a antropo-sociológica-estrutural.

Escrevendo sobre a vertente naturalista, Doin nos prova que Freud começou por ela ("Projeto de uma Psicologia Científica"), mas que depois a abandonou pela pouca evolução da neurologia na época e passou a se empenhar em pesquisas psicológicas, construindo o edifício da psicanálise tal qual é conhecido hoje em dia. Surgiram assim, em oposição ao universo positivista, as teorias da mecânica quântica, da relatividade, das probabilidades, das plausibilidades e aproximações.

A seguir Doin nos fala das correntes monista (a começar com Hipócrates) e dualista (Platão, Descartes e mais modernamente Popper).

> Acredito para meu uso, que corpo e mente sejam duas ou uma única unidade ontológica essencial, funcionando como uma unidade funcional, interagindo permanentemente.

O termo neurociência engloba várias disciplinas ligadas ao sistema nervoso, desde as grandes estruturas até a biologia molecular e a bioquímica de suas células. Ali se alinham a neuroanatomia, a neurofisiologia, a neuropsicologia, a neurologia clínica, entre outras. Destacam-se aí as técnicas de obtenção de neuroimagens encefálicas. Criou-se o rico campo da psicologia cognitiva que permite explicar o fenômeno do *insight* biológico:

> "Ah, agora entendi."

No item evolução filogenética *versus* desenvolvimento ontogenético, escreve Doin:

> Vão se formando um todo que possui forte tendência a se conservar, regenerar, reorganizar e restaurar, a se modificar e evoluir somatopsiquicamente, numa faixa mais ou menos regular e constante de desempenhos registrados como úteis e bons para a perpetuação da vida. Por outro lado, agem forças antagônicas no sentido da destruição... Nosso fenótipo resulta da interação do genótipo com o meio ambiente físico, biológico, humano com as experiências da história pessoal. Nesse sentido, com as devidas restrições, vale o dito:

> "Genética não é destino".

E, noutro trecho, sobre a relação precoce com a mãe, acrescenta:

> O pequeno ser individual se forma e se transforma em função da mãe, adapta-se ao mundo que principia sendo ela, tende a alinhar-se ao que ela sente e pensa sobre tudo e sobre cada pessoa e – o que é mais importante – ao que ela pensa, sente e espera em relação a ele.

E, sobre a integração neuropsicossomática:

> De fato, considerando as vias neuromentais ascendentes e descendentes, de "mão-dupla" do corpo, passando pelo sistema nervoso profundo e periférico, medula, tronco cerebral, diencéfalo, cerebelo, núcleos da base, córtex, até o córtex pré-frontal, fica difícil de pensar em um corpo radicalmente separado de uma mente. A visão integrada somato-psíquica psicossomática é a mais compatível com os conhecimentos interdisciplinares atuais.

A última parte do trabalho se refere à mais importante descoberta efetuada pela neurociência, a dos neurônios-espelho, feita recentemente por Rizzolatti e colaboradores na Itália. Esses neurônios, em um macaco, por exemplo, "disparam" quando um macaco realiza um ato de pegar uma fruta, levando-o a fazer o mesmo ato. São neurônios vinculados ao ato de imitar e, portanto, de se identificar com o outro.

Desse modo, relacionam-se a vários fenômenos psicológicos, particularmente estudados pela psicanálise, como a empatia, a função especular materna, as identificações saudáveis com as figuras de base do nosso passado – e com as identificações patológicas –, como o fenômeno do falso *self*, com a função *alfa* de Bion – com o processo do apego, estudado por Bowlby e com as identificações introjetivas de Melanie Klein.

Para Doin, os neurônios-espelho e outras descobertas das neurociências em geral ressaltaram em muito os influenciados processos inconscientes enfatizados pela psicanálise, bem como sobre a importância do contexto transferência – contratransferência e repetição compulsiva, reforçando a importância e a esperança da aplicação de técnicas psicanalíticas no tratamento das doenças mentais.

No capítulo **Relação Médico-Cliente**, **Paulo Canella** com toda a sua experiência clínico-cirúrgica de ginecologista de quatro costados e de professor de medicina nos faz um completo estudo, ao mesmo tempo teórico e prático, sobre esse importantíssimo tema.

Estuda de início as duas partes em questão; o médico com seus problemas humanos, a cliente como a pessoa necessitada e a relação (consulta) que se estabelece entre os dois. A seguir, estuda o papel da instituição em que se dá a relação.

No que chama de "formas atípicas", através das quais o médico costuma se comunicar com seus pacientes, estuda as várias formas de iatrogenias habituais: ordens e ameaças, lições de moral, sugestões e conselhos, persuasões, negação de percepções, oferecer falsos apoios, ignorar problemas, dar mensagens contraditórias, criticar e ridicularizar, o problema dos elogios, fazer perguntas, atender de modo impessoal e técnica.

A seguir, Canella discorre sobre as "formas terapêuticas", aquelas que possibilitam ao médico ampliar seu potencial de ação na medida em que abrem seus canais de comunicação, aprofundando diálogo de pessoa a pessoa. A sua base é a empatia que permite nos colocarmos na posição do outro. As suas principais formas terapêuticas são a reflexão de sentimentos, o focalizar em pistas não verbais, a autoexpressão, o ato de colocar limites, produzindo o confronto, a resolução conjunta de impasses, a orientação antecipatória e o reasseguramento.

A reflexão dos sentimentos, para o autor, é o principal veículo de transmissão da atitude clínica e depende da capacidade do terapeuta de sintonizar-se com o paciente e responder a ele de acordo com sua ótica. É preciso entender dois níveis na mensagem do paciente: o manifesto e o latente. Na reflexão dos sentimentos, entramos em sintonia com o paciente e respondemos explicitamente ao nível latente da mensagem que ele nos envia:

- focalização em pistas não verbais: tom, timbre, expressão facial, postura, gestos, qualidade do olhar e do sorriso, etc;
- estratégias e abordagens de lidar com as pistas não verbais: perceber, registrar e "arquivar"; perceber e apontar; perceber, apontar e decodificar o significado;
- autoexpressão: reflexão dos nossos sentimentos;
- colocar limites: clareza, concisão e firmeza;
- confronto: dar evidência a aspectos contrastantes das mensagens do paciente;
- resolução conjunta de impasses: respeito às próprias necessidades e às do outro;
- orientação antecipatória (clarificação): descrever para o paciente o panorama geral de uma situação a ser enfrentada;
- reasseguramento: aliviar ansiedades e temores do paciente quando possível.

A seguir, Canella explicita estas e várias situações, positivas e negativas, com exemplos práticos.

Na parte final, o autor faz considerações sobre a relação médico-paciente e a evolução dos conceitos e da prática da psicossomática.

Somatização Hoje, capítulo de **Sandra Fortes**, **Luís Fernando Tófoli** e **Cristiana M. A. Baptista**, é um dos capítulos mais completos sobre o tema "mecanismos de somatização", partindo das questões: "o que é somatização?"; "quem é?"; e "o que é um paciente somatizador?".

Os autores propõem dividir o capítulo em três partes: definição, gênese (principais fatores) e mecanismos fisiopatológicos. Eles discutem essas questões num subcapítulo, intitulado "O estado da arte", da nossa compreensão do que é somatização hoje. Descrevendo conceitos antigos e atuais, processos dissociativos, histéricos e somatoformes, abordando o problema das classificações psiquiátricas, eles terminam classificando os somatizadores em agudos e crônicos, definindo as suas características.

Dividem a seguir os fatores incriminados nas somatizações em individuais, familiares/coletivos e ligados aos serviços de saúde, descriminando-os. Entre os fatores familiares e coletivos, discutem longamente o papel da cultura e o sistema de saúde. A seguir, abordam o fenômeno do "poder" de somatização da consulta médica. Em relação aos fatores individuais, estudam o comportamento anormal de doente e depois a questão das alterações funcionais cerebrais nas somatizações crônicas.

Por último, como modelo de enfermidade síntese dos vários problemas abordados, estudam a fibromialgia em relação aos mecanismos fisiopatológicos apontados no trabalho.

Sérgio A. Belmont, no seu capítulo **Infância e Psicossomática: Intersubjetividade e Aportes Contemporâneos**, começa já na epígrafe, com uma frase do diário de um bispo em 1760, a nos chamar a atenção para a importância dada aos problemas afetivos que interferem no desenvolvimento das crianças e são responsáveis por diversas patologias, e mesmo por suas mortes.

Segundo Belmont, a moldura dada ao seu capítulo é dividida em três partes:

- a primeira, a dos teóricos das relações objetais, destacando Donald W. Winnicott pelas suas contribuições a respeito das questões psicossomáticas e a sua elaboração de uma *teoria ponte ou em movimento* entre o freudismo clássico e as suas próprias visões sobre o desenvolvimento emocional primitivo, além do conceito "going on being" (vir a ser) como fundamental ao desenvolvimento do indivíduo;
- a segunda, com a importância de algumas ideias da Escola Francesa de Psicossomática com Pierre Marty, Michel Fain, C. Dejours, David, Soullé e Leon Kreisler, entre outros, pela profundidade de discussão de seu material clínico que traçam alguns princípios e fundamentos epistemológicos e clínicos representativos de seu pensamento e ação. Kreisler faz uma distinção clara do psicossomático, ligando-o a patologias verdadeiramente orgânicas e constratando-o vivamente com fenômenos histéricos e hipocondríacos; mostra o trabalho com bebês muito pequenos, nos quais havia muita dificuldade de estabelecer relações com os objetos iniciais que os levaram a situações de merecismo, e outros quadros psicossomáticos infantis;
- e a terceira, com as contribuições atuais trazidas pelas neurociências, possibilitando ao autor a

possibilidade de comprovação empírica e integração conceitual de várias teorias psicodinâmicas ligadas aos fenômenos psicossomáticos, privilegiando os autores como Meltzoff e Prinz, Fogassi e Galese, entre outros.

Sobre as contribuições das neurociências, o autor cita a importância do estabelecimento de teorias, por exemplo, como da imitação, das áreas dos neurônios que 'descarregam' durante movimentos das mãos, as identificações das chamadas F5; teorias que têm importância porque foram estendidas do campo de pesquisa com animais ao campo do desenvolvimento primitivo dos seres humanos. Esses estudos e outros mostram a importância da presença humana junto ao bebê desde seu nascimento, assim como os cuidados dispensados a ele.

No tópico Clínica Psicossomática Infantil, apresenta material clínico pessoal para demonstrar o que pode ser entendido como um *olhar winnicottiano* dos transtornos psicossomáticos na infância. "É de um bebê, nos seus primeiros meses de vida, que possui apenas um corpo e sua fisiologia como meio de expressão", que Belmont nos fala.

O autor cita também o trabalho de Samuel Hulak (2007) sobre Alexitimia e Pseudoalexitimias, bem como as contribuições de Mahler, Spitz, Anna Freud, Klein e Kohut sobre o desenvolvimento infantil.

O autor acrescenta um trabalho de sua autoria chamado "Projeto Criação: uso de teoria winnicottiana no pré-natal de adolescentes", e que ele pretende concretizar na prática com equipe multiprofissional, atendendo grupos com grávidas entre 12 e 21 anos de idade, durante toda a gestação e até o segundo ano de vida do bebê, em que se utilizará de fantoches, criados por ele e com nomes como o "seio falante", "mãe má", etc., e que irão possibilitar a vivência prática da importância do brincar, conceito de Winnicott.

No capítulo de **Miriam Burd**, *Diabetes Mellitus* : **Uma Visão Psicossomática**, a autora que já nos brindou com outros trabalhos sobre diabete, inova mais uma vez sobre o mesmo tema. No seu trabalho, dividido em três partes, apresenta o atendimento de um adolescente DM1 que descobre a doença em cetoacidose diabética e precisou ser internado em estado grave, constituindo-se numa verdadeira aula de Psicologia Médica num hospital geral; de um paciente de meia--idade com DM2 já apresentando retinopatia diabética e deficiência visual grave, atendido em consultório privado em Psicoterapia de Apoio Psicológico e o atendimento em coterapia de um Grupo de Apoio Psicológico com Pacientes DM2 idosos, no Hospital Universitário Pedro Ernesto (UERJ), onde a autora fez seu treinamento durante quase oito anos seguidos no Ambulatório de Diabete e Metabologia.

Miriam Burd, na primeira parte, o complementa no subitem *"O adolescente e as condutas de risco. A personalidade falso self e o diabete"*, e nos diz que

> a adolescência é um momento crítico para o controle do diabete... e burlar a dieta, não querer fazer os exames, são algumas das transgressões ao tratamento e características de uma atuação permanente ou transitória de falso *self*.

O atendimento especial à escola e à família é outro tema que não foi esquecido pela autora. Ela nos diz:

> A escola e a família precisam estar preparadas para lidar com o diabete do aluno ou do filho. Munidas de informações básicas a respeito da afecção e com um mínimo de recursos para eventualidades extraordinárias, poderão oferecer rapidamente os primeiros socorros... O que é importante frizar é que a escola não substitui a família, as duas são muito importantes para a criança e o adolescente, e se complementam.

Ao dividir o capítulo em três partes, o adolescente, o adulto maduro e o idoso, todos diabéticos, acredito que Miriam Burd conseguiu mostrar o quanto de psicossomático é o *diabetes mellitus* e o quanto o DM tipo 1 e o DM tipo 2 se diferem e se aproximam diante da visão da psicossomática.

Todos os pacientes lutam com os três pilares da doença e de seu tratamento, os medicamentos (orais ou injetáveis), a dieta e o exercício físico. O emocional não poderia ficar de fora e a autora o incluiu como o quarto pilar:

> Da mesma forma que para manter uma cadeira em pé precisamos das quatro pernas, aos três mosqueteiros precisou se juntarem um quarto cavaleiro.

A autora utiliza a definição de Julio de Mello Filho, em comunicação pessoal (2008).

> O *diabetes mellitus* é uma doença psicossomática porque se inicia frequentemente numa fase de estresse emocional e sofre a influência de fatores ou de distúrbios somáticos na sua evolução.

E a visão psicossomática? Como tratar? Pergunta-nos a autora. E ela mesma responde:

> Através do *holding* (suporte) e do *handling* (manejo), sendo continentes, como nos disse Donald Winnicott."

Consulta Conjunta: uma Estratégia de Atenção Integral à Saúde é um novo capítulo escrito a seis mãos **por Mello Filho**, seu criador, **Lia Márcia da Silveira e Miriam Burd**. Os autores trazem a importante técnica de treinamento em serviço, a Consulta Conjunta, filha dileta da Interconsulta. Julio de Mello Filho nos conta, em breve histórico e apresentação de um caso clínico comentado, como criou a técnica em 1977 quando trabalhava no Hospital Clementino Fraga Filho e, ao se transferir para o Hospital Pedro Ernesto, ampliou-a; Miriam Burd desenvolve três casos clínicos comentados (um seu e dois de JMF) mais recentes com crianças e adolescentes diabéticos, desenvolvendo-os na prática, e Lia da Silveira nos presenteia com os objetivos da técnica, as dificuldades encontradas e apresenta algumas estratégias para identificar e diluir pontos de resistência, fomentar parcerias e integrar profissionais.

A Consulta Conjunta é uma ação de saúde que tem como característica unir o viés assistencial ao pedagógico, na medida em que integra pessoas e saberes na aprendizagem em serviço.

Atualmente, a Consulta Conjunta vem sendo exercitada nos Ambulatórios do Hospital Universitário Pedro Ernesto da Universidade do Rio de Janeiro, com o propósito de capacitar médicos e psicólogos para a prática do cuidado integral à saúde e realizada pelos alunos-profissionais do Curso de Especialização em Psicologia Médica (FCM/UERJ) sob a supervisão do *staff* do Serviço.

Diz-nos os autores:

> A prática da Consulta Conjunta potencializa o cuidado e os momentos dos profissionais ao propiciar que, solidariamente, partilhem problemas, reflitam sobre eles e busquem soluções, evitando a prática impessoal e a reprodução padronizada.

Cabe aqui uma dolorosa homenagem para aqueles que neste ínterim nos deixaram cumprindo o destino final do ser humano. Em 1992, estavam todos vivos, produtivos e nos brindaram com inestimáveis capítulos neste livro.

Heladio Capisano, junto com Miller de Paiva, foi a alma da Psicossomática em São Paulo e um dos nossos grandes líderes no Brasil. Foi nosso terceiro presidente da ABMP, numa gestão que consolidou o movimento. Foi também um dos pioneiros da psicoterapia analítica de grupo no Brasil, escrevendo um precioso trabalho sobre o tratamento em grupo da colite ulcerativa. Seu trabalho sobre iatrogenia na relação médico-paciente é um dos clássicos em medicina e como também o é sobre Imagem Corporal, neste livro.

Professor de Psicologia Médica na Faculdade de medicina do ABC, teve a ousadia, naquela época – meados de 1970 –, de realizar grupos terapêuticos com estudantes de medicina, o que lhe valeu a perda do cargo de Diretor da Faculdade naquela época.

No final da vida, tornou-se um quase sábio, transmitindo preciosas lições de vida às reuniões as quais comparecia. Teve uma série de enfermidades antes de falecer, das quais emergia sempre lúcido e revigorado. Para isso, teve a ajuda se sua segunda esposa, Lúcia, com quem fazia um casal adorável.

Rodolpho Rocco fez uma carreira médica completa. Foi professor de medicina, Presidente da Regional do Rio de Janeiro da ABMP, Diretor da Faculdade de Medicina da UFRJ e, finalmente, presidente do Sindicato dos Médicos do Rio de Janeiro, num período conturbadíssimo, nos anos finais da ditadura militar.

A presença de Rocco na Chefia de Clínica do Serviço de Clínica Médica do Professor Lopes Pontes (UFRJ) foi a principal razão que escolhi esta Cadeira para desenvolver meu trabalho de psicossomática. Rocco foi talvez a pessoa mais equilibrada que conheci. Sem dúvida ele era um líder carismático, porém criterioso e profundamente equilibrado. Seus amigos e discípulos estão no momento editando um livro sobre sua pessoa e sua obra.

Seu capítulo sobre "O Estudante de Medicina e o Paciente" é preciso, não conheço coisa igual, tão completo.

Ele faleceu de forma trágica, assassinado em seu consultório por um paciente psicótico, vítima de um delírio que Rocco, por forças sobrenaturais, estava controlando em sua mente. Que forma de morte injusta para alguém da grandiosidade e da bondade de um Rocco.

Rocco também teve uma segunda esposa, Maria Alice, que igualmente muito o ajudou em sua vida científica e na sua carreira médica.

George Lederman, autor de um dos trabalhos mais originais desse livro, "Regênesis", junto com Samuel Hulak, faleceu ainda relativamente jovem, numa morte muito sentida pelos seus colegas e amigos de Recife, onde ele era muito querido. Simples, modesto, generoso, ele desenvolveu uma bela carreira de psicossomaticista e psicanalista, sendo muito procurado como supervisor.

Adolfo Menezes de Mello foi uma outra grande perda. Eu o chamava de Winnicott da pediatria brasileira. Ele dominava um auditório como poucos. Brilhante, culto, comunicativo, era um prazer vê-lo falar. Fascinava adultos e crianças, com as quais era mestre em brincar e desenhar. Passou toda a sua vida em Marília, onde era professor de pediatria.

Também perdemos Antonio Franco Ribeiro da Silva que nos fez, junto com Geraldo Caldeira, um excelente texto sobre Alexitimia e Pensamento Operatório. Ele foi um dos líderes do Círculo Mineiro de

Psicanálise, um dos principais grupos lacanianos do país. Sua perda foi muito sentida na classe médica de Minas Gerais, por quem era muito querido.

Cabe aqui ainda uma homenagem ao Professor José Fernandes Pontes que, em 1947, como gastroenterologista, já difundia os princípios da medicina sócio-psico-somática em nosso meio, como ele, com sua postura integral costumava designar. Foi um dos fundadores da ABMP e seu segundo presidente. Era a alma do Serviço de Gastroenterologia do Hospital das Clínicas da Faculdade de Medicina da USP, iniciando um trabalho multidisciplinar que congregava médicos, psicanalistas e outros profissionais de saúde.

Apesar de ter feito formação psicanalítica, nunca abandonou a gastroenterologia e a clínica médica, inclusive como Professor em Sorocaba, levando para o interior paulista nossas ideias e nossos ideais. Fundou também o Instituto Brasileiro de Pesquisas em gastroenterologia, estimulando a pesquisa em psicossomática no nosso meio. Deixou um grupo de assistentes que, tendo à frente Avelino Rodrigues, está contribuindo para tocar a psicossomática no Brasil.

Para uma melhor compreensão e elaboração do conteúdo científico-didático deste livro, resolvemos introduzir, principalmente nesta nova edição, uma série de novos casos clínicos relatados e discutidos pelos seus autores.

Os organizadores

PARTE 1
Conceituação

INTRODUÇÃO

Julio de Mello Filho

O termo psicossomática surgiu a partir do século passado, depois de séculos de estruturação, quando Heinroth criou as expressões psicossomática (1918) e somatopsíquica (1928) distinguindo os dois tipos de influências e as duas diferentes direções. Contudo, o movimento só se consolidou em meados deste século com Alexander e a Escola de Chicago. Porém as incertezas sobre a relação mente-corpo se expressam na própria denominação psico-somático (com hífen) ainda utilizada entre estudiosos destes fenômenos e por médicos em geral.

A Psicossomática evoluiu em três fases:

a) inicial, ou psicanalítica, com predomínio dos estudos sobre a gênese inconsciente das enfermidades, sobre as teorias da regressão e sobre os benefícios secundários do adoecer, entre outras;
b) intermediária, ou behaviorista, caracterizada pelo estímulo à pesquisa em homens e animais, tentando enquadrar os achados à luz das ciências exatas e dando um grande estímulo aos estudos sobre estresse;
c) atual ou multidisciplinar, em que vem emergindo a importância do social e da visão da Psicossomática como uma atividade essencialmente de interação, de interconexão entre vários profissionais de saúde.[1]

Só bem recentemente, com contribuições como as de Engel sobre a teoria geral dos sistemas, com os conceitos de Perestrello entre nós sobre a chamada Medicina da Pessoa e com a própria concepção mais recente de saúde da OMS como "equilíbrio biopsicossocial", pôde a Psicossomática assumir seu verdadeiro papel integrador e multidisciplinar, vindo a funcionar, quanto ao ensino, como as antigas cadeiras de Patologia Geral na sua possibilidade de vislumbrar o complexo jogo de causas e efeitos presentes na evolução de uma enfermidade, de um modo muito mais rico e completo.

Psicossomática, em síntese, é uma ideologia sobre a saúde, o adoecer e sobre as práticas de Saúde, é um campo de pesquisas sobre estes fatos e, ao mesmo tempo, uma prática – a prática de uma Medicina integral.

Hoje, entretanto, o termo psicossomática está mais restrito à visão ideológica deste movimento e às pesquisas que se fazem destas ideias, ou seja, sobre a relação mente-corpo, sobre os mecanismos de produção de enfermidades, notadamente sobre os fenômenos do estresse.

A relativa complexidade dessas definições e desses conceitos – pois há uma Medicina Psicossomática e/ou Holística, ou Integral, etc. – se complica um pouco mais ainda quando surge a chamada "Psicologia Médica", designação proposta na França por Pierre Schneider para este mesmo tipo de interface em Medicina e para seu ensino. Dando um sentido eminentemente prático – seguindo a vertente de Balint, na Inglaterra – propõe Schneider que este seja o campo de estudo da relação médico-paciente. Ou "a Psicologia da Prática Médica", designação ainda mais abrangente proposta por Alonso Fernandez. Desse modo, a Psicologia Médica vem a ser o todo que contém o particular, a visão psicossomática da Medicina, neste caso.

No Brasil, o termo psicossomática é comumente utilizado para esse tipo de serviço quando se trata de um hospital público, municipal ou estadual. No caso das universidades, das faculdades de Medicina, funcionando geralmente em conjunto com a Psiquiatria, costuma chamar-se de setor ou serviço de Psicologia Médica, por vezes se continuando com um braço, os núcleos de orientação psicopedagógica, que têm a seu encargo o atendimento aos alunos que respondem às situações traumáticas do curso com reações desadaptativas várias, neuróticas ou mesmo psicóticas.

---

[1] José Fernandes Pontes, entre nós, com toda a sua qualificação de pioneiro do nosso movimento, já havia se antecipado a este fato quando propôs a expressão sociopsicossomática para nos caracterizar.

Hoje, a gama de atividades do que se chama de Psicossomática ou de Psicologia Médica[2] abrange o ensino ou a prática de qualquer tipo de fenômenos de saúde e de interações entre pessoas, como as relações profissionais-pacientes, as relações humanas dentro de uma família ou de uma instituição de saúde, a questão das doenças agudas e crônicas, o papel das reações adaptativas ao adoecer, a invalidez, a morte, os recursos terapêuticos extraordinários.

Atualmente o papel de emissários da Psicossomática e da Psicologia Médica vem sendo exercido não apenas por médicos (psicanalistas em sua maioria), mas também por profisionais outros da saúde mental, como psiquiatras e, sobretudo, psicólogos. Estes, por razões várias, que incluem desde aspectos ideológicos a problemas de mercado de trabalho, têm acudido em massa a este campo e é nossa tarefa atual bem acolhê-los e atendê-los. Uma tarefa importante é aperfeiçoar nossa linguagem e nosso campo de conhecimentos para melhor dialogar com outros profissionais de saúde que têm se dirigido para nosso campo, como enfermeiros, assistentes sociais e nutricionistas, por exemplo.

Como podemos ver, evoluímos, por razões várias, da prática de uma Psicossomática dirigida apenas a médicos para a necessidade de um campo de conhecimentos que possa se voltar para qualquer profissional de saúde, não só porque estes estão incluídos nessas práticas, como também pelo fato de que estão se voltando para o universo dos fenômenos psicossomáticos e para uma prática de saúde que seja realmente integral. Quanto ao médico, este continua a ser o alvo maior e ao mesmo tempo o maior problema para aqueles que militam em Psicossomática e em Psicologia Médica. Tivemos que mudar nossa bússola de uma direção que via em todo médico o agente de uma visão psicossomática e da prática de uma autêntica Psicologia Médica para uma visão pragmática, ensinada pelos tempos, da força secular de uma dicotomia mente-corpo e de uma prática que fundamentalmente acentua tal dissociação. Por isso, talvez seja uma tarefa não para décadas, mas para séculos, corrigir esses fenômenos que são ao mesmo tempo ideológicos e decorrentes de toda uma práxis.

Nossa luta, todavia, valeu. Hoje, há um número muito maior de médicos e de estudantes de Medicina com uma visão sociopsicossoniática bem estabelecida, do que decorre uma prática diferente, voltada para as nuances do psicossocial, do familiar, do relacional, com um investimento maior na chamada psicoterapia da pratica médica.

No Brasil, como está exposto no trabalho de Abram Eksterman, a Psicossomática particularmente proliferou a partir do trabalho de psicanalistas em hospitais de ensino, especialmente no Rio de Janeiro, em São Paulo, Porto Alegre e Recife. Criou-se a oportunidade não só para que futuros médicos pudessem partilhar desses conhecimentos, como também para influenciar jovens profissionais numa prática nessa direção. A divulgação dessas ideias fora das faculdades de Medicina, alcançando outros profissionais de Saúde, pavimentou o terreno para a construção de uma Associação Brasileira de Medicina Psicossomática, que na prática já existe há mais de 20 anos.

Todo este intróito faz-se necessário para se entender o porquê de *Psicossomática Hoje*. Psicossomática e não psicologia médica, porque este nome consagrou-se, principalmente entre leigos e entre médicos. E Hoje, pela necessidade de se atualizar tudo que se pensa, se pratica e se escreve a esse respeito no Brasil. Aqui, tem-se discutido e praticado (muito) e se publicado (pouco), porque o brasileiro, à diferença do europeu, do americano e mesmo do argentino, é malpreparado para escrever. Então, diga-se a bem da verdade que, excetuados alguns livros e outros trabalhos publicados, perdeu-se boa parte das excelentes comunicações apresentadas em aulas, cursos, simpósios, mesas-redondas, congressos e várias outras reuniões científicas sobre Psicossomática que se realizaram nos últimos anos.

Psicossomática Hoje pretende resgatar alguns desses fatos, não somente convidando para participar desta edição os nomes mais consagrados em nosso meio, como também autores mais jovens ou menos conhecidos que têm, porém, uma importante contribuição, ainda pouco divulgada fora do ambiente mais restrito de circulação dessas ideias.

No Brasil, a grande maioria dos que militam em Psicossomática são psicanalistas, psiquiatras e psicólogos que trabalham com referenciais analíticos. na linha do que os americanos chamariam de uma Psiquiatria Dinâmica. Em nosso meio, praticamente não temos profissionais de orientação behaviorista, e pouquíssimos profissionais envolvidos com Sociologia Médica ou Medicina Social frequentam nossas reuniões. Essa situação particular explica também as peculiaridades deste livro, sempre baseado numa realidade brasileira. So fizemos exceção para um autor estrangeiro através do convite feito ao professor José Schavelzon como forma de homageá-lo por suas várias publicações de renome internacional sobre

---

[2] Em outros países, como os de origem anglo-saxônica, não se usa uma designação ou outra, e sim uma terceira. Psiquiatria de Ligação e Consulta, para designar atividade semelhante à que estamos descrevendo, porém mais restrita a um papel de atendimento de casos psiquiátricos num hospital geral do que a uma atividade mais ampla de interconsulta, que é o método mais utilizado em nosso meio.

Psicossomática e câncer e, agora mais recentemente, por seu brilhante trabalho em que encara aspectos totalmente originais sobre a doença de Freud, ao comprovar que esta não era câncer, porém tornou-se câncer em razão de todo o tipo de iatrogenia que Freud sofreu.

De um modo geral, *Psicossomática Hoje* é um livro do que poderíamos chamar de autores em Psicossomática de segunda geração, caracterizando nosso momento atual em que os pioneiros do movimento passam o bastão para aqueles que os seguem.

Um aspecto que acreditamos incomum em nossa conjuntura é a presença de importantes nomes da Medicina brasileira, de fora do movimento de Psicossomática, escrevendo para nosso livro sobre aspectos psicológicos e psicossomáticos de suas especialidades. Assim, temos Rodolpho Rocco em Educação Médica, Fernando Barroso em Cirurgia Geral, Ivo Pitanguy em Cirurgia Estética, Alfred Lemle em Pneumologia, José Galvão Alves, clínico, com o tema até então inédito em publicações psicossomáticas sobre os aspectos psicossociais das urgências médicas. Obviamente, esses autores não foram convocados ao acaso; sabíamos da amplitude de suas ideologias médicas e da riqueza humanística de suas práticas profissionais.

Um espírito nos norteou na feitura deste livro: apresentar nossa Psicossomática e nossos autores tais como são. Por esse motivo, contribuições não previstas foram posteriormente aceitas e autores que apresentaram trabalhos importantes durante a feitura do livro foram convidados a participar. Poucos não puderam corresponder ao convite feito e, por esse motivo, alguns centros de Psicossomática não estão representados nesta obra.

Não poderíamos, entretanto, num país com a extensão territorial do nosso e com um movimento psicossomático verdejante, convidar todos aqueles que têm o que dizer e como dizer; ao selecionar, sempre colocamos pontos de vista pessoais e concomitantemente cometemos arbitrariedades contra aqueles que não foram lembrados ou escolhidos. A estes, que ficaram de fora, nossas escusas e a certeza de que tentamos uma publicação ampla e abrangente, porém nunca perfeita e total.

Temos neste livro dois trabalhos introdutórios e conceituais de Abram Eksterman sobre o histórico da Psicossomática no Brasil. É não só um trabalho inédito, como também da maior importância para entendermos, à luz dos profundos conhecimentos de Eksterman sobre as realidades médica e psicossomática do Brasil, as raízes do nosso movimento e o porquê dos nossos rumos atuais. Ao mesmo tempo, é um trabalho conceitual e por tudo isso fundamental para nos introduzir nos demais temas deste livro. Tentamos classificar os demais trabalhos, para fins didáticos, em temas de ensino e formação, temas básicos, temas específicos, temas originais, temas sobre tratamento e trabalhos sobre AIDS que, pelo seu universo e importância, ganharam um lugar à parte. Porém, há trabalhos ao mesmo tempo básicos e específicos, outros que são originais e específicos.

Chama a atenção neste livro o número de trabalhos sobre a questão do ensino, demonstrando não só o interesse do coordenador por esse tema, como o número de autores que o estudam atualmente. Significativamente, há um trabalho sobre o ensino de Psicologia Médica e quatro sobre a formação do estudante de Medicina e do médico. No primeiro trabalho, sobre ensino de Psicologia Médica, podemos destacar: a importância dos grupos de reflexão com alunos na elaboração das temáticas vividas por estes; necessidade de manutenção de um ensino teórico; necessidade de um curso que acompanhe todas as etapas do currículo; trabalhos práticos realizados pelos alunos, como entrevistas e acompanhamentos de pacientes; necessidade da presença de um Centro de Psicopedagogia que possibilite acompanhar os alunos francamente em crise (crise do ingresso; crise do terceiro ano; crise do final do curso; outras crises de ordem pessoal, familiar ou institucional). Os demais trabalhos, embora de professores de Psicologia Médica em sua maioria, atestam sobre o quanto é possível fazer neste campo fora do escopo do ensino tradicional disciplinar. Ou ao lado deste. Assim, o trabalho de Rodolpho Rocco, no qual ele enfatiza a importância dos aspectos socioculturais no processo ensino-aprendizado e na relação estudante-paciente, é realizado com alunos de Clínica Médica, de cujo departamento ele é o professor. Diga-se, a bem da verdade, que Rodolpho Rocco sempre manteve uma relação muito próxima da Psicossomática, desde o Hospital São Francisco de Assis, caracterizando um tipo de cooperação indispensável a nosso ensino. O trabalho de Rodolpho Rocco é o único sobre o tema da relação estudante-paciente, escopo sobre o qual irá se formar e modelar a primeira raiz básica e maior do nosso sucesso como profissionais.

O tema seguinte, de Zaidhaft, também professor de Psicologia Médica,[3] relata um trabalho feito com estudantes de Medicina em torno do tema da morte ao entrevistarem um suposto paciente terminal e sua filha. O trabalho se agiganta na capacidade dos alunos de refletirem e concluirem sobre vários aspectos

---

[3] Zaidhaft publicou recentemente uma obra básica em Medicina e em Psicologia Médica intitulada *Morte e formação médica*, introduzindo o livro com uma relação entre morte, arte, história e psicanálise, enfeixa-o sobre a questão da Medicina e do ensino médico

da posição do paciente e da filha diante da morte (e da vida) e deles mesmos como futuros profissionais. Esse trabalho ilustra a riqueza que um grupo de reflexão pode alcançar e a capacidade de alunos de elaborar um trabalho e escrever um texto, aspecto que temos destacado em nossa experiência de ensino de Psicologia Médica na UERJ, conforme se pode constatar no trabalho de Muniz e Chazan a esse respeito.

David Epelbaum Zimerman, conhecido psicanalista individual e de grupos em Porto Alegre, nos mostra como conhece relação medico-paciente e educação médica num trabalho primoroso, pleno de preciosidades para o tema escolhido, "A formação psicológica do medico". A base desse trabalho foi sua experiência em programas de educação médica continuada, quando durante alguns anos visitou cidades do interior do Rio Grande do Sul, nas quais realizava grupos de reflexão com médicos e estudantes de Medicina. Aqui vemos, portanto, todo o desenvolvimento de um ensino de Psicologia Médica fora da faculdade, em termos de pós-graduação.

O trabalho de Adolpho Hoirisch versa sobre um tema fundamental para os médicos, a questão da identidade médica, baseado na sua interessante tese sobre a crise de identidade que pode acometer um médico quando ele adoece. É um tema que pode ser também pensado e estudado em relação a todas as repercussões que a atual crise que vivemos (subemprego, desprestígio social e de *status*, deterioração de valores e de modelos ideológicos, papel de bode expiatório de toda uma sociedade em crise, etc.) atingindo o médico e sua identidade. Mas este seria um tema extenso demais para abordar no presente capítulo.

Na seção de temas básicos, encontramos novamente Eksterman com o tema de há muito por ele estudado sobre as relações – o diálogo como muito bem o diz – entre a Psicanálise e a Psicossomática. É de fato um diálogo, pois há as contribuições da Psicanálise que desde Freud estruturaram a própria Psicossomática e os conceitos oriundos desta – como alexitimia e pensamento operatório – que fertilizaram o pensamento psicanalítico. Eksterman nos aponta quatro grandes áreas do conhecimento e da prática médica que têm especial interesse para o psicanalista: a área da Patologia, a área da relação médico-paciente, a área da formação psicológica do profissional de saúde e a área da prevenção.

Kenneth Camargo Júnior, escrevendo sobre a relação doença-sociedade, recorda que a relação sociedade-doença é múltipla, pois não apenas a estrutura social é causadora da doença, como a própria definição de doença é, antes de tudo, cultural. Outro aspecto que não pode ser descuidado é que a doença é ela própria um acontecimento social, especialmente quando grave ou crônica. É importante frisar que a consulta médica é o momento em que duas subculturas – a do médico e a do paciente – entram em confronto (às vezes de modo desastroso). Do mesmo modo que quisemos registrar a voz da Medicina Social neste livro, achamos oportuno que fosse abordado o tema do trabalho em relação às doenças somáticas e psicossomáticas, o que é feito por Avelino Rodrigues e Ana Cristina Gasparini em artigo no qual é apresentada uma importante síntese dos conceitos e principais noções atuais sobre estresse, tema que é também magistralmente desenvolvido por Eugênio Campos no seu trabalho sobre Cardiologia.

As relações entre histeria, hipocondria e fenômeno psicossomatólogo – condições que ocupam o campo do psicossomático e que é preciso distinguir – são o tema do interessante trabalho de Otelo Correa dos Santos Filho. Em sua comunicação, além da parte conceitual e do vértice psicanalítico através do qual diferencia as três condições, ele nos ilustra com oportunos exemplos clínicos. Em "Alexitimia e pensamento operatório – a questão do afeto na Psicossomática", Antônio Franco Ribeiro e Geraldo Caldeira fazem, à luz dos trabalhos da Escola Psicossomática de Paris, da Escola de Psicossomática de Boston, de Joyce MaCDougall e de Kristal, uma extensa revisão desses importantes conceitos que mudaram mesmo a teoria e a clínica em Psicossomática.

Está presente a questão de representação no paciente psicossomático e os pontos de vista de autores lacanianos como Cuir e Dejours, ainda pouco conhecidos em nosso meio. Em "Psicoimunologia Hoje" fazemos junto com Mauro Moreira, imunologista, uma revisão deste tema que introduzimos no Brasil em *Concepção psicossomática: visão atual* (1976). São discutidas as relações entre os sistemas nervosos, endócrino e imunológico e as situações clínicas decorrentes dessas inter-relações mais estudadas: doenças alérgicas, estados infecciosos, doenças neoplásicas e autoimunes. As diferentes condições relatadas são ilustradas com casos clínicos.

Sendo o Grupo Balint e a Interconsulta instrumentos básicos da tarefa psicossomática, pensamos em trabalhos que pudessem refletir uma atualização desses procedimentos em nossa prática atual. Por que, por exemplo, estão os Grupos Balint quase em desuso em nossos serviços de Psicossomática? Maria Aparecida de Luna Pedrosa, em "Reflexões sobre Balint", faz uma oportuna apresentação da pessoa de Balint e de sua obra, recordando que ele foi analisando de Ferenczi, cujas ideias foram consideradas avançadas demais para a Psicanálise de então. Descreve suas estadas em Budapest, Berlim e Londres, onde realizou seu famoso trabalho com médicos generalistas que foi a base da Psicologia Médica e dos conhecimentos atuais sobre a questão da relação médico-paciente. A autora ilustra sua comunicação com um trabalho com Grupos Balint com residentes de Medicina, comprovando as várias formas de resistência levantadas por estes diante desse tipo de enfoque.

Após uma análise dos aspectos positivos da experiência, bem como do papel e da crise das instituições de saúde em geral, ela conclui que: "Não se deseja que o médico tenha que aprender Psicoterapia nem fazer Psicanálise, mas se deseja que ele se transforme em um observador qualificado que possa administrar a sua pessoa".

Luiz Antônio Nogueira Martins, abalizado pela sua extensa experiência com o tema na Escola Paulista de Medicina, escrevendo sobre "Interconsulta hoje", faz uma excelente síntese sobre as complexidades e as dificuldades desse método, enfatizando, entretanto, vantagens e perspectivas: "o campo oferece ao interconsultor a possibilidade de ampliar sua formação profissional, seja no âmbito da observação dos fenômenos ligados ao adoecer, seja no campo da Psicologia e da Psicopatologia (individual, grupal e institucional), assim como no aprendizado das complexas interações entre os fatores biológicos e psicossociais que coexistem no ser humano". Enquanto os grupos Balint – apesar de sua excelência como modelo clínico e pedagógico – praticamente caíram em desuso em nosso meio, as interconsultas cresceram e se firmaram de tal modo que hoje se cogita mesmo da formação de uma entidade nacional de profissionais em Interconsulta. Já os grupos Balint, profundamente prejudicados pelo modelo de saúde vigente, que desprivilegia a relação médico-paciente, parece-nos que podem ser parcialmente resgatados nas reuniões de equipe de saúde em que situações de relacionamento paciente-profissional-instituição possam ser debatidas.

O capítulo "O problema da dor", do gaúcho Oly Lobato, é uma extensa apresentação e revisão geral do tema com ênfase nos aspectos psicológicos, abordando tópicos de grande interesse, como depressão, comportamento de dor, dor no paciente com câncer, dor psicogênica, hipocondria, conversão e simulação. O último trabalho desse item, de Helládio Capisano, diz respeito a um importante tema para a Psicossomática, de implicações conceituais e clínicas, a questão da imagem corporal, desde que foi descrita por Paul Schilder, ainda em 1935. No seu trabalho claríssimo, minucioso e preciso, Schilder estudou, entre várias questões, o desenvolvimento da imagem corporal, as imitações e as identificações, o problema do tônus, o membro fantasma, a imagem da face, os orifícios, a dor, a despersonalização, a histeria e a doença orgânica.

Capisano inicia seu interessante trabalho citando Muraro, que realizou uma importante pesquisa em mulheres de várias classes sobre as imagens que têm dos seus próprios corpos. No tópico referente à construção da imagem corporal, ele nos faz uma correlação entre o desenvolvimento dessa imagem com o *id*, o *ego* e com as zonas erógenas. Já em relação à Patologia, ele nos diz: "Em clínica médica ou cirúrgica, consciente ou inconscientemente, o corpo é tratado como objeto externo". Sobre a aparência externa no corpo ele escreve: "O indivíduo pode excluir do seu corpo certos órgãos como incluir em sua imagem corporal anéis, penduricalhos e até um automóvel". Em "A aparência interna do corpo", ele nos descreve as várias alterações da imagem corporal decorrentes de um processo psicótico em paciente por ele tratado, cuja profissão lida diretamente com o corpo e com seus conteúdos internos.

No item seguinte, de temas específicos, procuramos englobar trabalhos com uma nítida inserção numa prática, realizados a partir de uma especialidade médica, fosse a prática de um especialista, fosse o trabalho de um profissional de Psicossomática. Começamos este tópico com o trabalho de Adolpho Menezes de Mello, que através de sua extensa experiência de pediatra, psicoterapeuta e professor de Medicina, apresenta-nos uma completa visão da Pediatria como especialidade, com sua multidão de problemas psicológicos, que o pediatra, com sensibilidade, curiosidade e criatividade, deve enfrentar. O trabalho, como toda a experiência de Adolpho, é ilustrado com ricos e significativos exemplos clínicos. Maria Tereza Maldonado, autora de mais de uma dezena de livros sobre Ginecologia, maternidade e problemas da mulher e do casal, escreve sobre um dos temas de que ela tem mais experiência, "Psicossomática e Obstetrícia". Numa linguagem ao mesmo tempo precisa e elegante, ela diz que a perspectiva psicossomática em Obstetrícia nos é dada por um diagnóstico Situacional possibilitado por várias vertentes do saber: a teoria psicanalítica, a teoria geral dos sistemas e a teoria do vínculo.

A modificação de algumas intervenções de cunho psicanalítico, a dinâmica dos grupos e algumas técnicas de terapia familiar são subsídios básicos de atuação. E continua: "A sensibilidade, a criatividade, a observação cuidadosa do contexto e o respeito pelas características e pelas reais necessidades das pessoas que demandam atendimento são requisitos fundamentais para que o profissional possa, de fato, prestar uma assistência eficaz". Através de tópicos, a autora caminha conosco por vários momentos e etapas do processo: o lugar do filho; fecundação e gestação; o parto; puerpério e amamentação; prevenção e tratamento verdadeiro.

Conclui escrevendo: "Como se pode ver, o leque de possibilidades de atendimento é bastante amplo, embora as condições de viabilizar projetos nesse sentido sejam ainda bastante precárias. Mas vale a pena prosseguir nas tentativas de realizar trabalhos pioneiros e dar continuidade ao que já está implantado, persistindo no esforço de contribuir para a melhoria da saúde da população e na busca de melhores condições de vida para essas crianças que estão nascendo". Este é o campo da Psicossomática que mais se desenvolveu, inclusive em relação aos grupos: grupos de grávidas, de puérperas, de amamentação, etc.

No trabalho seguinte, ao mesmo tempo erudito, rico e original, José Schavelzon escreve sobre vários tópicos da relação psicossomática e câncer, tão do seu agrado: os dogmas, os modelos e o narcisismo; o câncer como totalidade; mitos, preconceitos e a cessação de privilégios biológicos; assistência emocional ao paciente com câncer; cirurgia do câncer e Psicossomática; Freud, um paciente com câncer. Como podemos perceber, trata-se de um trabalho abrangente sobre o problema do câncer, relacionando-o com a história da Medicina e do próprio homem, com o narcisismo e com os nossos preconceitos, com a possibilidade da recuperação e com a morte, ilustrando-o com a estranha e fantástica história do câncer que vitimou Freud.

Alfred Lemle, pneumologista com grande vivência, escreve um trabalho completo sobre a asma brônquica como doença psicossomática. Nesta comunicação, podemos encontrar: as teorias dos perfis psicodinâmicos de French, Alexander e Deutsch; a atuação psicoterápica nas crises e entre as crises; a questão do desencadeamento das crises; como redirecionar a relação do asmático com a asma; descrição de um trabalho conjunto entre pneumologistas e profissionais de Psicologia Médica; impasses da relação médico-paciente em asma.

Em um extenso e completo trabalho, Eugênio Campos, ex-cardiologista, psicólogo e psicoterapeuta, discorre sobre os aspectos psicossomáticos da Cardiologia através dos tópicos: papel das emoções; emoções e coração; o problema da escolha do órgão; o paciente funcional; o coronariano; o hipertenso. É feito um minucioso e completo estudo sobre o problema do estresse, constituindo-se praticamente num capítulo à parte.

Em outro trabalho sobre Cardiologia, Maria de Fátima Praça de Oliveira e Protásio Lemos da Luz escrevem sobre os aspectos psicológicos da cirurgia cardíaca, baseados na experiência do atendimento de múltiplos casos num dos maiores centros de cirurgia cardíaca do país. Em relação à cirurgia de cardiopatias congênitas, referem-se aos efeitos negativos da hospitalização, à importância da presença do psicólogo e da ludoterapia, bem como à relevância do trabalho com os pais. A respeito do paciente adulto, referem-se ao medo da morte, à questão da dor, ao aumento da sensibilidade do paciente e à passagem pela unidade de terapia intensiva. É dado um destaque especial ao paciente coronariano e a suas preocupações a longo prazo: trabalho, esportes, restrições alimentares, proibição de tabagismo, uso crônico de medicamentos, sexualidade e reprodução, risco de novas cirurgias.

Outros trabalhos versando sobre cirurgia têm como autores dois profissionais de muito renome entre nós, como Fernando Barroso e Ivo Pitanguy. O artigo de Barroso é sumamente bem escrito, denso, contendo uma verdade em cada parágrafo. Centrado na relação cirurgião-paciente, ele começa discutindo a pessoa do paciente, seus medos e suas expectativas, acentuando a importância das suas experiências anteriores. Eserevе: "Uma das deformações mais comuns é a que procura ver o cirurgião como ser onipotente e fantástico, capaz de evitar sofrimento e morte". E, falando sobre a pessoa do cirurgião, ele nos diz que "o exercício continuado da tomada de grandes decisões sobre a vida, o sofrimento e a morte estimula no médico o crescimento da sua onipotência... Se a hipertrofia da imagem deve ser evitada, sua deformação, descaracterização ou apagamento constitui-se em falha igualmente grave". Depois de estudar o problema do pré e do pós-operatório e a questão da anestesia, Barroso discute à parte o problema do paciente cirúrgico com doença mental, dizendo que "é inegável que o trabalho integrado do cirurgião com o psicoterapeuta resulta na melhor qualificação profissional de ambos". Termina o trabalho escrevendo que "o cirurgião jovem acha fácil entender o paciente e difícil aprender a cirurgia. Na medida em que os anos passam, a maturidade ensina que a cirurgia é certamente muito mais fácil do que aprender a ajudar as pessoas que operamos".

Com todo o peso de sua autoridade médica, Ivo Pitanguy nos brinda com um precioso trabalho sobre "Aspectos psicológicos e psicossociais da cirurgia plástica", ao mesmo tempo extenso, delicado e profundo. "O cirurgião" – diz ele logo no início do seu trabalho – "sendo um escravo da forma e da anatomia. Muitas vezes sente-se frustrado, pois lidando com o ser humano, o acrescentar e o tirar estão mais sujeitos às leis do próprio corpo do que à sua força criativa". Aqui Pitanguy nos fala da importância da criatividade tão presente no seu trabalho, tão ausente, lamentavelmente, da prática médica dos tempos atuais. Ele desenvolve seu artigo numa série de tópicos: conceito de beleza e de raças; imagem corporal; deformidade e grupo social; correlação entre cirurgia estética e reparadora; a face, a mama e o abdome; envelhecimento; relação médico-paciente; pré e pós-operatório; o cirurgião e a cirurgia. Através de algumas afirmações de Pitanguy poderemos ter uma ideia da importância deste trabalho: "Torna-se clara e crescente a importância da cirurgia plastica, mas é imprescindível que o cirurgião saiba distinguir os motivos que levam um paciente a seu consultório. Não se pode correr o risco de interpretações errôneas. Muitas vezes o paciente transporta para uma parte do corpo – comumente a face – o cerne de seus problemas emocionais... Até onde podemos analisar, não houve necessariamente uma correlação entre satisfação ou insatisfação das pacientes com o sucesso da cirurgia.

Dessa forma, podemos considerar que o resultado estaria intimamente relacionado com expectativas, fantasias e desejos de cada pessoa. Assim, o cirurgião deve ter perfeita noção crítica do seu paciente, de seu plano cirúrgico e de sua própria pessoa, cabendo-lhe responsabilidade bem maior do que simples programação e execução do ato operatório".

A obesidade, condição essencialmente psicossomática, com repercussões nas cardiopatias e na hipertensão arterial, é um dos maiores problemas terapêuticos que a medicina enfrenta, pelo que é frequente sede de práticas de curandeirismo e de charlatanismo. É este tema que Alexandre Kahtalian, com sua experiência de psicanalista e ex-endocrinologista, aborda em "Obesidade: um desafio". Ele nos faz caminhar pelas diversas condições e situações da obesidade, desde seus primórdios, quando a mãe que responde sempre com a oferta de alimento às solicitações várias do bebê dá os primeiros passos na direção de uma futura obesidade. "Assim, pois, podemos ter distorções deste tipo também em pessoas adultas, cuja presença deste lado infantil coloca comida onde poderia haver a pessoa amada, por exemplo..."

É, no dizer do psicanalista Fenichel, uma adição sem droga, comparando o comer contínuo com uma toxicofilia do tipo alcoolismo, drogas. etc. Quando se refere a identificação e imagem corporal, ele lembra que o volume corporal pode ser associado a ideias de força, recordando o famoso trabalho de Glucksman e Hirsch, que estudando obesos submetidos a grandes perdas corporais detectaram sentimentos de esvaziamento, perda de forças, como se estivessem se liquefazendo. Finalmente, falando sobre a relação profissional-paciente, Kahtalian nos diz coisas de grande validade prática: "É fato comum que o obeso tem enorme dificuldade em associar a hiperfagia, a polifagia, a situações emocionais que atravessa ou atravessou... Outras vezes é a mentira que é de difícil abordagem... passa a ser uma forma de controlar o médico, imobilizando-o. O que de modo geral desperta no medico raiva e desnorteamentos... E assim acho que o pior, a regressão, tem um potencial muito pequeno para conter tal situação e, a meu ver, seria necessário que a agressividade do paciente pudesse aparecer, para que o tratamento continuasse e pudesse ser mais efetivo". Quanto ao tratamento psicoterápico, enfatiza as técnicas grupais, principalmente em nossas instituições hospitalares.

Com o advento das diálises e dos transplantes renais, criou-se uma série de novas condições nos serviços de nefrologia, exigindo a presença de profissionais de Psicologia Médica para fazer face a diferentes situações, sejam de ameaças, sejam de prolongamento da vida.

Assim, surgiu a chamada Psiconefrologia e é sobre este tema que Miriam Uryn escreve, com sua experiência na Unidade de Transplante Renal do Hospital dos Servidores do Estado do Rio de Janeiro. Falando sobre o processo da doação, ela distingue os problemas da doação familiar da situação que é vivida quando o receptor recebe um rim de cadáver e enfatiza os resultados positivos obtidos com a realização de grupos de doadores. Acentua o papel do psicólogo no seu preparo do receptor para ser submetido a um transplante e descreve o doloroso processo por que passa quando ocorre uma rejeição. São feitas considerações especiais sobre o transplante em crianças e adolescentes, bem como sobre o difícil problema da ocorrência de AIDS no transplantado. Todo o trabalho de Miriam é ilustrado com situações clínicas.

Desde os trabalhos de Elizabeth Kübler Ross, a questão da assistência ao paciente terminal vem ganhando um interesse maior, tanto que diversos trabalhos vêm sendo realizados em nosso país a respeito. Desta vez temos um clínico, Francisco Trindade Barreto, falando sobre o tema na condição de pesquisador inquieto e criativo que o caracteriza. Ele começa distinguindo pacientes verdadeiramente terminais com um declínio inexorável para a morte; potencialmente terminais que tem uma condição potencialmente reversível; pseudoterminais que têm uma percepção errônea de sua realidade; mentalmente terminais cuja morte começa na mente.

Após escrever e discutir minuciosamente essas quatro condições, o autor nos introduz em um interessante trabalho com desenhos que realiza com seus pacientes terminais e pré-terminais, demonstrando como os desenhos representam a percepção profunda do doente de sua condição. Esses desenhos servem de mote para um fecundo diálogo entre médico e paciente sobre questões como a esperança, a percepção do tempo, o desamparo.

A questão da eutanásia, seja passiva, seja ativa, é abordada com profundidade. A caminhada inexorável para a morte é discutida em três tipos de situação: trajetória prolongada; trajetória rápida esperada; trajetória rápida inesperada. O trabalho é pleno de citações e de resumos de trabalhos estrangeiros, geralmente de autores médicos americanos.

No item referente a AIDS, temos quatro trabalhos: o primeiro contém generalidades sobre a doença e trata da psicoterapia do paciente com AIDS; o segundo discute as questões psicossociais da AIDS; o terceiro aborda o problema do hemofílico com AIDS; o quarto descreve um trabalho grupal realizado com profissionais de saúde que atendem pacientes com AIDS.

O primeiro trabalho, de nossa autoria, baseado no atendimento a pacientes com AIDS realizado na Seção de Psicologia Médica do Hospital Universitário Pedro Ernesto (UERJ) aborda os seguintes itens: problemas psicológicos em doentes com AIDS; o atendimento aos pacientes e à equipe; a questão do paciente homossexual; o atendimento grupal a pacientes soropositivo; a mulher com AIDS; os usuários de drogas; o paciente terminal e a morte. Outros problemas abordados nesse trabalho são: as complexas relações parceiros-família; interação do psicoterapeuta com a equipe médica; complexidades do diagnóstico psiquiátrico e do tratamento; a demência terminal e a morte do doente com AIDS. O trabalho seguinte, de Amaury Queiroz, representando o Serviço de Psicologia Médica e Saúde Mental do Hospital Universitário Clementino Fraga Filho (UFRJ), aborda os seguintes tópicos: as repercussões sociopolíticas e o problema do preconceito; atendimento às famílias, referindo-se ao trabalho que é realizado pelas assistentes sociais do Serviço; importância dos grupos de reflexão; papel do profissional de saúde mental junto ao clínico e ao paciente. A seguir, Queiroz descreve as principais reações psicológicas e psiquiátricas que acometem esses doentes: reação depressiva; paranoia; reações maniformes e reações histeriformes. O trabalho conclui com o problema da abordagem do paciente terminal.

Escrevendo sobre "Grupo de reflexão multiprofissional em AIDS – uma estratégia em Psicologia Médica", Alícia Navarro de Souza relata uma experiência também vivida no Hospital Universitário Clementino Fraga Filho com um grupo de médicos, enfermeiros, assistentes sociais, nutricionistas e psicólogos coordenados por Amaury Queiroz e por ela própria. Este trabalho, centrado nas ansiedades, vivências e conflitos destes profissionais frente à tarefa comum de assistir pacientes com AIDS, propiciou várias reflexões, entre elas: "A experiência central deste grupo é a vivência da importância terapêutica, de limite do conhecimento, que aproxima os vários profissionais de saúde e estes dos pacientes com AIDS... A relação do grupo com respeito à instituição hospitalar como um todo é claramente ambivalente. O grupo deseja um reconhecimento e esta demanda de um reconhecimento institucional é particularmente intensificada pela AIDS num conflito entre prestígio institucional e impotência terapêutica... A experiência com este grupo de reflexão, que foi denominado muito propriamente por um dos seus integrantes como 'grupo de arrisco' representou uma contribuição para o estudo e a elaboração não só da intensidade conflitiva na tarefa assistencial a pacientes com AIDS, como das relações conflitivas entre os diferentes profissionais que integram a equipe de saúde".

Há poucos anos abateu-se uma quase epidemia de AIDS entre a população de hemofílicos do Rio de Janeiro, o que representou uma tragédia para essas pessoas, já vitimadas por uma moléstia crônica. É sobre esse conjunto de fatos que versa o trabalho de Virgínia Fontenele Eksterman, realizado com a colaboração de psicólogas e que relata o resultado do atendimento de pacientes hemofílicos num centro de Hematologia. Num trabalho sensível, elaborado com muito cuidado e escrito de forma poética, as autoras começam recordando o que é a hemofilia, como vivem esses pacientes no que chamaram de "uma grande família" e o modo como se contaminaram pelos crioprecipitados – "ao mesmo tempo vida e morte" – com a AIDS. Com *flashes* de atendimentos individuais e sobretudo grupais é descrito o drama desses pacientes, sua ansiedade, perplexidade e revolta diante da AIDS e da instituição que os contaminou. Escrevem elas inicialmente: "Nosso objetivo era compreender a psicodinâmica do funcionamento mental do paciente hemofílico, suas relações familiares, institucionais e com a própria doença. Tentávamos não rotular essas pessoas, pois percebíamos que sua identidade já era comprometida. Elas se colocavam sempre como hemofílicas, não se sentindo homens, pessoas. Dependiam do sangue dos outros para serem inteiros".

Nesta família do hemofílico, o homem é sempre sentido como fraco, ameaçado, a perigo, e a mulher como forte e invulnerável. Quando o risco da AIDS começa a se desenhar, os pacientes comentam: "agora, ser hemofílico é dizer que somos de um grupo de risco. AIDS para o hemofílico é sinal verde para o inferno". É descrita a angústia da família – principalmente da mãe – diante da nova situação, bem como da equipe médica.

O trabalho termina com a angústia do "vir a morrer" descrevendo o acompanhamento lado a lado desses pacientes até o instante final. Concluem: "Sofremos juntos, buscando integrá-los dentro de uma realidade impossível. Lidamos o tempo inteiro com a onipotência, descobrimos a dor, as perdas e nossas limitações de pacientes-psicólogas, dentro de um universo de absurdos".

O item seguinte, que denominamos de "Trabalhos Originais", refere-se a contribuições sobre temas até então inéditos em Psicossomática, como "Regênesis: o mito da Fênix em Psicossomática" ou a questões que estejam sendo pela primeira vez abordadas em Psicossomática em nosso país: "Desordens factícias" e "Urgências, aspectos psicossociais". A partir do mito da Fênix, em um dos mais originais trabalhos deste livro, Samuel Hulak e George Lederman criam o conceito de Regênesis "como a fantasia da busca da regeneração, cuja intensidade é tão fortemente desejada que pode mobilizar as ordens destrutivas do organismo, permitindo a produção de doenças psicossomáticas severas com intenção letal". Baseados em casos de sua clínica particular, descrevem certas características comuns desses pacientes como: inaceitação do esquema corporal; fantasia de serem outra pessoa; falta de criatividade; existência de somatizações severas com risco letal. Os casos estudados compreendiam a doença de Wegener, o lupo, a artrite reumatoide, a infertilidade por anticorpos, tumores malignos da mama e da tireoide e anorexia nervosa.

Nesses pacientes há sempre uma patologia narcísica e o que chamaram de falso *self* imposto, caracterizando um grau maior da constituição de uma estrutura falso *self* a partir de uma imposição e uma intrusão ambiental.

No manejo terapêutico desses pacientes, chamam a atenção para o funcionamento do *setting* como espaço potencial, alertam contra as interpretações precoces e para a necessidade de o terapeuta suportar relações de extrema fusão sem que isto desperte muita angústia ou reações contratransferenciais difíceis de serem manejadas.

Therezinha Penna introduz o estudo de uma condição que vem sendo pesquisada nos Estados Unidos – as desordens factícias – também chamada de Síndrome de Münchhausen, em alusão ao famoso mentiroso que era barão. Como características destes pacientes, que têm uma "necessidade psicológica de assumir um papel de doente", ela aponta: autoindução de infecções, produção de feridas crônicas, automedicação e simulação de doenças, que é o mais comum.

Esses pacientes forçam internações hospitalares, conseguem se submeter aos mais sofisticados e invasivos exames, abusam de analgésicos e outros medicamentos e têm geralmente internações tumultuadas. Quanto à psicodinâmica destes casos "que precisam ser diferenciados das doenças psicossomáticas em geral, da histeria e da hipocondria – parecem estar em jogo: privação afetiva ou rejeição por parte dos pais nos primeiros anos de vida; sentimentos de desvalorização e inferioridade; defesas mal-estruturadas e primitivas; incapacidade de desenvolver relações objetais satisfatórias.

Valendo-se de uma excelente formação clínica e de um acurado enfoque psicossomático, José Galvão Alves, baseado em sua vivência prática num pronto-socorro do Rio de Janeiro, escreve sobre os aspectos psicossociais das urgências médicas em um trabalho que é um libelo contra o estado de nossas instituições de saúde e de como estão despreparadas para prestar assistência psicológica aos que a ela recorrem. Descrevendo com muita propriedade o ambiente ao mesmo tempo carente e agressivo dos nossos pronto-socorros, Galvão relata uma série de condições que provocam frequentemente a iatrogenia, o preconceito e a agressão da equipe médica: distúrbios chamados de neurovegetativos; homossexualidade; alcoolismo; toxicomania; os velhos; os suicidas. A indiferença e as defesas maníacas são a forma habitual de os médicos se defenderem das angústias e frustrações inerentes às limitações institucionais e ao clima próprio das emergências. Considerando os serviços de emergência como verdadeiros ambulatórios das classes desfavorecidas, Galvão nos fala também de sua importância como "força inesgotável de treinamento".

No último tópico sobre tratamento, são discutidos três trabalhos, dois sobre psicoterapia individual e um sobre psicoterapia grupal. O primeiro se refere a abordagens de base psicanalítica, mais tradicional e em voga em nosso meio e o segundo, à psicoterapia breve, técnica ainda pouco empregada no tratamento de casos psicossomáticos entre nós. O terceiro trabalho versa sobre a abordagem grupal de pacientes somáticos, tema sobre o qual ainda muito pouco se escreve apesar de sua enorme aplicação prática.

Em um trabalho muito extenso e detalhado, pleno de exemplos clínicos, Otelo Correa dos Santos Filho escreve sobre "Psicoterapia psicanalítica do paciente somático", tema que ele vem particularmente estudando e pesquisando. De início, Otelo nos aponta duas grandes possibilidades de atenção psicológica aos doentes orgânicos. Na primeira via, está todo o campo da reabilitação, o retorno à vida e à família, o uso afetivo e sexual do corpo, a reestruturação da imagem corporal, "a procura de um novo equilíbrio corporal, principalmente narcísico". A outra via é representada pela Psicoterapia. A esse respeito, discorrendo sobre uma base conceitual teórica que pavimenta as posições que irá tomar, ele apresenta o paciente psicossomático como carente de uma elaboração psíquica e com uma falha nos processos de simbolização. A doença é desencadeada por um acontecimento "da ordem da perda ou equivalente. Tal perda não é relacionada pelo sujeito ao fenômeno somático e, em geral, é minimizada e bem tolerada". Sobre a técnica, baseada na sua experiência, Otelo nos faz uma série de contribuições: que a presença do terapeuta deve ser viva, falante e questionadora, face a face com o paciente; a interpretação, quando houver, deve tratar de promover uma maior aproximação do paciente às vivências que surgem; devem ser evitadas interpretações psicanalíticas clássicas, pois serão vividas como invasão, sugestão ou ferida narcísica; os pacientes relacionam-se mais com as disposições verdadeiras interiores do terapeuta do que com as palavras que este diz. Na parte final do trabalho, o autor se refere à psicoterapia do paciente somático no ambulatório das instituições, resumindo do seguinte modo suas experiências: a mediação da instituição é geralmente nociva, pelo que cada terapeuta deve manejar a marcação de consultas, férias, etc.; o modelo é a psicoterapia psicanalítica de consultório e os pressupostos teórico clínicos os referentes aos pacientes "somáticos", exigindo uma atitude ativa, empática e pouco interpretativa; essa prática exige uma reflexão constante, através de reuniões regulares de discussão de casos clínicos; deve ser articulada a outras práticas de psicologia médica ligadas ao ambulatório geral ou ao hospital.

Ao descrever com detalhes o uso da psicoterapia em hospitais gerais e particularmente as psicoterapias breves, Therezinha Penna, falando sobre um tema abordado por Otelo Santos Filho, presta um inestimável serviço a todos nós. Falando sobre a equipe, ela se refere às várias manobras através das quais os médicos "empurram" os pacientes difíceis para o psicoterapeuta.

"Na hierarquia das tarefas médicas, a conversa é pouco valorizada e vista como uma função menor". Sobre o *setting*, ela se refere às inadequações às quais o psicoterapeuta terá que se adaptar, às questões de privacidade e sigilo e aos problemas da transposição da técnica psicanalítica para um hospital geral ao invés de uma escuta psicodinâmica. Sobre as psicoterapias breves propriamente ditas, descreve a técnica de crise e as técnicas supressoras de ansiedade e provocadoras de ansiedade (Kaplan). Quanto às táticas empregadas, refere: interpretação, interpretação educativa, apoiar ou estimular defesas adaptativas, informação, promover identificações positivas com outros pacientes, estímulo da afirmação pessoal. O trabalho se encerra com a questão do apoio psicológico aos pacientes terminais.

O último trabalho, de autoria de Eugênio Campos, diz respeito a "O paciente somático no grupo terapêutico", ou seja, a perspectiva de tratarmos pacientes somáticos através de técnicas grupais. Em sua forma rica e pormenorizada de abordar um tema, Campos começa fazendo uma revisão do que é um paciente somático, quais os mecanismos da somatização e sobre a psicoterapia do paciente somático, como introdução à questão dos grupos somáticos homogêneos. A esse respeito, ilustra com riqueza de detalhes o trabalho realizado com grupos de hipertensos no INAMPS de Teresópolis através do relato de várias sessões.

É um trabalho de grande alcance social que visa atender a toda a população de hipertensos daquela cidade. A respeito desses grupos, ele sintetiza: "O grupo de hipertensos, nós o vemos não no sentido de grupo psicoterapêutico propriamente dito (cujo 'foco' é a vida do paciente) mas como grupo de orientação e reflexão cujo 'foco' é a doença. (...) Ao mesmo tempo, visualizamos nesse tipo de grupo um efeito terapêutico claro enquanto suporte social, na medida em que os pacientes estão reunidos em torno de um problema comum e sustentados por uma equipe que os apoia". A seguir, o autor se refere à experiência de atendimento a pacientes neuróticos e psicossomáticos no mesmo posto do INAMPS de Teresópolis, agora sob um referencial de psicoterapia analítica grupal. Escreve o autor sobre tal experiência: "O 'foco' não é mais a doença ou a queixa física. O clima do grupo é mais de elaboração e menos de suporte.

Os pacientes se sentem 'autorizados' a falar mais de sua intimidade, das fantasias e do 'lado proibido'... Em relação às queixas somáticas, frequentemente no decorrer das sessões questionamos os pacientes sobre o que estariam 'falando' com o corpo... Interpretamos suas 'falas' (somáticas ou não) em relação ao grupo, a nós, a situações passadas". Encerrando o trabalho, o autor faz uma correlação entre a função terapêutica e as contribuições de Winnicott (*holding* e função materna) e Kohut (função *Self* objetal).

2

MEDICINA PSICOSSOMÁTICA NO BRASIL

Abram Eksterman

PERSPECTIVA CONCEITUAL

A Medicina Psicossomática é tema recente no âmbito mundial, embora seus princípios estejam contidos na doutrina médica desde os tempos hipocráticos. Alguns pioneiros e os principais divulgadores no Brasil ainda estão vivos para contar sua história. Ergueram-na sobre três teses centrais:

1. A etiopatologia somática está comprometida, em casos determináveis ou de forma universal, com a função psicológica.
2. A ação assistencial é um processo complexo de interação social que, além de incluir os conhecidos atos semiológicos, diagnósticos e terapêuticos, contêm elementos da vida afetiva e irracional dos participantes.
3. A natureza essencial do ato médico é humanista e, portanto, a terapêutica deve estruturar-se em função da pessoa do doente e não apenas organizar-se, preventiva ou curativamente, a partir do reconhecimento de uma patologia.

Cada uma dessas afirmações, embora estejam sendo revistas na atualidade, continua representando os elementos principais das três vertentes teóricas comuns a toda concepção psicossomática. Respectivamente:

1. a Psicogênica;
2. a Psicologia Médica;
3. a Antropologia Médica.

Destacando o desenvolvimento histórico da Medicina Psicossomática no Brasil, poderíamos ficar tentados a percorrer cada um desses caminhos isolados, exigindo que cada qual representasse a Psicossomática. Aparentemente simplificadora, tal atitude reducionista nos conduziria apenas às perspectivas conhecidas, com alguma ampliação, ou da Patologia geral, ou da conduta clínica, ou da filosofia médica. Para delimitarmos nosso campo de estudo, creio que a mais precisa e aquela que estrutura os três aspectos num só, ou seja, um conceito de Medicina Psicossomática que integre as três perspectivas: a doença com sua dimensão psicológica; a relação médico-paciente com seus múltiplos desdobramentos; a ação terapêutica voltada para a pessoa do doente, este estendido como um todo biopsicossocial. Se pudermos concordar com essa perspectiva conceitual, poderemos fixar o início do movimento psicossomático no Brasil na década de 1950, tendo como alavanca a atividade de alguns médicos dedicados ou aficionados pela Psicanálise, notadamente nas cidades do Rio de Janeiro e São Paulo. Um pouco mais de 40 anos de desenvolvimento, de cuja maior parte tive o privilégio de ser testemunha pessoal.

Por outro lado, dentro de um horizonte conceitual mais amplo, multiplicaríamos de tal forma as possibilidades de uma revisão histórica que não haveria como discriminá-la da própria Medicina em geral, tornando este estudo uma redundância confusa. Sequer haveria necessidade de se introduzir o conceito de Psicossomática se estivéssemos apenas entusiasmados em acentuar o valor etiológico das emoções, em um grupo de doenças ou mesmo em toda Patologia, no afã de recuperar para a Medicina a questão das relações da alma com o corpo. Não creio que qualquer psicossomatólogo confunda psiquismo com alma, como tampouco confunda psiquismo com cérebro. Tais temas pertencem a domínios intelectuais consagrados, como a Metafísica e a Neurofisiologia. Da mesma forma, o problema do comportamento médico, que parece ser o estudo central da configuração médico-paciente em seu encontro clínico, pode ser resolvido pela Deontologia e pela Psicologia Social, permeadas pela Psicanálise. Com efeito, um dos ramos clínicos mais recentes da Psicologia é o da Psicologia Hospitalar, justamente dedicado ao comportamento clínico, tanto dos doentes em sua vida em geral, como na sua relação com seu médico, tema também nuclear da Psicologia Médica e da chamada Medicina do Comportamento. Finalmente a Filosofia Médica tem investido no tópico magno da humanização do ato assistencial, cerne do pensamento da Antropologia Médica, vasada no século XX pela filosofia da existência, esta tendo como paradigma Martin Heidegger e aquela Victor von Weiszäcker.

A Psicossomática é, portanto, uma nova visão da Patologia e da Terapêutica, tornando possível o axioma antropológico do objetivo médico. Em outras palavras, trouxe para o pensamento médico-científico e para a prática assistencial o mote clássico: tratar doentes e não doenças.

Devo explicar por que considerei a Psicanálise como responsável pela estruturação da Neurofisiologia e da Antropologia Médica. Em síntese, porque a Psicanálise descobriu para a prática médica e para a Patogenia o valor da palavra e operacionalizou sua função na Terapêutica. Descobriu como as tensões internas, derivadas de impulsos de aspecto instintivo, transfiguram-se em sonhos, fantasias e pensamentos. Desenvolveu, a partir dessas descobertas, teorias e técnicas para utilizar essa transformação com fins terapêuticos. Aplicando-as à Patologia geral somática, permitiu redimensionar a doença como um acidente biográfico e, na prática clínica, a relação médico-paciente como um recurso terapêutico. Além disso, na medida em que é a dimensão do mundo simbólico a que traduz a essência do existir humano, a Psicanálise como veiculadora de recursos simbólicos é, por definição, Medicina humanizante, Medicina da pessoa. Assim, pois, a essência da descoberta psicanalítica representada pelo papel da palavra na Patogenia e pelo valor da palavra na Terapêutica produziu a concepção psicossomática moderna, independente das variações e dos desenvolvimentos da própria Psicanálise. Não se trata de Psicanálise aplicada aos doentes somáticos, ou mesmo psicanalisar portadores de enfermidades físicas. Isso nos remeteria ao próprio contexto teórico-clínico da Psicanálise. Referimo-nos à transformação do pensamento e ato médico: o primeiro, incluindo a dimensão simbólica do homem na geração da doença e da saúde, e o segundo, imprimindo ciência e técnica à arte de tratar doentes.

As tentativas e os estímulos meritórios de humanizar a função médica estiveram sempre presentes nos grandes nomes de nossa Medicina: Torres Homem, Aluízio de Castro, Miguel Couto, Clementino Fraga são apenas alguns exemplos consagrados. Todos na verdade inspirados na revalorização do homem, atitude patrocinada pela filosofia positivista do século XIX, à qual também se atribui, injustamente, a desumanização médica, inspirada na derivação orgânico-empirista dessa mesma filosofia. Vemos neles, não os precursores, mas os formadores indispensáveis da mentalidade básica para conter a ideia psicossomática. E não e por acaso que três seguidores desses grandes mestres da Medicina brasileira, Clementino Fraga Filho, Carlos Cruz Lima e José de Paula Lopes Pontes, professores de Clínica Médica no Rio de Janeiro, abriram seus Serviços de forma pioneira, para abrigar setores de Medicina Psicossomática.

As mesmas considerações cabem à influência de Pavlov e às consequentes concepções cérebro-viscerais de Sechenov, que levaram a "especulações psicossomáticas", na verdade contribuições neurofisiológicas, à Patologia, e vale citar Nelson Pires com sua "Clínica Psicossomática", acrescida de um sugestivo subtítulo, "Fisiodinâmica Neurovegetativa". Mesmo as contribuições de um dos pioneiros da Psicanálise no Brasil, Durval Marcondes, pertencem, no nosso entender, apenas à compreensão psicanalítica de certos aspectos da atividade médica.

Creio que o marco psicossomático na Medicina brasileira está em uma tese de livre-docência daquele que se tornou seu principal divulgador: Danilo Perestrello. A tese inteira ("A Psiquiatria Atual como Psicobiologia", 1945) está vasada por definitivas sugestões psicossomáticas. Vejamos apenas algumas citações: "Dia a dia, os vários fatos observados na prática clínica evidenciam que soma e psiquismo formam uma só unidade; que a oposição entre os termos 'mental' e 'corporal', 'físico' e 'anímico', 'psíquico' e 'somático' carece de existência real, bem como que tais palavras que não representam mais que instrumentos do nosso espírito para designar acontecimentos que têm sido estudados sob ângulos diferentes (...) Impõe-se, pois, a noção do homem como unidade psicossomática (...) Por último, um ponto de magno interesse: o material de trabalho do médico, e portanto do psiquiatra, é o homem e como tal um ser humano que necessita ajuda e conforto. Assim, o médico, além de seus conhecimentos técnicos, tem de pôr em jogo tudo aquilo de que tem conhecimento, como ser humano que também é, e encarar o paciente como seu semelhante. O paciente deve ser encarado não como simples máquina que precisa de reparo, mas como ser necessitado que pede ajuda e proteção, porque, como em frase expressiva disse Peabody, o que se chama 'quadro clínico' não é o retrato de um homem deitado no leito; é o quadro impressionista do paciente rodeado pelo lar, pelo trabalho, pelos parentes, pelas alegrias, pelas mágoas, pelas esperanças e pelos temores. Impõe-se, assim, ver o doente como 'pessoa', e não somente no presente como também no passado; pois, como assinalou Bayliss, uma das características da matéria viva, conquanto não lhe seja completamente peculiar, é que seu estado, em qualquer momento, está sempre parcialmente determinado pela própria história da vida".

Deveríamos esperar 13 anos para que se iniciasse a expansão prática dessa vigorosa proposta, o que se deu no Serviço de Clínica Médica do Hospital Geral da Santa Casa do Rio de Janeiro (1ª Cátedra de Clínica Médica da Faculdade de Medicina da UFRJ), dirigida pelo Prof. Clementino Fraga Filho, que autorizou Danilo Perestrello a fundar, em 1958, a pioneira "Divisão de Medicina Psicossomática". Não lhe foi difícil realizar a empreitada do ponto de vista pessoal, embora tivesse passado as maiores dificuldades para desenvolver a tarefa. Reunia em si uma experiência rara em um só médico: Psiquiatria, Clínica Médica, Psicanálise, sopesadas pela sólida cultura humanística e pelo agudo espírito crítico. Assim, a Medicina Psicossomática entrou na história da Medicina brasileira.

A ASSOCIAÇÃO BRASILEIRA DE MEDICINA PSICOSSOMÁTICA

Realizava-se em 1965, no Rio de Janeiro, o XVII Congresso Brasileiro de Gastroenterologia. Sugeri então a Danilo Perestrello, reunido com ele em seu pequeno e memorável gabinete no Serviço de Clementino Fraga Filho na Santa Casa, aproveitarmos a presença dos paulistas José Fernandes Pontes, Helládio Francisco Capisano e Luiz Miller de Paiva para discutimos a possibilidade da constituição de uma sociedade que congregasse cientificamente, em âmbito nacional, os interessados em Medicina Psicossomática, especialmente as experiências mais ou menos esparsas que tinham lugar em Porto Alegre, São Paulo e Rio de Janeiro. Todas patrocinadas por psicanalistas, ou alunos de Psicanálise, associados a atividades docentes e médico-hospitalares, universitários ou não. Perestrello entusiasmou-se com a ideia e imediatamente tornou-se seu defensor. Reunimo-nos em uma sala do Congresso, quando decidimos realizar no mês de setembro do mesmo ano (três meses depois) a reunião de fundação, convocando o máximo de colegas interessados. Escolhemos como sede da reunião o auditório da Associação Paulista de Medicina, onde seriam lançadas as bases do programa societário e se elegeria uma diretoria provisória. Ao mesmo tempo, promoveríamos um encontro científico que seria organizado pelo Instituto de Gastroenterologia de São Paulo, dirigido por José Fernandes Pontes. Assim foi feito. Cento e quarenta e sete médicos, principalmente do Rio de Janeiro, São Paulo e Porto Alegre, reuniram-se em São Paulo e tornaram-se membros fundadores da Associação Brasileira de Medicina Psicossomática, aclamando Danilo Perestrello seu primeiro presidente. Elegeram ainda, como companheiros da primeira diretoria executiva, Oswaldo Arantes Pereira e Abram Eksterman, com mandatos por dois anos após o definitivo registro do estatuto. Na mesma época, foram eleitos vice-presidentes Mário Martins, de Porto Alegre, e José Fernandes Pontes, de São Paulo, os quais deveriam assumir a presidência por mandatos sucessivos de dois anos. A nova Associação deveria ter como objetivo básico a promoção de uma nova atitude na assistência, educação e pesquisa médicas, a atitude psicossomática, a qual visava à integração dos elementos psicodinâmicos e biológicos da Patologia e conformar a conduta assistencial dentro desse novo parâmetro. A reunião científica, presidida por José Fernandes Pontes, teve como relatores Danilo Perestrello e Abram Eksterman, do Rio de Janeiro, e Milton Abramovich, de Porto Alegre, discorrendo sobre "Tensão emocional e sua repercussão na patologia". Lembro dessa ocasião crítica que sempre julguei da maior pertinência: a necessidade de se encontrar uma linguagem comum entre o "somatólogo" e o "psicólogo" para que se efetivasse a integração psicossomática.

É possível que alguém, algum dia, se ocupe com a intrigante questão de por que certos médicos (raros), não se satisfazendo com simples contemplação e reflexão do somático, atiram-se em arriscadas aventuras para além do corpo, levando-os a impasses existenciais como aos que chegou o Dr. Fausto, de Goethe, procurando a essencialidade humana. Assim foi, desde o início de sua carreira, com o Prof. José Fernandes Pontes. Já em 1944, reunia-se com os psicanalistas Noemi Rudolfer Silveira e Mário Yahn no instituto Aché de São Paulo para compreender o comportamento sintomático de alguns casos de retocolite ulcerativa. Já havia lido e se entusiasmado pelos textos de Franz Alexander, Flanders Dunbar e Weiss e English. Em 1945, organizava um grupo de estudos, o qual incluiu ainda outra psicanalista, Virgínia Leone Bicudo, que mais tarde, durante cerca de três anos, de 1965 a 1968, na Faculdade de Medicina da Santa Casa de São Paulo, ministrou o curso oficial de Psicologia Médica, tendo na sua equipe Luiz Miller de Paiva. Nesse mesmo grupo de estudos, Fernandes Pontes recebeu um ex-aluno, Helládio Francisco Capisano. Nessa época, torna-se assistente do Prof. Cantídio de Moura Campos, catedrático de Terapêutica Clínica da Faculdade de Medicina da Universidade de São Paulo, e, em seu Serviço, no Hospital das Clínicas, recém-fundado em 1943, assume a responsabilidade por um Serviço de Gastroenterologia. Nesse mesmo Serviço, Helládio Capisano assume um ambulatório de Medicina Psicossomática. É interessante a oposição que recebeu, por essas iniciativas, do Prof. Pacheco e Silva, catedrático de Psiquiatria, que não via com bons olhos a presença de uma psicanalista, além do mais não médica, numa equipe assistencial de médicos. Não seria a primeira vez que um Serviço de Psicossomática nascente receberia oposição da Psiquiatria oficial. O Serviço não prosperou, mas o grupo sim. A experiência com grupos terapêuticos em pacientes portadores de retocolite ulcerativa foi levada por

Fernandes Pontes ao IV Congresso das Associações Europeias e Mediterrâneas de Gastroenterologia em 1960. A mesa, onde apresentou o trabalho, foi dirigida nada menos que por Truelove. Em 1948, Fernandes Pontes encontra Danilo Perestrello no l Congresso Pan-Americano de Gastroenterologia, em Buenos Aires. Queixa-se a Perestrello das dificuldades que vem encontrando na implantação de seu Serviço, e Perestrello recorda-lhe que se não fora Clementino Fraga Filho a apoiá-lo talvez não pudesse desenvolver seu trabalho na Psicossomática. Fernandes Pontes recorda como "batiam excelentes papos" numa confeitaria na calle Florida, quando aprendeu a vencer as resistências que pacientes orgânicos têm em comunicar suas dificuldades emocionais e seus dramas de vida através da técnica de eco, sugestão dada por Perestrello e que consistia em sublinhar para o paciente, durante a anamnese, as últimas palavras ou um assunto importante que o paciente houvesse mencionado. Mais tarde, fundando o Instituto de Gastroenterologia de São Paulo, a Psicossomática torna-se um importante núcleo de pesquisa e educação.

Vamos encontrar, já em 1947, Helládio Francisco Capisano instalado numa unidade de Medicina Psicossomática no Serviço de Clínica Médica do Prof. Antonio de Almeida Prado na Faculdade de Medicina da Universidade de São Paulo, quando publica seu trabalho sobre "Neuroses Gástricas". Vemo-lo colaborar em seguida no Serviço de Gastroenterologia implantado por Fernandes Pontes na Cadeira de Terapêutica Clínica do Prof. Cantídio de Moura Campos. Em 1963, funda a Sociedade de Psicossomática de São Paulo, a qual promove, juntamente com o jornal "A Folha de São Paulo", um curso sobre "Condições de Vida", ao qual comparecem cerca de 800 ouvintes da comunidade em geral. Esse curso teve como professores Eduardo Etzel, Mario Yahn, Luiz Miller de Paiva, Noemi Rudolfer Silveira e Darcy de Mendonça Uchoa, o qual depois torna-se professor catedrático de Psiquiatria da Escola Paulista de Medicina, onde vai apoiar decididamente a Medicina Psicossomática, publicando inclusive um livro sobre Psicologia Médica. O êxito desse início da Sociedade leva Capisano a pensar numa "Federação Brasileira de Medicina Psicossomática" e e proposto Luiz Miller de Paiva para seu primeiro presidente. Esses planos são postos de lado com a proposta de Danilo Perestrello de se fundar a "Associação Brasileira de Medicina Psicossomática", em 1965, renunciando Capisano inclusive a continuar a Sociedade de Medicina Psicossomática de São Paulo. Trabalhando no Instituto de Gastroenterologia de São Paulo, dirigido por Fernandes Pontes até 1966, passa a lecionar na Cadeira de Psicologia Médica e Psicossomática da Faculdade de Medicina da Santa Casa de São Paulo, dirigida então pela psicanalista Virgínia Leone Bicudo. Tornando-se professor titular de Psicologia Médica da Faculdade de Medicina do ABC de São Paulo, entre 1968 e 1978, funda com Miller Paiva o Instituto de Psicossomática de São Paulo. Capisano é um dos responsáveis mais importantes por uma série de congressos argentino-brasileiros, trazendo para o Brasil a experiência do grupo argentino liderado por Luiz Chiozza, dedicado à investigação psicanalítica de sintomas orgânicos. O interesse de Luiz Miller de Paiva remonta a 1943, quando estuda a tensão pré-menstrual sob o ângulo psicossomático, isso no Rio de Janeiro, onde, após formar-se em Medicina, liga-se a um serviço de endocrinologia, interesse que nunca abandonou. Com efeito, vemo-lo em seus numerosos escritos, nos anos posteriores, dedicado a compreender os intermediários neuroumorais do fenômeno psicossomático. Conhece Perestrello como professor assistente de Waldemar Berardinelli, então pontificando na Faculdade Nacional de Medicina da Universidade do Brasil (hoje Universidade Federal do Rio de Janeiro), suas lições de Clínica Médica. A visão clínica de Berardinelli e Luiz Capriglioni impressionam-no sobremaneira. Sempre comprometido com Capisano, já vivendo em São Paulo, multiplica com ele os cursos e aulas sobre temas psicossomáticos. Em 1966, publica volumoso texto sobre Medicina Psicossomática contendo capítulos escritos por Perestrello, Isac Leon Luchina (outro importante autor argentino) e Marcelo Blaya, de Porto Alegre.

Esses são os três paulistas da histórica reunião da qual resultou a Associação Brasileira de Medicina Psicossomática, em flagrantes biográficos que, sem dúvida, não fazem justiça ao que têm sido na vida médica brasileira. A intenção é apenas retratar em 6 x 8, foto de passaporte, para introduzir o tema da Associação de Medicina Psicossomática, da qual têm sido seus líderes. Deveria incluir nesses esboços biográficos alguns traços mais de Danilo Perestrello e de mim próprio, os dois cariocas presentes na reunião. Sobre Perestrello, deixemos Marialzira, sua esposa dedicada, médica de cultura invulgar e psicanalista proeminente, falar. Publicou, no primeiro número da revista brasileira Psicossomática, dedicado a Perestrello, as seguintes referências sobre seu marido:

> Carioca, diplomado pela Faculdade Nacional de Medicina da Universidade do Brasil, em 1939. Cedo é assistente de Clínica Propedêutica Médica e da 4ª Cátedra de Clínica Médica da mesma Faculdade. Trabalha com seu primeiro mestre, Prof. Waldemar Berardinelli. (...) Interessa-se pelo elo psiquiatria-problemas sociais. (...) A respeito de "Guerra e Relações de Raça", de Arthur Ramos, escreve: "O futuro médico precisa estar a par de noções de Antropologia, na acepção larga da palavra, como modernamente é concebida e assim poderá me-

lhor realizar a sua tarefa". (Isso em 1943) (...) Esperançoso e idealista termina: "De posse dos conhecimentos da Clínica, que individualiza, e da Antropologia, que generaliza, poderá o futuro médico trabalhar por um mundo melhor baseado na Ciência". (...) Pode-se dizer que Perestrello foi o pioneiro da Psicossomática no Rio de Janeiro, apesar de alguns artigos, aqui e acolá, terem aparecido antes dele. De qualquer modo foi o batalhador incansável, o arauto do ponto de vista psicossomático no Rio de Janeiro e em algumas partes do Brasil.

Em 1958, no mesmo ano em que organizou sua Divisão de Medicina Psicossomática no Serviço do Prof. Clementino Fraga Filho, publica um volume sobre Medicina Psicossomática contendo importantíssima coletânea de artigos. Vejamos alguns: "Sobre o ensino de Medicina Psicossomática", de 1956; "Conceito de Medicina Psicossomática", de 1951; "O fator psicológico em gastroenterologia", de 1946; "Sobre um caso de ptiríase rósea", de 1956; "Alternância Psicossomática", de 1954; "Estudo psicanalítico da dor de cabeça", de 1953. Já em 1946, no primeiro Congresso Inter-Americano de Medicina, realizado no Rio de Janeiro, apresenta o trabalho "Importância do fator psicológico na etiologia da úlcera gastroduodenal". Sua elaboração psicossomática culminou no consagrado texto *A Medicina da Pessoa*, livro publicado em 1974, lido e relido em todo o Brasil."

Embora eu próprio, desde que me graduei em Medicina em 1959, estivesse interessado em Psicossomática, tendo aberto em 1962 um Setor no Serviço de Clínica Médica do Prof. Carlos Lima, da Santa Casa do Rio de Janeiro (2ª Cátedra de Clínica Médica da Faculdade de Medicina da UFRJ), meu encontro com Perestrello foi o marco decisivo. A partir daí sempre estivemos juntos, especialmente na organização de cursos de Psicologia Médica. Creio que essa influência também foi exercida sobre Julio de Mello Filho, o qual, mesmo não tendo sido um dos presentes na reunião de 1965, é inegavelmente um dos pilares da Associação. Formado em Recife, veio estagiar na Santa Casa do Rio de Janeiro, no Serviço do Prof. Edgard Magalhães Gomes, em 1958, onde estudou os aspectos psicossomáticos em doentes do colágeno. Familiarizando-se com a obra de Balint, organiza um primeiro grupo de discussão no Hospital Pedro Ernesto sobre a tarefa assistencial em 1964. Em 1966, começa no Serviço de Clínica Médica do Prof. José de Paula Lopes Pontes seu setor de Medicina Psicossomática no Hospital São Francisco de Assis. Torna-se livre-docente em Psicologia Médica da Universidade Federal do Rio de Janeiro em 1976 e publica sua tese em livro, já leitura obrigatória em todo o Brasil, *Concepção psicossomática: visão atual*. Em 1979, assume o Setor de Psicologia Médica da Faculdade de Medicina da Universidade do Estado do Rio de Janeiro, na cadeira de Psiquiatria e Psicologia Médica do Prof. Jorge Alberto Costa e Silva.

Todos os cinco foram presidentes da Associação Brasileira de Medicina Psicossomática. A sequência foi a seguinte até 1986: Danilo Perestrello, de 1965 até 1974, período que inclui os dois anos de implantação institucional, os dois anos próprios do seu mandato e cinco anos de indefinição institucional, nos quais Mário Martins, de Porto Alegre, não quis assumir e São Paulo preferiu manter durante algum tempo a presidência com Perestrello. José Fernandes Pontes assumiu o biênio de 1974 a 1976. Helládio Francisco Capisano, de 1976 a 1978. Abram Eksterman, de 1978 a 1980. Julio de Mello Filho, de 1980 a 1982. Otello Correa dos Santos Filho, de 1982 a 1984. Finalmente, o último dos fundadores dirigiu a Associação de 1984 a 1986: Luiz Miller de Paiva. Para 1º biênio de 1986 a 1988, dirigiu a Associação Samuel Hulak, de Recife. De 1988 a 1990, Eugênio Campos, de Teresópolis e no biênio 1990 a 1992, está dirigindo a ABMP, o paulista Avelio Luiz Rodrigues. Clementino Fraga Filho foi feito membro honorário, assim como os professores José de Paula Lopes Pontes e Carlos Cruz Lima, no final da gestão de Abram Eksterman. Todos os três constituíram os ambientes clínicos que propiciaram, como o de José Fernandes Pontes, o desenvolvimento da Medicina Psicossomática no ambiente universitário brasileiro. Não é impossível que sem eles as dificuldades iniciais tivessem se transformado em barreiras intransponíveis.

Em 1967, juntamente com Ataliba de Castro e sob a presidência de Danilo Perestrello, organizei a I Reunião Nacional de Medicina Psicossomática (o que se constituiu no primeiro Congresso Brasileiro da área), e que pôde utilizar o ambiente da Academia Nacional de Medicina do Rio de Janeiro, graças ao apoio de Carlos Cruz Lima, então presidente da Academia. Esse Congresso teve também o apoio do então ministro da Educação, o Prof. Raimundo Muniz de Aragão, que facilitou a vinda do Prof. Michael Balint e de sua mulher, Enid Balint, de Londres. Michael Balint foi o presidente de honra do Congresso. Reuniram-se cerca de 300 congressistas, lotando as dependências da Academia. Pode-se afirmar que essa reunião marcou o início do movimento nacional da Medicina Psicossomática. A data: 7 e 8 de abril de 1967. Michael Balint pronunciou a conferência inaugural "Medicine and Psychossomatic Medicine", e sob a coordenação de Carlos Cruz Lima e moderação de Michael Balint desenvolveu-se o tema oficial, "Relação Médico-Paciente". Os relatores oficiais foram: José Femandes Pontes, de São Paulo, dissertando sobre "O médico de família"; Milton Abramovich, do Rio Grande do Sul, sobre "O valor da queixa na relação médico-paciente"; Oswaldo Arantes Pereira, do Rio de Janeiro, sobre "O valor semiológico dos exames complementares do ponto de vista psicossomático"; Helládio

Francisco Capisano, de São Paulo, sobre "A indicação do especialista na relação clínica"; Abram Eksterman, do Rio de Janeiro, sobre "O inconsciente do médico na relação clínica"; Marcelo Blaya, do Rio Grande do Sul, sobre "Atuação psicoterápica do clínico" e Danilo Perestrello, do Rio de Janeiro, sobre "Os medicamentos na relação médico-paciente". Julio de Mello Filho, nessa época, associou-se ao movimento, apresentando na Seção de Temas Livres o trabalho "Problemas da relação médico-paciente em portadores de colagenoses". A presença do modelo da interpretação psicanalítica da patologia somática foi marcante nessa reunião, mas delinearam-se duas vertentes conceituais que influenciaram consideravelmente todos os desenvolvimentos posteriores: a prática integral da Medicina, que depois tomou a forma da "Medicina da Pessoa", como conceituada por Perestrello, e o estudo aprofundado da relação médico-paciente, o que permitiu fixar os parâmetros básicos para a formulação de uma política educacional e a definitiva introdução da disciplina de Psicologia Médica na formação do médico e dos demais profissionais da área de Saúde. Nessa mesma reunião, tendo eu elaborado e redigido o projeto dos estatutos da Associação, foram os mesmos aprovados na assembleia administrativa.

É interessante assinalar que as repercussões dessa primeira reunião foram, na época, de pouca monta no meio médico. Tanto que o tema escolhido para o simpósio comemorativo do Primeiro Decênio da criação do Setor de Medicina Psicossomática, a cargo do Prof. Danilo Perestrello, organizado por mim na 1ª Cátedra de Clínica Médica da Universidade Federal do Rio de Janeiro, dirigida por Clementino Fraga Filho, foi expressivamente: "Dificuldades da utilização efetiva da orientação psicossomática na prática médica". Participaram Fernandes Pontes, Helládio Capisano, Milton Abramovich, Julio de Mello Filho, Abram Eksterman, Hélio de Souza Luz, L.F. Medina, de Minas Gerais, e alguns novos discípulos de Perestrello: Felix Zyngier, Angelo Papi, Rosa Cukier, Maria de Lourdes O'Donnell, Alice Rosa e Carlos Doin, este último dirigindo um setor de Medicina Psicossomática na Cadeira de Clínica Médica do Prof. Jacques Houli na Escola de Medicina e Cirurgia no Rio de Janeiro. O tema aberto por ocasião desse simpósio continua em plena discussão até os dias atuais.

Da gestão de Helládio Capisano em diante começa a Associação a ramificar-se em Regionais pelo Brasil, a partir das matrizes do Rio de Janeiro e São Paulo. Capisano inaugura a Regional de Marília, liderada por Alfredo Colucci, e a de Campinas com Wilson Vianna e Maurício Knobel, este último recém-chegado de Buenos Aires para ocupar a cátedra de Psiquiatria da Universidade de Campinas (UNICAMP) e com importante trabalho já realizado no domínio da Psicossomática. Durante minha administração, inauguro a regional de Presidente Prudente, em São Paulo, liderada por Pedro Carlos Primo, e estimulo o desenvolvimento de grupos em Juiz de Fora e Belo Horizonte (Minas Gerais), Taubaté (São Paulo), Vitória (Espírito Santo), Londrina (Paraná), Ribeirão Preto (São Paulo), Recife (Pernambuco) e Salvador, na Bahia. Nesta última capital, deixo quase constituída a Regional, liderada por Raimundo Pinheiro, e com o Prof. de Psiquiatria da Universidade da Bahia, Álvaro Rubim de Pinho. Em Presidente Prudente, ocorre o I Forum Brasileiro de Medicina da Pessoa, entre 16 e 19 de outubro de 1980, reconhecimento à expressão já consagrada de Perestrello, através do livro editado em 1974. Perestrello afastara-se desde 1976, doente, de toda vida profissional. É o primeiro congresso em que vejo na mesma mesa-redonda a discussão de Medicina integral, feita por representantes da Medicina Científica e de várias correntes de Medicina Alternativa, notadamente espiritismo e homeopatia.

Especialmente na gestão seguinte, a de Julio de Mello Filho, a Associação toma ritmo nacional, na medida em que estimula o desenvolvimento de grupos, ligados ou não a universidades, em geral formada por especialistas de várias disciplinas da área de assistência e ensino e interessados em desenvolver o estudo e a divulgação de Medicina Psicossomática.

Vale assimilar o esforço de Samuel Hulak e seus companheiros de Recife, que fundam a revista Psicossomática, que passa a circular a partir do início de 1986 com um número homenageando Danilo Perestrello. Infelizmente a revista, após oito números de excelente qualidade editorial, deixa de circular em 1988, por falta de recursos.

PSICOSSOMÁTICA NO BRASIL DE HOJE

Inspirada inicialmente no movimento psicanalítico brasileiro, a Medicina Psicossomática dos anos 1990 começa a tomar outros rumos por conta de algumas importantes trasformações na estrutura assistencial decorrentes da intervenção maciça do Estado, com a mobilização maior de atividades paramédicas e a formação de equipes multidisciplinares.

Funções como a de Enfermagem, Assistência Social, Nutrição e Psicologia, comprometidas com o cuidado geral e a dimensão social da patologia, além da condição existencial do doente, abrem perspectivas conectadas com a Psicossomática e a ela recorrem para buscar apoio teórico. Além disso, as recentes investigações no campo da Psiquiatria Biológica abrem o hospital para uma maior e decisiva participação do psiquiatra. Várias orientações começam a tomar forma, deixando de lado a orientação psicodinâmica original, ou dela fazendo uso apenas para breves explicações, ora da patogenia, ora da conduta médica.

A progressiva e maciça participação do psicólogo na área de saúde, nos hospitais, nos ambulatórios, nos postos de saúde, até nos serviços clínicos particulares, nas mais variadas especialidades e tipos de atendimento, tem estimulado uma crescente preocupação com as questões psicológicas. A despeito dessa efervescência do interesse no aspecto "psicossocial" da assistência, as linhas mestras da questão psicossomática ainda mal foram tocadas na prática.

Recordemos que as linhas mestras resumem-se em duas: 1) A patologia no homem sempre deve levar em conta a dimensão simbólica de que é constituído, o que impõe o conhecimento dos aspectos psicossociais do doente; 2) O êxito terapêutico está estreitamente vinculado à relação dinâmica médico-paciente. A introdução do psicólogo, da assistente social e do psiquiatra só produzirá efeitos psicossomáticos efetivos se esses profissionais estiverem comprometidos com essas duas linhas mestras, infelizmente nem sempre tem sido o caso.

A participação do psiquiatra no Hospital Geral tem seguido o diagnóstico fenomenológico e organizado serviços de Psiquiatria de Ligação (Liaison Psychiatry) voltados para as intercorrências psiquiátricas, nosologicamente identificáveis, ou como unidades nosográficas definidas, ou como psicopatologias participantes de entidades clinicossomáticas.

Isso tem produzido assistência psiquiátrica no Hospital Geral, mas não tem contribuído para o desenvolvimento da Psicossomática.

A participação do psicólogo também padece de alguns defeitos estruturais. Sua institucionalização na área de saúde, particularmente nos serviços materno-infantis, clínico-gerais e cirúrgicos, tem sido orientada segundo as necessidades de ajustar os pacientes a modelos assistenciais. Prática, portanto, behaviorista que não favorece uma compreensão, nem da relação médico-paciente, nem das dificuldades psicodinâmicas do paciente. Frequentemente, assim, o psicólogo passa a ser mais um agente dos interesses da instituição do que das necessidades efetivas do paciente. É o modelo corrente de Psicologia Hospitalar, cuja prática está longe de ser uniforme. Há que se reconhecer que muitos profissionais da área de Psicologia conseguiram, graças a uma adequada formação psicodinâmica, estabelecer estratégias de atendimento próximas ao modelo preconizado pela Psicologia Médica.

A Psicologia Médica é o braço clinico da concepção psicossomática original, que se apoiou, em seu desenvolvimento, nas teorias básicas de psicanálise, admiravelmente aplicada nos grupos de discussão de tarefa clínica como Michael Balint e colaboradores desenvolveram na Tavistock Clinic de Londres, a partir de 1949. Com justa razão, esses grupos passaram a ser conhecidos por grupos Balint. Desde 1958, Danilo Perestrello começou a realizar reuniões desse feitio no Rio de Janeiro, no Hospital Geral da Santa Casa, sem conhecer ainda o trabalho de Balint. Hoje essa atividade é muito disseminada no Brasil e faz parte obrigatória de todas os que passam pela formação em Psicologia Médica.

Um primeiro curso de pós-graduação de especialização em Psicologia Médica, de dois anos de duração, foi inaugurado por mim em 1983, com quarenta alunos inscritos. Tratava-se, até onde pude apurar, de uma primeira tentativa de criar especialistas nesta área no Brasil, para trabalharem como parte componente da equipe assistencial.

É possível que em futuro próximo a ideia psicossomática deixe de existir na medida em que se tornar mais comum a prática da Psiquiatria de Ligação, da Psicologia Hospitalar e da Psieologia Médica. De todas, a Psicologia Médica parece destinada a herdar os principais atributos da Medicina Psicossomática. Com uma diferença fundamental. A Medicina Psicossomática estuda as relações mente-corpo e seu foco é a patogenia. Por sua vez, a Psicologia Médica estuda as relações assistenciais e seu foco é a terapêutica. No primeiro, ressalta a questão diagnostica; no segundo, a atuação clínica. A Psicologia Médica, por isso, passou a ser ensinada como disciplina isolada nas principais Faculdades de Medicina do país. Nesse sentido pode-se dizer que o trabalho dos pioneiros em Psicossomática já produziu um fruto notável. Mas muito ainda falta para que a Medicina da Pessoa entre no quotidiano clínico. Talvez isso se dê quando a Medicina voltar-se para o fenômeno humano integral. Sem isso, a Psicossomática continuará sendo mais esperança do que realidade prática.

Isso porque persiste o maior dos desafios; o efetivo encontro do ser humano consigo próprio e com o outro.

PARTE 2
Ensino e formação

3

ENSINO DE PSICOLOGIA MÉDICA

José Roberto Muniz
Luiz Fernando Chazan

A Psicologia Médica e um capítulo novo na história da Medicina. Pretende estudar a psicologia do estudante, do médico, do paciente, da relação entre estes, da família e do próprio contexto institucional dessas relações. Tarefa, sem dúvida, de grande complexidade, que, por tal, representa um desafio.

Ensinar e aprender são questões de uma vida. Entretanto, algumas questões que julgamos importantes serão desenvolvidas neste capítulo, tendo como foco principal uma proposta de ensino.

Acreditamos que o ensino só produz resultado satisfatório, isto é, produz "uma verdadeira modificação da conduta", de acordo com Perestrello (1974), se puder diluir-se no ser (*self*) do aluno, apresentando-lhe um saber que vai ampliar os limites de sua identidade. Segundo Allonso Fernandez (1974), se um curso de Medicina não promover alguma modificação na personalidade do aluno, este curso deve ser reavaliado, pois não está cumprindo seus objetivos. Pensamos que, no decorrer da formação acadêmica, o aluno se confronta com a doença, com o doente, com o seu ser médico, com a morte e outras tantas situações geradoras de ansiedade. Além disso, percebemos que a pessoa que escolhe a Medicina como profissão já o faz frequentemente motivada pelas expectativas de solucionar questões internas, nem sempre conscientes. Tudo isso vai se constituir na matéria do ensino de Psicologia Médica. Ao professor caberá absorver, ouvindo e entendendo, essas situações. O professor que não escuta o aluno falha no método e oferece um modelo de não comunicação. Explicitando, podemos dizer que no encontro entre duas pessoas, no caso professor-aluno, o que é feito, a conduta que o professor demonstra, tem muito mais alcance no outro do que o que é dito. Coerência entre atos e discurso no ensino é essencial.

Aquilo que o professor for para o aluno servirá de modelo que este, se identificando, guardará dentro de si. Esta questão no ensino médico é de capital importância; pois, se o professor for incapaz de se relacionar com o aluno, de ouvi-lo, de estabelecer com ele uma relação de franqueza e confiança, poderá ser este o modelo apreendido. É evidente que os modelos absorvidos dependerão, em última análise, das ansiedades do estudante, do momento emocional que este estiver vivendo, de sua própria história pessoal, buscando identificações de acordo com essas características. Para situações desconhecidas, mobilizadoras de maior tensão, procura modelos defensivos, que, por sua vez, serão sintônicos com sua característica de personalidade. Temos observado, por exemplo, estudantes que se identificam com modelos de médicos mais autoritários, rígidos em lidar especialmente com situações que desconhecem e que vão evidenciar sua falta de experiência ou conhecimento. O poder aí, está a serviço da insegurança, da fraqueza, do desconhecimento.

Outro elemento a ser considerado é que o ensino de Psicologia Médica engloba o ensino do que se convencionou chamar de Medicina Psicossomática.

Com essa perspectiva, a Psicologia Médica ganha um *status* que se estende a toda a Medicina, consoante com a atual dimensão de que "toda a doença é psicossomática". Lembramos que a "Psicologia Médica é a psicologia da relação médico-paciente", conforme nos diz Pierre Schneider (1974). Entretanto, podemos ampliar tal conceituação e concordar com Allonso Fernandez (1974), quando afirma que a "Psicologia Médica é a psicologia da pratica médica".

Assim, a Psicologia Médica tem como principal objetivo de estudo as relações humanas no contexto médico. Portanto, a compreensão do homem em sua totalidade, no seu diálogo permanente entre mente e corpo, na sua condição biopsicossocial é fundamental para a Psicologia Médica. É com este sentido que falamos em Medicina Psicossomática, incluindo a Medicina da Pessoa. tema brilhantemente exposto por Danilo Perestrello (1974) em seu livro com este título.

É para esta prática médica, por conseguinte, que deve se voltar o foco de atenção do ensino de Psicologia Médica. A integração do ensino com a prática é questão indispensável. A prática aqui assume duas direções:

1. No contexto de ensino, com as vivências do aprendizado médico no hospital-escola, na relação com os professores, acompanhando as várias etapas de formação médica do primeiro ao último ano, do contato com o cadáver à pessoa doente, sempre sob a ótica do estudo da Iatropatogenia.
2. Na prática médica propriamente dita, no ambulatório, enfermaria e unidade de emergência, com os avanços da Medicina (CTI, unidade de hemodiálise, etc.) e suas consequências para a pessoa doente; no contexto familiar; o doente agudo, o crônico e o terminal; a relação médico-paciente nas várias áreas especializadas da Medicina; a equipe de saúde; as relações interpessoais entre médicos e profissionais de saúde; o médico enfermo; etc.

Considerando a amplitude desta prática, a integração com outras áreas da Medicina vem a facilitar e enriquecer o ensino da Psicologia Médica. Temos desenvolvido trabalhos no âmbito das enfermarias e do ambulatório do Hospital Universitário Pedro Ernesto (HUPE) da Faculdade de Ciências Médicas da Universidade Estadual do Rio de Janeiro (FCM-UERJ) o que, sem dúvida, ao se integrar ao ensino, permite uma visão global da assistência. Entretanto, este é um trabalho difícil, desafiador. A começar pela administração de programas de ensino com essa ótica, considerando principalmente o corpo docente.

Inicialmente, verificamos que este ensino, quando administrado pela cadeira de Psiquiatria, muitas vezes não alcança estas finalidades precípuas. A Psiquiatria como especialidade médica constitui um saber específico que nem sempre direciona seus objetivos para uma maior integração com outras áreas de saber dentro da Medicina. Resulta muitas vezes que o ensino de Psicologia Médica administrado dessa forma acaba sendo um curso restrito a programas teóricos específicos que, por vezes, servem mais como cursos preparatórios à Psiquiatria propriamente dita. Há principalmente uma grande perda no que diz respeito ao ensino da prática, como exposto anteriormente.

Por outro lado, o curso, quando administrado por professores de Clínica Médica, parece também insuficiente. E, aqui, o que sentimos é a necessidade de uma preparação, não só do aporte de conhecimento das teorias afins, como também da própria participação emocional do professor nesse processo. O problema pedagógico observado frequentemente se liga à ansiedade que o contexto de aprendizagem provoca no aluno e, para isso, se requer uma adequada abordagem desses problemas por parte do professor. Entretanto, observamos colegas de Clínica Médica que conosco têm desenvolvido excelentes resultados neste processo. Fica claro que não está vedada àqueles sua participação. Pelo contrário, é desejada, até para que se incremente, assim, uma maior integração. Pensamos, entretanto, que a Psicologia Médica, pelas suas peculiaridades e seu próprio corpo de saber, deve se constituir em uma disciplina à parte da Psiquiatria e da Clínica Médica, porém com funcionamento integrado a ambas.

Um outro objetivo central do ensino de Psicologia Médica é de simples enunciado e complexa execução: a prevenção da iatropatogenia. E no nosso entender, é o estudo, a detecção das situações iatrogênicas observadas e inerentes à prática médica que vão possibilitar medidas preventivas, quer no nível individual, quer num contexto mais amplo.

Outros objetivos que contribuirão para alcançar tal prevenção são descritos na ementa do curso de Psicologia Médica para graduação da FCM-UERJ:

- compreender o homem sempre como unidade biopsicossocial;
- perceber a importância da biografia e da personalidade do paciente em seu modo de adoecer e na forma de se relacionar com a equipe de saúde;
- valorizar o papel das ideologias e instituições médicas na prática da medicina e no relacionamento com o paciente;
- ouvir e respeitar o paciente como ser humano e dentro do seu marco sociocultural;
- entrevistar psicologicamente o paciente ou sua família, quando necessário;
- perceber a atmosfera psicológica que acompanha o exame do paciente e saber como manejá-la em proveito do relacionamento;
- transmitir ao doente os achados obtidos, suposições e diagnósticos em função de sua personalidade e do momento vivido;
- solicitar os exames complementares avaliando as possíveis reações do paciente à sua execução e utilizar técnicas adequadas para lhe comunicar os resultados;
- planejar a terapêutica conforme as necessidades globais do paciente como ser humano;
- identificar a atuação de fatores psicossociais na gênese e evolução das enfermidades, atuando de forma a tentar neutralizar seus efeitos;
- admitir que a atitude do médico é de importância capital no relacionamento com o paciente e que o médico pode reagir emocional e inadequadamente;
- perceber as dificuldades emocionais que mais frequentemente ocorrem em seu início de prática profissional;
- conhecer o funcionamento básico da personalidade humana, seus processos adaptativos e seus modos mais comuns de adoecer;

- distinguir os aspectos mais característicos da saúde e da doença mental no marco sociocultural do paciente;
- começar a distinguir os pacientes que podem receber ajuda psicológica do médico em geral daqueles que necessitam ser encaminhados aos especialistas em doenças mentais.

Acrescentaríamos hoje mais um objetivo, que é o de ter uma visão crítica da formação e prática medica e sua integração com o meio sociopolítico e cultural.

Com relação ao como atingir os objetivos propostos, podemos inicialmente citar Danilo Perestrello (1974):

> A transmissão de conhecimentos teóricos ou práticos por meio de exposições ou leitura de textos mostra-se inoperante, o que não ocorre na situação oposta, isto é, mesmo quando o ensino é ministrado sem se recorrer às aludidas exposições ou leituras, quando não se utilizam, inclusive, terminologias técnicas e sim a linguagem cotidiana para os sentimentos, pensamentos e atos de todos nós. Somente depois de certo período de treinamento, com base na vivência individual, poderão os livros aprimorar e ampliar as aquisições obtidas, quando então se verifica, por parte dos alunos, surpreendente capacidade crítica de assimilação dos textos porventura lidos.

Partindo do princípio de que aprendizagem é modificação da conduta, é fácil verificar que pouco adiantam os conhecimentos de ordem intelectual em Psicologia Médica e Medicina Psicossomática se eles não forem experienciados na prática clínica do estudante ou médico.

Não somente pouco adiantam, como frequentemente – e nossa observação é rica neste particular – representam obstáculos para a verdadeira mudança da conduta, afastando o estudante (no caso, o médico) do objetivo visado.

Podemos dizer que os textos são os exames complementares do ensino da Psicologia Médica. Ajudam no ensino, mas não substituem a relação professor-aluno. E aqui encontramos uma das boas razões para a existência dos grupos de reflexão, que serão comentados adiante.

O CURSO DE PSICOLOGIA MÉDICA

O curso se desenvolveu na FCM-UERJ sob a coordenação geral do Prof. Julio de Mello Filho. A Psicologia Médica é ensinada durante os primeiros anos do curso de graduação da FCM-UERJ. Nos dois primeiros anos, tem a duração de um semestre do ano letivo cada um e tem sido ministrada, recentemente, em conjunto com o Instituto de Medicina Social da Universidade Estadual do Rio de Janeiro (IMSUERJ). Esta integração reflete esforço concreto para aprimorar a coerência do currículo médico, aproximando a versão macroscópica do social à dimensão psicológica do ser humano. Inauguramos, assim, um diálogo entre duas áreas de conhecimentos que, acreditamos, se propõem a dar ao aluno uma visão holística do homem.

Em todo o curso, ao longo dos três anos, temos desenvolvido técnicas grupais junto aos alunos.

No primeiro ano, o curso, que se intitula Fundamentos de Saúde da Comunidade (FUNSACO), se divide em dois tempos: o primeiro, de aula expositiva, e o seguinte, de grupo de reflexão. A programação teórica desenvolve os seguintes temas, além dos específicos da Medicina Social: o Biopsicossocial; o Médico e o Curandeiro; o Estresse Social; a Identidade Médica e a do Estudante de Medicina; Teoria da Comunicação.

Nos grupos, temos como objetivo promover a reflexão das experiências emocionais ligadas à entrada do estudante na Faculdade de Medicina, o curso de Anatomia, o contato com o cadáver, a utilização deste, etc., além de acompanhá-lo no projeto desenvolvido pelo IMS em que o aluno é incumbido de acompanhar um paciente que chega ao ambulatório geral do HUPE para sua primeira consulta. Cabe ao estudante acompanhar a trajetória do paciente sem interferir nos rumos que esta possa tomar. Trata-se de uma pesquisa participatória, na qual o aluno não só coleta os dados observados, mas também vivencia a experiência do ponto de vista pessoal. Dentre outros, um dos principais objetivos é colocar o estudante de Medicina no outro lado da mesa, a partir da ótica do paciente e, dessa maneira, introduzi-lo, desde cedo, na assistência. Essa experiência, por sua riqueza, mereceria um capítulo à parte.

No segundo ano, a turma é dividida em quatro grupos com cerca de 15 a 20 alunos cada, reunindo-se uma vez por semana durante uma hora e meia. Cada grupo recebe com antecedência textos sobre os temas teóricos, que deverão ser lidos previamente. Cabe ressaltar que todas as aulas são organizadas de maneira a privilegiar a discussão nos grupos. Não recorremos mais às clássicas aulas expositivas e acreditamos que grupos menores de alunos favorecem a participação ativa.

Os textos são elaborados pela equipe de professores ressaltando os aspectos básicos de cada unidade estudada e enriquecidos com capítulos de livros citados na bibliografia geral.

As discussões sobre as entrevistas (parte prática) alteram-se com os temas teóricos (Psicologia Evolutiva):

- crises vitais;
- discussão das entrevistas com pessoas que lidam com situações de crise (médicos, bombeiros, policiais, religiosos, etc.);
- primeira infância;
- discussão das entrevistas com mães e/ou pais de bebês saudáveis e doentes;
- segunda infância;
- discussão das entrevistas com crianças e/ou pais saudáveis e doentes;
- adolescência.

E assim sucessivamente, até o tópico sobre morte, em que a aula com textos é substituída por um painel de que participam um médico clinico, um filósofo, um professor de Medicina Social e um professor de Psicologia Médica. As entrevistas são feitas com profissionais que lidam diretamente com a morte.

É importante esclarecer que essas entrevistas têm alguns objetivos principais, que são:

1. Estimular a visão crítica e a criatividade dos alunos, isto é, eles deverão, através das entrevistas, procurar avaliar o que foi estudado nos grupos de discussão teórica.
2. Iniciar o treinamento de entrevistar pessoas desconhecidas com o objetivo de conhecê-las, obter dados, etc. Temos como objetivo o preparo para o futuro estudo das anamneses e da História da Pessoa no terceiro ano.
3. Iniciar o desenvolvimento de uma identidade médica que possa tornar-se capaz de ouvir o paciente no seu contexto psicossocial.
4. Estimular o contato com profissionais da área médica e de outras, ouvindo sobre seu trabalho, sobre suas dificuldades e gratificações.
5. Ajudar a elaborar a futura crise do terceiro ano, antecipando o contato com o paciente.

Isso permite um contato mais livre com a pessoa do paciente, encontrando nos grupos de reflexão o clima elaborativo adequado.

E importante ressaltar que os alunos não recebem nenhum roteiro prévio, sendo a entrevista livre, completamente elaborada por eles, apenas partindo do tema geral.

O programa teórico durante o terceiro ano compreende os seguintes assuntos:

Conceito de Psicologia Médica; Estudo de Medicina Psicossomática; Psicologia da Personalidade; Aspectos Psicodinâmicos; Estudo da Relação Médico-Paciente; Estudo dos Grupos Humanos; O Normal e o Anormal; A Saúde e a Doença; o Adoecer Humano e os Processos Adaptativos; Estudo da Vocação Médica; Estudo da Iatrogenia e Efeito Placebeo; o Médico e o Paciente diante da Morte; Recursos Terapêutioos Extraordinários; Relação entre Doença e Família; Relação entre Doença, Cultura e Sociedade; a Enfermidade do Médico e suas Particularidades.

Outros temas são expostos sob forma de painéis e discussões em grupo.

Nos painéis temos tido a oportunidade de convidar profissionais que através de relato de sua experiência têm contribuído para promover um interesse maior dos alunos em assuntos pertinentes à prática médica. Temas como "o Médieo e o Pacicnte diante da Morte", "Emergências Médicas", "CTI", "Equipe de Saúde" e outros ganham um lugar de discussão no decorrer do curso médico. Sabemos o quanto assuntos dessa magnitude têm sido excluídos de uma atenção maior que sem dúvida merecem.

O ensino prático de Psicologia Médica no terceiro ano vem sendo o maior desafio que encontramos. E o momento em que o aluno de Medicina estabelece contato e compromisso com os pacientes internados nas enfermarias de Clínica Médica e quando, efetivamente, procura um modelo para essa relação. Como conseguir estimular o estudante a desenvolver uma abordagem, uma escuta não usual de seu paciente? Como ampliar o sentido de uma pesquisa semiótica? E propiciar a formação de uma identidade profissional que possa se voltar ao atendimento das necessidades do paciente? Estas e outras são questões estimulantes.

Perceber o que não é diretamente explicitado pelo paciente não é tarefa fácil. Escutar o que não é dito em palavras requer um modelo de relação que, de forma alguma, é o habitual. Procuramos, através do ensino e por intermédio da relação professor-aluno, nos aproximar de um modelo de relação que possa, em última análise, ser introjetado pelo estudante. As transformações, ou melhor, as possibilidades de mudanças nas atitudes dos estudantes estarão ligadas diretamente à intensidade das experiências emocionais vividas no decorrer de sua formação médica. E desenvolvendo a capacidade de elaborar seus conflitos. De refletir sobre suas angústias, que o estudante poderá posteriormente ouvir as angústias do paciente.

GRUPO DE REFLEXÃO

Temos dado este nome aos grupos que desenvolvemos ao longo do curso. Trata-se de nossa técnica de ensino, nossa ferramenta principal. São grupos constituídos por até 20 alunos em média, coordenados usualmente por uma dupla de professores, nas quais se discutem as situações vividas pelos alunos, quer na vida acadêmica, quer na relação com os pacientes de maneira geral.

O fato de existir uma dupla de coordenadores traz algumas vantagens:

1. Permite o treinamento do segundo coordenador atendendo à demanda do aprendizado nesta técnica de ensino.
2. Amplia a visão crítica da atuação de coordenação, pois os coordenadores podem trocar vivências e opiniões entre si.
3. Aumenta as possibilidades de empatia e identificações positivas por parte dos alunos. É propício ressaltar que estes grupos não têm nenhum caráter terapêutico explícito, não são feitas interpretações por parte dos coordenadores. Como existe um espaço efetivo (*holding*) para a reflexão, reasseguramento da identidade através das identificações e enfrentamento dos conflitos, não temos dúvidas de que esses grupos contribuem para a elaboração das crises do viver a formação médica.

Com relação ao material trazido pelos alunos, podemos identificar alguns temas que mais frequentemente aparecem, dependendo do ano que os alunos estão cursando.

No primeiro ano, temos observado a mobilização dos estudantes nos primeiros contatos com a Medicina, suas expectativas, seus entusiasmos e suas decepções. Desde o início, percebemos quão marcante é um curso de Medicina. Os alunos manifestam claramente esse impacto, quer entre seus colegas, quer no grupo social a que pertencem. Sentem-se tratados, alguns deles, de maneira diferenciada entre seus familiares, atendendo, às vezes, a solicitações "médicas", às quais não sabem como responder.

Os amigos que desejam saber sobre questões médicas, a roupa branca que começam a trajar, já os coloca num papel diferente, que frequentemente ajuda a desenvolver um sentimento de que se está iniciando algo de muito especial. A curiosidade em saber, em conhecer o corpo humano, a vida, vai logo ao encontro do estudo da Anatomia. Olhar o que se tem por dentro, ver como é. A dissecação de cadáveres, por outro lado, é uma atividade de grande significação na formação da identidade médica. Ela marca a diferença com qualquer outro curso de formação. A violação de cadáveres ganha, aqui, *status* científico. O aluno é oficialmente autorizado a profanar cadáveres. Além disso, a dissecação, em sua dimensão simbólica, faz parte, a nosso ver, de um verdadeiro ritual de iniciação à prática do futuro curandeiro. É no cadáver que o aluno tem o seu primeiro paciente. E este fica como um modelo de paciente ideal: não incomoda, não se queixa, não interfere e não tem história. As histórias que podem incomodar neste momento são as do próprio aluno. E como aconteceu com uma aluna, que no grupo de discussão manifestou estar chocada com o estudo de Anatomia e que, não sabia por que, passou a ter dificuldades até mesmo de se aproximar do anatômico. Outros colegas no grupo começaram logo a falar sobre suas experiências com relação ao cadáver, dizendo que consideravam este uma peça, somente um objeto de estudo necessário a formação médica e que, por isso, não tinham maiores problemas em lidar com a situação. A aluna insistia em dizer que ela pensava o mesmo, vinha bem com isso, mas num determinado momento, não sabe por que, passou a sentir ansiedade com as aulas, o grupo evolui na discussão do tema, ganhando maior complexidade e deixando de tão-somente caracterizar a situação da dissecação do cadáver como de estudo propriamente dito, Foram surgindo, então, questões como a de que, para alguns, incomodava pensar que uma "peça de cadáver" já tinha sido uma pessoa, que "aquela mão", por exemplo, já "havia cumprimentado várias pessoas", que havia, portanto, uma história por trás daquelas peças. Num determinado momento, a aluna que relatava suas dificuldades começa a falar da perda que sofreu com a morte de seus avós há cerca de um ano, deixando vir sua emoção e que ela, agora, relacionava a suas dificuldades em entrar no anatômico.

Os grupos têm permitido aos alunos um lugar para elaborar essas emoções, que por vezes dificultam o aproveitamento do estudo que devem levar adiante.

Outro grupo, logo no início da discussão, atribuía ao cheiro forte do formol a única dificuldade em lidar com o cadáver. A transfiguração do cadáver, já dividido em peças, o caráter racional das aulas, a importância do aprendizado científico eram os fatores alegados pelos alunos como os mais importantes para não se envolverem emocionalmente. Acreditavam que esta atitude seria fundamental para o aprendizado. Mais adiante, uma aluna diz que quando começou o curso de Anatomia não conseguia estudar pelo seu envolvimento emocional e procurou orientação com um professor, que lhe recomendou ver o cadáver como um livro, o que acabou ajudando. Conta, entretanto, que gostava muito de ver filmes de terror, se divertia com isso, mas que, desde então, não consegue mais ter a mesma diversão de outrora. Outros alunos, neste momento do grupo, passam a falar de questões pessoais, como o que revela um sonho que ele "não desejava a nenhum de seus colegas": sonhava que era um cirurgião que operava um paciente, seu pai (médico por profissão), e que este morre na cirurgia, sem poder salvá-lo. Este aluno já havia falado, anteriormente, sobre suas intenções de seguir a especialização do pai. Lembra um filme que fala de fantasmas e de pessoas mortas. Outro aluno diz que gostava deste tipo de filme, como A Volta dos Mortos Vivos, mas que agora, depois das aulas de Anatomia, deixou de ver. Nesse momento, o grupo atingiu uma descontração maior, com muitas pessoas falando, rindo e chegando a admitir que tinham medo de que, abrindo uma cuba no anatômico, os cadáveres poderiam "virar fantasmas", "agarrando-os pelo pescoço". As tensões, finalmente, ganhavam um escoadouro.

Entretanto, cabe ressaltar que, apesar da riqueza do material desenvolvido pelo grupo, não há interpretação dele. Os coordenadores funcionam mais no sentido de permitir a revelação dos sentimentos, muitos recalcados, dando aos alunos uma oportunidade de perceber mais claramente o que acontece consigo próprios. Isso tem facilitado não só a coesão dos alunos entre si, como também, e principalmente, a elaboração de situações conflitivas no aprendizado da Medicina. Permite-se, como no caso da revelação do sonho pelo aluno, a colocação de situações mais pessoais, íntimas, procurando sempre criar condições propícias nesses momentos, protegendo o aluno sem interpretar o material inconsciente, pois isso fugiria de nossos objetivos. Esse lugar, o grupo de reflexão, passa, com esse processo, a ter uma condição especial para o aluno, onde este se sente reforçado para fazer depoimentos mais pessoais, diminuindo ansiedades persecutórias. Para isso, é fundamental um clima de relação amistosa, próxima, cordial, entre coordenadores e alunos. Temos observado, com isso, que é possível dar aos alunos um encorajamento para aceitar e lidar com o emocional, deixando que faça parte do seu processo de formação. E, dessa maneira, acreditamos que possam permitir, futuramente, que o emocional e o imaginário de seus pacientes possam também ser aceitos.

No segundo ano, inicia-se um processo de desidealização no que se refere a estar no curso médico. Um determinado grupo, por exemplo, começou a discutir e a trocar experiências sobre a época em que descobriram que Papai Noel não existia. Vivenciam perdas no tocante à vida cultural e de lazer, frente às exigências do curso médico (estudos, provas, etc.). Questões sobre vocação, identidade (tratam-se entre si de meninos e meninas) são compatíveis com a adolescência que ainda vivem.

Sentem-se muitas vezes diminuídos diante de outros colegas mais graduados e de professores. Um aluno, com saudavel ironia, trouxe para discussão o Poema em Linha Reta, de Fernando Pessoa (1985), que contém versos do tipo:

Nunca conheci quem tivesse levado porrada.
Todos os meus conhecidos têm sido campeões em tudo.
(...)
Toda a gente que eu conheço e que fala comigo

Nunca teve um ato ridículo, nunca sofreu um enxovalho.
Nunca foi senão príncipe – todos eles príncipes – na vida. (...)
Então sou só eu que é vil e errôneo nesta terra?

No terceiro ano, as questões voltam-se mais para a identidade médica propriamente dita. Que medico serei? Quero ser médico? Estas questões são reforçadas pelas observações que fazem nas enfermarias, onde, por vezes, repudiam práticas observadas. Nessa ocasião, rejeitam a ideia de serem médicos, por se identificarem mais com os pacientes e também por não possuírem ainda cultura médica consistente.

Pacientes não ouvidos, excessivamente examinados, discussões à beira do leito, pacientes sendo tratados pelos seus diagnósticos (às vezes graves) em voz alta, etc., tudo isso contribui para o desconforto sentido pelo estudante por uma identidade ainda não definida. É muito comum que surja um sentimento de culpa por, acreditam eles, estarem usando os pacientes para aprender sem nada dar em troca. Sentem-se, como dizem, "sanguessugas".

Nesse particular, quando o grupo de reflexão evolui satisfatoriamente, eles percebem que têm muito a oferecer, especialmente no tocante às relações humanas, com carinho, compreensão e respeito, ajudando os pacientes no enfrentamento de suas patologias. Alguns chegam inclusive a acompanhar pacientes graves em trabalhos dignos de qualquer profissional experiente. Sob nossa supervisão, fazem verdadeiras psicoterapias de crise, como no trabalho de George M. N. Silva Júnior (1983).

Em momentos iniciais dos grupos de reflexão podemos nos utilizar de técnicas didáticas específicas que servem para o "esquentamento" das discussões.

Destacam-se grupos-tarefa, nos quais se subdivide a turma em grupos menores, dando-se-lhes questões. Após breve discussão, reúnem-se os subgrupos e, através de relatores, promove-se a discussão geral dos temas desenvolvidos pelos respectivos grupos. Utilizamos essa técnica principalmente no trabalho inicial com cada turma, para, com isso, facilitar a emergência de temas. A dramatização, como técnica de ensino, tem nos facilitado promover a discussão de situações práticas. Temos feito dramatizações de exames físicos, por ocasião de treinamento de Semiologia, como, por exemplo, a palpação da cabeça e pescoço de um "paciente que apresenta nódulos palpáveis", ou da consulta de "uma adolescente" que vai, acompanhada da mãe, ao ginecologista desta, solicitar receita de anticoncepcional. São situações que mobilizam muito interesse e, pela dramatização em si, pode-se participar "ao vivo" dessas situações que permitem discussões muito enriquecedoras.

HISTÓRIA DA PESSOA

Tema desenvolvido por Danilo Perestrello (1974), a "História da Pessoa", que foi posteriormente sistematizada por Julio de Mello Filho e Abram Eksterman, procura desenvolver a importância da colheita de uma história que leve a uma compreensão global do ser humano e não restrita à doença apresentada como a anamnese tradicionalmente utilizada. E uma história da pessoa e não da doença somente. Visa proporcionar ao estudante o conhecimento da pessoa com quem está lidando, de sua curva de vida, e permitir fazer correlações com o estar doente, seja no presente ou no passado. Ao mesmo tempo, funcionará como treinamento para a abordagem psicológica do paciente.

A colheita desses dados é tarefa que exige tato, sensibilidade e respeito às peculiaridades de cada caso. A habilidade virá com o acúmulo de experiência.

Mais importante do que cumprir um roteiro ou ter um grande número de informações é saber ouvir o paciente. Durante a entrevista, o estudante deverá observar as reações do paciente e as suas próprias. Nenhum dado de registro (com exceção do cronograma familiar) deverá ser escrito na presença do paciente.

Outros aspectos da técnica de abordagem do paciente são desenvolvidos individualmente ou durante as aulas. Este registro compõe-se de seis tópicos:

1. Cronograma Familiar – Dá uma ideia da posição do paciente dentro de sua família, permitindo várias correlações. Utiliza-se o modelo da Genética Médica que, de forma simplificada, reproduzimos aqui:

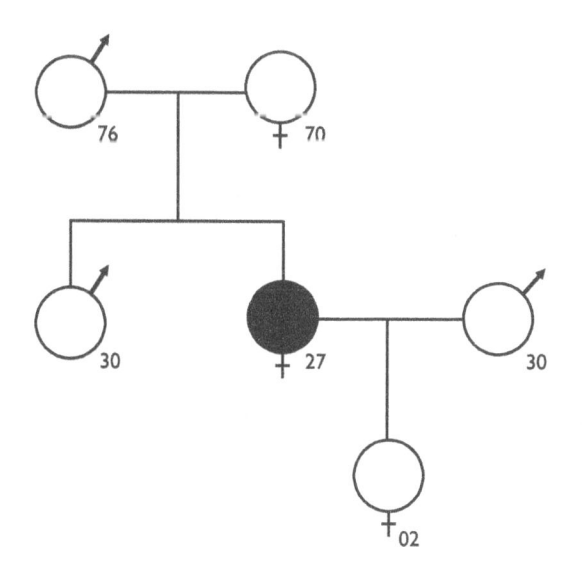

Legenda: em preto, o destaque para o paciente.

2. Biografia resumida do doente – Relato da vida do paciente, como ele a vivenciou, aproveitando suas próprias palavras.
   2.1. Aspectos que podem ser destacados:
   - condições de nascimento, primeiros anos de vida, relações com os pais e demais parentes durante a infância;
   - irmãos e relacionamentos com estes;
   - escolaridade e aproveitamento no ambiente escolar;
   - jogos, brinquedos e preferências, aspirações e interesses quanto à vida adulta;
   - desenvolvimento psicossexual;
   - adolescência;
   - casamento, cônjuge, filhos e relações familiares;
   - trabalho, condições econômicas e relacionamento com o ambiente profissional;
   - climatério e condições de vida na velhice;
   - hábitos e crenças;
   - vida social;
   - traumas psíquicos e perdas de relevância.
3. Circunstâncias de vida nas quais sobreveio a enfermidade atual. Pesquisar também as circunstâncias de vida dentro das quais adoeceu anteriormente.
4. Maneira como encara a enfermidade atual e fantasias a respeito desta. Reações às enfermidades passadas.
5. Modificações, adaptações e/ou desadaptações de vida decorrentes da enfermidade.
6. Forma pela qual se relaciona com a equipe médica.

Investigar também as relações com os seus médicos no passado.

Não temos a preocupação, ao treinar a colheita desta história, de corrigir os alunos, mas sim de fazer com que exercitem a tarefa de entrevistar uma pessoa, de abordar questões conflitivas, possibilitando até mesmo uma escuta mais apropriada.

Procuramos incentivar a troca de experiência entre os alunos, para que eles possam expressar-se da maneira mais livre e espontânea nos grupos de reflexão. Temos priorizado a discussão de casos clínicos, quer sejam de apresentação de anamneses colhidas por eles ou situações vividas na relação com os pacientes, Falamos do paciente, do caso clínico e suas correlações, da relação propriamente dita, do tipo de personalidade do paciente, seu modo de relacionar-se, etc., deixando que o estudante fale, só se assim o desejar, de suas vivências, de si próprio. Verificamos que assinalar as ansiedades do estudante ou apontar as dificuldades apresentadas usualmente provoca ansiedades persecutórias, que não favorecem o entrosamento grupal e principalmente o compartilhar experiências. O aluno de Medicina já vive muitas tensões com relação ao seu aprendizado. Sente-se ignorante, inseguro e aprendiz e isso o coloca numa posição de defesa, assustado com críticas de qualquer ordem. É necessário respeitar esse momento, para possibilitar um acolhimento destas ansiedades.

Com isso, visamos possibilitar que o estudante valorize seu potencial humano, sua experiência pessoal como individuo, Verificamos com frequência que os alunos sentem-se culpados por "usar" seus pacientes no treino da Semiologia Médica (com a repetição de anamneses e exames físicos) sem "dar nada em troca", por sua inexperiência médica. Entretanto, deixam de lado as possibilidades várias de que dispõem para desenvolver um relacionamento humano que vai ao encontro das necessidades emocionais dos pacientes. "O nosso objetivo, enquanto professores, é tão-somente o de auxiliar a uma descoberta, isto é, proporcionar os meios, através da coordenação destes grupos, para que os alunos cheguem até a reflexão e daí, introspectivamente, descubram e valorizem o fato de que o que buscam saber vindo de fora eles já trazem dentro de si", como com acerto afirma A.C.S. Escobar (1986)

Entretanto, a postura do coordenador não deve ser passiva, esperando "psicanaliticamente" que o estudante traga espontaneamente suas questões. Temos observado melhores rendimentos nos grupos quando os coordenadores estimulam seus alunos a discutir casos clínicos. A essa discussão os professores acrescentam as experiências que tiveram enquanto alunos ou mesmo depois de formados e as situações difíceis por que passaram. Paulatina e gradualmente poderão ser introduzidas condutas mais adequadas, sempre com base nas situações apresentadas.

É na reunião de coordenação didática que os coordenadores dos grupos de reflexão trocam experiências. São discutidas as dificuldades encontradas com os diferentes grupos de alunos, a condução dos seminários teóricos, os momentos críticos de cada grupo, dando sempre atenção especial à maneira como se estabelece a relação dos coordenadores com seus respectivos grupos.

As técnicas empregadas no funcionamento destes grupos, quer de reflexão, quer de seminários teóricos, são no sentido de estimular a participação ativa dos membros, possibilitando a expressão de cada um, sempre numa linguagem acessível, de maneira que a comunicação possa efetivamente ser conseguida da forma mais ampla possível. A coordenação didática tem por finalidade não só observar o cumprimento do programa preestabelecido, como também a evolução de cada grupo com seus coordenadores.

Temos observado que essas reuniões têm contribuído para que coordenadores em dificuldades com seus respectivos grupos possam vir a superar fases críticas. Essas fases representam, em sua maioria, expressões de grande resistência dos grupos em aceitar vivências emocionais dos pacientes ou dos próprios alunos ou do material teórico em si. Por outro lado, verificamos existirem grupos que se identificam com uma Medicina "mais organicista", em que o aspecto emocional, a dimensão psicodinâmica do paciente, não é levado em conta. Nesses casos, procuramos, através da prática (discussões de casos, etc.), diluir polarizações.

Acreditamos que sem essas reuniões de coordenação didática, o curso, sem dúvida, não teria os resultados que vêm apresentando até agora. Essas fases são também discutidas pelo próprio grupo, através do que chamamos avaliações grupais, que são realizadas posteriormente, ao final de cada semestre ou sempre que forem necessárias. Essas avaliações feitas pelos alunos têm contribuído sobremaneira para o aprimoramento do curso.

Ao final do curso são apresentados, pelos alunos, trabalhos escritos de conclusão. Essa etapa tem apresentado resultados surpreendentes, além de se constituir em atividade estimulante tanto para professores quanto para alunos. Estes, muitas vezes, têm sua primeira oportunidade de redigir trabalhos científicos e de pesquisa. Os temas são livres, escolhidos pelos alunos, que se reúnem em grupos para seus trabalhos. Assuntos dos mais variados têm sido escolhidos, sendo temas de preferência: A Sexualidade do Adolescente; Medicina Alternativa; Equipe de Saúde; Identidade Médica e Escolha de Especialidade; Estresse; O Velho na Sociedade; Relação Médico-Paciente em Hospital de Ensino; Relação Estudante-Paciente; Medicina Psicossomática; Gravidez, Parto e Puerpério; A Figura Mítica do Médico; A Criança com Medo de Médico; O Paciente Crônico; e muitos outros. Vários destes trabalhos foram realizados a partir de pesquisas de campo, com entrevistas, questionários, grupo-controle. Temos tido a oportunidade de promover a publicação em revistas científicas de trabalhos selecionados, tais como os de A. Almeida e colaboradores (1988), A.L. D'Annunciação e colaboradores (1990), K.R. Camargo Jr. e colaboradores, (1991), M. Correa e colaboradores, (1981), A. Lewandowski e colaboradores, A. Lorga Jr. e colaboradores (1982), C. Motta e colaboradores (1986) e G.M.N. Silva Jr. e colaboradores (1983).

Como forma de avaliação dos alunos, além dos trabalhos escritos, são realizadas provas com questões dissertativas. Essas provas são posteriormente discutidas nos grupos, numa revisão, quando aproveitamos para esclarecer dúvidas e aprofundar os conhecimentos.

CONSIDERAÇÕES FINAIS

Pensamos neste capítulo transmitir as experiências que temos desenvolvido com o ensino de Psicologia Médica. Deixamos, propositalmente, a concepção teórica, ou melhor, os fundamentos teóricos da Psicologia Médica sem o aprofundamento merecido, pois pensamos priorizar aqui as dificuldades que temos encontrado na prática do ensino propriamente dito. O relato de nossa experiência, portanto, se justifica como tentativa de procurar definir o lugar da Psicologia Médica na formação em Medicina, tentando, para isso, incluí-la no currículo médico. Após 13 anos, procurando aprimorar a experiência neste campo, percebemos que muito caminho há pela frente. Conseguimos bons frutos; entretanto, muito há o que desenvolver. Percebemos que nossa participação efetiva na formação do estudante de Medicina necessita maior amplitude, ou seja, é preciso sistematizar nossa participação além do terceiro ano, especialmente durante o internato em Medicina. Aí é que o aluno, tendo o "seu" paciente, incrementando as vivências desta relação, vai necessitar de um suporte para este desenvolvimento.

Como a prática médica se intensifica. Acreditamos que nossa participação, principalmente na discussão de casos clínicos, seja fundamental para ajudar na consolidação de uma identidade médica mais humana.

Entretanto, temos observado resultados construtivos. O trabalho realizado pelo Setor de Psicologia Médica nas enfermarias do HUPE, junto à equipe e aos pacientes, por exemplo, tem sido cada vez mais bem recebido, quando não solicitado explicitamente. Os pedidos de parecer ou interconsulta dirigidos à Psiquiatria ou à Psicologia Médica passam, de forma crescente, a expressar esta demanda. Não raro, encontramos ex-alunos que nos relatam abordagens que exemplificam a compreensão mais global que adotaram dos pacientes a quem prestam assistência. Outros referem que buscam aplicar, nos setores onde atuam, os conhecimentos assimilados.

Por outro lado, temos ampliado o curso de extensão em nível de pos-graduação, possibilitando, com isso, prestar uma maior assistência às enfermarias e ambulatórios do HUPE. Visamos uma maior integração com os professores de várias clínicas e consequentemente procuramos atingir também os alunos nos vários níveis de sua formação.

Muito ainda poderia ser acrescentado. Especialmente no que diz respeito a uma desejada integração com outras disciplinas do ensino médico. Cabe-nos, entretanto, finalizar deixando claro que nossos planos para o futuro se guiam por uma linha mestra: a formação de médicos essencialmente voltados para a dimensão humana da Medicina.

Esperamos, trabalhando, o futuro.

REFERÊNCIAS

Almeida. A,. Alves. A.. Barros. A.. Nakajima. M. Salgado Jr,. W. Medicina Alternativa. Psicossomzitica, OEDIP. v.3. n. 1. 1988.

D'Annunciação, A. L., Coelho, A.. Mafra, C., Esteves, G. A Figura Mitica do Médico Analisada por Pacientes do HUPE. Iniorm. Psiq., Rio de Janeiro, v.9, n.1, 27-30, 1990.

Balint. M. O Médico, seu Pacienre e a Doença. Rio de Janeiro/São Paulo: Livraria Atheneu. 1975.

Bleger. J. Temas de Psicologia. Buenos Aires: Edieiones Nueva Vision. 1978.

Camargo Jr.. K. R., Binenbojm, C. O Estudante de Medicina e o Pacientc: Relato de um Caso. Inform. Psiq., Rio de Janeiro. v. 10, n. 2, p. 51-54. 1991.

Camargo Jr., K. R., Chazan, L. F. A Crise do Terceiro Ano e o Curso de Psicologia Médica Infonn. Psiq., Rio de Janeiro, v. 6, ri. 3/4. p. 90-92. 1987.

Corrêa, M., Ramalho, M., Ahramovith, P., Marrocos, R. e Beck. V. O Paciente Terminal. Inform. Psiq., Rio de Janeiro, v. 2, n. 3, p. 29-34, 1981.

Eksterman, A. Formação Psicossomática em Ciências da Saúde: o Ensino de Psicologia Médica. Buenos Aires: Congresso de Medicina Psicosomática en La Cuenca del Plata, 1977.

Escobar. A. C. S. Psicologia Médica: instituição e Ensino. Psicossomática. OEDIP, v. 1. ano 1. n. 2, 1986.

Fahaer. R., Magaz. A. Temas de Psicología Médica. Buenos Aires: CTM. 1986.

Fernandez. F. A. Psicologia MédiCay$oCia1. Sevilla: Paz Montalvo. 1974.

Jeammet P: Reynaud M.. Consoli. S. Manual de Psicologia Mëdica. São Paulo: Durhan. 1989.

Lewandowski, A., Bohringer,,B., Bohringer, P., Silva. D.. D'Acri, A., Nóvoa, C. M. Ulcera de Stress: Visão Atual. Psieossomatiea. v. 2. n. 3. jul./ser., 1987.

Lorga Jr., A., Limp, C. A., Silveira, G.. Camargo Jr., K. R. O Paciente Crónico. Infomt. Psiq., Rio de Janeiro, v.3. n. 1, p. 11-14, 1982.

Mello Filho. J. Concepção Psicossomáticas Visao Atual Rio de Janeiro: Tempo Brasileiro, 1978.

Mello Filho, J.. Queiroz, A., Figlioulo. R. Psicossomatica. Ensino e Prática Médica. Jornal Brasileira de Medicina. v. 30, n. 4, p. 88-92. abr.. 1976.

Moita. C., Carvalho, C.. Afonso. D., Silva, E. A Criança com Medo de Médico. Inform. Psiq., Rio de Janeiro, v. 5, n. 3, p.70-73. 1986.

Muniz, J. R., Chazan. L. F. Miodownik. B.1Jina Experiência com Grupos de Ensino de Psicologia Medica. Inform. Psiq.. Rio de Janeiro. v. 2. n. 1. p. 13-16. Jan./fev. 1981.

Muniz,J. R. Integração da Psiquiatria numa Unidade Clinica de Adolescentes. Intbrm. PSiq.. Rio de Janeiro. v. 4, n. 4. p. 77-80. 1983.

Perestrcllo.D.A Medicina da Pessoa. Rio de Janeiro: Livraria Atheneu. 1974.

Pessoa. F. Poemas. Rio de Janeiro: Nova Fronteira. 1985.

Pikunas. J. Desenvolvtmento Humano. São Paulo: McGraw-Hill. 1979.

Roceo. R. P. O Estudante de Medicina e o Paciente. Rio de Janeiro: Achiame. 1979.

Schneider. P. B. Psicologia Aplicada a la Práelica Médica. Buenos Aires: Paidos. 1974.

Silva Jr.. G. M. N. O Estudamc de Medictna C o Paciente Termtnal. Inform. PSíq.. Rio de Janeiro. v. 4. n. 4. p. 85-89. 1983.

Zaidhaft. S. Morte e Formaçao Módica. Rio de Janeiro: Francisco Alves. 1990.

4

RELAÇÃO ESTUDANTE DE MEDICINA-PACIENTE

Rodolpho Paulo Rocco

Recebe o estudante da instituição de ensino referências da relação com o enfermo que irá ser sua constante na prática pós-diplomação?

Somos daqueles que valorizam que quanto mais precoce esse tipo de ensino seja administrado, no currículo obrigatório ou em cursos eletivos, melhores e mais aptos serão os diplomados em Medicina.

Para tanto, interroga-se: existe disponibilidade temporal no currículo de graduação? Quem deve ensiná-la, quando e por quanto tempo? Que valor terá esse aprendizado no âmbito das instituições universitárias e nos trabalhos que o aluno executa em locais fora do controle da Escola Médica? Como e quem deve avaliá-lo sob esse aspecto?

Perguntas desse tipo nem sempre ensejam respostas objetivas e/ou definitivas e o propósito da monografia é apontar aspectos do problema e sugerir possíveis soluções.

O PACIENTE

Na realidade sócio-econômico-cultural em que vivemos, são muitos os doentes de que iremos cuidar com características próprias do grupo de que provêm, seus conceitos e preconceitos em relação aos sistemas de saúde vigentes e, em última instância, aos médicos e à equipe de saúde, onde deverá estar inserido o estudante de Medicina. Assim, este assistirá e participará dos eventos que se sucedem, muitas vezes passivamente até que, no decorrer do curso, ganhe segurança e conhecimentos para vôo próprio. O que costuma ocorrer no período do internato.

Aspectos sociais, culturais e econômicos

A relação entre o enfermo e a equipe de saúde que o trata – especialmente a binária com o médico – deve levar em consideração aspectos outros que não apenas as personalidades envolvidas. Portanto, há que se destacar e conhecer a cultura e a sociedade em que vive o paciente. No Brasil, com seus conhecidos regionalismos, este pode ser ponto importante que influencia um bom ou mau relacionamento das partes interessadas.

Ao abordar aspectos gerais do doente, considero as dificuldades e diferenças existentes entre o enfermo analfabeto, inculto, frequentemente sem dinheiro, que irá recorrer aos ambulatórios e hospitais de caridade, estaduais, municipais, e os que mantêm convênios com a previdência – aí incluídos muitos dos universitários – e o paciente rico, culto, que terá meios de usar consultórios e hospitais particulares. Em nossos serviços nos hospitais de atendimento e ensino, de modo geral nos defrontamos com doentes do primeiro tipo e é desses que irei me ocupar mais detalhadamente. Assinalo que a grande maioria das publicações estrangeiras que tratam da relação médico-paciente o faz à base de vivências com doentes de melhor nível cultural-econômico, tendo assim pouco a ver com a nossa realidade.

Março de 1988. Quase ao mesmo tempo que os alunos do 6° período, chega J. ao hospital. Trazido de Manhumirim, Minas Gerais, por primo que mora no Rio, é um rapaz de 17 anos, lavrador, e que nas últimas semanas mal pode fazer os trabalhos de enxada a que estava habituado; cansaço e taquicardia o dificultam. É retraído, não olha o interlocutor, faz longos silêncios para depois responder por monossílabos. Acentuada anemia ao exame físico é o único achado importante. Por sorteio, será seu quartanista R., nascido em Copacabana, com excelentes notas de aproveitamento no 3º ano, que pouco consegue no relacionamento. No terceiro dia, faço a troca – coloco M., lotado na mesma enfermaria, aluno não tão brilhante, oriundo de Manhuaçu, cidade vizinha da de J., e que se mostrava interessado nele.

O *rapport* é instantâneo, a começar pelo sotaque. Em dois dias J. já fala espontaneamente, ri, colabora com a equipe e em dez dias obtém alta, após transfusão de sangue e tratamento da necatorose. M. nos diz o que fez – recordou sua cidade, as pescarias, a lavoura do milho, o bom tratamento que o hospital proporcionava, conversando muito enquanto fazia a evolução diária.

O intuído mostrou-se verdadeiro e a lição é clara: o paciente identificou-se com aquele próximo de suas raízes culturais e valores de vida, que o tranquilizou e com quem pôde colaborar na própria melhoria. Lembro aquilo que é tantas vezes esquecido: o enfermo fora do seu ambiente social e cultural, desenraizado, torna-se com frequência melancólico, deprimido, desconfiado e algumas vezes hostil à abordagem médica, especialmente se esta vem acompanhada de instrumental agressivo.

Para muitos, a internação é ameaçadora, pois aprenderam que só se hospitalizam casos graves ou fatais. Quantos perdem tempo precioso sem procurar assistência mais efetiva, mantidos por terapêuticas duvidosas, receitadas por vizinhos, curiosos, empregados de farmácia? Acrescento: os medicamentos difundidos pela propaganda leiga, de pouco ou nenhum valor, lamentável e mercantilisticamente anunciados por figuras de sucesso, por vezes retardam o diagnóstico de doenças graves. Lembro outros exemplos (e todos nós recordamos vários): famílias oriundas do Mediterrâneo em que o comer bem e o estar à mesa é o momento, por tradição, importante do dia e nas quais o controle do diabete será difícil; o hábito de induzir jovens a beber pinga, tão difundido no interior como prova de virilidade; as muitas proibições de alimentos "que fazem mal ao fígado", etc.

O entendimento pelo paciente de que o médico não é mais a figura mítica, idealizada e supervalorizada de outros tempos, as reivindicações da categoria médica equiparando-se aos outros assalariados, a contestação frequente dos atos médicos e da própria Medicina como promotores maiores da saúde, vêm produzindo profundas variações no relacionamento médico-paciente. O que era uma relação entre o que sabe, o que manda, o que tem poder e aquele que necessita, não sabe, oprimido, dirigido e obediente, evoluiu para um nivelamento mais aberto e adequado. Nas relações diretas, pessoais, o médico deve discutir com o doente o porquê das condutas a serem seguidas, sejam exames complementares ou terapêutica, comprometendo-o com o atendimento e eventualmente reformulando orientações de comum acordo. O progressivo conhecimento pelo enfermo de seus direitos em relação à obtenção ou manutenção da saúde enseja manifestações mais agressivas e contestadoras do interessado, produzindo, com frequência, respostas de igual teor do médico, especificamente daqueles ainda encastelados no saber e na onipotência, isolados do contexto social que os rodeia.

Estar doente

A falta ou perturbação da saúde é sentida e sofrida de maneira pessoal, variável de acordo com as vivências próprias anteriores, de enfermidades na família ou no grupo de relações. As experiências individuais do adoecer colocam em jogo mecanismos inconscientes de adaptação e defesa, de regressão, negação e racionalização, principalmente.

Regressão. O sentimento de estar doente pode provocá-la em muitas pessoas e é termo psicanalítico usado para descrever uma volta a etapas iniciais do desenvolvimento emocional. O doente volta a comportar-se como criança que foi, isto é, ele também fica numa posição frágil, dependente, abrindo mão de dirigir sua vida e de se bastar em atividades corriqueiras. Esta dependência é proporcional à gravidade da doença e às fantasias que o paciente faz sobre a mesma, condizentes ou não com a realidade. Assim, o doente que tem de guardar o leito precisa de outra pessoa até para suas necessidades mais básicas – fisiológicas, alimentares, de locomoção. Seu contato com o mundo é feito através das pessoas a que é ligado e que se disponham a trazer o "lá fora" para ele. A presença do médico é aguardada com a mesma expectativa com que, em outras épocas, aguardava a presença da mãe, que lhe trazia conforto.

Da mesma forma que a criança tentava adivinhar o que havia por trás das palavras da mãe, procurando descobrir no tom de voz, no olhar, ou num gesto o que se passava e se poderia ficar tranquila ou não, o doente hoje procura saber o que o médico está pensando, se está lhe escondendo algo, se ele pode ficar sereno ou não.

Porque regredido, necessita o paciente de mais cuidado emocional, pois só atendido nestas fragilidades psíquicas é que terá condições de seguir o tratamento adequado a sua afecção física.

Portanto, se tentarmos tratar da doença ignorando o doente, veremos que os resultados não serão satisfatórios. Ao aprofundarmos o porquê da terapêutica não fazer efeito, verificamos que ela não foi observada e o remédio não foi tomado conforme indicação, mas segundo uma amiga que teve a mesma coisa e se curou; determinadas prescrições não foram seguidas porque não se pensou que fossem importantes. Isso significa que, na medida em que o doente não for compreendido pelo seu médico, não se juntará a ele no processo de cura. Esta aliança se fará com a pessoa que der apoio às sensações de desamparo e insegurança que a regressão desencadeou, e a partir daí poderá seguir integralmente as prescrições.

Negação. É um conceito psicanalítico desenvolvido por Anna Freud que o definiu como um mecanismo de defesa de que o inconsciente lança mão para se defender de sentimentos dolorosos. A negação seria assim a substituição de algum aspecto insuportável da realidade por uma ilusão desejada. Como o negar a realidade vai de encontro a uma função precípua da consciência, que é a de reconhecê-la e valorá-la criticamente, para que se faça a negação é necessária a ocorrência de algo – um sintoma, um trauma – que ameace a percepção do real.

Lembro-me da mãe de um paciente de 14 anos que sofreu sério acidente de motocicleta do qual veio a falecer, e que, junto ao filho, não só via o estado gravíssimo em que ele se encontrava, como era mantida a par, pelos médicos, dos resultados de todos os exames que eram feitos. Quando a avó do menino telefonou alarmada para saber o que havia acontecido, ela transmitiu todas as informações corretas "... e a pressão está zero" para em seguida acalmá-la: "mas não se preocupe, pois está tudo indo bem".

Sob o choque, ela perdeu a capacidade de valorar criticamente a realidade e usou a negação: pressão zero, assim como todas as outras evidências do caso, não era coisa alguma, a ilusão desejada era que tudo estivesse bem, pois assim o filho se salvaria.

A negação é um dos mecanismos de defesa mais arcaicos, pois ao escotomizar a percepção da realidade – no nosso caso, a doença – impede qualquer tentativa de alterá-la. Isso frequentemente provoca reações hostis do médico ou estudante de Medicina, quando desconhecem o mecanismo inconsciente que rege tais atitudes.

Racionalização. Segundo Laplanche e Pontalis (1970), é o processo pelo qual o indivíduo procura uma explicação coerente, do ponto de vista lógico, para uma ação ou ideia, de cujos verdadeiros motivos não se apercebe, por retirar o afeto da situação. É um serviço de censura que a pessoa exerce sobre si mesma frente a situações difíceis. Embora não permita que o paciente perceba de forma adequada sua doença, ainda é um mecanismo que permite a ele cumprir as prescrições feitas pelo médico, sendo por isso menos prejudicial que a negação. Como as emoções desagradáveis referentes à doença não são admitidas, elas não têm condições de ser elaboradas, o que muitas vezes faz com que surjam fenômenos substitutivos como insônia, diarreia, ou outros quaisquer sintomas psicossomáticos. Exemplifico com o caso de um cliente que teve, por um desastre automobilístico, amputada a perna direita e que dizia às visitas, uma semana após: "Mas que sorte! Imagine se fosse meu irmão, que é atleta!"

Blum (1964) destaca outra frequente reação frente à enfermidade: o medo. Medo que a doença impeça projetos e desejos; medo da dor ou do mal-estar, medo do desconhecido (evolução da doença, do resultado do tratamento) e, finalmente, o medo maior, da morte. A índole da afecção, temperamento, experiência e cultura do enfermo orientarão para tal ou qual medo que predominantemente irá sentir.

O adoecer do médico é todo um problema à parte, pelas informações que este tipo especial de doente possui e pelas próprias complexidades do ser médico. A este respeito, Hoirisch (1976) na sua tese sobre Identidade Médica escreve: "Na crise de identidade do médico enfermo, agiganta-se muitas vezes no conteúdo manifesto, não o temor de perder a vida, mas sim o medo de não voltar a ser médico". Pergunta-se: pode o médico, doente, tratar de outros?

Direitos e ganhos

O papel de doente, como vários outros na sociedade, é regulado e codificado por determinadas expectativas de conduta e comportamento que incluem obrigações e privilégios. Depois da abordagem de Parsons (1968) da moderna prática médica, muito pouco pôde ser acrescentado ao que ele então expôs sobre o papel social do enfermo. É destacada, em primeiro lugar, a inserção das responsabilidades e obrigações sociais. O enfermo não pode tomar conta de si, regressando ao estado de dependente da sua própria família ou da grande família social e a sociedade passa a ser mãe através das entidades estatais de previdência ou de seguros. O estar doente é um direito do enfermo e reconhecido como obrigação social desde que legitimado e atestado pelo médico, que se constitui então numa verdadeira corte de apelação. Na prática, essa inserção se comprova, por exemplo, pelo não poder trabalhar ou não fazer o serviço militar. Em segundo lugar, não se espera que a pessoa fique boa por magia ou apenas por desejo próprio, pois na maior parte das vezes não é responsável pela doença. Nesse sentido, ela é também isenta de responsabilidade – está numa condição em que tem de ser amparada e tem direito a ajuda da família ou do estado. A dependência evoca as recordações infantis que todos tivemos quando doentes: cuidado especial da mãe em detrimento dos irmãos saudáveis, comida na cama, pratos especiais, brinquedos novos. Há traços comuns de personalidade dos enfermos regredidos que, se exagerados, incomodam e até afastam os responsáveis pela terapêutica, sejam familiares ou os membros da equipe de saúde, destacando-se egocentrismo, interesses restritos, dependência emocional e hipocondria. É claro que, se é percebida a não colaboração do doente no tratamento, se a vontade de ficar enfermo é maior do que a de curar, as atenções e os privilégios diminuirão.

A mobilização daqueles que os atendem, proporcionando-lhes carinho, atenção e cuidados que habitualmente seriam apenas normais ou não existiriam, dá aos enfermos compensações pelo sofrer primário da afecção. Esse ganho secundário é evidenciado, a todo momento: a cama da mãe, o presente, a enfermeira-mãe, as visitas, as revistas e os livros, a comida especial, o remédio nas horas certas. Nos hospitais é frequente a recusa da alta por conta desses benefícios que cessarão com o retorno ao barraco ou às condições ruins "externas". Se não conscientizada e trabalhada pela equipe de saúde e pelo paciente, essa recusa leva ao hospitalismo, isto é, à permanência indevida e desnecessária em termos de recuperação de Saúde. Entre nós, destaco os aspectos sociais acrescidos aos emocionais: é a criança ou adulto que não tem condições adequadas para comer, vestir e obter remédios fora do hospital.

Deveres e perdas

Espera-se do doente que deseje a cura e a procure. Existe uma série de leis que protegem o enfermo, assegurando-lhe o direito de se cuidar, asseguramento este proporcionado tanto através do tempo (licença no trabalho) quanto de dinheiro (seguros e subsídios). É a parte que cabe à sociedade fazer para que um de seus membros possa se curar. A outra parte só pode ser feita pelo paciente e é evidenciada através do seu empenho em se tratar. Procurar o atendimento, cumprir as prescrições feitas, cooperar com o médico, são deveres do paciente. E quando este não o faz, desencadeia conflitos em várias áreas, por exemplo, arriscando-se a perder o emprego e ao surgimento de problemas matrimoniais e familiares.

Algumas vezes, o médico defronta-se com os simuladores, que usam a doença para auferir lucros – tanto de carinho e proteção, quanto de seguros e licenças. O que se pode fazer para ajudá-los? Inicialmente entender que é uma atitude doentia a pessoa se desvalorizar e viver como inválido, abrindo mão de toda uma série de riquezas e benefícios que a saúde proporciona. Vale então mostrar a inexistência de qualquer doença física naquele momento, utilizando-se da observação clínica arguta e dos exames complementares bem solicitados. Confirmada a não afecção física, cabe ao médico fazê-lo entender que está usando a doença como expressão de outra carência, e eventualmente encaminhá-lo ao psicólogo ou ao psiquiatra.

A neurose é uma enfermidade que adquire lugar peculiar, o neurótico era tido como responsável pela própria doença e não podia reivindicar o mesmo *status* de doente que tinham outros enfermos. Após o desenvolvimento da psicanálise, o enfoque dos neuróticos mudou. A maior compreensão do inconsciente, principalmente a partir das contribuições da escola kleiniana, demonstrou que o ser humano não é um bloco monolítico, mas tem dentro de si vários aspectos divididos e conflitantes, que podem tornar-se responsáveis pelo fato de o paciente não cooperar como forma de boicote, a si próprio ou a alguma relação sua. Conforme o médico se torna aliado de sua parte psiquicamente saudável, está feita a aliança que levará a termo a luta pela cura.

Se o paciente é doente mental (e o psicótico é o exemplo), certamente está impossibilitado de assumir a obrigação de se curar ou procurar auxílio. A sociedade se compromete a cuidá-lo e o faz, na maioria das vezes, internando-o e segregando-o do seu convívio social, tomando medidas médico-sociais sem consultá-lo – as mais das vezes com apoio da família que não tem como manter, exemplificando, o filho esquizofrênico em casa.

Goffman (1951) considera cinco tipos diferentes do que chamou de "instituições totais". Englobou sob este título prisões, internatos, campos de concentração, quartéis e certos tipos de hospitais. Segundo ele, são instituições que dificultam a comunicação entre seus membros e a destes com o exterior; desculturam e desindividualizam os internados, tratando-os como siglas ou números; atingem o sentimento de privacidade dos indivíduos ao obrigá-los a executarem tarefas íntimas em regime de coletividade. Dentre essas, projetadas para amparar as pessoas incapazes e que representam ameaças para a sociedade, estão os hospitais psiquiátricos, além dos sanatórios para tuberculose e os leprosários.

A perda da identidade é sentida pelos doentes quando são hospitalizados, pois ao entrarem trazem consigo crenças, valores, atitudes, relações sociais, roupas. Para facilitar o manejo dos enfermos e até diminuir as diferenças para poder tratá-los maciçamente, certas instituições privam seus pacientes das representações de si mesmos. Recebem uniformes, leitos e quartos numerados, passando a ser um doente entre muitos. O controle inclui, além dos recursos, a própria mentalidade. Certas organizações impedem os pacientes de usarem o telefone e outros meios de comunicação e também informar-se sobre o hospital e particularmente sobre seu próprio estado; esta é uma das fontes de queixa mais importante num hospital geral. O confinamento a um determinado setor do qual o paciente não pode sair sem autorização, se por um lado permite saber onde ele se encontra, por outro, tende a isolá-lo e o impede de estabelecer relações sociais. É típico o exemplo das enfermarias e quartos dos hospitais psiquiátricos. O hospital não inicia o processo de despersonalização, consequência as mais das vezes da própria vida impessoal das grandes cidades, mas decerto pode colaborar em muito para intensificá-lo.

O ESTUDANTE

Adolescência

É o período de transição entre os polos da infância e da idade adulta, apresentando como característica bem definida o aparecimento de uma nova forma biológica e psicossocial. Do lado biológico, o homem torna-se reprodutor, e de outro lado há uma reorganização de sua personalidade, assim como uma exigência de atuação por parte da sociedade. Esta lhe exigirá a observância de papéis, isto é, de pensar e agir de determinada maneira, e o que é a "crise da adolescência" provoca uma "crise na família". Riviere diz que há um processo dialético entre o grupo familiar cuja tarefa é socializar o adolescente e o próprio, que tenta se colocar e reivindicar de acordo com suas novas exigências.

Deutsch (1974) mostra que a estrutura social atual dilatou o período de adolescência, pois na medida que se estendem as metas educacionais e que a sociedade não só permite, mas também estimula que os jovens adiem para uma idade posterior a tomada de responsabilidades adultas, a adolescência vai até os 20 anos. Hoirisch (1976) aumenta esse limite, achando que pode ir até os 25 anos.

Aberastury e Knobel (1971) sintetizam as características do adolescente no que chamam de síndrome normal da adolescência:

1. Busca de si mesmo e de sua identidade.
2. Tendência a formar grupos, que permitem diluir as responsabilidades de suas ações e até mesmo podem levar a atuações de aparência psicopática, porem normais para esta etapa do desenvolvimento.
3. Necessidade de intelectualizar e fantasiar, que aparece na preocupação do adolescente por princípios éticos, filosóficos e sociais.
4. Crise religiosa, oscilando do ateísmo ao misticismo.
5. Crise na estruturação da noção do tempo, vivido ora de modo infantil – o aluno que se sente reprovado no primeiro dia de aula, porque não vai ter tempo de estudar todo o programa – ora de forma mais adulta, permitindo formular no presente projetos para o futuro.
6. Evolução da sexualidade, desde o autoerotismo à aquisição de uma vida genital adulta.
7. Atitude social reivindicatória, com tendência a assumir atitudes antissociais, diretamente relacionada com o modo como é recebido pelo mundo adulto.
8. Instabilidade de conduta, variando do hostil ao amoroso.
9. Necessidade de separar-se progressivamente dos pais ou de seus substitutos.
10. Variações constantes do humor (irritabilidade, depressão, euforia).

A compreensão da adolescência possibilita, pois, um melhor entendimento do estudante de Medicina, que na sua maioria é constituído de jovens dessa faixa etária.

A dinâmica da relação e a elaboração dos conflitos inerentes a essa fase podem depender de três fatores:

1. Posição do adulto frente aos questionamentos do adolescente.
2. intensidade com que o adolescente precisa exercitar suas ideias.
3. Enfoque que o grupo social dá aos conflitos.

A posição dos adultos frente aos questionamentos propostos pelo adolescente vai depender não só de como incorporou estereótipos sociais, mas também de como estão elaboradas suas ansiedades inconscientes. É muito comum o adolescente despertar inveja no adulto, por ser o que tem a vida pela frente, e por ser seu competidor – aquele que pode vir a tomar o seu lugar. É importante que o professor saiba que pode ter inveja do estudante – quando negada pode dar lugar a opressão sobre o aluno. Estas fantasias inconscientes estão ligadas a fases bem anteriores do desenvolvimento da espécie. Experiências com macacos no cativeiro mostram que numa típica família de monos o pai mata o filho quando chega a adolescência.

Expectativas e ansiedades

Muitas vezes o estudante de Medicina inicia o curso sem a noção exata da escolha que fez. Esta pode corresponder a uma idealização feita por ele ou pela família: perpetuar a tradição médica, quando com parentes médicos; vocação para fazer o bem e servir ao próximo e à comunidade; sensibilidade especial para o sofrimento alheio. Além disso, há todo um prestígio que o *status* de médico ainda confere, a magia e o poder de curar, um domínio sobre as pessoas.

A compreensão de que estas razões não esgotavam as causas que justificassem a escolha da Medicina levou professores a se questionarem mais profundamente. Turrel enfatiza as motivações inconscientes:

Identificação maior ou menor com os pais e que o leva a preservar e continuar seus valores.

Desejo de expiar impulsos agressivos, em que o exercício da Medicina, o curar, representa uma reparação da agressividade, sendo então uma elaboração positiva dos conflitos infantis inconscientes.

Curiosidade inconsciente por conhecer o corpo da mãe. A criança possui normalmente esta curiosidade, o corpo da mãe e algo mágico do qual sai nova vida.

Este interesse pode ter sido sentido pela criança como proibido e, portanto, reprimido. A Medicina pode ser uma forma de resolvê-lo, sem o sentimento de fazer algo errado, condenado.

Negação da morte. O ser médico corresponderia a uma fantasia mágica de deter a morte. Por mais que racionalmente ele saiba que vai morrer como toda a espécie, há uma fantasia inconsciente de que ele poderá controlar a saúde e curar todos os males, de modo onipotente.

Sobre a escolha da Medicina, Blaya (1972) assinala: "é antes de tudo uma curiosidade e um desejo, consciente ou inconsciente, de saber mais e cuidar melhor daquilo que sentimos como doente em nós mesmos".

Turrel destaca as grandes contradições com que se depara o estudante de Medicina, geralmente emergente das classes média e alta, onde os padrões éticos são muito valorizados. Foram-lhe sempre transmitidas inibições e cautelas referentes a sexo e se lhe exige que supere essas proibições para estudar a estrutura anatômica e as funções fisiológicas: tem que examinar excrementos que sempre foram vistos com repugnância; dissecar cadáveres, ele que foi bem educado no respeito aos mortos; inspecionar todos os orifícios do corpo humano e examinar o mais íntimo de homens e mulheres, dominando sua reação pessoal; assistir à morte de um paciente e continuar seu trabalho sem que sua emoção o perturbe. O trabalho diário do médico constitui uma transgressão às proibições comuns, e isso é exigido do estudante de Medicina, implicitamente, sem preparo.

No primeiro ano o estudante começa sua distorcida visão do doente, sendo apresentado ao cadáver. Diz Mello Filho (1978): "oferecem-lhe o cadáver, como se dissessem: estude este corpo sem alma, este é seu material de trabalho". Pura e simplesmente lhe é entregue uma parte formalizada para dissecar e aprender e é grotesca a disputa do cadáver recém-vindo, pelas peças ainda não trabalhadas, pela atenção do monitor sobrecarregado. A seguir, ele se penaliza (ou não) do pobre animal de experiência, esquartejado. Ao mesmo tempo, o quadro-negro cheio de fórmulas lhe mostra como é o funcionamento enzimático do corpo. Frequenta laboratórios e entra em contato com máquinas e instrumentos sofisticadíssimos, sem a presença do animanobile a ser examinado. Logo ele aprende como atuam os remédios e decora suas doses. Tudo isso reforça sua visão da Medicina apenas organicista, um preparo para ver doença e não doentes. E de repente lá está ele, de branco, respeitoso, ouvindo a teorização da anamnese e do exame físico daquele que será seu companheiro permanente na relação binária profissional. Ate então não lhe foi ensinada coisa alguma sobre a psicologia, o sentir, o ser da pessoa doente. Em algumas faculdades, já então tardiamente, serão ministrados ensinamentos teóricos da relação já iniciada. Em outras, nem isso.

O absurdo é evidenciado a partir daí. São as vocações que se esboroam na realidade, pois o estudante não aguenta o sofrimento do enfermo ou a própria escolha de lidar – e aí ele pode começar a entender o que seja morbidez – com a dor, a penúria, a morte, restando-lhe desistir do curso ou optar pelo distanciamento do enfermo, indo para a pesquisa ou laboratório. São as reações defensivas da situação que o rodeia, não participando dos trabalhos da enfermaria, não identificando os fatores sociais da doença, desqualificando professores para justificar a ausência.

Mas a maioria prossegue e frequentemente usa para apoio, nessa fase de transmissão, as atitudes gerais do professor: "eu me adaptei, vocês têm que se adaptar também".

É comum o uso de modelos médicos constituídos pelos docentes. Suas atitudes e comportamentos frente ao doente, sua segurança e bondade, identificados e aceitos como adequados, são imitados.

Começa a se tornar real o que haviam intuído ou aprendido nas aulas de Psicologia: a pessoa do doente é diferente do caso do doente. Aquilo que os grandes clínicos do passado tinham como dom, a percepção integral somatopsíquica do enfermo, é agora possível de ser transmitido, despertando e aprimorando os estudantes na relação com o paciente.

Terão também apoio no interno ou residente, irmão mais velho, de idade próxima à sua, que recém sofreu e ainda está elaborando os mesmos problemas. Este companheirismo é muito adequado para o bom trabalho das equipes de leito e nos ambulatórios.

É comum, entre nós, a especialização precoce, sendo frequente alunos de 2º e 3º ano darem plantões nas maternidades ou atenderem em ambulatórios com mínima supervisão, com os óbvios riscos para os doentes e para sua formação. Muitas vezes, a escolha da especialidade baseia-se na identificação com os pais, professores ou profissionais de renome, predominando assim o aspecto afetivo.

Relação com os professores

O estudante chega à faculdade após exame de seleção aleatória e quase nada sabe sobre suas motivações conscientes e muito menos dos aspectos inconscientes envolvidos na escolha profissional. Traz os vícios e conceitos do ensino formal do ensino médio e espera encontrar a mesma maneira de ensinar que lhe foi proporcionada até então.

Terá poucas surpresas. Exceto em algumas faculdades, que procuraram modificações curriculares mais radicais e consentâneas com o moderno ensino (e a de Brasília foi o exemplo), as demais limitam-se a quase só transmitir os progressos teórico-instrumentais da profissão, voltadas ainda para a prática liberal em extinção, através de docentes que se tornam meros repetidores da experiência alheia, lida e ouvida em livros, revistas e estágios no exterior. Como as pesquisas nacionais originais e voltadas para os interesses da saúde do país são poucas e mal dotadas, mesmo este estudo teórico feito tendo por base uma realidade que não a nossa.

O ensino continua, em muitas das faculdades, bancário, isto é, alunos sentados nos bancos, ouvintes atentos, copiando as aulas, em detrimento do outro, problemático, questionador, em que educador e educando aprendem juntos, trocando vivências, problemas e experiências, dialogando sem dominação de uma parte sobre a outra. Isso requer, sem dúvida, que haja plena liberdade de expressão para pesquisar, criar, construir, aventurar-se, sem opressão e sem medo – um dos ideais universitários.

Mas lá estão eles, frente a frente. Os estudantes, inseguros e algo assustados pelas experiências e sentimentos novos que experimentam a todo momento. E os professores, novos ou velhos, inquietos ou passivos, cansados ou dispostos, e que têm entre si pontos comuns. São abnegados e mal remunerados – quase sempre; não sabem ainda reivindicar – quase sempre; são modelos para os alunos – sempre. De modo geral, não têm formação didática, não aprenderam para exercer a função. Dão aulas teóricas e práticas por imitação de modelos antigos que os impressionaram anteriormente.

Podem ser modelos bons ou maus.

Como adolescente que muitas vezes é, o estudante considera como bom aquele que lhe seja mais próximo por quem não se sinta ameaçado. Este será o eleito para uma identificação, sem ser necessariamente o bom como médico. Da mesma forma que um bom profissional que não estabelece relação satisfatória com os alunos, pode ser rechaçado e com esta rejeição vão de roldão todas as suas demais qualidades. A contestação estará intimamente ligada à relação estabelecida com o professor, e será menor quando houver melhor relação.

O monitor, o residente, o auxiliar de ensino, possuem um papel muito importante. Eles poderão servir como degrau intermediário entre o professor mais graduado e o estudante. Sendo mais próximos de idade e de interesses, poderão atuar como irmão mais velho, aquele que por vivência pessoal mostra como funcionam os ensinamentos do pai. Assim, o estudante se permitirá mostrar suas dúvidas e fracassos com menos temor e também aceitará com mais tranquilidade as críticas.

Docente bom será o que, além da postura, da correção e elegância no falar, do conteúdo das aulas, favorecer o contato com os alunos, com a motivação humana da profissão, o encarar prático da realidade social responsável tantas vezes pela doença ali exposta, o que dá uma visão mais completa do problema e que vem ao encontro da preocupação ético-social que é tão marcada no estudante.

Docente mau é o que não se dá emocionalmente ao enfermo e ao grupo de estudantes, procurando manter-se dominador sobre a equipe de saúde, defendendo-se com a onisciência que pretende ter.

O bom professor não nega as dificuldades emocionais que sentiu naquelas fases diversas do curso de formação e identifica-se assim facilmente com o aluno. A resposta é sempre gratificante e reconhecida no interesse, assiduidade, motivação e atenção dos estudantes.

Experiências várias mostram que a relação de professores e estudantes e da própria equipe de saúde entre si melhora quando compartilham de recreações culturais, sociais e esportivas das quais às vezes também participam pacientes. Há que se valorizar o lúdico.

RELAÇÃO ESTUDANTE-PACIENTE

O aluno que segue exclusivamente o currículo da maioria das faculdades só no 3º ano (ou 5º/6º períodos) terá contatos com doentes.

Doença, aquilo que ele se prepara para curar, terá significado diverso de acordo com vivências pessoais anteriores, mais ou menos ameaçadoras, que ocorreram nele mesmo (doenças eruptivas, apendicite, amigdalectomia, hepatite), ou em familiares (infarto do pai, colecistectomia da mãe, pneumonia do irmão ou primo). Para os poucos que vieram de classe social menos favorecida acrescento: irmão morto por desidratação, mãe tuberculosa, pai com doença de Chagas.

Alguns, no primeiro ou segundo ano, na precoce vontade de usar a persona do doutor, já examinaram e acompanharam enfermos nas maternidades e hospitais da periferia e chegam com visões parciais, embora tiradas da realidade, do que é a atenção médica aos pobres e carentes de tudo. Não é a melhor orientação, porém serão esses, mais desenvoltos nas anamneses iniciais, que terão menores receios dos doentes e do ambiente hospitalar do que os colegas que cumpriram apenas o currículo. Isso reforça a suposição de muitos, de que o estudante deva, já no primeiro ano, se incorporar ao hospital onde receberá aulas e participará de visitas sob orientação e supervisão especiais de docentes da área da psicologia médica.

Frequentemente, o terceiranista se questiona: que devo exigir de mim? Que exigirá de mim o instrutor? E o doente? Perguntas que mostram a ansiedade e a angústia pelas etapas seguintes da sua formação.

Roberto Figliuolo (1980), no Hospital Escola São Francisco de Assis da UFRJ, fez em 1976 uma experiência com seu grupo de alunos do terceiro ano. No primeiro dia de aula pediu-lhes apenas que fossem conversar com os pacientes com os quais futuramente fariam anamneses. Conversa em aberto, social, dirigida à pessoa, sem indagar dados de anamnese (nem tinham preparo para isso).

Aluna L. Seu enfermo, homem de 60 anos, fora internado por grave psoríase generalizada, que não respondia aos tratamentos habituais. Aspecto externo desagradável; o próprio médico responsável tinha asco de chegar ao leito. L. sentou-se ao lado e puxou conversa – o que repetiu até a alta três semanas depois – mal sabendo o que era doença, porém conversando sempre. Depois, fez anamnese e exame físico sem maiores dificuldades. O doente melhorando, foi suspenso o corticoide e obteve alta com mínimas lesões. Nos poucos dias em que L. não compareceu à enfermaria, ao encontro, ele ficou ansioso e frustrado. Não houve preparação para se desligar de L. a quem chamava de netinha. Retornou em quinze dias, piorado, com lesões sangrantes, apesar de voltar a usar altas doses de corticoides.

Aluno F. Coube-lhe um adolescente asmático, rebelde, querelante, viscoso, que não estudava mais e brigava constantemente com um sobrinho de cinco anos quando ia para casa. Asma quase permanente, não respondendo a corticoides e imunossupressores. F. ouvia e pedia que falasse sobre suas coisas – empinar pipa, bola de gude, problemas em casa. O doente era acompanhado pelo Setor de Psicossomática, que encarregou F. de, sob supervisão, prosseguir. Modificou-se substancialmente a evolução, houve readaptação doméstica, o jovem é agora auxiliar de cozinheiro e voltou a estudar. Poucas crises de asma controlada por broncodilatadores – não necessitou mais da asma para estabelecer vínculos com os outros.

O estudante, de regra, não é preparado para a relação humana que vai estabelecer com o desconhecido e as explicações que ouviu do instrutor ou que leu sobre técnicas de abordagem de enfermos não bastam para superar as ansiedades do momento. Se é retraído, introvertido ou inseguro, a sensação é pior, pois se compara com os outros colegas mais desenvoltos e, para ele, mais aptos. Por vezes, vê no doente o teste que irá reprova-lo, tal a ignorância que julga ter. Outras vezes se sente invadindo a intimidade do paciente, quando este lhe conta aspectos mais reservados da sua vida.

É destacada por muitos alunos a falta de privacidade das enfermarias, mesmo as de poucos leitos, o que para eles torna difícil ou impossível perguntar e esclarecer tópicos julgados mais delicados da anamnese como, por exemplo, hábitos sexuais. Sentem-se também vigiados pelos outros colegas ou médicos ali presentes e não querem arriscar expor seu pouco conhecimento. Alguns até sugerem que as entrevistas deveriam ser em pequenos consultórios anexos às enfermarias.

As ansiedades desse período levam os alunos a sentir sintomas ou a apresentar sinais semelhantes aos dos doentes. Assim, a adenomegalia da infecção da faringe passa a ser a doença de Hodgkin ou a leucemia temidas; o desconforto pós-prandial é o câncer gástrico do leito... A isso Eksterman denominou "hipocondria transitória do terceiranista".

A sedução na relação estudante-paciente é talvez mais frequente que na relação médico-paciente e uma das explicações seria o comportamento nitidamente adolescente de alguns alunos que seduzem para agradar ou conquistar o afeto e confiança dos enfermos. A sedução pode ser ostensiva, apesar de inconsciente. Por exemplo: a aluna M. irrompeu em prantos na sala onde estava seu instrutor. Fazia uma sondagem gástrica no seu doente quando ele acariciou sua coxa. Os presentes olharam para a minissaia e nada disseram. Ou o da outra aluna, morena capitosa, extrovertida, que chamava os doentes de "meu querido" e que após ser solicitada, por três dias, a palpar os gânglios inguinais do paciente, percebeu seu pênis ereto.

Todavia, a sedução é também dos enfermos que presenteiam os estudantes para comprar afeto; ou daqueles que querem ou precisam permanecer internados e que se especializam em bem contar a história e facilitar o exame físico.

A relação do estudante e da equipe médica com o enfermo pode ser dificultada por sua segregação, pois em determinados lugares há pletora de auxiliares – residentes, internos, outros alunos – que confundem papéis, atribuições e obrigações, dificultando ao doente conhecer e se ligar a um deles. É notório que, por estarem no final do aprendizado, residentes e internos tudo querem fazer, dando poucas oportunidades aos mais novos.

O clima da enfermaria é relevante para o bom relacionamento. Enfermos mal assistidos, irritados, descuidados pelos serviçais, mostram-se refratários à abordagem estudantil. A manipulação excessiva faz com que muitos se retraiam, se escondam, fujam da enfermaria na hora em que atuam os estudantes, às vezes em horário distinto do da visita médica diária. Por esse motivo, os 12 doentes de uma enfermaria entraram em greve: recusaram-se a ser objeto de aulas de demonstração por uma semana. Mello Filho contou-me de um rapaz internado num hospital de ensino que colocou um cartaz na cama: "Estou proibido de conversar e ser examinado por alunos durante uma semana".

A morte do paciente, especialmente se for súbita ou de jovem, repercute nos outros enfermos, na equipe de saúde e nos estudantes de forma variada e às vezes inesperada. A interna do leito onde morrera na véspera uma moça com linfossarcoma, maltratou asperamente e proibiu de entrar na enfermaria os dois quartanistas do leito: eles não haviam comparecido no dia fatal, estavam num congresso de estudantes e a "falta de providências resultou na morte". A moça lhe era muito ligada, estivera internada por duas vezes sob seus cuidados e após ai primeira remissão chegaram a sair juntas, ir à praia. É comum nessas circunstâncias os demais pacientes ficarem deprimidos, falarem pouco, se retraírem por algum tempo. Se isso não for captado pelos responsáveis pela enfermaria, os alunos para lá designados podem se sentir ineptos e incapazes de fazer boa anamnese ou evolução diária.

Falar sobre a morte é então relevante. O aluno tem sentimentos complexos sobre a morte do doente: frustração, decepção, quebra da onipotência, acusação aos que poderiam tê-la evitado, pensamentos sobre sua própria morte, etc.

Será bom médico aquele estudante que sempre sentir a morte do enfermo como uma perda pessoal e não como o nada demais que alguns aprendem dos organicistas. Zaidhaft (1990) estuda a fenomenologia da morte na formação médica de forma muito adequada. É recomendável sua leitura.

Destaco a grande ajuda que o estudante, inclusive do terceiro ano, pode dar à equipe quando se dispõe a permanecer na enfermaria durante a visita familiar. Ai ele pode captar e auxiliar na solução de problemas psicossociais e comunitários, indo até à visita domiciliar após a alta, quando necessário.

Jouval Filho fala da decepção dos alunos do curso de relação médico-paciente da Faculdade de Brasília que participaram, como observadores, de consultas nos ambulatórios de Sobradinho (1974): desatenção dos médicos para com os enfermos; dicotomia entre problemas orgânicos e emocionais que são para quem "tem tempo a perder" e assim insônia, tristeza, nervosismo, não são valorizados; exames complementares desnecessários; rapidez das consultas, etc.

Mas a relação estudante-paciente não se processa exclusivamente nos hospitais e ambulatórios de ensino. Ela pode ser mais dramática, angustiante, porém produtiva nos hospitais de pronto-socorro, onde via de regra é rápida e sem consequências aparentes e por isso mesmo desvalorizada. Entretanto, é lá que costumam aparecer, claramente, a onipotência, o sadismo e a inconsequência de uns poucos médicos e estudantes.

É cruel e desumana a maneira como alguns tratam a crise histérica com amônia, éter subcutâneo, compressão de olhos e ovários; a irresponsabilidade de se deixar o caso cirúrgico grave para o plantão seguinte; o exame de laboratório que não é feito pois é madrugada. Mas os alunos terão também exemplos múltiplos de abnegação, responsabilidade profissional e até de sacrifício físico nos modelos de que falei anteriormente.

Plantão na maternidade-escola

O intemo acompanha a grávida (7º filho) do pré para a sala de partos, ela levando a Bíblia da qual lia trechos, o que parecia confortá-la das dores das contrações. Aproxima-se o momento da parição e ela tenta folhear a Bíblia. O aluno lhe segura a mão e pergunta que trecho quer ouvir e ela: "Doutorzinho, será que eu vou morrer?" Ele diz que não, claro que não, o professor avisa que está nascendo a criança, última contração, o choro, o quase desmaio da mãe, o estudante informa que é menino e, após os cuidados, pede ao professor para levá-lo à mãe e lhe diz que é o mais bonito que nasceu no plantão. Ela chora, lhe beija a mão, pergunta seu nome e L. responde. "Vai ser o nome do meu filho", diz ela.

Que relação fugaz foi essa que marcará a paciente e o aluno pelo resto de suas vidas e que o faz pensar, no descanso do plantão, e após ouvir o elogio do professor pelo seu componamento humanístico, na grandeza da arte que abraçou?

A educadora francesa Ginette Raimbault, falando sobre o ensino dos aspectos psicológicos da relação estudante-paciente na universidade, destacou que 25% dos alunos eram refratários ao tema e que dos outros, suscetíveis, uma parte tornava-se motivada para trabalhar na área de saúde mental.

Lembro que pode ocorrer competição, declarada ou não, entre os professores e os que atuam na área da Psicologia Médica e os médicos e professores puramente organicistas, felizmente em decréscimo, podendo daí resultar mensagens duplas, contraditórias, dirigidas aos estudantes, dificultando sua formação e o relacionamento com os pacientes.

VERIFICAÇÃO DA RELAÇÃO ESTUDANTE-PACIENTE

Achei importante que as duas partes interessadas na relação fossem ouvidas através de perguntas diretas que apurassem os aspectos relevantes e as dificuldades que ambos experimentam no contato mútuo.

Foram submetidos a questionários, há alguns anos, 120 estudantes e 44 pacientes. Quis que opinassem grupos de alunos em níveis diferentes de conhecimento e prática. Os doentes estavam internados em enfermarias do Hospital Universitário Clementino Fraga Filho da UFRJ e da Santa Casa de Misericórdia do Rio de Janeiro.

O questionário dos pacientes continha, além dos dados de identificação, apenas uma pergunta: "Como se sentiu sendo examinado e acompanhado na sua evolução diária por estudantes de Medicina?" Era-lhes apresentado no dia da alta, pedindo toda a franqueza na resposta e com os esclarecimentos de que se destinava a trabalho de pesquisa científica. Eles poderiam escrever (poucos o fizeram) ou ditar a resposta.

O questionário dos estudantes vai abaixo transcrito literalmente.

Período do Curso
Este questionário destina-se a trabalho sobre relacionamento estudante-doente. Para que você se sinta à vontade em suas respostas, ele não será identificado. Por favor, não o assine. Muito obrigado.

Questões
1. Vivências e sentimentos quando de suas primeiras anamneses.
2. Dificuldades na obtenção da história do paciente.
3. Dificuldades que encontrou para fazer o exame físico.
4. Que preparo teve previamente?

O questionário era entregue aos estudantes durante as tarefas diárias na enfermaria e poderia ser respondido no momento ou quando o desejassem e a maioria levou-o para casa.

Discussão

Análise do material obtido

a) Questionário dos pacientes; 41 dos 44 doentes responderam dizendo que se sentiam muito bem sendo examinados pelos estudantes e as justificativas variavam desde que percebiam que "um ajudava o outro" a que "é preciso colaborar, ajudando como se fosse um filho meu", ou "os estudantes são muito delicados e o remédio quem receita mesmo e o médico", sempre com o denominador comum de que o fato de várias pessoas ouvirem sua história é prova de interesse. Apenas três revelaram desagrado: um disse que "é chato ser muito examinado e repetir sempre as mesmas coisas"; outro que "o estudante não passou remédio que curasse" e o terceiro contou que após se queixar de várias coisas como falta de ar, não poder se locomover, barriga grande, dor no estômago, o estudante perguntou "só isso?" ao que ele retrucou "mais do que isso e eu já tinha morrido!"

Ressalto o fundamental: o doente gosta de e precisa ser ouvido. A maneira, o modo, a técnica, é que têm que ser discutidos. Há exceções óbvias relativas ao estado físico ou psíquico precários, má disposição naquele dia, traumas físicos recentes de exames complementares ou manipulações dolorosas, ou mesmo a simples recusa a falar ao aluno ou a deixar-se examinar.

A expressão "filho bom", referida por vários pacientes mais idosos, pode representar, de fato, uma identificação amorosa com o bom filho que os cuida, porém pode também encobrir a defesa do velho contra a submissão ao mais jovem.

Chama a atenção a ausência de críticas do paciente, examinado por estudantes que podem cometer erros devido a sua suposta precária formação, além do desconforto de ser examinado várias vezes. Não há correspondência entre o sentimento do estudante que se considera usando o paciente e o deste, que não se sente usado.

Isso contradiz resultados obtidos em entrevistas com os próprios alunos e durante grupos operativos no hospital universitário onde os pacientes se queixam deste fato. A resposta pode esconder o medo de ser discriminado pela instituição como revide à crítica ou funcionar como penitência por tudo de bom que está recebendo, ao assinalar os cuidados e o conforto que esses hospitais, de regra, proporcionam.

Uma das respostas críticas merece comentário especial. É o caso do paciente com ascite, que após expor várias queixas ao estudante ouve dele o "só isso?". Parece que aqui o aluno repete automaticamente uma regra da anamnese, sem se dar conta da repercussão negativa, iatrogênica, no paciente, talvez por estar distante emocionalmente dele como defesa contra as ansiedades inerentes àquele relacionamento, que é visto como tão difícil.

b) Questionário dos estudantes: 119 das 120 respostas demonstraram o mal-estar que sente o aluno em examinar o paciente por se achar usando-o sem lhe dar nada em troca. Apenas um respondeu que se sentiu bem, por se dar conta do prazer que o enfermo tinha em falar de si, da sua história e como era importante ouvi-lo. Esta também foi a única exceção na queixa de se sentir exigido a ter que dar o que não tem em termos de diagnóstico e/ou tratamento, na linguagem dos outros entrevistados.

É necessário mostrar ao estudante que ouvir o paciente representa uma parte importante do apoio de que ele necessita. O enfermo assustado com sua doença, na situação de dependência que esta lhe confere, muitas vezes sentindo-se inoportuno, porque trabalhoso no ambiente familiar, tem afinal alguém que não só escuta suas queixas, mas que as valoriza de forma intensa, detendo-se em aspectos que até então eram considerados desagradáveis.

Um aluno do 10º período respondeu que no ambulatório "fico tão aflito em ter que pensar numa terapêutica certa que mal ouço o que o doente diz". Este comentário ilustra a ansiedade muito comum, principalmente entre estudantes no final do curso, de necessitar conhecer toda a medicação para tratar de todos os males, pois é este o ideal que julga necessário atingir para ser médico.

No item 2, obtenção da história do paciente, 87 destacaram como se sentiram tensos por saber que a história tinha que ser colhida e não sabiam como fazê-lo. Nenhum se referiu a que isso seria consequência de um bom relacionamento, e ao contrário, demonstraram que depois da história colhida é que se dedicariam a trabalhar a relação médico-paciente. Pareceu-me que só se sentem capazes disso a partir da prescrição terapêutica.

Na resposta a estes dois itens, chamam a atenção a insegurança e a ansiedade demonstradas em alto grau, seja pelo aspecto culposo de estar usando o paciente, seja pela responsabilidade de colher uma boa história, o que, a meu ver, parece demonstrar a falta de preparo psicológico dos estudantes para realizar essas tarefas.

A totalidade respondeu ao item 3 que houve dificuldade no exame das partes sexuais, e se criticavam por isso. Aliás, já tinha observado como os próprios instrutores lidam com este fato. Via de regra não se referem a aspectos especiais de exames tão íntimos, como também pouco ou nada ensinam sobre a investigação da vida sexual do paciente, tema que fica apenas a cargo dos cursos de Psicologia Médica. Toda nossa formação inibidora sobre sexo leva a uma dificuldade em tratá-lo como função natural, o que só será conseguido com a familiarização do tema advinda da repetição. Para tal é necessário elaborar o afeto proibido ligado ao assunto, pois só assim teremos condições de tratar o sexo do paciente como função natural dele, e não como área proibida que é feio invadir.

Além disso, o estudante, como adolescente que na maioria das vezes ainda é, recém está aprendendo a lidar com sua própria sexualidade de forma integral. Só depois de superadas suas dificuldades pessoais, terá condições de lidar com os aspectos sexuais de forma objetiva e externa, e não como se fosse um caso pessoal seu e do paciente.

Essas dificuldades com a sexualidade podem se manifestar não só durante os exames das partes sexuais, como também durante toda a realização do exame físico propriamente dito, principalmente quando se trata de doentes jovens e do sexo oposto. Isso foi verificado de modo muito claro durante aulas de simulação de exame físico realizadas com alunos do curso de Psicologia Médica no hospital universitário.

Ao item 4, 94 estudantes responderam que tinham sido preparados previamente por docentes ou por parentes próximos médicos, mas 119 responderam que não se sentiram bem, mostrando a pouca eficácia deste preparo.

É interessante observar que os questionários funcionaram como catarse para os estudantes, alguns se referindo a isto explicitamente: "até que enfim alguém se interessa em ouvir-nos", "tomara que esta pesquisa sirva para nos dar mais atenção". Este fato também pôde ser constatado pela forma viva, emocional, participante, com que relataram suas experiências.

Vivências e experiências próprias

Visita tipo *round*. O interno pega a radiografia sobre a cama, faz negatoscópio da janela e diz: "O Sr. João tem graves lesões degenerativas da coluna e além disso..." e segue comentando em termos técnicos os achados radiológicos e fazendo correlações. Vejo o doente empalidecer e ficar distante. Fora internado dias antes por lombalgia muito forte irradiada para a coxa. Era prestativo, amável, porém reservado. Ao sairmos da enfermaria eis que prorrompe em choro. Eu e o interno fomos conversar com ele. "Estou condenado, que será dos meus filhos, quanto tempo ainda tenho?".

Ele interpretava "degenerativas" como câncer e as palavras desconhecidas do linguajar médico que se seguiram assustaram-no mais ainda. O ocorrido retrata o que ainda sucede em muitos lugares de ensino, quando alunos e professores, sem perceber, transmitem informações ao paciente em linguagem equívoca e inadequada, pois termos técnicos não explicitados podem ser, além de incompreensíveis, ameaçadores. Parece-me, em concordância com outros, que as visitas às enfermarias, do tipo assinalado, devem ser abolidas por improdutivas no sentido de ensino, e questionáveis quanto ao atendimento dos enfermos.

Era comum que estudantes e docentes se expandissem em perguntas e explicações indevidas para o momento, algumas vezes até querendo valorizar seus conhecimentos perante todos. Muito mais adequado será que a visita geral se faça em salas ou anfiteatros próximos, sem a presença do paciente, reservando-se ao horário próprio (visita diária para evolução e tratamento) e pela equipe do leito, o contato com o doente.

O professor C., conhecido organicista, chama seus quatro alunos para assistirem à retossigmoidoscopia do seu paciente suspeito de esquistossomose. Faz com que dois deles, contrafeitos, toquem o reto, enquanto conversa jocosamente com o doente. Os outros dois saem da sala e são depois repreendidos pelo professor: "Assim vocês vão mesmo aprender nada, o exame era necessário e naquela posição o doente deixa fazer tudo".

Esta atitude inadequada de ensinar com furor é contrária à norma básica de qualquer hospital de ensino: o doente vem ao hospital, em primeiro lugar, para ser bem atendido e não para dar auxílio na educação dos estudantes. Destaco que só o bom atendimento propicia o bom ensino e é a base de qualquer pesquisa clínica.

O interno S., recém-aprovado como monitor da disciplina e substituindo um professor na aula prática, desnudou (como se fosse natural) a jovem com dupla lesão mitral e ordenou que todo o grupo ouvisse "aqueles sopros espetaculares". A moça pôs o travesseiro no rosto e a série só foi interrompida porque um dos alunos recusou a ordem e repreendeu energicamente o colega mais velho, pelo que expôs da doente, não respeitando seus naturais pudores.

Creio que os casos descritos são alguns dos muitos exemplos do quanto pode ser iatrogênico o comportamento de médicos e estudantes num hospital de ensino, buscando ambos, antes de mais nada, ensinar e aprender a todo custo, mesmo em detrimento do fundamental que é, repito, o atendimento adequado do paciente. Assim, vigiar as palavras e atitudes (caso inicial), evitar demonstrações intempestivas (caso da retossigmosdoscopia) ou respeitar os valores morais do paciente (a doente cardíaca), são algumas das maneiras de o professor ensinar aos seus alunos a boa relação com o enfermo.

Recordo o quanto é danoso o exame físico repetido e intensivo nas práticas de enfermaria e, acrescento, a vigilância necessária em relação a comentários e perguntas na frente dos doentes, pelo que podem desencadear nele de ansiedades, angústias e expectativas – às vezes captadas, não pelo médico ou estudante, mas pela enfermeira ou pelos vizinhos do leito.

O doente acromegálico mostrava-se deprimido e apático até que, no rodízio quinzenal, a aluna B. foi ser a quartanista do leito. Em, poucos dias conseguiu, conversando e examinando-o sempre com atenção e muito cuidado técnico, mudar-lhe o ânimo e a vontade de permanecer deitado, contrastando com o aluno que com ele estivera antes, desinteressado e omisso. Mas durou pouco. Ela foi designada, no novo rodízio, para a enfermaria do andar de cima e a recaída psíquica do paciente foi notada quase de imediato. Casos como este fizeram com que os rodízios passassem a ser mais espaçados, pois boas relações estudante-paciente não podem ser seccionadas dessa forma.

Nos hospitais universitários os enfermos devem ser entrevistados pela assistente social quando da internação, e além dos esclarecimentos habituais sobre obrigações e direitos, devem ser informados quanto às solicitações que vão ter por parte dos alunos e aos exames complementares a que serão submetidos, ao mesmo tempo que são salientadas as vantagens da internação num hospital deste tipo.

Esses pacientes, em comparação com os internados nas demais enfermarias do Serviço, reagiram muito melhor à presença dos estudantes e aceitaram com maior boa vontade os exames complementares.

O aconselhamento dos estudantes faz parte da orientação psicopedagógica e é um procedimento natural de muitos professores que assim agem sem qualquer preparo prévio, intuitivamente, em suas atividades docentes. O desejável é que isso pudesse ser transmitido de forma sistemática aos que têm a responsabilidade de ensinar.

FINALIZANDO

Os questionários dos alunos mostram que o estudante de Medicina se sente, na prática, despreparado, ansioso e inseguro, mais explorador do que doador na sua relação com o paciente e isso apesar de se afirmar previamente preparado para os contatos iniciais com o doente.

Esse resultado é semelhante ao obtido por Turrel na Universidade do Colorado, onde fez uma pesquisa com os alunos do penúltimo ano: metade deles cursou o semestre habitual e a outra teve, além do habitual, várias aulas teóricas extras sobre como lidar com o paciente. No final do semestre foram aplicados questionários e provas práticas aos estudantes e viu-se que não houve diferença significativa entre os dois grupos. Sua conclusão é que o necessário para lidar com o doente é dado através de vivência e não de aulas teóricas.

Os grupos operativos em enfermarias, coordenadas pelo setor de Psicologia, trabalham sobre dificuldades comuns a seus membros, dando uma vivência das mesmas e, à medida que elas vão sendo elaboradas, permitem um uso maior e melhor dos conceitos teóricos.

Dessa forma, os problemas comuns assinalados, de se sentir usando o paciente ou da dificuldade de exame dos órgãos sexuais seriam discutidos no grupo, podendo então o estudante utilizar as conceituações teóricas.

A catarse observada nos questionários (eventual) seria canalizada de forma sistemática para os grupos, e a baixa de ansiedade subsequente, unida ao trabalho feito sobre os problemas dos estudantes, permitiria uma maior fruição do seu embasamento teórico.

Além disso, os grupos operativos serviriam como triagem para os estudantes que apresentassem dificuldades pessoais mais acentuadas, encaminhando-os para orientação psicopedagógica e eventualmente para orientação psicoterápica.

O estudante de Medicina enfrenta duas crises importantes durante sua graduação: a entrada para os hospitais e prontos-socorros e a época da formatura, ambas mobilizando sentimentos profundos. Frequentemente mal conhecidos por ele, como negação da morte, regressão emocional, sedução, onipotência, vistas no paciente e nele próprio quando inicia a relação com o enfermo. O medo da não-realização profissional, a incerteza do mercado de trabalho que o espera, a dificuldade de se tornar independente faz com que muitos queiram continuar como estudantes, sendo esta uma das explicações para a grande procura das, residências médicas.

É destacada a importância do estudante na equipe médica e acentuo que ao mesmo tempo em que ele recebe informações, aprende. Deve também atuar de forma efetiva, colaborando com os conhecimentos que progressivamente adquire no atendimento integral do paciente. Exemplifico: o aluno de terceiro ano pode presenciar as visitas familiares, assistir grupos operativos de pacientes internados e grupos operativos de familiares, providenciar lazer e atividades culturais para o doente, visitá-lo domiciliarmente após a alta. Relembro problemas importantes nas equipes, que são o ciúme, a competição e a rivalidade, principalmente entre os estudantes dos vários anos.

Tudo que favorece a saúde física e mental melhora a relação com o paciente, devendo ser valorizados os vários meios de coesão grupal, como atividades conjuntas esportivas, sociais e culturais.

Considero que o médico é obrigado a aprender na prática profissional o que a faculdade habitualmente não lhe dá, em termos de relação médico-paciente. Acho que o preparo para que essa relação seja boa tem época ideal para ter início: ao chegar o aluno à faculdade. Assim, o estudante deve vestir-se de branco, frequentar, passear, usufruir do hospital desde o primeiro ano, recebendo a partir daí orientação psicológica progressivamente mais complexa.

Penso que boa parte das relações estudante-paciente não exitosas devem-se à falta ou à insuficiência de preparo dos instrutores para orientá-los. Cursos compactos de Psicologia Médica ou relação médico-paciente, destinados especificamente aos docentes da área médica, poderiam melhorá-las.

A iatrogenia do ensino médico deve ser denunciada (para que possa diminuir) e as instituições médicas – faculdades e hospitais – devem se autocriticar e avaliar permanentemente no sentido de atenuá-la.

A questão respondida pelos pacientes – ressalvada a pequena amostragem – sugeriu que quase todos estavam satisfeitos por serem examinados e acompanhados pelos estudantes, a maioria dizendo: "eles me ouvem".

A propósito do triângulo de relacionamento nas escolas médicas das três personagens principais, professor-estudante-paciente, escreveu Fernandes Pontes (1966): "Não esquecer que o estudante é a figura mais importante se se quiser estabelecer prioridade. Dele nascem diretamente o médico e o professor e poderá dar origem ao paciente, tanto mais direta e facilmente quanto menos se lhe presta atenção como ser humano, com a personalidade médica e humana em formação".

REFERÊNCIAS

Aberastury, A.,Knobel, M. La Adolescencia Normal. B. Aires: Paidós, 1971. Publicado pela Artmed Editora.

Balint, M. O médico, seu paciente e a doença. Rio de Janeiro: Atheneu, 1975.

Blaya, M. Dinámica de grupo em psiquiatria. Alter, n? 3, p. 193, 1972.

Blum, R. H., Sadusk, J., Waterson, R. The management of the doctor-patient relationship. New York: MacGraw-Hill, 1960, apud: Entralgo, P. L. La relación médico-enfermo. Revista de Occidente, Madrid, 1964.

Deutsch, H. Problemas psicológicos da adolesCénCia. Rio de Janeiro: Zahar, 1974.

Eksterman, A. Formação psicossomática em ciências da saúde: o ensino de psicologia médica. Congreso de Medicina Psicosomática en La Cuenca del Plata, B.Aires, 1977.

Figliuolo, R. Comunicação pessoal, 1980.

Freire, P. Pedagogia do oprimido. Rio de Janeiro: Paz e Terra, 1975.

Freud, A. El ego y los mecanismos de defensa. Buenos Aires: Paidós, 1949.

Goffman, E. Intemados. Buenos Aires: Amorrortu, 1961.

Hoirisch, A. O problema da identidade médica. Tese. Rio de Janeiro, 1976.

lllich, I. A expropriação da saúde. Rio de Janeiro: Nova Fronteira, 1975.

Jouval Filho, H. Comunicação pessoal.

Laplanche, J., Pontalis, J. B. Vocabulário de psicanalise. Rio de Janeiro: Martins Fontes, 1970.

Mello Filho, J. Concepção psicossomática: visão atual. Rio de Janeiro: Tempo Brasileiro, 1978.

Parsons, T. 777e social System. New York: Free Press, 1968.

Perestrello, D. A Medicina da Pessoa. Rio de Janeiro: Atheneu, 1974.

Pontes, J. F. O ensino da psicologia no currículo médico. In: Associação Brasileira de Escolas Médicas. Anais da IV Reunião. Salvador, Rio de Janeiro, 1966.

Rocco, R. P. O estudante de Medicina e o paciente. Tese. Rio de Janeiro: Ed. Achiamé, 1979.

Zaidhaft, S. Morte e formação médica. Rio de Janeiro: Francisco Alves, 1990.

5

O ESTUDANTE DE MEDICINA E A MORTE*

Sérgio Zaidharf
Andrea Doria Batista
Jacques Bines
Luciana Rubinstein

> Sandice – (...) deixe-me ficar algum tempo mais,
> estou na pista de um mistério.
> Razão – Oue mistério?
> Sandice – De dois, o da vida e o da morte;
> peço-lhe só uns dez minutos.
>
> (Machado de Assis, *Memórias Póstumas de Brás Cubas*)

Há uma brincadeira de crianças em que, ao soar a sirene de uma ambulância, uma delas (a que primeiro ouve a sirene ou a mais rápida) diz, tocando o corpo daquela que estiver mais próxima: "passa, morte, que eu tô forte". Assim também fazem todas as crianças do grupo. A que não consegue passar a morte a nenhuma outra fica sendo a morta (até o próximo som de sirene, quando, rediviva, terá nova oportunidade de passá-la adiante).

Já que estamos constantemente "ouvindo sirenes de ambulância", seja em nossos pacientes, seja em nós mesmos, e o recurso mágico de passá-la adiante e ficarmos fortes nem sempre funciona a contento, queremos propor uma brincadeira um pouco diferente: vamos deixar a morte conosco por algum tempo (o que também não deixa de ser um recurso mágico para tentar controlá-la, mas é um jogo que – acreditamos – pode dar bons frutos). Brinquemos então! Só por "uns dez minutos" tentemos seguir a pista destes "dois mistérios": o da vida e o da morte.

Bem entendido, não exatamente esses dois mistérios, que nossa sandice também não é tão grande, mas sim uma outra pista, de um outro mistério: o ensino médico relativo à morte. E, inserido no ensino médico, o que a disciplina de Psicologia Médica pode fazer e/ou tem feito neste campo.

Muito já se falou sobre o afastamento dos médicos de seus pacientes terminais; sobre a importância, para os doentes, que os médicos não os abandonem nesta hora; sobre a necessidade de se humanizar o atendimento assim por diante. Por que a morte neste nosso fim de século se dá principalmente no campo médico (a morte "medicalizada") ou por que a Medicina chegou a um estágio em que se necessita de sua humanização são temas de que não trataremos aqui. Ver a respeito S. Zaidhaft (1990) e P. Ariés (1991, p. 623). Importa-nos sim, neste trabalho, examinar as experiências relativas à morte por que passam os estudantes de Medicina em seu processo de aprendizagem e, dentre elas, como a disciplina de Psicologia Médica da Faculdade de Medicina da UFRJ tenta preparar os alunos para lidar com as questões despertadas pelo contato com a morte, questões estas que, no nosso entender, são as cruciais do curso médico.

Deixaremos as considerações quanto a esta última afirmação para o final deste trabalho e apresentaremos agora o método que utilizamos para sua realização. Método sim porque, parafraseando Shakespeare (1990, p. 1084), seguir a pista desses mistérios pode ser sandice, mas há que se ter um método para conseguir nosso objetivo.

Cabe lembrar que, nos dois primeiros anos de seu aprendizado, os alunos passam, em nossa Faculdade, por um curso básico em que são oferecidas disciplinas que não exigem o Contacto com pacientes. A experiência relativa à morte se dá na disciplina de Anatomia, através da dissecção de cadáveres. É curioso que a iniciação dos estudantes se dê dessa forma, já que tal modelo de relação com um objeto sem vida fica sendo visto por eles como o ideal a ser buscado posteriormente quando forem examinar os pacientes, conforme Sapir (1972, p. 307). Ao ingressar em seu

---
*Participaram do capítulo Gabriela Costa Rego e Luiz Eduardo F. Drumond.

terceiro ano do curso médico, os alunos passam a ter a disciplina de Medicina Clínica I. na qual aprendem a colher as histórias dos pacientes e a fazer o exame físico. Com este fim, em pequenos grupos orientados por um instrutor, percorrem as enfermarias onde se encontram os doentes internados para aprender, por exemplo, a reconhecer um sopro cardíaco, um estertor, a palpar um fígado, assim por diante. Nesse processo, não há o acompanhamento diário de um paciente específico, de sua internação à alta ou ao óbito. Em alguns casos – exceção à regra –, após colherem a história, os alunos, por iniciativa própria, vão ainda algumas vezes ver os pacientes que entrevistaram, mas geralmente o contato se restringe a um ou, no máximo, dois encontros para a realização da anamnese.

É nesse mesmo período letivo que os estudantes cursam nossa disciplina, que tem a duração de um semestre, sendo sua carga horária de três horas semanais. Em relação ao tema que estamos examinando, os alunos têm uma aula expositiva e assistem ao filme "Johnny vai à guerra". Além disso, um grupo (de cada uma das quatro turmas em que os 80 alunos são divididos) realiza um trabalho, para o qual é indicada uma bibliografia, sendo solicitado que entrevistem algum paciente terminal para o aprofundamento das leituras efetuadas. Este trabalho curricular é, então, apresentado discutido com o restante da turma.

Pensamos que a melhor maneira de examinar como a questão da morte é discutida em nossa disciplina e, de modo geral, no curso médico, é ouvir a palavra viva de quem, no momento, está passando por esta experiência. Por "palavra viva" queremos significar as reflexões e os sentimentos de estudantes que ingressaram recentemente no ciclo profissional, frente a seu primeiro contato com pacientes terminais. Com este fim, apresentaremos o trabalho referente a nosso tema, realizado por um grupo de alunos de Psicologia Médica do 2º semestre de 1990, seguido do relato dos sentimentos experimentados por eles durante a feitura da tarefa curricular, e uma discussão na parte final deste trabalho.

Pedimos-lhes apenas "uns dez minutos".

UM PACIENTE CRÔNICO E TERMINAL

Este trabalho se baseou na leitura de textos indicados (Haynal, 1983, p. 232-241; Hoirisch, 1985, p. 275-289; Illich, I., 1975; Kübler, 1987 e Queiroz, 1976, p.15-21) e em entrevistas com um paciente internado no Hospital Universitário Clementino Fraga Filho e com sua filha e a equipe médica. Tem como objetivo analisar os diversos aspectos relacionados ao acompanhamento de pacientes crônicos e/ou terminais, suas famílias e técnicos envolvidos com o tratamento.

O paciente escolhido para ser entrevistado já havia sido visto por um membro do grupo numa aula de Semiologia, não tendo sido mantida qualquer outra relação mais estreita anteriormente com qualquer outro componente do grupo.

M.S.S., 46 anos, branco, masculino, separado há 12 anos, natural de Portugal, há 36 anos no Brasil; curso primário completo, trabalhava como gerente de padaria, atualmente aposentado; tem dois filhos, um rapaz de 20 anos, uma moça de 18.

Internado há 15 dias com queixas de "queimação na barriga" e para "tratamento de feridas".

Seu quadro teve início há 13 anos com paresia generalizada, emagrecimento, impotência sexual e episódios alternados de constipação e diarreia. Foi diagnosticada amiloidose familiar (distúrbio genético que se manifesta na idade adulta, comum na região de onde veio o paciente. Os sintomas são consequentes à infiltração de vários órgãos pela proteína amiloide, por exemplo, nos nervos periféricos, dando um quadro de polineuropatia, que é o apresentado).

O paciente relata que já conhecia a doença, por esta ter acometido seu pai, duas irmãs suas, outros familiares, além de muitas outras pessoas em sua cidade natal.

M.S.S. encontra-se caquético, impossibilitado de se locomover, com dificuldades na fala (o que pode ser causado pela macroglossia), com visão restrita, incontinência urinária e fecal, escaras de decúbito e sem sensibilidade superficial e profunda distalmente.

Mora em casa própria com boas condições de higiene, com sua mãe, seus dois filhos e dois dos seus irmãos, ficando também próximo às casas de outros familiares seus. É cuidado principalmente por sua mãe e sua filha, sendo esta quem o acompanha no hospital.

O pai do paciente apresentou a doença quando este tinha 10 anos, vindo a falecer 12 anos depois. Ao surgirem nele (paciente) os primeiros sintomas, não se sentiu surpreso por achar natural ter a mesma doença que seu pai. No momento, diz estar satisfeito por estar "durando mais" e em melhores condições que ele, atribuindo estes fatos ao avanço da Medicina. Refere que a separação de sua mulher coincidiu com o surgimento da impotência sexual, relacionando os dois acontecimentos. Pareceu-nos ressentido ao falar sobre a ex-esposa.

Perguntado a respeito de seu tratamento, relatou-nos que há 6 anos foi "desenganado" pela médica que o acompanhava, quando de um episódio de infecção urinária. Abandonou, então, aquele tratamento por acreditar que poderia viver mais. Conta, também, que desejavam transferi-lo do hospital onde estava internado para um outro (uma clínica de apoio) e diz que, para este segundo hospital, "vai quem não tem família e está para morrer, e não era meu caso". Nossa impressão é que o paciente deve ter se sentido desafiado ao ter sido "desenganado" pela médica: seu relato, neste momento da entrevista, tinha um tom, ao mesmo tempo, de rancor e de vitória.

Quanto ao tratamento atual, diz que não está sendo bem atendido: não reconhece qualquer médico como seu responsável, não há rotina de atendimento "a não ser de professores e alunos", tendo recebido apenas duas visitas médicas em 15 dias. Seus curativos são trocados uma vez ao dia, enquanto em casa, além do maior cuidado em sua realização, esse procedimento é feito três vezes ao dia. Refere, também, não se sentir atendido em relação a suas queixas (pirose e escaras de decúbito) e que "se for só para comer, como em casa". Perguntado sobre o que espera do hospital, disse que se internou com o intuito de prolongar a vida, fazer alguns exames e tomar algum remédio que o alivie de sua "queimação". Perguntado se tinha planos para o futuro, respondeu: "pretendo viver enquanto puder".

Tivemos que interromper a entrevista ao virem buscar M.S.S. para a realização de um exame. Qual não foi nossa surpresa: pouco tempo depois, cruzamos com ele já de volta. Soubemos, então, que o referido exame a que o paciente iria ser submetido era uma prova de esforço, que lhe exigiria capacidade de se movimentar, o que era visivelmente impossível.

Conversamos, também, com a acompanhante do paciente: sua filha L., 18 anos. Ela é quem cuida dele em casa, dando-lhe banho, comida e trocando os curativos, enquanto sua avó se encarrega de cozinhar e lavar suas roupas constantemente sujas. Está terminando o segundo grau e diz que seus estudos ficam, em parte, comprometidos pelo tempo que dedica ao pai.

Conhece a doença, sua etiologia, seu curso, prognóstico etc., e participa de uma associação que congrega médicos, portadores da enfermidade e seus familiares. Acha a doença "horrível" e relaciona seu desencadeamento, entre outros fatores, a "abalos emocionais, estresse e má alimentação". Exemplifica, citando o caso de suas tias: uma delas apresentou os primeiros sintomas após a morte de um filho por atropelamento e a outra após uma gravidez complicada, que havia sucedido a dois abortos espontâneos.

Quanto a seu pai, relata que, antes de apresentar a doença, se alimentava mal, trabalhava excessivamente e, devido à idade que ela tinha, não sabe precisar se a separação dos pais ocorreu antes ou depois do início da doença. Conta que sua mãe vinha tendo uma ligação com outro homem quando o pai ficou doente, não sabendo informar se ele teve conhecimento desse fato. Em relação à mãe, diz que, desde a separação, tem muito pouco contacto com ela.

Diz que o pai reclama de depender de outras pessoas, mas pensa que ele está conformado com a doença e com a possibilidade da morte, preferindo, no entanto, manter-se vivo a morrer. Acha ruim o tratamento dispensado a seu pai no hospital, por considerar que as enfermeiras desconhecem a doença e que são inaptas para cuidar dele. Relata, assim como o paciente, que o médico veio vê-lo duas vezes em 15 dias, não lhe parecendo interessado no caso, Segundo ela, seria melhor para seu pai ficar em casa, apesar de ser um alívio para a família, principalmente sua avó, sua internação.

Teme ter a doença e não quer fazer o teste diagnóstico, por pensar que só lhe traria sofrimento saber que iria desenvolver a doença mais tarde. Quer ter um filho, apesar do risco de que ele fique doente, por achar que "vale a pena viver" e, também, porque estará presente para cuidar dele.

Pretende parar de estudar temporariamente e começar a trabalhar, e fala sobre como será sua vida quando seu pai falecer: "não que eu queira que ele morra, mas vai ser um alivio". Diz que seu pai fez um seguro em seu nome, o que facilitará sua vida, em termos financeiros. Quanto ao irmão, que é marinheiro e está viajando, diz que ele não cuida do paciente como ela, embora o pai esteja sempre reclamando dela, dizendo-lhe que "seu irmão não faria assim".

Dra. A., que acompanha M.S.S. no ambulatório, foi quem solicitou sua internação e é a responsável pelo leito em que ele se encontra. Relatou-nos que só internou o paciente devido aos insistentes pedidos de sua mãe, que lhe telefonou várias vezes, "pintando um quadro muito mais grave que o real". Falou a respeito da doença e da inexistência de um tratamento eficaz. O prognóstico é ruim, sendo de 15 anos o tempo máximo de sobrevida após o surgimento dos sintomas. Segundo ela, o paciente em questão encontra-se em fase terminal. Perguntada a respeito da frequência das visitas médicas, respondeu que ia à enfermaria todos os dias para acompanhar o tratamento e as prescrições, ficando o residente encarregado de fazer a evolução, sendo esta a rotina do hospital.

Na entrevista que realizamos com a enfermeira-chefe do posto onde se encontrava M.S.S., ela nos informou que não há uma enfermeira específica para o atendimento de cada paciente. Trabalham em esquema de plantão com revezamento diário e fazendo o que lhes cabe "da melhor maneira possível": cuidar das feridas, do banho, da medicação e das mudanças de decúbito. Relata estar insatisfeita com o salário que recebe e com o déficit de pessoal. Devido a todas essas dificuldades, não é possível haver uma aproximação maior com o paciente, o que dificulta a relação.

Diz que ele reclama muito, mas pensa que isso é compreensível pelo seu estado. Por sentir pena, dispensa a ele maior tolerância, "mas não sou babá de paciente para ter que aguentar tudo". Relata conhecer a médica responsável, mas nunca conversaram sobre o tratamento e prognóstico do paciente.

Nosso trabalho curricular consistia no exposto até aqui, além de uma análise dos textos indicados e de uma conclusão. Relataremos, a seguir, nossas angústias e questionamentos ao realizar aquela tarefa, elaborados para apresentação neste trabalho.

QUAL NÃO FOI NOSSA SURPRESA

Ao sabermos, no início do curso de Psicologia Médica, que nos caberia a realização de um trabalho sobre pacientes crônicos e terminais, nos sentimos, ao mesmo tempo, atraídos, desafiados e temerosos. Pensamos que isso se deveu ao fato de o tema ser delicado, controvertido e até assustador. Não sabíamos como nos aproximar de um doente terminal, como abordá-lo, que postura adotar e, além do mais, tínhamos medo de ficar aturdidos e de que o paciente percebesse nosso mal-estar.

Influenciados pela bibliografia indicada e pela crença de que câncer é sinônimo de morte iminente, nosso primeiro movimento foi no sentido de procurar um paciente com essa patologia, que soubesse seu diagnóstico e prognóstico, pois pensamos que dessa forma o trabalho ficaria mais rico. Pedimos auxílio a algumas enfermeiras para que nos designassem algum doente que preenchesse nossa expectativa. Elas sabiam informar quanto à gravidade do estado dos pacientes, mas não sabiam dizer se eles tinham conhecimento de sua situação, alegando que esta informação é uma atribuição exclusiva dos médicos. Decidimos, então, entrevistar M.S.S., por ser adequado aos temas do trabalho (paciente com doença crônica, em fase terminal) e pelo fato de já ser conhecido por um membro do grupo, o que talvez tenha nos dado um pouco mais de segurança.

Ainda influenciados pelos textos que havíamos estudado, imaginávamos encontrar um paciente passivo em relação a seu tratamento, sozinho em sua angústia, abandonado pela família e iludido pela equipe médica. Encontramos, ao invés, um paciente ativo (na medida de suas possibilidades), sabedor de seu estado, reivindicando melhor tratamento, com familiares a seu lado todo o tempo, em uma palavra: vivo.

E esta foi apenas uma das muitas surpresas que tivemos ao realizar nossa tarefa curricular. Uma outra, talvez a que mais tenha nos perturbado, foi sua tranquilidade ao nos descrever sua situação e sua resposta quanto a seus planos para o futuro: "viver enquanto puder".

Todos nós pensamos que, em seu lugar, estaríamos desesperados e que preferiríamos morrer. Posteriormente, nos perguntamos por que motivo tínhamos ficado tão perturbados com esta sua vontade de viver e verificamos que havia em nós um certo desejo de encontrar um paciente sem vida alguma, o que se constituiria numa ameaça menor para nós. Podemos pensar também, a partir dessa constatação, que um paciente grave, inconsciente ou que não reivindique (isto é, mais morto que vivo) talvez crie menos dificuldades para a equipe médica (em termos de um real acompanhamento e atendimento de suas necessidades) do que alguém como M.S.S. que, apesar de quase morto, se mantinha vivo, questionando o tratamento recebido, interagindo conosco e com sua família.

Em relação à entrevista com o paciente, cabe registrar um dado curioso: após termos – o grupo inteiro – conversado com ele, percebemos que não havíamos feito qualquer pergunta que lhe desse margem a falar o que pensava sobre suas perspectivas de vida. Um dos componentes do grupo, com isso em mente, voltou a ele e, após mais algum tempo de conversa, perguntou: "o senhor tem planos para o futuro?".

Esta pergunta comportava, na verdade, duas questões: uma quanto ao que pretendia fazer em termos objetivos e uma outra, subjacente a ela, quanto ao que pensava em relação à morte. O paciente respondeu: "não", isto é, formulou a resposta à pergunta manifesta, e prosseguiu dizendo "pretendo viver enquanto puder", que era o que o entrevistador efetivamente desejava saber.

Com relação à filha do paciente, nos chamou a atenção sua capacidade de adaptar sua vida à doença e às necessidades de seu pai sem, no entanto, abrir mão de seus próprios projetos. Dizer que o falecimento do pai seria um alívio não significa que sua atitude em relação a ele deixe de ser predominantemente amorosa. Pelo contrário: talvez o fato mesmo de poder reconhecer este seu sentimento (bastante compreensível, por sinal) é que lhe possibilite sentir e demonstrar tanta afeição por seu pai, como verificamos que fazia.

Discutimos longamente entre nós as dificuldades que L. deve ter passado, tendo que se adaptar à ausência de sua mãe e à doença de seu pai, desde seus cinco ou seis anos, e como estas perdas poderiam ter tido influência em seu modo de se relacionar com seu pai e consigo mesma. Além, evidentemente, da ameaça que deve sentir de que também ela venha a apresentar a doença.

Após a entrevista, impressionados com sua atitude, alguns de nós acharam que L. era uma pessoa "demais", que lidava bem com a doença do pai e com a possibilidade de ficar doente e que sua postura era a melhor para ela, ou seja, que ela priorizava a vida, apesar de todo o sofrimento e ameaça. Por outro lado, outros membros do grupo pensaram, durante a própria entrevista, que seria um absurdo L. ter um filho, pelo risco de que ele ficasse doente, tendo sido até perguntado a ela: "Você não vai ter filho não, não é?"

Quanto à sua resolução de não se submeter ao teste diagnóstico, pareceu-nos, por um lado, que era uma decisão que denominaríamos positiva porque, como ela disse, não adianta pensar nisso agora, e também por não ter como se precaver caso saiba que irá desenvolver a doença. Por outro lado, pensamos que é improvável que ela não pense sobre isso ("tenho medo de ter a doença") e a decisão de não fazer o teste expressaria a fantasia de que ficará doente. Afinal, pode ser que, ao fazer o teste, descobrisse que não possui o gene causador da doença (suas chances são de 50%) e isso certamente a tranquilizaria.

De qualquer forma, o que percebemos em nós foi o uso de nossas pressuposições como parâmetro para julgar o que é melhor ou pior para o outro em situações por vezes tão delicadas como esta que L. atravessa e em decisões tão terríveis (qual uma roleta-russa) como a que tem de tomar.

Ainda quanto a seu desejo de ter um filho, poderíamos compreender seu relato de que, se o filho ficar doente, ela estará presente para cuidar dele, como uma tentativa de negar a possibilidade de que ela adoeça ou como expressão de que a vida em si vale a pena, mesmo com este risco.

Em relação à família do paciente, pensamos que o fato de ser uma doença conhecida por todos, de caráter hereditário e comum numa determinada região, teria ajudado a família de M.S.S. a ter condições de se organizar de modo a melhor atender suas necessidades, sem uma desestruturação muito grande (e isso se deu mesmo com a separação do casal). Cremos que este contexto familiar faz com que o paciente tenha uma qualidade de vida melhor do que a que teria caso não houvesse este amparo por parte de todos. Esta coesão familiar pode ser responsável também pela manutenção da esperança na vida, como verificamos em M.S.S. e em sua filha.

Examinemos agora o tratamento dispensado ao paciente: após a leitura dos textos indicados, ficamos com a impressão de que os médicos têm muita dificuldade em lidar com pacientes terminais e tendem a se afastar deles. Ao entrevistarmos M.S.S., este nos relatou sua insatisfação com o atendimento que vinha recebendo (o número de visitas médicas e a não resolução de suas queixas). Estes dois elementos (os textos e a entrevista) se somaram e, como resultado, fomos procurar a médica tendo em mente a imagem de uma verdadeira carrasca. O que encontramos? Uma médica jovem, de olhos claros, magrinha, serena e atenciosa, que nos recebeu com a maior solicitude e se mostrou totalmente a par da situação do paciente.

Um outro motivo de surpresa foi sua informação quanto à verdadeira razão para a internação do paciente, ou seja, os pedidos da família.

Bem, após essa série de surpresas, passamos a nos perguntar se haveria outros motivos que nos tivessem feito imaginar a médica como uma carrasca. Talvez por termos nos sentido impotentes em relação ao caso de M.S.S. e decepcionados com os limites da Medicina, tenhamos necessitado buscar formas de atenuar a insatisfação do paciente (o que poderia ser explicado pela ausência da médica) e de atenuar nossa própria frustração e impotência.

Em relação a esse tratamento, pensamos que o mais importante é o paciente se sentir bem atendido e isso tem relação com a atitude médica. O que de melhor se poderia oferecer a M.S.S. seria uma atenção maior por parte da profissional, que poderia aumentar o número de visitas e conversar mais com o doente. O fato de haver um médico residente a quem caberia este papel (pela rotina do hospital) não fez com que o paciente reconhecesse um médico como o seu. Por outro lado, percebemos que M.S.S., apesar de assistido por todos em casa e por sua filha no hospital, não se mostrava satisfeito com isso.

De todas essas considerações, muitas questões ficaram sem resposta para nós: será que a pequena frequência de visitas médicas tem a ver com a dificuldade de lidar com o paciente que está morrendo? Será que é rotina mesmo do hospital? Por que será que M.S.S. não reconhece o residente como seu médico? Será que o paciente ficaria satisfeito com um maior número de visitas? Será que sua insatisfação quanto ao atendimento é a maneira que encontrou de se queixar de sua vida?

Na entrevista que fizemos com a enfermeira-chefe do posto onde se encontrava M.S.S., percebemos que nossa atitude em relação a ela foi de ataque, como que novamente buscando encontrar algum carrasco, a quem pudéssemos responsabilizar pelo sofrimento do paciente.

Apesar dessa nossa pressuposição, pudemos constatar a dificuldade (ou quase ausência) de comunicação entre os membros da equipe, se é que se pode chamar de equipe as pessoas que participam do atendimento ao paciente.

DISCUSSÃO*

Ao nos reunirmos para a elaboração deste trabalho, ocorreu um fenômeno curioso: por longo tempo ("uns dez minutos" que duraram horas) falamos todos a respeito das mortes (reais ou imaginadas) de pessoas próximas – parentes e amigos – e de animais de estimação e sobre a repercussão desses eventos em nós. Lembramo-nos, então, principalmente, da dor pela perda, da raiva do morto por nos ter deixado, da culpa pela morte do outro, do medo de ser castigado em virtude desta culpa, dos recursos mágicos utilizados para tentar afastar a morte, das tentativas de reparação e do processo de elaboração do luto. E isso ocorreu sem que houvesse qualquer combinação prévia nesse sentido. Pareceu-nos, posteriormente, que necessitamos deste percurso como uma forma de purgar nossos mortos, até para nos sentirmos mais livres para a realização do trabalho a que nos havíamos proposto.

Perguntamo-nos, a partir daí, por que, com todo o sofrimento que falar ou pensar sobre morte acarreta, resolvemos escrever este trabalho e, mais ainda, por que escolhemos ser médicos, já que assim estaríamos inevitavelmente lidando com ela todo o tempo.

Quanto ao trabalho, os sentimentos despertados em nós foram semelhantes aos experimentados quando da realização da tarefa curricular (já descritos no capítulo anterior). Já em relação à motivação para escolha da carreira, percebemos em nós um desejo de desvendar certos mistérios: em relação ao corpo humano, à sexualidade, à nossa própria identidade e à morte, ou seja, os "mistérios da vida e da morte". Havia também (e ainda há), embutida nesta escolha, uma expectativa de que, por sermos médicos, estaríamos imunes à morte.

Recordamo-nos, então, do impacto que as aulas de Anatomia nos causaram e do clima de brincadeira estabelecido muitas vezes durante a realização das dissecções, como tentativa de negar a morte. Curiosamente, ao falarmos deste tema, surgiram inúmeras associações com alimentação, por exemplo, não conseguir almoçar após dissecar, banana associada a tecido adiposo e o espanto com o fato de alunos mais antigos estarem comendo enquanto dissecavam (identificação com o morto – com a morte – através de sua ingestão?) (Freud, 1976, p. 133-134, 170; Zaidhaft, op. cit, p. 127-128).

---

* Um esclarecimento: neste capítulo, ao nos referirmos aos sentimentos despertados pela realização da tarefa curricular, entenda-se sujeito da frase como sendo o grupo de alunos.

Essas primeiras experiências relacionadas a morte, já como estudantes de Medicina, ao mesmo tempo que nos causaram um certo choque, faziam com que nos sentíssemos pertencer a um mundo à parte, como que possuindo um poder conferido pelo conhecimento dos segredos do corpo humano e da morte. Por outro lado, ou por isso mesmo, esse poder acarretava uma sensação de ter o cheiro da morte entranhado em cada um de nós, algo de que não poderíamos mais nos desvencilhar.

Sigamos nosso caminho: na disciplina de Medicina Clínica 1 (quinto período, ou seja, primeiro semestre do terceiro ano da Faculdade), a morte foi se revestindo de outras características. Percebemos, pela primeira vez no curso médico, a existência da dor, do sofrimento e do medo nos pacientes que examinávamos; constatamos que doença e morte não escolhem idade (pessoas às vezes mais jovens que nós com doenças letais); nos sentíamos preocupados, a cada órgão examinado, com o futuro do possuidor daquele órgão acometido por alguma enfermidade. Como aqui já não lidávamos com cadáveres, mas com seres vivos, o impacto foi bem maior do que o experimentado no curso de Anatomia. Entretanto, apesar de percebemos que eram seres vivos e de adquirirem – para nós – alguma subjetividade ao colhermos suas histórias, ainda eram essencialmente corpos que sofriam.

Algo diverso ocorreu quando da realização da tarefa solicitada pela disciplina de Psicologia Médica. O título que demos à terceira parte deste trabalho deve-se exatamente a este fato: uma sucessão de surpresas. A maior delas se deu – como já descrito – ao percebermos que o paciente entrevistado, embora em péssimo estado geral, estava vivo (no sentido de desejar viver enquanto pudesse, sua solicitação de um melhor atendimento etc.). Por que nossa surpresa e perturbação?

Pensamos em algumas hipóteses para compreender este nosso sentimento: é possível que estivéssemos imbuídos do modelo aprendido na Anatomia (o do paciente passivo como o cadáver que tínhamos dissecado); é possível, também, que os trabalhos lidos tivessem nos influenciado a tentar encontrar um paciente sem vida alguma; novamente é possível que pensássemos na morte como algo distante de nós e que, quando ela viesse fazer sua colheita, a fizesse de vez; é ainda possível que tivéssemos ficado surpresos pelo fato de perceber que alguém com vida, e não apenas um corpo que sofre, pudesse vir a falecer.

Todas estas hipóteses podem corresponder à realidade e é bastante provável que assim seja. No entanto, a que nos parece mais plausível é a seguinte: nossa perturbação seria devida ao fato de que se o paciente em questão estava para morrer, mas se mantinha vivo, nós que o entrevistamos e que estávamos (e felizmente ainda estamos) vivos e sem qualquer doença, nos vimos forçados a perceber que também carregamos a possibilidade da morte em nós mesmos.

A partir dessa hipótese, podemos compreender nosso sentimento de que preferiríamos morrer se estivéssemos em seu lugar. Parece ser a expressão de um desejo nosso de que o paciente morra logo, pois assim a morte ficaria só com ele e nós nos livraríamos dela (como na brincadeira: "passa, morte, que eu tô forte").

Após a realização da tarefa curricular e também deste trabalho, verificamos que demos muito mais destaque à filha do paciente e aos sentimentos por ela despertados que ao próprio doente. Algumas hipóteses que levantamos: sua idade, muito mais próxima à nossa que a do paciente; o fato de ser filha – como nós – e não pai ou mãe; o fato de ter sido mais confortável para nós conversar com ela que com o paciente e, como extensão desta última hipótese, o fato de estar saudável. Quer dizer, foi mais fácil nos identificarmos com alguém jovem, saudável, mesmo sob uma ameaça como a que L. vive, do que com um doente terminal e isso certamente se deve às ansiedades despertadas pelo contacto com alguém que está morrendo.

Ainda em relação à entrevista com L., percebemos em nós um sentimento semelhante ao experimentado ao lidar com o paciente. A pergunta "você não vai ter filho, não é?" expressaria nosso desejo de condená-la à morte (no caso, morte de sua capacidade procriativa) porque, dessa forma, nós é que ficaríamos vivos e férteis.

Este fenômeno é curioso: no momento em que estamos investidos do papel de médicos, escapa de nossa consciência a compreensão de que todos estamos morrendo um pouco a cada dia e de que não temos como saber se nós é que vamos antes da filha do paciente. E ficamos, então, espantados com sua esperança na vida, como que desejando que ela também adoeça logo, desespere e morra. Ou seja, sou só eu quem não adoece, sou só eu quem pode levar a vida sem qualquer ameaça, sou eu quem não corre perigo, a morte não me pega, "passa, morte, que eu tô forte".

Fique bem claro que este possível desejo de "passar" a morte para o paciente e sua filha não era o único presente em nós. Percebemo-nos admirando os dois por sua força de vida e tendo um sentimento de compaixão por sua dor e de pesar pela constatação de que nada poderia ser feito para ajudá-los (no sentido de cura do paciente e de prevenção da doença na filha).

Entretanto, aceitar tal realidade é profundamente doloroso e lutamos arduamente para nos afastar dessa certeza. Pareceu-nos que a busca que empreendemos para encontrar algum responsável pelo sofrimento do paciente (um "carrasco") é um exemplo claro desta nossa luta. Não somente do paciente: esta busca talvez seja nossa tentativa de atenuar nosso próprio sofrimento ao constatar nosso fracasso frente ao caso do paciente e nossa impotência ao nos certificarmos de nossa própria finitude.

E mais ainda: será que nossa procura de algum carrasco também não decorreu de uma necessidade de "passar" a alguém mais nossa "passagem" da morte para o paciente e sua filha? O carrasco que tanto buscamos somos nós?

Esses sentimentos que estamos relatando, longe de serem originais ou exclusividade nossa, não devem diferir muito dos experimentados por outros alunos e médicos. Surge a questão, então, de que espaço e possibilidades são oferecidos para que se possa discutir estes temas no curso médico.

A esse respeito, é curioso que o impacto sentido durante as entrevistas não tenha sido relatado no corpo do trabalho curricular, mas somente durante sua apresentação para o restante da turma. É possível que isso tenha ocorrido por não ter sido solicitado expressamente que assim fosse feito, mas as entrevistas com familiares e equipe técnica também não, e estas constaram do trabalho escrito. Talvez haja, também, uma ideia de que sentimentos experimentados durante o contato com o paciente não podem ser considerados como algo científico, por serem puramente subjetivos, algo assim.

No entanto, mais que as hipóteses acima, pensamos que esta omissão é reveladora de um fenômeno que perpassa todo o curso médico, qual seja, a utilização do silêncio como arma para enfrentar as questões levantadas pelo lidar com a morte. E a este silêncio estão condenados não apenas os alunos, mas também os pacientes.

Talvez o tão falado afastamento dos médicos de seus doentes terminais se deva exatamente a este fato: ao ingressarmos na faculdade, é como se necessitássemos de um modelo de conduta frente a situações novas e angustiantes, com as quais não sabemos lidar. Se o modelo que vemos é o do silêncio como tentativa de se desvencilhar de sentimentos difíceis de tolerar e de pacientes difíceis de tratar, este é o modelo que trataremos de seguir. E é este mesmo modelo que silencia o que temos de mais vivo em nós e o que os pacientes terminais têm de vida em si.

Aqui reside o que pensamos ser nosso grande fruto ao realizar este trabalho; a quebra desta barreira do silêncio, pela possibilidade de ouvir o paciente e de discutir com colegas nossas impressões frente a uma situação aflitiva para todos.

Evidentemente, a recomendação "ouvir o paciente" também pode ser tomada como um modelo a ser seguido, sem que haja uma reflexão ligada a essa necessidade e este é um risco que sabemos existir. A esse respeito, recentemente um membro de nosso grupo assistiu a uma conversa (se podemos chamar assim) entre um paciente e sua médica. O doente reclamava de não estar sendo bem atendido numa certa queixa sua e ela, falando ao mesmo tempo que ele, dizia: "eu sempre ouço o paciente". Ela não disse que estava tentando ouvir, entender "aquele" doente, mas sim a uma entidade inespecífica, denominada paciente. Ou seja, o que verificamos aqui é o uso da máxima "ouvir o paciente" para silenciá-lo!

Fechando o parêntese, pensamos que poder conversar com colegas nos ajudou a perceber que nossas angústias não eram originais nem tão terríveis, que não somos donos de uma verdade única e inquestionável, a corrigir nossas pressuposições e a tentar aceitar as diferenças. Se, a partir daí, podemos afirmar que em nosso grupo conseguimos funcionar como uma equipe, o mesmo não podemos dizer quanto à estruturação da assim chamada equipe médica. A indicação da prova de esforço sem avaliação das condições do paciente e o desconhecimento, por parte da enfermagem, quanto à noção que os doentes têm de seu diagnóstico e prognóstico são prova disso.

Esse fato nos surpreendeu desfavoravelmente, por pensar que a equipe médica deveria trabalhar com algum entrosamento e que todos os seus componentes deveriam saber da situação de cada paciente (guardadas as ressalvas quanto às funções específicas de cada membro da equipe). Utópico isso? Talvez, mas nos parece fundamental que se lute para que assim seja.

Havíamos proposto, na introdução deste trabalho, uma brincadeira de deixar a morte conosco por algum tempo. Sandice? Talvez. Afinal, o paciente entrevistado está para morrer mesmo e não há nada que se possa fazer para evitar este seu destino (aliás, também nosso, mais cedo ou mais tarde). Talvez a Razão, com quem a Sandice dialoga, devesse prevalecer todo o tempo e não devêssemos dedicar quaisquer "dez minutos" para tentar desvendar mistérios – do paciente e nossos – que não são desvendáveis.

Entretanto, mesmo sabendo de tudo isso, pensamos, ou melhor, concluímos, a partir da experiência que tivemos, que ter "uns dez minutos" para ouvir o paciente, seus familiares e a nós mesmos é fundamental para que não condenemos ao silêncio (à morte) o paciente e a nós mesmos.

Chegamos a esta certeza a partir da constatação de que o fato de deixar a morte conosco por algum tempo, longe de nos matar, nos deixou mais vivos, no sentido de mais atentos às nossas dificuldades no contacto com pacientes terminais (na verdade, com qualquer doente).

Melhor dizendo, não se trata de deixar a morte conosco como algo distante, inespecífico, mas sim de poder conhecer a situação de vida de cada paciente específico, o que pode incluir a proximidade da morte e os sentimentos daí decorrentes. Ou seja, na verdade este trabalho não é sobre morte, da qual nada sabemos, mas sobre vida, mesmo que dela reste apenas um fio.

E já que estamos falando de vida, o que esperamos é que a nossa sucessão de surpresas, ou melhor, que nossa capacidade de nos surpreendermos frente à vida persista e que nossas dúvidas permaneçam para que, a cada paciente examinado, não pensemos que já sabemos de antemão o que é melhor para o outro (pois assim estaríamos transformando o doente num corpo que sofre e condenado ao silêncio).

Fique claro, portanto, que não estamos nos referindo apenas aos pacientes terminais e à aprendizagem das questões a eles concernentes. O fato de termos ficado restritos, neste trabalho, ao tema "morte" não significa que esta seja a nossa única preocupação. Pelo contrário, pensamos que, por estarmos lidando com situações-limite, podemos utilizar nossas reflexões para o dilema vida/morte no atendimento a qualquer paciente e para a questão vida/morte no ensino médico em geral.

À guisa de conclusão, cabe dizer que a possibilidade que tivemos, durante a realização deste trabalho, de discutir inúmeros pontos que nos afligiam (e que, de forma diferente, esperamos que continuem a nos afligir) só nos reforçou a convicção de que é fundamental que discussões como esta perpassem todo o curso médico e não apenas uma disciplina específica.

REFERÊNCIAS

Ariés, P. O homem diante da morte. Rio de Janeiro: Francisco Alves, 2v., 1981.

Freud, S. Totem e tabu. Rio de Janeiro: Imago, 1976.

Haynal, A. Manual de Medicina Psicnssomatica. São Paulo: Masson, 1983.

Hoirisch, A. Eutanásia. Aspectos médicos. In: Academia Nacional de Medicina. Etica Médica. Forum Nacional, Rio de Janeiro, 1985.

Illich, I. A expropriação da Saúde. 3.ed., Rio de Janeiro: Nova Fronteira, 1975.

Queiroz, A.o., Mello Filho, J. O médico diante do doente crônico e da morte. J. Bras. Med., ago. 1976.

Skakespeare, W. Hamlet. In: The complete works oi William Shakespear. New York: Avenel, 1990

Sapir, M. La formation psychologique du Médecin. Paris: Payot, 1972.

Zaidhaft, S. Morte e formação médica. Rio de Janeiro: Francisco Alves, 1990.

Kiibler-Ross, E, Sobre a morte e O morrer. 3.ed., São Paulo: Martins Fontes, 1987.

6

A FORMAÇÃO PSICOLÓGICA DO MÉDICO

David Epelbaum Zimerman

O remédio mais usado em Medicina é o próprio médico. O qual, como os demais medicamentos, precisa ser conhecido em sua posologia, reações colaterais e toxicidade.

M. Balint

À clássica e muito significante frase do psicanalista inglês Michael Balint, citada em epígrafe, podemos acrescentar que o médico vale principalmente pelo que de fato ele é, antes do que pelo que sabe, diz ou faz. Por outro lado, as melhores estatísticas indicam que, numa média de 70%, os pacientes orgânicos apresentam fatores psíquicos que desempenham um papel importante, às vezes determinante, no contexto de sua doença.

A soma destes dois fatos estabelece, de forma incontestável, a enorme importância da formação psicológica do medico, e logo nos leva a perguntar como ela se processa em nosso pais. Essa pergunta pode ser desdobrada em outras que se complementam: que tipo de médico nossas faculdades devem formar na atualidade? Qual a motivação que leva tantos jovens a procurar os caminhos da Medicina? Quais os atributos mínimos necessários para que um indivíduo se forme como um "bom médico"?

Vamos tentar responder por partes, ao longo do texto.

Não é demais sublinhar que a formação de um "bom médico" se assenta no clássico tripé: conhecimentos + habilidades + atitudes. É claro que esses três aspectos estão sempre congeminados e são indissociáveis, mas podemos discriminar e conceituá-los separadamente. O conhecimento se organiza a partir de informações provindas dos instrutores e, principalmente, de muito estudo e leitura. A habilidade depende de um treinamento continuado em que o aluno saiba tirar proveito do aprendizado conferido pelas experiências vividas na práticados atos médicos, tanto as de acertos e gratificantes como também, e principalmente, as das baseadas na frustração dos inevitáveis erros e limitações. Mas é sobretudo o desenvolvimento da atitude médica – protótipo de sua formação psicológica – que pretendemos abordar mais detidamente.

ATITUDE MÉDICA

Um esboço histórico nos mostra que é muito antiga a arte médica, então exercida pelos feiticeiros, Xamãs e sacerdotes, enquanto que a ciência médica é muito recente, apenas nascida a partir do século XIX e, do ponto de vista psicológico, sempre sofrendo a forte influência daqueles predecessores místicos. Dessa forma, até há pouco tempo a relação do médico com seu paciente era unidirecional, com esse último submisso e esvaziado, investindo o primeiro com uma aura de forte idealização e magia. A própria terminologia corrente em medicina comprova isso.* Qualquer insucesso era tributado à "vontade de Deus". Médico que quisesse ter uma bem sucedida clientela deveria ter um dom inato, ou aprender a arte de despertar carisma. É fácil entender que quanto maior for o primitivismo e ignorância que cerca a doença, maior também será o apelo ao misticismo.

Atualmente, a tendência crescente e irreversível é a de uma maior participação do doente e da família (e, em passos muito tímidos, da comunidade), enquanto paralelamente a figura do medico vai descendo do pedestal para uma superfície mais nivelada, onde ele se imporá pela sua real competência. Observa-se cada vez mais que, à medida que descresce o papel deificado do médico e diminui o *gap* entre ele e o seu paciente, menos este último se conforma em

---

* A palavra clínica deriva de klinos que, em grego, significa na horizontal (daí vem inclinado, etc.), já que os pacientes deveriam ficar deitados. Ambulatório era para os que podiam caminhar (ambulare). Medicamento (e daí médico) deriva de medicamen, étimo latino que significa bruxaria. Paciente vem de patiens que, em latim, significa passividade. E assim por diante.

seguir servil e cegamente a conduta médica que lhe é traçada e cada vez mais ele quer ser esclarecido e participativo nas decisões.

Dessa forma, o linear binômio médico-paciente foi gradativamente se modificando para o modelo de um polígono de forças dinâmicas, onde se entrecruzam necessidades, desejos, expectativas, valores, sentimentos, angústias, pressões, etc. Essas forças não se processam só na direção do médico para com a doença e o doente, mas também com os familiares deste, com o hospital e todo o seu pessoal, com a instituição que o paga, com a sociedade que lhe cobra, etc., e principalmente na relação consigo próprio.

Deve-se acrescentar ainda a existência de uma crise que assola o médico brasileiro, crise que aparentemente é da Medicina, mas na realidade é a de sua identidade médica. Isso decorre das intensas, extensas e rápidas mudanças de toda ordem, como são, por exemplo, as transformações socioeconômicas; as da política estatal de assistência médica; as demográficas; a proliferação de faculdades de Medicina com a formação (ou deformação'?) de um número excessivo de profissionais; a transição dos valores sociais (o ter passa a ser mais importante que o ser); uma desenfreada busca de lucros por parte de policlínicas e uma pressão das indústrias farmacêuticas voltadas para esse mesmo fim; os céleres avanços da tecnologia moderna e a avalancha de novas informações; a desidealização, às vezes tangenciando o denegrimento, da figura do médico, etc. Tudo isso concorre para que o estudante se debata com dilemas deste tipo: "que tipo de médico quero ser, posso ser, devo ser, ou esperam que eu seja?"

Essas questões nos remetem ao problema das motivações que determinam a escolha da profissão médica. Ao lado dos fatores mais manifestamente conscientes, como, por exemplo, um sentimento de talento e vocação, ou uma boa identificação com um progenitor médico, ou a busca de *status* e um promissor mercado de trabalho, existem os motivos inconscientes.

O primeiro estudo com embasamento científico em relação à estrutura psíquica do médico se deve ao psiquiatra alemão Simmel (1926), o qual descreveu algumas das fantasias inconscientes determinantes da escolha da profissão médica. Entre outras, ele destacou que o exercício prático da Medicina propiciava uma adaptação do princípio do prazer ao da realidade, ou seja, o médico podia satisfazer os seus impulsos primários: ver e palpar gente desnuda; ter acesso ao interior do corpo e aos mistérios do nascimento, sexualidade e morte; penetrar nos segredos mais íntimos das pessoas; manipular urinas e fezes, etc.; tudo isso sendo conseguido de forma sutil e com o aval de admiração da sociedade. Noutras palavras, o *ego* do médico honra o juramento de Hipócrates, enquanto o seu *id* se gratifica. Outras motivações inconscientes podem ser citadas como, por exemplo, o fato de ser médico permite-lhe reforçar a negação da doença e, portanto, da sua inexorável morte, já que, por dissociação, o paciente é a sua antítese. Uma importante necessidade inconsciente, cujo cumprimento é propiciado pelo exercício da medicina, é o de poder fazer reparações,* as quais podem ser verdadeiras ou falsas e a predominância de uma ou outra dessas é que vai determinar se a atitude médica é igualmente autêntica ou falsa.

A própria escolha da especialidade médica em função dos conflitos inconscientes do médico, assim como o tipo e grau de primitivas fantasias com que ele revestiu a imagem corporal e as funções vegetativas orgânicas, mereceria um estudo mais aprofundado, mas não cabe fazê-lo aqui.

Retomando a linha de reflexão acerca da importância da atitude médica, é necessário enfatizar que essa, acima de tudo, deve manter-se inalterável, por maiores que sejam as pressões externas e internas que antes apontamos, e isso só será conseguido se o médico tiver a sua identidade profissional bem definida.

IDENTIDADE MÉDICA

A formação psicológica do médico resulta do precipitado de uma série de elementos complementares, tais como, entre outros, temperamento, moral, personalidade, ética, caráter, atributos do *ego* e identidade.

Como esses termos são assemelhados, antes de prosseguir e para evitar uma confusão semântica, é útil esclarecer os significados que aí são dados a cada um deles. Temperamento resulta da têmpera dos impulsos e humores heredo-constitucionais. Moral é a manifestação do tipo de superego do indivíduo e

---

* No jargão psicanalítico, este termo expressa a necessidade que qualquer pessoa tem de consertar os danos, reais ou fantasiados, que ela imagina ter infligido às pessoas importantes de sua vida. A reparação é verdadeira quando a determinação em restaurar os danos se forma no indivíduo a partir da assunção da parte da responsabilidade que, de fato, lhe cabe, ao que se segue a formação de uma atitude de autêntica consideração e preocupação pelos outros. A reparação é denominada falsa quando, movida pelo afã de apaziguar culpas, os intentos reparatórios ficam embasados em recursos de natureza mágico-onipotente.

é quem lhe determina os costumes (em latim, costume é mos, moris, de onde vem moral). Personalidade, de acordo com a etimologia (persona é o nome que davam à máscara usada pelos atores do antigo teatro greco-romano), é a forma como a imagem da pessoa impressiona os demais. Ética deriva de ethos (significa meio ambiente, território) e indica que um indivíduo não pode invadir o terreno dos demais. Caráter, como a palavra evidencia, é o que caracteriza a conduta da pessoa, e ela se estrutura a partir de uma adaptação, no plano inconsciente, entre os impulsos e os mecanismos de defesa. A expressão atributos do *ego* diz respeito às funções e capacidades, tais como as de percepção, pensamento, atenção, memória, juízo crítico, linguagem e ação. Identidade e a propriedade de o indivíduo, independentemente das circunstâncias e de pressões, manter-se basicamente o mesmo (a palavra identidade vem de idem que quer dizer o mesmo) e, portanto, é a expressão do que de fato ele é.

A identidade de cada pessoa funciona como se fosse uma "carteira de identidade", isto é, a nomeia, dá as suas características principais e a acompanha, imutável, através dos tempos, do espaço e da inserção social. A estruturação da identidade do indivíduo forma-se a partir de identificações com figuras importantes de sua vida e com a assunção de papéis (tanto os espontâneos como os que lhe são designados, ou os que imagina que os outros esperam dele). Uma identidade só fica bem estabelecida quando leva o triplo selo da autonomia, da estabilidade e da autenticidade. Caso contrário, é possível que se trate de uma falsa identidade, quer sob a forma de algum tipo de impostura, ou de uma modalidade mimética, a qual é lábil porque, como um camaleão, o indivíduo procura adivinhar o que esperam dele, e adaptar-se a isso. Pode tratar-se também de uma identidade ambígua, caso em que a pessoa funciona com as reais capacidades adultas, mas no fundo sente-se como se fosse uma criança, e vice-versa.

Como toda a identidade é resultante da integração de identificações parciais (a introjeção de um tanto das características de pai, outro tanto da mãe, etc.), é importante que o médico saiba discriminar quais "as partes" que podem estar sendo mobilizadas em determinadas situações clínicas e que podem invadir a função médica propriamente dita. Estão neste caso os médicos que se deixam seduzir, ou intimidar, ou se superdesvelam, entre tantas outras reações que vamos abordar no tópico que segue.

RELAÇÃO MÉDICO-PACIENTE

Não é possível conceber a formação psicológica do médico em termos individualizados; antes, e indispensável incluir toda a larga gama dos sentimentos despertados nos inter-relacionamentos contidos em qualquer ato médico e que estão condensados na habitual expressão "relação médico-paciente", a qual, apesar de estar na forma singular, é, em verdade, plural, sempre com o envolvimento de muita gente.

Como esquema de exposição, é útil destacar os aspectos que, a meu juízo, se constituem como sendo os básicos na determinação de uma boa ou má relação entre o medico e o seu paciente.

A instalação da doença costuma levar o paciente – e muitas vezes a família inteira – a um estado conhecido por regressão, e que consiste num retorno a um nível de funcionamento mais primitivo, com a reedição de ansiedades, fantasias e expectativas próprias às da época de quando ele era criancinha. Isso é mais possível de ocorrer em situações de hospitalização, especialmente em UTI, em razão de o doente sentir-se coagido e ameaçado na preservação de sua identidade, por enfrentar um ambiente físico estranho; sucessão de rostos não familiares; mudança nos hábitos, na roupa, na alimentação; rotinas hospitalares regressivantes, etc.

São muitos os fatores que podem ser desencadeantes da regressão, mas o distúrbio emocional que surge é sempre o fruto das características da psicologia própria de cada indivíduo.

O surgimento da doença orgânica fica acrescido de profundos significados simbólicos de ordem psíquica que estão investidos na formação da imagem corporal e isso pode provocar que, além do sofrimento físico, o paciente possa estar sendo invadido por sentimentos de desamparo, medo, confusão, culpa, vergonha e até o sentimento de humilhação por ter "fraquejado", em ter adoecido, ou pela ferida narcisista em ter que reconhecer que é um mortal como qualquer outro. Por outro lado, é comum que uma patologia somática tenha como desencadeante certas perdas importantes – de pessoas, coisas, afetos ou valores – às quais o indivíduo reage com o sentimento de abandono e desesperança.

O fenômeno pelo qual o paciente, especialmente em estado regressivo, tende a repetir com o seu médico os típicos modelos de como ele se relacionava com as importantes figuras do seu passado, é conhecido como transferência, a qual, sob graus e níveis diferentes, está sempre presente na relação médica. Essa reação transferencial tanto pode ser positiva como negativa. Dessa forma, pode-se perceber que um mesmo médico pode estar sendo visto por um determinado paciente como sendo uma mãe boa que o cuida e dá bons alimentos – simbolizados nos medicamentos – enquanto outro paciente pode vivenciar estes mesmos medicamento como sendo "porcarias que envenenam", provindas de uma mãe má. Da mesma forma, certas manipulações médicas podem estar significando castigo para uns, sedução para outros, e assim por diante. É o fenômeno transferencial que explica o fato de que, no cotidiano clinico, o médico se defronta com pacientes que vão desde um polo de extrema dependência e que o solicitam por tudo e por nada, até aos de outro extremo, e que apresentam uma hostilidade, com um negativismo em colaborar, em reconhecer melhoras, etc.

Da mesma forma como foi destacada a transferência, é preciso enfatizar que também o médico tem sentimentos de toda ordem em relação a seus diferentes pacientes, sendo que esse fenômeno é denominado contratransferência. É importante, no entanto, diferenciar de quando se trata de contratransferência decorrente da resposta do médico às angústias nele depositadas pelo paciente, ou se é uma transferência do próprio médico em relação a seu paciente, pelo fato de que este possa estar lhe representando uma mãe, um pai, um irmão rival, um filho, etc. Um critério que o médico pode utilizar – mercê de uma capacidade de auto-observação – é o de reconhecer se ele apresenta, de forma repetitiva, os mesmos problemas com uma mesma categoria de pacientes.

Descrevemos separadamente a transferência e a contratransferência, mas deve ficar bem claro que ambas são simultâneas e interativas, sendo que elas configuram em cada situação médica um vínculo muito singular e, na maioria das vezes, de um curso natural e produtivo. Mas há riscos quanto à possibilidade da formação de conluios inconscientes (os conscientes, e melhor chamá-los de "pactos corruptos"), os quais consistem numa despercebida aliança que complementa e atende às demandas neuróticas de ambos.

Esse é um tópico muito importante, entre outras razões óbvias, pela sua alta incidência. Costumamos perceber com facilidade quando o paciente procura induzir o médico ao papel de mágico, de amante, etc., mas o fato de que a recíproca é verdadeira é de reconhecimento bem mais difícil. A bem da verdade, não se pode negar o fato, nada incomum, de que o médico possa estar buscando gratificações através do paciente para as suas necessidades de amizade, amor, prestígio, poder, sexo ou dinheiro. O dia a dia da prática médica nos fornece uma abundância de situações de conluios médico-paciente, mas, para ficar em um ou dois exemplos, serve o sabido fato de que não são nada raras as cirurgias que alguns médicos possam reconhecer como sendo desnecessárias, mas assim mesmo as praticam, quando são induzidos por pacientes masoquistas, por exemplo. Outro exemplo, trivial, de um conluio que promove uma recíproca gratificação – ilusória – consiste numa atitude do médico em "presentear" seu paciente com amostras grátis de medicamentos, mesmo sabendo que estes não vão ajudar em nada ou, pelo contrário, podem causar prejuízos. E assim por diante, mas prefiro deixar para o leitor exercitar sua capacidade de observação e imaginação para suplementar a extensa e poliforme exemplificação, a qual pode ser colhida a partir de um adequado senso critico em relação aos outros colegas ou – com algum esforço e coragem – em relação a si próprio.

O tipo de personalidade do médico é, sem dúvida, um importante fator determinante da qualidade da relação médico-paciente, mas a formação de um bom médico não exige um determinado tipo padronizado; pelo contrário, não importa se ele é mais ou menos extrovertido, circunspecto, bonachão, de estilo brincalhão, e assim por diante, desde que conserve alguns atributos mínimos e indispensáveis que serão, mais adiante, especificados. A predominância de certas características psíquicas define o tipo de personalidade que, numa descrição, a mais sintética possível, permite destacar os seguintes:

- Depressivo (prevalece um permanente pessimismo, negativismo e autodesvalia);
- Maníaco (um otimismo exagerado, sem base real);
- Paranoide (atitude querelante e desconfiada);
- Obssessivo (rigidez e um desgastante detalhismo);
- Fóbico (evitação de tudo que possa despertar alguma ansiedade);
- Histórico (dramatização de qualquer situação, intolerância às frustrações; usa muito o recurso da sedução);
- Esquizoide (um jeito "esquisito" e uma acentuada dificuldade de relacionamento pessoal);
- Psicopata (o engodo é a tônica);
- Narcisista (O valor mais importante é sempre o da busca do aplauso para si).

Uma combinação dos itens acima descritos converge para a conduta médica, a qual fica estruturada numa série de capacidades e atitudes internas do médico. As quais, somadas aos seus conhecimentos e habilidades, definirão o perfil de sua formação. Isso lhe exige uma série de atributos.

ATRIBUTOS DO MÉDICO

Faz parte de sua identidade profissional que, para assegurar uma consistência e coerência profissional, o médico tenha seu esquema referencial, e isso consiste no conjunto de conhecimentos, afetos e experiências, com os quais ele pensa, age e se comunica.

O médico tem, de uma forma manifesta ou latente, uma relevante potencialidade de exercer uma ação psicoterápica, se entendermos Psicoterapia num sentido mais amplo, ou seja, como significando todas as influências psicológicas aplicadas ao paciente, para fins terapêuticos.

É importante que o médico não incorra, em excesso, na costumeira dissociação entre o psique, de um lado, e o soma de outro; ou do órgão doente, isoladamente dissociado da integração biopsicossocial.

Capacidade de intuição e de empatia. É útil fazer uma distinção entre o significado de empatia e os de simpatia e intuição. Essa última é uma capacidade que pertence à área cognitiva, surge antes do raciocínio lógico dedutivo e permite ao médico reconhecer aquilo que vai além do que aparece como concreto e visível. Simpatia designa a qualidade de agradar e cativar, sendo que ela tanto pode ser um dom natural e genuíno, como pode ser fruto de um estudado esforço. A empatia, no entanto, é uma capacidade da área afetiva e tem uma significação bem mais profunda, qual seja, a de poder colocar-se no lugar do paciente, conforme nos ensina a etimologia: "em" (estar dentro) da "patia" (a pathos) do outro.

Não é raro que, a título de empatia, o médico adote uma conduta de um desvelamento excessivo – quase sempre a serviço de suas próprias ansiedades – o que pode levá-lo a borrar os indispensáveis limites que devem sempre ser mantidos. Da mesma forma é imperativo que o médico saiba delimitar os distintos papéis e funções que, em todo o ato médico, são atribuições respectivas do médico, do paciente, do familiar, etc., e isso ganha relevância quando coincide que é um médico que esteja na condição de paciente. Nos casos mais extremos, em que fique perturbada a delimitação da distância e dos papéis, a situação médica restará confusa, quando não caótica. E de uma adequada capacidade de empatia que derivam os essenciais atributos de respeito e tolerância.

Capacidade de ser continente. O termo continente vem do latim coritenere (conter) e aduz à capacidade do médico poder conter, nos mesmos moldes como uma mãe tranquila faz com seu filho pequeno, as angústias, fantasias e necessidades de seu paciente aflito, especialmente aquelas que acompanham as vivências de morte e as agudizações das crises existenciais. É igualmente importante que o médico possa ser continente de suas próprias angústias, dúvidas e do "não saber". A falta dessa capacidade é responsável pela atitude médica que se caracteriza por um excesso da medicação, de encaminhamentos, de pedidos de exames, por uma devoção exagerada, ou por alguma forma de fugir do doente.

Capacidade para se deprimir. Toda e qualquer pessoa tem virtudes e defeitos, alcances e limitações, e comete acertos e erros. O aprendizado do médico se tempera na prática da experiência, especialmente das frustrantes, desde que ele tenha condições para se deprimir, ou seja, reconhecer e se responsabilizar por suas falhas e limitações e, a partir daí, procurar corrigir a trajetória de sua ininterrupta formação profissional. O contrário disso ocorre com aqueles que apresentam exagerados traços caracterológicos do tipo paranoide ou narcisista, o que faz com que, no primeiro caso, estejam sempre procurando ver a responsabilidade nos outros, enquanto os mais narcisistas não conseguem olhar além do seu próprio umbigo, pois estão convictos que o acerto e a verdade sempre lhes pertence e por isso mesmo não toleram contestações e se dão mal com os pacientes que não melhoram logo. Uma boa elaboração depressiva abre os caminhos para a discriminação, individuação, autonomia, reflexão e criatividade.

Capacidade de comunicação. Sabemos que a comunicação humana não se processa pela via única da linguagem verbal. Pelo contrário, é muito comum que ela se expresse através de recursos não verbais, entre os quais deve ser levado muito em conta o código da linguagem corporal contida, por exemplo, nos gestos, posturas, *actings*, sintomas conversivos, doenças psicossomáticas, etc.*

Não há nada pior no ato médico do que o "diálogo de surdos" da incomunicação, razão por que é da máxima importância que o médico possa traduzir a linguagem do paciente, quando ela vem trazida sob signos primitivos. Toda a comunicação importa um emissor de alguma mensagem e um receptor da mesma, sendo que os seus distúrbios se originam num desses dois polos, ou em ambos.

Na pessoa do médico, essas falhas mais comumente decorrem do fato de:

a) não saber escutar (é diferente de "ouvir", que é uma simples função fisiológica, assim como saber "ver" e bem mais complexo do que simplesmente "olhar");
b) ter a mente saturada por preconceitos (ou seja, por "pré-conceitos");
c) incorrer no vício daquilo que Balint chama de "função apostólica" (consiste numa tendência comum nos médicos a de catequizar seus pacientes com julgamentos morais e padrões de comportamento);
d) haver um envolvimento contratransferencial com uma perda na delimitação dos papéis;

---

* Há mais de 100 anos, William Motsloy, em Fisiologia da Mente, escreveu: "Quando o sofrimento não pode se expressar através do pranto, ele faz chorar outros órgãos".

e) haver um descompasso semântico, ou seja, muitas palavras ou jargões técnicos que, para o médico, têm um significado e para o paciente podem estar tendo outro, às vezes bem o oposto;
f) dificuldade de lidar com as verdades. Este tópico diz respeito à maior ou menor capacidade do médico em ouvir, reconhecer e comunicar as verdades penosas.

Dentre os inúmeros exemplos contidos em meus apontamentos, recolho ao acaso um muito simples: o de uma médica muito competente que não conseguira chegar ao diagnóstico de um processo maligno, apesar dos claros indícios clínicos percebidos pelos demais colegas que com ela participavam de uma discussão clínica. No grupo de reflexão que se seguiu, surgiu a verdade: a médica era amiga da paciente e por isso teve que negar, inconscientemente é claro, tão dura realidade. É uma arte saber comunicar com uma linguagem de compreensão clara, sem nunca fugir da verdade (as meias-verdades, sim, são permitidas, quando elas representam um respeito ao ritmo e dosagem ditados pelo paciente), sem ferir a autoestima deste e, principalmente, nunca desesperançá-lo totalmente.

Creio desnecessário frisar que outros atributos poderiam ser arrolados, e os que foram acima mencionados são indissociados, sendo que só foram descritos separadamente em razão de um esquema de exposição.

ALGUMAS SUGESTÕES

É de consenso que tradicionalmente nossas faculdades de Medicina descuram quase completamente da formação psicológica do médico, apesar de que. mais recentemente, algumas delas têm esboçado um movimento no sentido reverso. O excessivo número de alunos em cada faculdade impede uma vivência mais particularizada com os médicos instrutores, o que leva a um prejuízo em ter modelos para a identificação e, logo, na formação da identidade médica. O mercado de trabalho compele o estudante a entrar na faculdade já querendo ser especialista e lhe falta a motivação em começar o aprendizado pela atenção primária da saúde. Por outro lado, esses inconvenientes são compensados pelo fato de que os alunos da atual geração são saudavelmente mais contestadores e não aceitam a imposição de uma retórica se a mesma não tiver comprovação concreta.

A formação psicológica do médico no tocante ao desenvolvimento de atitudes internas (as externas são decorrências dessas) exigiria que o programa curricular do ensino normal fosse complementado com um Programa de Educação Médica.*

Educação para a modificação de conduta não se consegue através de aulas, seminários de psicologia dinâmica, palestras, cursos de atualização ou qualquer outra programação teórica, ou até mesmo prática, se essa não for acompanhada de um efetivo espaço que propicie exercícios de reflexão sobre as vicissitudes do ato médico.

Dentro deste contexto – e sem a menor pretensão de qualquer originalidade – vamos a algumas sugestões:

A filosofia dos responsáveis pelo ensino médico deveria estar centrada na preocupação de conseguir uma melhor média harmônica entre a parte informativa e afirmativa, sempre dentro de um integrado tripé biopsicossocial. É evidente que outros recursos modernos, como videotapes, circuitos de televisão, dramatizações, computadores, etc., podem e devem ser utilizados desde que isso não implique um menoscabo à experiência única e insubstituível do contato direto com a doença e o doente.

Um problema que se interpõe é que nem sempre os professores, mesmo os competentes e bem intencionados, estão preparados para servir como um bom modelo de formação psicológica médica e seria desejável que os mesmos participassem de grupos de reflexão de Programas de Educação Médica Continuada.

As atividades clínicas constantes de seminários, *rounds*, discussões clínicas, etc., exercidas sempre ao vivo, junto ao paciente, e a posteriori discussão, em ambiente privado, dos aspectos técnicos deveria – de forma sistemática – ser simultânea à apreciação da atmosfera emocional que cercou o ato médico. E igualmente importante, por parte dos alunos do grupo de aprendizado, o exercício de auto e heteroavaliação da relação médico-paciente. É evidente que não é preciso que o médico seja analista ou psiquiatra para reunir as necessárias condições para bem poder coordenar atividades dessa natureza. Mas é desejável, especialmente no início, que um psiquiatra bem treinado participe da equipe de educação médica. O realce ao "bem treinado" se deve ao fato de que nada é pior do que uma participação em que prevaleçam explicações de "profundos" psicodinamismos ou interpretações selvagens acerca da doença, do doente e

---

* Há uma diferença, quanto à ideologia de aprendizado, entre ensino e educação. Como nos ensina a etimologia, a palavra ensino alude a "Colocar dentro do aluno" (en) uma renovada carga de informação (signo), enquanto o termo educação indica que a essência da aprendizagem consiste em dirigir para fora (ed + ducare) os recursos que em estado potencial já estão dentro do indivíduo.

do médico. isso só conduz a um descrédito da teoria psicanalítica, a uma falsa noção do que deve ser conduta psicoterápica e a uma crescente incomunicação entre psiquiatras e não psiquiatras.

Trabalho clínico com o espírito de equipes multidisciplinares e serviços de interconsultoria. Quanto à consultoria psiquiátrica, deve ficar bem claro que a função do psiquiatra consultor não é a de "quebrar galhos" de intercorrências psiquiátricas ou a de assumir o atendimento da "parte psíquica". Sua função é a de promover condições para o médico continuar atendendo seus pacientes, só que a partir de uma visualização mais compreensiva. Da mesma forma, a interconsultoria ficaria muito enriquecida a partir da instalação de unidades psiquiátricas dentro dos hospitais gerais, e de um estímulo à investigação e pesquisa dos aspectos psicossomáticos da Medicina.

Participação do médico em programas de promoção de saúde mental, em nível comunitário, com um estímulo a que exerça a coordenação de atividades grupais, com fins de Educação em Saúde Primária.

Promoção de programas integrativos de Educação Médica Continuada, como apregoamos (Zimerman, 1980, p. 155-158), desde o início da vida acadêmica, com ênfase nos grupos de reflexão.*

O manejo técnico utilizado neste tipo de grupo consiste em que seu coordenador centralize a discussão no tema que, como um denominador comum, emerge da livre discussão que se estabelece a partir do aporte das vivências clínicas. O coordenador, através de breves estímulos, colocações e indagações, mercê de uma capacidade de discriminação e síntese, ajuda o grupo a sentir, indagar e incorporar um conjunto de valores que convergem para as atitudes médicas.

A responsabilidade pelo ensino médico e pelas chefias de serviços assistenciais deveria ser entregue a médicos sintonizados com o espírito da formação que foi preconizado ao longo deste trabalho.

REFERÊNCIAS

Balint, M. The doctor. his patient and the Illness. Londres; Pitman Medic Public, 1957.

Bleger, J. Gmpos operativos no ensino. In: Temas de Psicologia. São Paulo: Martins Fontes, 1987.

Dellarosa, A. Grupos de Reflexión. Buenos Aires: Paidós, 1979.

Simmel, E. The doctor game, illness and the profession of Medicine. Inr. 1. Of Psycho-Anal. n. 7, 1926.

Tahka, Veikko. O relacionamento médico-paciente. Porto Alegre: Artes Médicas, 1988.

Zimerman, D. E. Considerações em torno de um Programa de Educação Médica Continuada. Rev. AMRIGS, Porto Alegre, v. 24, n. 2, p. 155-158, 1980.

Zimerman, D. E. Aspectos psiquiátricos na prática médica. O medico e seus relacionamentos. Rev. Psiquiatria do R.S., Porto Alegre, v. 3, n. 1,p.36-40,1981.

Zimerman, D. E. Consultoria Psiquiátrica. Rev. AMRIGS, Porto Alegre, v. 27, n. 2, p. 271-274, 1983.

Zimerman, D. E. Técnicas grupais aplicadas ao ensino médico. In: Grupoterapia Hoje. Porto Alegre: Artes Médicas, 1986.

---

* "Grupo de reflexão" é a denominação utilizada pelo psicanalista argentino Dellarosa (1979) para um tipo de atividade grupal de educação-aprendizagem, cujo modelo de funcionamento equivale ao de outros conhecidos com denominações diferentes como, por exemplo, "Grupo Balint" (Balint, 1957) ou "Grupo operativo" de Pichon Riviere (Bleger, 1987) ou Grupo F (F vem de *formation* e de *free*). Prefiro o termo reflexão porque este sugere mais claramente que os participantes possam se "refletir" uns nos outros com vistas a uma maior valorização dos aspectos positivos e a uma menor desvalorização dos neuróticos; por outro lado, o termo reflexão indica que a finalidade precípua do grupo é a de levar o indivíduo a flectir-se sobre si próprio através do pensar e do sentir, e assim levá-lo a aprender a aprender.

7

IDENTIDADE MÉDICA

Adolpho Hoirisch

Psicologia Médica é uma ciência nova e se ocupa fundamentalmente da relação médico-paciente. Embora o encontro diagnóstico e terapêutico crie uma unidade funcional, faz-se mister estudar o que é ser médico, a fim de compreender como diferentes fatores interferem na tarefa assistencial.

A preocupação com a identidade é milenar e, se na adolescência sua consolidação é meta relevante, espera-se que, na idade adulta, dois aspectos básicos já estejam definidos: o desempenho do papel profissional e do papel heterossexual.

A identidade (basta ver nas carteiras ou nos cabeçalhos de dossiês pessoais) tem dimensões que a fundamentam e impregnam de significado, tais como: nome, filiação, naturalidade, nacionalidade, religião, idade, estado civil e profissão. Enquanto tais dimensões radicam no biológico, *status* e papel são o que de fato são, configurando-se a identidade etária, genética e sexual. Entretanto, no campo psicossocial, o que se agiganta é um leque de opções, em que a atividade laborativa nem sempre representa o objetivo colimado. Há, destarte, pessoas que não escolheram suas profissões, delas não gostam e, caso sejam médicos, o grande prejudicado é o paciente.

Assim, em circusntâncias ideais, a profissão médica deveria originar-se na vocação (vocare: chamar). Isso significa que o médico optou pelo papel, porquanto se sente por ele chamado, atraído e capacitado a amar sua atividade. Trata-se, pois, de uma opção adulta e o papel só pode ser exercido por quem já está suficientemente amadurecido.

Estes são aspectos que pavimentam o início de uma carreira: ser adulto e amar a atividade profissional. Todavia há certas particularidades de inegável importância, que passaremos a ver, pois permitem aprofundar o conhecimento da identidade médica.

O MUNDO DE RELAÇÕES

Surge em primeiro lugar a relação consigo mesmo. Em sua trajetória existencial, o médico passa por crises, em que se altera. Em que pesem grandes transformações ditadas por crises evolutivas ou acidentais, há normalmente um vínculo de integração temporal, que assegura ao médico ser ele mesmo sempre.

Em segundo lugar, há que enfocar a relação que resulta nos pares simétricos. Isso quer dizer que, no relacionamento com seus colegas, o médico com eles se identifica positiva ou negativamente, depurando e aprimorando sua identidade profissional.

Ao lado disso, desponta a relação médico-paciente, que cria um par complementar. Assim aparece a vivência contrastante: eu sou eu, porque não sou como o outro. No caso anterior a formulação é nós médicos somos idênticos (universalismo).

No entanto, ser médico e ser paciente são condições que se opõem dialeticamente. É de notar que o médico, quando adoece, se compreender as vicissitudes do enfermo, ganhará uma dimensão mais humana no exercício de sua função.

HOMEM OU DEUS

A medicina nasceu com o sacerdócio e, assim, apareceu impregnada de magia, religião e poder.

O médico das sociedades tribais e o intermediário entre deuses e mortais. Em realidade, seu poder é maior que o do próprio chefe, reforçando a fantasia arcaica do ser humano ambicioso por ser divino. Na trilha mítica do herói, encontramos, não raro, sua morte na identidade humana para renascer na identidade divina, sendo então adorado como tal.

A importância do *status* de médico no sistema social embriaga e, desde os feiticeiros tribais até seus sucessores contemporâneos diplomados, todo cuidado é pouco para não nos comportarmos como deuses.

A evocação do mito grego do deus da Medicina reforça a tese em questão. Asclépios (ou Esculápio) foi além da arte de curar e começou a ressuscitar os mortos. Hades (ou Plutão), vendo seu reino despovoado, queixou-se a Zeus (ou Júpiter) e o pai dos deuses, senhor absoluto do Olimpo, fulminou Asclépios com um raio.

A identidade médica se deforma quando este profissional impede que o moribundo pereça com dignidade, prolongando uma vida impregnada de sofrimento e humilhação. Outra distorção da identidade médica vincula-se ao papel heróico; destarte certos profissionais sentem-se frustrados e até reagem com desprezo e hostilidade quando são chamados a atender casos sem gravidade, bem como a simuladores ou hipocondríacos. A ideia de que a águia não pega moscas não se aplica ao exercício da Medicina.

INICIAÇÃO, CONTRADIÇÕES E CRISES

O rito de iniciação do médico passou a ser efetuado nas faculdades e a prática profissional saiu dos templos para se concretizar nos consultórios e hospitais.

A entrada do estudante na faculdade de Medicina abre um mundo novo, em que rupturas vinculadas a contradições se sucedem com extraordinária rapidez. O aluno, que fora habituado a respeitar os mortos, sente-se agora como um profanador. Aliás, o contacto com o morto reveste-se de particular importância, constituindo-se em verdadeiro "batismo de fogo". Tal crise põe à prova a capacidade de enfrentar a morte e conviver com sua presença, marcando de modo indelével a iniciação do calouro.

A par disso, o aluno, geralmente um jovem, até então condicionado a sentir aversão por fezes, urina, secreção purulenta etc., passa, a partir do ingresso na faculdade, a lidar com tais materiais.

Sucede como crise não menos relevante a transição do ciclo básico para o ciclo clínico. Do convívio com peças anatômicas e material de laboratório, enfim com o inanimado, o estudante é lançado no hospital, onde no ambulatório e nas enfermarias estão pessoas vivas, porém avassaladas pela doença, pelo sofrimento, pela mutilação, pela invalidez e, o que se agiganta na formação médica, pela morte.

O acompanhamento de pacientes acometidos de doenças graves acarreta, vez por outra, nos estudantes de Medicina, autêntica identificação com os pacientes. Os alunos chegam mesmo, de tão impressionados que ficam, a experimentar os sintomas dos enfermos. É o que A. Eksterman chama de hipocondria transitória do terceiro ano.

Outra condição que se soma às anteriores refere-se à invasão da intimidade. Os estudante de Medicina, anteriormente educado a respeitar a nudez e a privacidade das pessoas, quando se iniciam no ciclo profissional devem mudar de comportamento.

Crises e contradições se sucedem, comparando-se a verdadeira corrida de obstáculos. Verificam que professores de aulas bem ordenadas, claras e ricas de conteúdo, podem não ser bem sucedidos no exercício da clínica privada. Desiludem-se também com alguns mestres que tratam de modo diverso o paciente particular e o institucional.

Seguem-se várias outras. Vale mencionar a perda do primeiro paciente que acompanha, o caso de difícil diagnóstico e/ou de resultados desconcertantes à terapêutica, o convívio com loucos na psiquiatria, a escolha da especialidade e, finalmente, a colação de grau.

SER ADULTO

É inadmissível imaginar o desempenho do papel de médico sem que o indivíduo seja adulto ou velho.

O adulto apresenta uma série de características, muitas das quais indispensáveis à atividade em apreço. Citemos algumas: alto nível de tolerância à frustração; capacidade de controlar racionalmente ou derivar adequadamente os impulsos agressivos e eróticos; capacidade de se adaptar às situações novas; ter propósitos bem definidos e coerentes; capacidade de suportar a realidade; capacidade de fazer planos para o futuro e, até mesmo, prevê-lo; maturidade psicossexual; renúncia ao impossível etc.

A tudo isso, que foi enfocado em relação à maturidade, agrega o velho, como características marcantes, a sabedoria, a prudência e a experiência. É óbvio que um dos traços do velho – o modo de ser conservador – não pode contaminar a ciência médica, timbrada, como todo corpo de conhecimento, pela interrupta renovação.

CIENTISTA

Como cientista, deve o médico orientar-se pela procura permanente da verdade, Entretanto, ocorre que muitas verdades são provisórias, razão pela qual deve o médico se capacitar a substituir seus conhecimentos por outros mais atualizados e úteis, sempre que necessário. O espírito jovem, que se confunde com o revolucionário, deve nortear o cientista na busca incessante de novos inventos e descobertas. A ciência não pode ficar escravizada ao espírito conservador: agora ela se supera em progressão exponencial.

Surge então a educação permanente, que marca o verdadeiro cientista. Congressos, livros e revistas especializadas, centros de estudos etc., são formas de renovar conhecimentos e técnicas, colimando o bem-estar da clientela.

É direito de qualquer cientista ter religião ou professar e defender ideias políticas; o que não se pode aceitar é o avassalamento da ciência a preconceitos. Evidentemente o trato aos pacientes é igualitário, – é inconcebível diferir ao sabor de religião, partido político, nível econômico, relevância social etc.

Nunca é demais recordar a formulação de Mário Bunge (1972), segundo a qual a ciência se corrompe quando se põe a serviço da destruição, do dogma, do privilégio e da opressão.

Nessa linha, importa enfatizar que o médico integra uma confraria elitista juramentada, subordinada a rigoroso Código de Ética.

Se voltarmos ao passado histórico da Medicina, veremos o Código de Hamurabi como enérgica advertência à responsabilidade, pecando, porém, pelo peso extremado das penas impostas aos médicos. O insucesso de certos tratamentos, resultando em invalidez, podia ser motivo suficiente para amputar as mãos dos médicos.

No Egito Antigo, havia, nos templos, um livro com as regras da arte de curar. Quem as violava podia ser castigado, até com a pena de morte.

Episódio digno de alusão ocorreu na Grécia Antiga, quando Alexandre condenou Glauco à crucificação porque abandonou um paciente febril a fim de ir ao teatro.

Outro aspecto merecedor de estudo refere-se às manchas cegas do conhecimento médico. Heródoto de Halicarnasso redigiu, em 450 a.C., o primeiro documento sobre a medicina egípcia. Diz ele: "O país todo está cheio de médicos, pois há médicos para os olhos, outros para a cabeça, outros para os dentes, outros para o corpo e outros também para doenças obscuras". O médico, que não foge ao enigma das doenças obscuras, se não for um charlatão, representa a figura heróica sempre disposta a saber mais da Medicina e de seus pacientes.

É neste mundo do desafio da ignorância que cresce o estudioso e o pesquisador, sem os quais a ciência permanece estagnada.

Pode-se dizer que até o século XVI as inovações encontravam sempre grandes resistências. No período renascentista foi quebrada a influência escolástica da Igreja e os dogmas foram substituídos pela experimentação e pela observação, sob o domínio da lógica e do raciocínio.

Como uma profissão verdadeiramente baseada em sólido e atualizado saber científico e uma prática sabiamente eficiente, a Medicina autêntica não pode mais ser confundida com o charlatanismo, o curandeirismo popular ou a feitiçaria. O médico que abraça as práticas heterodoxas ou acientíficas distancia-se de seu verdadeiro papel.

SOCIEDADES MÉDICAS

A exemplo das sociedades secretas, que se empenham na constante busca da verdade, apresentando na sua inserção do contexto social uma clara delimitação entre fora e dentro, assim se apresentam os médicos frequentemente.

A denominada letra difícil, os termos impregnados de raízes gregas, a anatomia prenhe de nomes próprios difíceis de memorizar, a bioquímica e a farmacopeia girando em torno de estruturas complexas e até mesmo de denominações que encerram um sem-número de radicais desconhecidos dos leigos; o conhecimento das iatropatogenias, que tira dos curandeiros populares (onde se incluem os balconistas de farmácia); o conhecimento dos efeitos adversos dos medicamentos; – tudo isso e muito mais dá maior nitidez à delimitação que se impõe entre os iniciados nos segredos da Medicina e os profanos.

Como confraria elitista juramentada, sentem seus integrantes a necessidade da coesão e solidariedade análogas à das sociedades maçônicas, que também impõem pesadas sanções aos transgressores de seus códigos.

CONSIDERAÇÕES FINAIS

Se a Hipócrates coube alicerçar o ensino médico com ensinamentos profundos e bem estruturados, foi na universidade medieval que o título de doutor foi criado. Com o título surgiu também o *status* no contexto social, uma educação apropriada, com importantes afiliações em diferentes instituições. Assim, no século XV apareceram leis que regulamentavam o exercício da Medicina, criando currículos, exames e concessão do grau a partir do estado, a remuneração e vigilância sanitária das cidades. Essa legislação se espalhou gradativamente da Sicília para a Espanha e, a seguir, para a Alemanha. Surgiu então o papel social do médico, com estabilidade e proteção para desenvolver métodos e técnicas, aplicando conhecimentos de uma ciência que combatia doenças.

Aspecto interessante, bem ilustrado no cinema, teatro e histórias em quadrinhos é a imagem do médico na sociedade contemporânea. Além de pôr ênfase em seu comportamento altruísta, retrata-se o médico (em um homem) como pessoa de meia-idade ou velho, de cabelos encanecidos ou calvo, de óculos, que mantém sua neutralidade afetiva a despeito de comportamento sedutor e erótico das pacientes ou diante de reações hostis dos enfermos.

Esmaecidos os laços mágico-religiosos, tornou-se o médico mais e mais um cientista. Espera-se sempre que o médico tenha conhecimento científico amplo, profundo e atualizado, além de prática para lidar eficientemente com os pacientes.

O interesse voltado ao bem-estar do público, relegando a segundo plano os ganhos materiais, é uma característica marcante do papel social de médico, considerado como algo singular, se comparado a outras profissões.

A especificidade funcional dá-lhe direitos (até deveres) muito específicos: exame físico, questionar aspectos íntimos do paciente, decidir internações.

Ao mesmo tempo, sua função encerra aspectos universais da profissão, isto é, não emanam de casos particulares. Inclui-se aqui, por exemplo, a decisão de desligar aparelhos ou ministrar entorpecentes, possibilitando assim a chamada morte com dignidade. Vale dizer, há determinados procedimentos do médico que fazem parte do comportamento universal imanente à profissão.

O Xamã é uma figura altamente ilustrativa, que sobrevive nas sociedades tribais do mundo atual, Ora, ali fica também clara a exigência da neutralidade afetiva.

Um dos modelos de relação xamã-doente se assenta na circulação da enfermidade. É de notar que, por meio de contacto físico, a doença migrará do corpo do paciente para o do feiticeiro e este, por sua vez, a jogará para fora em um campo tabu. Entretanto o aspecto importante é que, apesar da doença ser incorporada pelo médico tribal, esta não lhe causa dano. Isso é válido ainda hoje, visto como é de se desejar não ter o médico de contrair doenças e, no modelo psiquiátrico, não se envolver na "loucura" do enfermo.

Do exposto, podemos concluir resumidamente que o médico é uma pessoa amadurecida, um cientista diplomado, consciente da educação permanente como indispensável, altruísta, capaz de controlar suas emoções para preservar a relação com o paciente e não lhe causar dano, com domínio de métodos e técnicas, com funções específicas e universais, integrado a grupos societários, isento de preconceitos no trato de paciente, que ama sua atividade a pratica o bem, responsável pela liderança da equipe de saúde e instituições de assistência, ensino e pesquisa no campo da saúde, obediente a preceitos éticos, etc.

Como qualquer trabalho científico, este não está completo. Se motivou o leitor a pensar e descobrir outros aspectos, terá atingido um de seus fundamentais objetivos.

REFERÊNCIAS

Bloom, S. W. The doctor and his patient. New York: Free Press, 1965.

Bunge. M. Ética y Ciencia. 2. ed. Buenos Aires: Siglc Veinte, 1972.

Coe, R. M. Sociología dela Medicina. 2.*ed. Madrid: Alianza Editoria, 1979.

Galdston, I. – Social and historical foundations Of modem medicine. New York: Brunner/Mazel, 1981.

Hoirisch, A. O Problema da Identidade Médica. Tese de Concurso, Rio de Janeiro, 1976.

Mazzei, M. L. D. S. Dignidad de la Medicina y Otros ensayos médicos. Buenos Aires: Lopez Libreros, 1974.

Merton, R. M. Ambivaléncia sociológica. Rio de Janeiro: Zahar, 1979.

Parsons, T. The social system. New York: Free Press, 1964.

Thørwald, J. O Segredo dos Médicus Antigos. São Paulo: Melhoramentos, 1985.

Vilabrega,1. P. La relation thérapeutique. Paris: Flammariøn, 1962.

PARTE 3
Temas básicos

8

PSICOSSOMÁTICA: O DIÁLOGO ENTRE A PSICANÁLISE E A MEDICINA

Abram Eksterman

PSICANÁLISE E MEDICINA PSICOSSOMÁTICA

A Psicanálise e a Medicina Psicossomática estão articuladas histórica e praticamente. Renovar a análise dessa articulação é sempre tarefa oportuna: permite revelar novos enlaces da Medicina com a Psicanálise e abrir perspectivas.

Antes, é necessário, diante da profusão de conceitos, delimitar nosso campo epistemológico. A Psicanálise continua sendo uma psicologia em função do inconsciente, um método de investigação da mente e uma atividade terapêutica. Medicina Psicossomática, por sua vez, é um estudo das relações mente-corpo com ênfase na explicação psicológica da patologia somática, uma proposta de assistência integral e uma transcrição para a linguagem psicológica dos sintomas corporais. Creio desnecessário lembrar as raízes históricas desse último conceito, mas vale sublinhar o tema das organoneuroses, pautado no modelo de histeria de conversão, como propôs o, Fenichel.

Tem aumentado minha convicção de que a Medicina Psicossomática deve mais ao psicanalista que à Psicanálise e talvez devesse restringir minha exposição a esse aspecto, embora o tema me obrigue a buscar, principalmente, os pontos de interseção das duas disciplinas. Mas há que resgatar a pessoa do psicanalista como o grande arquiteto do movimento psicossomático do século XX e, portanto, da medicina integral e humanística, enfim, do discurso médico-assistencial neo-hipocrático.

Valeria a pergunta: o que é um psicanalista? Sabemos algumas coisas do que ele não é, mais do que ele é. Por exemplo: não é exatamente um psicólogo, ou um antropólogo, um médico, sociólogo, educador, filósofo ou religioso, embora tenha algo de cada um desses profissionais. Sabemos que na origem foi médico, mas Freud repudiou essa equivalência, não porque rejeitasse sua formação, mas porque sempre percebeu a emergência de uma nova área do conhecimento, situada entre o corpo e a mente e também nos espaços intermediários das relações interpessoais.

A Psicologia ocupa-se da mente, mas isso não atende aos objetivos específicos da Psicanálise que privilegia as relações da mente; assim, a Sociologia estuda os elementos da constituição social e suas relações, enquanto a Psicanálise visa às raízes inconscientes das relações interpessoais. Não é Antropologia porque não estuda o homem, ente concreto, mas a relação dele consigo próprio; tampouco assemelha-se à Pedagogia, porque é mais que ministrar conhecimentos: é o ato de se revelar e se autoconhecer. Não se equipara à Metafísica no seu afã pelas respostas finais da Filosofia: atém-se apenas às origens da necessidade de conhecer e aproxima-se do religioso quando aspira à verdade. O religioso, Deus; o psicanalista, a limitada verdade de si mesmo. Não põe sequer a realidade entre parênteses como o faria o fenomenólogo; contenta-se em descobrir os significados do acontecer mental. O psicanalista é, assim, o estudioso e o profissional dos atos intermediários da vida humana, humana enquanto coexistência, significado e recriação.

Não é por acaso que a Psicanálise mal conseguiu construir uma linguagem própria para expressar seus conceitos específicos e toma seguidamente empréstimos de outras ciências, humanas e naturais. Como também ter-se prestado como laboratório de infindas elucubrações intelectuais sobre o homem. A Psicanálise é o lugar de criação permanente e o psicanalista é o espectador privilegiado desse momento. Conforme Freud expôs em sua teoria estrutural: é o momento em que a carne se faz verbo, ou seja, em que *id* se transforma em *ego* (ou o isso se transforma em mim).

Nada tão absolutamente psicossomático quanto essa transformação e nada tão decididamente psicanalítico quanto o conhecimento dessa transformação. Eis o ponto chave da interseção da Psicanálise com a Medicina Psicossomática. Se pudéssemos dissecar todos os componentes comprometidos na transformação do *id* em *ego*, teríamos possivelmente respondido aos enigmas que subsistem entre a mente e o corpo.

Muitos elementos desse fenômeno complexo já foram revelados, mas ainda não formam uma totalidade coerente e significativa. Já compreendemos alguns concomitantes hermenêuticos das manifestações físicas, como desvelamos íntimos bioquimismos de delicadas operações mentais. Já não nos surpreendem generalizações em que se afirma que todas as doenças, males e distúrbios são psicossomáticos (mesmo aqueles da clientela psicanalítica); assim como a Medicina já deixou o sorriso irônico e cético ante interpretações psicanalíticas de manifestações corporais. Ainda é pouco, embora estejamos esmiuçando a intimidade físico-química das dimensões moleculares e desvelando as mais estranhas fantasias do inconsciente. É pouco para se estabelecer a unidade psicossomática em que a mente e o corpo possam ser representados mais que como partes de um todo, o próprio todo: o sujeito da existência.

O ponto teórico nodal, que descreve a transformação do *id* em *ego*, constitui a área de interseção da Psicanálise com a Medicina Psicossomática. Freud, quando discute a origem da própria mente (Freud, 1950, 1900, 1911, 1915, 1921, 1923, 1926, 1933 e 1940), estabelece que a atividade corporal origina o *id* que, em contato com o mundo exterior, diferencia uma capa mais superficial, o *ego*. Sugere que não só a atividade físico-biológica está representada na mente, mas ela própria se transforma em mente, Embora no rigor do modelo físico-químico de seu mestre Bruecke, não creio que tenhamos hoje nada melhor para explicar a gênese da mente.

Entenda-se aqui não só a gênese dos processos mentais, mas da própria existência da mente, a qual resultaria da atividade biológica e dos múltiplos dinamismos que intervêm na adaptação do organismo ao meio, tanto para se perpetuar como espécie, como para se preservar como indivíduo. Assim, a pergunta "o que é mental?" é respondida pelo biológico. Essa perspectiva unitária (que não esgota o tema) e a raiz de nossa concepção psicossomática. Torna imperativo o estudo da mente como atividade biológica se quisermos compreender o homem como um todo (holos) e refuga as observações ingênuas de sequências ou concomitâncias físicas e mentais como indicadores de causalidade, tanto no psíquico para o somático, como do somático para o psíquico.

O psicanalista patrocinou a contemplação do lugar onde o sistema físico-corporal se transfigura no ser humano-psicológico. Um sistema abrindo-se para o outro e não causando-o. Quando o *id* se transforma em *ego*, o humano está sendo criado e, assim, a humanidade.

Vários conceitos confluem para caracterizar esse espaço onde se transformam as atividades biológicas em mentais. Um deles é o da transformação do processo primário em secundário, ou, em outros termos, o que é experimentado como concreto, real, transmuta-se em algo abstrato, virtual, suscetível de ser consciente.

O alucinar torna-se pensamento. Ainda, nesse espaço mental, podemos entender como os conceitos da Escola Inglesa, representados pelos dois impulsos básicos de amor e ódio, corporificam-se em substância mental do *id* e ensejam uma complexa trama de associações e conflitos a partir do contato sensorial com o mundo exterior, apreendendo "objetos", tanto de dentro quanto de fora, e produzindo uma espécie de casa mal-assombrada. Assim como os conceitos de Bion, que servem como o tecido conjuntivo dessas transformações através de composições caprichosas dos elementos psíquicos. São, enfim, as hipóteses heuristicamente mais férteis para operacionalizar a retórica psicossomática, no sentido de assegurar fundamento para a terapêutica psicológica da patologia com expressão corporal.

Portanto, o corpo representa-se e recria-se na mente, produzindo significados que permitem o diálogo e a intervenção de um interlocutor. A intervenção do interlocutor (situação básica da psicanálise clínica) não assegura, na esfera somática, necessariamente, influência curativa. Caso estivéssemos trabalhando com a concepção dualista mente e corpo, psíquico e somático, poderíamos inferir relações causais no sentido da mente para o corpo, como o fizemos no sentido corpo para a mente, quando, compreendendo o corpo como um sistema, afirmamos que o corpo "causa" a mente ao se esgotar sua capacidade como sistema, abrindo-se para um sistema hierarquicamente mais complexo: a própria mente. Nesse caso, não há sentido inverso. Concebemos a mente não como substância, no sentido material e concreto, mas como algo que se estende para além das concepções sensoriais.

Por isso, quando Freud expõe suas concepções sobre o aparelho mental, o faz metaforicamente, como uma espécie de realidade material que se estende por "espécie de espaço". E um construto teórico.

A observação empírica da aparente influência dos processos mentais sobre as funções somáticas é que deu origem às especulações sobre a gênese psicológica dos transtornos somáticos. E, sem dúvida, quando estados emocionais corriqueiros são acompanhados de modificações somáticas, é difícil resistir à tendência de estabelecer nexos causais entre, por exemplo, a tristeza e o choro, a raiva e a azia, o medo e a palidez, a alegria e a mímica do riso. São infinidades de exemplos, frequentemente apontados como evidências axiomáticas das relações causais mente-corpo e que engordam o rol dos argumentos em favor da psicogenia. Quando tantas evidências falam pela dualidade, a referência à unidade psicossomática soa como quimera metafísica.

Como sabemos, essas explicações causais passaram por três vertentes teóricas da Psicanálise.

A primeira delas, e também a mais primitiva, parte da premissa de energias psíquicas capazes de intervir nos fenômenos orgânicos, corporais. Essas energias, livres ou ligadas, antecipam princípios da moderna Cibernética e servem para lastrear a concepção econômica da mente.

Delas derivam o conceito de libido, de investimento ou catexia e as bases dinâmicas dos processos de defesa. Problemas técnicos, como o da analisabilidade, também receberam influência do ponto de vista econômico. Dois mecanismos de fundamental importância estão vinculados às formulações energéticas: a sublimação, da qual deriva a formação cultural do *ego*, e a formação de sintomas, base para o estudo da Patologia Psicanalítica e subsídio essencial para o estudo da Patologia Geral.

A segunda vertente teórica refere-se a organização simbólica da mente e tem subministrado importantes contribuições para a Psicolinguística. Aí estão incluídos os conceitos de representação, o estudo da memória (o do esquecimento e falsificação), da associação de ideias e dos processos de pensar, nos quais Freud distinguiu uma forma primária ligada à linguagem inconsciente; e uma forma secundária, ligada à consciência e à comunicação. Daí derivam, nos dias atuais, estudos para o esclarecimento psicanalítico do processo cognitivo. Através de complexos processos de interação com o mundo, a mente, como concebida pela Psicanálise, organiza as percepções e individualiza o ambiente. Tal organização perceptiva é resultado do amálgama de elemetos das fantasias inconscientes com as informações sensoriais, estruturando um universo simbólico dentro do qual o individuo passa a viver. É um modelo superponível ao concebido por Jacob von Uexküll (1922), derivado do estudo do comportamento de certos animais. Afirmava o grande biólogo alemão que nosso mundo circundante, *Mitwelt*, é percebido de forma diferente pelos seres vivos: cada indivíduo vive de forma própria o seu mundo, *Umwelt*.

Pode-se compreender, destarte, como a dinâmica mental constrói a sua realidade externa, a qual, por sua vez, é responsável por acionar os mecanismos adaptativos do organismo. E como cada indivíduo tem seu mundo, o que nos seres humanos os converte em pessoas. Mundo bom, mau, agressivo, amoroso, não tanto como ele – o mundo – de fato é, mas como ele e construído. O que chamamos de realidade exterior é a troposfera ecológica de cada pessoa, construída a partir do universo simbólico de seu psiquismo e assim convertido a um hábitat cultural capaz de atender às necessidades do organismo. Dessa forma, os modelos ecológicos podem variar desde aqueles capazes de assegurar adaptações ótimas, até aqueles psicotizados e psicotizantes que deterioram e desintegram a capacidade adaptativa.

Aqui temos uma alternativa para refletir sobre a intervenção da mente sobre o corpo, substancialmente diferente daquela que sublinha relações causais. A mente, na medida em que constrói suas concepções de mundo (e, portanto, o próprio ambiente onde passa a viver), não só experimenta suas criações como reais, como as empurra para fora, transformando-as em objetos da cultura, transfigurando a realidade externa. O corpo terá assim de se adaptar àquele mundo particular, criado pelo próprio indivíduo e pela sua cultura, que passa a ser sua única realidade. Assim, pois, não existe ambiente natural para o homem, porque, para ele, a Natureza foi convertida em "mundo humano" por seus próprios processos mentais.

A terceira vertente teórica refere-se ao momento evolutivo que o organismo privilegia nas suas decisões adaptativas. Faz parte da concepção psicanalítica o estudo pormenorizado do desenvolvimento, com uma importante diferença sobre todas as demais psicologias. Enquanto o modelo adotado pela Psicologia do Desenvolvimento é o do processo (transformações ao longo da linha do tempo), o da Psicanálise é o da estrutura (transformações cambiantes dentro do espaço). O espaço psicanalítico contém o tempo biográfico e se estrutura com ele. A concepção atemporal do inconsciente permite-nos entender que o mental, psicanaliticamente concebido, contém uma biografia sempre presente; ou seja, no homem, história é um presente contínuo. A memória fica sendo não a reserva do passado, mas o fato pré-consciente ou inconsciente de uma estrutura mental.

Quem, pois, responde às exigências do mundo exterior, ao *Umwelt*, amálgama de fantasias inconscientes com informações sensoriais? Um ponto privilegiado do desenvolvimento de uma totalidade biográfica que se estende como estrutura.

Eis o esboço das interseções da Psicanálise com a Medicina Psicossomática, com alguns vislumbres de como a mente e o corpo estão ligados na teoria, como se articulam para produzir prazer, sofrimento, saúde, lesão ou doença. Assim, o luto pode ser luto patológico nas identificações simbólicas com o morto; o corpo altera a imunidade para se adaptar a uma ecologia percebida como estéril, mas que pode estar repleta de micro-organismos; as perdas emocionais empobrecem o *ego*, vulnerabilizando, dessa forma, o corpo, na medida em que seu espaço simbólico carece de objetos amorosos e protetores; enfim, o mundo pode ser vivido como sendo um lugar de estresse insuportável, ou, ao contrário, um lugar idealizado, onde, igualmente, o organismo acaba lesado por não conseguir acionar defesas indispensáveis.

É sempre oportuno precaver-se contra o entusiasmo exagerado quanto à contribuição psicanalítica, imaginando-a uma cornucópia inesgotável de explicações ou uma fonte de possibilidades terapêuticas de molde a torná-la panaceia universal.

Não creio que o modelo psicanalítico possa servir ao modelo médico dedicado à pesquisa etiológica. A Psicanálise não me parece ciência que explique causas. Ela expõe processos, estruturas, sistemas complexos em que o conceito de causa se dilui na infinita causalidade. Não é função da Psicanálise estabelecer etiologias, mas gnose, conhecimento. Cabe, portanto, a insistência crítica sobre a noção de psicogênese tão em voga na Medicina Psicossomática, o que chegou a produzir indicações da terapêutica psicanalítica como específica para certas "doenças psicossomáticas". A contribuição da Psicanálise à Patologia Geral e acenar com uma nova concepção do adoecer e do gerar saúde: a concepção psicossomática holística.

Não cessa na compreensão da patogenia somática a contribuição da Psicanálise. A Psicossomática também designa, conota, assistência integrada. Aqui voltamos à contribuição, não exatamente da Psicanálise, mas do psicanalista trabalhando no Hospital Geral, na medida em que pode apreender e trabalhar os aspectos irracionais das relações humanas na prática assistencial, tomando como base o modelo transferencial contratransferencial da interação psicanalítica. Ao lado disso, estimula o médico do corpo a conviver com patologias mais sutis, de expressão mental e, acima de tudo, conviver oom os pacientes, compreendendo-os. Muita iatropatogenia é assim poupada, respeitando-se o estado do paciente neurótico e com personalidade perturbada, além de comprometer o médico com seu doente, ampliando sua ação assistencial. E o pediatra que inclui a mãe: o obstetra que inclui o marido da gestante; o clínico que se abre para o contorno social do doente; o cirurgião que pensa na família; o hospital, nos acompanhantes. Exemplos ao acaso, apenas para esboçar um novo horizonte assistencial. O médico de família ressurge com uma perspectiva de ação e de compreensão da maior abrangência das raízes inconscientes da conduta. A relação médico-paciente apresenta-se como fonte extraordinária de recursos terapêuticos e cria-se uma nova disciplina: a Psicologia Médica.

DANILO PERESTRELLO: O PSICANALISTA E A MEDICINA

Para destacar a pessoa do psicanalista como articulador do movimento psicossomático vou utilizar o exemplo de Danilo Perestrello. Mas devo aos amantes do pensamento imparcial – se é que os há – uma advertência: renunciei a qualquer tentativa de uma apreciação crítica e isenta das ideias médicas e psicanalíticas de meu mestre e amigo Danilo Perestrello. Não sem algumas explicações sobre essa atitude que parece perverter a boa educação científica e, portanto, desacreditar um texto que, pretendo, seja levado a sério. É-me impossível dissociar a obra de seu autor. Minha convivência intelectual com ele, ao longo de muitos anos, fizeram-me chegar a saber, sem modéstia, mais do que ele mesmo publicou; porque o texto mais importante, Perestrello, para mim, o escreveu dentro de minha vida, seja através da análise que com ele tive, de todo trabalho conjunto que realizamos, ou da associação acadêmica fundida com a mais completa amizade. Assim, tudo o que disser dele e de sua obra não será, certamente, da perspectiva do relator desapaixonado. Pelo contrário, repensando suas ideias, sinto-as vir de sentimentos profundos e intensos, com todo aquele entusiasmo das épocas felizes em que dávamos aulas juntos, escrevíamos, pensávamos, estudávamos. E ríamos a valer, principalmente dos que não sabiam rir. Digo tudo isso sem pudor, porque aprendi com Perestrello que o relacionamento humano se estabelece nas malhas de afetos intensos; o pensamento se agrega num todo significativo a partir da capacidade de sentir a vida; o homem é compreendido das profundezas de suas paixões; a Natureza só faz sentido quando pode ser amada (ou odiada). As ideias pousadas em terra firme são moribundos prestes a serem enterrados. As ideias vivas são como barcos ao sabor dos caprichos do mar. Talvez por isso Perestrello amasse o mar – e por ele navegasse tanto.

Ele convenceu-me que o diálogo entre a Psicanálise e a Medicina só é possível pela presença do intérprete psicanalista. Não exatamente aquele que faz interpretações como poderíamos deduzir do esquema da psicanálise terapêutica, mas o que aproxima os significados de duas linguagens diferentes – a biomédica e a psicológica – e as torna inteligíveis entre si. Também convenceu-me, embora nunca o tivesse declarado, que a Psicanálise pode ser o alicerce da própria arte médica, daquela arte que, transcendendo a simples cura de doenças, restaura o modelo hipocrático de tratar doentes (o que é o cerne da própria cura).

Convivi com ele 13 anos no Hospital Geral da Santa Casa de Misericórdia do Rio de Janeiro, de 1963 a 1976, quando se afastou por doença, deixando-me no encargo de prosseguir sua obra. Antes de encontrá-lo pela primeira vez, já havia instalado, na mesma Santa Casa, no Serviço do Prof. Carlos Cruz Lima, um Setor de Medicina Psicossomática. Devo a

Cruz Lima a insistência por nossa aproximação. Fui vê-lo em minúscula saleta, dedicada ao gabinete de Psicossomática, no Serviço do Prof. Clementino Fraga Filho. Amável e inquieto ao mesmo tempo, seus olhos penetrantes pareciam passear o tempo todo e tinha o hábito de cruzar as pernas e agitar uma delas. Parecia pensar com o corpo todo e assim dava a estranha sensação de saber demais. Acho que por isso também procurei mostrar que sabia alguma coisa e despejei meus parcos conhecimentos. Perestrello ficou muito quieto, ouvindo-me com atenção e interesse e fez algumas quantas perguntas. Tive até a incrível sensação de ter-lhe ensinado alguma coisa, quando sabia que ali estava aprendendo. Não se tornar humilde, como se poderia supor, mas ouvinte. Raramente me senti tão ouvido e, confesso, tive medo. E assim fiquei sem procurá-lo alguns meses, quando encontrou-me na rua, insistiu para que frequentasse suas famosas reuniões de sextas-feiras, e o fez com tanta convicção que não resisti mais. Por que tive medo? Possivelmente por duas razões. Perestrello era avassaladoramente autêntico, e diante de alguém assim fica-se obrigado a ser o que se é. Acho que tive medo de me revelar. Assim também sua intensa capacidade de ligação pessoal comprometia, de imediato, o interlocutor num vínculo afetivo. Naquela época, não estava disposto nem a me revelar nem a me comprometer em novas amizades.

Este é o psicanalista no Hospital Geral. Suscita compromisso pessoal e autenticidade. Assim era Perestrello, o psicanalista. O encaixe com ele era com um catalisador que revolve as entranhas afetivas. E ainda hoje o é, apesar de doente. Muito a propósito, vejo-o apor, como epígrafe de um trabalho, a frase de Guimarães Rosa, retirada de Sagarana: "Eu sou é eu mesmo". Disse tudo. Não podia compreender a prática médica senão como um compromisso pessoal. Daí sua noção sempre insistida de "singularização do caso clínico". Autêntico e pessoal, só podia expressar-se em linguagem coloquial para os pacientes, ou falando deles. Os grandes discursos, fazia-os para intelectuais; jamais para alunos ou doentes. O colóquio é a linguagem do encontro, e encontrar Perestrello era vivê-lo, porque ele vivia seu interlocutor. Fui seu analisando, durante minha formação psicanalítica, e paciente em terapia de grupo na Santa Casa. Embora sendo seu aluno, discípulo, colaborador e amigo, acho que nunca cheguei a conhecê-lo muito bem. É muito esquisito, até para mim, fazer essa revelação, mas é isso exatamente o que sinto. Não se pense, contudo, que emprego o sentido de conhecer como habitualmente fazemos.

É claro que o conhecia intelectual, afetiva e pessoalmente. Falo do conhecer em que o outro se revela a partir da ocupação do seu espaço pessoal. E quando o outro se define e se limita. Hoje, creio saber por quê. Perestrello não se empurrava para dentro de ninguém. Não se projetava, como o fazem as pessoas quando estabelecem certo grau de ligação afetiva. Ele estava ali, mas não se metia dentro do interlocutor. Ao contrário, estando ali, permitia a reflexão. Na verdade, meu convívio com ele sempre aumentou o conhecimento que tinha de mim mesmo, embora nunca estivesse muito certo a respeito dele. Não era uma atitude artificialmente profissional.

Era apenas ele. Não havia, na sua convivência, disputa por saber textos ou citações, aquilo que a intelectualidade elegante faz, ostentando um saber emprestado dos outros. Seu saber empurrava para a vida, para o autoconhecimento, para a percepção do paciente. Os nomes técnicos ou os autores famosos pouco importavam. Costumava dizer, pilheriando, que quem afirmara tal ou qual coisa fora o famoso professor francês Perit-Pois. Era contra o estereótipo, por isso seu discurso frequentemente era despojado, embora fosse um cuidadoso, diria mesmo minucioso, cultor/estudante dos autores e de suas obras, interessava-se mais pelo que a própria pessoa tinha a dizer.

Não tinha modéstia, quando esta soasse falsa e, assim, não era portador do saber artificial, construído essencialmente nos gabinetes de leitura, mesmo sendo frequentador pertinaz desses mesmos gabinetes. Errava com convicção e corrigia-se tão logo percebesse o erro, até psicanalisando, o que é raro. E aprendia com os alunos. Acho que por isso fez discípulos. Falava fácil, porque falava da alma e as frases fluíam com destino certo: o ouvinte. As aulas, as construía ao sabor da convivência. "Não importa o tema" – dizia – "importa conhecer a pessoa; e ao médico, a pessoa do doente". O tema é sempre o mesmo; as palavras é que variam". Não foi por outra razão que chegou a planejar e propor – o que, na época, pareceu insólito aos especialistas em Educação – um curso de pós-graduação em Psicologia Médica sem especificar temas. Não foi compreendido e não houve o curso. Fiquei com o encargo de organizar-lhe os cursos de graduação. Construí programas, articulei a disciplina e discriminei temas. As aulas de Psicologia Médica, na Escola de Medicina Souza Marques, ministrávamos em conjunto para uma audiência de quase duzentos alunos. Frequentemente perguntava-me, entrando na sala de aula: "Qual é o tema de hoje?".

Sobre o que Perestrello disse e escreveu, sua bibliografia, extensa, pode se encarregar (Perestrello, 1958, 1974, 1986). Não é difícil seguir seus passos conceituais. Sua obra está permeada de coerência com seus princípios humanistas. O homem e o doente foram, desde o princípio, seu mote e seu foco de preocupações. Pouco importava que, na época, fosse professor de Clínica Médica, Psiquiatria, adepto da

Psicologia Individual de Adler, psicobiologista entusiasta de Adolf Meyer ou psicanalista. E que tipo de psicanalista ele foi e que escola seguiu, na época de sua plena atividade profissional, não como hoje, afastado por doença insidiosa? Foi psicanalista *tout-court*: aquele que alicerça em si próprio os fundamentos da Psicanálise e os reestrutura, continuamente, através do estudo crítico das novas contribuições. Creio que isso só é exequível numa constituição pessoal particular: quando o saber se integra ao ser. A pessoa de Perestrello conjugava, de preferência, o verbo ser, ao invés do ter. E na medida em que se é, torna-se impossível o sectarismo.

Perestrello discorreu sobre o homem doente, seu sofrimento, seu *pathos*. Suas teses essenciais sempre estiveram definidas:

a) a importância da biografia na estruturação e definição da doença;
b) a importância do significado emocional na compreensão antropológica do sintoma;
c) a importância da relação médico-paciente na organização de uma estratégia assistencial.

O primeiro tópico refere-se à patogenia; o segundo, ao diagnóstico; o terceiro, à terapêutica. E assim que configurou sua Psicossomática em parâmetros basicamente clínicos e a transformou na Medicina da Pessoa, intermediado pela Psicanálise.

Ao longo dos anos em que participei de suas reuniões clínicas, todas as semanas, ouvindo e pensando os casos clínicos apresentados, perguntava-me como conseguia ele transfigurar um simples relato no cenário vivo de uma relação médico-paciente. Seria porque, como psicanalista, introduzia novos significados extraídos da linguagem inconsciente? Ou seria resultado de uma arte oculta, apenas revelada a um prestidigitador do conhecimento? Mais uma vez a resposta veio do óbvio. A razão de seu êxito é que ele era um psicanalista que não estava fazendo psicanálise. Compreendi, com certa melancolia, diante de tanto esforço despendido, embora não de todo inútil – meu e de tantos outros – que o psicanalista no hospital geral não está ali para fazer psicanálise, mas para ser psicanalista. E se pudermos diferenciar claramente entre uma coisa e outra, talvez possamos abrir uma perspectiva inteiramente inusitada, não só no papel do psicanalista na patologia somática, como na própria arte de psicanalisar.

PSICANÁLISE E PSICANALISTA

Estamos habituados a pensar sobre os profissionais em função do que fazem. Assim, um atleta é uma pessoa que faz esportes; um professor é o que ensina; um médico, o que trata doentes e cura doenças; um mecânico, o que trabalha com ferramentas e constrói ou conserta máquinas; um alfaiate, o que faz roupas; um psicanalista, o que faz psicanálise. Se perguntássemos igualmente a uma criança o que é uma pedra, ele poderia nos dizer que é uma coisa para jogar, ou para bater. A uma menina de nove anos, a quem perguntaram o que fazia o pai, respondeu que era psicanalista. E à professora, que fizera a pergunta, insistindo sobre o que era um psicanalista, respondeu a menina, depois de pensar um pouco: "um descompliquento". Portanto, quando procuramos definir um profissional, continuamos como uma criança, conceituando-o pelo que faz. Não pelo que é. Um atleta, que é um cultor do corpo, também pode estar assustado com a morte; é, além disso, alvo de admiração, não só por suas habilidades, como por representar ideais físicos; e cada atleta é algo diferente do outro.

Em criança, admirava a habilidade de um jardineiro cortando grama, com seu longo alfanje, a quem gostava de ajudar, varrendo as pontas cortadas. Seus movimentos perfeitos e sua postura causavam-me profunda impressão. Eram metódicos e certeiros: nunca falhava. O rosto era sereno, todo salpicado de pontas de barba, meio oculto por um chapéu de palha, molengo, roto em várias partes por onde sobressaiam pontas de palha, pedindo também para serem podadas. Porque eu nunca consegui vê-lo apenas como um "profissional de jardim" conheci "o jardineiro". Jamais o definiria por sua função. Como comprimir um amante de plantas, flores, paisagens em um "cuidador de jardins"? Como é alguém que sente a vegetação, vive-lhe seus brotos e sabe quando precisa de água ou de adubo, ao qual, aliás, não tratam como adubo, mas como comida? E a tratam de fazer saborosa para suas plantas, familiares, para quem sorriem quando as veem verdes, floridas, ou com frutos, e com elas têm conversas parecendo ouvir-lhes as vozes e, ciumentos, as protegem de maus-olhados, como é a vida mental, o mundo simbólico de um jardineiro? Esse, de minha infância, observando-me na faina de varrer a grama cortada, advertiu-me: "Faça de modo que você não precise voltar para trás". Ouvi-o como a um sábio. A frase repercutiu fundo na alma, desfazendo meus modos atrapalhados em voltar sempre para trás, catando restos de grama que na minha pressa deixara de varrer. Mas, afinal, o que havia de notável na frase daquele homem rústico, desprovido de letras, enrugado pelo sol e encanecido pela idade? Frase que ficou em minha memória, impregnada de paisagem e de afeto pela Natureza.

É porque vinha da experiência autêntica de viver. Parecia emergir dos golpes certeiros do alfanje, do plantio correto em covas perfeitas, nas quais as plantas pareciam se acomodar como num leito mágico. Sua frase nascia da força do viver, e sua sabedoria, da experiência de conviver. Assim aprendi que "jardineiro" é mais que uma relação de trabalho: é uma configuração existencial, que acomoda relações ímpares e salpica de significados seu contorno humano.

E no que se refere ao psicanalista? É ele um decifrador, um hermeneuta, um intérprete, um desvelador do inconsciente? Não, isso ele não é; isso ele faz. Um psicanalista é mais do que ele faz. E se discuto o fato de que a Medicina Psicossomática deve mais ao psicanalista que à Psicanálise, é mister esclarecer o que é afinal um psicanalista.

Estou convencido de que o psicanalista começou a partir da Interpretação dos Sonhos e a Psicanálise dos Estudos sobre a Histeria. Neste último, a Psicanálise assentou seus objetivos: decifrar sintomas, compreender a dinâmica mental e organizar ações transformadoras da vida psíquica. Na Interpretação dos Sonhos, o psicanalista transcende sua função e encontra-se submerso em seu hábitat: o mundo mítico. E que mundo é esse? É a recriação humana do mundo natural, mundo natural que, por sua vez, está dentro da constituição orgânica do homem, enfim, desdobrado nas múltiplas manifestações do universo físico. Usando a sensoriabilidade interna e externa, o homem capta seus múltiplos sinais, organiza-se num amálgama de sensação e fantasia e assim, reconstruindo a realidade, percebe-a.

Psicanalista é o contemplador permanente desse ato de criar o universo humano, universo cujo núcleo é o espaço mental, onde continuamente fundem-se sensopercepções que se transfiguram em sonhos e fantasias, expressando-se nas infinitas transcrições míticas, cujo produto final é a cultura. Por ela, cultura, o homem realiza seus sonhos, na medida em que os empurra e os impõe à realidade natural. Ele, psicanalista, como ente transfigurado pela Psicanálise, é, ao mesmo tempo, produto, autor e contemplador dessa metamorfose. No cruzar a realidade física e a realidade humana, é a testemunha, o operário e a matéria em transformação. Este é, creio, o âmago do problema da interpretação. Não está no elemento a ser decifrado, nem em sua transcrição. Mas no ato de interpretar. No "wo Es war, so Ich werde" (onde era *id*, seja *ego*) o elemento essencial da frase é a vírgula, a pausa onde um se transforma em outro. Nessa pausa está o psicanalista como intérprete do processo.

A presença do intérprete parece-me também o aspecto mais notável do drama de Édipo. Aristóteles afirma que a tragédia é o desfecho infeliz por erro de interpretação do personagem. Laio manda matar Édipo, ainda bebê, por um erro de interpretação do oráculo; mais tarde, Édipo abandona Corinto e seus pais adotivos por outro erro de interpretação do oráculo de Delfos; por outro erro de interpretação, Édipo mata seu próprio pai na estrada e diante da Esfinge, ela própria supondo-se corretamente interpretada em seu enigma – o que entendo que foi outro erro – se mata. "Quem é que, tendo uma só voz, tem às vezes dois pés, ás vezes três, às vezes quatro e quanto mais débil é, mais pés tem?", perguntou a Esfinge. Na tragédia de Sófocles, percebe-se que só Tirésias, o adivinho (intérprete) sabe a resposta. E em torno de Tirésias e de sua extraordinária capacidade que gira o desfecho. Sua revolução contém a transfiguração dos personagens e em suas mãos está o próprio destino de Tebas.

Quem é Tirésias, o adivinho? Um entre muitos mitos nos conta que Tirésias desempatou a disputa entre Zeus e Hera a respeito de quem gozava mais no ato sexual. Zeus opinava que era a mulher e Hera o homem. Tirésias, consultado, replicou: "Se as partes do prazer amoroso podem ser contadas em dez, corresponderá três vezes três para as mulheres e uma só para os homens" (Graves, 1958). Hera castigou-o com a cegueira e Zeus, em compensação, concedeu-lhe a visão interior. Que significava esse extraordinário dote concedido por Zeus? Nada menos que compreender as razões dos deuses no destino dos homens. Pois os próprios deuses gregos, os elementos máximos de seus mitos, eram a representação dos ideais humanos. Os gregos, que ainda não compreendiam *physis* (Natureza), procuravam o entendimento nas musas. Por isso os gregos são o berço do humanismo. Em nenhuma outra cultura fomos tão longe no entendimento do Homem, sobretudo do mundo humano.

Freud recupera a figura de Tirésias na cultura moderna. Tornou-se, ele próprio, Tirésias redivivo, ao colocar-se no centro da disputa sexual e no centro do universo mítico. Eis que o psicanalista é o Tirésias atual, ou pelo menos tenta sê-lo.

O PSICANALISTA E A MEDICINA PSICOSSOMÁTICA

Voltemos ao mito edípico. Em outro momento apresentei, com todo o atrevimento possível, minha contribuição interpretativa ao mito edípico, centrando-me no que considero o momento culminante: o encontro com a Esfinge. Naquela ocasião, lembrei, a propósito do *Corpo como linguagem* (Eksterman, 1985), que não passaria despercebida a um psicanalista a insistência com que a Esfinge referia-se a "pés" na frase que propõe o enigma a Édipo. Recordemo-la: "Quem é, que tendo uma só voz, tem às vezes dois pés, às vezes três, as vezes quatro e quanto mais débil é, mais pés tem?" Assim, quando ouvi o enigma, não pude deixar de olhar para os pés de Édipo e nada me pareceu tão óbvio: nos pés de Édipo estava a chave do enigma, portanto numa parte de seu próprio corpo. Ali, em seus pés, estava o estigma de ação de Laio, seu pai. Aqueles pés gordos, deformados quando bebê, atados que foram por um cravo metálico. Ali estava sua identidade e alternativa para o desfecho trágico, através de uma interpretação correta. A resposta: "É o homem", dada à Esfinge (quem supôs estivesse correta), era insuficiente. Era necessário saber quem era o Homem que amaldiçoava Tebas. Ou quem era o centro da maldição.

Era ele próprio, Édipo. Se apenas tivesse olhado para seus pés, entendido a linguagem de sua desventura infantil impressa na sua deformação corporal, jamais teria entrando naquela cidade, origem e fim de sua tragédia. Não conhecendo sua história, teve de cumprir o oráculo como se este constituísse um mandato imperativo. Assim, a resposta à Esfinge seria: "É o homem. Édipo – Eu".

A Esfinge é um corpo mítico. Por isso é construída de várias partes de figuras diversas. Tem cabeça de mulher, corpo de leão, asas de águia e cauda de serpente.

Esse tipo de construção não é para descrever um monstro; é, antes, para representar uma ideia que deve suscitar determinado estado emocional e estimular o retorno a si mesmo. É um estímulo ao "conhece-te a ti mesmo", presente em toda a mitologia e em toda a filosofia grega. A mulher é nossa origem; a águia representa o espaço; o leão, símbolo da força, vive na terra; e a serpente, símbolo da sabedoria, é o elo da terra com os céus (espaço). É a serpente, no Gênese, que encanta o homem primitivo (Adam) com o fruto da sabedoria. A Esfinge é o símbolo do enigma psicossomático. A Édipo é dada a tarefa de decifrar o enigma e reunir o que parece eternamente separado: a *psyché* e o *soma* (a mente e o corpo).

Essa pretensão unificadora aparece como tema central em todos os mitos históricos, e os mistérios das religiões que deles derivaram dão-nos conta desse objetivo básico: reunir. Ao alcançar essa unidade essencial, o ser humano comum converte-se em um sábio e partilha a sabedoria dos deuses, tornando-se, como eles, um criador. E o que pretendiam os sacerdotes dos tempos védicos ao tomar a beberragem *soma*, assim como os parsis de Zoroastro. O mesmo percebemos nas práticas de ioga dos vedantistas, estimulando a *kundalini*, representada por uma serpente a unir os centros do corpo aos centros espirituais. E o que o cabalista, místico judeu, busca na decifração do nome de Deus ou na representação mística do Homem. O que dizer das "duas Cidades" de Santo Agostinho! É assim que Fausto pede a Mefistófeles o encontro dele consigo próprio, de seu intelecto hipertrofiado de ideias com a carne palpitante de vida. Pacto psicossomático que só um gênio como Goethe pôde descrevera.

Também Freud engajou-se na empreitada: descobrir a unidade essencial do homem. E começou conferindo peso científico ao mais abstrato e subjetivo de seus rincões: o mundo onírico.

Esse é o desafio da Esfinge. O ser tripartido e um. Um também deve ser o ser dividido que é o Homem. Um com quê? Um em quê? Ou, apenas Um?

Psicossomática, com outros nomes é, pois, o desafio permanente à inteligência do homem. Não importa que Helmholtz tenha usado esse vocábulo pela primeira vez em 1818. Se olharmos, atentamente, as pinturas de Lascaux, veremos a preocupação do homem de Neanderthal com o enigma psicossomático. Ali imprimiu seu alimento – o bisonte – o caçador e o ato de caçar. Que relação conseguiu esse Tirésias primitivo estabelecer entre esse desenho e a realidade? Que pretendia deixando a marca mítica de seu mundo nas paredes mais recônditas de suas cavernas? Talvez apenas a mágica de sua interpretação e, portanto, de sua criação. Ali ficou o retrato de sua mente: a pintura, o gesto necessário para ligar sua substância mental aos objetos de seu mundo. O sofrimento do homem, diz a Bíblia, decorre de sua separação original. Sua cara depende do retorno a sua unidade essencial. O que hoje podemos entender como seu problema psicossomático.

Em outro trabalho, que intitulei *O médico como psicanalista* (Eksterman, 1978), recordei as quatro contribuições da Psicanálise no campo médico. Assinalo-as novamente aqui:

1. um método terapêutico das neuroses;
2. um método de investigação da personalidade cujos resultados permitiram aumentar consideravelmente a eficácia dos tratamentos psicológicos das caracteropatias, das psicoses e dos distúrbios emocionais da infância;
3. uma psicologia em função do inconsciente cujo modelo teórico possibilitou interpretar sintomas orgânicos dentro de uma hermenêutica análoga à adotada para os fenômenos conversivos;
4. o estudo das relações de objeto cujo modelo transferencial-constratransferencial tem esclarecido alguns enigmas da interação emocional médico-paciente.

E continuei adiante: "Como sabemos, essa perspectiva de solução do clássico problema corpo-mente provocou considerável entusiasmo, estimulando a emergência de teorias dispostas a unificar o conhecimento da patologia do psíquico e do somático. Contudo, não tiveram êxito, pois levadas à prática clínica acabavam sugerindo critérios terapêuticos duplos, psíquicos e somáticos, levantando questões insolúveis, como as relativas à prioridade entre uma abordagem clínica, psicanalítica ou mista face a uma patologia diagnosticada como psicossomática".

Daí decorrem as tentativas de unificar, através da Psicanálise, as várias separações, ou melhor, dissociações do conhecimento e da prática médica. E isso depende, vale sublinhar outra vez, mais do psicanalista que da Psicanálise. E agora poderíamos dizer: de certos psicanalistas que, como Perestrello, conseguiram, mais que praticar, ser intérpretes.

Há, pois, quatro grandes áreas do conhecimento e da prática médica que têm especial interesse para o psicanalista.

A primeira refere-se à patologia. Os primeiros estudos derivados da Psicanálise e que deram origem à Psicossomática moderna corresponderam ao problema da psicogenia de certos transtornos somáticos, como, por exemplo, a asma brônquica, o eczema, a hipertensão essencial, a úlcera péptica, o hipertireoidismo, a colite ulcerativa, a enxaqueca. Quando Perestrello assinalou que "todas as doenças são psicossomáticas" (Perestrello, 1964), recebeu críticas por pretender um reducionismo ao absurdo da questão psicossomática. Hoje é assente que a questão psicossomática é a de toda patologia. Fica a pergunta: por que houve a dissociação, entre mental e somático, da patologia? E que ainda persiste na concepção psicológico-psiquiátrica por um lado, e somática por outro, do sofrimento, bem como das consequências práticas na terapêutica. Ambas ainda disputam suas áreas de domínio na patologia, nos tratamentos e insistem nas inter-relações.

O fato de que um transtorno neurótico pareça mais psicológico, ou uma lesão orgânica pareça mais somática e, portanto, sua orientação terapêutica seja manipulável ora mais por recursos físicos, ora mais por psicológicos, não significa que ambos não sejam igualmente psicossomáticos. O problema não está na patologia; está na mente do pesquisador e na do terapeuta. Ele é quem dissocia a enfermidade e o sofrimento, que são unitários (psicossomáticos) em sua origem e nosologia. Por que o faz é a nossa questão. Saber o que é ou não psicossomático torna-se, assim, irrelevante.

A resposta não vem da Psicanálise, embora pudéssemos conjecturar com base em grande número de mecanismos de defesa contra a lesão física, a morte, a invalidez e a loucura. A resposta pode ser apreendida da observação do psicanalista com o problema. Não aquele que busca a causa da patologia, como o fizeram os pioneiros que descreveram psicodinamismos causadores de patologias orgânicas, mas o que percebe o doente submerso em sua construção simbólica particular, em que a doença é apenas mais um componente necessário.

Em outros termos, o psicanalista percebe a dimensão simbólica da existência, além da visão biológica, fisicalista, do terapeuta biomédico. São visões, propriamente não se completam nem se antagonizam. São apenas perspectivas diferentes: permitem configurar o doente, ofuscado pela visão da doença. O psicanalista, pois, revela o doente, presença permanente e invisível, Traz à percepção a figura do asmático, do eczematoso, do hipertenso, do ulceroso, do hipertireoideo, do colítico, do enxaquecoso. Revela o doente. Procede como Tirésias que denunciou por trás da doença de Tebas o homem Édipo.

É assim que procedia Perestrello em suas reuniões clínicas. Fazia o doente revelar-se do quadro geral apresentado pelo relator de um caso clínico, quadro que poderia ser representado como uma Gestalt, de fundo e figura. O médico, absorto na imagem da patologia, torna-a figura de um fundo que é o doente. A figura recortada do fundo (patologia) é, pois, uma abstração teórica e, se confundida com a realidade prática, de forma o ato terapêutico. Perestrello, valorizando a pessoa e interessando-se pela vida do doente, progressivamente destacava-o da Gestalt, passando a sobressair como figura de um fundo que, agora, passava a ser a doença. Isso era possível pelas peculiaridades do psicanalista Perestrello que acentuava a importância da relação interpessoal. Tal revelação, da presença do doente, mudava o destino dos procedimentos terapêuticos, nem tanto por seus conteúdos, mas pela forma como passavam a ser desenvolvidos.

E o que permitia a "singularização do caso clínico" e ensejava a *Medicina da Pessoa* (Perestrello, 1974). Notável postura que lembra os procedimentos hipocráticos da Escola de Cós, onde o médico convivia com seus doentes, antes de medicá-los. E assim fazendo, percebia as peculiaridades do doente, moldando sua terapêutica para aquele doente em especial. Por essa razão, considero as propostas de Perestrello como neo-hipocráticas e parece-me que sua efetivação só se tornou possível por ele ser psicanalista.

A segunda fase refere-se à relação médico-paciente. A utilização da convivência como recurso terapêutico (Balint, 1957) é derivada da noção psicanalítica de campo transferencial. Como na prática psicanalítica, o campo transferencial é construído pela interpenetração dos elementos históricos dos participantes da relação. Esse campo transferencial organiza o ambiente clínico, o diálogo, a cognição e o ato terapêutico. O ambiente clínico é responsável pelo apoio (*holding*) que o paciente regredido pela enfermidade e pela privação necessita para enfrentar o estresse múltiplo desencadeado pela enfermidade, pelas revivescências de conflitos históricos, pelos exames traumáticos e pela hospitalização eventual. O dialogo, além dos aspectos psicoterápicos que lhe são inerentes, é a fonte de informação privilegiada ao proporcionar ao médico o saber que necessita do estado do doente. A cognição joga papel básico na elaboração diagnostica.

O ato terapêutico, enfim, é decorrência do ambiente clínico, do diálogo e do diagnóstico e se orienta pelos vetores emocionais do campo transferencial. A recomendação tradicional de que o médico não deve se envolver emocionalmente com o doente é contradita pela observação psicanalítica. Ao contrário, o médico está sempre enredado emocionalmente com a pessoa (ou pessoas) que estiver atendendo. O grau de ignorância dessa situação emocional determinará a qualidade da condução dos procedimentos clínicos.

A terceira refere-se à formação psicológica do profissional de saúde. Nesse sentido, a partir dos conhecimentos de Medicina Psicossomática, desenvolveu-se a disciplina conhecida como Psicologia Médica, que intervem na formação do profissional de saúde (Medicina, Enfermagem, Assistência Social, Odontologia, Nutrição) e que pretende, através de técnicas de aprendizagem ativas, a familiarização do estudante com a dimensão mítica e irracional da mente, entre outros temas da vida mental. Permite, sobretudo, lidar com problemas relativos a iatropatogenia induzidos pelo campo transferencial. São ainda tentativas incipientes e cujos efeitos costumam ser observados, por enquanto, muito adiante, na prática profissional. Mas já se pode perceber o questionamento de algumas estruturas assistenciais rígidas e pouco humanas e, inclusive, sua transformação parece derivar dessas influências na formação profissional. Entre elas. O pleito pela humanização da relação médico-paciente e dos hospitais; a transformação dos ambientes pediátricos e materno-infantis (a insistência no alojamento conjunto e aleitamento materno); a preparação psicológica do paciente cirúrgico; o interesse pela avaliação psicológica do paciente submetido a cirurgia plástica reparadora; a análise crítica e sistemática da tarefa assistencial pelos chamados grupos Balint; a formação de equipes multidisciplinares para tratamento de pacientes terminais e pacientes dependentes de atenção médica continuada (desde os diabéticos aos dialisados); a modificação da estrutura das UTIs. E só posso continuar com um etc. Na verdade, o grau de influência merece uma pesquisa pormenorizada, embora, curiosamente, os serviços de Psicologia Médica continuem, com frequência, como cinderelas nos hospitais onde estão instalados.

A quarta e última área é a da prevenção. Essa aponta para o futuro, embora já tivesse discorrido sobre o tema (Eksterman, 1983). Gostaria apenas de consignar, refletindo sobre toda a investigação psicanalítica realizada a respeito do desenvolvimento humano, que o modelo básico preventivo, do qual podemos derivar todos os demais, é aquele em que representamos um bebê instalado com segurança no colo de uma mãe sadia.

PSICOSSOMÁTICA E PSICANÁLISE

Resta examinar a influência que a Psicossomática exerceu, exerce ou deverá exercer sobre a Psicanálise, tarefa sobremaneira antipática para aqueles que consideram a Psicanálise um território epistemologico autossuficiente. Considero este um problema mais do psicanalista que de sua área de conhecimento. Um problema de identidade pessoal projetado sobre ciência. Freud tinha em alto apreço a interdisciplinaridade (Freud, 1913). Seu construto teórico fundamental, o inconsciente, produziu tais influências sobre a cultura do século XX, que dificilmente poderão ser elas avaliadas com o devido critério. Dele, inconsciente, deriva a noção de processo primário de pensar, do imaginário, da função onírica, da fantasia e fantasma, do impulso e processos defensivos. Mesmo os modelos teóricos extraídos do estudo das relações de objeto, desde Melanie Klein e Fairbairn, passando por Winnicott e Balint, até, modernamente, O. Kenberg, M. Mahler e H. Kohut, antecipados pelos estudos adaptativos do *ego* de H. Hartmann e seguidores, só fizeram ampliar a importância do conceito de inconsciente.

O mundo irracional, perscrutado pela pequisa do inconsciente, tornou-se, nas décadas atuais, tão importante como o racional a partir de Descartes. Aos poetas, míticos, esoteristas e, sobretudo aos sonhadores, foram abertas as portas do interesse científico, não certamente pelos seus métodos de conhecer, mas pelos objetos de seu conhecimento. Um "eu sinto, logo é" parece até substituir o "eu penso, logo existo". O afeto, e não a razão, passou a ser o objeto privilegiado da própria razão. E diferente a cultura atual bafejada pela Psicanálise, daquela intimista e tímida, do final do século passado, caracterizado por *l'esprit de fin de siècle*, como bem assinalou H. Ellenberger. Lá, beirando os 1900, ansiava-se pela intimidade da alma, pelo oculto, pela outra versão da realidade, na medida em que já se vivia oprimido pelo império da razão. Hoje, nos anos finais de mais um século, a intimidade da alma parece ser objeto do tráfico populesco em trocas impudicas e baratas na feira-livre da cultura. Não é por acaso que se acena com algo até mais oculto que o inconsciente: o *self*.

Esse não é o momento para uma análise crítica da progressiva vulgarização do discurso psicanalítico, empurrado para um pseudossaber da intimidade humana, levando, com indesejada frequência, à idealização quanto à abrangência e possibilidades práticas desse discurso. Talvez por isso, a Psicanálise se feche nos seus esteios teóricos, procurando originalidade expositiva e rejeitando como "bárbaras" as demais contribuições ao conhecimento do homem, beirando, então, os expurgos ideológicos das ortodoxas religiosas e políticas. Como disse, considero esse um problema mais do psicanalista (e, por extensão, da instituição psicanalítica) que da Psicanálise. Basta verificar quantas desconfianças sobrevivem nos encontros entre profissionais tão afins como o psiquiatra e o psicanalista.

Estamos distantes daqueles primórdios quando a Psicanálise estudava doenças, criando até algumas nosografias. Hoje estamos comprometidos com a identidade, a realização pessoal, a superação do sofrimento. Se não fôssemos psicanalistas, diria que estamos criando uma comunidade pitagórica. Esses novos objetivos que mobilizam, na atualidade, tanto a teoria quanto a prática do psicanalista, são o que mais tem influenciado o pensamento psicossomático contemporâneo, confluindo, dessa forma, com a Antropologia Médica no seu interesse por temas éticos e, margeando a Sociologia, a interação do doente com sua cultura e seu mundo social. É interessante notar que possivelmente o início dessa virada da Psicanálise, do nosográfico para o antropológico, começou no *Luto e Melancolia* (Freud, 1917), quando foi introduzida, no foco do cenário psicanalítico, a imagem fugidia do "objeto". Daí a psicologia das massas, a análise do *ego* e a noção desconcertante do superego. Foram os estudos de Melanie Klein e seus seguidores que principalmente desenvolveram esses passos iniciais: um pé no *Luto e Melancolia*, outro no *Além do Princípio do Prazer* com as noções finais sobre impulsos de vida e de morte.

A Escola Inglesa destacou o que "não era" (objeto) de dentro do que "era" (sujeito), bem como as relações entre um e outro, desde o princípio do desenvolvimento ontogenético. Dessa forma, emergiu a exigência de se evidenciar a identidade, na medida em que a análise discriminava entre o sujeito e objeto, entre o eu e o outro, além de esmiuçar os mecanismos de dissolução e resolução dos objetos endopsíquicos, bem como da experiência de fusão, lembrando, esta última, processos simbióticos. Para os mesmos objetivos – a identidade – e por outros caminhos, desenvolveram-se os estudos dos processos de formação e adaptação do *ego* de H. Hartmann e seguidores, entremesclados pelos estudos de Winnicott sobre desenvolvimento e *self*, os de M. Balint sobre a integridade do eu e, finalmente, Spitz e Bowlby buscando nas interações primitivas os fatores de integração e desintegração. Completando a extraordinária expansão da Psicanálise, assim como de seus interesses terapêuticos, Bion investe em formulações básicas sobre a intimidade de pensar e Lacan sobre a intimidade da linguagem inconsciente, caminhando ao lado da concepção do homem como "animal simbólico" do filósofo Ernst Cassirer, considerado o mais eminente neokantiano de nosso século.

Essa acentuação no problema da identidade e do *self* parece realizar um antigo pleito de Freud, que sempre deixou transparecer seu interesse sobre uma concepção mais abrangente do homem, mesmo não pretendendo uma entologia ou um *Weltanschauung*, Ambicionou, desde o *Projeto*, uma teoria da mente que permitisse conhecer o significado da existência humana. Muito mais que um médico, Freud foi um especulador da natureza humana e seu estudo das neuroses pode ser considerado o grande pretexto para abrir as portas da alma ao conhecimento científico, como bem assinalou Bettelheim. Talvez seja isso o que se pretenda, hoje em dia, com a expressão *self*, ou seja, aquilo que o sujeito é.

Caminhou-se muito desde a hipnose de uma puérpera, em 1892, para que pudesse amamentar seu filho, até as amplas pretensões de formação do *self* da atualidade. Saberia Freud que, ao tratar aquela puérpera, curando-a de sua inibição, estava ensejando o estimulo ao vínculo materno-infantil e assim estabelecendo o núcleo central de um *self* mais sadio naquele bebê? Eis o exemplo de prevenção em psicanálise.

Não deixa de chamar a atenção o paradoxo de que a Psicanálise, inspiradora da noção de totalidade na Medicina moderna, ajudando-a a transcender a simples visão da doença e recuperar a percepção do ser humano doente, esteja, ela própria – Psicanálise – perdida no dualismo conceitual mente-corpo. E justamente Freud, talvez o maior de todos os desilusionantes da cultura moderna, tenha ensejado uma dicotomia tão importante no conhecimento do homem doente, a ponto de, nos dias atuais, procurar-se uma linguagem exclusiva para os fenômenos psicológicos, distanciando-os, ainda mais, de uma concepção unitária, Se o psicológico era o canto desprezado de Meynert, o cérebro é o tópico esquecido da Psicanálise.

O que dizer, então, do resto do corpo! Por esse caminho dicotomizado, as ideologias unicistas dos mestres de Freud – Helmholtz, Bruecke, Meynert – foram marginalizadas. Sabemos que eram radicalmente orgânicas, fisicalistas, mas pretendiam uma unidade necessária para a compreensão do homem, e até que ponto esses mestres (embora Helmholtz tivesse influência apenas indireta) estavam incorretos ao tentar reduzir os fenômenos humanos às leis gerais da Natureza? Poderíamos dizer que suas assertivas levaram a um erro trágico: a desumanização clínica; a incompreensão e o desleixo com os sentimentos, sobretudo aqueles que pertencem à intimidade de cada um. Mas não creio que estivessem equivocados quanto ao seu objetivo científico. Procuravam, a seu modo, essa unidade biológica essencial que conduz à integridade. Nesse caminho foi Cannon, o fisiologista, assim como Adolf Meyer, o psiquiatra, e também Selye. Entre nós, Perestrello, o psicanalista.

Creio que Freud também pretendia o mesmo: encontrar a ponte que une o mental ao somático, uma espécie de volta à unidade perdida nos Estudos sobre a Histeria, em 1895.

A lição que a Psicossomática aprendeu da Psicanálise, ou seja, voltando ao mote de Perestrello: "não há doenças psicossomáticas; todas as doenças são psicossomáticas", nos leva, talvez, a deduzir que não há um objetivo psicanalítico, senão aquele que possa se integrar às demais áreas da biologia humana. Se com sua microaudiologia o psicanalista ouve os murmúrios do inconsciente e os decodifica numa linguagem com sentido, isso não faz dele, psicanalista, um misantropo, investigador isolado dos demais interesses humanos. Um outro erro trágico de Édipo foi recortar sua experiência com a Esfinge de dois contextos essenciais: sua história e a história de Tebas. Tendo-a recortado, sua resposta foi digna apenas de um charadista esperto. Se, no seu encontro com a Esfinge, incluísse sua história e a história de Tebas veria que o homem a que se referiu era ele próprio e que em Tebas seria cumprido o oráculo que, justo naquele momento, estava em suas mãos modificar, através de uma interpretação completa e integradora.

Comentários de que o psicanalista só tem a ver com seu reduto transferencial são comuns. Praticamente, abstrai-se a pessoa. É exatamente o que o psicanalista no hospital geral critica em seus colegas médicos: veem apenas órgãos doentes, abstraindo a pessoa. Entendo que trabalhar com a transferência não significa reduzir a pessoa a um "campo transferencial".

E creio insuficiente recuperarmos essa noção de pessoa através de um conceito mais sofisticado como o de *self*, embora já seja um avanço. Recuperar a pessoa e com ela estabelecer uma relação analítica, parece-me a resposta que a Psicossomática pode dar à Psicanálise, de cujo seio nasceu e em cuja intimidade elaborou uma nova imagem do ser humano. A pessoa é mais que um *self* ou uma identidade. Compreendê-la não é apenas ater-se às suas comunicações verbais, ou mesmo extraverbais, recortando-a de seu contexto biológico e social. Se como teóricos da Psicanálise podemos ser especialistas, na prática psicanalítica clínica só consigo visualizar um "holismo" radical, embora não simpatize com qualquer tendência radical. Assim entendi o psicanalista Perestrello, comigo, com sua vida, com seu ensino, com sua obra, com seus alunos e com seus doentes.

Estabelecia relação com totalidades. Para ele não fazia sentido interpretar um sintoma orgânico senão dentro da Gestalt histórico-circunstancial do paciente.

Hoje, advertiria, ampliando seu ponto de vista, que a tentativa de reduzir o fenômeno orgânico à dinâmica dos processos mentais, tratando-o como expressão linear de um conflito endopsíquico e, portanto, suscetível de interpretação de conteúdo inconsciente, é uma inadequação clínica que pode levar a riscos iatropatogênicos consideráveis. Pois mobiliza atividade pulsional que, invadindo um *ego* debilitado e desorganizado pela doença física, amplia a lesão do corpo. É aqui que vemos a importância da construção do *setting* (ambiente clínico) como elemento essencial do próprio ato terapêutico, na medida em que facilita elementos de relação simbiótica necessários à recuperação do *ego*, lesado por fundas feridas narcísicas desencadeadas pela lesão orgânica.

Reencontramos, pensando na pessoa do doente, a ação terapêutica interdisciplinar, indispensável, a meu ver, no tratamento do paciente psicótico, frequentemente recomendável em crianças e adolescentes e, sem dúvida, absolutamente indicada nos doentes orgânicos. E. continuando a pensar na pessoa do analisando, creio que não seria demais lembrar a importância do que ele diz de forma manifesta: entusiasmados pelo discurso latente no campo transferencial, não raro envereda-se pela negação do que está efetivamente sendo dito, como se tudo fosse possível transcrever e como se essa transcrição sempre fosse absoluta e necessária. "Saber ouvir", ensinou a Psicanálise aos médicos que praticam sua clínica nos sofrimentos orgânicos. Restou ao psicanalista aplicar esse ensinamento a sua própria prática.

Voltar à imagem do jardineiro de minha infância. Se contasse essa história numa sessão psicanalítica, com o terapeuta submerso no campo transferencial, creio que posso imaginar que interpretações essa minha historinha poderia suscitar. Afinal, também sou psicanalista. Como exercício clínico, nada mais interessante. Mas é um equívoco, quase cômico, confundir modelo, brinquedo, exercício teórico, com a realidade. Há os que fazem isso, tornando-se alvo da caricatura e do humorista.

Quando lembrei que Perestrello e eu ríamos a valer, principalmente dos que não sabiam rir, referia-me, em parte, a esses sisudos e espertos interpretadores de tudo. Mas, infelizmente, temos uma designação etimologicamente trágica para uma disciplina tão essencialmente humana como a nossa: "Psicanálise". E, sem dúvida, Freud "analisava". Mas não fazia só isso. Reconstruía também a memória, o *ego*, as funções mentais, recuperava as relações do passado e, patrocinado pela transformação psíquica, estabelecia novas relações. Isso não seria "psicossíntese"? Ou, talvez, "antropossíntese"?

O carinho com que recordo o jardineiro é a síntese de minha experiência infantil recuperada pela ação transfigurada da psicanálise de Perestrello. Parece o cenário de um conto de fadas, mas é mais do que isso. É a descoberta da magia da vida, mesmo que evocada pelo longo alfanje da morte. Talvez seja exatamente essa a unidade buscada e que Freud, genialmente, expôs em sua última teoria dos instintos. A unidade no diálogo entre a vida e a morte.

REFERÊNCIAS

Balint; M. The doctor, his patient end the illness. New York: Int. Univ. Press, 1987.

Bettelheim, B. Freud & man's soul. New York:Knopf, 1983.

Bion, W.R. Elements of psycho-analysis. London: Heineman, 1963.

Cassirer, E. An essay on man. New Haven: Yale, 1944

Eksterman, A. O médico como psicanalista. In: Contribuições psicanalíticas a Medicina PSiCoSsomática.São Paulo: ABMP, v.I, 1978.

_____. O psicanalista no Hospital Geral. VIII Congr. Brasileiro de Psicanálise, Rio de Janeiro, 1980.

_____. Prevenção e psicanálise. XII Congresso Intcmacional de Psicorerapia,, Rio de Janeiro, 1982.

_____. Psychotherapy in General Hospital. 136ª Reunião Anual da American Psychiatric Association, New York, 1983.

_____. O Corpo como Linguagem. X Congresso Brasileiro de Psicanálise, Rio de Janeiro, 1985.

Ellenberger, H. F. The discovery of the unconscious. The history and evolution of dynamic Psychiatry. New York: Basic Books, 1970.

Freud, S. A case ofsuccessful trearment by hypnotism. S.E., I, 1982.

_____. Project for a scientiiic Psychology S.E., I, 1950.

_____. Srudies on hysteria S.E., II. 1985.

_____. Interpretation of dreams. S.E., V, cap. VII, 1900.

_____. Fomiulations ou tlie two principles of mental functioning.S.E., XII, 1911.

_____. The Claims O{Psycho-Analysis to Scientitc interest, S. E., XIII, 1913.

_____. The uncnriscious S.E., XIV, 1915.

_____. Mouming and Melancliolia S.E., XIV, 1917.

_____. Beyond the pleasure principle. S.E., XVIII, 1920.

_____. Group Psychology and the analysis of the ego. S.E., XVIII. 1921.

_____. The ego and lhe id S.E., XIX, 1920.

_____. Inhibitions, symptoms and anxiety. S.E., XX, 1926.

_____. New intmductory lectures On Psycho-Analysis. XXXI & XXXV S.E., XXII, 1933.

_____. An Outline oí Psychoanalysis. S.E., XXIII, 1940.

_____. Goldstein, K. La Structure de l'Organisme. Paris: Gallimard, 1951.

Graves, R. Greek Myths, 1958.

Perestrello. D. Medicina Psicossomática. R. de Janeiro: Borsoi, 1958.

_____. Stellungnahme und Tátigkeitsbericht aus Brasilien. In; Training in Psychosomatic Medicine. New York; Basic Books, 1964.

_____. A Medicina da Pessoa. Ric de Janeiro: Atheneu, 1974.

Trzábalhos selecionados de Psicanálise, Psicossomática e Psiculugia Módica. Rio de Janeiro: Atheneu, 1976.

Segal, H. Intmduction te the work OfMcIanie Klein. London: Heineman, 1964.

Uexküll, J. vcn. Ideas para una Ooncepción biológica del mundud Madrid: Calpe, 1922.

9

ALGUMAS CONSIDERAÇÕES SOBRE A RELAÇÃO DOENÇA-SOCIEDADE EM PSICOLOGIA MÉDICA

Kenneth Rochel Camargo Jr.

Algumas palavras têm a característica contraditória de mais esconder do que revelar significados. Isso ocorre frequentemente com termos originados em áreas técnicas e que caem no uso popular, como aconteceu, por exemplo, com vários conceitos oriundos da Psicanálise, como recalque, frustração e até mesmo inconsciente.

Da mesma forma, certos termos que transitam em áreas sujeitas a controvérsias de cunho ideológico também estão sujeitos a este tipo de paradoxo: palavras como democracia, participação ou povo têm acepções diversas, dependendo de quem as enuncia.

Social é uma dessas palavras. Subjacente à ideia de sociedade, existe uma concepção de como é (ou deveria ser) a organização coletiva dos homens, o que remete para uma série de outras discussões – inclusive a respeito da definição de homens que se tem em mente.

Quando falamos em sociedade, estamos falando de situações concretas, de um arcabouço jurídico, de relações de trabalho e até de localizações geográficas – mas também estamos falando de uma intrincada rede de significados que não só está subentendida em tudo o que descrevemos anteriormente, como molda a própria percepção que os indivíduos que a compõem têm em si próprios e do mundo que os cerca, e mesmo da linguagem utilizada para descrever tudo isso.

Mesmo a produção científica não é infensa a esta "contaminação" cultural. Até quando estamos descrevendo "objetivamente" fenômenos o fazemos a partir de nossos referenciais. Um bom exemplo disso é o surgimento das analogias mecânicas para descrever o funcionamento de tudo – o homem ao universo – quando o processo de industrialização torna as máquinas elementos familiares na paisagem humana. Esse tipo de situação é particularmente visível nas Ciências Sociais – em particular na Antropologia. Categorias inteiras do pensamento antropológico – primitivo, selvagem, entre outras – têm muito mais a ver com o óbvio etnocentrismo de quem observa do que com qualquer característica intrínseca de quem é observado, salta aos olhos, nestes casos, um julgamento implícito de valor.

Outra dificuldade metodológica é central para a Medicina. Uma vez que a experimentação com seres humanos é obviamente restrita, as evidências de relações causais dependem em larga margem de estudos epidemiológicos, que procuram estabelecer comparações entre populações diferentes ou em dois momentos, distantes no tempo, da mesma população. Entretanto, como consequência do fato acaciano de que, neste caso, só se encontra o que se procura, os vieses ideológicos dos pesquisadores já se impõem no momento mesmo do desenho do estudo. Dito de outra forma, o que o pesquisador define como fator potencial de adoecimento é o que vai ser estudado, e outros componentes podem ser deixados de lado. Um exemplo concreto talvez esclareça melhor esse ponto: houve um momento, há alguns anos, em que vários estudos provavam uma estreita relação entre mortalidade infantil e número de filhos por casal. Por conta disso, entidades defensoras do controle compulsório da natalidade utilizaram esses estudos como embasamento para suas teses. Ocorre que havia outro fator, fortemente associado aos dois, tanto à mortalidade infantil quanto ao tamanho da prole: a pobreza das populações estudadas.

Outra fonte importante de distorções diz respeito ao que poderíamos chamar de "naturalização das relações sociais". Num dos trabalhos que consultamos, o autor escandinavo, ao comentar investigações sobre um possível papel das relações sexuais pré-maritais na determinação de casamentos malsucedidos, confessa-se surpreso que alguém pudesse considerar esse tipo de evento como "problema" (evidentemente com uma ponta de ironia), além de questionar bastante o que viria a ser um "casamento bem-sucedido". Da mesma forma, uma série de conceitos e estruturas basilares de nossa sociedade tendem a ser tomados como universais, tanto geográfica como historicamente. Assuntos como família, profissão, trabalho, papéis sexuais, infância e outros são vistos como uniformes e diferenças eventuais são debitadas ao "primitivismo" de outras sociedades.

Assim sendo, a organização social pode ser vista por alguns como uma extensão ampliada da organização biológica, numa visão positivista que iguala agrupamentos humanos aos de abelhas ou cupins, ou enquadrada dentro de modelos cibernéticos, cientificamente "neutros". Um dos artigos que consultamos trazia o seguinte trecho: "Nossa definição de sociedade deveria ser *tão biológica quanto possível*, deveria abranger todas as formas de sociedade humana (...)". E, mais adiante: "Esta definição parece aplicável *tanto a pássaros quanto a seres humanos*, é tão relevante para os cidadãos de Nova Iorque como para as tribos do deserto do Kalahari" (Kagan, 1971). Os grifos são nossos. Neste trabalho, optamos por outras visões, que procuram detectar nas formas de organização humana não uma enganosa "cooperação", mas lutas mais ou menos aparentes, conflitos de interesses e, sobretudo, desigualdades.

Dessa forma, ao discutirmos categorias sociais, é importante ter sempre em mente que estamos discorrendo sobre algo que é, a um só tempo, "externo" e "interno" ao ser humano, criatura e criador. Pois, se o ser humano cria as sociedades, tudo aquilo que definimos como "atributos humanos" – língua, ciência, moral, ética, educação, organização política – são, em última análise, construções sociais, internalizadas pelo ser humano ao longo de sua vida. Mais que isso, o fato social, como diria Durkheim, tem uma qualidade coercitiva, de imposição externa ao indivíduo, até mesmo (talvez principalmente) contra seus desejos.

Um conceito chave, encontrado tanto na Psicanálise quanto na Antropologia (embora com acepções ligeiramente diferentes) é o de representação. Podemos defini-lo, provisoriamente, como uma construção psíquica, com componentes conscientes e inconscientes, que simboliza objetos e categorias mais ou menos abrangentes, moldada dialeticamente a partir da interação do indivíduo com a(s) cultura(s) da(s) qual(is) faz parte (o porque dos plurais será explicado mais adiante). Assim, a ideia de casa, por exemplo, carrega dentro de si uma representação "média", para uma determinada população, de um objeto, constituída a partir da experiência concreta. Mas, para cada indivíduo, casa evoca afetos, com significado próprio dentro da experiência de cada um. Assim é que para alguns pacientes internados a maior ansiedade é poder voltar para a sua casa, enquanto para outros o hospital é, ele próprio, casa, no sentido de lar.

As varias culturas elaboram discursos com graus variados de complexidade, procurando abranger suas relações internas, com outras culturas, com o mundo "natural". Há vários discursos possíveis do ponto de vista antropológico, pouco importando se um e mais "verdadeiro" do que outro. Assim, dentro desse ponto de vista, o discurso médico é apenas mais um dos discursos sobre a doença/saúde, aquele que nos médicos gostamos de acreditar como "científico", "verdadeiro", mesmo que nem sempre seja assim. O que temos observado é que, na verdade, o discurso médico acaba por ser uma forma bastante eficiente de manter o paciente alienado de sua própria situação. Quantas vezes não ouvimos coisas do tipo "não adianta explicar nada para estas pessoas, são ignorantes?" O que efetivamente ocorre e que situações que poderiam ser entendidas são expostas num jargão ininteligível – a não ser para quem já é iniciado. À época em que este trabalho estava sendo escrito, iniciou-se a vacinação contra meningite no Rio de Janeiro. Num posto de vacinação, cartazes orientavam pais e mães que vacinavam seus filhos, nos seguintes termos: "Se seu filho apresentar petéquias, exantema, equimoses (...) procure um posto de saúde". Quantas pessoas não médicas, mesmo com excelente nível de instrução, podem decifrar tal lista de sinais? Esta é uma das razões, independentemente de qualquer eficácia terapêutica, da preferência de determinados setores populacionais pelos curandeiros: eles, pelo menos, explicam o que as pessoas sentem em termos que elas podem entender, porque ambos, curandeiro e paciente, fazem parte de um mesmo recorte social. Por outro lado, esta explicação é, em si, terapêutica (Levi Strauss, 1975 e Loyolla, 1984).

Da mesma forma que seus pacientes, um médico vê o mundo através do filtro de suas representações. Mesmo deixando de lado os significados particulares de cada um, existem concepções comuns a respeito de coisas como saúde, doença, tratamento, entre outras, alimentadas pelo processo de ensino-aprendizado, formal ou não (os vários estágios que acadêmicos fazem ao longo de sua formação são chamados por alguns de "currículo paralelo", expondo os futuros médicos de forma sistemática à tradição oral de sua profissão).

Dessa forma, consolidam-se representações e modos de agir que passam através das gerações de médicos, muitas das quais francamente hostis aos pacientes que atendemos ("molambos", "pés inchados", são termos que se ouvem nos corredores de hospitais de pronto-socorro, endereçados aos pacientes). Crenças também se solidificam desse modo, mesmo sem base empírica, como, por exemplo, a ideia corrente de que um paciente só sai "satisfeito" de uma consulta se tiver em mãos uma receita. Tais crenças são poderosas o suficiente para impedir que o médico enxergue, para além delas, seu paciente.

Outro aspecto relevante é que, dentro de uma organização social maior, como um país ou uma cidade, várias subculturas se agitam, se tocam e às vezes entram em confronto aberto, em rebeliões e conflitos de rua. Ao mesmo tempo, um indivíduo pode fazer parte de várias destas microssociedades, às vezes sofrendo como resultado de conflito de lealdade. O que importa para nossos fins é que estas várias "pequenas culturas" emprestam aos seus constituintes uma visão de mundo, que determina seus valores, sua ética e mesmo o modo como percebem e cuidam de seus padecimentos. Isso quando não é, ela própria, fonte de sofrimento, como nos mostra Freud no *Mal-Estar na Civilização* (1930). Assim, a relação sociedade-doença é múltipla: não apenas pode a estrutura social ser causadora de doenças, como a própria definição de "doença" é, antes de tudo, cultural.

Um fato bastante simples pode ilustrar esta última afirmação. Bem poucas pessoas podem afirmar, de modo isento, que tiveram prazer na primeira vez que fumaram um cigarro. Ainda assim, com o correr do tempo – e com o estímulo social, sob a forma de comportamento do grupo do qual fazia parte, tentativa de emular o pai ou outro modelo de identificação, pressão publicitária dos meios de comunicação – o fumante aprende a gostar, a ter prazer no uso do cigarro. Ou seja, alguma coisa aparentemente tão primitiva, biológica quase, como o prazer, pode ser aprendido, como parte do processo de viver em sociedade. Da mesma forma, a percepção da dor é também sujeita a modulações socioculturais. Inúmeros trabalhos de antropólogos e cientistas sociais mostram que o limiar de dor é maior entre saxões do que entre latinos, por exemplo. Poderíamos ainda lembrar toda a discussão sobre a mobilidade das pulsões quanto aos seus objetos (ver, por exemplo, *O Instinto e suas Vicissitudes*, também de Freud, 1915).

Assim, dificilmente poderia ser surpreendente a afirmativa feita acima de que a própria ideia de doença é também socialmente determinada. No entanto, os médicos agem, de forma geral, como se as doenças fossem objetos concretos, esvaziados de qualquer significado, seja ele psíquico, seja ele cultural. Isso faz com que frequentemente aquilo que o médico vê como problema seja bastante diverso das preocupações do paciente. Não raro, observamos, em nossa experiência com pacientes ambulatoriais em Clínica Médica, pessoas entrarem e saírem de consultas com a frustrante sensação de que nenhuma de suas "doenças" teve qualquer solução, e que o médico acrescentou algumas novas... Dito de outra forma, a doença depende tanto de quem a tem quanto de quem a diagnostica (ou de onde se diagnostica). Determinadas reações que podem ser encontradas em qualquer manual de Psiquiatria com sintomas psicopatológicos podem ser parte integrante de rituais culturalmente estabelecidos – e perfeitamente admissíveis, portanto. Existem certas situações que despertam no médico respostas que dificilmente poderíamos qualificar de "cientificamente fundamentais"; exemplo típico está na relação com a Morte. Houve uma determinada ocasião em que uma paciente de uma enfermaria onde trabalhávamos faleceu. Era uma menina de 12 anos, acometida de uma neoplasia rara. Sua mãe, ao perceber que a filha havia morrido, apresentou um quadro que poucos hesitariam em qualificar como conversivo: desfaleceu e colocou-se deitada com os olhos abertos, imóvel. A identificação com a filha morta era óbvia, como era óbvio o processo de luto que ali se iniciava. Não obstante, outros profissionais presentes insistiam na necessidade de administração de um tranquilizante àquela senhora. A dor de uma mãe pela perda de uma filha deixava de ser um evento de sua vida, e passava a ser sintoma, passível portanto de medicalização. Foi necessária uma intensa negociação para que se evitasse a "tranquilização" compulsória da mãe da paciente (parece também claro que a demanda pelo medicamento era, basicamente, da equipe), e no devido tempo, a mesma voltou a si e chorou – como qualquer mãe faria.

Ainda nesse aspecto, devemos ter em mente que, ao tomar a decisão de procurar um médico, as pessoas já se dão algum diagnóstico. E fato estabelecido que todo paciente traz fantasias mais ou menos conscientes sobre sua doença. Mais do que isso, estas fantasias são referidas a uma nosologia, e estão hierarquizadas em termos de gravidade. Assim, para uma pessoa que tenha no seu próprio corpo uma ferramenta de trabalho, doenças que ameacem a atividade física são mais graves, porque implicam o risco até de perda do emprego. A febre, por exemplo, é tida como sintoma de gravidade.

No que diz respeito ao médico, as fantasias também estão presentes, mas travestidas de "racionalidade". Via de regra, exames complementares que gerem uma imagem ou um valor numérico são mais prontamente aceitos como expressão da "verdade" – mesmo que não haja qualquer razão científica para isso. Também costumamos hierarquizar as doenças de nossos pacientes, de acordo com nosso interesse acadêmico, entre outras coisas. Desse modo, doenças evidenciadas objetivamente são mais "graves" do que as ditas "funcionais", independentemente de qualquer consideração relativa ao sofrimento dos pacientes, que deveria, ao menos em tese, ser o referencial da prática médica. Quantos pacientes não foram classificados com a tristemente famosa condição de "não ter nada", simplesmente para negar-lhes qualquer ajuda...

Numa outra perspectiva, a vida em sociedade pode ser fonte de sofrimento e doença. É importante frisar que esta não é uma relação mecânica, em que o "sofrimento social" levaria imediatamente ao adoecimento. Dentro dessa ótica, observações feitas em países ocupados militarmente, à época da Segunda Guerra Mundial, que constataram uma menor incidência de úlceras pépticas nessas circunstâncias, seriam inexplicáveis. É óbvio que uma série de fatores, desde a forma como o indivíduo lida internamente com situações desagradáveis até o seu perfil genético, modulam e interferem na resposta dada às tensões sociais. Da mesma forma, parece claro que sociedades diferentes tendem a oferecer chances diferentes para que seus constituintes se protejam destas tensões, em aspectos como oferta de emprego, mecanismos de seguridade social, proteção à segurança, liberdade de expressão, apoio interpares (*peer support*) entre outros.

Do ponto de vista da mediação psicofisiológica, ou melhor ainda, psicofisiopatológica, entre fenômenos sociais e o adoecimento, uma linha bastante óbvia é a do estudo do estresse (entendido aqui em sentido estrito, no que diz respeito às alterações neuro-hormonais), que será conduzido em outra parte. No que nos concerne, pareceu-nos mais interessante tentar descrever o modo como situações sociais desencadeiam a resposta genérica do estresse, com a óbvia intermediação psíquica.

Essa relação é bastante clara e bastante bem estabelecida em algumas doenças, em especial as cardiovasculares. Não podemos deixar de lado, entretanto, situações bem menos aparentes. Vários outros modos de adoecer podem estar relacionados a situações sociais, até porque as respostas adotadas nessas situações, além da intervenção psicofisiológica direta, muitas vezes representam agressões ao próprio organismo. Quando estão em dificuldades, as pessoas fumam mais, tomam álcool e outras drogas e assumem comportamentos que podem colocar em risco sua integridade física, ou mesmo suas vidas. Mais ainda, as condições de vida de uma maneira geral tornam-se mais insalubres com um pior nível de vida e, inversamente, tendem a decrescer com a melhora daquele. O estudo de Friedrich Engels sobre a incidência de tuberculose pulmonar em operários britânicos no decorrer do processo de industrialização é clássico, mostrando que, com a melhora da qualidade de vida dessa população, a incidência de tuberculose decaiu mesmo que se soubesse o que causava a tuberculose.

Fica claro, portanto, que as sociedades humanas (umas mais, outras menos) dividem-se em classes com interesses muitas vezes divergentes (antagônicos, até), as quais têm controle sobre partes variáveis de sua produção (artística, de bens de consumo, de assistência médica, etc.), bem como do poder político. Também é evidente que os impactos sociais repercutem de forma diferente em classes diferentes, e que essa diferença será tanto maior quanto mais desigual for uma dada sociedade. A forma como cada indivíduo percebe e reage a esses impactos, entretanto, dá-se pela interação desses aspectos "externos", vinculados à sua classe, com o conjunto de representações internas de que dispõe para lidar com cada situação específica. Não fosse por isso, frente a uma ameaça de desemprego coletivo todos os indivíduos na mesma condição deveriam reagir de uma mesma forma, fosse ela qual fosse; na realidade, vemos que as coisas não se passam dessa forma. Mais ainda, como já dissemos antes, a própria percepção é filtrada pelo conjunto de representações grupais/individuais. Assim sendo, se a ameaça de demissão é vista, por exemplo, como algo que atinge a todos indiscriminadamente, o sofrimento individual pode ser menor. Por outro lado, se a situação é vista como insolúvel, ou se as pessoas perdem a esperança de dias melhores, certamente o impacto será maior. Nessas circunstâncias, embora cada qual encare a situação à sua maneira, é bastante razoável supor que os indicadores sanitários desta população, expresso pela incidência de várias doenças, bem como as chamadas "condutas antissociais" (consumo de drogas, delinquência, etc., etc.) certamente mostrarão uma piora acentuada.

Outro aspecto que não pode ser descuidado é que a doença é, ela própria, um acontecimento social, especialmente quando grave ou crônica. Mais que isso, a doença é parte integrante de nossas vidas. Wolf (1971a), discorrendo sobre padrões de ajustamento social. Diz textualmente que "(...) a doença é uma reação às, mais do que um efeito das, forças nocivas". Noutro trabalho, esse mesmo autor (1971b) faz uma ilação que chega a ser revolucionária; falando dos eventos que levam à morte súbita, ele escreve: "Se existe uma significação adaptiva num mecanismo que resulta na morte cardíaca, deve-se considerar que a morte é às vezes a solução definitiva para um problema premente. Logo, em meio a um sofrimento intolerável devido a uma doença incurável ou situação de vida, a morte pode ser o que melhor atende às necessidades do indivíduo". Assim, doença e morte são eventos da vida das pessoas e, portanto, parte integrante do tecido social.

O esforço maior da etnografia – método pelo qual a Antropologia estuda uma sociedade – é "etnografar o etnógrafo", como forma de diminuir, ao mínimo inevitável, a influência que suas próprias concepções poderiam ter na descrição daquilo que se observa. Talvez seja chegado o momento de o médico ser ele próprio um etnógrafo – não apenas de seus pacientes, mas também – e principalmente – da Medicina e de si mesmo. Talvez o esforço contínuo de reflexão sobre os condicionantes de nossa prática nos permita criar pontes que nos reaproximem de nossos pacientes, fonte primeira de nosso conhecimento e objetivo último de nossa prática.

Finalizando, é importante frisar que a consulta médica é o momento em que duas subculturas – a do médico e a do paciente – entram em confronto (às vezes de modo desastroso). Enquanto estas linhas estão sendo escritas, assistimos, uma vez mais, ao ressurgimento da tática de atribuir aos profissionais de saúde, em especial o médico, a responsabilidade pela situação caótica da assistência médico-sanitária em nosso país. Dessa forma, o que deveria ser um momento de cooperação entre alguém que busca ajuda e outro que a oferece, passa a ser uma disputa entre adversários, desde o início. Assim sendo, parece oportuno apontar caminhos que sirvam para recuperar as funções terapêuticas dessa relação.

REFERÊNCIAS

Appels, A., Falger, P. (ed.). The role of psychosocial factors in the pathogenesis of coronary heart disease. Psychother. Psychosom., n. 34, 1980.

Boltanski, L. As classes sociais e o corpo. Rio de Janeiro: Graal, 1984.

Freud, S. El malestar en la cultura. Madrid: Biblioteca Nueva, 1930.

_____. Los instintos y sus destinos. Madrid: Biblioteca Nueva. 1915.

Hertoft, P. Some comments on premarital Sex in Scandinavia. In: Levi, Lennart. Society, Stress and disease, v. 3, Oxford: Oxford University Press, 1978.

Kagan, A. Epidemiology and society, stress and disease. In: Levi, Lennart. Society, Stress and disease. Oxford: Oxford University Press, 1971.

l.evi-Strauss, C. A eficácia simbólica. In: Antropologia estrutural. Rio de Janeiro: Tempo Brasileiro, 1975.

_____. O feiticeiro e sua magia. In Antropologla estrutural. Rio de Janeiro: Tempo Brasileiro. 1975.

Loyolla, M, Médicos e curandeiros. São Paulo: Difel, 1984.

Luz, M. T. Natural, racional, social. Tese. IFICS/UFRJ, Rio de Janeiro, 1987.

Mello Filho, J. Concepção psicossomática: visão atual. Rio de Janeiro: Tempo Brasileiro, 1979.

_____. Patterns of social adjustment and disease, Levi, Lennart. Society, Stress and dlsease. Oxford: Oxford University Press, 1971.

Wolf, S. Psychosocial forces in myocardial infarction and Sudden death. In: Levi, Lennart. Society. Stress and disease. Oxford: Oxford University Press, 1971.

10

UMA PERSPECTIVA PSICOSSOCIAL EM PSICOSSOMÁTICA VIA ESTRESSE E TRABALHO

Avelino Luiz Rodrigues
Ana Cristina Limongi França

As questões da promoção da saúde não decorrem somente de fatores meramente individuais, mas também de manifestações em dimensões coletivas, sobre o que propomos esta reflexão, especialmente sobre a cultura das relações de trabalho.

Este assunto, hoje, é diretamente proporcional a sua complexidade. Desde que Hans Seyle (1947, 1965) em 1936 utilizou pela primeira vez o termo "stress" (na forma aportuguesada, estresse) em Medicina, um grande número de pesquisas e publicações foram produzidas dentro desta linha de pensamento, pois a riqueza deste conceito e a operacionalidade do modelo propiciaram o descortinar de um grande horizonte. No entanto, houve algumas distorções importantes, que infelizmente se popularizaram. Muitas vezes, tivemos a impressão de que o termo estresse havia se tornado uma panaceia!

Assim sendo, torna-se quase obrigatório darmos início a este texto com uma série de considerações, ainda que elas se mostrem, para muitos leitores, algo maçantes e cansativas.

Sabemos que o rigor e a lógica não demarcam ou caracterizam o pensamento científico, já que são condições necessárias ao próprio discurso inteligente, como afirma Castro (1978). Dessa forma, algumas condições devem ser preenchidas, antes de se caracterizar um discurso como científico.

Antes de tudo, temos que delimitar com a maior clareza e objetividade possíveis os objetos que estão em questão. Caso esta pré-condição não seja satisfeita, o trabalho não poderá reivindicar para si o estatuto científico. Será metodologicamente considerado inadequado e portanto suas conclusões e resultados não poderão ser confiáveis.

Estas premissas da metodologia científica atingem em cheio os meandros deste tema! Estresse, doença e Psicossomática constituem excelentes exemplos de termos que são usualmente utilizados sem muito rigor, evidenciando-se uma predominância de conceitos que derivam do senso comum, que, em geral, são excessivamente vagos; ou ainda, quando no plano dos saberes científicos, ignora-se que o significado dos termos varia muito de um jargão técnico para outro, tornando o texto hermético e propício a mal-entendidos. O discurso científico exige que o sentido das palavras seja restrito, com o intuito de torná-lo preciso e com fronteiras o mais claro possíveis, sob pena de criarmos uma torre de Babel. E pior, dando a impressão de que estamos falando a mesma coisa, situação esta que fica muito próxima daquela que descrevemos como psicótica.

Apenas para exemplificar, podemos citar um excelente trabalho realizado por Vingerhoets e Marcelissen (1988) em que os autores apresentam nove caminhos diferentes sobre estresse. Embora seja possível nas pesquisas verificar um certo grau de colaboração entre estes diferentes vértices, notadamente nos últimos anos, graças aos estímulos da interdisciplinaridade, ainda assim é possível perceber que muitos autores tomam os seus referenciais como os únicos e bem conhecidos, ignorando as premissas aqui sumarizadas. O fato é que existem enormes controvérsias na definição do conceito de estresse. Adotaremos uma categorização que evidenciará, de uma forma mais ou menos consistente, referencial epistemológico do tema. De uma forma geral, esta linha de pesquisa concentra-se sob perspectivas psicofisiológicas, psicológicas e psicossociais.

Esta diversidade, em si, não constitui problema algum. Sob uma perspectiva democrática, e algo bastante positivo e até louvável, pois estes vértices não são excludentes entre si, ao contrário, complementam-se e ajudam a construir um conjunto organizado de conhecimentos, de uma aproximação holística para a promoção de saúde. É aqui, por este vértice da mais recente epistemologia, que se insere o discurso da modernidade em Psicossomática.

Existe também uma confusão conceitual em relação ao termo Psicossomática, embora isso não seja explicitado, o que possibilita a falsa ideia de que a noção de Psicossomática seja homogênea, quando na verdade não é! Concretamente (e este advérbio é de grande importância quando pensamos em pesquisa e prática na promoção de saúde) existe um grande número de significados e tendências na Psicossomática, o que revela a dificuldade ou mesmo a impossibilidade de estabelecermos um estatuto preciso e definitivo para a Psicossomática.

O significado do termo que aparentemente nos traria menor dificuldade, seria a noção de doença. Mas um olhar atento mostra-nos que isso não é verdade. E este é outro ponto fundamental que gostaríamos de destacar. Doenças, respectivas causas e compreensão de seus processos, apresentam-se no decorrer da história em constante mutação.

Não iremos nos aprofundar demasiadamente na história da Medicina, apenas o suficiente para que tenhamos alguns elementos que permitam compreender, pelo menos um pouco mais, o estado presente da prática médica, visto que ela está profundamente ligada à noção de doença. E no seu combate ela está historicamente legitimada.

Retornemos à áurea época – para a Medicina – de Pasteur e Koch, cujas descobertas criaram as condições para se obter uma explicação mais racional dos processos de adoecer, notadamente das doenças infecto-contagiosas. Do laborioso trabalho destes cientistas desenvolveu-se o imponente edifício da bacteriologia e a introdução, neste campo do conhecimento, do rigor científico. Estes feitos fizeram de Koch o detentor do Prêmio Nobel de 1905.

A partir desse momento, as ideias sobre causalidade, ou seja, sobre a compreensão do processo de determinação das doenças, concentram-se quase exclusivamente na ideia de contágio,* em que o organismo é o receptáculo da doença. Surge a ilusão ideológica de que a bacteriologia iria liberar a Medicina dos complexos determinantes econômicos, sociais e políticos. E o desenvolvimento da enfermidade seguia mais ou menos a representação da Zoologia, da Botânica e da Biologia. Exemplificando: assim como as pragas são capazes de afetar uma lavoura, e a extensão ou não deste comprometimento era entendido como uma forma de competição entre duas espécies – a da plantação *versus* a praga – também estaria acontecendo mais ou menos a mesma coisa quando o organismo humano era acometido por um microorganismo. Essa forma de pensar as doenças tornou-se hegemônica no sentido dado por Gramsci (Gruppi, 1981), ou seja, como ideia dominante e que determina a direção. No nosso caso, da pesquisa e práxis sobre a causalidade das doenças.

Mais alguns aspectos devem ser destacados. No plano particular da Medicina, evidentemente produto cultural determinado pelo momento histórico, intensificam-se os estudos médicos, mais na tentativa de localização das "sedes" das doenças no organismo e aclarar os sinais e sintomas clínicos. Este redirecionamento propiciou um grande desenvolvimento do método clínico, que, por suas características, prioriza a dimensão particular do indivíduo, o modelo hospitalar, de cuidado especializado, individualizado e curativo, deixando em plano bastante secundário os estudos e ideias de incorporar a dimensão do coletivo como causa das doenças.

A forma de "ver", descrever e interpretar – ou, em outras palavras, o método científico – não é o mesmo para os diferentes vértices da realidade, que pode se constituir de aspectos físicos, químicos e biológicos, cujo campo é organizado pelas Ciências Naturais e, de aspectos sociais e psicológicos, que têm as suas próprias bases de ordenamento, que são das Ciências Humanas e Sociais.

Quando forem verificadas alterações mórbidas através de sinais, ou seja, quando houver manifestação física ou química objetiva da doença, os métodos das Ciências Naturais são úteis e exatos, enquanto que, quando "olhamos" e enfrentamos questões psicossociais e históricas, tais métodos se mostram inadequados porque não nos fornecem instrumentos para a objetivação de tais vértices da realidade.

Existe, pois, a necessidade de se diferenciar as diversas categorias do ser humano, ser biopsicossocial, para criarmos um terreno favorável a uma "leitura" adequada. Estamos falando de categorias que possuem seus próprios métodos de verificação e objetivação, ainda que todos esses elementos estejam presentes, compondo a realidade humana.

Há que se criar condições para a apreensão também da dimensão coletiva do processo saúde-doença e suas determinações sociais. Hoje, através do método interdisciplinar, é possível à Medicina Psicossomática, que tem pretensões holísticas, envolver-se na análise das estruturas sociais, pensando-as como um dos "fatores de risco" na cadeia etiológica das doenças.

---

* Quando a explicação do processo de adoecer escapava da ideia de contágio, surgiram outras tentativas de compreensão, como a constituição e a hereditariedade, ou ainda, as doenças passavam a ser chamadas de idiopáticas, essenciais ou inespecíficas.

As preocupações sobre a saúde do trabalhador vêm desde a época da revolução industrial, a ponto de Virchow afirmar: "o proletariado, em grau sempre crescente, tornou-se a vítima de doenças e epidemias; seus filhos ou morriam prematuramente ou se tornavam incapacitados". Nessa mesma época, surgem esforços na tentativa de regulamentar a higiene das condições de trabalho. Mas note-se que as preocupações ainda enfatizam um certo modelo "ecológico", ou seja, as condições higiênico-sanitárias e nutricionais. O indivíduo adoeceria se o organismo ficasse exposto a determinados agentes físicos. A legislação trabalhista de vários países, a brasileira entre elas, reconhece a relação de causa e efeito de vários agentes físicos, químicos e biológicos na produção das doenças ditas "ocupacionais". Bem menos tranquila é a aceitação, mesmo em países economicamente mais avançados, do fato de ser o trabalho, enquanto forma de organização, e muito menos em razão de sua própria natureza, fator morbigênico em si, em que pese o crescente número de evidências (Pitta, 1990).

Está posto pela própria experiência e pelo conhecimento acumulado até os dias de hoje, que o modelo que tem como paradigma médico a Biologia tem encontrado dificuldade em gerar novos conhecimentos que permitam a compreensão de inúmeros problemas de saúde, principalmente aqueles que afligem as regiões mais industrializadas.

As enfermidades – e isso ficará bastante evidente naquelas que decorrem do processo de estresse enquanto fenômeno humano – têm componentes sócio-históricos e psicológicos que não podem ser compreendidos sem ajuda de métodos adequados.

Assim, a objetivação do processo de saúde/ doença, pelo vértice de uma Psicossomática com pretensões holísticas procura adicionar aos conhecimentos gerados pela Medicina através do método Bio-Físico-Químico, um outro conjunto de saberes, que nos mostra as facetas do ser humano enquanto Ser Psicológico e Social, por intermédio das Ciências Humanas e Sociais. O método que se impõe é o interdisciplinar, que nos possibilita observar o fenômeno humano como um processo extremamente complexo e de mútua interação entre a infraestrutura biológica e a superestrutura social, mediada pelo psicológico.

Nas palavras de Gilberto Freire (1983), o ser humano "é um todo, biológica, ecológica e socioculturalmente determinado. E seu bem-estar – além de físico, psicossocial – está dependente e relacionado a situações que o envolvem como membro de um grupo, em particular, e de uma comunidade e, mais do que isso, de um sistema sociocultural em geral; e não apenas de sua herança biológica ou de fatores ecológicos".

É importante "ampliarmos a nossa capacidade de entendimento sobre o comportamento dos indivíduos no que eles são influenciados socialmente. Esta influência histórico-social se faz de acordo com o grupo social ao qual eles pertencem, e que reforçará ou punirá os seus comportamentos. As emoções, ainda que sejam respostas universais de um organismo, submetem-se às influências sociais" (Lane, 1986). Assim, aquilo que nos entristece ou nos alegra decorre da visão de mundo que se adquire através do contato social. Na verdade, todo fenômeno humano é um fenômeno social, como também a ordem social existe unicamente como produto da atividade humana. Vamos aprofundar um pouco mais esta questão, pois ela merece ser melhor apreendida. Algumas linhas acima, através de Lane, observamos que o comportamento humano é determinado (pelo menos em grande parte) através da inter-relação do indivíduo com o grupo do qual ele faz parte. Ora, o ser humano é dotado de algumas particularidades que o diferenciam de todos os animais da escala zoológica. É importante frisar que desenvolvimentos orgânicos significativos se completam após o nascimento do bebê. Por conseguinte, o organismo humano desenvolveu-se em interação com o seu ambiente social (grupo no qual se insere) e assim muitas das funções orgânicas são fortemente influenciadas e serão determinadas socialmente.

Talvez um exemplo bastante evidente do que pretendemos demonstrar está no estudo da linguagem: a emissão da voz (fenômeno físico) abre a possibilidade de combinar os sons em palavras que a gramática articula em frases (fenômeno psicológico); constrói-se o discurso, que é produzido dentro de um contexto social no qual o indivíduo está localizado (fenômeno psicossocial).

A palavra tem um caráter instrumental altamente significativo para a sobrevivência e formação do homem – diferenciando-o de outras espécies animais – na medida em que permite a transmissão do conhecimento para outros homens, e essa capacidade garante a criação da cultura.

Cultura e discurso estão intimamente articulados, de forma que o conteúdo do discurso sempre contém uma impregnação ideológica.

O ser humano está em constante movimento e a todo momento surgem situações que exigem dele uma solução. Este contínuo movimentar-se é determinado, em parte, pelo conjunto das necessidades inconscientes e pelas exigências da cultura. Um bom exemplo disso é o trabalho, que pode ser fonte de satisfação e criador de condições para a satisfação de necessidades (inclusive as instintivas).

Este contínuo movimentar-se – para buscar a satisfação – é em geral movido por emoções (muitas vezes inconscientes); disso decorre a criação de situações de que surge a necessidade de se obter soluções, o que gera a ação.

A linguagem surge como algo que medeia a ação. Por um lado, ela tem um caráter instrumental, na medida em que expressa ao outro uma comunicação, e por outro lado, um conteúdo ideológico cultural que está a ela vinculado.

A emoção busca a expressão (por meio da linguagem) para solucionar o estado de necessidade e obter a satisfação.

No entanto, se esse processo for total ou parcialmente bloqueado – e em geral, este bloqueio é de origem ideológica e cultural – a solução não é adequada, a ação mostra-se comprometida e a emoção fica contida, o que implica que a manifestação da emoção, então, faz-se de forma indireta e/ou simbólica.

Aproximamo-nos muito, neste momento, dos conceitos de somatização e conversão.

Um bom exemplo do que pretendemos demonstrar é facilmente observado na "primeira infância, onde o verbal é incipiente, mas a ação ideológica está presente nos valores emitidos pelo comportamento dos adultos ("não" é provavelmente a palavra mais emitida pelos pais), e geram na criança emoções negativas para as quais ela não encontra soluções, permanecendo assim contidas e se manifestando de formas indiretas e/ou simbólicas" (Lane, 1985).

Temos então um modelo que nos ajuda a pensar a integração psicossomática, via linguagem, desde seu momento mais físico da emissão da voz, passando por seus momentos mais psicológicos, na articulação de frases, até atingirmos o psicossocial através do conteúdo do discurso.

Nosso próximo passo e dar sentido a este conhecimento, em uma situação prática, concreta, da clínica. Para tanto, vamos eleger a doença coronária como nosso objeto.

Sabemos que estruturas objetivamente alienantes, como as condições e modo de organização do trabalho alienado, que se caracterizam por trabalho coercitivo, sem criatividade, em que o indivíduo que o executa não tem controle sobre o seu processo de trabalho, sendo a tarefa aborrecida e intensidade e duração arbitrariamente decididos, com relações de trabalho fragmentadas e competitivas, têm a possibilidade de produzir sentimentos que se denominam experiência subjetiva da alienação, que se caracteriza por sensação de falta de poder, insatisfação, frustração. O trabalho produz também sentimentos de alheamento e impressão de que se situa em um alienado mundo hostil e insensível.

Esta experiência subjetiva da alienação tem sido correlacionada como um dos fatores de risco da doença coronária. Podemos citar aqui o trabalho desenvolvido por Dreyfuss, Shanon e Sharon, em que demonstram que existe maior risco de doença coronária em pessoas que experimentam um pequeno controle sobre suas vidas, nas quais a relação entre o esforço despendido e a realização é muito incerta e relatam conflitos com o seu contexto de vida.

Outros dados de observação, que se acrescentam a este, podem ser localizados nos estudos que têm sido efetuados sobre a relação entre doença coronária e a denominada Personalidade tipo A, fato já há algum tempo demonstrado. A nós interessa destacar que a Personalidade tipo A frequentemente é encontrada em indivíduos envolvidos em uma luta constante para obter um número ilimitado de coisas em um período relativamente curto, que enfrentam os esforços contrários e reprimem fortemente sentimentos de frustração, hostilidade e insegurança. Tal conjunto aproxima-se muito daquilo que foi acima categorizado como sentimentos subjetivos da alienação, qual seja, experiência de falta de poder, insatisfação e frustração.

Vale ainda ressaltar que o comportamento manifesto que caracteriza a Personalidade tipo A é extremamente estimulado e reforçado no contexto do trabalho, na medida em que é estimulada a competição entre os colegas de trabalho, que se rivalizam para obter gratificação e promoção, que se esforçam para produzir mais e melhor dentro de prazos rigorosos e que frequentemente levam trabalho para casa.

Frente ao que foi exposto, podemos perceber que há uma relação segura, evidente, entre o risco de doença coronária e o tipo de organização social do trabalho.

Quanto aos outros fatores de risco de doença coronária, a dieta, hábito de fumar, falta de exercício e antecedentes familiares, com exceção desta última,

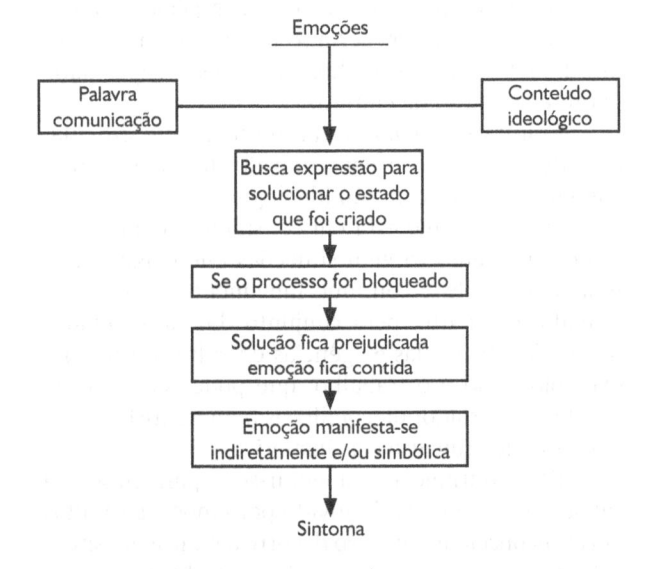

FIGURA 10.1

revelam uma forma de viver, de organizar-se frente às vicissitudes da vida que merecem uma investigação igualmente detalhada.

Podemos dizer que o ser humano é compelido pelos seus impulsos biológicos à busca de alimentos. Esses impulsos extremamente plásticos na espécie humana, sofrem influência direta de fatores sociais que são internalizados (incorporados) na inter-relação que se estabelece com os membros de seu grupo social, em especial a família. Isso nos conduz ao seguinte: "o ser humano é obrigado pela sua constituição biológica a buscar a satisfação instintiva, esta é geralmente canalizada através de vias socialmente determinadas, como: o quê e quando comer, o dia, a hora, o local, a conveniência, a atividade profissional, as regras de ética, hábitos, etc" (Berger, 1987). Outro exemplo da plasticidade do organismo humano e de sua disposição especial para sofrer as influências sociais é a sexualidade humana, suficientemente documentada na Antropologia.

Essa ideia holística foi concisamente estabelecida por Wooder em seu livro *Biologia e Linguagem* no significado da palavra "pessoa", que inclui a noção de que todo indivíduo é membro de uma comunidade de pessoas. Essa comunidade determina que espécie esta pessoa será e até mesmo sua existência depende dela. Pessoa, membro de um grupo social, é o ponto inicial de uma unidade indivisível do qual as noções de corpo e mente são abstraídas através de uma estratégia metodológica, com o propósito de estudá-las (Lipowski, 1984).

MECANISMO DE FORMAÇÃO DOS SINTOMAS

O conceito de Medicina Psicossomática, enquanto método de investigação científica e prática na promoção de saúde, é bastante recente, organizando-se há cerca de 50 anos (Rodrigues, 1989). No entanto, tem apresentado uma rápida evolução. Por um lado, o avanço demonstra um grande esforço e interesse em relação a esta modalidade de saber por outro, gerou uma certa confusão em relação ao significado da expressão "psicossomática" (Rodrigues, loc. cit.).

Este termo, psicossomática, foi introduzido na Medicina em 1818 por Helmholtz e tinha, naquela ocasião, o sentido de designar as doenças somáticas que surgiam tendo como fator etiológico os aspectos mentais (Rodrigues, 1989 e Mello Filho, 1983). Na moderna Psicossomática, esse conceito evoluiu para o estudo da pessoa como ser histórico, que é um sistema único constituído por três subsistemas: corpo, mente e social. Acabou, assim, adquirindo a configuração de um verdadeiro movimento médico, aplicado à promoção de saúde dentro desses princípios.

Pelo menos no seio do International College of Psychosomatic Medicine e da Associação Brasileira de Medicina Psicossomática, a concepção de Psicossomática, hoje, não se configura como ramo da Psiquiatria. E uma atitude de Medicina Integral, que concebe o ser humano – tanto na saúde como na doença – como um ser biopsicossocial. Isso implica que o profissional da área da saúde deve ir além da realidade física dos pacientes, sem no entanto negá-la (Eksterman, 1978). Procura adicionar aos tradicionais saberes médicos calcados dentro de uma metodologia própria das ciências naturais (ou seja, aquele conjunto de conhecimentos sobre os sinais e sintomas orgânicos), todo um conhecimento que deriva das ciências humanas e sociais. Descartam-se, portanto, as noções ou raciocínios etiológicos tendentes ao biologismo, ao psicologismo e ao sociologismo.

O conceito de holismo, básico para a Medicina Psicossomática, foi introduzido na Medicina por Smutes, em 1926. O termo advém do grego *holos*, que significa todo. Esse conceito estabelece noções acerca da natureza biopsicossocial do homem, na saúde e na doença, bem como o respectivo tratamento (Lipowski, 1984; Rodrigues, 1989 e Prite, 1987). O estudo e a pesquisa devem sempre levar em conta a pessoa como um todo e não as partes isoladas (Pontes, loc. cit.).

A Medicina Psicossomática investiga e oferece caminhos para uma prática na promoção de saúde mais voltada para o paciente – portanto menos voltada para o sintoma ou para a doença. Seu avanço só tem sido factível graças à possibilidade de diferentes e complexas disciplinas serem utilizadas de forma integrada. Dessa maneira, a Psicossomática tem seus pilares assentados sobre os conhecimentos da Fisiologia (em especial, da Psicofisiologia), da Psicologia Social, da Patologia Geral, das Psicologias Dinâmicas (notadamente, a Psicanálise) e das concepções holísticas.

Esse tipo de perspectiva desemboca em um tipo de proposta metodológica interdisciplinar, em que os diferentes subsistemas da unidade biopsicossocial humana são adequados e concomitantemente abordados. Entende-se aqui, por método interdisciplinar, "uma postura científica, que trata das interações e dos métodos comuns às diferentes especialidades" (Japiassu, 1976). Isso é básico. Sem a adoção de tal método, fica impossível pensarmos em Psicossomática (como proposta assistencial integral).

É fundamental a insistência de se levar em consideração a totalidade do ser humano e das circunstâncias que o rodeiam para termos uma compreensão mais ampla dos processos de adoecer. A totalidade surge quando se leva em conta a pessoa – o doente – e não a doença. Daí, a tendência atual da Psicossomática de compreender os processos de adoecer, não como um evento casual na vida de uma pessoa, mas sim representando a resposta de um sistema, de uma pessoa que vive em uma sociedade. De uma pessoa que nessa sociedade vive em relação recíproca com outros sistemas – inclusive outras pessoas – e que é parte ativa de uma microestrutura familiar inserida na macroestrutura social e cultural, situada em determinado ambiente físico e que procura resolver, do melhor modo possível, os problemas da sua existências no mundo (Pontes). O estudo e a compreensão da biografia do indivíduo nos permite perceber que os fenômenos humanos têm sempre uma motivação, nada acontecendo por acaso. Assim, o processo de adoecer deixa de ser um evento casual e passa a ser integrado à sua biografia. O indivíduo, no decorrer do seu desenvolvimento, constrói e estrutura formas de ser e reagir aos diferentes estímulos aos quais pode ser submetido no sentido de manter a homeostase do sistema humano. Wolff, em 1952, já demonstrava que "os distúrbios da relação do homem com o seu ambiente físico e psicossocial podem gerar emoções desprazerosas e estimular reações de vários tipos. A doença é uma reação ativa do organismo e não apenas um efeito aos estímulos nocivos". A Organização Mundial de Saúde, em relatório datado de 1986, afirma que há uma multiplicação de manifestações de doenças decorrentes de desequilíbrios psicossociais, sendo esta a mais frequente razão de consultas médicas, chegando a cerca de 50% nas regiões mais industrializadas e 25% naquelas menos industrializadas. No saber contemporâneo, podemos afirmar que o homem é capaz de responder às ameaças simbólicas decorrentes da interação social e não apenas às ameaças concretas (biológicas, como os microorganismos, e/ou físicas e químicas). Assim, situações como quebra de laços familiares e da estrutura social, privação de necessidades básicas, obstáculos à realização pessoal, separação, perda de emprego, viuvez, aposentadoria, entre outros, são tão potencialmente danosos à pessoa, quanto os fatores concretos acima citados.

O sindicalista Carlos Aparecido Clemente, coordenador do Departamento de Segurança do Sindicato dos Metalúrgicos de Osasco, disse o seguinte, em uma recente mesa-redonda, sobre saúde no contexto organizacional: "no dia em que o profissional da área de saúde perguntar ao paciente como é o seu trabalho, como está no trabalho, onde, como e com quem mora, quanto tempo demora para ir de casa para o trabalho e vice-versa, teremos uma revolução no atendimento e na promoção de saúde". Um grande número de estudos epidemiológicos, de Psicofisiologia e de Psicoendocrinologia, demonstram que são vários os agentes ambientais e sócio-econômicos-culturais na sociedade industrial e urbana, potencialmente patogênicos. O ser humano tem apresentado dificuldades em reagir de forma adequada, nos diz Lennart Levi, diretor do Karolinska Institut, de Estocolmo, considerada a instituição de referência da OMS para os estudos da influência dos fatores psicossociais no ser humano. Dentro dessa perspectiva, pode-se compreender um grande número de doenças – senão a maioria das doenças mais frequentes do homem urbano contemporâneo – que denunciam, expressam e relevam a forma de uma pessoa viver a sua interação com o mundo.

Assim, a compreensão da Patologia dentro da perspectiva de um processo histórico e inter-relacional, amplia e enriquece os conhecimentos sobre os complexos mecanismos bio-físico-químicos relacionados com o processo de adoecer.

É de fundamental importância abrir espaço para compreender que a situação de conflito, seja do indivíduo consigo mesmo, seja do indivíduo com a circunstância à qual está submetido – geradora de emoção – é suficiente para "originar transtornos funcionais, e estes se repetidos e persistentes, alteram a vida celular acarretando a lesão orgânica e suas complicações" (Pontes, loc. cit.). A emoção é um fenômeno que ocorre simultaneamente no nível do subsistema do corpo e no nível do subsistema processos mentais. Aquilo que no nível dos sentimentos é medo, raiva, dor, tristeza, alegria, fome, no corpo concomitantemente se expressa através de modificações no subsistema somático, através de modificações das funções motoras, secretoras e de irrigação sanguínea. Este conjunto de alterações é coordenado pelo conjunto hipotálamo-hipófise e sistema límbico, que foram assim explanados por Fernandes Pontes: "A disfunção pode resultar da alteração de fibra muscular lisa que existe ubiquitariamente em vários órgãos. Assim, a pessoa pode apresentar disfunções motoras no nível do aparelho digestivo (vômitos, síndrome hipoestênica, diarreia, prisão de ventre, discinesias); do aparelho respiratório (asma, bronquite); do aparelho geniturinário (disúria, cólica pieloureteral, dismenorreia, polaciúria, vaginismo, taquiespermia); do aparelho circulatório (hipertensão arterial diastólica, enxaqueca, cefaleia de tensão); de pele (neurodermites, eczemas, pruridos) e de outros órgãos e aparelhos. A disfunção, quando secretora, manifesta-se não só na produção de muco, mas também na produção de secreções endócrinas, na produção de hormônios do aparelho digestivo, secreção gástrica, pancreática, biliar e entérica. A disfunção da irrigação sanguínea nos órgãos, exerce importante papel na determinação de processos agudos e crônicos e, na dependência da intensidade, da repetição e da duração deles, pode ocasionar a diminuição da resistência damucosa a outros agentes agressivos, surgindo hemorragias e ulcerações de extensão e profundidades variáveis. As alterações destas três funções parciais ocorrem em combinações múltiplas, ao sabor das mais variadas situações de vida, ligadas a sentimentos de raiva (hostilidade), medo, dor (mal-estar), fome, humilhação, depressão, desesperança, desalento, tristeza e melancolia. E suas apresentações na clínica são as mais variadas".

Manter a vida enquanto se luta para ganhá-la nem sempre é fácil. O desgaste a que as pessoas são submetidas no seu processo de viver é um dos cofatores mais potentes no desenvolvimento de doenças.

ESTRESSE E DOENÇA DE ADAPTAÇÃO

Um bom referencial, que nos ajuda (a nós médicos) a compreender melhor estes processos, está nos estudos desenvolvidos por Hans Seyle, endocrinologista radicado no Canadá, sobre o estresse. Seyle utilizou este termo para denominar aquele "conjunto de reações que um organismo desenvolve ao ser submetido a uma situação que exige esforço para a adaptação".

Na verdade, a todo instante estamos fazendo movimentos de adaptação, ou seja, tentativas de nos ajustarmos às mais diferentes exigências, seja do ambiente externo, seja do mundo interno – este vasto mundo de ideias, sentimento, desejos, expectativas, sonhos, imagens, etc., que cada um tem dentro de si. Assim, o politraumatizado de um acidente de trânsito, a mãe que se preocupa com o filho, o operário que trabalha em um ambiente barulhento ou perigoso para sua integridade, o executivo que luta para cumprir os prazos, o jogador de futebol, estão em situação de estresse. Tambem nós já experimentamos situações de vida, relacionadas ou não com o trabalho, que nos exigiram um esforço adicional, experimentando esta situação de estresse, ou seja, aquele denominador comum de todas as reações de adaptação

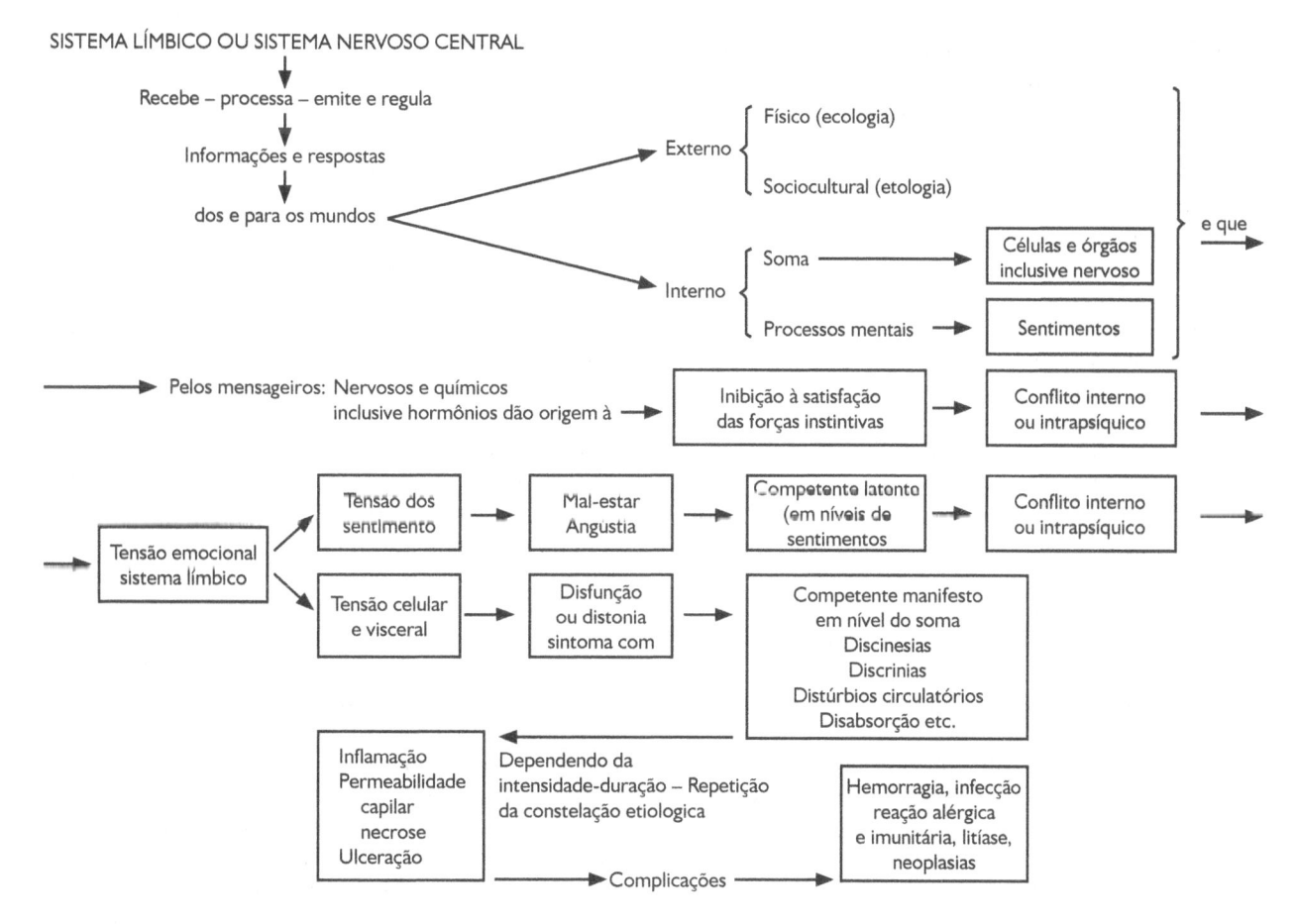

FIGURA 10.2
Mecanismo de formação de sintomas e doenças pela teoria da psicologia dinâmica psicanalítica. (Pontes et al.) Reproduzido da Apostila do Curso de Psicologia Médica – Abordagem Sócio-psicossomática.

de um organismo (Seyle, loc. cit.). O referido autor demonstrou, em trabalhos aqui mencionados e publicados a partir de 1936, que o organismo, quando exposto a um esforço desencadeado por um estímulo percebido como ameaçador à homeostase, seja ele físico, químico, biológico ou mesmo psicossocial, apresenta a tendência de responder de forma uniforme e inespecífica, anatômica e fisiologicamente, respostas estas que constituem uma síndrome. A esse conjunto de reações inespecíficas na qual o organismo participa como um todo, ele chamou de Síndrome Geral de Adaptação, que resumidamente vamos expor. Ela consiste em três fases: Reação de Alarme, Fase de Resistência e Fase de Exaustão. Não é necessário que a fase se desenvolva até o final para que haja o estresse e é evidentemente só nas situações mais graves que se atinge a última fase, a de exaustão. A Reação de Alarme subdivide-se em dois tempos: o *shock* e o *contra-shock*. Parte desta reação assemelha-se à Reação de Emergência de Cannon (Rodrigues, 1989; Pontes, 1987), célebre fisiologista responsável pelo desenvolvimento das noções de homeostase. Cannon percebeu que quando um animal era submetido a estímulos agudos ameaçadores da homeostase, inclusive medo, fome, dor e raiva, apresentava uma reação em que o animal se preparava para a luta ou para a fuga. Esta reação caracteriza-se por:

a) aumento da frequência cardíaca e da pressão arterial, para permitir que o sangue circule mais rapidamente e portanto, cheguem aos tecidos mais oxigênio e nutrientes;
b) contração do baço, levando mais glóbulos vermelhos à corrente sanguínea, acarretando mais oxigênio para o organismo;
c) o fígado libera açúcar armazenado na corrente sanguínea para que seja utilizado como alimento e, consequentemente, mais energia para os músculos e cérebro;
d) redistribuição sanguínea, diminuindo o fluxo para a pele e vísceras, aumentando para músculos e cérebro;
e) aumento da frequência respiratória e dilatação dos brônquios, para que o organismo possa captar e receber mais oxigênio;
f) dilatação pupilar com exoftalmia, para aumentar a eficiência visual;
g) aumento do número de linfócitos na corrente sanguínea, para reparar possíveis danos aos tecidos.

Tais reações são desencadeadas por descargas adrenérgicas da medula da supra-renal e de noradrenalina em fibras pós-ganglionares. Paralelamente, é acionado o eixo hipotálamo-hipófise-supra-renal que desencadeia respostas mais lentas e prolongadas e que desempenha um papel crucial na adaptação do organismo ao estresse a que está sendo submetido. O estímulo agudo provoca a secreção no hipotálamo do hormônio *corticotrophin releasing hormone*, que por sua vez determina a liberação de ACTH da adeno-hipófise, além de outros neuro hormônios e peptídeos cerebrais, como as beta-endorfinas (que atuam sobre o componente doloroso do estresse), STH, prolactina, etc. O ACTH desencadeia a síntese e a secreção de glicocorticoides pelo córtex da supra-renal. Estabelece-se então um mecanismo de *feedback* negativo com os glicocorticoides atuando sobre o eixo hipotálamo-hipofisário. Essas reações são mediadas pelo sistema diencéfalo-hipofisário, visto que não surgem em animais de experimentação que tiveram a hipófise ou parte do diencéfalo destruídos. Se os agentes estressantes desaparecem, tais reações tendem a regredir; no entanto, se o organismo e obrigado a manter seu esforço de adaptação, entra em uma nova fase, que é chamada Fase de Resistência, que se caracteriza basicamente pela reação de hiperatividade córtico-supra-renal, sob mediação diencéfalo-hipofisária, com aumento do córtex da supra-renal, atrofia do baço e de estruturas linfáticas, leucocitose, diminuição de eosinófilos e ulcerações.

Se os estímulos estressores continuarem a agir, ou se tornarem crônicos e repetitivos, a resposta basicamente se mantém, mas com duas características: diminuição da amplitude e antecipação das respostas. Poderá ainda haver falha nos mecanismo de defesa, com desencadeamento da terceira fase, que é a de Exaustão, com retorno à Fase de Alarme, dificuldade na manutenção de mecanismos adaptativos, perda de reservas e morte (Seyle, 1965 e 1947; Rodrigues, 1989a; Mello Filho, 1983; Pontes, 1987; Granboulan, 1988).

As reações de estresse resultam, pois, dos esforços de adaptação. No entanto, se a reação ao agressor for muito intensa ou se o agente do estresse for muito potente e/ou prolongado, poderá haver, como consequência, doença ou maior predisposição ao desenvolvimento de doença. Pois a reação protetora sistêmica desencadeada pelo estresse pode ir além da sua finalidade e dar lugar a efeitos indesejáveis. É oportuno lembrarmos mais uma vez Levi (1971): "o ser humano é capaz de adaptar-se ao meio ambiente desfavorável, mas esta adaptação não ocorre impunemente? O perigo parece ser maior nas situações em que a energia mobilizada pelo estresse psicoemocional não pode ser consumida. Aliás, Seyle (op. cit.) nos lembra que as doenças de adaptação são consequências do excesso de hostilidade ou de excesso de reações de submissão. Além disso, a possibilidade de que o organismo contenha memória afetiva (sistema límbico, hipotálamo conectados com o córtex) de situações de estresse anteriores, perpetua o potencial nocivo (Granboulan, 1988).

As proposições acima podem ser mais facilmente comprovadas nas doenças em que notoriamente há um componente de esforço de adaptação, como, por exemplo, nas úlceras digestivas, nas alterações dispépticas, crises hemorroidárias, alterações da pressão arterial(ditas essenciais), alterações na parede dos vasos sanguíneos, alguns tipos de doenças renais, alterações inflamatórias do aparelho gastrintestinal, diversas afecções derrnatológicas, alterações metabólicas várias, manifestações alérgicas, artrites reumáticas e reumatoides, perturbações sexuais, comprometimento do sistema imunológico e algumas alterações tiroidianas.

A lista de doenças poderia ser imensa, principalmente na dependência da formação do profissional médico, mas existem dados epidemiológicos, que não podem ser ignorados, que situam em cerca de 25% a prevalência da morbidade psiquiátrica nos consultórios de clínica geral (Cubi, 1989). Wilkinson (1986) acredita que a percentagem de morbidade psiquiátrica não detectada na clínica geral chega, na Inglaterra, a cerca de 33 a 60% no nível de atenção primária à saúde. Se nos limitarmos ao nosso tema, podemos perceber que várias das patologias hoje estudadas pela Medicina do Trabalho têm íntima correlação com o estresse. O desgaste a que as pessoas são submetidas nos ambientes e nas relações com o trabalho é fator dos mais significativos na determinação de doenças. Cremos que este trabalho não escapa ao conhecimento médico, mas também é fato que o espaço dedicado na anamnese à investigação desses aspectos é pequeno em relação à sua importância.

Não nos estenderemos, contudo, no estudo das doenças ocupacionais e suas relações com a teoria do estresse. Vamos deter-nos numa das linhas possíveis, ainda que de uma forma introdutória, que é o estudo entre os agentes estressores psicossociais e o trabalho.

A importância desses agentes estressores, os psicossociais, é hoje reconhecida pela imensa maioria dos médicos. Sabemos que são tão potentes quanto os micro-organismos ou a insalubridade no desencadeamento de doenças. Um recente projeto de lei sueco, de saúde pública, afirma: "Nossa saúde depende em grande parte de nossas condições e modo de vida". E são estas as mais frequentes razões de consultas médicas nas regiões mais desenvolvidas, afetando indiferentemente as mais variadas classes sociais. Ou seja, tanto o operário como o executivo são passíveis de apresentar alterações no seu funcionamento, devido aos agentes estressores psicossociais.

Sabemos que as reações de estresse são naturais e até necessárias para a própria vida; no entanto, sob algumas circunstâncias elas podem se tornar prejudiciais ao funcionamento do indivíduo. Já nos referimos a isto. O gráfico ao lado pode ilustrar o que tentamos transmitir.

A CULTURA EMPRESARIAL

O conjunto de práticas e as redes de significados compartilhados em grupamentos sociais formam o processo cultural. Tem permanência de tempo, tem caráter de coletividade e tem continuidade, além da vida de quem a cria (Laraia, 1988). Este processo realiza a construção social da realidade. Uma cultura adquire "conformação e caráter específicos graças à coerência e unidade de suas instituições sociais. Tais instituições possibilitam a continuidade social e constituem os instrumentos efetivos do seu equilíbrio" (Laraia, 1988). Esta conceituação considera a construção, transformação e manutenção deste fenômeno da vida em comum organizada para o viver e o sobreviver humano.

Para Mello Filho (1988), a cultura é o resultado das atitudes, ideias e condutas compartilhadas e transmitidas pelas pessoas de uma sociedade, juntamente com as respectivas transformações, isto é, invenções, métodos de investigação do ambiente e objetos manufaturados.

As características da cultura representam potencialidades adaptativas e estressoras, dentro da numerosa gama de possibilidades de transformações, reproduções e expressões próprias da complexidade

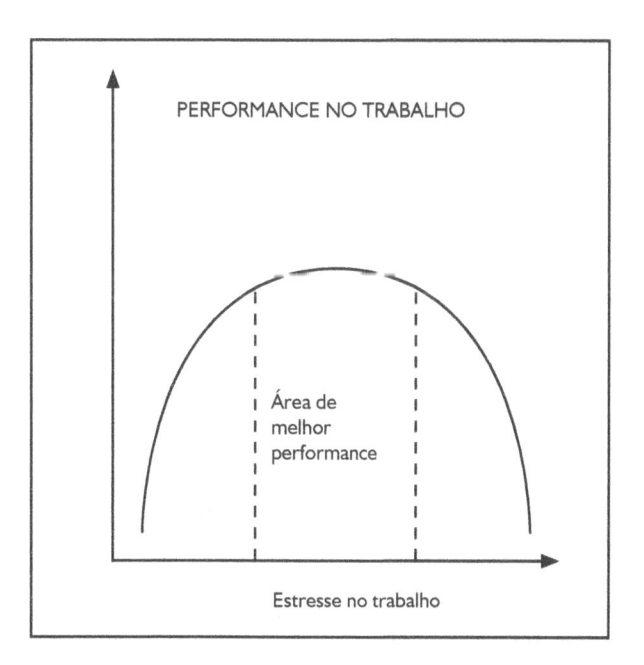

FIGURA 10.3
Performance no trabalho.

e riqueza humanas. No entanto, existem processos culturais que limitam e moldam a expressão desta natureza sobre o que Geertz (in Laraia, op. cit, p. 58) afirma: "...um dos mais significativos fatos sobre as pessoas é a constatação de que todos nascem com um equipamento para viver mil vidas, mas temrinam tendo vivido uma só... O homem não é apenas o produtor da cultura, mas também num sentido especificamente biológico, o produto da cultura".

Analisando as influências culturais sob o enfoque das manifestações psicossomáticas, existem estudos em que a atuação da cultura sobre o biológico se torna evidente, no processo do adoecer e do curar. Por exemplo, o surgimento de sintomas de mal-estar provocados pela ingestão combinada de determinados alimentos: leite com manga. Outro exemplo é a sensação de fome nos horários de alimentação estabelecidos diferentemente em cada cultura. Relata-se, também, o caso de africanos removidos violentamente de seu continente, ou seja, de seu ecossistema e de seu contexto cultural que, transportados para uma terra estranha, perdiam a motivação para continuar vivos. Nessas ocasiões, ocorriam muitos suicídios e o mal denominado "banzo" (traduzido como Saudade). Os casos de curas decorrentes da "fé" no remédio ou na religião, são outros exemplos.

Nessa dinâmica, estão os processos psicossociais. Eles são constituídos, em parte, por percepções e atitudes dos indivíduos e, em parte, por elementos culturais que direcionam os vínculos, reproduzem e recriam valores sobre vários fatos da realidade.

Os critérios específicos sobre saúde, doença, indivíduo, trabalho, produtividade, força, vulnerabilidade são construídos pela cultura e transformadas pelos indivíduos.

Os elementos culturais objetivam-se quando os indivíduos dão significados à queixa psicossomática, às atitudes dos indivíduos doentes, às reações do grupo de trabalho, à frequência no ambulatório e a outras situações cotidianas.

A cultura é edificada a partir do meio ambiente. O meio ambiente é o mundo externo e a realidade imediata. Realidade esta que segundo Berger e Luckmann (1987) é decorrente da vida cotidiana, que se apresenta interpretada pelos homens e é subjetivamente dotada de sentido para eles, na medida em que forma um mundo coerente.

Existem estudos realizados por Wittkower sobre estresse cultural, conforme relata Mello Filho (1983) a partir dos quais é possível relacionar respostas psicossomáticas e cultura. Neles, foram identificados aspectos culturais estressantes, como o uso acentuado de tabus, saturação de valores, instabilidade de modelos culturais, privação de vida social, rigidez de normas e condições minoritários. Esses dados demonstram que as respostas psicossomáticas sofrem influências diferentes em cada cultura, ou subculturas.

AS RELAÇÕES EMPRESA-PESSOA

Toda empresa é um conjunto sociocultural complexo, organizado para realização de serviços, fabricação de coisas, transformação ou extração de produtos da natureza. Segundo Lapassade (1983), constitui-se de um sistema de redes, de *status* e papéis. Possui coordenação das atividades de uma série de pessoas para consecução de algum serviço ou produto, por meio da divisão de trabalho e, através da hierarquia, de autoridade e responsabilidade.

Este complexo de pessoas, com seus modos próprios, transforma e provoca transformações no trabalho que se realiza no espaço empresarial. Suas atividades visam à satisfação de necessidades organizacionais e individuais, a partir de limites estruturais e tecnológicos, sobre os quais se processam acomodações dentro e fora do espaço empresa.

Katz e Kahn (1976) afirmam que na organização há uma interpretação dos sistemas de autoridade e recompensa, na qual processos de desenvolvimento, por cujo intermédio os grupos adquirem mecanismo regulatório e uma estrutura de autoridade, não são independentes, mas sim interativos.

Na cultura empresarial, em função desta unilateralidade de apreensão do comportamento, sobressaem valores objetivos e impessoais, isto é, não contando com a emoção, vê-se o indivíduo de forma incompleta, com habilidades específicas para a realização de tarefas, isolado das suas características de ser, das suas experiências de vida. Dessa forma, durante a relação indivíduo-empresa, há uma cisão do comportamento: de um lado a força de trabalho com subordinação às regras da empresa, de outro o vivenciar emoções nem sempre expressas adequadamente.

A relação com a empresa está representada por uma ou mais pessoas que já pertencem à organização, às quais foram atribuídas responsabilidades administrativas para "falar" em nome da empresa. O "falar" em nome da empresa envolve a legitimação dos modelos administrativos, da política administrativa e do controle da conduta. O processo de firmar contrato de trabalho, na verdade, caracteriza-se por acatar as normas, os valores e os procedimentos utilizados de forma coletiva e, em geral coletivamente aceitos. Nas empresas brasileiras, este processo é objetivado a partir da Consolidação das Leis do Trabalho (CLT) que regulamenta o registro, a remuneração, o repouso, o afastamento, a validade de atestados médicos, as condições especiais para o trabalho da mulher, do menor, as atividades insalubres e penosas e as rescisões contratuais.

Ao celebrar o contrato de trabalho, a pessoa com todos os fenômenos intrapessoais e interacionais que caracterizam sua identidade, acata as normas organizacionais. A pessoa quando é admitida na empresa, traz consigo sua história, sua personalidade e uma forma de funcionar tanto orgânica como psíquica e social. E tende a produzir nas suas relações não só as expectativas, mas também sua história, que vai interagir com o sistema de organização, manutenção e de adaptação do indivíduo, do grupo, da empresa.

O "homem organizacional" passa a maior parte de seu tempo dentro de uma estrutura empresarial, burocratizada, e realiza um conjunto de tarefas com graus diferentes de complexidade. Convive com outros indivíduos em função da realização dessas tarefas e de suas afinidades pessoais, que procura realizar dentro desse contexto. Leva toda sua potencialidade psíquica para o espaço da empresa: o pensamento, a intuição, o sentimento, o julgamento (Mira y Lopez, 1949). Sua potencialidade física, as características mentais, as anatômicas, as fisiológicas e as sensitivas. E sua potencialidade social: a história de vida, experiências adquiridas, os valores introjetados, a capacidade de compartilhar.

A entrada da pessoa para o sistema empresa é celebrada através da Consolidação das Leis do Trabalho (CLT), de práticas administrativas e de procedimentos seletivos específicos. Implícito a este momento, forma-se o contrato psicológico de trabalho. Caracteriza-se por um conjunto de expectativas que se estabelecem entre o indivíduo e a empresa, acerca das características de comportamento profissional produtivo, das responsabilidades, da remuneração, dos incentivos e dos benefícios. Este pacto geralmente não é explicitado de forma direta, mas é fator determinante no processo adaptativo do indivíduo na empresa.

Alguns aspectos contidos na cultura organizacional e nas características das pessoas indicam as prováveis características deste contrato. Entretanto, estas expectativas e proposições informais ficam encobertas e só emergem em momentos de crise ou intervenções específicas, em programas de mudança organizacional, referentes às respostas psicossomáticas.

Para atuação deste "homem organizacional" apenas alguns aspectos são utilizados, estimulados e aceitos. Frequentemente ocorre fragmentação e desarticulação das suas dimensões vitais biopsicossociais visando a um enquadramento homogêneo e predeterminado a partir do cargo ou função. Cargos e funções propostos, projetados em modelos estáticos, pobres e limitados, com um referencial preestabelecido de forma incompleta e obsoleta. Não se pretende o trabalho para o homem, mas o homem para o trabalho.

Arendt (1983, p. 248) faz a seguinte reflexão sobre a autonomia da pessoa no seu trabalho: "o 'animal laborans' pode escapar à sua difícil situação como prisioneiro do ciclo interminável do processo vital, à eterna sujeição, à necessidade do labor e do consumo, unicamente através da mobilização de outra capacidade humana: a capacidade de fazer, fabricar e produzir o que é atributo do 'homo faber', o qual, como fazedor de instrumentos, não só atenua as dores e as fadigas do labor como erige um mundo de durabilidade".

Com relação à sobrevivência, aspecto diretamente ligado à vinculação com o trabalho coletivo, Codo (1985) destaca que "a sobrevivência de um organismo depende em última instância da capacidade física, biológica e psicológica de transformar o meio a sua imagem e semelhança, portanto, de autotransformar-se à imagem e semelhança do meio".

O grupo de trabalho legitima as articulações entre interesses individuais, coletivos e empresariais. Formam-se redes de influências com processos relativos à cooperação, competição, conflitos, nível de motivação e pressões externas. Formam-se, também, redes de afetos, emoções e sentimentos entre as pessoas com as quais se mantêm variada frequência e intensidade de convivência.

Na prática, as atividades empresariais se efetivam ao nível dos pequenos agrupamentos, organizados com os subsistemas grupais da estrutura organizacional da empresa.

O equilíbrio é um dos processos determinantes da dinâmica do grupo. Está associado ao contexto amplo em que está inserido. Sobre os grupos, Lewin, citado por Amado (1982, p. 94), afirma que "grupos são totalidades dinâmicas que resultam das interações entre seus membros. Estes grupos realizam formas de equilíbrio no seio de um campo de forças. E em função da organização perceptiva do espaço social que as energias postas em jogo se completam e se combatem".

A reciprocidade no grupo é elemento definitivo na estrutura de grupos e na empresa. É uma expectativa constante. Se dentro do grupo de trabalho na empresa a regra é não quebrar ou não parar a produção, se ocorre esta quebra em função de doença, estabelece-se uma condição de suspensão da reciprocidade, atingindo-se vínculos de produtividade que existem entre os indivíduos desse grupo. Desencadeiam-se novos tipos de vínculos em função dos sintomas e a alteração de comportamento do queixoso, novos fatores da dinâmica do grupo. Para Rodrigues (1988/1990), esta inter-relação pessoa-empresa será mais ou menos conflituosa quanto maiores forem as diferenças de expectativas dos dois polos ou quanto mais rígidos eles forem, com relação à capacidade de adaptação.

TRABALHO E PRODUTUVIDADE

Trabalho é fator básico na empresa. Caracteriza-se pelo esforço planejado sobre a manipulação ou transformação da natureza, atingindo-se os mais diversos objetivos, frequentemente reduzidos à busca da produtividade eficaz. É obtido com o investimento de energia sobre atividades ou conjunto de tarefas, que é a força de trabalho. Em nível pessoal, constitui uma das condições determinantes para identidade e integração do indivíduo na sociedade.

Para Marx (1988, v.1, p.202) trabalho é: "Um processo de que participam o homem e a natureza, processo em que o ser humano com sua própria ação, impulsiona, regula e controla seu intercâmbio material com a natureza". Entretanto, Marx (ib.) indica que quando o trabalhador chega ao mercado para vender sua força de trabalho, é imensa a distância histórica que medeia sua condição e a do homem primitivo com sua forma ainda instintiva de trabalho. Ele não transforma apenas o material sobre o qual opera; ele imprime ao material o projeto que tinha conscientemente em mira, o qual constitui a lei determinante do seu modo de operar e ao qual tem que subordinar sua vontade.

A ergonomia, ciência que trata do conjunto de inter-relações, sob o enfoque da adaptação e do desgaste do indivíduo e da máquina, aponta para as falsas crenças a respeito de ritmo de trabalho, para a repetitividade de tarefas, para as atividades motoras, para previsão e controle das situações de trabalho. O trabalho envolve demandas de necessidades individuais e organizacionais em sintonia. Quando elas não são atendidas, as vinculações pessoas-empresa modificam-se e criam-se processos patogênicos de adaptação, como o desligamento da empresa, a perda de promoções ou o isolamento na carreira profissional. Assim, quando não ocorre a sintonia nas interações em nível grupal ou organizacional surgem os conflitos. Conflitos decorrentes de necessidades opostas ativadas ao mesmo tempo.

Argyris (1957) aborda o conflito dentro da interação indivíduo-organização e situa o comportamento humano em uma organização como originário de fatores individuais, de pequenos grupos informais e de fatores organizacionais. Esses fatores atuam de forma isolada ou combinada.

Bleger (1984) considera que a ação individual das organizações depende da estabilidade e da necessidade contínua de crítica e de melhoramento. Para ele, a instituição é o meio pelo qual os seres humanos podem enriquecer, empobrecer ou se esvaziar como seres humanos, o que comumente se chama de adaptação. O melhor grau de dinâmica da instituição não é dado pela ausência de conflitos, mas sim pela possibilidade de superá-los dentro do limite institucional. O conflito é um elemento normal e imprescindível no desenvolvimento e em qualquer manifestação humana. A patologia do conflito se relaciona, mais do que com a existência do próprio conflito, com a ausência dos recursos necessários para resolvê-los ou dinamizá-los. A estereotipia é uma das defesas institucionais frente ao conflito, mas se transforma, assim mesmo, em um problema atrás do qual é necessário encontrar os conflitos que se aludem ou evitam.

Spink (1982), analisando aspectos de conflito e estereotipia como processo dinâmico da organização, aponta o trabalhar que desencadeia processos "neurotizantes". Para o autor, modelos de trabalho são uma forte determinação para a emergência de conflitos. Esses conflitos ocorrem em função de áreas de atrito que criam, por uso de autoridades, por incompatibilidades entre tarefas estabelecidas para as diferentes funções, além de confusão nos limites e nos comportamentos específicos em determinados processos de produção.

Dentre os poucos autores que observaram as respostas psicossomáticas na empresa, Argyris (1957) afirma que as doenças psicossomáticas representam um mecanismo defensivo, em que o indivíduo transforma um problema psicológico num problema fisiológico. O mesmo autor aponta que entre os membros da alta administração são comuns as úlceras, enquanto entre os empregados são comuns dores de cabeça e costas, depressões dúbias. Em ambos os casos, são reações adaptativas às ansiedades experimentadas no trabalho.

ESTRESSORES PSICOSSOCIAIS

Um grande número de pesquisas realizadas concordam que o conflito entre as metas e a estrutura da empresa, de um lado, e as necessidades individuais de autonomia, realização e identidade, é um grande agente estressor importante (Levi, 1971). A desumanização do trabalho, presente na produção em grande escala, que tem como característica marcante a mecanização e a burocratização, tornam-se agentes estressantes porque atentam contra as necessidades individuais de satisfação e realização, entre outras. Estes aspectos têm sido destacados por diferentes autores e estão presentes, independentemente do sistema político dominante, seja ele modo de produção capitalista, socialista, ou misto (ibidem). O filme de Chaplin, *Tempos Modernos*, ilustra muito bem esse tema. Embora frequentemente se faça a correlação, entre ser humano e máquina, a verdade é que ele não é! O trabalhador que é transformado em "uma máquina de apertar parafusos" perde a noção do processo de produção como um todo, tem o ritmo de trabalho fora do se controle, perde o poder de decisão sobre o seu trabalho. Assim, tem a sua autoestima diminuída, seu trabalho não é percebido como importante ou interessante, não vê que seu esforço é socialmente significativo e não há reforço na sua identidade através do trabalho. Não é difícil interpretar tudo isso como uma ameaça à dignidade humana, pois são justamente essas necessidades que devem ser satisfeitas no local de trabalho.

Além desses fatores, outros autores citam os seguintes: liderança do tipo autoritário, execução de tarefas sob pressão, falta de conhecimento no processo de avaliação de desempenho e de promoção, carência de autoridade e de orientação, excesso de trabalho e grau de interferência na vida particular que este pode ter (Levy, 1971)

Peter Spink (1982) nos diz o seguinte:

"o que muitas empresas têm de desumano é o seu próprio modelo de trabalho, um modelo que, diariamente, sistematicamente, violenta e restringe as reais capacidades de um pessoa dentro de um escritório ou de uma fábrica. Muito provavelmente, estas reais capacidades estão ligadas a potencialidades intelectuais e emocionais, que sofrem constantes negações e sanções a partir de interesses pessoais que, embora aplicadas em nome da produtividade, pouco têm a ver com ela".

A American Management Association publicou uma pesquisa que realizou com executivos, portanto de classe social diferente da do "apertador de parafusos", em que mostrava quais eram as necessidades que as pessoas procuravam satisfazer no trabalho. Surgiu o seguinte: recompensa material, progresso na carreira, reconhecimento, *status* na comunidade, satisfação no trabalho, percepção do trabalho como algo significativo, tranquilidade doméstica, preservação da saúde e segurança no trabalho" (Bauk, 1985).

Frente a estressores psicossociais, notadamente quando suas necessidades não estão sendo satisfeitas, o indivíduo tende a reagir, ou melhor dizendo, ajustar-se, basicamente de duas maneiras (Levy, 1971).

1. Ajuste ativo:

– o indivíduo expressa o seu desejo de mudança na estrutura a que está submetido;
– afasta-se ou solicita transferência do serviço voluntariamente;
– tem participação em movimentos trabalhistas (organizados ou não);

2. Ajuste passivo:

– é o mais comum e conduz à alienação, sentido sociológico do termo;
– o indivíduo passa a depreciar o trabalho e senti-lo como um peso e não como fonte de satisfação. O objetivo torna-se apenas a remuneração de condições físicas e higiênicas;
– o trabalho passa a ser sentido como desinteresante e não envolvente, que passa a ser instrumentalizado de forma que as satisfações só são encontradas fora do local de trabalho, em diferentes maneiras de consumo;
– absenteísmo;
– maior predisposição à doenças, pela falta de coerência social do sistema em que o indivíduo está inserido e que atua como um agente estressor psicossocial. Ou seja, a ocorrência de manifestações de doença em um meio de trabalho e um índice importante para se verificar o nível de saúde deste meio, agora não somente em termos higiênico-sanitários, mas também em termos de saúde social, que pode comprometer o indivíduo inclusive biologicamente.

Os dois últimos itens citados, costumam "desaguar" no médico do trabalho. Para abordar estas questões – o absenteísmo e manifestações de doenças como indicativos de desgaste e ajuste passivo – da maneira mais eficiente possível, o médico deve agir com tato, ter em mente que as questões de saúde, notadamente aquelas já referidas e que se incluem neste tipo de raciocínio, não se resolvem apenas pela via do biológico ou da repressão. São problemas que fazem parte de um contexto maior, muitas vezes de responsabilidade da empresa, e o médico não pode ser o profissional que apenas torna apto o corpo para o trabalho. O maior número de mortes no Brasil deve-se às doenças cardiovasculares: "As doenças isquêmicas do coração e a hipertensão arterial estão ocorrendo cada vez com maior frequência em indivíduos jovens e, especificamente em determinadas categorias profissionais, independentemente da classe social. Todas as pesquisas feitas até agora indicam que as causas são o ritmo de trabalho, a exigência irrecorrível de atenção e todos os condicionamentos que envolvam o homem e o trabalho" (Lacar, 1984).

Alguns estudos dirigidos de forma específica à relação estresse e trabalho mostram que mudanças no trabalho que interferem na motivação, no tipo de trabalho executado, no aumento da exigência de produtividade, são suficientes para comprometerem não só o desempenho profissional, mas também funções orgânicas, como alteração da secreção de catecolaminas, favorecendo o surgimento de hipertensão arterial e alteração no metabolismo dos lipídeos plasmáticos, provocando hiperlipidemias, importante fator na arterioesclorose. A doença coronária, conforme já foi demonstrado por Groen (1976), está intimamente ligada à relação do indivíduo com seu trabalho.

Também situações como promoção, aumento de salário, sucesso e elogios, são capazes de aumentar a secreção de catecolaminas (Levy, 1971; Bauk, 1985), pois são também estímulos psicossociais importantes. Isso nos ajuda a compreender porque algumas pessoas adoecem, às vezes bastante gravemente, frente a eventos tidos como muito agradáveis.

A DIMENSÃO PSICOSSOCIAL NO PROCESSO SAÚDE-DOENÇA

Para a Organização Mundial de Saúde (OMS), saúde representa um completo bem-estar físico, mental e social, e não apenas ausência de doença. Dejours (1987), a partir desta definição, reforça o fator processo para a dimensão saúde-doença e não estado. Eksterman (1986b) afirma que a saúde não é um produto espontâneo da natureza. Segundo o autor, a saúde, como a doença, é uma construção humana: "uma faz uma sinfonia e a outra uma sintomatologia". Seligman Silva (1986), com relação ao trabalho, afirma que saúde mental é um processo em que as agressões dirigidas à mente pela vida laboral são confrontadas pelas fontes de vitalidade e saúde representadas pelas resistências de natureza múltipla, individuais e coletivas, que funcionam como preservadoras da identidade, dos valores e da dignidade dos trabalhadores. A mesma autora (ib.) cita estudos de McQueen e Segrist sobre as influências psiconeuroendócrinas determinadas por vivências prolongadas de tensão de origem social, que afetem a "competência" imunológica do organismo. Segundo a autora, as ações morbígenas, de caráter essencialmente socioeconômico, exercem influências através de diferentes vias – social, psicológica e do próprio corpo do trabalhador, instrumentalizado pelo processo laboral – em caminhos que se cruzam numa trama dinamizada por inúmeras interações.

Donnangelo e Pereira (1971), partindo da análise do objeto da prática médica, afirmam que não é apenas a ciência do corpo, mas o próprio corpo que constitui o objeto da prática médica e, ainda mais, o corpo normal ou patológico suscetível de uma manipulação com vistas a determinados efeitos.

Souza e Veras (1983) afirmam que em um sistema social em que a grande maioria da população dispõe apenas da sua própria força de trabalho para garantir sua subsistência, o corpo é visto fundamentalmente como instrumento de trabalho. E a doença representa então uma dupla ameaça, tanto no sentido de afetar sua saúde como sua capacidade produtiva.

Roberto Machado (Foucault, 1985) comenta os seguintes aspectos relacionados a poder e corpo. Onde o corpo não é um objeto natural, uma coisa, é uma prática social, e, como tal, "constituída historicamente". O poder intervém materialmente, atingindo a realidade mais concreta dos indivíduos – o seu corpo – e que se situa no nível do próprio corpo social, e não acima dele, penetrando na vida cotidiana e por isso podendo ser caracterizado como micropoder ou subpoder.

Estas articulações entre poder, corpo e busca da sobrevivência relacionam-se aos aspectos da patologia do trabalho, documentados por Dejours (1987) de onde respostas psicossomáticas, entre outros recursos, emergem como mecanismos de resistência, estratégicos na sua sobrevivência, que formam uma "ideologia defensiva". Destaca que a organização do trabalho age sobre a economia psicossomática. Basta enfatizar que a organização do trabalho determina o conteúdo da tarefa através da divisão do trabalho. Não somente o conteúdo significativo, mas também o conteúdo ergonômico, quer dizer os gestos, a postura e os ambientes físicos e químicos que, de certo modo, visam à economia do corpo em situação de trabalho.

A organização do trabalho é causa de uma fragilização somática na medida em que ela pode bloquear os esforços do trabalhador para adequar o modo operatório às necessidades de sua estrutura mental. O conflito entre a economia psicossomática e a organização do trabalho potencializa os efeitos patogênicos das más condições físicas, químicas e biológicas do trabalho.

Friedmann (1983, p.168) afirma que quando não há possibilidade de afirmação da personalidade no trabalho ocorrem processos de depressão e tensão nervosa permanente. E acrescenta: "...muitas pessoas que se sentem insatisfeitas hesitam, sob a pressão do meio, em confessá-lo a si próprias e menos ainda ao seu círculo de relações (...) sentimento de estar insatisfeito no trabalho, e mesmo infeliz, pode ser profundamente reprimido, como é no casamento. (...) Não obstante, (...) sintomas que não escapam ao analista, como os sonhos, a tensão nervosa, a insônia, a fadiga geral, a hipertensão arterial, as úlceras e outras manifestações psicossomáticas podem revelar a existência destes sentimentos inconscientes".

Os critérios de saúde nas empresas sofrem influência das práticas administrativas e do modo de conceber as pessoas para o trabalho organizado. A saúde física ou mental não foi incorporada no contexto dos pressupostos das escolas tradicionais de administração. Este aspecto é tratado, apenas, através de referenciais ergonômicos das condições de segurança do trabalho, com os procedimentos da análise de acidentes e de doenças ocupacionais, apenas de ordem física. Tratamento que é praticado em função de determinação legal ou de queda de rendimento de trabalho. Assim, na prática empresarial, desenvolveram-se, de um lado, diversas abordagens do psiquismo para a motivação, e de outro, a análise de condições ambientais adversas e os modos de produção. A ideologia de trabalho e as crenças sobre a organização continuam sendo fatores importantes de desgaste físico e psíquico, mesmo considerando-se as novas escolas administrativas com enriquecimento de tarefas, rodízios e planos de carreiras.

A emergência de sintomas não específicos ainda tem sido tratada como fator secundário da dinâmica organizacional, o que se reflete nas políticas internas de saúde. A saúde está articulada na empresa com a manutenção da força de trabalho. A percepção desta força de trabalho sofre influência da própria história da atuação médica, o indivíduo deve ser um recurso estável, forte e confiável, um tipo muito especial de máquina que não quebra. Da saúde depende a permanência do funcionário na empresa ou nela se projeta o sucesso profissional. Esta crença torna-se real dentro do processo de adaptação para suportar, negar e até superar, mesmo que temporariamente, problemas decorrentes de agentes patogênicos em nível físico e mental. Em princípio, o indivíduo não pode e não deve "quebrar", deve suportar as adversidades e recriá-las, para sentir-se bem-sucedido na sua vida organizacional.

Possas (1981) esclarece que o profissional médico constrói mentalmente um projeto de "organismo normal", antes de tentar moldá-lo à realidade. Este modelamento é adaptado às características socioculturais. Muitas vezes à técnica médica impõe-se uma prática social, determinando a qualidade da percepção e classificação dos sintomas. Portanto, a prática médica na empresa reproduz modelos da saúde pública e com ela interage.

A relação do profissional de saúde, mais especialmente do médico, pode ser caracterizada como a relação entre a pessoa que alivia o sofrimento e a pessoa que está sofrendo. O médico é socialmente reconhecido como detentor do conhecimento e da técnica das intervenções e dos padrões de saúde e doença. Estes são os valores da cultura organizacional que formam os códigos perceptuais sobre os critérios de administração e práticas de saúde na empresa e interagem com o fenômeno psicossomático. Eles compõem o cenário invisível, mas influente no espaço organizacional, de onde emergem as mais diversas práticas e recursos terapêuticos.

Lacaz, (op. cit.), Seligman Silva (op. cit.), Cohn (1985), Sato (1988) e vários outros pesquisadores relatam situações em que condições físicas do trabalho comprometem o estado de saúde, incapacitando a pessoa para o trabalho em diversos espaços de tempo. Quando a característica é prevalente na esfera mental, esta incapacitação ocorre num prazo mais longo.

Mello (1988) comenta situações de doença associadas a momentos de intensa dor física, ocupando lugar de destaque em narrativas colhidas em campo, junto a mulheres da periferia de São Paulo. A autora narra que a sobrevivência depende da aptidão física para a labuta, "qualquer deficiência na máquina do corpo constitui ameaça de extema gravidade".

PRÁTICAS TERAPÊUTICAS NA EMPRESA

Os recursos terapêuticos institucionalizados na empresa são o ambulatório e o atestado médico, o serviço conveniado e público. Para ali convergem as queixas e os sintomas que não foram superados pela pessoa dentro do seu cotidiano, dentro ou fora da empresa. Os recursos alternativos são a automedicação, as chamadas medicinas alternativas e algumas seitas religiosas. O tratamento dos sintomas apresentam condutas de caráter *medicamentoso* – quando há posologia prescrita pelo médico ou enfermeiro ou, então, o doente automedica-se; *psicoterapêutico* – quando se busca uma compreensão psíquica dos sintomas através da conscientização de sua dinâmica inter e intrapessoal; e *mágico* – quando se adota comportamentos, recursos e rituais específicos para "exorcizar" a dor.

A posição do departamento médico como um setor interno da empresa, subordinado a diretorias administrativas, influi nos critérios de diagnóstico, conduta, acompanhamento, liberação ou retorno do paciente para o trabalho.

Aliada a esta inserção no sistema produtivo, a legislação trabalhista atribui ao atestado médico uma força de lei. O atestado médico homologado pela empresa é um dos poucos instrumentos para abono de faltas, isto é, significa para qualquer funcionário ausência do trabalho sem perda da remuneração, independentemente do parecer da chefia ou grupo de trabalho. O funcionário, dessa forma, diante de comprometimentos socioeconômicos, de segurança física, familiares e outros dos mais variados, muitas vezes busca no departamento médico a justificativa para sua ausência justificada, que pode não ser propriamente de saúde.

Esses aspectos tomam o poder de decisão de serviço médico complexo e abrangente. Frequentemente, os médicos devem dar ou rejeitar suporte para demandas que não são propriamente de saúde no trabalho.

Nesse cenário, acontecem várias influências psicossociais, às quais Souza e Veras (op. cit., p. 11) referem-se da seguinte forma: "Em um sistema social onde a grande maioria da população dispõe apenas da sua força de trabalho para garantir sua subsistência, o corpo é visto fundamentalmente como instrumento de trabalho. E a doença representa então uma dupla ameaça tanto no sentido de afetar sua saúde, como sua própria capacidade de produtividade". Nesse enfoque, os autores abordam dinâmicas presentes no processo de adoecer: o estar doente, o sentir-se doente e o poder ficar doente que caracterizam a posição individual relativa das pessoas.

Dentre os efeitos limitadores da percepção sobre a realidade, o estereótipo é um dos mais importantes, pois envolve distorções sobre a realidade e a introjeção de crenças sobre articulações desta realidade, que podem chegar à negação de fatos desta mesma realidade. Nele, ocorre a estigmatização, constituída pelas expectativas construídas culturalmente, analisada por Goffman (1982, p. 61) como um processo em que "(...) a manipulação do estigma é uma ramificação de algo básico na sociedade, ou seja, a estereotipia ou o perfil de nossas expectativas normativas em relação à conduta e ao caráter".

As práticas na empresa influem no desdobramento dos sintomas, provocando a estigmatização do sujeito que relata com frequência sintomas de qualquer ordem. O estigma ocorre não sobre o sintoma, mas a partir da frequência com que é expresso e a partir do seu nivel de visibilidade. Os fatos organizacionais apontam a presença do corpo dentro de dimensões saúde-doença, capacidade-incapacidade. nas interações sociais. Interações que, além de apresentarem cargas emocionais específicas no nível individual, trazem representações significativas de valores e representações organizacionais. A estigmatização ocorre a partir de uma diferença de comportamento considerado normal, porque é aceito socialmente. Caractcriza uma situação de desvio.

O estigma é uma relação entre atributos e estereótipos (Velho, 1987). Cada grupamento social cria regras específicas. Se por uma questão de poder elas são impostas aos seus membros, então o desvio ocorre a partir dessas mesmas regras. Tal desvio provoca a individualização, que é o mascaramento da percepção de fatos da realidade, em função de crenças sociais. Costumeiramente, as diferenças se transformam em divergências. A percepção de desvio decorre da fragmentação de fatos, que são percebidos apenas em nível individual. Mesmo que tenham presença em nível coletivo.

Combinadas à história de vida, com as manifestações orgânicas e/ou psicoemocionais reincidentes, "o doente" torna-se particularmente suspeito da responsabilidade da emergência do "só psicológico", dentro da relação empresa-saúde-trabalho. Algumas vezes, esse "doente" torna-se depositário destas crenças, ratificando a tendência de julgamentos estigmatizados. Fato decorrente da desinformação e do grau de consciência sobre a interação biopsicossocial na manifestação dos sintomas.

Há casos em que os indivíduos estigmatizados manipulam sua própria identidade. Acomodam-se e usam os ganhos secundários derivados da situação de restrições sociais. Na atitude do estigmatizado, observa-se que sintomas incorporam o estigma que prejudica a identidade social. O doente fica desacreditado perante os outros. Costumeiramente, recaem sobre o doente percepções de fraqueza, oportunismo, infelicidade ou frustração. Quando a incapacidade diminui a produção, avalia-se como fraqueza, mas se apesar de doente o indivíduo mantém a produção, "transforma-se" em força.

A alta frequência dos sintomas rompe com a norma social dos atributos do "bom funcionário", que é trabalhador e continente ao trabalho, A individualização, que é um processo de estigmatização, atua como mecanismo de controle do comportamento desviante em defesa dos valores da organização e das crenças a respeito da obrigação de controle sobre as manifestações em que o sintoma não e visível.

O sofrimento pessoal é intrínseco à dor, à queixa e aos sintomas. Daí a tendência de individualização, ratificada pelos desdobramentos sociais de rejeição, compaixão e culpa. Esses fatores extrínsecos são avaliados como secundários na evolução dos sintomas, o responsável é o indivíduo porque o comportamento desviante nele está objetivado.

Alguns indicadores podem nos ajudar na detecção de pessoas em que a ação dos agentes de estresse estão determinando um comprometimento de seu desempenho, no sentido biopsicossocial. São eles: queda da eficiência, ausências repetidas, insegurança nas decisões, sobrecarga voluntária de trabalho, aumento do consumo de cigarros, de alimentos e drogas, uso abusivo de medicamentos ou agravamento de doenças (Rodrigues, 1990).

E importante frisar, mais uma vez, que as reações de estresse não são as bandidas da história, estão presentes em todos os momentos de nossa vida; são tão importantes, que não podemos viver sem elas, pois nos auxiliam em todos os momentos de adaptação que necessitamos, Assim como a alimentação e o exercício físico, se estiverem dentro de limites adequados, satisfatórios, serão benéficos. O trabalho também pode ser fonte de satisfação, realização, subsistência, mas frequentemente se torna uma verdadeira prisão, em decorrência das más condições em que é realizado o trabalho, da desatenção a programas de prevenção e promoção da saúde. Daí a necessidade de resgatar a dimensão coletiva do fenômeno estresse, sobre o enfoque de uma Medicina Psicossomática realmente efetiva.

Em seguimento à nossa exposição, vamos apresentar duas metodologias de compreensão e intervenção psicossocial em psicossomática, que se complementam e sustentam o conteúdo teórico deste capítulo.

A primeira trata-se de um caso clínico, atendido em consultório, onde procuramos observar a relação de um indivíduo com o seu trabalho e, de como as atividades profissionais podem ser vinculadas à pulsão de morte e não de vida e/ou de realização pessoal e profissional.

A segunda enfoca e destaca um modelo de intervenção e compreensão psicossocial na psicologia do trabalho numa perspectiva psicossomática que escapa da compreensão e intervenção individual do processo saúde-doença.

CASO CLÍNICO

A situação clínica a seguir resulta de minha experiência clínica. Os dados do paciente e outras informações que poderiam permitir a sua identificação foram modificados sem prejuízo, no entanto, do conteúdo da história e dos objetivos propostos.

"ROBERTO", 27 anos, filho único de um casal oriundo da Europa Central, pai e empresário de razoável sucesso, casado há três anos, tem uma filha de 2 anos, engenheiro, ocupa cargo de gerência em empresa multinacional, quando retornou do país matriz desta empresa, onde realizou estágio de aperfeiçoamento.

Foi encaminhado pelo seu Clínico Geral.

No começo de fevereiro de 2008 foi diagnosticado gastrite erosiva, também sentia dor e queimação nos braços, o tórax quente, dormência em extremidades (sic), além de ansiedade, irritabilidade, dificuldades de sono, bruxismo e dor de cabeça hemilateral que sugere disfunção temporo-mandibular. Posteriormente apresentou quadro semelhante, associado a taquicardia, mal estar intenso, sendo levado por três vezes à PS, onde realizou vários exames, inclusive ECGs, sem alterações. Relata que naquela ocasião passava por momento de grande sobrecarga de trabalho, tanto que não pode comemorar o seu aniversário pois estava viajando muito.

Sua vida tem sido dominada pelo trabalho, sai da empresa tarde, quando chega em casa sua filha e esposa estão dormindo. Tem dificuldade em sair mais cedo, tanto em função da sobrecarga de trabalho, como também porque acredita ser uma desconsideração para com os subalternos e outros membros da equipe, sair do trabalho antes deles.

No início deste ano, conseguiu tirar férias (sic) e foi para o litoral, com esposa e filha, no entanto, teve que interrompê-la pois foi solicitado que retornasse à empresa em função de problemas na produção.

No entanto, diz não estar satisfeito com sua produtividade e que tem muitas coisas pendentes para resolver.

Se olharmos para esta situação clínica, apenas pela perspectiva individual: jovem extremamente responsável, cioso de seus deveres e obrigações, com espírito de equipe e colaboração; em função de um nível de exigência extremamente alto, severo e rigoroso, torna-se de tal forma voltado com seu trabalho, que este ocupa quase todo o espaço de sua vida mental, a ponto de distanciar-se dos demais aspectos de sua vida.

Esta forma de funcionamento, pode ter-lhe provocado um desgaste progressivo e por consequência as manifestações de ansiedade e a somatização (no sentido lato).

Ainda por essa perspectiva, é possível, neste fragmento de história clínica, identificar os principais indicadores para o diagnóstico de uma reação de estresse, ou distresse, como pode ser demonstrado no seguinte raciocínio:

- queda da eficiência;
- insegurança nas decisões;
- tomadas de decisão começam a ser proteladas;
- sobrecarga voluntária de trabalho;
- grande nível de tensão;
- irritabilidade;
- explosões emocionais;
- sentimentos de desconfiança;
- tendência ao pensamento onipotente com diminuição da possibilidade em reconhecer limites;
- uso de medicamentos, drogas;
- eclosão ou agravamento de doenças.

Chega ao consultório, às 20:45h. Sua aparência é de alguém que está exausto. Diz, "estou no limite, estamos vivendo um momento de concorrência, alguém preparou um cronograma maluco, quase inviável, tivemos uma discussão na empresa, alguns são contra (o cronograma), mas fui da opinião de que devemos aceitar". Reconhece que o cronograma proposto, necessariamente demandará uma carga de trabalho significativa, percebo que no decorrer deste discurso há certa ponta de orgulho, quando destaca a capacidade de trabalho, a coesão de sua equipe e a disposição para o "sacrifício". Logo em seguida com muita raiva, critica "o pessoal de outro departamento, que se comporta como "peão de obra", visto que não fica no serviço além do tempo obrigatório, "pois não são pagos para fazer hora extra".

Esse tipo de comportamento é interpretado por Roberto como falta de espírito de colaboração e de equipe e complementa "será que eles não percebem que estamos em uma guerra? Que, se a gente não luta, vai morrer? Não tem outra saída, senão trabalhar 12, 14 horas por dia, sábado, domingo; no meu departamento, nós colaboramos, não é a toa que somos considerados a elite, os eleitos. O Fulano (referindo-se ao gerente do departamento dos "peões") é um incompetente, não sabe motivar seus funcionários, por isso eles não colaboram".

Em outro momento, mais adiante comenta que a empresa dispensou vários funcionários, "a máquina está enxuta, quem não tinha como colaborar, foi embora".

Em outro encontro, Roberto, mais uma vez com a aparência de muito cansado, entra na sala com uma embalagem de suco e diz, "estou tentando tomar este suco desde às 14 horas (são 21:00), (...) hoje chutei o balde em uma reunião, às vezes parece que o pessoal não sabe decidir, temos prazos, compromissos, cronogramas a cumprir e as pessoas são muito reativas, isso não dá, aquilo também, não quero saber se não dá, vai ter de dar!". Continua a frase, com ênfase, um misto de angústia e raiva. "Não dá prá perder tempo, não tenho tempo pra discussões inúteis, essas reuniões são um saco, o tempo é curto e se não cumprir o cronograma e não participar da concorrência vai morrer. (...) Quem não está disposto a colaborar devia ir embora, agora é a hora de produzir, crescer, mostrar serviço. Todo mundo sabe que daqui a 10 anos, outros virão para nos substituir, quem não crescer, for promovido, vai perder o emprego e não vai conseguir outro com 37 ou 40 anos".

São muitos os vértices que poderiam dirigir nosso olhar para essa situação. A angústia de morte, a sensação de desamparo, ainda que não reconhecidas e negadas, que demandam defesas igualmente intensas, como a onipotência. A vivência de desamparo ocupa um lugar proeminente na segunda teoria da angústia de Freud, remete à impotência em face da realização de uma ação que consiga dar um fim a um estado de tensão interna gerada por uma necessidade não satisfeita. A percepção, ainda que parcial a este estado de desamparo, é vivida como um trauma, uma angústia sinal, ao narcisismo com o consequente desenvolvimento de angústia. Para Klein, remete à angustia de aniquilamento ou de morte, ou seja, uma vivência de intensa ameaça à sobrevivência ou de antecipação de uma catástrofe eminente, sendo que esta experiência é acompanhada de fantasias ou sentimentos de impotência, frente a situações exteriores ou interiores interpretadas como perigosas, contra as quais a pessoa se sente incapaz; além das defesas onipotentes, surge a projeção (da ameaça) aos objetos que são vividos como persecutórios e a experiência emocional de agressividade (hostilidade), em relação aos objetos percebidos como perseguidores.

Esse exemplo, real, parece-me claro, demonstra como o trabalho pode surgir como fator de morte e não de vida.

Podemos nos perguntar de onde derivam tão intensas angústias e que provocam efeitos tão devastadores, como podemos observar nessa história clínica? De forma sucinta, a necessidade em assegurar os predicados socialmente valorizados pela cultura. Sabemos que a cultura, através do processo de socialização impõe traços de conduta e aspirações que dirigem o indivíduo na busca de seu tipo psicológico, coerente a esta cultura, ideal, que muitas vezes incita a desempenhos que excedem suas possibilidades o que provocará feridas narcísicas e evocará representações associadas a vivência de desamparo, o que para Freud está intimamente correlacionado a três principais fontes de angústia, perda do amor do objeto, de castração e da punição do superego; para Klein, pulsão de morte, ansiedade persecutória e angústia de aniquilamento ou de morte (Figura 10.2).

O indivíduo, no decorrer de seu desenvolvimento, gradualmente vai sendo confrontado com problemas mais complexos, como a manutenção de sua existência e de sua própria família, sua posição social, seu desenvolvimento profissional e a garantia do emprego.

Tal complexidade tem se mostrado não só crescente, mas também mais precoce na vida das pessoas, notadamente no que tange ao trabalho. Jovens são imersos em um ambiente onde predomina uma competição hostil, não raro ameaçadora, e que ao mesmo tempo exige um grande controle sobre seus próprios sentimentos e impulsos, em um momento de suas vidas em que se deveria privilegiar o desenvolvimento, o aprendizado e a evolução pessoal, emocional e profissional.

Existe uma tendência que vem se desenhando nos últimos anos nas empresas, onde profissionais razoavelmente jovens são recrutados para funções de grande complexidade, responsabilidade e competitividade. Funções estas, que em um tempo recente só eram desempenhadas por profissionais considerados mais experientes e maduros emocionalmente, em termos de tempo na carreira.

UM MODELO DE INTERVENÇÃO.

O projeto foi apresentado na 40ª Reunião Anual da SBPC, em julho de 1988, e dentre, aproximadamente, 3.000 trabalhos apresentados, foi indicado entre os 100 pelo interesse econômico, social e político para matérias em órgãos de comunicação, do evento. Dados genéricos do projeto foram apresentados em outubro de 1989 no 10th World Congress of the International College of Psychosomatic Medicine, em Madrid. Essas contingências da pesquisa geraram sintonia de dados e socialização de informações dentro e fora da empresa.

CASO CLÍNICO

Lambari – O OPERÁRIO DE UMA FÁBRICA

"O Sr. Ambrósio Pereira da Silva, mais conhecido como LAMBARI, é funcionário de uma empresa metalúrgica. Há cinco anos ele trabalha na mesma seção, já tendo operado três tipos diferentes de máquinas. Começou como ajudante, hoje é operador.

O LAMBARI é casado, pai de quatro filhos, mora longe da empresa. Só ele trabalha fora, a esposa cuida da casa e dos filhos.

Ultimamente, ele está com acúmulo de trabalho e a chefia controla bastante os funcionários e o serviço. Em geral, trabalha de 10 a 12 horas por dia, contando a hora extra. Com muita frequência trabalha aos sábados e, ás vezes, aos domingos e feriados.

Nos fins de semana, o LAMBARI não costuma sair para muito longe, sempre aproveita para dormir e descansar. Quando dá tempo, gosta de jogar futebol e de um bom papo, tomando uns aperitivos com os amigos no bar.

As vezes, sente dores no corpo ou mal-estar, como: dor de cabeça, palpitações no coração, empachamento, dor no estômago, pressão alta, falta de ar, dor nas 'juntas', insônia, dor no fim da coluna, tontura, 'constipação', falta de apetite e 'batedeira' no coração. Quando isso acontece vai ao ambulatório, que receita um medicamento para aliviar a dor, ou se vira a sua moda. Nestes dias, quando não está passando bem, sente que alguma coisa muda no seu relacionamento com os chefes e os colegas, no trabalho."

A partir das entrevistas e das discussões preliminares, foram elaboradas 63 perguntas agrupadas em 5 áreas para serem relacionadas á história projetiva. As áreas consideradas fundamentais foram:

- o indivíduo na empresa;
- as relações entre a empresa e os sintomas;
- as práticas terapêuticas;
- a realidade imediata.

A maioria das entrevistas foi realizada no consultório médico da empresa. Algumas vezes, por falta de espaço ou para evitar o deslocamento do sujeito para o ambulatório, realizou-se as entrevistas nas salas de enfermaria e de treinamentos, no restaurante da gerência ou na sala de trabalho do sujeito.

A história foi datilografada e colada num cartão e, durante a entrevista, foi lida para o sujeito. Depois da leitura, o cartão com a história ficou em cima da mesa à disposição do entrevistado.

As instruções foram as seguintes:

- "Estamos estudando alguns aspectos das doenças e dos mal-estares no dia a dia das empresas. Por isso, gostaríamos que você (senhor) respondesse algumas perguntas, a partir da história que será lida.

- É muito importante que você (senhor) pergunte se tiver alguma duvida ou se desejar algum esclarecimento a mais. Neste questionário não aparecera nenhum dado pessoal.

- Serão entrevistadas de 65 a 70 pessoas da empresa, dos seguintes setores: pessoal da produção, mestres e encarregados, pessoal de relações industriais, gerentes e diretores.

- Cada um receberá um número. O seu número será X. Estou fazendo isso para garantir a liberdade das respostas. "As informações aqui colhidas farão parte de um estudo que será desenvolvido para você e para a empresa".

A amostra e as subamostras (grupos por função e nível hierárquico):

- Foram entrevistados 68 sujeitos, que constituíram 5 subamostras, com critério seletivo. Fez-se um corte vertical de modo a abranger todos os níveis hierárquicos, desde os serviços gerais, produção direta, supervisor, técnicos (*staff*) de relações industriais, administração e alta gerência, conforme quadro com a distribuição e, características descritas no quadro seguinte.

- A faixa etária dos sujeitos variou entre 21 e 60 anos, com um pouco menos da metade da população (43%) possuindo de 31 a 40 anos. A subamostra supervisão (B) apresentou o maior índice – 67% – de funcionários entre 41 e 50 anos.

Objetivo: Apresentação e discussão dos resultados quantitativos da pesquisa.
Participantes: Sujeitos das entrevistas individuais, com representantes dos seguintes tipos de atuação na empresa: produção, supervisão, relações industriais, gerenciamento e saúde.
Formação dos grupos: Quatro grupos heterogêneos, com até 20 participantes.
Duração das sessões: 3 horas.
Horários: um grupo de manhã (9 às 12h), dois grupos à tarde (14 às 17h), e um grupo à noite (19 às 22h)
Roteiro básico:

Primeiro momento:
- dinâmica de grupo: recorte de figuras humanas;
- explicação dos objetivos do seminário;
- exposição dos conceitos de queixas psicossomáticas, somatização, percepção e cultura organizacional.

Segundo momento:
- apresentação das categorias de respostas manifestadas nas entrevistas, a partir da história "O Caso do Operário de uma Fábrica".

QUADRO 10.1
Distribuição e características da amostra

SUBAMOSTRAS	NÚMERO	CARACTERÍSTICAS
A: PRODUÇÃO	28 func. 12 not.	– produção direta de peças para motores. Operários dos setores de montagem, usinagem, banco de testes, manutenção e serviços gerais.
	16 diurno	– representantes da CIPA e da comissão de fábrica.
B: SUPERVISÃO	9 func. 4 not. 5 diurno	– subgerentes, mestres, encarregados. – tarefas de supervisão de grupos de operários.
C: RELAÇÕES INDUSTRIAIS	9 func.* (diurno)	– técnicos da divisão de relações industriais, dos setores de segurança, treinamento, pesquisa e rotinas de pessoal. – desenvolvimento de projetos e atividades de manutenção, preparação e acompanhamento do pessoal da empresa.
D: DIREÇÃO	10 func.* (diurno)	– gerentes de desenvolvimento de pessoal, comunicações e processamento, cargos e salários, segurança do trabalho, produção. – diretores de produção, relações industriais e presidente.
E: SAÚDE	12 func 2 not.	– enfermeiros, recepcionistas, médico clinico, médico do trabalho, psicoterapeuta, dentista e médico-gerente.
	10 diur.*	– atendimento administrativo e clínico da saúde dos funcionários.

* Atuam com o pessoal do período diurno e noturno.

Terceiro momento:
– avaliação dos participantes sobre os resultados.

Quarto momento:
– demonstração dos principais conceitos abordados nos comentários, relacionando-os, especialmente, às características das causas atribuídas á queixa psicossomática, às formas de terapêutica, dentro e fora da empresa; aos comportamentos dos indivíduos com relação ao doente-queixoso; à visão saúde-doença no contexto sócio-organizacional; ao fenômeno psicossomático individual ou coletivo e à significância das respostas.

Os resultados e desdobramentos destes seminários estão relatados no item A dimensão interativa da pesquisa.

ANÁLISE DAS RESPOSTAS

As respostas a cada pergunta foram analisadas e agrupadas em categorias. O número de categorias variou inevitavelmente de uma questão para outra.

A análise de conteúdo que orientou esse processo baseou-se na similaridade de temáticas. Para facilitar a comunicação foram atribuídos títulos sintéticos para cada categoria de respostas.

TRATAMENTO ESTATÍSTICO

Por ter sido utilizada amostra seletiva, composta por subamostras em que algumas se constituíram da metade ou até da população global do segmento hierárquico correspondente, adotou-se o cálculo de porcentagens ponderadas (quadros na página seguinte) para um tratamento estatístico descritivo.

O objetivo estatístico foi organizar as respostas, sem generalizar os dados, apenas descrevê-los.

Por ser um trabalho exploratório foram utilizadas mais perguntas do que o usual. Isso ocorreu para garantir uma delimitação mais real do objeto de análise. Essa característica, entretanto, afetou a possibilidade de uma análise estatística diferencial, diante da grande quantidade de variáveis (63) e o pequeno número relativo de sujeitos (68 subdivididos em 5 subamostras).

A análise inferencial ocorreu, porém, em nível qualitativo a partir do tratamento estatístico descritivo e da discussão dos conteúdos das respostas.

O tratamento estatístico descritivo está estruturado com dois cortes: o primeiro, com as porcentagens de cada resposta sobre o total de respostas; o segundo, com as porcentagens de cada resposta nas subamostras que estão calculadas no quadro das porcentagens ponderadas, a seguir.

A apresentação das respostas na amostra geral foi estruturada em gráfico de setores. E o detalhamento das respostas de cada subamostra foi estruturado através dos gráficos de barras, de forma a permitir comparação entre elas.

As respostas foram analisadas a partir das relevâncias (quadro abaixo), isto é, das diferenças e das semelhanças indicadas nas porcentagens ponderadas. Considerou-se relevante toda diferença a partir de 20%, entre as porcentagens comparadas, variando, no entanto, o número de sujeitos, na amostra e nas subamostras:

Fator de relevância – igual ou maior a 20%: – número mínimo de sujeitos a representam –

Subamostra	B (supervisão)	2 sujeitos
	C (rel. industriais)	2 sujeitos
	D (direção)	2 sujeitos
Subamostra	E (saúde)	3 sujeitos
Subamostra	A (produção)	6 sujeitos
Amostra GERAL		13 sujeitos

DIMENSÃO INTERATIVA

Processo

A proposta de realizar uma pesquisa de forma que houvesse inserção significativa e socialização dos dados foi polarizada realizada em seis momentos-chave:.

O **PRIMEIRO** momento ocorreu durante o **mapeamento da empresa** que, projetado de forma ampla, especificou-se a partir das visitas, da disponibilidade dos funcionários e da troca de informações com o pessoal da empresa. Nesse sentido, o ambulatório foi o centro de muitas informações. Ali, foram coletados dados sobre tipos de queixa, características dos pacientes usuais e influência da sua localização deste serviço nos comportamentos dos funcionários em relação ao seu uso – está localizado em frente á área da produção, local que apresenta maior demanda de sintomas. Nas visitas e entrevistas procurou-se atuar de acordo com os segmentos e responsabilidades hierárquicos, já existentes, o que facilitou o acesso aos diversos locais da empresa.

O **SEGUNDO** momento foi a **construção do instrumento-chave** – a história do "Lambari", com dados contundentes daquele cenário. A definição de um local e um espaço específico foi importante para a inserção da pesquisadora, pois permitiu estabilidade nos trabalhos de consulta a documentos, dados estatísticos e contatos com os funcionários da empresa. Havia falta de espaço na empresa. Reservou-se um local, com mesa e cadeira ao lado das salas de curativos. Neste momento, ocorreu troca de material médico e psicológico.

O **TERCEIRO** momento aconteceu durante realização das **entrevistas individuais** em que se dialogou de forma significativa, clarificou-se expectativas do indivíduo com a empresa e revelou-se aspectos pessoais vividos, mas desconhecidos do próprio sujeito.

Houve espontaneidade nas verbalizações e muitos dados reveladores. Muitos sujeitos sentiram-se familiarizados com o cenário e o personagem. Verbalizavam: "Conheço este cara, mas este não sou eu", "Puxa! parece um lugar que conheço". Poucos sujeitos recorreram à releitura da história. Alguns desconfiavam do objetivo daquela entrevista, outros se posicionaram claramente identificados ou não identificados. Isto é, se eram iguais ou diferentes daquele personagem central, justificavam esta posição de forma moral ou funcional.

O **QUARTO** momento interativo emergiu nos **seminários para devolução dos dados**. Houve troca e reflexão. A empresa e os participantes permitiram a gravação de todos os seminários. Os assuntos mais discutidos foram os conceitos da dinâmica psicossomática, tipos de sintomas, atitudes das pessoas e da empresa.

Os grupos que participaram dos seminários eram heterogêneos, sob os aspectos funcionais e hierárquicos. A característica grupos heterogêneos foi positiva, pois reduziram-se, através da discussão dos dados, barreiras e mitos entre cargos, pessoas e mecanismos psicológicos.

No primeiro seminário, participaram o diretor de relações industriais, o gerente de produção, a gerente de desenvolvimento de pessoal, o gerente do serviço de saúde, um enfermeiro, mestres, encarregados, operários e uma psicóloga convidada. Ocorreram interações em nível de esclarecimento do gerente da área de saúde sobre diagnóstico, somatizações causadas por frustrações pessoais e avaliação sobre a percepção de paternalismo da organização em relação aos doentes. Outro tema comentado neste seminário foi a alimentação fornecida pelo restaurante da empresa. Este aspecto havia sido uma das causas indicadas para o aparecimento de sintomas ou mal-estar na empresa.

O segundo seminário foi particularmente rico. Estavam presentes o presidente da empresa, o médico-psiquiatra, um representante da comissão de fábrica, o enfermeiro, alguns funcionários da área administrativa e a assistente social. Nesta sessão, durante a discussão dos dados, um dos operários trouxe a questão do tratamento psicológico da filha (inicialmente comentada por ele como uma pessoa apenas conhecida). O seu relato desencadeou discussões sobre preconceito com o psicológico, e sobre o padrão de saúde na empresa. Em determinado momento, o médico dirigiu-se ao presidente, chamando-o pelo nome. Um dos funcionários administrativos ao perceber, só naquele momento, a posição hierárquica daquela pessoa, que vinha participando largamente das discussões e dinâmicas de grupo, expressou sua satisfação em vê-lo discutindo abertamente sobre este tipo de assunto. O horário previsto foi ultrapassado.

O terceiro seminário foi realizado à noite. Estiveram presentes o gerente daquele turno, operários e o mestre de um dos setores mais insalubres da empresa (uma pessoa com facilidade de expressão e carisma). Participaram, também, uma analista de desempenho, com a qual não houve oportunidade de realizar a entrevista específica e uma convidada, sua irmã, que tinha interesse pelo tema.

O quarto seminário foi composto por funcionários da empresa dos mesmos segmentos hierárquicos anteriores, a dentista, o pessoal do escritório, em maior número que em sessões anteriores, e uma assistente social convidada. As discussões mais significativas relacionaram-se a dúvidas sobre diagnósticos, importância desse tipo de assunto na empresa e necessidade de divulgação. O aspecto mais comentado foi a doença como malandragem e a automedicação por indicação de colegas e conhecidos. Neste seminario um dos participantes contou um curioso caso de automedicação, que transcrevemos: "Um funcionário nosso, com problemas de coluna, tomou aquele material que faz aço. Chumbo? Não, não é chumbo. Parece uma cera. Porque disseram que era bom. Então ele derreteu aquilo e tomou. Ah! Breu. É, breu! Porque disseram que breu era bom pra coluna. Tomou breu e ficou sentado lá (risos)."

Esses seminários não esgotaram as expectativas dos participantes. Foi cobrado, durante um deles, "o livro", uma discussão mais detalhada e distribuição antecipada do material. Depois dos seminários foi preparada uma pequena apostila com os textos apresentados e as conclusões do trabalho. Esta apostila não chegou a ser distribuída na empresa. Apenas um ex-funcionário, que havia sido sujeito da pesquisa, solicitou a apresentação do tema e do material a um grupo de administradores de pessoal.

Relatos dos seminários abertos

"Olha, houve uma questão que não foi trazida aí que é a seguinte: se sabe que ele fica doente. A grande maioria disse que sabe, todo mundo sabe o que sente. Só que não consegue, às vezes, interpretar bem. Então, como respostas, a gente tem assim: que 75% das pessoas, cada uma sabe que não está bem."

"Então acha que em princípio as pessoas sabem que não estão bem. Um outro grupo acha que não sabe, porque se soubesse se trataria, o que não é tão simples assim. O sujeito muitas vezes bem (se dá conta) (...). porque ele não sabe. Porque se soubesse ele sararia, ele iria tentar se tratar. E também tem aqueles (sintomas) que você só percebe quando você conhece. A única coisa que tem é o complexo de culpa, será que a minha dor de cabeça é psicológica; será que esta dor de estômago é de fundo emocional? Tem este outro lado do complexo, também que acaba atrapalhando mais a solução do problema. Porque vai ser difícil localizar a origem ou as origens."

"Então eu gostaria de saber do doutor (Ernesto) como é que um médico conhece as pessoas quando elas estão falando a verdade, se é pelo jeito, pela fisionomia."

"Dentro desse (parágrafo) eu acho que todos nós temos um pouco do (Lambari???). Aqui, todos nós (sentimos) a mesma coisa."

"O problema é ver se dá para gostar do que a gente faz."

"Você diz em relação a gostar do que faz... tem que haver uma visão um pouco mais complexa, mais ampla, do que é gostar do que faz. Eu posso gostar de (pintar), mas tenho um trabalho em substituição. Eu gosto do que eu faço. "

"Agora, tem uma outra pergunta que eu me faço que é, quanto a questionar ao emprego e ao empregador, substitui o espaço para não ter que questionar outras coisas na vida dele." Relato

"Todo o resto da minha vida? Cadê o meu lazer, cadê a minha mulher, os meus filhos? Será que era essa mulher que eu queria? Coisas que... tudo isso fica muito escondido atrás da falta...acho que o emprego concretiza muito todo o social."

"A malandragem aparece, primeiro, num sentido de confusão, porque não sabe o que sente ali, no meio, principalmente quando são (determinadas situações). E a outra é uma forma de negar, isto é, eu não gosto de (aceitar) que doença é uma coisa corriqueira, que cada um pode ter. Eu só quero acreditar que eu não posso ter, isto é, que eu sou forte. Então estas duas afirmações, as duas hipóteses, são essas: que tem influência da cultura, que (...); e a (outra saída) que é a mentira."

"A gente vivia com dor de cabeça. Aí o Divaldo, chegou um enfermeiro novo, que ele falou: "corre lá que tem um remédio bom pra dor de cabeça". Eu corri lá, e o que era? Uma ampola de novalgina, que ele quebrava, botava no copo e dava pra gente tomar. Sarava. E o pessoal, "corre daqui que esse negócio é bom, porque fica...".

"Martelinho... É martelinho, dá um martelinho que eu sabia que era ampola de novalgina. Então, quando você falou nisso, aí eu lembrei... que o outro disse do remédio que era bom, aí eu tomei também, daquelas ampolas tamanho família de novalgina, pôs num copo... porque a novalgina é injetável. Acabou a dor de cabeça na hora, o enfermeiro era bom"

"Teve um colega nosso aí que abandonou o cargo, porque não podia, chegava em casa (...) roubaram o cara, mataram o cara, roubaram tudo, e ainda dava (...) a propriedade dele, e isso é possível. Realmente isso aí é uma grande preocupação, a pessoa está trabalhando aqui, e está pensando na família."

O **QUINTO** momento interativo aconteceu durante a **tabulação e construção dos gráficos** no Setor de Gráficos e Atendimento ao Usuário, do Centro de Processamento de Dados. Neste período, que durou aproximadamente 8 meses, foi lançado o jornal interno da empresa e uma das chamadas da capa era "Você sabe o que é somatização?", escrito pela médica clínica do ambulatório. Enquanto os gráficos estavam sendo impressos, funcionários que frequentavam esta sala queriam saber quem era o "Lambari". Observavam os gráficos com as causas dos sintomas e as respostas sobre o uso secundário da doença, a malandragem ou a desculpa para não trabalhar. O assunto parecia-lhes familiar. Havia curiosidade sobre quem era o personagem hipotético e comentários sobre a realidade daqueles dados.

O **SEXTO** momento foi a **entrega de um exemplar da dissertação para cada sujeito**, para a Comissão de Fábrica e para a Biblioteca do Clube de Funcionários. Após essa entrega, serão programadas sessões para discussão detalhada sobre o conteúdo desta dissertação. Este será o sexto e último momento da pesquisa.

Esses processos interativos, sintetizados nos momentos descritos foram importantes para a empresa, para a construção da pesquisa, para os sujeitos e para a pesquisadora. Para a empresa, pela possibilidade de abordagem e aprofundamento de um tema emergente com padrões administrativos e técnicos diferentes dos usuais. Para a elaboração desta dissertação, no que se refere à qualidade das fontes utilizadas, e aos recursos funcionais e tecnológicos disponibilizados na empresa.

Para os indivíduos da empresa, pela possibilidade de aquisição de novos conhecimentos sobre a dinâmica psicossocial da saúde-doença, para seu autoconhecimento, identificação de alguns elementos desconhecidos da sua realidade organizacional e troca de percepções sobre a dimensão psicossocial das respostas psicossomáticas.

Houve interesse de outras empresas em discutir o tema, foram publicados artigos em revistas especializadas de recursos humanos por parte da pesquisadora e apresentação do tema em congressos de recursos humanos, de psicologia da saúde, de ergonomia e de medicina psicossomática.

O projeto foi apresentado na 40ª Reunião Anual da SBPC, em julho de 1988, e dentre, aproximadamente, 3.000 trabalhos apresentados, foi indicado entre os 100 pelo interesse econômico, social e político para matérias em órgãos de comunicação, do evento. Dados genéricos do projeto foram apresentados em outubro de 1989 no 10th World Congress of the International College of Psychosomatic Medicine, em Madrid. Estas contingências da pesquisa geraram sintonia de dados e socialização de informações dentro e fora da empresa.

REFERÊNCIAS

Amado, G.; Guittet, A. *A dinâmica da comunicação nos grupos*. 2. ed. Rio de Janeiro: Zahar, 1982.

Arendt, M. *A condição humana*. Rio de Janeiro: Forense – Universitária. 1983.

Argyris, C. *Personalidade e organização* – O conflito entre o sistema e o indivíduo. Rio de Janeiro: Renes, 1957.

Bauk, D. A. Stress, *Rev, Bras. de Saúde Ocupacional*. São Paulo, Fundacentro, v. 13, n. 50, 1985.

Berger, L. P. Luckmann, T. *A construção social da realidade*. 7. ed. Petrópolis: Vozes, 1987.

Bleger, J. *Psico-higiene e psicologia institucional*. Porto Alegre: Artmed, 1984.

Castro, C. M. *A prática da pesquisa*. São Paulo: McGraw Hill do Brasil, 1978.

Cohn, A. et al. *Acidentes do trabalho*. São Paulo: Brasiliense, 1985.

Ĉubi, R. Los transtornos psicopatológicos en la atención sanitaria primaria – aspectos epidemiológicos. In: *Detección de transtornos psicopatológicos en atención primaria*. Barcelona: Sociedad Catalana de Medicina Psicossomática, 1989.

Dejours, C. *A loucura do trabalho*. São Paulo: Oboré, 1987.

---

*Fonte: Transcrição da disssertação: Era uma vez um certo Lambari do só psicológico à revelação social. Ana Cristina Limongi França Gasparini – PUC – São Paulo, 1990, orientador prof.dr. Peter Spink., publicado também em Psicologia do Trabalho – Psicossomática, valores e práticas organizacionais. Editora Saraiva: São Paulo, 2008.

Donnangelo, M. C. F., Pereira, L. *Saúde e sociedade*. São Paulo: Duas Cidades, 1979.

Eksterman, A. O ensino da psicologia médica. *Revista Psicossomática*. Recife, OEDIP, jan/mar, 1986a.

_____. A medicina do ser. *Revista Psicossomática*, v. 1, Recife, OEPID, jul/set, 1986b.

_____. *Contribuições psicanalíticas à Psicossomática*, Associação Brasileira de Medicina Psicossomática. São Paulo, 1978.

Foucault, M. *Microfísica do poder*. 5. ed. Rio de Janeiro: Graal, 1985.

Freire, G. *Médicos doentes e contextos sociais*: uma abordagem sociológica. Rio de Janeiro: Globo, 1983.

Friedmann, G. *O trabalho em migalhas*. São Paulo: Perspectiva, 1983.

Goffman, E. *Estigma*: notas sobre a manipulação da identidade deteriorada. 4. ed. Rio de Janeiro: Zahar, 1982.

Granboulan, V., Mercuel, A. Stress y Depresión, *Semaine des Hospitaux*, Paris, Expansion Scientifique Française, 1988.

Groen, J. J. Psychossomatics aspects of ischemia heart disease. In: *Modem Trends in Psychosomatic Medicine*. London: Butterworths, 1976.

Gruppi, L. *O conceito de hegemonia em Gramsci*. São Paulo: Editora Geral, 1981.

Japiassu, H. *Interdisciplinaridade e patologia do saber*. Rio de Janeiro: Imago, 1976.

Katz, D., Kahn, R. L. *Psicologia social das organizações*. 2.ed. São Paulo: Atlas, 1976.

Lacaz, F. A.; Ribeiro, M. P. et al. *De que adoecem e morrem os trabalhadores*. São Paulo: Diesat, 1984.

Lane, S. T. M. *O que é psicologia social*. São Paulo: Brasiliense, 1986.

Lane, S. T., Codo. W. et al. *Psicologia social – o homem em movimento*. 2. ed. São Paulo: Brasiliense, 1985.

Lapassade, G. *Grupos, organizações e instituições*. 2. ed., Rio de Janeiro: Francisco Alves, 1983.

Laraia, R. B. *Cultura – um conceito antropológico*. 3. ed. Rio de Janeiro: Zahar, 1988.

Levy, L. *Society, stress and disease*. London: Oxford University Press, 1971.

Limongi Gasparini, A. C. F. *Era uma vez um certo "Lambari"* – um estudo sobre respostas psicossomáticas na empresa, desde o só psicológico à revelação social. Dissertação de Mestrado Pontifícia Universidade Católica, São Paulo, 1989.

Lipowski, Z. J. What does the word "psychossomatie" really mean? A historical and semantic inquiry. *Psichossom. Med.*, v. 46, n. 2, p.153-171,1984.

Loyola, M. A. *Médicos e curandeiros, conflito social e saúde*. São Paulo: Difel, 1983.

Marx, K. *O Capital*. Rio de Janeiro: Bertrand Brasil, 1988.

Mello, S. L. *Trabalho e sobrevivência*. São Paulo: Ática, 1988.

Mello Filho, J. *Concepção psicossomática* – visão atual, 3. ed. Rio de Janeiro: Tempo Brasileiro, 1983.

Mira y Lopez, E. *Os fundamentos da psicanálise*. Rio de Janeiro: Cieutífica, 1949.

Pontes, J, F. et al. *Curso de Psicologia Médica, Abordagem Sóciopsicossomática*. 2. ed. São Paulo: Instituto Brasileiro de Estudos e Pesquisas em Gastroenterologia – IBEPEGE, 1987.

Pitta, A. *Hospital, dor e morte como ofício*. São Paulo: Hucitec, 1990.

Possas, C. *Saúde e trabalho*. Rio de Janeiro: Graal, 1981.

Rodrigues, A. L. Estresse e trabalho. *Revista Psicorama*, v. 9, n. 2, São Paulo: Roche, 1988/90.

_____. (manuscrito) Palestra apresentada no VII Congresso Brasileiro de Medicina Psicossomática de Belo Horizonte, 1990.

_____. Conceito atual de psicossomática. Temas de Medicina Psicossomática, volume 1, São Paulo, Roche, 1982a.

Rodrigues, A. L., Rodrigues, D. M. *Introdução à história da Medicina Psicossomática*. Temas de Medicina Psicossomática, v. 1, São Paulo, Roche, 1989b.

Sato, L. Trabalho pode levar ao suicídio, *Rev. Trabalho e Saúde*, São Paulo, Diesat, jun/ago, 1988.

Seligman Silva, E. Crise econômica, trabalho e saúde mental, In: *Crise, Trabalho e Saúde Mental no Brasil*. São Paulo: Traço, 1986.

Seyle, H. *Stress – a tensão da vida*. 2. ed. São Paulo: IBRASA, 1965.

_____. The general adaptation syndrome and disease of adaptation. 1. *Cli. Metab.* v. 6, n. 117, 1947.

Souza. L. R., Veras R. Ideologia e saúde. In: *Saúde e Trabalho no Brasil*, IBASE. Petrópolis: Vozes, 1983.

Spink, P. K. Quando trabalhar e neurotizante. *Rev. Psicologia Atual*, v. 5, n. 27, São Paulo, Spagat, ago., 1982.

Velho, G. *Desvio e divergência*. 5. ed. Rio de Janeiro: Jorge Zahar, 1987.

Vingerhoets, A. J. J. M., Marcelissen, F. H. G. Stress Research: its present status issues for future developments. SUC. *Sci. Med.*, v. 26, n. 3,1988.

Wilkinson, G. *Overview of mental healtli practices in primary care setting*, Washington: National Institute of Mental Health. 1986.

Wolff, H.G. Life Stress and bodily changes – A formulation. In: *Life Stress and Bodily Disease*. Baltimore: Williams and Wilkins, 1950.

SÍNDROME DO BURNOUT

Avelino Luiz Rodrigues
Elisa Maria Parayba Campos

BURNOUT

Considerações preliminares, uma visão geral

De início, uma consideração acerca do uso do termo em inglês. Uma das razões disso é o fato de se tratar de um termo já consagrado, sendo inclusive assim utilizado em diversas línguas. Outra razão é a própria complexidade do conceito por ele designado, a qual torna difícil encontrar tradução adequada; e há, por fim, o sentido metafórico do termo, o qual abordaremos adiante. Trabalhos em língua espanhola (Diaz Gonzáles e Rodrigo, 1994) e francesa (Granthan, 1985), ou mantêm no título o termo *burnout* e usam no texto a denominação Síndrome do Esgotamento Profissional (entre parênteses, afirmam estarem se reportando ao *burnout)*, ou utilizam a tradução no título do trabalho, mas aí já colocada entre parênteses (Rodrigues, 1998).

Algo semelhante acontece com o termo *stress*, criado por Hans Selye, pois não importa qual a língua utilizada, ele costuma aparecer no original, em inglês (Rodrigues, 1998).

Segundo o Webster's College Dictionary (1990), *burnout* significa "*to exhaust (oneself), or become or apathetic through overwork, stress or intense activity*". Talvez, a partir da definição de *burnout* do Webster's, pudéssemos traduzi-lo por exaustão, desgaste ou mesmo esgotamento. Acredito serem os mais próximos da ideia transmitida pelo dicionário. Porém, como demonstra a literatura sobre *burnout,* o significado expresso pelo Webster's é falho e incompleto e não transmite a complexidade da ideia. Por exemplo, o vocábulo esgotamento exclui do conceito as forças do contexto social e a complexa interação entre as condições sociais e a experiência pessoal (Rodrigues, 1998) mantendo a síndrome em uma perspectiva individual. Como afirma Maslach (1982), o termo *burnout* evoca o extinguir de uma chama, uma cápsula vazia, a chama de um archote agonizante e, também, a perda de entusiasmo no envolvimento com outras pessoas, perda de energia, de dedicação e disposição em dedicar-se aos outros. Em modelo mais recente, Carroll e White (1984), definem o *burnout* como um constructo usado para esclarecer a redução do desempenho, tanto qualitativa como quantitativamente, da pessoa no trabalho. Tais pessoas experimentam um *distress* biopsicossocial, ou uma doença fruto da exposição aos estressores e às situações de frustração superiores à sua capacidade de tolerância e seus recursos para mobilizar mecanismos de enfrentamento considerados eficazes para lidar com o *stress* e a frustração oriundos da situação à qual está submetido (Maslach, 1982). O conceito, assim, leva considera a relação do indivíduo com o trabalho, além das forças sociais atuantes na organização do trabalho (Rodrigues, 1998). Segundo Dejours (1994), na relação do homem com o trabalho devem ser ressaltados três fatos: o organismo do trabalhador é objeto permanente de excitações, não só exógenas, quanto endógenas; o trabalhador não chega ao local de trabalho como uma máquina nova, possui uma história, tem desejos e motivações, e uma estrutura de personalidade. No trabalho, nem sempre o indivíduo dá vazão satisfatória à sua energia psíquica; em termos econômicos, o prazer ou o desprazer na execução da tarefa ocorre com a diminuição ou não da carga psíquica do trabalho. Sem tal diminuição da descarga psíquica, o trabalho se torna fatigante.

A síndrome do *burnout* (SB) é extremamente complexa. Pode ser investigada em diferentes níveis de organização, seja no nível individual, seja no organizacional. E, é claro, abordar cada um destes níveis requer a utilização de modelos e metodologias específicas (Rodrigues, 1998).

Freudenberger (1975) lançou o termo *burnout* em 1975, seguido de Maslach (1982) em 1976. Os trabalhos destes pioneiros tiveram como foco principal a exaustão emocional, a fadiga e a frustração em profissionais, decorrentes, ou do desgaste resultante do contato com pessoas ou da não satisfação das expectativas e dos projetos do indivíduo em relação à profissão. O conceito teve, de início, receptividade positiva (Maslach, 1984). Após algum tempo, porém, surgiram críticas severas como, por exemplo, a de não passar de nova apresentação de velhos temas, ou apenas de manifestações depressivas; em resposta às objeções quanto à própria existência da Síndrome do *Burnout* (SB) Millan (2007), Kirwan e Armstrong (1995) afirmam que: embora a síndrome do SB apresente algumas semelhanças com as reações depressivas decorrentes de transtornos de ajustamento após uma situação de *stress**, deve ser considerada uma síndrome à parte, por estar nitidamente relacionada ao trabalho, e costumar ser temporária. E citam Paine (1984) e Freudenberger (1981), defensores da existência da síndrome por ela possuir um grupo específico de sintomas, surgidos sempre em conjunto, evidenciando uma entidade reconhecível. Diaz Gonzáles e Rodrigo (1994) acrescentam o seguinte raciocínio: existe certa semelhança entre os sintomas da SB e a síndrome de depressão essencial, descrita por Pierre Marty; neste quadro, não existe sintomatologia depressiva manifesta, o indivíduo continua a desempenhar as atividades cotidianas sem os grandes sintomas de depressão descritos nas síndromes depressivas psiquiátricas, ou de autoacusação; no entanto, a relação com o ambiente profissional e social fica prejudicada, pois o indivíduo deixa sem grande envolvimento afetivo, frias e distantes as relações com as outras pessoas e delas não obtém prazer. Na comparação entre *burnout* e depressão, convém ainda citar Vieira e colaboradores (2006): "embora apareçam associados com frequência, vários estudos mostram que *burnout* e depressão são conceitualmente diferentes"; eles citam Freudenberger (1987) para quem o "estado depressivo" no *burnout* é temporário e orientado para uma situação precisa na vida da pessoa (no caso, o trabalho), e Maslach (2001), para o qual o *burnout* afeta apenas o campo profissional, enquanto a depressão atinge todas as áreas da vida do indivíduo. Brenninkmeyer (apud Vieira et al., 2006) assim sintetiza as diferenças com a síndrome depressiva. No *burnout* as pessoas:

1. aparentam mais vitalidade e são mais capazes de obter prazer nas atividades;
2. raramente apresentam perda de peso, retardo psicomotor e ideação suicida;
3. os sentimentos de culpa, se os têm, são mais realistas;
4. atribuem à sua indecisão e inatividade a fadiga;
5. a insônia é com mais frequência inicial, e não terminal.

Vale citar também o trabalho de Schwartzmann (2004) sobre o tema e no qual realiza revisão sistemática da literatura sobre os conceitos de *stress*, *burnout* e depressão.

Já para Maslach (1982), muitos questionamentos em relação ao SB decorrem de importantes distorções ocorridas no desenvolvimento e uso do conceito, principalmente por ser um constructo recente, dando margem à utilização do modelo de forma equivocada ou inadequada. E segundo ela, para conhecer o conceito é fundamental ter-se a consciência de não se tratar de conceito simples. O pesquisador deve tomar conhecimento das referências fundamentais na literatura e ter um claro entendimento do verdadeiro significado de *burnout*.

A partir da década de 1980 cresceu a produção científica sobre SB (Rodrigues, 1998; Maslach, 1984). Deixou de ser considerado um campo isolado de pesquisa, e incorporou-se à imensa área do estudo sobre o stress, diferenciando-se por focalizar o *stress* no trabalho – *stress* ocupacional, na perspectiva psicossocial (Rodrigues, 1998). Na área de saúde, as contribuições podem ser inúmeras: no estudo da relação médico- paciente, das relações entre os componentes da equipe de saúde, das relações entre estes profissionais e o local e condições de trabalho (Maslach, 1984). Além disso, fornece subsídios para a compreensão da interferência do estilo e qualidade de vida na saúde do ser humano, e de como as escolhas pessoais podem ser determinadas pela intensidade do impacto da situação estressante vivida pelo sujeito (Rodrigues, 1998).

Importante assinalar o caráter insidioso da SB. Autores como Maslach (1982), Freudenberger (1975) e Paine (1984), ressaltam: a SB corrói progressivamente a relação entre o sujeito e sua atividade profissional.

Alguns autores destacam a importância do contexto sócio-histórico no qual foi desenvolvido o conceito e na proeminência por ele alcançada (Chernis, 1984). Além do maior conhecimento quanto aos complexos mecanismos psicossociais envolvidos nas relações profissionais, para eles o *burnout* é tão antigo quanto à noção de *stress* no trabalho, e da vivência de frustração profissional, mas mantinha-

---

* O Código Internacional de Doenças da Organização Mundial de Saúde em sua 10ª edição, reserva o código F43 aos Transtornos de ajustamento e os caracteriza como estados de angústia subjetiva e perturbação emocional, usualmente interferindo com o funcionamento e desempenho sociais, e que surgem em um período de adaptação a uma mudança significativa de vida ou em consequência de um evento de vida estressante. As formas clínicas ou os aspectos predominantes, podem surgir sob a forma de reações depressivas, mistas de ansiedade e depressão, e com alterações da conduta.

se, de certa forma, oculto, tornando-se visível frente às dramáticas mudanças das últimas décadas. Tais mudanças provocaram incremento no *stress*, na frustração, na insatisfação com a profissão, com o decréscimo do reconhecimento social e das possibilidades de ascensão profissional, social e econômica (Rodrigues, 1998).

Para Arnetz (1997), por exemplo, as pesquisas relacionando o trabalho médico ao *stress* enfocam, principalmente, a urgência do tempo, as demandas de alta produtividade, a necessidade contínua de desenvolver novas rotinas e conhecimentos, o contato frequente com pessoas em *distress* e o ritmo rápido das mudanças nos aspectos organizacionais e econômicos na atividade médica.

O conceito de *burnout*

O conceito foi desenvolvido na década de 1970 tendo como pioneiros Cristina Maslach (1982), psicóloga social, e Herbert J. Freudenberger (1975), psicanalista. Para ambos *burnout* é o preço pago pelo profissional por sua dedicação ao cuidar de outras pessoas (Freudenberger, 1975) ou por sua luta buscando uma grande realização (Dejours, 1994).

Em ambos, a (SB) é fruto de situações de trabalho, notadamente entre os profissionais cujo objeto de trabalho é o contato com pessoas, em especial aqueles denominados "profissionais de ajuda" (nos Estados Unidos da América) ou profissionais da saúde. A SB seria a resposta emocional à exposição ao *stress* crônico, em função de relações intensas – no trabalho – com outras pessoas (Freudenberger, 1975), ou a de profissionais com grandes expectativas em relação ao sucesso na carreira, os quais, apesar de enorme dedicação à profissão, não alcançaram o retorno esperado. Para Dejours (1994), "o nível de expectativa é dramaticamente oposto à realidade, e estas pessoas persistem em tentar alcançar estas expectativas, suas trajetórias se tornam turbulentas, problemáticas, e o resultado é uma depleção dos recursos individuais e um comprometimento de suas habilidades".

Outros aspectos, inerentes ao conceito da SB, são destacados por Pines e colaboradores (1981). Segundo eles, os profissionais, além de expostos a frequentes situações de *stress*, experimentam a vivência de oferecer muito, em comparação ao recebido. Ou seja, o retorno em termos de gratificação é reduzido, insuficiente frente às expectativas em relação à profissão, surgindo com maior frequência quando a relação com a profissão é baseada em grande idealismo e entusiasmo.

Segundo Maslach (1982), a (SB), é uma síndrome caracterizada por três aspectos básicos:

1. exaustão emocional;
2. despersonalização;
3. redução da realização pessoal e profissional.

Exaustão emocional

Frente à intensa carga emocional fruto do contato frequente e penoso com pessoas em situações de sofrimento, o indivíduo pode desenvolver uma exaustão emocional. O profissional sente-se esgotado, com pouca energia disponível para o dia seguinte de trabalho, e tem a impressão de não ter como recuperar as energias. Esta carência de energia deixa os profissionais pouco tolerantes, irritáveis, "nervosos", "amargos" no ambiente de trabalho, e até mesmo fora dele, com familiares e amigos (Rodrigues, 1998). Tais profissionais sentem-se pouco capacitados a cuidar dos outros, e dar de si. As relações, com o trabalho e com a vida, ficam insatisfatórias e pessimistas. Para escapar do progressivo desgaste emocional – em mecanismo defensivo – tendem a assumir atitudes distantes, evitam contato com os pacientes, reduzindo-o ao mínimo, apenas o indispensável para o trabalho. Tornam-se pouco generosos, insensíveis e, muitas vezes, apresentam comportamento rígido, com rotinas inflexíveis, "imparciais" (Webster, 1990; Freudenberger, 1975). Segundo Rodrigues (1998), rotulam e referem-se aos pacientes como a objetos, e o relacionamento faz-se quase só em função dos rótulos (a histérica do 4º andar), do diagnóstico (aquele ulceroso), ou de um número (a mulher do leito 7).

Segundo Maslach (1976), os médicos são os representantes ideais destes mecanismos de distanciamento, e muitos médicos até acreditam tratar-se de pré-requisito para um atendimento adequado.

De maneira um pouco diferente da de Maslach, Pines (1981) assim descreve os sintomas da SB: mal-estar, exaustão ou fadiga, esgotamento e perda de energia (mental e física), com sentimentos de infelicidade, desamparo, diminuição da autoestima, perda do entusiasmo com a profissão e com a vida em geral, além da sensação de disporem de poucos recursos para cuidar de outros (Rodrigues, 1998).

Despersonalização

Aqui, despersonalização é termo que vem da sociologia, diferindo daquele da psicopatologia. Trata-se do distanciamento emocional exacerbado com frieza e indiferença frente às necessidades dos outros, e insensibilidade (Rodrigues, 1998). Os contatos ficam impregnados por uma visão e atitudes negativas, frequentemente desumanizados*; a consciência de seu trabalho lidar com seres humanos fica comprometida, e há perda de aspectos humanitários na interação pessoal. O profissional, ao assumir tal atitude desumanizada, deixa de perceber os outros como semelhantes, com sentimentos, impulsos, e pensamentos que ele mesmo pode ter, perdendo, assim, a capacidade de identificação e empatia com as pessoas em busca de ajuda e tratamento (Webster, 1990; Freudenberger, 1975). Os pacientes não são mais percebidos como seres humanos, tornam-se "coisas", "objetos", a serem reparados. São agora um transtorno, um problema a ser resolvido, um incômodo. Assim, o contato com os pacientes será apenas indulgente, e a atitude será de intolerância, irritabilidade, ansiedade, com exacerbação de aspectos onipotentes da personalidade.

A atitude para com os pacientes torna-se depreciativa, os mesmos são tratados de forma pejorativa, deles sempre se espera o pior. Os contatos são pouco ou nada corteses, os apelos e necessidades são atendidos com dificuldade, e por vezes o atendimento fica até comprometido tecnicamente. O desejo é ter os pacientes o mais distante possível.

Redução da realização pessoal e profissional

Neste quadro de deterioração da atividade, a realização pessoal e profissional fica extremamente comprometida. Segundo Freudenberger (1975), a SB surge principalmente nas áreas tidas pelas pessoas como as mais promissoras para suas realizações. Os médicos desejam ter, através de sua atividade, enorme impacto positivo nas pessoas. Querem ser capazes de proporcionar saúde e bem estar. Procuram ser competentes e reconhecidos pela comunidade, e alcançar boa situação econômica. No entanto, muitos têm a sensação de estar "batendo a cabeça", dia após dia, ano após ano. Desenvolvem, então, intensos sentimentos de decepção e frustração (Rodrigues, 1998). Com o incremento da exaustão emocional e da despersonalização, e de suas consequências, há, não raro, um senso de inadequação e surge o sentimento de ter falhado em seus ideais, normas, conceitos, e com os pacientes (Dejours, 1994; Freudenberger, 1975). Fica a sensação de ter se tornado outro tipo de pessoa, diferente, bem mais fria e descuidada. A consequência é a queda da autoestima, e a eventual depressão.

FONTES DE BURNOUT

São considerados como fontes de burnout: O envolvimento com as pessoas e o contexto social e do trabalho (Rodrigues, 1998; Rodrigues, Campos, Pardini, 2006).

O envolvimento com as pessoas

O stress é considerado intrínseco à prática dos profissionais de saúde, pelas próprias características da profissão (Gardner, Hall, 1981; Serry et al., 1994; Mcraine, Brandsma, 1988). McCue (1982), em estudo clássico, vê no trabalho em saúde exige o contato com situações plenas de conteúdos emocionais intensos, como o sofrimento, o medo, a sexualidade e morte.

O encontro entre profissionais da saúde e paciente tem na ansiedade uma das principais características (Rodrigues, 1998; Rodrigues, Campos, Pardini, 2006). A ansiedade está em ambos, pelo receio, de cada um, de não atingir o fim desejado – trata-se, assim, de um contato comprometido, pois dele se espera um resultado (Pontes, Rodrigues, Rodrigues, 1980; Rodrigues, Campos, Pardini, 2006).

Por outro lado, alguns pacientes apresentam situações particularmente difíceis de serem vividas pelos profissionais, pois o sofrimento trazido pelo paciente, ou é estranho, ou familiar demais para o profissional; estudos com enfermagem confirmam isso, revelando incremento do burnout em atendimentos a pacientes em situações de risco e em serviços com altas taxas de mortalidade (Simon, 1987; Linda et al., 2002).

Na atividade em saúde os profissionais enfrentam constantemente situações de crise, precisam ser tolerantes frente às expressões de frustração dos pacientes (Rodrigues, 1998) advindas do fato de estarem doentes, de ter de suportar a dor e o sofrimento, ou da convivência com o sintoma, de necessitar de auxílio de outrem, da ameaça da perda de poder sobre si mesmo; e tais reações, mobilizadas pelo medo, dor, raiva ou vergonha, precisam ser acolhidas pelo profissional. Questões semelhantes podem ser observadas na enfermagem. Pela própria natureza deste trabalho, a sociedade e principalmente os doentes e seus familiares, esperam de tais profissionais desempenho isento de erros; o trabalho deve ser realizado

---

*Desumanização é um conceito desenvolvido por psicólogos sociais, e tem sido empregado no estudo de determinadas situações da interação humana, notadamente aquelas que envolvem diferentes formas de violência. Ver os trabalhos de Bernard V., Ottenberg P. e Redle F. "Desumanização: A composite psychological defense in relation to modern war", In: Behavior *Science and Human Survival*, ed. Schwebel M.. Palo alto: Science and Behavior SBoks, 1965. Kelman M.C., "Violence without moral restraint: Reflections on the dehumanization of victims and Victimizers ", *Journal of Social Issues* 29(1973), p.25-61. Vail D.J., Dehumanization and the institutonal career, Springfield, Ill. Charles Thomas, 1966.

sempre da melhor maneira possível e o enfermeiro precisa ser íntegro, respeitoso e cheio de compaixão (Arnold, Povar, Howell, 1987). No entanto, os profissionais raciocinam de maneira análoga. O American Board of Internal Medicine descreve como qualidades centrais do médico, a integridade, o respeito e a compaixão, conforme assinala Arnold e colaboradores (1987), exigindo – onipotentemente – deles mesmos, uma conduta perfeita, na qual o erro, mesmo sendo considerado possível, é pouco ou nada tolerado.

Por outro lado, o paciente, a nível inconsciente, reproduz, de forma mais evidente com o médico, mas também com todos os profissionais de saúde, sentimentos experimentados na infância em relação aos pais ou figuras substitutas, e espera do médico posições idênticas às adotadas por suas figuras importantes, ou seja, atitude protetora, afetuosa, autoritária, etc. (Rodrigues, Campos, Pardini, 2006). O paciente se sentirá frustrado ou satisfeito, caso o médico assuma ou não as posições desejadas inconscientemente. Em casos de frustração, apresentam agressividade e colaboram pouco com o tratamento (Rodrigues, 1998; Rodrigues, Campos, Pardini, 2006). A dor, o medo e a frustração são estímulos bastante potentes para desencadear, no paciente, uma postura agressiva para com o médico. É frequentemente uma relação de amor e ódio (Pontes, Rodrigues, Rodrigues, 1980). Mas estes aspectos constituem uma via de duas mãos. Por parte do médico, as relações familiares iniciais também se mostram igualmente importantes na determinação de suas posturas frente ao paciente, e do tipo de relação médico-paciente por ele desenvolvida (Christie-Seely, Fernandez, Paradis, 1984; Crouch, 1986; Mengel, 1989) do tipo de prática médica almejada, e de suas expectativas quanto à profissão.

De acordo com inúmeros estudos, a comunicação profissional-paciente não é fácil, e, com frequência, os pacientes não seguem as orientações recebidas do médico (Geersten, Gray, Ward, 1973). Esta frequente dificuldade adicional não deve ser vista apenas como resultado de atitudes transferenciais carregadas de afetos negativos (Rodrigues, 1998; Rodrigues, Campos, Pardini, 2006). Por vezes, os pacientes possuem crenças próprias sobre as doenças, crenças construídas a partir de seus conhecimentos e valores, e que constituem importante mecanismo com o qual enfrentar a doença, notadamente as de curso crônico (Willians, Wood, s/d). Se os profissionais não estiverem atentos a esta possibilidade, o desgaste da relação será inevitável.

Estes diferentes aspectos da profissão são geradores de um tipo de *stress* cuja característica principal é o fato social e suas interações humanas, usualmente complexas, embora o profissional nem sempre tenha esta percepção (Maslach, 1976). Para quem busca auxílio, a situação da qual padece é sempre complexa, importante, uma ameaça à sua integridade física, mental ou moral, gerando muito medo. Sem uma interação produtiva entre o profissional e o paciente (e são inúmeros os fatores a determinar este desacerto), o resultado do trabalho, e a consequente gratificação da realização do mesmo, será decepcionante para ambos, podendo daí surgir o *burnout* (Niku, 2004).

Como já assinalamos, as interações são carregadas de afeto e são também formas de comunicação. E não comunicam apenas a presença de elementos geradores de dor ou prazer, mas, fundamentalmente, explicitam as necessidades e a solicitação de receber ajuda, visando satisfazê-las (Rodrigues, 1998; Rodrigues, Campos, Pardini, 2006). Para Szasz (1975), "o modelo mais primitivo do significado comunicativo da dor e do prazer surge durante as primeiras semanas de vida. O grito do bebê provoca uma sensação extremamente dolorosa nos pais. Impulsiona-os a agir, afastando o desconforto da criança e assim também o seu próprio sofrimento" (Deyo, Linus, Sullivan, 1981). Ao aliviar o sofrimento da criança, os pais recebem outra comunicação, indicando poderem eles cessar sua ação, pois a necessidade foi satisfeita. "Quero chamar atenção, neste contexto, para o fato de que numa interação entre A e B, cada qual procura no estado afetivo do outro, orientação para o seu próprio estado de espírito. Em outras palavras, o afeto de A é um sinal para B, e o afeto de B funciona como sinal para A. No relacionamento médico-paciente, por exemplo, a dor do paciente ordena ao médico tomar uma providência. Se ele puder alterar o sinal do paciente, tanto paciente como médico se sentirão bem. Se não conseguir, o médico se sente mal" (Rodrigues, 1998; Maslach, 1982). A experiência de cuidar de pessoas doentes faz bem ao profissional, é, portanto, uma relação de mútua dependência (Timothy Johnson, 1990).

Uma das características marcantes da atuação do médico (Malasch) e dos demais profissionais de saúde é a de buscar sempre realizar o melhor trabalho. Lutam, o tempo todo, todos-os-dias, semana-após-semana, mês-após-mês, atendendo pessoas com demandas físicas e emocionais bastante significativas e usualmente com expectativas superiores às possibilidades do profissional. O empenho em compreender e combater o sofrimento é, sem dúvida, uma das características principais do ser humano. Nenhuma cultura deixou de se preocupar com a doença. Simbolicamente, o trabalho médico lembra o castigo de Sísifo o qual, por ter enganado Tânatos, foi condenado pelos Deuses a rolar um bloco de pedra montanha acima. No entanto, mal chegando ao topo, o bloco rola montanha abaixo e Sísifo recomeça a tarefa, interminável (Rodrigues, 1998; Rodrigues, Campos, Pardini, 2006; Brandão, 1966).

Em sua complexa tarefa, o profissional de saúde experimenta níveis significativos de *stress*; o conceito de *burnout* nos ajuda a melhor entender a complexidade destas situações.

EXPRESSÕES DO *BURNOUT* EM FUNÇÃO DO RELACIONAMENTO COM AS PESSOAS

Observar as pessoas através de uma perspectiva negativa

Quatro aspectos são importantes na gradativa mudança, entre os profissionais, da forma de perceber as pessoas que os procuram. Tais aspectos, intrínsecos à própria atividade dos profissionais da área de saúde (Rodrigues, 1998; Rodrigues, Campos, Pardini, 2006) são:

O objetivo da relação é lidar com problemas

A profissão existe em função de pessoas com problemas de saúde e/ou outras dificuldades (Rodrigues, 1998; Rodrigues, Campos, Pardini, 2006). Seu objeto de trabalho é o sofrimento humano e a busca de alívio (Carnevale et al., 2006). Aquilo de positivo e saudável no ser humano recebe bem menos atenção e consideração no trabalho em saúde. E quando os pacientes melhoram, não retornam, só o fazendo quando suas situações não foram bem resolvidas. Assim, é pequena a interação com base em aspectos prazerosos e positivos. A existência de um número cada vez maior de pacientes crônicos torna tal situação bastante presente (Rodrigues, 1998; Rodrigues, Campos, Pardini, 2006). O médico, frente a este tipo de paciente, abandona sua necessidade de ser um curador onipotente, contentando-se apenas em assistir o doente, muitas vezes em declínio constante durante anos e até décadas (Tähka, 1988). Estes retornos podem despertar, no profissional, sensação de fracasso e ansiedade. Este aspecto, e o foco do trabalho centrado nos problemas e no sofrimento, desgastam o profissional. Ele tem a vivência de ser sugado quotidianamente, podendo desenvolver uma sensação de desamparo e atitudes negativas, pejorativas e até mesmo rudes e cínicas em relação aos clientes (Rodrigues, 1998; Rodrigues, Campos, Pardini, 2006).

Ausência ou carência de reconhecimento

Nestas relações profissionais, ou não existe reconhecimento, ou ele é, com frequência, sujeito a críticas. Os médicos acreditam – e em muitos casos isso é verdade – que a sociedade tem uma série de expectativas em relação à postura deles no trabalho: devem ser acolhedores, pacientes e generosos, jamais frios ou hostis. Porém, se correspondem às expectativas positivas, não recebem reconhecimento por isso (Rodrigues, 1998; Rodrigues, Campos, Pardini, 2006) e, se as mesmas não forem preenchidas, as críticas são intensas. "*It is a chronic no-win situation – either you loose or you get nothing*" (Maslach, 1982).

Muitos médicos queixam-se do fato de os clientes e/ou familiares expressarem apenas críticas. Comentários sobre a tarefa estar sendo conduzida de forma eficaz e com bons resultados são raros. Assim, é comum o médico desenvolver sentimentos de não ser compreendido, surgindo a frustração, a raiva e a postura hostil defensiva. Os contatos passam a ser desagradáveis, e fica a noção de não compensar o esforço empregado, e nem de tentar melhorar a vida dos outros (Rodrigues, 1998; Rodrigues, Campos, Pardini, 2006).

Vale aqui ressaltar alguns aspectos relativos à organização do trabalho, face à influência desta instância no reconhecimento, ou não, do trabalho médico, pelos pacientes. A relação de confiança e consideração, antes predominante, vem progressivamente se deteriorando. O fenômeno não é privilégio da medicina brasileira embora, talvez, tenha aqui expressão mais contundente; em países como os Estados Unidos, ou da Europa Ocidental, observa-se o mesmo fenômeno (Maslach, 1976; Kirwan, Armstrong, 1995; Copeman, 1990). As mudanças na prática médica das últimas décadas provocaram fortes impactos na relação entre os médicos e suas atividades, a satisfação com o trabalho está comprometida, bem como o nível de remuneração; e há uma perda do controle sobre o tratamento, encaminhamentos e outros aspectos da tarefa médica (Reames Jr., Dunstone, 1989). "Os anos de 1980 caracterizaram-se por uma divisão do mercado – público, assalariado ou conveniado – e pela expansão dos planos privados de assistência os quais, com o credenciamento de profissionais, representaram para os médicos a perda da prática liberal (Rodrigues, 1998; Rodrigues, Campos, Pardini, 2006). Assim, houve uma perda crescente da autonomia do exercício profissional e redução da remuneração (...).O resultado (...), foi um perfil de profissional com, pelo menos, três vínculos de trabalho, uma remuneração baixa, a difícil sobrevivência profissional adequada, com reflexos negativos na qualidade da assistência médica prestada (...) e o desgaste do trabalho médico, com a categoria revelando desconfianças em relação ao sistema (...) e ao mesmo tempo sua impotência e desesperança em corrigir trajetórias e recuperar conquistas" (Mesquita, 1997).

O nível de stress emocional

A natureza do trabalho médico produz relacionamentos com características depressivas, aflitivas, e situações muito estressantes. Quando pouca ou nenhuma ajuda pode ser fornecida, não raro o profissional adota uma postura distante. Isso fica bem evidente nos casos de pacientes com diagnóstico de câncer ou outras patologias de prognóstico reservado (Rodrigues, 1998; Rodrigues, Campos, Pardini, 2006). O médico pode ser mobilizado pelos mesmos preconceitos coletivos em relação à doença e ser tomado por sentimentos de frustração e raiva frente à própria impotência; passa, então, a adotar um comportamento aversivo, evitando ao máximo o contato pessoal com o paciente e seus familiares, conscientemente ou não; pode ainda tornar-se agressivo, se não com o paciente e familiar, com membros da equipe e colegas. Outra atitude comum é lançar mão de posturas que falseiam a realidade, não informando o real diagnóstico ao paciente ou mesmo a familiares, adulterando a realidade, revelando a dificuldade em lidar com o *stress* emocional desencadeado pela gravidade da situação (Rodrigues, 1998; Rodrigues, Campos, Pardini, 2006).

Possibilidade de mudança ou melhora

"Nossa percepção sobre as pessoas são influenciadas pela possibilidade delas em responder às nossas intervenções" (Freudenberger, 1975). Pessoas que não apreciam a presença do profissional, que não lhes fornecem retorno positivo, ou não seguem suas orientações, com frequência despertam atitudes negativas, e facilitam o desenvolvimento de um relacionamento desumanizado. Tais pessoas provocam nos profissionais a ideia de que seus esforços são ineficazes e que é perda de tempo dedicar-se a elas (Rodrigues, 1998; Rodrigues, Campos, Pardini, 2006).

Lidar com pacientes crônicos pode se tornar um desafio, pois eles representam um problema constante e "sem fim". Se a prática do médico for muito orientada para a cura, a relação com este tipo de paciente será desgastante e pouco prazerosa (Rodrigues, 1998; Rodrigues, Campos, Pardini, 2006). Há uma espécie de compromisso entre os médicos de ajudar o paciente a recuperar a sua saúde o mais rápido possível (Clearihan, 1991), no entanto, em várias situações isso não é possível, como por exemplo, nos tratamentos paliativos ou pacientes terminais, e podem desencadear em médicos, sentimentos de frustração e de que falharam (Whippen, Canellos, 1991) em suas tarefas. Estas ocorrências tornam-se importantes fontes do *burnout*. Ou seja, as expectativas do médico em relação aos objetivos a serem alcançados no seu exercício profissional, constituem importantes fatores de *burnout* (Deckard, Hicks, Hamory, 1992).

NO CONTEXTO SOCIAL E DE TRABALHO

Altos níveis de *burnout* estão associados a baixos níveis de satisfação organizacional, e altos níveis de exaustão emocional estão correlacionados a baixas avaliações quanto a aspectos organizacionais e qualidade de vida no trabalho (Gardner, Hall, 1981; Deckard, Metererko, Field, 1994).

O contato entre o profissional e o cliente é frequentemente realizado no contexto formal de uma instituição. Com o incremento da medicina tecnológica, o acesso do médico a estes recursos se faz principalmente pela via institucional. Mesmo os médicos cuja atividade é desenvolvida em consultório, em tempo parcial ou integral, necessitam estabelecer um vínculo com uma instituição hospitalar ou clínica, seja para utilizar a tecnologia, seja para desenvolver o trabalho com pacientes nos casos de internação (Rodrigues, 1998; Rodrigues, Campos, Pardini, 2006). Por outro lado, a infiltração progressiva e dominante observada a partir dos anos de 1980, de instituições de caráter eminentemente mercantil, como os seguros-saúde e as medicinas de grupo, resultou em novas configurações do exercício da medicina, tanto a institucional, quanto a da "clínica privada"[3,24]. A dependência, quase absoluta, de instituições, resulta na perda da autonomia, na queda expressiva da remuneração, e na diminuição do poder e do prestígio social. Estes aspectos dão um excelente retrato do profissional médico nos dias de hoje (Rodrigues, 1998; Rodrigues, Campos, Pardini, 2006).

Além disso, o contexto organizacional determina e estrutura os relacionamentos no local de trabalho: entre o profissional e o paciente, entre os profissionais, entre a equipe médica e o pessoal administrativo. Estes aspectos, bem como o tipo e local de trabalho, determinarão maior ou menor *stress*, e são fontes do *burnout*.

Um aparente paradoxo, merecedor de estudo mais aprofundado, é o de, se por um lado o desenvolvimento do conhecimento na medicina é enorme – são "espetaculares as contribuições da medicina à nossa capacidade de sobreviver, e à nossa qualidade de vida; nunca na história da medicina houve tantos instrumentos para prevenir doenças e a morte" (Martini, 1988) – de outro, a "competência dos profissionais tem sido questionada" (Timothy Johnson, 1990), e a profissão médica nunca esteve em condição tão desfavorável (Light, Levine, 1988). É consenso no mundo ocidental que a profissão médica está em crise. Stella e Nogueira Martins (1997), relatam a ocorrência de um Congresso Internacional, realizado pela Associação Médica da Noruega, intitulado "The physician role in transition: is Hippocrates sick?", cujo objetivo era discutir a profissão médica em função das "profundas transformações da profissão, por exemplo, na remuneração, no estilo de vida, no comportamento ético do médico e nas relações entre médicos e pacientes" (Kernicick, s/d). A Associação Médica Norueguesa criou um instituto de pesquisa com o objetivo de desenvolver estudos sobre diversos aspectos da profissão médica, inclusive o "*stress* profissional e o desgaste físico e emocional (*stress, burnout, impairment*). Os profissionais médicos estão abatidos e sentem-se impotentes (Timothy Johnson, 1990) Por sua vez, pacientes e familiares relatam insatisfação com os profissionais médicos (Reinhardt, 1972), e com experiências desagradáveis em hospitais. Muitas vezes tais pessoas foram "vítimas de uma negligência psicológica" (Mason, 1961). Não é diferente no Brasil. Machado (1997), em pesquisa sobre os médicos no Brasil, assinala: "recentes pesquisas de opinião realizadas no país atestam o crescente descontentamento da população com os serviços de saúde e apontam a prática médica como objeto central de suas críticas. Os médicos são, assim, alvo de queixas, críticas, acusações e, por vezes, de processos éticos nos Conselhos Profissionais". E, em muitos casos, o profissional recebeu as críticas dos clientes e familiares sem ter sido responsável pelas normas e desacertos da instituição ou pela política que determina o que deve ser feito e como deve ser feito (Rodrigues, 1998; Rodrigues, Campos, Pardini, 2006).

Fontes de *burnout* no contexto social e do trabalho

O excesso de solicitações que resulta em sobrecarga

Costuma ser uma das fontes mais citadas pelos médicos. Pode ser emocional ou física, e característica básica do *stress* quando as solicitações excedem a capacidade das pessoas de responder a elas. Se há um excesso de informações e/ou de solicitações e, além disso, em ritmo acelerado, nem sempre as pessoas conseguem mobilizar os mecanismos necessários para ajudá-las a lidar com tal sobrecarga e os impactos desta situação acabam resultando em um desgaste importante, e insatisfação no trabalho (Johnson, 1995). Conforme Arnetz (1997), 40% dos médicos pesquisados, independente do sexo, relatavam apresentar um nível de cansaço, diário ou quase diariamente, que os impossibilitava de interagir com seus familiares. Em muitos serviços, a quantidade de pacientes a serem atendidos em um período curto é excessiva, face às necessidades do atendimento (Tamayo, Troccoli, 2002).

O volume de pacientes é sempre intenso nos Serviços Públicos, Universitários e de Medicina de Grupo, e os médicos são obrigados a efetuar número grande de atendimentos em tempo muito reduzido. E a tensão aumenta se o caso requer cuidado e atenção maiores. Isso ocorre tanto na prática do clínico, quanto, e com maior frequência, em especialidades nas quais a ameaça à vida do paciente é iminente (Doan-Wiggns, 1995; Molassiotis e Van Den Akker, 1995) – examinaremos estes aspectos mais adiante. A questão da sobrecarga de trabalho ocorre também com outros profissionais de saúde, por exemplo, na enfermagem, produzindo o *burnout*; neste sentido destacamos o trabalho de Vinacci Alpi e Alvaran Flórez (2004), sobre o *stress* laboral em auxiliares de enfermagem.

A perda do controle sobre o seu trabalho

O *burnout* costuma ser alto nos profissionais sem o controle sobre suas atividades (Maslach, 1982). Altos índices de exaustão emocional estão relacionados com perda da autonomia e do controle sobre suas atividades (Rodrigues, 1998). A perda de controle é um dos fatores mais importantes na satisfação no trabalho e na qualidade do atendimento – Breslau, Novac, Wolf (1978) e Lichenstein, citados por Deckard, e ocorre quando o profissional perde a liberdade de decidir o que e quando fazer. Mesmo não sendo percebidas suas razões, a perda de autonomia representa importante *stress* emocional. Desencadeia a sensação de desamparo, com vivência de frustração e raiva, podendo também surgir a ideia de ser ineficaz, com intervenções ineficientes (Maslach, 1982).

Outro aspecto é a não possibilidade de definir intervalos ou limitar o número de horas de trabalho. Quanto maior o número de horas de contato direto, maior o risco do *burnout* (Maslach, 1982; Kirwan e Armstrong, 1995), assim como estar em serviço o tempo todo, algo costumeiro em determinadas especialidades. Limitações importantes quanto aos aspectos econômicos, também aumentam o risco do *burnout*.

Relacionamento com os colegas

O relacionamento com os colegas, muito significativo e fonte de satisfação e reforço de recursos pode, entretanto, faltar, ou mesmo ser mais estressante que o contato com os pacientes.

Os problemas de relacionamento no trabalho contribuem para o *burnout* de duas formas (Rodrigues, 1982): 1. Tornam-se uma nova fonte de desgaste e posterior exaustão emocional e de sentimentos negativos em relação às pessoas. 2. Retiram a possibilidade de utilizar estes relacionamentos – suporte social ao *stress* – como recurso de "enfrentamento" e, assim, de prevenção do *burnout*.

Os médicos tendem a dedicar pequena parcela de seu tempo para a integração da equipe e troca de informações sobre os pacientes, podendo surgir desencontros nas comunicações com os mesmos, prejudicando a relação e a confiança do paciente (Rodrigues, 1982).

Alguns profissionais trabalham isolados e distantes do contato com colegas. Esta característica, bastante observada em médicos cuja atividade é centrada na clínica privada, é um fator adicional de *burnout*.

Como demonstra Deckard e colaboradores (1994), pequeno suporte da equipe e dos colegas tem forte relação com baixa satisfação no trabalho e com altos índices de exaustão emocional. Isso também foi confirmado por Ramirez (1996), ao estudar fontes de *burnout* em médicos de hospitais na Inglaterra. Doan-Wiggins (1995) pesquisou a satisfação e o *stress* ocupacional em médicos de unidades de emergência, e detectou altos níveis de atritos na equipe, dado este correlacionado com insatisfação no trabalho e com os níveis de *stress*.

Planos, política e procedimentos

Os serviços institucionais determinam o tipo de conduta a ser tomada, as pessoas a serem atendidas, e quais serviços são restritos ou não a elas. E, assim, alteraram a estrutura da relação médico-paciente. O paciente vincula-se cada vez mais à instituição e menos ao médico, surgindo daí novos fatores de *stress* emocional. O trabalho institucional interfere ainda no tempo de atendimento, em especial quando se exige um número grande de atendimentos. Com tempo limitado, é difícil o profissional fazer um bom trabalho, e ele se defende tornando o relacionamento impessoal, frio, insuficiente (Rodrigues, 1998; Rodrigues, Campos e Rodrigues, 2006).

O crescente avanço tecnológico da medicina, com o aumento substancial da necessidade de capital, força os profissionais a depender de instituições fortes economicamente e de empresários, capitalistas, para garantir o acesso à tecnologia. Tal fato tem sido determinante na perda de poder e controle pelos médicos, e no crescente poder das instituições e do capital na área da saúde. Em função disso, os médicos mantêm um relacionamento burocratizado e impessoal (Maslach, 1982), no qual o paciente vira objeto e é "despersonalizado, coisificado" (Rodrigues, 1998; Rodrigues, Campos e Rodrigues, 2006).

Altos índices de exaustão emocional e de despersonalização estão relacionados à insatisfação com o local de trabalho. A estrutura organizacional acrescenta ou diminui fontes de *burnout* (Deckard, Meterko, Field, 1994). Estudo realizado por Borges e colaboradores (2002) constatou "o papel de mediação das organizações no relacionamento entre valores organizacionais e a síndrome de *burnout*, de modo que os polos axiológicos efetivamente relacionados à referida síndrome e/ou aos seus fatores dependem da configuração geral da cultura organizacional de cada uma e dos conflitos que lhe são inerentes".

As exigências das corporações financeiras e dos administradores em relação ao trabalho são opostas às dos médicos. Em função de necessidades das instituições, inúmeras atividades burocráticas deverão ser executadas, como relatórios, atestados, guias de consultas, e solicitações de exames bem documentados e justificados. A burocracia, sem nenhuma prioridade para o profissional cuja prioridade maior é o atendimento, o aborrece (Scott et al., 1995), e ele a vê como perda de tempo, afastando-o das reais obrigações, e ele a executa de má-vontade, insatisfeito e com *stress*.

O descontentamento da sociedade com os sistemas de saúde é notório. Tal fato é observado nos USA e Inglaterra (Thompson, 1990), e no Brasil a situação não é diferente. Cerca de "50 milhões de pessoas têm algum acesso ao sistema público de saúde (...) outros aproximadamente 40 milhões, têm direito parcial ou integral à assistência vinculada à iniciativa privada. Restam 70 milhões de habitantes que não têm acesso de maneira regular ao sistema de saúde (...)." (Ferraz, 1997). Em geral, a sociedade desconhece estes dados, e os médicos – historicamente os símbolos dos cuidados com a saúde – por estarem "na linha de frente", no contato com os pacientes e familiares, acabam responsabilizados pelas dificuldades nos atendimentos. Além disso, raramente os médicos ilustram os pacientes a respeito de suas reais possibilidades, reforçando, assim, os desencontros e desgastes da relação (Rodrigues, 1998).

Sobrecarga de trabalho

A sobrecarga de trabalho é queixa constante dos médicos, não apenas pelo desgaste, mas também pela influência negativa na qualidade do atendimento e na interferência em suas vidas particulares (Timothy Johnson, 1990; Mason, 1986; Johnson et al., 1995; Lattimer et al, 1996; Oates e Oates, 1995). Deckard e colaboradores (1994) afirmam haver forte associação entre exaustão emocional e sobrecarga de trabalho, quer de cunho administrativo ou de atividade clínica, além da baixa satisfação profissional e de altos índices de exaustão emocional e despersonalização. Ramirez (1985) encontrou relação entre sobrecarga de trabalho e transtornos psiquiátricos em médicos oncologistas da unidade especializada do Guy's Hospital, em Londres. O excesso de trabalho, mais os plantões de 24 horas e em turnos, são citados por Losek (1984) como causadores de fadiga crônica, distúrbios de sono, aumento da taxas de depressão e de acidentes no trajeto ao local de trabalho, além de colaborar no surgimento de doenças cardiovasculares e gastrointestinais.

Tipo e local de trabalho/especialidade

Ao estudar manifestações de *burnout* em clínicos gerais, pediatras e ginecologistas e obstetras (GOs), Deckard e colaboradores (1994) encontraram maiores índices de exaustão emocional nos clínicos gerais, seguidos pelos de pediatras e dos GOs. Na despersonalização, os GOs e Clínicos gerais apresentavam os escores mais altos. Ramirez e colaboradores (1996), pesquisando o *burnout* em médicos de hospitais, – gastroenterologistas, cirurgiões, radiologistas e oncologistas – percebeu nos radiologistas o maior nível de comprometimento na realização profissional. Molassiotis e colaboradores (1995), observando uma unidade de transplante renal, detectou manifestações de ansiedade em mais de 10% da equipe, e de depressão em 3,8% dos médicos, além de altos índices de exaustão emocional, despersonalização e baixa realização profissional. Estes achados foram correlacionados ao tipo de trabalho realizado, como excessiva responsabilidade, ter de lidar com pacientes de má evolução e os rápidos avanços da tecnologia. Trabalhar em unidades de emergência significa, sem dúvida, submeter-se a intensas fontes de *stress* e *burnout* (Revicki, 1996) – a pressão do tempo, a intervenção precisa, a pouca margem para dúvidas e erros, a ameaça constante de morte e as ocorrências imprevisíveis são aspectos da atividade médica exacerbados neste trabalho. Pesquisa de Doan-Wiggins (1995) encontrou os seguintes dados: dentre os médicos da unidade de emergência da Loyola University of Chicago, 25,2% apresentavam manifestações de *burnout* e 23,1% planejavam abandonar esta especialidade. Keller e Koening (1989) em estudo feito em Los Angeles com médicos de serviços de emergência, tanto em hospitais públicos, quanto privados e universitários, encontraram significativos índices de *burnout*; 60% destes médicos apresentavam altos escores de exaustão emocional; 78% entre médio e alto de despersonalização e 84% entre médio e alto de comprometimento da realização profissional. A possibilidade de receber chamadas de emergência, é outro aspecto destacado pelos médicos como fonte potencial de *stress* (Johnson et al., 1995; Kirwan e Armstrong, 1995). Atividade com pacientes reconhecidamente graves, como em oncologia ou infectologia (em situações de pacientes com AIDS) é fonte de *stress* e *burnout*. Inúmeros outros trabalhos confirmam estas influências: Barni e colaboradores (1996), em estudo realizado na Itália; Ramirez, (1995) Gardner e Hall (1987) e Colón (1986), Arnetz e colaboradores (1988), e no Brasil Glasberg e colaboradores (2007).

Reconhecimento

"Há alguns anos, os pacientes admiravam e respeitavam o médico, e aceitavam aquilo que ele falava sem questionamentos. O pagamento poderia ser feito com um saco de batatas, ou uma galinha, mas a honra e o prestígio compensavam muito mais" (Rodrigues, 1998; Tähka, 1988).

"Os médicos geralmente são pessoas para quem o sucesso é importante" (Mengel, 1989). Quando a posição do médico é socialmente considerada, e ele é reconhecido por sua atividade, a satisfação em relação à profissão, a autoestima e a motivação para manter a atividade, são importantes na proteção ao *burnout* (Rodrigues, 1998; Rodrigues, Campos e Rodrigues, 2006).

"O mito de Asclépio, filho de Apolo e da ninfa Coronis, ilustra a fantasia inconsciente do ser humano em relação ao exercício da medicina" (Hoirisch, 1976). Asclépio, em seu progresso na arte de curar, chegava a ressuscitar os mortos. Zeus, temendo que a ordem do mundo ficasse transtornada, o matou (Brandão, 1966). "Partindo do mito de Asclépio, superpomos as aspirações inconscientes do médico à identidade do herói". Médicos e sociedade esperam do profissional o papel – heróico – de defender o ser humano da ameaça da morte. E, como tal, deverá ser altruísta e protetor. Isso lhes confere uma posição especial na sociedade a qual vai ao encontro das necessidades dos médicos de prestígio e reconhecimento social.

Tal situação, hoje, acha-se comprometida. A maioria dos pacientes espera dos médicos, além da competência e da cortesia, demonstrações de interesse por seus problemas, sem pressa, e fornecendo o maior número possível de informações a respeito de suas doenças. Tähka (1988), citando pesquisa de opinião pública realizada pela Associação Médica Finlandesa em 1973, assinala, "o paciente de hoje não mais se vê no papel tradicional de submeter-se sem queixas e sem perguntas a quaisquer medidas que o médico, supostamente infalível, ache melhores. Ele espera que sua individualidade seja respeitada (...), acha-se muito melhor informado sobre assuntos médicos que gerações anteriores".

Como já assinalamos, os médicos raramente recebem um retorno realista ao exercício de sua função profissional, comprometendo sua autoestima e necessidades de reconhecimento. Os médicos dão grande importância a este reconhecimento social, e esta necessidade, quando satisfeita, funciona como importante mecanismo na proteção ao *burnout* (Ramirez et al.,

1995). Inúmeros estudos sobre *burnout* evidenciam a forte relação entre a intensidade da síndrome e a falta do reconhecimento social ao trabalho médico; entre eles podemos citar: Whippen e Canellos (1991), Deckard e colaboradores (1994), Diaz Gonzáles e Rodrigo (1994), Makin e colaboradores (1988), Fieds e colaboradores (1995), Johnson e colaboradores (1995), Ramirez e colaboradores (1995, 1996), Rodrigues (1998).

Durante muito tempo, estudantes de medicina e médicos acreditaram que o *stress* e o desgaste da profissão seriam compensados pelo ganho financeiro e "*status* social". *Isso* hoje não é uma certeza e nem uma realidade[3] (Rodrigues, 1998; Rodrigues, Campos e Rodrigues, 2006).

UMA PESQUISA SOBRE *BURNOUT* EM MÉDICOS NA CIDADE DE SÃO PAULO. A EXPERIÊNCIA EMOCIONAL DA VIOLÊNCIA SIMBÓLICA COMO FONTE DE *BURNOUT*

Os procedimentos – visão geral

Face aos objetivos propostos adotamos métodos qualitativos de investigação e interpretação dos dados colhidos em campo, notadamente na análise dos depoimentos. A população a ser estudada era composta de médicos em pleno exercício profissional, ou seja, indivíduos possivelmente saudáveis; o objetivo do estudo foi o *stress* e *burnout* provocados pela prática profissional através da investigação dos significados da mesma, e de suas consequências sobre o médico (profissional).

Foram eleitos os seguintes procedimentos:

a) Questionário – dados de identificação e da formação profissional, e referentes à inserção profissional;
b) Depoimento sobre a pergunta: "O que significa para você a medicina, a sua prática profissional e que consequências ela tem sobre a sua vida?"

A amostra

Após consentimento da Associação Paulista de Medicina, enviamos questionários a 351 médicos escolhidos aleatoriamente no cadastro do Departamento de Processamento de Dados. Por nossa recomendação, os médicos selecionados deveriam ter entre 10 e 15 anos de experiência profissional. Recebemos uma listagem dos médicos com seus endereços já em etiquetas.

Cada um deles recebeu, pelo correio, um envelope contendo:

a) Carta assinada, com apresentação do pesquisador e informação sucinta dos objetivos da pesquisa – **sem especificação do termo *stress***.
b) Orientação de como proceder com os questionários anexados e com o depoimento, além da garantia do sigilo.
c) Um envelope, selado e etiquetado com o endereço do autor, para envio das respostas.

Recebemos 64 questionários, ou seja, 18,23% do total dos enviados.

Análise dos depoimentos

Introdução

A utilização de instrumentos qualitativos de análise na área de saúde, aqui no Brasil, é exemplificada pelos trabalhos de Mary Jane Spink (1994) na análise da construção do conhecimento sobre a saúde, de Schraiber (1993), no estudo de narrativas de médicos, o de Pitta (1990), aliando instrumentos da epidemiologia em sua pesquisa sobre profissionais da área de saúde, a tese de Nogueira Martins (1994) sobre *stress* em médicos residentes, e cuja busca de entendimento inclui a apreensão dos significados das suas vivências e de sua ação, e o de Turato (1999) na Pesquisa Clínico-Qualitativa.

Metodologia utilizada na análise dos depoimentos

Os depoimentos, ao estimular reflexões nos profissionais, forneceram informações as quais, além de elaboração intelectual, traziam as vivências afetivas sobre o tipo e qualidade das relações com a Medicina enquanto modalidade de conhecimento, além das possibilidades de intervenção, e das repercussões do exercício profissional nas suas vidas.

A escolha de depoimentos, como técnica de coleta de dados, obedeceu a várias determinações, algumas de ordem prática. É de fácil aplicação, permite ser *sucinto* e delimitar o tema, bem como a coleta do material através do correio. Desta forma, não se revela o objeto de estudo – o *stress* resultante do exercício profissional – não induzindo os relatos dos sujeitos. Por outro lado, a abordagem favorece um fluxo associativo de ideias sobre a experiência vivida e as diferentes formas de percebê-la pelos sujeitos.

O objetivo de delimitar a amostra a médicos entre 10 a 15 anos de trabalho profissional era o de possibilitar considerações refletindo uma experiência mais amadurecida em relação à profissão – ao menos tal era nossa suposição. Além disso, a escolha aleatória dos sujeitos forneceu a possibilidade da reflexão efetuar-se sobre os depoimentos de médicos falando de suas experiências vividas no dia a dia de suas práticas profissionais, experiências, no dizer de Schraiber (1995) "de médicos comuns", concretas, uma elaboração de seus quotidianos, um ponto de vista sobre o momento presente da prática médica, "cujo registro nem sempre ocorre" (Spink,1994).

O conjunto de depoimentos dos sujeitos reconstitui um momento social, representado pelos médicos, pelas diferentes formas de prática da Medicina e pelas diversas maneiras de vivê-la e interpretá-la. Eles explicitam tanto a diversidade quanto o que há de comum e compartilhado no exercício profissional da Medicina.

Para estimular os depoimentos, foram formuladas as seguintes perguntas:

1. "Que significado tem para você a Medicina?"
2. "Que significado tem para você o exercício profissional da Medicina?"
3. "Que influência ela tem sobre a sua vida?"

Nosso intuito era o de extrair dos depoimentos a existência do *stress*, se o mesmo é vivido ou não como sofrimento, se poderia resultar em *burnout* em decorrência dos impactos acima citados, do significado que atribuíam à Medicina e sua prática profissional e como tais significados mediavam o processo de *stress*.

Antes de qualquer estudo comparativo, procedemos a uma leitura de cada depoimento isoladamente, com o intuito de captar a *relação que o indivíduo tem com seu exercício profissional*. O discurso contido nos depoimentos enuncia uma reflexão sobre a experiência, e informa através de seu conteúdo, não só por meio de esclarecimentos cognitivos, mas também do investimento afetivo em relação à profissão.

Utilizamos elementos da técnica usada na análise de conteúdo de entrevistas, detalhada por Spink (1994). Com base nesta abordagem os depoimentos foram divididos em três grupos:

Grupo 1: Não há descrição de *distress* no depoimento, e o relato se caracteriza por uma relação satisfatória como o exercício profissional.
Grupo 2: No depoimento, há o relato de uma relação predominantemente satisfatória com a profissão, mas também há a presença de *distress* no exercício profissional.
Grupo 3: Há relato de *distress* no depoimento, e o conteúdo do discurso é marcado por uma forte tendência a caracterizar uma relação insatisfatória com o exercício profissional, com presença de *burnout*.

A criação das categorias

Procurou-se mapear cada discurso através das seguintes perguntas:

1. Por que a prática profissional é sentida por este sujeito como satisfatória?
2. Por que a prática profissional é sentida por este sujeito como insatisfatória?
3. Que fatores de *distress* estão presentes no depoimento?

Evidentemente, a primeira pergunta foi direcionada aos Grupos 1 e 2; a segunda pergunta ao Grupo 3, e a terceira questão aos Grupos 2 e 3. (Como os depoimentos do Grupo 3 possuíam uma característica de desprazer quanto à relação com a profissão, a segunda e a terceira perguntas foram fundidas, pois a insatisfação vinculava-se fortemente não só à vivência de esforço e ao desgaste, mas, principalmente, à experiência emocional do desprazer e até mesmo sofrimento). Ao lado de cada pergunta, colocávamos a "resposta" do sujeito. Por exemplo:

A) Por que a prática profissional é sentida como satisfatória?
   Sujeito 27: "A medicina significa o meu sustento financeiro e psicológico, onde me sinto útil, realizando um trabalho significativo para mim e para os pacientes".
   Sujeito 35: "Adoro estudar e me aprofundar em assuntos que me interessam,...".
B) Por que a prática profissional é sentida como insatisfatória?
   Sujeito 21: "A medicina foi e ainda é o ideal maior. Todavia muito do 'sonho' de longe já terminou".
   Sujeito 56: "Se Hipócrates vivesse no tempo do INSS, certamente não teria feito o juramento como o fez".

Com este procedimento obtivemos um número significativo de respostas explicitando as razões da relação com a profissão ser satisfatória ou insatisfatória e quais fatores de *distress* eram percebidos e relatados.

Frente à variedade de respostas, ou seja, o número de diferentes percepções sobre o trabalho, foi necessário: ordenar as formulações de forma condizente com os objetivos. Procuramos agrupar as respostas em categorias que as representassem de uma forma lógica, que apreendessem significados comuns, presentes nas diversidades dos relatos, categorias que explicitassem os significados, para os sujeitos, do exercício profissional a partir de um "conhecimento prático", no dizer de Sato (1993). Conhecimento prático, segundo Pereira de Sá, porque constituem "atividades intelectuais da interação social quotidiana" relacionadas com um saber apropriado sobre a prática adquirida nesta mesma prática.

O material coletado, segundo Schraiber (1995), reveste-se de um duplo caráter, "ao mesmo tempo dado empírico para exploração de dimensões transcendentes do singular, tanto quanto já resultado do estudo".

Assim, construímos as categorias tendo como fonte de inspiração o próprio conteúdo do discurso dos sujeitos nos depoimentos. Elas surgem das respostas dadas às questões. Ou seja, as categorias que serão apresentadas e que serão utilizadas como base para a interpretação qualitativa dos depoimentos, embora possam ser consideradas partes deste processo, não existiam até a obtenção das diferentes respostas às questões formuladas. Surgiram como um movimento próprio do processo científico, que é o de tentar ordenar um conjunto de informações que emergiram dos dados de campo, para buscar uma apreensão e compreensão do real.

RESULTADOS E DISCUSSÃO

Dados demográficos

Dos médicos da amostra, 52 cursaram residência médica em um total de 21 especialidades. Fizeram curso de especialização 31 médicos em um total de 23 especialidades e possuíam título de especialista, 49 sujeitos.

Dados de inserção profissional

Dos médicos com título de especialista, 34 trabalham na especialidade e 29 sujeitos, em outras especialidades. Quanto ao trabalho com maior gratificação profissional, o destaque entre as escolhas são consultório e instituição de ensino. Como local de trabalho de maior possibilidade de progresso profissional, com maior frequência foram apontados, o consultório, hospitais particulares e instituições de ensino. Em termos de carga horária de trabalho semanal, 21 sujeitos trabalham 40 horas ou menos, 15 trabalham entre 41 e 50 horas, 17 trabalham entre 51 e 70 horas e 10 sujeitos trabalham mais de 70 horas. Possuem consultório, 48 dos sujeitos da amostra: 23 destes sujeitos atendiam entre 0 e 30% de pacientes particulares, 8 sujeitos entre 40 e 90% de pacientes particulares e 17 sujeitos 100% de pacientes particulares. A frequência de pacientes conveniados corresponde, para 22 sujeitos entre 0 e 30 % do movimento de seus consultórios, para 15 médicos entre 40 a 90% e para 5 entre 92 a 100%.

Apresentação do grupo 3

Relato de *distress* e conteúdo do discurso marcado por forte tendência de evidenciar uma relação insatisfatória com o exercício profissional, com presença de *burnout*.

Lembramos que o material apresentado a seguir contém o duplo caráter, mencionado acima.

Segundo os dados colhidos, e tomando como comparação o Grupo 1 da amostra, os sujeitos do Grupo 3 tendem a: ser mais jovens, um menor número deles fez residência médica ou curso de especialização, ou exercem a prática médica na respectiva especialidade; em sua maioria, a prática médica não é realizada nos locais de maior gratificação profissional e financeira; possui em menor número o título de especialista e trabalham um maior número de horas.

Nos Grupos 1 e 2, não há relato de dificuldades quanto ao reconhecimento do trabalho, falta de recursos ou de condições, e nem de trabalhar com populações carentes.

Categorias referentes ao *burnout*

Definimos as seguintes categorias:

a) **Pressão no trabalho** pelo êxito, ao lidar com a possibilidade da morte e ameaça à integridade do paciente. Estes aspectos, inerentes ao trabalho médico, são carregados de dor e sofrimento:

   Sujeito 07: "... quando algo não vai bem é estressante, cansativa, urgente, difícil e você fica sozinho. (...) Medicina nunca trata com assuntos felizes, só com doenças, dores, problemas."

   Sujeito 21: "... o stress é uma constante, visto a gravidade dos casos que normalmente atendo..."

b) **Sobrecarga de trabalho** e o fato da profissão exigir um tempo diário de dedicação – inclusive o tempo consagrado ao estudo – considerado excessivo:

   Sujeito 15: "Trabalho demais, estudo demais, participo de reuniões de especialidade, cursos, congressos, sem perspectiva de melhora profissional e em termos de qualidade de vida."

   Sujeito 54: "Como consequência, tenho menos tempo para a minha família e trabalho mais para poder viver um pouco melhor financeiramente."

c) **Interferência** da atividade profissional na **vida pessoal e/ou familiar** em função do descrito acima. Alguns relatos, entretanto, mencionam a interferência nociva sobre sua vida pessoal, não só decorrente da sobrecarga de trabalho, **mas também pelo grau de frustração** e mal-estar que a prática profissional impõe.

Sujeito 21: "... trabalhar com uma população pobre socioculturalmente, o stress é uma constante, visto a gravidade dos casos que normalmente atendo e a grande falta de recursos que disponho. (...) no final do dia a tensão é grande assim como o questionamento pelo quão útil estou sendo. (...) tendo perdido um casamento pela dedicação tão intensa à profissão."

Sujeito 37: "A medicina significa tudo, embora não me traga retorno econômico e pessoal(...) acredito que não tenha muito o que crescer (...) é uma carreira **desvalorizadíssima** (grifo é do próprio sujeito) em termos de honorários; fazem o que entendem com os médicos (convênios, governo, medicina de grupo, etc.). Carreira onde não há praticamente lugar para elogios, só para críticas. Embora linda, não encontro adjetivos para designar a lama em que lamentavelmente a medicina se encontra."

d) Tem que suportar o sentimento de impotência – os **limites da intervenção / do conhecimento**:

Sujeito 21: "O stress é uma constante, visto a gravidade dos casos que normalmente atendo..."

Sujeito 49: "A medicina significa a ciência e a profissão que escolhi para exercer precocemente e sem maiores esclarecimentos quantos as dificuldades e limitações que encontraria. Dentro da especialidade que escolhi (oncologia clínica) tenho alguns momentos de satisfação e muitos de insatisfação, não só com os resultados obtidos com as abordagens terapêuticas atuais..."

e) Questões relativas à **organização do trabalho**, ao relacionamento com os colegas, à falta de recursos ou de condições para realizar o trabalho. E ter de lidar com populações carentes, dificuldades na inserção no mercado de trabalho e as interferências institucionais no trabalho médico:

Sujeito 07: "...para os colegas: um médico secundário que faz o paciente ficar quieto quando eles operam. O reconhecimento não existe nem do paciente nem dos colegas."

Sujeito 15: "Tudo é muito difícil, desde a compra de equipamentos, que geralmente para o médico é mais caro, até a própria prática profissional, que se encontra monopolizada. O indivíduo forma-se, submete-se a estágio ou residência, presta concurso para especialista, monta consultório e percebe que não tem chance nenhuma no mercado. Então sai a procura de convênios, voltando frustrado para casa, pois não é amigo ou não foi indicado por ninguém, para entrar no convênio procurado. As empresas seguradoras e de medicina de grupo monopolizaram o mercado. Tirou o paciente particular do consultório, e o direcionou para alguns profissionais credenciados pelas mesmas."

Sujeito 21: "Hoje, por trabalhar em hospital público municipal carente, em um bairro pobre, com uma população pobre socioculturalmente, o stress é uma constante, visto a gravidade dos casos que normalmente atendo e a grande falta de recursos que disponho. Quando não é a frustração quanto ao que se pode receitar..., o paciente vai à farmácia e optar comprar um ou dois medicamentos e não o total prescrito. Exames subsidiários e internações são proibitivos na grande maioria das vezes o que por certo no final do dia a tensão é grande, assim como o questionamento pelo quão útil estou sendo."

Sujeito 24: "A prática profissional é bastante difícil, concorrida, sem grandes estímulos e, muitos colegas querendo que você caia..."

f) **As transformações que a profissão sofreu** no imaginário dos sujeitos, a frustração das expectativas não concretizadas, e as dificuldades no reconhecimento do trabalho:

Sujeito 07: "Medicina significava para mim (quando comecei a estudar): ajudar os outros, ter muito conhecimento e cultura, participar de uma classe social e financeira superior, superar um desafio (...).O reconhecimento não existe nem do paciente e nem dos colegas.(...)"

Sujeito 15: "A medicina foi o maior investimento de tempo de vida que eu fiz. Acreditei na profissão, porém a mesma não me trouxe o retorno profissional e financeiro desejado."

Sujeito 54: "A medicina seria para mim a realização de um grande sonho de criança, onde pudesse exercer uma profissão ajudando as pessoas e sentindo recompensado também financeiramente (...). Na prática o que vemos é uma total falência do sistema de saúde e uma enorme crise moral nas pessoas que a dirigem..."

CONSIDERAÇÕES FINAIS

O material coletado reveste-se do duplo caráter apontado por Schraiber (1996).

O fato de, na análise dos depoimentos, as respostas terem sido agrupadas em categorias apreendendo significados comuns, presentes na diversidade dos relatos, permitiu atingir-se uma realidade que é coletiva e compartilhada pelos elementos do grupo que compõem a amostra. Surgiu daí a revelação de um conjunto de características transindividuais, reforçando, assim, a apreensão do coletivo ao qual pertence o depoimento.

Os médicos do Grupo 3, no qual apareceram os maiores níveis de *burnout*, vivem de maneira mais radical as dificuldades impostas à realização profissional em função:

a) das novas formas de organização do sistema de saúde no sistema privado, caracterizado pelo quase domínio das instituições para as quais a saúde é um mercado a ser conquistado;
b) da precariedade das condições do exercício profissional, notadamente nos serviços públicos de saúde e de medicina de grupo.

Assim, a presença destes aspectos parece tornar os médicos mais expostos aos fatores de *stress* inerentes à profissão, com maiores interferências penosas em suas vidas pessoais e familiares.

Outro aspecto, entretanto, precisa ser destacado: estes profissionais vivem situações quotidianas de insatisfação, desprazer e sofrimento em suas vidas profissionais, marcadas pela presença de um sentimento de desesperança na qual a relação com o trabalho é vivida como violência, pois, como diz Pereira de Sá (1993) ela é *uma experiência emocional que vai além, e se diferencia tanto em intensidade, como em qualidade, dos sentimentos de frustração e/ou desprazer.*

Para melhor compreender este aspecto, recorremos à noção de violência desenvolvida por Freire Costa (1986), para quem ela é um acontecimento derivado da ruptura de um contrato até então implícito na ordem social, contrato este expressando ideias anteriormente compartilhadas e presentes de forma evidente quando da escolha e da formação profissional; as pessoas – que sofreram a ação – tinham tais ideias como suas, e as mesmas faziam parte de suas identidades, integrando, portanto, suas visões de mundo e de si mesmas. Além disso, este rompimento de contrato foi arbitrário, pelo uso da força, ainda que os agentes da violência não possam ser personificados em um sujeito, e só possam ser nominados de Estado ou Grupos mercantis. *Esta ruptura do contrato social fez com que vários aspectos da relação destes médicos com o exercício profissional fossem vividos como a experiência emocional de uma violência, o que pode ser observado em diversos relatos, como os dos sujeitos, 7,15,21,54.*

As oportunidades para uma grande maioria de médicos de alcançar as aspirações que a cultura legitimava, são esvaziadas no decorrer de seus desenvolvimentos profissionais. Mas não são e não podem ser facilmente abandonadas. O investimento na profissão e na formação – tanto em nível afetivo, como em termos de tempo e financeiro – foi muito grande; talvez por causa disso a adesão dos médicos à profissão, costuma ser um dos maiores, em comparação com outras profissões, conforme foi destacado por Machado (1997) Além disso, "a partir de um certo teto de socialização urbana, de concorrência por *status* (...) a aspiração é irreversível..." (Maslach, 1982).

Alguns sujeitos da amostra procuram levar adiante a profissão, defendendo-se deste ataque ao *self*, nutrindo expectativas de futuras mudanças.

Em outros, isso já não ocorre. E como assinalamos anteriormente, a relação com a profissão é marcada pelo desprazer e sofrimento, em uma situação vista como sem saída, sem alternativas, e tendem a responder através de mecanismos psicológicos semelhantes a economia da dor.

Vamos desenvolver este raciocínio, porque nos permite entender como a representação mental da violência está atuando na determinação do comportamento destas pessoas, na medida em que partes importantes do *self*, integrantes do tipo psicológico coerente com a identidade construída na inter-relação com o padrão social do grupo, estão francamente ameaçadas de destruição.

A experiência da satisfação é o principal fator de crescimento e desenvolvimento psicológico. Assim, quando a pessoa busca na realidade situações de prazer, além dos aspectos ligados à satisfação, realiza um movimento que favorece o seu desenvolvimento pessoal e a auxilia a lidar com as outras situações geradoras de decepção e desprazer. "A polarização prazer-desprazer faz o pensamento transitar na esfera das representações e afetos que concernem o prazer de pensar e a possibilidade de viver, de novo, o prazer". Ou seja, de que algo poderá vir a ser incorporado pelo seu *self*. Na experiência da dor, ocorre algo diferente, ela está associada à morte e a destruição, e o psiquismo, para defender-se, aciona defesas com o objetivo de controlar, fazer desaparecer a experiência dolorosa. Há um refluxo narcísico em direção ao Ego com o desenvolvimento de comportamentos estereotipados, mecânicos, rígidos, deslibinizado em suas ações, que representam uma tentativa de neutralização afetiva, mais ou menos duradoura da experiência.

São formas de lidar com a violência, da qual o sujeito sente-se vítima. Violência que adveio da infração de um contrato que estava implícito na ordem social, e que legitimava as aspirações que sustentavam a própria escolha da profissão. Quebra de contrato realizada de forma arbitrária, imposta, geradora de sofrimento, vivida como sem alternativa e que ameaça a sua identidade.

A partir da década de 1980, delineiam-se no Brasil as transformações do sistema de saúde, com duas modalidades alternativas de organização: a estatal, representada hoje pelo SUS e pelos serviços de saúde dos municípios e dos estados; e, a outra, de característica privada cujo ponto central são as empresas. Desta forma a prática médica autônoma e individual, tida como modelo de exercício da profissão, passou gradativamente a perder espaço (Machado, 1997).

Segundo Donnangelo (1975), tais transformações só podem ser adequadamente interpretadas a partir de processos desenvolvidos concretamente no interior destas sociedades e que transcendem o âmbito da prática médica e, estão relacionadas às transformações de uma sociedade fundamentalmente urbana e industrial.

Estes aspectos determinaram outras transformações na prática médica. A incorporação da tecnologia fez-se de forma crescente e acelerada, tornando-se praticamente padrão de competência e eficiência. Isso levou os médicos a práticas semiológicas e terapêuticas fundamentadas quase exclusivamente na tecnologia. A pesquisa: "Os médicos no Brasil: um retrato da realidade" (Machado, 1997), confirma esta asserção, "...os recém-formados fazem escolhas mais racionais e menos vocacionais, amparados na ideia de fazer medicina mais tecnológica, com menos envolvimento pessoal e que lhes dê maiores rendimentos".

De acordo com os participantes deste estudo, a prática médica, tal como está sendo mediada pela burocracia estatal ou pelas empresas privadas, a decorrente queda da remuneração, aliadas às demandas de alta produtividade, o excesso de trabalho, o predomínio da tecnologia sobre o saber clínico, provocam graves comprometimentos na relação dos médicos com o exercício da profissão. Tudo isso acarreta *a experiência emocional da violência e* o desenvolvimento do *burnout*.

REFERÊNCIAS

Arnetz, BB. et alli. Comparasison between surgeons and general practitioners with respect to cardiovascular and psychosocial risk factors among physicians. Scand J. Work Environ Health 14:118-124, 1988.

Arnetz, BB. Physicians'View of their Work Environment and Organisation. Psychother Psychosom 1997;66:155-162.

Arnetz, BB. Physicians'View of their Work Environment and Organisation. Psychother Psychosom 1997;66:155-162.

Arnold, RM.; Povar, GJ.; Howell JD. The humanities humanistic behavior and the human physician: a cautionary note. Ann. Intern. Med.;106:313-318,1987.

Arnold, RM.; Povar, GJ.; Howell, JD. The humanities humanistic behavior and the human physician: a cautionary note. Ann. Intern. Med.;106:313-318,1987.

Bakan, D. Enfermedad, Dolor, Sacrificio hacia una psicologia del sufrimiento. Fondo de Cultura Económica, México,1979.

Barni, S; Mondin, R; Nazzani, R; Archilli, C. Onco"stress": evaluation of "burnout" in Lombardy. Tumori, 82;1: 85-92, 1996.

Borges, LO; Argolo, JCT; Pereira, ALS. et al. A síndrome de burnout e os valores organizacionais: um estudo comparativo em hospitais universitários. Psicol. Reflex. Crit., vol.15, no 1, p.189-200, 2002.

Brandão, JS. Mitologia Grega, vol.I, Vozes, Petrópolis,1966.

Breslau, N., Novac, A; Wolf, G. Work setting and job satisfaction: A study of primary care physicians and paramedical personnel. Med. Care;16:850, 1978.

Carnevale, GJ; Anselmi, V; Johnston, MV; Busichio, K; Walsh, V. A natural setting behavior management program for persons with acquired brain injury: a randomized controlled trial. Arch. Phys. Med. Rehabil.; 87(10):1289-97, 2006.

Carrol, JFX.; White, WL. Theory Building: Integrating Individual and Environmental Factors Within on Ecological Framework IN: Paine WS. Job "stress" and "burnout", SAGE Publications, Califórnia, USA, 1984.

Cherniss, C. Cultural Trends: Political, Economic,and Historical Roots of the Problem. IN: Paine, WS. Job "stress" and "burnout" Research,Theory, and Intervention Perspectives. SAGE Publications, Beverly Hills, USA, 1984.

Christie-Seely, J.; Fernandez, R.; Paradis, G. et alli: The Physician's family. IN: Christie-Seely, J.(ed.) Working with families in primary care: A system approach to health and illness. New York, Praeger Publisher,1984.

Clearihan, L. The long term works' compensation patient. Australian Family Practice, Vol.20, no 4, p.379-382, 1991.

Colón, K. Running on empty. Minnesota Medicine,79:12-20, 1996.

Copeman, MC. Letter to Editor aSBut restoring trust between patient and doctor. The New England Journal of Medicine, vol.322, no 19,p.1393-1394, 1990.

Costa, JF. Violência e Psicanálise. 2ª edição. Rio de Janeiro: Edições Graal, 1986.

Crouch, M. Working with one's own family: Another path for professional development. Fam. Med., 18:93-98,1986.

Deckard, G.; Meterko, M.; Field D. Physician "burnout": examination of personal, professional and organizational relationship. Med. Care;32:745-754,1994.

Deckard, G.; Meterko, M.; Field, D. Physician "burnout": examination of personal, professional and organizational relationship. Med. Care;32:745-754, 1994.

Deckard, GJ.; Hicks, LL.; Hamory, BH. The occurrence and distribution of "burnout" among infectious disease physicians. The Journal of Infectious Disease;165:224-228,1992.

Dejours, C. Psicodinâmica do trabalho, Atlas: São Paulo, 1994.

Deyo, R.; Linus, T.; Sullivan, B. Non-compliance with arthritis drugs: Magnitude,correlates and clinical implication. J. Rheumatol. 8:931-936,1981.

Diaz Gonzáles, Rj., Rodrigo, IH. El Sindrome de "burnout" en los médicos del sistema sanitário público de salud. Rev Clin Esp 1994:670-676.

Doan-Wiggins, L. et alli. Practice satisfaction, occupational "stress", and attrition of emergency physicians. Acad. Emerg. Med.; 2;6:556-563,1995.

Donnangelo, MC. Medicina e Sociedade. São Paulo: Pioneira. 1975.

Ferraz, MB. Sistema de saúde brasileiro: suas limitações e seus desafios. SER Médico-Órgão do Conselho Regional de Medicina do Estado de São Paulo, no 1: 19-21, 1997.

Fields, AI. et alli. Physician "burnout" in pediatric critical care medicine. Crit. Care Med.; 23;8: 1425-1429, 1995.

Freudenberger, HJ, Richelson G. L'épuisement professional: la brûlure interne. Otawa: Ed Gaëtan Morin; 1987.

Freudenberger, HJ. Proceedings of the first national conference on "burnout", Philadelphia, 1981.

Freudenberger, HJ. The staff "burn-out" syndrome in alternative institutions. Psychother Theory Res Pract 12:73-82,1975.

Gardner, ER.; Hall, RC. The Professional "stress" Syndrome. Psychosomatics, vol. 22, no 8, p.672-680, 1981.

Gardner, ER; Hall, RC The professional "stress" Syndrome. Psychosomatics.22;8: 672-680, 1981.

Geersten, HR.; Gray, R.; Ward, J. Patients non-compliance within the context of seeking medical care for arthritis. J. Chron. Dis. 26:689-698,1973.

Glasberg, J. et al. Prevalence de burnout syndrome amomg Brasilian Medical oncologists. Rev. Assoc. Med. Brás.; 53(1): 85-9, 2007.

Granthan H. – Le diagnostic differentiel et le traitement du Syndrome d'epuisement profissionnel (burn-out). And Med Psychol 1985;143(8): 776-781.

Hoirisch, A. O Problema da Identidade Médica. Tese de concurso para o provimento efetivo do cargo de Professor Titular de Psicologia Médica da Faculdade de Medicina da UFRJ, 1976.

Johnson, JV. et alli. The psychosocial work environment of physicians. The impact of demands and resourses on job dissatisfaction and psychiatric "distress" in a longitudinal study of Johns Hopkins Medical School graduates. J. Occup. Environ. Med.; 37;9:1151-1159, 1995.

Keller, KL; Koening, WJ. Management of "stress" and prevention of "burnout" in emergency psysicians. Annals of Emergency Medicine,18;1: 42-47, 1989.

Kennedy, BR Stress and burnout of nursing staff working with geriatric clients in long-term care. J . Nurs. Scholarsh; 37(4):381-2, 2005.

Kernicick, D. GP's low morale. Bristish Journal of General Practice, 45:445.

Kirwan, M.; Armstrong, D. Investigation of "burnout" in a sample of British general practitioners. British Journal General Practice,45: 259-260,1995.

Kirwan, M.; Armstrong, D. Investigation of "burnout" in a sample of British general practitioners. British Journal General Practice,45: 259-260, 1995.

Lattimer, V; Smith, H; Hungin, P; Glasper, A; George, S. Future provision of out of hours primary medical care: a survey with two general practitioner research networks. BMJ 312; 7027: 352-356, 1996.

Liechenstein, R. Measuring the job satisfaction of physicians in organized settings. Med. Care; 22:56, 1984.

Light, D.; Levine, S. The changing character of medical profession: A theoretical Overview. The Mildbank Quartely, Vol.66, Suppl.2: 10-32,1988.

Linda, H. Aiken; Sean, P. Clarke; Douglas, M. Sloane; Julie Sochalski, Jeffrey, H. Silber. Hospital Nurse Staffing and Patient Mortality, Nurse Burnout, and Job Dissatisfaction. JAMA. 2002;288:1987-1993.

Losek, JD. Characteristics, workload, and job satisfaction of attending physicians from pediatric emergency medicine fellowship programs. Pediatric Emergency Care, 10;10: 256-259,1994.

Machado, ML. Os médicos no Brasil – um retrato da realidade. Editora FIOCRUZ, Rio de janeiro, 1997.

Makin, PJ; Rout, U; Cooper, CL. Job satisfaction and occupational "stress" among general practitioners –a pilot study. Journal of the Royal College of General Practitioners,38: 303-306, 1988.

Martini, CJM. Evaluating the competence of health professionals. Editorials. JAMA Vol.260, no 8: 1057-1058, 1988.

Maslach, C. – The Cost of Caring, Prentice Hall Press, New York, 1982.

Maslach, C. Burned-out. Hum. Behav. 1976;5:16-22.

Maslach, C. The Cost of Caring, Prentice Hall Press, New York, 1982.

Maslach, C. Understanding "burnout": Definitional Issues in Analyzing a Complex Phenomenon. IN: Paine, WS Job "stress" and "burnout" Research, Theory, and Intervention Perspectives. SAGE Publications, Beverly Hills, USA, 1984.

Maslach, C. Understanding "burnout": Definitional Issues in Analyzing a Complex Phenomenon. IN: Paine, WS. Job "stress" and "burnout" Research, Theory, and Intervention Perspectives. SAGE Publications, Beverly Hills, USA, 1984.

Maslach, C; Schhaufeli, WB; Leiter, MP. Job Burnout. Annu. Rev. Psychol. 52:397-422;2001.

Mason, AS. Editorial. Journal of the Royal College of physicians of London. Vol.20, no 1:5, 1986.

McCranie, EW.; Brandsma, JM. Personality antecedents of "burnout" among middle-aged physicians. Behavioral Medicine, p.30-36, 1988.

McCue, JD. The effects of "stress" on physicians and their medical practice. N Engl J Med 306:458-463,1982.

Mengel, MB. Doctors have feelings too. JAMA, vol.261, no 3, p.379-380,1989.

Mesquita, WP. Prefácio. IN: Machado, MH. (coord.) Os Médicos no Brasil, um retrato da realidade. FIOCRUZ, Rio de Janeiro, 1997.

Millan, LR.. A Síndrome do Burnout: Realidade ou ficção ? Editorial. Rev. Assoc. Med. Brás.; 53(1):5, 2007.

Mira, JJ; Vitaller, J; Buil, JA; Aranaz, J; Rodriguez-Marin, J. Satisfacción y estrés laSBral en médicos generalistas del sistema público de salud. Aten. Primaria,14;10:1135-1140, 1994.

Molassiotis, A; Van Den Akker, OB.; Sbughton, BJ. – Psychological "stress" in nursing and medical staff on SBne marrow transplant units. SBne Marrow Transplant,15;3:449-454, 1995.

Molassiotis, A; Van Den Akker, OB; Sbughton, BJ. Psychological stress in nursing and medical staff on bone marrow transplant units. Bone Marrow Transplant. 15:449-54.1995.

Niku, K. T. Resident Burnout JAMA. 292:2880-2889, 2004.

Nogueira Martins, LA. Residência Médica: um estudo prospectivo sobre dificuldades na tarefa assistencial e fontes de "stress". Tese de Doutoramento. Universidade Federal de São Paulo – Escola Paulista de Medicina: São Paulo, 1994.

Oates, RK; Oates, P. "stress" and mental health in neonatal intensive care units. Arch. Dis. Child. Fetal Neonatal Ed. 72;2: 107-110, 1995.

Paine, WS. "burnout" "stress" Syndrome and the 1980's. IN: Paine, WS. Job "stress" and "burnout" Research,Theory,and Intervention Perspectives. SAGE Publications, Beverly Hills, USA, 1984.

Pereira de Sá, C. Representações Sociais: o conceito e o estado atual da teoria. IN: Spink, MJP (org.) O conhecimento do cotidiano – As representações sociais na perspectiva da psicologia social. São Paulo: Editora Brasiliense, 1993.

Pines, AM.; ARONSON, E.; WITH KAFRY, D. "burnout" –from tedium to personal growth. The Free Press, New York, USA, 1981.

Pitta, A. Hospital – dor e morte como ofício. São Paulo: Editora HUCITEC;1990.

Pontes, JF.; Rodrigues, AL e; Rodrigues, DM. Relação Médico-Paciente. IN: Silva P. (ed). Farmacologia. Rio de Janeiro, Guanabara Koogan, 1980.

Ramirez, AJ. et alli. "burnout" and psychiatric disorder among cancer clinicians. Br. J. Cancer, 71;6: 1263-1269, 1995.

Ramirez, AJ. et alli. Mental health of hospital consultants: the effects of "stress" and satisfaction at work. Lancet 347;9003:724-728, 1996.

Reames, Jr. HR.; Dunstone, DC. Professional Satisfaction of Physicians. Arch. Intern. Med.; 149:1951-1956, 1989.

Reinhardt, AM.; Gray, RM. A Social Psychological Study of Attitude Change in Physicians. Journal of Medical Education Vol.47: 112-117, 1972.

Revicki, DA. Work-related "stress" and psychological "distress" in emergency medical technicians. Journal of Occupational Health Psychology,1;4: 391-396, 1996.

Rodrigues, AL – O "stress" no exercício profissional da medicina – uma abordagem psicossocial – Tese Doutorado – Pontifícia Universidade Católica de São Paulo Programa de Pós-graduação em Psicologia Social, 1998.

Rodrigues, AL; Campos EP; Pardini, F. O Burnout no exercício da medicina IN: Mello Filho, J. (org.) Identidade Médica:implicações históricas e antropológicas. São Paulo, Casa do Psicólogo, 2006.

Sato, L. A Representação Social do trabalho penoso. In: Spink, MJP (Org). O conhecimento do cotidiano – As representações sociais na perspectiva da psicologia social, São Paulo: Editora Brasiliense, 1993.

Schraiber, LB. O Médico e seu Trabalho – Limites da Liberdade. São Paulo: Editora HUCITEC; 1993.

Schraiber, LB. Pesquisa qualitativa em saúde: reflexões metodológicas do relato oral e produção de narrativas em estudo sobre a profissão médica. 1995; Rev. Saúde Pública, 29(1): 63-74.

Schwartzmann, L. Estrés laboral, síndrome de desgaste (quemado), depresión: ¿estamos hablando de lo mismo? Cienc. Trab;6(14):174-184, oct.-dic. 2004.

Scott, RA; Aiken, LH; Mechanic, D; Moravcsik, J. Organizational aspects of caring. Milbank Q 73;1: 77-95, 1995.

Serry, N. et alli. Drug and alcohol abuse by doctors. The Medical Journal of Australia, vol. 160, p.402-407, 1994.

Simon, G. Humanistic Qualities of Physicians. Annals of Internal Medicine, vol. 106, no 6, p.914,1987.

Spink, MJP. A Medicina e o poder de legitimação das construções sociais de igualdade e diferença: uma reflexão sobre cidadania e gênero. In: Spink, MJP (Org). A Cidadania em Construção. São Paulo: Cortez Editora, 1994.

Spink, MJP. Desvendando as teorias implícitas: uma metodologia de análise das representações sociais. In: Guareschi, P; Jovchelovitch, S. (Orgs.). Textos em Representações Sociais. Petrópolis: Vozes, 1994.

Spink, MJP. O sentido da doença: contribuição dos métodos qualitativos em pesquisas sobre o câncer. In: Gimenes, MGG (org). A mulher e o câncer. Campinas: Editorial Psy, 1997.

Stella, RCR.; Nogueira Martins, LA. Reflexões sobre a profissão médica. SER Médico-Órgão do Conselho Regional de Medicina do Estado de São Paulo, no 1: 19-21, 1997.

Szasz, TS. Dor e Prazer, um estudo das sensações corpóreas. Zahar Editores, Rio de Janeiro,1975.

Tähka, V. O Relacionamento Médico-Paciente, Artes Médicas, Porto Alegre, 1988.

Tamayo, MR; Troccoli, BT. Exaustão emocional: relações com a percepção de suporte organizacional e com as estratégias de coping no trabalho. Estud. psicol. (Natal), jan. 2002, vol.7, no 1, p.37-46. ISSN 1413-294X.

Thompson, MP. How do you patients perceive your practice? Colorado Medicine:42-44, 1990.

Timothy Johnson, G. Restoring trust between patients and doctors. The New England Journal of Medicine, vol.322, no 3, p.195-197,1990.

Timothy Johnson, G. Restoring trust between patients and doctors. The New England Journal of Medicine, vol.322, no 3, p.195-197,1990.

Turato, ER. Tratado de metodologia da pesquisa clínico-qualitativa: construção teórico-epistemológica, discussão comparada e aplicação nas áreas da saúde e humanas. Petrópolis, RJ: Vozes, 2003.

Vieira et al. Burnout na clínica psiquiátrica: relato de um caso. Ver Psiquiatr. RS set/dez; 28(3):352-6, 2006.

Vinacci Alpi, S; Alvaran Flórez, L. El síndrome del Burnout en una muestra de auxiliares de enfermería: un estudio exploratorio. Univ. psychol.; 3(1):35-45, ene. 2004.

Webster's College Dictionary. Randon House. New York. 1990.

Whippen, DA.; Canellos, GP. "burnout" syndrome in the practice of oncology: Results of a Random Survey of 1.000 Oncologists. J. Clin. Oncol. 9:1916-1921, 1991.

Willians,G.;Wood,PHN. Common-sense beliefs aSBut illness: A mediating role for the doctor. The Lancet, december,p.1435-1437.

12

HISTERIA, HIPOCONDRIA E FENÔMENO PSICOSSOMÁTICO

Otelo Corrêa dos Santos Filho

A histeria, a hipocondria e os fenômenos psicossomáticos representam articulações diversas do corpo com a psique, articulações essas que se expressam caracteristicamente no corpo. A histeria nos remete à neurose, a hipocondria ao delírio e à psicose e os fenômenos psicossomáticos a uma mal-estabelecida e intrigantemente pesquisada relação corpo-mente na qual o corpo vê-se atingindo concretamente em sua intimidade tecidual e humoral, não raras vezes levando a internações, cirurgias e à própria morte. Também as manifestações psicossomáticas são frequentemente consideradas como o limite analisável, deixando-nos, analistas, diante da paradoxal sensação de impotência e desafio, na busca de expansão de nossos limites terapêuticos em confronto com os limites do investimento narcísico de nossa qualidade e capacidade analítica. Tomo a histeria e a hipocondria neste texto como referenciais para uma tentativa de aproximação psicanalítica aos fenômenos psicossomáticos, esta sim a razão principal do trabalho.

HISTERIA E HIPOCONDRIA

A histeria conta uma história. Há uma escrita a ser decifrada por um leitor que, privilegiado pela atenção flutuante, surpreende o retorno do recalcado. As manifestações corporais na histeria são consequências singulares do processo de recalcamento. Assim, uma representação que não pode ser consciente por sua característica afetiva intolerável, parte de uma situação conflitiva, torna-se inconsciente, porém estabelecendo um vínculo associativo com a consciência através do sintoma histérico. O sintoma histérico articula a representação recalcada à sua própria demonstração deformada, o que paradoxalmente esconde e insinua a situação conflitiva. Este arranjo dá-se por uma via simbólica em oposição à via anatômica. O corpo narra, fala e simultaneamente descarrega. O fenômeno da conversão histérica é uma solução simbólica e econômica para a questão conflitiva. A representação é recalcada, retorna através do sintoma e o afeto correspondente à representação é convertido na qualidade física da manifestação corporal. Tomo emprestado um exemplo citado por Goldin e Piedimonte em seu livro *La Histeria* (1976). Uma moça, Ana, é trazida pela mãe à consulta psicanalítica. Ana chega pedindo que não se toque nela, pois lhe dói muito todo o corpo.

Está toda contorcida, torta e mal consegue andar. Ao falar, adverte que vem de uma família muito direita, que não se pense que está louca ou que padece de algo incomum. Está assim há dois meses. No decorrer da consulta, Goldin associa estar ela torta com vir de uma família muito direita, e questiona se há dois meses não teria acontecido algo relacionado ao "tocar", "perder a rectitude" (termo usado no original em oposição à torcido), e "algo doloroso". Daí surge a lembrança de uma cena na qual estava voltando com o noivo de uma festa, quando pararam o carro e tiveram vários jogos sexuais sem no entanto terem relações sexuais, isso há cerca de dois meses. Interrompo aqui o exemplo. Já nos basta. O sintoma histérico "corpo torcido" e "dor em todo o corpo" expressa simultaneamente uma relação entre a família "direita" e a sexualidade como algo torto. O corpo torto dramatiza, como num jogo de mímica à procura de um decifrador, simultaneamente a situação não "direita" e a posição torta que Ana ocupava na ocasião da cena do carro. Também lhe era esta situação muito dolorosa como talvez algo doloroso tivesse lhe acontecido no carro. O recalcamento incide na representação da cena e em sua articulação com os significantes torto, direito, retorna através do sintoma. Mais ainda, retorna através do sintoma dor de transgredir algo que é direito: a família, o que nos leva ao especial lugar ocupado por esse namorado, que o torna parcialmente proibido. E assim vamos tecendo esta trama como o fez Goldin na consulta e em seu livro. E nada disso é novidade, apenas um reforço da posição que ocupa o corpo na histeria. Corpo simbólico, corpo história, corpo mímica pedindo e evitando ao mesmo tempo ser desvendado. Não há lesão orgânica, a não ser eventualmente secundária. A via é a da escrita, não a da anatomia. A anatomia do corpo simbólico é uma anatomia muito singular, relacionada à história da sexualidade e à vida do sujeito a quem pertence este corpo em particular.

Outro ponto importante diz respeito à relação com a realidade. O vínculo com a realidade é mantido e há, implícita neste jogo de esconder e demonstrar, uma possibilidade de subjetivação do sujeito histérico. A própria característica principal do recalcamento, a via simbólica, contém um outro à espera de ser subjetivado, no decorrer de um processo psicanalítico, por exemplo.

A hipocondria nos leva a outras considerações. Considerações sobre o corpo delirante, o corpo inimigo do sujeito, o corpo como um outro, alheio, estranho, pertencente a um sistema que ultrapassa a realidade e impõe-se como uma alucinação com delírio. Não me refiro às ideias hipocondríacas ou às suspeitas de mau funcionamento corporal, tão comum em todos, principalmente em estados depressivos. Falo da hipocondria como estrutura em que não há um estabelecimento de laços simbólicos com o corpo, os quais tentam se estabelecer através do delírio hipocondríaco.

Aqui não se trata do recalcamento de representações relacionadas ao corpo. Há uma rotura radical das relações com o mundo objetal, incluindo o próprio corpo como realidade, e uma tentativa de restauração desses vínculos através do delírio. Na hipocondria, o corpo não se articula simbolicamente a uma história ou a um discurso, mas justamente por ser radicalmente excluído dessa possibilidade de articulação, retorna como delírio imposto pelo real. O hipocondríaco chega à análise mais raramente. É paciente dos clínicos e cirurgiões, os quais procura na busca de curar o seu câncer ou tratar as bactérias que o estão invadindo, ou operar aquele tumor cerebral que com angustiada certeza vai levá-lo à morte. Há uma perda do juízo de realidade de tal ordem que frequentemente convence os médicos, levando-os a exames complementares desnecessários na busca ou do convencimento do paciente de que ele não padece de nenhuma doença orgânica, o que dá um ligeiro e breve alívio da angústia, ou para convencer ao médico, já *partner* do delírio, de que realmente se trata de um sujeito hipocondríaco. Tomo um exemplo para ilustração. Marta, 25 anos, vem à análise em estado de absoluto desespero. Analisa-se quase ininterruptamente desde os 8 anos. Acaba de chegar de uma consulta com o clínico. Está em pânico porque teve uma evacuação com fezes um pouco moles e vai ter o seu corpo todo invadido por vermes que vão culminar em sua morte. Pela manhã, mais cedo, pisou numa poça de água suja e lavou-se com álcool, pois estava contaminada por bactérias que poderiam destruí-la. Ontem, esteve num ortopedista porque acha que pisou de mau jeito e teme precisar ser operada no pé. Frequenta uma média de um a dois médicos por dia. Logo que uma lesão ou doença é descartada, outro aparelho, órgão ou sistema corporal se impõe como nova vítima de um inimigo implacável. Há uma mínima relação com a realidade. Não sabe bem por que está na análise, mas algo a leva a vir, talvez para obter um pouco de alívio de sua enorme angústia. Na hipocondria, o corpo sofre uma dupla clivagem. Numa, não faz parte do sujeito, mas ou o domina ou é por ele dominado. Noutra, divide-se em um corpo em estado de desamparo, importante, submetido às torturas de um órgão inimigo ou de inimigos externos, bactérias, vírus, câncer, que vão destruí-lo. A ameaça é de aniquilamento, de esfacelamento, não de um representação, mas da própria capacidade de representar, de construir vínculos associativos. Estamos no terreno do repúdio, da recusa e não do recalcamento. O médico e o analista são desesperadamente convidados a serem aliados desse corpo frágil clivado para protegê-lo do inimigo implacável. Não são convidados a participar de um deciframento ou de uma possível subjetivação. O que se mostra é a própria incapacidade de subjetivação, de construção desse outro escondido, recalcado.

Se pudéssemos pensar diacronicamente, estaríamos numa etapa pré-simbólica, em que se demandaria a possibilidade de construir uma capacidade de articulação discursiva que contivesse o corpo e seus vínculos, de constmir um remendo nessa brecha aberta na constituição do sujeito.

OS FENÔMENOS PSICOSSOMÁTICOS. UMA TENTATIVA DE APROXIMAÇÃO PSICANALÍTICA

A histeria e a hipocondria se delimitam, respectivamente ao campo da neurose e da psicose e pertencem a uma área conceitual teoricamente definida pela Psicanálise desde Freud.

E os fenômenos psicossomáticos?

Em busca de resposta para tão intrigante questão da teoria e prática psicanalítica, vejo-me traçando um caminho e chegando a algumas hipóteses. Esse caminho começa com os clássicos trabalhos e pesquisas na chamada Medicina Psicossomática. Tomo como exemplo as ideias de Franz Alexander, de Chicago. Alexander estudou sete doenças, mais tarde universalmente chamadas psicossomáticas, em busca de correlacionadas a específicas constelações de personalidade, as quais diante de certos momentos vitais e aliadas a fatores de natureza constitucional deflagrariam a crise psicossomática. Essa corrente, se assim posso chamar, desemboca numa busca de especificidade psicológica para cada doença psicossomática e, submetida a critérios estatísticos, aponta mais para uma tendência do que para a configuração clara e estrutural desta especificidade. Ficamos sem uma resposta satisfatória, evidenciável à observação, entre determinadas manifestações corporais nem histéricas, nem hipocondríacas e determinados eventos de natureza psicológica. Outras pesquisas da década de 1950, simultâneas ao trabalho do grupo de Chicago, também buscavam correlacionar alterações do funcionamento fisiológico corporal com determinados momentos existenciais, como as crises vitais. Cito para exemplificar o trabalho de Mirsky e colaboradores (1950), pesquisando o desenvolvimento de úlceras pépticas em recrutas, um interessante modelo duplo-cego de pesquisa psicossomática. Nessa pesquisa, por um lado foram realizadas entrevistas psicanalíticas e testes projetivos e, por outro, dosada determinada enzima sanguínea cuja elevação diz de uma predisposição a doença ulcerosa. Ambos buscavam prever que adolescentes desenvolveriam a doença quando se tornassem soldados. A pesquisa teve um percentual de acerto correlacionado de cerca de 70%. Incluo estes trabalhos por fazerem parte de meu acercamento da questão psicossomática, o que vejo como importante historicamente para construção de um hipotético sistema de ideias sobre esta questão.

Sifneos e Nehemiah (1983) na década de 1970 descrevem o conceito alextimia como uma impossibilidade de nomeação dos próprios sentimentos, como uma falha no reconhecimento dos estados afetivos do próprio sujeito e o condiciona a um achado clínico nos pacientes psicossomáticos, agora já assim chamadas as pessoas que padecendo de determinados transtornos somáticos, não histéricos, evidenciam uma demonstrável relação entre esses transtornos e determinados acontecimentos e situações vitais que, por seu caráter repetitivo, conferem uma característica singular aos fenômenos é às pessoas.

Situação típica seria dada por uma imaginária pessoa que sempre se vê diante de um desafio existencial que ameace sua situação de equilíbrio anterior, desenvolve uma crise ulcerosa. Nesta pessoa, como achado clínico, descobre-se uma enorme dificuldade para falar sobre e para identificar seus próprios sentimentos. Esta a descrição de alextimia. Outros estudos da mesma época como os de Engel e Medeiros correlacionam a doença somática à situação de perda, separação e a estados depressivos. Na França, a chamada Escola Psicossomática de Paris, hoje instituto de Psicossomática, através de P. Marty, M. de Múzan e C. David, introduz o conceito de "pensamento operatório" encontrado nos pacientes "somatizantes" (Marty, 1988).

Cito a descrição: "Os pacientes portadores de doenças somáticas têm uma atividade fantasmática muito reduzida. Em particular eles sonham pouco, e seus sonhos são 'realistas'; eles repetem o que fizeram durante o dia, o que se passa na realidade. Há muito pouca elaboração psíquica, como se o pré-consciente funcionasse de 'modo insuficiente'. Por consequência, eles não têm grande coisa para contar ao analista: Eles falam do seu tratamento, dão as novidades e é o silêncio. Se acontece um lapso, ele não é seguido de associações; não há afeto, nem representações investidas fantasmaticamente, nem via imaginária... Se lhe sobrévém um acidente da existência, uma perda qualquer, luto, licença, reage com uma doença somática, mais ou menos grave".

Sobressai à primeira vista uma coincidência. Um certo número de autores (na minha amostra) correlacionam a eclosão psicossomática a acontecimentos reais, em geral ou diretamente uma perda, como a morte de um ente querido, desemprego, separação, migração ou indiretamente como no caso das crises vitais, a adolescência, ou o vestibular, ou o casamento, por exemplo. Também sobressai a descrição de uma peculiar relação com a vida de fantasia e com os estados afetivos. Vejo-me aqui tentado, e acho que muitos também se sentirão atraídos, a buscar estabelecer um diagnóstico estrutural do paciente psicossomático, como outra categoria junto aos neuróticos, psicóticos e perversos. Mas a prática como elemento teste da realidade impede minha tentação de êxito.

Vemos manifestações psicossomáticas desenvolverem-se em histéricos, obsessivos e psicóticos na clínica diária, como vemos sintomas psicossomáticos serem incorporados a cadeias associativas significantes nos neuróticos ou articularem-se a um delírio em psicóticos, embora também observamos a existência dos pacientes classicamente somatizantes de P. Marty. Duas possibilidades: ou estamos observando e diagnosticando equivocadamente, ou a resposta à questão psicossomática ainda não está suficientemente formulada. Tendo a crer que ainda temos um campo aberto à pesquisa e à reflexão com inequívocas consequências para clínica psicanalítica. Trabalho com hipóteses e neste trabalho deixo clara a ausência de um pesquisa extensa sistemática aos autores que atualmente têm elaborado a Psicossomática, contando com o estado de meus conhecimentos atuais.

Fala-se do afeto no sujeito psicossomático como ou não reconhecido ou praticamente inexistente.

De que se fala?

Relembremos Freud (1915), que em seu texto sobre o Recalcamento e o Inconsciente, propõe para o destino do afeto, a sua transformação (conversão, deslocamento e transformação) ou a supressão (*Unterdrückung*) onde "já não encontramos mais nada dele" (do afeto suprimido). Este termo (*Unterdrückung*) e o que designa (o desaparecimento do afeto) foi apontado e pouco desenvolvido por Freud e creio ser um conceito central na questão psicossomática. Assim como na neurose o que importa é o destino dado à representação, no fenômeno psicossomático o que importa é o destino dado ao afeto. Não quero assemelhar a supressão ao recalcamento e supor um "retorno do suprimido" através do sintoma somático. Trata-se de algo singular que diz respeito a uma impossibilidade de acercamento a afetos de perda, e creio que o conceito supressão deva referir-se a esta impossibilidade. Não há como recalcar a representação para evitar o afeto, pois não está se lidando com representações e sim com acontecimentos reais nos quais está implícita uma perda ou separação. E esta a rotura que é temida. Não se trata de uma possibilidade psicótica nem neurótica de arranjo com uma realidade penosa e sim um destino dado ao afeto impossível de ser vivenciado ou transformado.

Deixarei propositadamente de fora considerações etiológicas, embora creia possam ser buscadas nas relações do sujeito com seu objeto primordial articulados a aspectos corporais, tangenciados por Freud quando se refere à "Complacência Somática" no "Caso Dora". Temos adiante duas outras questões. A primeira diz respeito ao fato de que fenômenos psicossomáticos são também desencadeados por determinadas representações e não só por acontecimentos vitais, o que aparentemente contradiz o que foi dito até aqui. A segunda, que as manifestações somáticas atingem os neuróticos, psicóticos e perversos, portanto convivem com o recalcamento, o repúdio e a recusa. Equacionamos a primeira.

As representações que desencadeiam os fenômenos somáticos não têm uma ligação simbólica com perda ou separação, mas uma ligação imaginária, ou seja, são representações sem a mediação de um discurso. Logo adiante vou descrever o caso de Bernardo, em que se evidencia esta relação, mas tomo aqui dois pequenos exemplos para ilustrar esta relação da representação à evocação da perda no fato psicossomático e na histeria. Primeiro exemplo: um homem começa a sentir-se dispneico e tem uma crise de asma ao ver um casal de namorados brigando. Segundo exemplo: uma moça tem crise de dispneia e sufocação histérica ao ver o trono de determinado rei em um museu. No primeiro exemplo, a cena da briga evoca diretamente a questão da separação é a própria imagem da separação, daí o desencadeamento da asma. No segundo, a histérica, associando posteriormente, viu nas formas femininas dos braços do trono sua relação de submissão com o namorado,

que era "seu rei" e a subjugava, o que desencadeou a crise de angústia e sufocação. O namorado a sufocava e era preciso fugir desta constatação. Vamos à segunda questão que penso só poder ser respondida se pensarmos em termos da "clivagem do *ego*". Esta clivagem, como descrita por Freud (1938), permite a coexistência no *ego* de determinadas articulações para a pulsão e suas representações e outros para a possibilidade de perda do objeto.

Sintetizando, teríamos no fenômeno psicossomático uma situação real de perda ou equivalente ou ainda uma representação imaginariamente presa a uma cena de perda, um particular destino dado ao afeto que lhe corresponderia e que é impossível ser vivenciado, a supressão, e uma clivagem do *ego* que permitiria a coexistência com outras defesas e estruturas de articulação da pulsão.

Esta hipótese traz consequências clínicas na medida em que o que é buscado na análise das manifestações psicossomáticas ou do "sujeito psicossomático" não é uma escritura a ser lida nem uma brecha a ser remendada. É mais que tudo construção de uma possibilidade de vivenciar afetos sem o risco de uma dor impossível: a de sua própria destruição como sujeito, alienado que está primariamente àquele do qual não pode ser separado.

BERNARDO E A REPRESENTAÇÃO – FOTOGRAFIA

Bernardo tem 8 anos e foi-me derivado por uma pediatra. Esteve internado por um mês com diagnóstico endoscópico de úlcera duodenal, tendo sido medicado durante sua internação. Obtendo alta com remissão sintomática. A pediatra notou certas características em sua história pessoal que a fizeram recomendá-lo ao Serviço de Psicossomática. Com a própria pediatra e com os pais de Bernardo, colhi a seguinte história. Bernardo é o segundo filho, tendo uma irmã 2 anos mais velha. Seu pai é um pequeno industrial e sua mãe professora. Ambos trabalham muito, tendo a mãe três empregos, portanto estando muito pouco com Bernardo, que desde os 3 meses fica com a empregada. Bernardo, no dia 27 de outubro de 1988 amanheceu com fortes dores abdominais. Levado ao Setor de Emergência, foi internado para investigação diagnostica sendo posteriormente transferido para a Pediatria. Na conversa com os pais, surge uma triste e curiosa história. No dia 27 de outubro de 1987, ou seja, exatamente um ano antes do aparecimento dos sintomas havia acontecido um fato trágico em sua casa. A pedido de Bernardo e de sua irmã, a empregada havia levado seu filho de 1 ano para que eles o vissem. Num determinado momento, a criança dormia na cama do quarto de empregada quando uma bicicleta ergométrica despencou de cima de um armário sobre ela ocasionando sua morte. Neste dia, Bernardo chorou um pouco, mas pareceu ter rapidamente assimilado o ocorrido, voltando à sua vida normal, sem demonstrar muita emoção. Repararam os pais que apenas uma conduta de Bernardo se incrementou. Uma quase compulsiva disposição a brincar e a cuidar de animais abandonados, principalmente cachorros. Onde Bernardo vai, sempre encontra um animal sujo, vadio, do qual cuida. Tive uma entrevista com os pais, ficando-me a impressão da mãe com uma mulher ansiosa, prestes a explodir, com muitas dificuldade de administrar seus encargos familiares, tendo o trabalho intenso como forma de escape e do pai, como um "psicossomático", distante, realista, preocupado com os negócios embora também bastante preocupado com Bernardo.

Em sua hora diagnóstica, ofereci material de desenho (lápis de cor, papel e borracha) que Bernardo pegou fazendo o desenho que está anexo ao texto. Tentei que imaginasse algo sobre o desenho, mas nada surgiu, apenas a descrição "realística" do que estava desenhado. Isto é isto, aquilo e aquilo e vai por aí. Terminamos a entrevista nesse padrão que de certa forma mantém-se até hoje. Atualmente, compartilhamos certos jogos como o do "rabisco"e a "forca", em que descobrimos palavras um do outro e nada de histórias nem de imaginações; por enquanto, pelo menos, apenas palavras. O que mostra o desenho, senão uma imagem semelhante à cena que ocasionou a morte do filho da empregada? A cena traumática é terrível e não pode ser incluída em uma cadeia simbólica. Não há sintoma ou sonho ou o trabalho do luto, ou assombro pela culpa e sua elaboração.

Não se monta uma história. A cena fica congelada inarticulável e este é o terreno da supressão e da formação da manifestação psicossomática. Um ano depois, exatamente um ano depois e aqui também a memória serve à repetição imaginária, surge a dor abdominal, numa época em que a empregada está grávida novamente, o que certamente concorre para redespertar a lembrança da cena. O desenho funciona como uma fotografia daquele momento, sempre pronta a evocar a emoção que não pode surgir. A economia deve ser mantida a todo custo. E uma via precocemente estabelecida pela não inclusão plena do corpo biológico num sistema de representações significantes surge: a via do fenômeno psicossomático. A consequência clínica imediata dessa hipótese é a necessidade do estudo aprofundado da noção de trabalho (elaboração) no decorrer do processo psicanalítico: aí penso estar o cerne da questão da construção da capacidade simbólica. Mas é um outro trabalho.

REFERÊNCIAS

Goldin, M. A.; Piedimonte, R, C. *Diálogos sobre psicopatologia I.* La Histeria. Buenos Aires: Ediciones Kargieman, 1976.

Mirsky C col. *Psychosomatic Classics.* New York: [s.n.], 1950.

Many, P. *L'Agenda de Psychosematique.* 215-216. Paris: [s.n.], 1988.

Freud, S. *Repressão*. Rio de Janeiro: Imago, 1915.

_____. *O inconsciente*. Rio de Janeiro: Imago, 1915.

_____. *A divisão do Ego no processo de defesa*. Rio de Janeiro: Imago, 1938.

Sifneos P, Nehemiah C. Alextymia. An Overview. In: *Modern trends in psychosomatic medicine*, Boston: Little Brown, 1983.

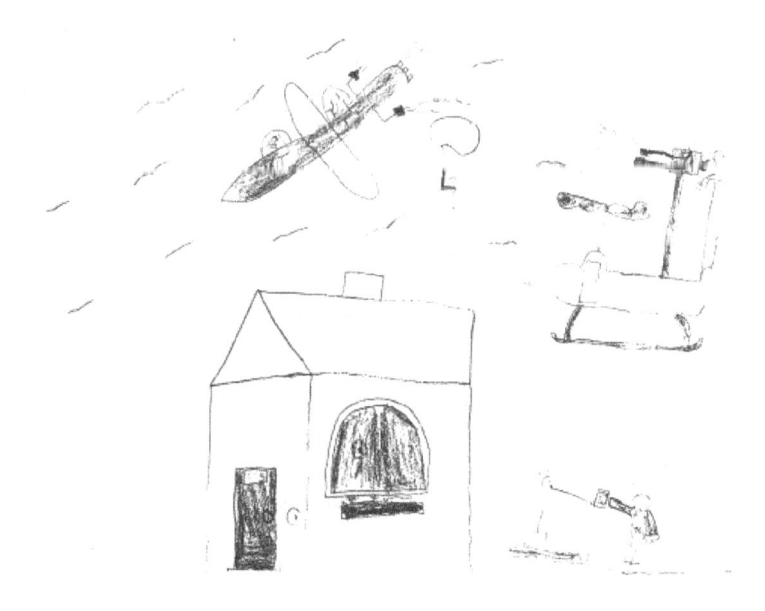

13

ALEXITIMIA E PENSAMENTO OPERATÓRIO: A QUESTÃO DO AFETO NA PSICOSSOMÁTICA

Antônio Franco Ribeiro da Silva
Geraldo Caldeira

O conceito de Psicossomática, termo usado pela primeira vez em 1818 por Helmholtz, tem variado em função do referencial teórico de quem o usa. Vários autores têm feito esforços para levantar um corpo teórico consistente capaz de explicar e de tornar compreensível o fenômeno psicossomático. Assim, são bastante conhecidas as ideias dos perfis psicossomáticos de F. Dumbar; os conflitos específicos de F. Alexander; a nomeação das doenças psicossomáticas; a hipótese de se tratar de doentes psicossomáticos, de fenômenos psicossomáticos, entre os principais. Nos últimos anos, surgiram os conceitos de alexitimia e pensamento operatório, relativos ao problema, desenvolvidos, respectivamente, pelas escolas americana e francesa. Neste capítulo, iremos analisar estes conceitos, dando ênfase às concepções formuladas por psiquiatras e psicanalistas.

No acompanhamento de pacientes definidos como psicossomáticos, autores franceses e americanos encontraram características comuns e frequentes que apontam para uma forma peculiar de pensamento e de lidar com as emoções. Assim, Marty e Múzan (1983) partindo de estudos sobre a vida onírica, feitos por Fain e David, e os estendendo a seus pacientes, encontraram uma forma de pensamento que julgaram original ou, quando presente, de pouca significação funcional para o equilíbrio psíquico. Ainda que tais características não fossem específicas desses pacientes, estes autores postularam a hipótese de uma estrutura psíquica, à semelhança das estruturas neurótica, psicótica, perversa, etc. Eles chamaram este tipo de estrutura de pensamento operatório. Sifneos (1973) assinalou que tais pacientes apresentavam uma característica que se traduzia na dificuldade de descrever suas emoções e mesmo de senti-las. Este autor criou o termo alexitimia (do grego *a*, sem; *lexis*, palavra; *thumus*, ânimo ou afetividade). Significa, pois: "ausência de palavras para nomear as emoções". Os dois termos citados – pensamento operatório e alexitimia – são hoje largamente empregados pelos estudiosos do problema. Todavia, referidos autores mostram que estas características também são encontradas em outros pacientes, mas sua frequência é significativamente maior nos chamados psicossomáticos, que demonstram maior "vulnerabilidade psicossomática".

Os portadores de pensamento operatório têm um mundo interno pobre e investem intensamente na realidade externa, da qual passam a ser dependentes ou "hiperadaptados". De orientação pragmática, são "tenazmente aderidas ao circunstancial". Quando sofrem problemas existenciais, intensificam o investimento no trabalho para que este ocupe o lugar do objeto interno segurador (mãe). Kristal (1973) afirma que a dificuldade do psicossomático de cuidar de si mesmo decorre do fato de, quando criança, viver como transgressão, e sujeito a castigo, o ato de interiorizar o objeto materno com o propósito de adquirir funções protetoras e tranquilizadoras. O uso do trabalho é facilitado porque registram pouco cansaço ou sinais físicos do mesmo. As representações ou percepções carregadas de afetos são afastadas da mente e as tensões físicas não encontram caminho para o psíquico, permanecendo no campo físico. Neles ocorre também que os resíduos diurnos não se articulam com os traços de memória, portanto, não se traduzem em elaborações adequadas de sonhos, tornando pobre a vida fantasmática e não podendo ser usados adequadamente como cenário da pulsão.

Segundo Dejours (1988), que defende a ideia de existir um inconsciente primitivo que abriga e se constitui na pulsão da Morte, clivado defensivamente do Inconsciente Secundário ou Inconsciente Freudiano, onde todo o material recalcado aí está, o sonho teria uma função fundamental de recolher e recalcar os impulsos destrutivos, violentos, originários da referida pulsão, tornando mais efetivos os mecanismos defensivos do *ego*. Para esse autor, o sonho seria um dos elementos estruturantes do aparelho psíquico, função esta importantíssima ao lado da conhecida função, que lhe atribuiu Freud, da realização de desejos inconscientes. A presença da pulsão de morte nos fenômenos psicossomáticos é defendida principalmente por Marty (1983) como responsável pelos movimentos de desorganização psíquica e corporal, levando a alterações somáticas fisiológicas, patológicas e mesmo mortais.

Le Shan (1994) em seu longo estudo e acompanhamento de pacientes com câncer diz: "Todos os pacientes de câncer que observei em minha vida – mais de 500 – pareciam ter mais emoções do que energia para expressá-las. Todos davam a impressão de possuir maior energia emocional do que formas para manifestá-las... Entretanto, isso não acontecia nos indivíduos do grupo controle, que não tinham câncer. Na verdade, entre os pacientes do grupo controle, era comum terem mais exigências do que a energia necessária para atendê-las. A ausência de formas de expressão para a energia emocional e a incapacidade para manifestá-las afetavam os pacientes de câncer de duas maneiras. Primeiro, como vimos anteriormente, estes indivíduos eram incapazes de dar vazão a seus sentimentos, de deixar que os demais soubessem quando estavam magoados, zangados ou hostis... Ficava claro que os pacientes de câncer, nas mais variadas situações, sentiam dificuldade para demonstrar raiva ou agressividade em defesa própria. Segundo: sempre achavam que o outro é que está certo e não protestavam".

Dr. David Kissen, citado por Le Shan, estudou mais de 300 pacientes com problemas torácicos e observou que metade sofria de câncer de pulmão e a outra metade ficou em grupo controle. Aqueles que não possuíam canais suficientes para a descarga emocional eram muito mais predispostos a ter câncer. Um estudo posterior mostrou que a taxa de mortalidade para câncer de pulmão (em 100.000 pessoas por ano) era de 270 para os que não possuíam canais suficientes e apenas em 59 para aqueles que possuíam canais adequados de expressão emocionais. Mais interessante que essa diferença existia independente do número de cigarros consumidos.

Como foi dito por Marty, o pensamento operatório está ligado ao inconsciente, mas se comporta em relação ao mesmo como "cego de nascimento", isto é, num nível tão baixo que não permite uma elaboração integrada da vida pulsional. Por outro lado, também apresenta características do processo secundário de pensamento, mas, em sua essência, o pensamento operatório traz diferenças significativas, como só tratar o tempo dentro de limites precisos e curtos, só se ligar às coisas. Nele a palavra serve para descarregar uma tensão, mas não consegue mantê-la em suspenso para articulá-la num processo egoico defensivo ou na produção de sonhos ou fantasias.

Dejours propõe uma leitura do aparelho psíquico, num trabalho intitulado "A Terceira Tópica", na qual o considera dividido. Um Inconsciente Primário, sede dos impulsos primitivos – "pulsão de morte", e um Inconsciente Secundário, constituído pelo material recalcado. Os dois seriam separados por um mecanismo de báscula. Nos indivíduos em que predomina o Inconsciente. Primário, o pensamento é do tipo operatório. Esses indivíduos reagem às descompensações com um mecanismo de negação ou atuação para fora, agressivos, paranoicos ou psicóticos, ou para o próprio corpo, acarretando a formação de fenômenos psicossomáticos. Eles atuam, no lugar de elaboração dos conflitos em sonhos ou fantasias. A dinâmica dos fenômenos da "Terceira Tópica" encontra-se sintetizada em meu artigo: Psicossomática Hoje.

Às vezes o pensamento operatório lembra o pensamento obsessivo. Todavia, ao contrário deste, o operatório mantém a palavra subinvestida, que só duplica e reforça a ação, dentro de um real muito próximo. A dúvida, que é clássica no obsessivo, praticamente está ausente e, enfim, o obsessivo usa da palavra para manipular o pensamento, ocupar o lugar das emoções e o mantém rico em magias e simbolismo.

Estes pacientes não estabelecem uma relação afetiva com o outro, o qual é visto contendo também características operatórias de pensamento. André Green, citado por Marty (1983), chama a esta relação de "relação branca" ou de pacientes "isto é tudo". Estão presentes, um frente ao outro, mas vazios. Veem no médico uma figura que vai lhes resolver os problemas articulando-os com o real, de forma concreta, como se fosse um operador.

Para exemplificar, citamos o caso de um homem de 45 anos, casado, pai de quatro filhos, criado dentro de uma família tradicional e muito rígida. Era filho de um professor catedrático muito conceituado em sua área, mas o paciente, que posteriormente revelou ter sérias dificuldades com o pai, não conseguiu estudar. Por influência do pai, conseguiu um emprego de vendedor de uma grande firma, porém, dois anos após a morte do pai, foi despedido do emprego. Logo em seguida passou a apresentar transtornos que foram diagnosticados como labirintite. Procurou psicoterapia, praticamente um ano depois do início das crises e no momento em que havia conseguido um novo emprego, bem inferior ao primeiro. A psicoterapia foi indicada pela ineficácia do tratamento clínico. A entrevista inicial transcorria de maneira vazia e, na ausência de dados sobre a história pessoal, tentou-se estabelecer alguma relação das crises com algum fator desencadeante.

O médico: "Então descreva para mim sua última crise."

O paciente: "A crise foi no dia tal." (Em seguida, ele descreve pela terceira vez, o seu mal-estar após a medicação que recebeu no dia.)
O médico (insistindo sobre a pergunta): "Eu quero que você me diga tudo o que aconteceu antes da crise."
O paciente: "Eu já lhe disse. Senti uma tontura, tudo rodou e eu bati o carro."
O médico: "Você estava só no carro?"
O paciente: "Não, estava eu e a secretária da firma."
O medico: "Mas então e daí?"
O paciente: "E daí que eu estou com este galo na testa até hoje. Dormi não sei quantas horas depois daquela injeção. Até hoje estou meio tonto."
O médico: "Mas e a secretária. Vocês discutiram?"
O paciente: "Não, ela é legal."
O médico: "Você estava conversando com ela?"
O paciente: "Estava."
O médico (já desistindo): "Então não aconteceu nada de especial, né?"
O paciente: "Absolutamente. Não aconteceu nada. Nós estavamos na Av. Amazonas. Estávamos conversando. Então eu olhei e vi as pernas dela. Coloquei a mão direita nas coxas dela. Aí tudo rodou e eu bati o carro. Não aconteceu mais nada."

Mc Dougall (1986) os chama de *normopatas* ou pacientes que usam de uma pseudonormalidade como forma de viver. Para esta autora, eles são "desafetados". A relação interpessoal acaba tornando-se operatória, pragmática. Sifneos (1974) diz que não há negação das emoções, mas ausência de sentimento. Marty e Múzan citam o caso de um paciente, em terapia, que, ao perder o pai, vem à sessão e pergunta: "O que devo sentir nesta hora?". Este exemplo é muito semelhante ao de uma cliente nossa, tipo operatória, que ao receber a notícia telefônica de que seu filho menor havia sido salvo de um afogamento, não acreditando que ele estivesse vivo, desliga o telefone e pensa: "Vou ver agora o que vou ter de sentir".

Angélica Lie Takushi e Avelino Luiz Rodrigues apresentaram, no VI Congresso Sul-Mineiro de Psicossomática, um trabalho científico: "Divã de Procusto: reflexões a partir de estudos de caso", elaborado no Laboratório Sujeito e Corpo, do Instituto de Psicologia da USP, no qual estudaram casos clínicos, aparentemente como pacientes alexitímicos e operatórios e que foram submetidos ao Teste de Percepção Temática – TAT e de Rorschach. Tais pacientes demonstraram ter boa capacidade de sentir, falar e expressar emoções ao longo do tratamento. Os referidos autores chamam a atenção para o risco de se rotular pacientes de operatórios e de alexitímicos, como muitos fazem, acomodando-se nesta posição.

As conclusões deste trabalho foram:

DISCUSSÃO

É possível que muitas vezes o paciente com manifestações somáticas apresente-se nos primeiros encontros com o médico, terapeuta, entrevistador, com uma postura que sugere características alexitímicas e pensamento operatório, seja por aguardar as perguntas para poder dizer algo, seja na economia das palavras, procurando falar algo mais relacionado à doença, julgando talvez que é isso que o outro quer ouvir.

Isso foi verbalizado pela paciente A., que no início tinha essa postura diante da terapeuta. Ela disse posteriormente que falava pouco porque não queria que a terapeuta a achasse chata e que tinha vergonha de falar sobre seus sentimentos e pensamentos por medo de que a terapeuta achasse tudo aquilo uma bobagem. A partir do momento em que uma relação de confiança foi estabelecida, a paciente pôde trazer esses conteúdos que eram "guardados" até então e contar que eles sempre estiveram presentes em suas fantasias e imaginações, apenas aguardando o momento de serem colocados para fora.

Nemiah, Freyberger e Sifneos (1976) atentam para o cuidado que se deve ter para não fazer correlações diretas entre características alexitímicas e psicossomáticas, uma vez que pessoas com manifestações somáticas podem ser encontradas sem as características alexitímicas, assim como inúmeras pessoas com características alexitímicas são vistas sem indícios de manifestações somáticas.

Da mesma forma, Marty (1993) afirma que o "pensamento operatório" e a própria noção de "operatório" serviram de ponto de partida a numerosas pesquisas e ultrapassaram amplamente o campo da psicossomática, não sendo características exclusivas de pacientes somatizantes. Outros autores também afirmam a existência dessas características em pacientes sem manifestações somáticas e vice-versa (Santos Filho, 1992; Silva e Caldeira, 1992).

Assim, o que gostaríamos de enfatizar através deste trabalho é que, se utilizamos indiscriminadamente alguns conceitos como uma cama de Procusto, corremos o risco de mutilar o que emerge da singularidade de cada paciente e comprometer dessa forma a compreensão deste indivíduo, assim como o processo analítico.

Esses pacientes levam o médico a uma escuta operatória ou, como afirma Chevnik (1983), a tentar interpretar os padecimentos orgânicos que são apresentados como se fossem simbólicos, transformando-se numa máquina de interpretar. O terapeuta passa a assegurar ao paciente que sua mente não está vazia; procura dar sentido aos seus padecimentos, mas isso faz com que "o espaço psíquico do paciente fique no espaço psíquico do analista". Como consequência, os psicossomáticos acabam ficando com um pobre ou nenhum domínio sobre a angústia. Outra característica interessante nestes atendimentos é a sensação de inércia nas consultas, bem como outras manifestações contratransferenciais, como as assinaladas por Nemiah (1975): sentimento de paralisação interior, frustração, aborrecimento e tédio. O médico acaba se sentindo alexitímico.

Kristal (1973) aponta que outra característica desses pacientes é a dificuldade de viver as emoções prazerosas, o que chamou de anedonia. Assinala que *infans*, do latim, significa "que não pode falar ainda". A mãe é que tem de nomear os afetos do filho no início. O adulto alexitímico funciona como se fosse esta criança não verbal, no que se relaciona com seus afetos. Observou-se, em muitas situações, que os pais criticam ou deixam dúvida quanto ao afeto da criança; às vezes lhe indicam o que deve ou não deve sentir ou mesmo a proíbem de sentir, tipo "menino-homem não chora". A criança acaba se confundindo e não sabe o que pode ou não pode sentir.

Essa dificuldade em clarear os afetos, Freud já havia assinalado nos primitivos, que não sabiam discriminar entre amor e ódio e só sentiam um impacto emocional. O *infans* também é assim, necessitando do intercâmbio com a mãe para perceber o que é hostil e o que é carinhoso.

Lacan (1978), ao introduzir o conceito de discurso, que se situa entre a língua e a fala

língua ----- social
discurso
    fala ----- individual

centra sua importância na inter-relação das duas e conclui que "a palavra não vem nomear os sentidos preexistentes, mas produzi-los discriminadamente".

Em seus estudos, mostra que o sujeito não tem os significados em sua mente. O sentido só surge através da palavra que vai expressá-lo. Todavia, a palavra só tem uso possível se segue leis preestabelecidas, ou seja, um código. Em Lacan, este código só existe em função de mensagens, que por sua vez não existem sem códigos. Há uma relação entre o vetor língua, que é o significante e o vetor sujeito, o que fala. O código está relacionado com os significantes coletivos, os quais são passados à criança pela mãe em suas solicitações, dando um sentido para as suas necessidades e a forma como resolvê-las.

Nos operatórios ou alexitímicos, pensa-se que a família também seria alexitímica. McDougall (1986) cita um cliente que diz: "na minha família estava proibido estar triste, enfadado, ou necessitando de qualquer coisa. Sigo sentindo-me confuso quando você me pergunta o que é que estou sentindo, como se fosse uma ninharia ter sentimentos". Muitas vezes a mãe usa o corpo do filho como prolongamento do seu e no qual investe preenchimentos narcísicos e libidinais. O resultado é o indivíduo sentir o seu corpo como se fosse estranho ou, como afirma Kristal, o corpo fica controlado de forma autônoma ou, segundo McDougall, o corpo é sentido como pertencente ao mundo externo, pertencente à mãe. Ficam muito vulneráveis às situações de perda, tais como: morte dos pais, nascimento de um filho, perda do objeto amado e outras situações de feridas narcísicas:

Segundo Guir (1983), no entanto, a segunda vivência de perda é que desencadeia o fenômeno psicossomático. Ele descreve o fenômeno como tendo três etapas:

a) separação brutal de um ente querido (morte, desmame, hospitalização, etc.);
b) separação se repete na realidade ou um conjunto de significantes particulares relembram o sujeito;
c) antes de um ano a lesão aparece.

Há uma dificuldade de vivência do luto. McDougall (1983), após acompanhar sete pacientes com tuberculose pulmonar, diz: "por não terem sido capazes de abrir seu coração para o luto, abriram o pulmão para o bacilo de Koch".

Sintetizando, pode-se citar Valabrega (1973), que assim define as características alexitímicas e operatórias: uma defesa arcaica operando em estruturas psíquicas marcadas por uma carência; carência mental como um déficit em relação a alguma dimensão do psiquismo. Essas carências podem se dar no plano:

a) das relações objetais, que se traduz clinicamente pela inexistência ou pobreza das relações transferenciais – "relação branca";
b) da significação da sintomatologia – o sintoma tende ao vazio, destituído de sentido;
c) da fantasmatização, pobre ou ineficiente;
d) do pensamento, meramente operatório, sem organização simbólica.

Sifneos (1973) tenta mostrar que a expressão clínica dessas carências está presente nos pacientes psicossomáticos, que pode ser percebida através de um questionário que o médico faz para si mesmo, e cujas respostas a perguntas-chave são bastante significativas.

Quanto à descrição destas características, os autores estão de acordo. As divergências existem quanto a ser ou não uma estrutura psíquica específica, quanto a ser uma defesa no sentido psicanalítico do termo e quanto às causas e aos fatores que levam ao seu surgimento. Achamos oportuno trazer algumas ideias a respeito destas questões.

Kreisler (1981) diz: "não creio na existência de uma clínica psicossomática que não utilize os nossos conhecimentos sobre a fisiologia dos fatores libidinais e agressivos e a história de seus avatares genéticos normais e patológicos". Enfatiza a necessidade de conhecer os processos de formação das estruturas psíquicas. Sabe-se, classicamente, da importância da angústia nessas formações, de sua origem e dos mecanismos para lidar com ela. Dejours (1988) fez um interessante estudo da angústia e a subdivide em duas categorias:

a) angústia somática, que não se acompanha de afeto correspondente e não tem representação psíquica (seria próprio de psicossomáticos e se assemelha à angústia das Neuroses Atuais de Freud);
b) angústia psíquica, que se acompanha de afetos e é, por sua vez, subdividida em:

   – com representação psíquica e não simbolizada (nas psicoses);
   – com representação psíquica e simbolizada (nas neuroses).

A angústia somática seria fundamentalmente uma tensão física, registrada no corpo, e característica do que o autor chama de Psicossomatose. O mesmo autor traz estudos de Neurobiologia e suas ideias sobre neurorreguladores, assinalando a presença de sistemas reguladores, tais como: dopaminérgico, serotoninérgico, gabaérgico, etc., que, atuando em excesso ou em deficiência, favoreceriam o surgimento ora de um, ora de outro tipo de angústia, conforme referido anteriormente, inclusive nas psicossomatoses. Uma afirmação frequente, conforme dissemos, nesses fenômenos psicossomáticos é de que não há representação psíquica.

Essas questões da angústia somática sem representação psíquica e a ausência de sentido já haviam sido tratadas por Freud (1985) nas chamadas Neuroses Atuais, nas quais incluía manifestações somáticas, não conseguindo fazer nelas uma leitura psicanalítica.

Para ele, tratar-se-ia de uma tensão física de origem sexual que não podia ser transformada em afeto por elaboração psíquica. Não significa, pura e simplesmente, uma descarga dessa tensão no corpo, mas a impossibilidade, total ou parcial, de sua elaboração e transformação em afeto, isto é, da realização de um trabalho psíquico. Esse conceito de uma descarga puramente física da tensão sexual produzindo angústia se generalizou a partir do seu artigo "Sobre os critérios para destacar da Neurastenia uma síndrome intitulada Neurose de Angústia" de 1895. Havia ainda o fato extremamente importante de que não se podia rastrear *nenhuma origem psíquica da ansiedade* que subjaz aos sintomas clínicos. Para ele, o fator atual dessas neuroses era mesmo sexual. Em sua Conferência de nº 24, falando das neuroses atuais e psiconeuroses, diz: "em ambos os casos, os sintomas se originam da libido e consituem, portanto, empregos anormais da mesma; são satisfações substitutivas. Mas os sintomas das neuroses atuais – pressão intracraniana, sensação de dor, estado de irritação em um órgão, enfraquecimento ou inibição de uma função – não tem nenhum sentido, nenhuma significação psíquica. Não só se manifestam predominantemente no corpo (como, por exemplo, os sintomas histéricos entre outros) como também constituem, eles próprios, processos inteiramente somáticos, em cuja origem estão ausentes todos os complicados mecanismos mentais que já conhecemos". Mas quando Freud diz que os sintomas das neuroses atuais não tem nenhum "sentido", nenhum significado psíquico; o que ele quer dizer com isso?

Pensamos que ele está realmente dizendo e que o sintoma ocorre sem nenhum propósito aparente, que não se sabe de início, qual é sua intenção. É o próprio Freud quem dá esta explicação, ao abordar as parapraxias. Vejamos o que ele diz: "vamos mais uma vez chegar a um acordo sobre o que se deve entender por 'sentido' do processo psíquico. Queremos dizer tão somente a intenção à qual serve a sua posição em uma continuidade psíquica. Na maioria de nossas investigações, podemos substituir 'sentido' por 'intenção' ou 'propósito'". Portanto, nenhum sentido ou nenhum significado psíquico não quer dizer que não tenha nenhum ato psíquico. Quer dizer, isto sim, que o propósito, a intenção não é traduzida. Acreditamos que nenhum sentido hoje talvez seja melhor expresso como fora-de-significado.

Da nossa parte, pensamos que o fator atual é importante não apenas como elemento desencadeante, mas também como fator específico. Ele é atual por ser do momento, mas também é atual por atualizar, por ser capaz de atualizar ressignificando uma representação que se encontrava "congelada", isolada ou ilhada. O que é incompreensível é que esta ressignificação não passa pelos mecanismos psíquicos comuns às psiconeuroses, o que torna o fenômeno ainda mais incompreensível. Por outro lado, o próprio sujeito ignora as causas que podem produzir e/ou desencadear as manifestações desse fenômeno. Este fator atual pode tanto ser um fato concreto, como pode ser simplesmente um olhar. Tanto pode ser uma coisa banal, do dia a dia do sujeito, como pode ser uma vivência fora do habitual. De qualquer maneira, o efeito do fenômeno será imprevisível, podendo ou não ter consequência dramática.

Compreende-se que esta afirmação da falta de sentido dos sintomas, nas Neuroses Atuais, cuja angústia somática é retomada pelos estudiosos de Psicossomática, tem influência na ideia de uma ausência de simbolização ou pior, como sendo o resultado de uma ausência total de trabalho psíquico, nestes casos. A negação até mesmo da existência de uma representação psíquica no fenômeno psicossomático, se isso fosse possível, excluiria toda e qualquer participação psíquica. Esta hipótese nem em Freud existia, sendo sua opinião de que essas Neuroses Atuais só ocasionalmente se apresentam de forma pura, mais frequentemente estão mescladas umas às outras e mesmo às psiconeuroses. Cremos que em parte este mal-entendido ocorre por se considerar que a elaboração psíquica se limita aos mecanismos de deslocamento, condensação e recalque. A clínica revela que o portador desses fenômenos corporais quase sempre apresenta uma notável pobreza da vida fantasmática, o que parece confirmar a hipótese de ser o fenômeno psicossomático em si produzido com pouco trabalho psíquico. Contudo, esta reduzida capacidade fantasmagórica ou o baixo nível de trabalho psíquico não representam jamais ausência de simbolização. Estamos plenamente de acordo com Laplanche (1980) quando ele afirma: "não se deve ser seduzido, apesar de tudo, pela hipótese de que existiriam afecções sem simbolização. Excluir do determinismo simbólico seus dois extremos – por um lado o conflito, como se ele fosse doravante real e nada pudesse ser feito; por outro lado, o sintoma, como se estivesse inscrito no corpo e como se bastasse, por exemplo, operá-lo – não é apenas formular certa teoria, é entrar em certa teoria e em certo jogo do próprio paciente e de sua negação".

Os trabalhos mais recentes de Sifneos e Nehemiah e Sifneos (1974) levantaram a hipótese de que esses pacientes teriam uma predisposição biológica em dois níveis:

a) central-neurológica – seria um defeito neurofísico ou neuroquímico no sistema límbico, gerador das emoções;
b) periférico-visceral – seriam alterações hormonais ou funcionais, sem as quais estes estados psicossomáticos não apareceriam.

Para McDougall, nas psicossomatoses há uma estrutura semelhante à estrutura psicótica, só que nesta o pensamento é delirante, e naquela o corpo é que delira. O sintoma é desprovido de sentido quer no campo biológico, quer no campo psíquico. Reafirma que sem afeto não se liga psique e soma. Os lacanianos dizem que no fenômeno psicossomático o sintoma não é para ser lido. Dentre estes, Quinet (1988) diz que o corpo é comprometido, mas não o corpo fantasmático, e que os fenômenos psicossomáticos não são mesmo sintomas no sentido psicanalitico do termo. Valas (1988) pensa que não há um sujeito psicossomático e que qualquer pessoa pode ter fenômenos psicossomáticos, enfatizando que o "fenômeno psicossomático" é induzido pelo significante, mas não estruturado como "sintoma". Voltando a Kristal (1973), este autor fez estudos em toxicômanos, vítimas de holocausto e psicossomáticos, concluindo que o que ocorre é um bloqueio no desenvolvimento dos afetos em consequência de situações traumáticas infantis, excesso de afetos não neutralizados ou amortecidos pela ajuda materna, levando a uma paralisação do desenvolvimento afetivo normal. Sabe-se que neste desenvolvimento deve ocorrer uma diferenciação (eu/não eu), uma verbalização e uma dessomatização. Em circunstâncias traumáticas (aqui consideradas fundamentalmente as distorções da relação mãe-filho), haveria uma interrupção nessa evolução, ficando o indivíduo a meio do caminho de sua elaboração afetiva e, sob posterior situação traumática – sobrecarga de afetos –, haverá regressão às fases de não diferenciação, não verbalização e ressomatização. McDougall diz que: "o afeto suprimido não recebe compensação, não deixando atrás de si, na mente, mais que um branco, e corre o risco de seguir seu curso como um feito puramente somático, abrindo caminho para a desorganização psicossomática". Essa autora, no mesmo estudo, afirma que este mecanismo é defensivo contra o surgimento de ansiedades psicóticas, ligadas ao perigo de perda de identidade, perda de limites do corpo (fragmentação), erupção de afetos sem controle – explosão afetiva.

Ela não contesta as ideias de Sifneos e Nehemiah, mas dá ênfase às vivências emocionais primárias surgidas na relação mãe-filho, nas relações objetais primitivas. É a ideia semelhante à de Kristal, como vimos, diferente apenas quando ela coloca o fenômeno como defesa, o que não pensa este autor, que fala em paralisação afetiva. Em se falando de relação objetal primitiva, torna-se imperioso citar os trabalhos de Spitz (1983) e seus estudos sobre o primeiro ano de vida. São trabalhos clássicos, nos quais se mostra que as alterações, ou melhor, as distorções nessas relações, trazem consequências funcionais e/ou consequências psicopatológicas decorrentes destas situações inadequadas, seja por excesso, seja por privação afetiva, marcando o início de muitos fenômenos psicossomáticos posteriores. Winnicott (1978), ao descrever o conceito de objeto transacional e estudar largamente a relação mãe-filho, marcou um momento importante do trabalho psíquico. Contudo, não nos é possível, em apenas um capítulo, entrar em detalhes sobre suas ideias e de todos os autores que estudaram este assunto. Assim, utilizaremos o quadro sinóptico idealizado por Bekei (1982), que nos parece muito ilustrativo.

Todos os autores citados por ela são unânimes em assinalar a importância da relação mãe-filho e suas distorções, entre estas as mães excessivamente possessivas, preocupadas mais com o corpo do filho, e aquelas mais distantes ou ausentes no concreto, como situações de morte ou hospitalização, ou em decorrência de vivências depressivas prolongadas ou psicoses. A ausência de uma mãe suficientemente boa, no sentido de Winnicott, não permite a internalização de um objeto interno vivo, o qual é procurado no extemo, característica clássica do pensamento operatório, conforme já assinalado no início deste capítulo.

Finalizando, vê-se, tanto pelo quadro de Bekei como pela elaboração que desenvolvemos neste capítulo, que as vivências iniciais da vida são de fundamental importância no aparecimento dos fenômenos psicossomáticos e da forma operatória de pensamento. Aliás, este período da vida é fundamental não apenas para a Psicossomática, mas também para outras questões da vida psíquica, especialmente as psicoses.

O Prof. Samuel Hulak, em comunicação pessoal, propõe, num trabalho: Alexitimia e pseudo-alexitimias, a ser brevemente publicado no seu novo livro, em publicação próxima, uma classificação das somatizações. Nesta classificação, ele expõe:

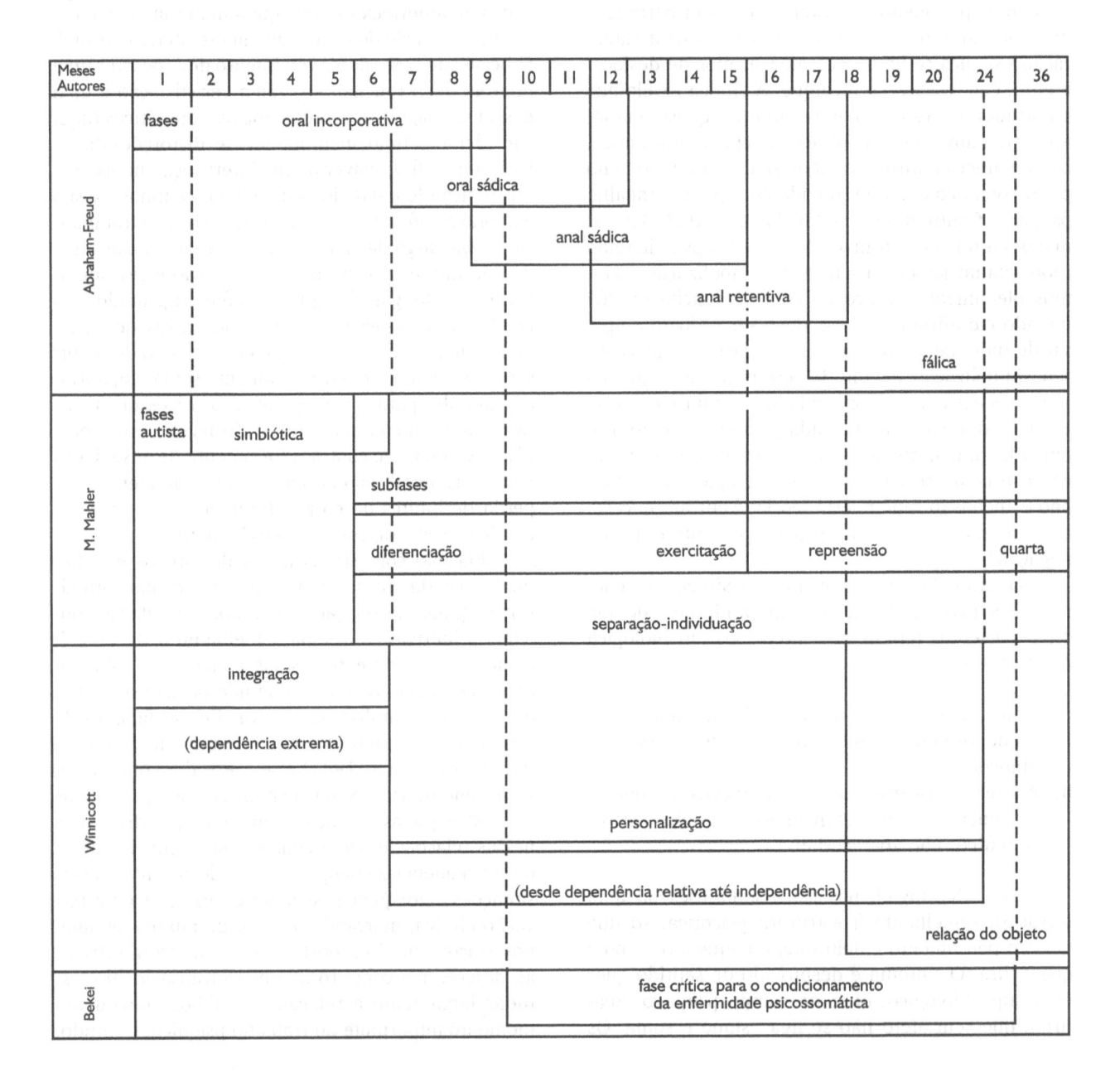

Meses / Autores	1	2	3	4	5	6	7	8	9	10	11	12	13	14	15	16	17	18	19	20	24	36
Abraham-Freud	fases		oral incorporativa																			
							oral sádica															
										anal sádica												
													anal retentiva									
																		fálica				
M. Mahler	fases autista		simbiótica																			
						subfases																
				diferenciação							exercitação					repreensão				quarta		
				separação-individuação																		
Winnicott		integração																				
		(dependência extrema)																				
										personalização												
						(desde dependência relativa até independência)																
																		relação do objeto				
Bekei										fase crítica para o condicionamento da enfermidade psicossomática												

1. Somatizações Reativas (reações neurovegetativas normais, próprias de todos seres vivos);
2. Somatizações Supressivas, Repressivas e Regressivas (somatizações como sintoma, como mecanismos adaptativos);
3. Somatizações expressivas, nas quais se situam os somatizadores estruturais, os mais característicos pacientes da medicina psicossomática, os alexitímicos.

Samuel aborda adequadamente as características de cada uma e propõe um modelo de anamnese psicossomática, que se caracteriza por um questionário, do qual retiramos algumas perguntas mais demonstrativas da alexitimia:

– Tem sintomas que não são compreendidos pelos médicos?
– É capaz de expressar sentimentos com fidelidade?
– Sonha muito? Pouco? Não sabe?
– Prefere analisar problemas a descrevê-los?
– Tem sentimentos que não consegue identificar?
– Viver emoções é essencial?
– As pessoas costumam lhe dizer que deveria expressar seus sentimentos?
– Tem dificuldade de expressar o que sente pelas pessoas?
– Tem dificuldade de reconhecer o que os outros sentem?
– Fica facilmente emotivo quando presencia fatos tristes?
– Consegue distinguir quando está triste? Assustado? Entediado? Com raiva?
– Costuma "descontar no corpo" quando se estressa?
– Frequenta muito, como paciente, consultórios ou serviços médicos?
– Como se sente quando fica só ou inativo por muito tempo?
– Confunde-se entre o que pensa e o que sente?
– Descreva as doenças mais frequentes que tem sofrido.
– Sua sociabilidade é...
– Sua vida afetiva é...

Caso clínico:

"Uma senhora, 44 anos, casada, queixava-se de cefaleia crônica. Já havia feito todos os procedimentos neurológicos e clínicos para detectar a causa sem nada de anormal ser encontrado, fisicamente. Foi-me encaminhada por saber que eu era um 'médico muito bom'. Ao lhe perguntar 'desde quando tem esta dor de cabeça?' Respondeu: 'desde o dia em que meus pais, que vinham me visitar, a convite meu, para passarmos juntos o meu aniversário, morreram num acidente automobilístico'. Relatou o acontecimento, cheio de lances dramáticos, quando ela foi pela estrada afora, para procurá-los e até encontrar o carro todo destroçado, com os pais ainda dentro, sem demonstrar nenhuma emoção ou tristeza. Ela morava em Brasília e eles vinham de Goiás. Ao tentar ligar a cefaleia com o trauma e/ou culpa que ela sentiria por tê-los convidado a vir de carro, ela negou veementemente tal possibilidade. Ficou decepcionada com o caminho que eu queria levá-la a percorrer: 'Se o Sr. é bom médico, o Sr. tem que encontrar a causa dentro da ciência médica e não na minha vida pessoal, que está boa, exceção para a dor de cabeça'.

Mandou-me um recado tempos depois e pela mesma pessoa que a havia encaminhado, que tinham descoberto a causa da cefaleia: 'era distúrbio vago-simpático'."

Caso clínico

"Uma senhora, adulta jovem, do lar, casada e com dois filhos, procurando-me por ser portadora de queixas várias e vagas, sem causas orgânicas detectadas. Sempre falante de coisas banais e negando problemas afetivos ao longo da vida. Dizia: 'não sei por que tenho tanta queixa se a minha vida está muito boa e tenho tudo para ser feliz'.

Certo dia ela recebe um telefonema do interior do Estado, próximo à cidade de nascimento, onde moravam demais familiares, que o seu filho de 3 anos estava passando de canoa num dos grandes lagos próximos, acompanhando o seu futuro cunhado, que casaria com sua irmã mais nova. Este teria morrido no acidente e o filho não. Ela diz: 'se o meu cunhado, que sabia nadar, morreu, é claro que o meu filho, que não sabe, deve ter morrido também'. Ela desliga o telefonema e diz: 'vou ver agora o que eu tenho que sentir'. Quando me relata, em verdade por milagre, que o filho escapou e o cunhado, lutando para que ele não se afogasse, cansou e se afundou tão logo alguém segurou o filho, não expressou pesar pelo acontecimento, nenhuma emoção perceptível."

REFERÊNCIAS

Bekei, M. Transtorno del desarrollo temprano como condicionante de la enfermedad psicossomática. *Revista de Psicanálisis*. Asociación Psicanalítica Argentina, Buenos Aires, v. 39, 1982.

Caldeira, G. Psicossomática Hoje. *Revista da Associação Brasileira de Psicossomática*. Vol.7 nº1/2 Janeiro a Junho / 2003.

Chevinik, M. Aspectos narcisistas en el paciente psicosomático en la cura psicanalítica, *Revista de Psicánálisis*. Asociación Psicanalítica Argentina, Buenos Aires, v, 40, 1983.

Dejours, C. *O Corpo entre a Biologia e a Psicanálise*. Porto Alegre: Artmed, 1988.

Freud, S. Rascunho E. Como se origina a ansiedade. In: *Correspondência Completa Freud-Fliess*. Rio de Janeiro: Imago, 1985.

_____. Sobre os critérios para destacar da Neurastenia uma síndrome particular intitulada neurose de Angústia. Edição Standart Brasileira, v.3, Rio de Janeiro: lmago, 1969.

_____. *Parapraxias*. 1ª e 3ª *Conferência Introdutória à Psicanálise*. Edição Standart Brasileira, v.15, Rio de Janeiro: Imago, 1969.

_____. *O Estado Neurótico Comum*. *Conferência Nº 24*. Edição Standart Brasileira, v.16, Rio de Janeiro: Imago, 1969.

Guir, J. *A Psicossomática na Clínica Lacaniana*. São Paulo: Jorge Zahar, 1983.

Kreisler, L., Cols. *A criança e seu corpo*. Psicossomática da primeira infância. São Paulo: Jorge Zahar, 1981.

Kristal, H. Aspects of deffect theory. *Bulletin of the Menninger Clinic*, v.41, n.1, 1973.

Lacan, J. *Os escritos*. A instância da letra no inconsciente ou a razão desde Freud. São Paulo: Perspectiva, 1978.

Laplanche *Problemáticas I: a angústia*. São Paulo: Martins Fontes, 1980.

Le Shan, L. *Brigando Pela Vida*. Aspectos emocionais do câncer. 2ª edição. Ed. Summus Editorial. SP., 1994.

Marty, P. *Los movimientos individuales de vida y de muerte*. Barcelona: Toray, 1965.

Marty, P.; Múzan, M. El pensamiento operatorio. *Revista de Psicanálisis*. Asociación Psicoanalítica Argentina. Buenos Aires, v.40, 1983.

Mc Dougall, J. *Em defesa de uma certa anormalidade*. Artmed, 1983.

_____. Theatres of the mind. Ilusion and truth on psychonalytic stage. London: FAB, 1986.

Nehemiah, J.C. Denial revisited: reflexion on psychosomatics theory. *Psychotherapy and Psychosomatics*. v. 126 nî 3, 1975.

Sifneos, P.E. The prevalence of alexrhymic characteristics in psychosomatics patients. *Psychotherapy and Psychosomatics*, v. 22, 1973.

_____. A reconsideration of psychosomatic mechanism in psychosomatic syntom formation in view of recent clinicai observation. *Psychotherapy and Psychosomatics*, v.24, n. 2/3, 1974.

Spitz, R.A. *O primeiro ano de vida*. São Paulo: Martins Fontes 1983.

Valabrega, J.I. Problèmes de la Théorie Psychossomatique. In: Encyclopedie Médico Cirurgicale – *Psychiatrique*. Paris: 1973.

Valas, P. Setor de Estudo de Psicanálise. *Analytica, nº 48*. Winnicott. *Da Pediatria à Psicanálise*. Rio de Janeiro: Francisco Alves, 1978.

14

PSICOIMUNOLOGIA HOJE

Julio de Mello Filho
Mauro Diniz Moreira

Ainda no segundo século depois de Cristo, Galeno, um dos pais da nossa Medicina, observou que mulheres "melancólicas" pareciam ser mais susceptíveis a desenvolver um câncer do que aquelas que ele chamava de "sanguíneas". Do mesmo modo, através de suas experiências práticas, clínicos de todos os tempos aprenderam sobre a importância do estado emocional dos seus pacientes na evolução de doenças infecciosas e neoplásicas.

Salk, citado por Friedman (Friedman, 1972), fez um paralelo entre as células do Sistema Nervoso e as do Sistema Imune: são dotadas de memória e têm função defensiva, contribuindo para a homeostasia e o autorreconhecimento, porém quando funcionam adaptativamente mal, costumam provocar enfermidades.

Foram os trabalhos de Korneva (Korneva, 1972) e Stein (Stein, 1969), sobretudo, que demonstraram que a intermediação desses sistemas se faz através do hipotálamo, possibilitando estudar a partir daí a integração dos três sistemas (nervoso, endócrino e imunológico), constituindo-se naquilo que costumamos chamar de tripé homeostático Mello Filho (Mello Filho, 1976).

Trabalhos de Friedman, Glasgow e Ader (Friedman, 1961), principalmente, deram uma base experimental para se compreender as complexas interações entre estresse e ambiente com base em infecções e neoplasias produzidas em animais de laboratório.

Em 1975, Amkraut e Solomon (Amkraut; Solomon,1975), sintetizando uma série de trabalhos e conclusões deste último, publicaram uma monografia que se tornou clássica, na qual, após estudar as três fases da resposta imune (alça aferente, central e eferente), relacionam as doenças bacterianas, o câncer, as doenças alérgicas e autoimunes e as disfunções do sistema imune como induzidas pelo estresse e mediadas pelo sistema endócrino. Esta foi a revisão que possibilitou, inclusive, que se cunhasse a expressão *Psicoimunologia* ou, mais modernamente, *Psiconeuroimunologia* para designar este novo campo de conhecimentos.

Desde então, outras revisões apareceram sobre o tema: Rogers (Rogers, 1979); Ader (Ader, 1975; Ader, 1981); Schindler (Schindler, 1985). Em nosso meio, o tema tem sido estudado por Mello Filho e Moreira, dentre outros.

Para fins didáticos, faremos uma apresentação do sistema imunológico, estudaremos as relações entre o estresse e este sistema e, finalmente, estudaremos as repercussões clínicas destes fenômenos nas doenças alérgicas, infecciosas, neoplásicas e autoimunes.

O SISTEMA IMUNE COMO UM SISTEMA DA VIDA DE RELAÇÃO

Dificuldades do organismo em lidar com agentes infecciosos têm sido historicamente associadas a distúrbios no funcionamento do Sistema Imune (SI). A pandemia causada pelo vírus da imunodeficiência humana (HIV) parece ilustrar com riqueza de detalhes esse entendimento, pois este retrovírus tem como alvo principal um dos componentes centrais do SI, o linfócito T auxiliar (*helper*) CD4. Como consequência, observa-se na AIDS um trágico leque de infecções causadas por germes oportunistas, complicações não usuais de infecções, invasões infecciosas amplamente destrutivas e infecções com baixa resposta à terapêutica, além de inúmeras outras alterações somente explicáveis pela falência de um sistema de defesa do organismo.

A concepção do SI como um sistema de defesa apenas voltado contra agentes externos foi prevalente durante muitos anos no estudo da Imunologia. Essa concepção foi, no entanto, contestada através de vários experimentos que detectaram a presença de anticorpos em animais criados na ausência de estímulos infecciosos (*germ-free*). Por outros meios, esses anticorpos também foram demonstrados no homem. Deduz-se, como consequência da existência desses autoanticorpos naturais (AAN), a presença de uma autorreatividade no organismo humano independente de estímulo externo (Coutinho, 1995).

Estes AAN são formados como resposta fisiológica a constituintes do próprio *self*. Fazem parte do repertório imune individual juntamente com os anticorpos que surgem como resposta a estímulos infecciosos. Ao contrário destes, os AAN aumentam sua diversidade durante a infância, independentemente de exposição infecciosa e se mantêm com poucas alterações durante a vida adulta e o envelhecimento. Não se conhece a extensão de seu papel, mas acredita-se que constituam um dos lastros de um sistema de regulação orgânica. Seus distúrbios, quando não compensados eficientemente pelo organismo, poderiam gerar doenças autoimunes. (Coutinho; Kazatchkine, 1995; Ferreira, 1997; Stahl, 2000).

A tarefa de se estabelecer o correto papel fisiológico e fisiopatológico destes AAN tem se constituído em um grande desafio para os imunologistas. O grupo de Niels Jerne (Jerne, 1974), autor que mais tarde receberia um prêmio Nobel por tais estudos, elaborou um modelo conceitual desenvolvendo o que foi chamado de "teoria da rede". Para esse autor, uma primeira geração de anticorpos formada a partir da reação ao estímulo perturbador do equilíbrio, portar-se-ia também como um estímulo perturbador, levando à formação de uma segunda leva de anticorpos (anti-idiotipos), o que foi demonstrado em animais de experimentação. Seguir-se-iam, por consequência, novas ondas de anticorpos contra anticorpos. Como esses eventos deveriam obrigatoriamente apresentar um término, o autor sugeriu que tais antianticorpos se disporiam sob a forma de uma rede, levando a um sistema em equilíbrio dinâmico permanente que se rearranjaria à medida que captasse perturbações. (Figura 13.1)

O estímulo inicial ou "antígeno" (agente dotado da propriedade de induzir a formação de anticorpos) seria definido neste modelo, como o elemento, externo ou interno, perturbador do equilíbrio. O sistema, ao reagir ao estímulo pela ação de seus diversos componentes e produtos, tenderia a recuperar o equilíbrio, eliminando o agente perturbador ou adaptando-se a ele (Vaz, 1978).

Atualmente, compreende-se o SI como um sistema mediador das relações do indivíduo com agentes do meio externo (bactérias, vírus e outros) por meio de resposta imunológica clonal de células e anticorpos (ver adiante) e com agentes do meio interno, não cognitivos, por meio da autorreatividade interna (Coutinho, 1995). O SI se envolveria, desse modo, na manutenção da tolerância aos componentes internos (*self*) e atuaria como um sistema autorregulável, operando em íntima associação com os outros sistemas de cognição interna: o Sistema Nervoso e o Sistema Endócrino. Considerando-se os estímulos perturbadores do equilíbrio orgânico como físicos, químicos, biológicos e psicossociais, a ciência que estudaria as diversas interações entre o estímulo psicossocial perturbador e as consequentes reações, seria a Psiconeuroimunologia.

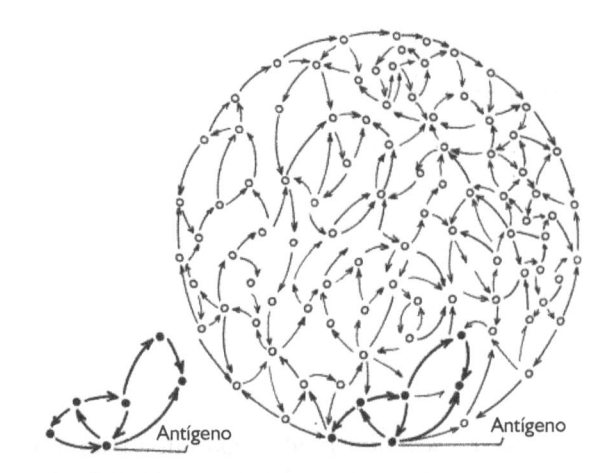

FIGURA 14.1
Diagrama que ilustra o modelo conceitual da "teoria da rede". (Vaz, 1983)

A ORGANIZAÇÃO ANATOMOFUNCIONAL DO SISTEMA IMUNE

As três linhas de defesa do organismo

As defesas naturais

Para que um agente patogênico possa multiplicar-se no organismo é necessário que vença obstáculos diversos representados, inicialmente, por um conjunto de meios físicos, químicos e biológicos. Estes meios constituem as defesas naturais, como a integridade mecânica da pele e das mucosas, as secreções e o muco que banha as superfícies mucosas. Diversas substâncias bactericidas naturais com potencial para inibir o crescimento dos micro-organismos encontram-se dissolvidas nos tecidos, exercendo essa função. O papel relevante desta primeira linha de defesa pode ser convenientemente apreciado pelas graves infecções surgidas nos grandes queimados em virtude do extenso dano à barreira cutânea. Essa primeira linha de defesa age, em vários aspectos, de forma integrada a uma resposta imune dita natural ou inata, envolvendo elementos celulares e substâncias solúveis.

O sistema imune inato

A essa resposta imune presente no indivíduo desde antes de seu nascimento concede-se atualmente um papel preponderante na função imune. Esta segunda linha de defesa contra as infecções é ativada pela penetração de patógenos dotados de propriedades proliferativas no meio orgânico. A partir de produtos oriundos do foco infeccioso inicial, liberam-se as chamadas substâncias de fase aguda, que o fígado produz sob a influência de citocinas (ver adiante). Servem de sinalização inicial para a dilatação capilar e consequente inflamação (daí os clássicos sinais de dor, rubor, turgor e calor, além dos fenômenos sistêmicos como febre e lassidão), que constituem a resposta clínica de fase aguda. Essas substâncias também facilitam a adesão às membranas dos capilares e a passagem rápida para os tecidos, das células envolvidas na resposta inata. (Parslow, 2001). Dentre elas, umas – neutrófilos e macrófagos – são especializadas em fagocitar, englobando e destruindo os germes em seu citoplasma, outras incluem as células produtoras de inflamação (linfócitos, neutrófilos, eosinófilos, mastócitos, basófilos e plaquetas), enquanto outras têm papel preponderante na destruição de células neoplásicas – as células *Natural Killers* (NK).

Uma característica importante da resposta natural é que não há aqui, ao contrário do sistema imune adaptativo (ver adiante) envolvimento de memória imunológica, ou seja, à medida que contatos com os mesmos agentes patogênicos se deem posteriormente, a resposta continuará sendo da mesma magnitude e qualidade, ao contrário da resposta adaptativa, que aumenta e muda quando ocorrem novas exposições àqueles germes. O reconhecimento inato do que é estranho (*non-self*) é baseado no encontro de estruturas peculiares aos agentes infecciosos como determinados açúcares e glicoproteínas que não são familiares ao organismo humano. Esta é outra diferença em relação à resposta adaptativa (anticorpos e células T e B) onde o reconhecimento se dá por meio de receptores que reconhecem formas nas partículas que lhes são apresentadas, podendo, inclusive, agir contra formas *self* como nas doenças autoimunes.

Conhecem-se doenças provocadas por funcionamento anormal da resposta inata. Constituem as imunodeficiências primárias do sistema inato. Outras, por alterações em receptores de inflamação (os receptores *toll-like*), levam a doenças inflamatórias, como doenças inflamatórias intestinais, campo hoje de grande experimentação (Medzhitov, 2000)

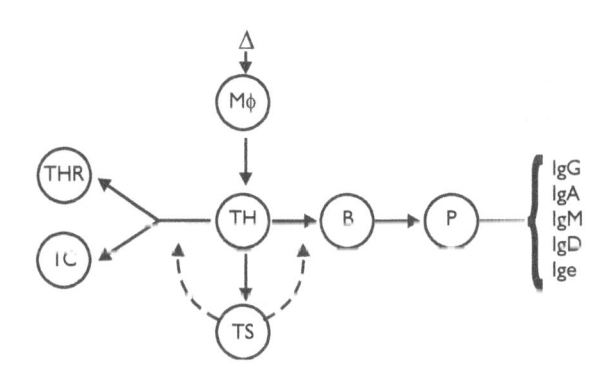

A resposta imune adquirida (adaptativa)

Diferentemente da inata, a resposta adquirida varia (adapta-se) à medida que um conjunto de células (linfócitos T e B) reage em um primeiro contato com o antígeno (resposta primária), mas apresenta um comportamento diferente em um contato posterior (resposta secundária). Veja-se o exemplo das doenças infecciosas comuns na infância quando, após a infecção inicial, adquire-se imunidade. A resposta adaptativa possui memória (Células de memória, que recentemente mostraram-se eficazes em destruir o vírus da "gripe espanhola", datada da 1ª Guerra mundial, em sobreviventes daquela infecção, comprovando uma memória imunológica de cerca de 90 anos!) e passa de uma resposta inicial, modesta, para uma resposta altamente eficaz, muito rica em anticorpos e células especializadas de defesa.

Existem outras diferenças entre o sistema inato e o adaptativo, mas talvez a principal delas seja a forma de reconhecimento da substância estranha. Enquanto algumas centenas de receptores reconhecem quimicamente o antígeno na resposta inata, o sistema que intervém na resposta adaptativa possui em seu conjunto, bilhões de estruturas capazes de reconhecer os antígenos pela forma. Tais estruturas de reconhecimento apresentam-se como organelas distribuídas na superfície das células do sistema adquirido. Como reconhecem os antígenos pela forma, deve, evidentemente, haver no organismo uma série de restrições que impeçam que a resposta se volte contra um componente próprio que apresente forma muito similar à de um micro-organismo, por exemplo, o que

Δ = antígeno
Mφ = macrófago
TH = Linfócito T *helper*
TS = Linfócito T supressor
THR = Linfócito T da hipersensibilidade retardada
TC = Linfócito T citotóxico
B = Linfócito B
P = Plasmócito
IgG, IgA, IgM, IgD, IgE = imunoglobulinas (anticorpos)
→ estimula
-▶ inibe

FIGURA 14.2
Os braços da resposta imune (Oliveira Lima, 1984)

provocaria uma reação de autoagressão, o que, na realidade, acontece nas doenças por autoimunidade.

Órgãos e células do sistema imune adaptativo

Podemos conhecer o SI Adaptativo a partir do estudo de seus órgãos e células. Os primeiros podem ser classificados em centrais e periféricos.

Os órgãos linfoides centrais

Os órgãos centrais são assim denominados por se portarem como centros de diferenciação das células primárias do sistema. São representados pelo timo e pela medula óssea. O timo é um órgão localizado na parte central alta do tórax (mediastino) e muito ativo no período neonatal, quando atinge sua maior massa relativa, diminuindo gradativamente com a idade. No timo ocorre a maturação funcional de células primitivas e que serão chamadas de linfócitos T ou timo dependentes. Neste órgão os linfócitos imaturos, oriundos do fígado fetal e da medula óssea, são expostos a um conjunto de moléculas antigênicas que se encontram também no restante do organismo. Esta exposição dá-se através de células especializadas nesta função de apresentação de antígenos (APC) e muito abundantes no timo. Neste processo, apenas os linfócitos que têm receptores para essas moléculas e, ao mesmo tempo, demonstram reatividade não exagerada aos componentes *self* que lhes são apresentados, são bem sucedidos em seu desenvolvimento, amadurecem e migram para os órgãos linfoides periféricos onde estabelecerão as interações que caracterizam as respostas do sistema. Saliente-se que mais de 95% de todos os linfócitos que entram no timo, nesse processo de seleção central, morrem na intimidade da glândula por não obedecerem aos critérios apontados. Supõe-se que tal processo de seleção tímica nos ofereça uma primeira e fortíssima garantia de que não haveria reações contra estruturas próprias no decorrer da vida, o que, no entanto, pode falhar, como veremos nas doenças autoimunes.

Os linfócitos T dividem-se em subpopulações distintas de acordo com estruturas da superfície celular e de moléculas que elaboram, além das funções diferenciadas que exercem na resposta imune. Uma divisão inicial contempla as células T auxiliares (Th do inglês *helper*) e as células T citotóxicas, cujos marcadores as fazem ser reconhecidas, respectivamente, como células CD (*cluster of differentiation*) 4 e 8. Enquanto as primeiras ocupam lugar de destaque na cooperação celular, as segundas são especializadas em destruir células parasitadas por vírus e outros agentes patogênicos, além de um papel na regulação da resposta imune. Ambas estão envolvidas nas atividades inflamatórias geradas pelo sistema, mas de forma diferente. A célula T auxiliar responsabiliza-se pelas importantíssimas funções de auxílio às células B na produção de anticorpos, participando ainda da rejeição de transplantes e das reações contra antígenos estranhos fixos em tecidos, como é o caso das dermatites alérgicas por contato e da reação à tuberculina.

Outro grupo de linfócitos oriundos dos órgãos primitivos (medula óssea e fígado fetal) não passa pelo timo em sua "instrução". Na medula óssea, essas células evoluem de linfócitos primitivos ou imaturos até formas adultas, que emergem desse órgão portando organelas (receptores) de superfície que os caracterizam como células potencialmente produtoras de anticorpos. Constituem o grupo de linfócitos timo independentes ou linfócitos B (de *bone marrow* – medula óssea). Essas células exibem como receptores de superfície moléculas proteicas formadas nos 3 a 5 dias que passam no interior da medula óssea, graças à ação de diversas enzimas e genes que cortam e colam sequências do DNA, elaborando uma diversidade de bilhões de sequências (anticorpos).

Os órgãos linfoides periféricos

Os dois grupos linfocitários, T e B, exigem ambiente especializado para interagirem. Aninham-se nos órgãos linfoides periféricos, onde se darão as numerosas interações entre as células do SI. Os linfócitos localizam-se em aglomerados nos gânglios linfáticos (linfonodos) e no baço. Nestes órgãos, a localização dos diversos elementos celulares obedece a regras que facilitam anatomicamente a exposição às substâncias captadas na circulação ou elementos fixos nos tecidos, trazidos pelos fagócitos, via linfa ou sangue circulante. Os linfócitos são dotados de grande capacidade de circulação e, em alguns poucos minutos, informações relevantes para a produção de elementos de defesa são geradas e comunicadas à distância, posicionando o organismo em sua totalidade na reação ao agente que provocou o distúrbio. Respostas aos micro-organismos circulantes são geralmente iniciadas no baço, enquanto as respostas a patógenos tissulares são estabelecidas nos linfonodos. No caso de substâncias ingeridas ou inaladas ou que atingem o trato urogenital, entra em ação o SI associado às mucosas.

O sistema imune das mucosas

É composto por tecido linfoide associado às mucosas do aparelho respiratório, digestivo e urogenital.

Difere do SI "sistêmico" pela produção preferencial de um tipo de imunoglobulina (anticorpo da classe IgA) abundante nas secreções daqueles aparelhos e sistemas e pelo fato de que sua ação sobre o que é ingerido frequentemente leva a uma resposta de tolerância em oposição à inflamação.

Uma cooperação de alta complexidade ocorre entre os compartimentos T, B e o sistema inato ou natural. Nos órgãos linfoides periféricos acontecem as interações entre os antígenos e os diversos elementos celulares, que vão gerar respostas efetoras no sangue e nos líquidos dos diversos tecidos, tais como secreções digestivas, respiratórias, líquido cerebrospinal e outros. Esse conjunto faz parte do chamado braço humoral do SI. Dá-se aí a produção de anticorpos (imunoglobulinas) que são classificadas em cinco tipos ou classes, designados pelas letras G, A, M, D e E (IgG, IgA, IgM, IgD e IgE).

AS BASES ANATOMOFUNCIONAIS DA RESPOSTA AO ESTRESSE – A INTEGRAÇÃO NEUROENDOCRINOIMUNOLÓGICA

De um ponto de vista histórico, vários experimentos foram elucidativos na integração funcional entre o Sistema Nervoso Central (SNC) e o Sistema Imune (SI). Lesões no hipotálamo provocaram despovoamento celular do timo de ratos, (Jankovic, 1973) alteraram respostas imunitárias e a composição celular em órgãos linfoides periféricos (Macris, 1970, Fessel, 1963) bem como modularam reações anafiláticas. (Fillip, 1958; Sventivany, 1958; 1968; Szekely, 1958). Obteve-se a supressão da resposta imunitária com a extirpação da hipófise ou sua inibição funcional (Khansari, 1990) e observou-se que a estimulação alfa-adrenérgica potencializa e a beta-adrenérgica inibe as respostas de linfócitos diante de substancias normalmente estimuladoras dessas células, como a fito-hemaglutinina (Hadden, 1970; 1987); (XIAO, 1998); (Blalok, 2007).

A rede de regulação neuroendócrina é ampla e complexa. Vários de seus aspectos têm sido reconhecidos.

O sistema hipotálamo, pituitária e adrenal

O sistema regulador neuroendócrino tradicionalmente mais bem estudado é o eixo hipotálamo, hipófise e supra-renal (HPA). A comunicação central entre o Sistema Nervoso, o Sistema Endócrino e o Sistema Imune acontece provavelmente a partir do sistema límbico, que faz interagir as percepções córticocerebrais com o hipotálamo. Esta integração dá-se por contiguidade, por meio de citocinas e de hormônios hipotalâmicos, especialmente o hormônio liberador de corticotropina (CRH) que estimulando diretamente a hipófise anterior orquestra a resposta endócrina aos agentes de estresse. A ativação hipofisária por sua vez, através do hormônio adrenocorticotrópico (ACTH), faz com que se ative a córtex supra-renal com consequente liberação de diversos fatores, particularmente o cortisol, o hormônio classicamente envolvido nas reações aos agentes estressores. Este juntamente com os hormônios adrenérgicos (alfa e beta-adrenérgicos) modula as respostas imunológicas ao estresse. Ao contrário da visão inicial de que os hormônios envolvidos teriam apenas uma glândula de origem, descobriu-se que sua secreção se dá também por outros tecidos e células. Pode-se inferir, portanto, a grande complexidade da rede neuroendócrinoimunológica (Malarkey, 2007).

As ações dessas diversas substâncias ganham um caráter de abrangência, visto que as células do sistema imune (linfócitos e macrófagos, dentre outras) possuem receptores para os diversos hormônios e neurotransmissores, podendo a eles responder, ativando ou inibindo respostas imunitárias. Por ação específica dos glicocorticoides liberados, as respostas da imunidade inata diante das infecções alteram-se. Os linfócitos T também são ativados através desses mecanismos e podem aparecer desvios do eixo Th1 para Th2 por inibição de citocinas pro inflamatórias (IL-1, IL-12).

O ramo simpático do sistema nervoso autônomo

Os órgãos linfoides recebem predominantemente inervação simpática-noradrenérgica e simpática-neuropeptidérgica, o que já foi verificado no timo, no baço, nos linfonodos, nas amígdalas palatinas, no tecido linfoide associado às mucosas e na medula óssea. (Elenkov, 2000). Vários neurotransmissores como peptídeos e hormônios neuroadrenérgicos são liberados nessas junções anatomofuncionais. Sabendo-se que as células imunitárias apresentam receptores para essas substâncias, sua interação com aquelas e seu envolvimento local e sistêmico, constituem uma importante forma de ação efetora neuroimune sobre o tráfego de linfócitos, sua proliferação, produção de anticorpos e funções de defesa. (Yang, 2002); (Kemeny, 2007). Funcionalmente, há integração entre o eixo HPA e o SNA em regiões cerebrais (*locus ceruleus*, núcleo paraventricular) gerando um *feedback* positivo, que tende à ativação de um sistema pelo estímulo do outro. Quando o ramo simpático do SNA é ativado por hormônios do estresse e por alterações imunes, as catecolaminas e o cortisol liberados irão estimular o eixo HPA. (Elenkov, 2000).

O ramo vagal do sistema nervoso autônomo

Embora o papel regulador do SNA na atividade cardiovascular seja evidente (controle da pressão arterial e da frequência cardíaca), só recentemente foram reconhecidas atividades pertencentes a um eixo regulador neuroendócrinoimunológico. As fibras autonômicas através do ramo simpático, relacionado com o sistema de produção de energia e o ramo vagal, associado às funções vegetativas, são distribuídas no organismo e funcionam em equilíbrio com uma variabilidade que depende das diversas situações vividas, incluindo-se a resposta aos agentes estressores. (Thayer; Sternberg, 2006). Esse sistema está também sob controle de área cortical prefrontal, amígdala cerebral e *locus ceruleus*. A regulação do eixo HPA depende em parte do SNA, em particular do ramo parassimpático. Experiências em humanos (Thayer; Hall, 2006), sugerem que a regulação do HPA depende, pelo menos em parte, do ramo vagal do SNA. As áreas que influenciam a liberação de CRF são áreas localizadas na amígdala cerebral e recebem estímulos de fibras vagais, regulando assim os neurônios produtores deste fator. (Zobel, 2004) A ação citotóxica de linfócitos, por exemplo, é aumentada por estimulação do ramo vagal do sistema nervoso autônomo. (Strom, 1972).

O sistema dos neuropeptídeos

Neuropeptídeos são substâncias elaboradas por terminais nervosos ou células residentes nos tecidos e dotadas de poder de transmissão bioquímica. Neuropeptídeos como a calcitonina, a substância P, o peptídeo intestinal vaso ativo e a norepinefrina podem influenciar um número expressivo de alvos celulares como, por exemplo, as células de Langherans na pele, que são células de múltiplas funções, dentre as quais se destaca a apresentação de antígenos aos linfócitos T e B. Inúmeros outros neuropeptídeos exercem, através de receptores na superfície dos linfócitos, ações negativas (inibitórias) ou positivas (estimulantes) sobre as células imunitárias. Como exemplo, sabemos que linfócitos e células NK alteram suas funções pela influência de peptídeos opioides como as endorfinas. (Carr, 1996). Os neuropeptídeos modulam funções de células T como proliferação, secreção de citocinas e adesão celular (necessária para que a haja interação celular), tanto em situações fisiológicas quanto patológicas (Levite, 2002). Alguns peptídeos também afetam a diferenciação de células T e sua ação apresentadora de antígenos (Delgado, 2004).

Dada a grande quantidade de neuropeptídeos e neurotransmissores sintetizados no SNC, o cérebro pode ser considerado um dos mais destacados órgãos endócrinos. (Fehm, 2000). Perifericamente, um número muito grande de neurônios espalhados pelos diversos aparelhos e sistemas produz neuropeptídeos que se portam como elementos de ligação das fibras nervosas com as células do SI, como se dá, por exemplo, no tubo digestivo.

O sistema das citocinas

Nas últimas décadas vêm sendo descobertas diversas substâncias responsáveis, isoladamente ou em conjunção com outros mecanismos, por comunicação intercelular. Já se conhecem várias centenas dessas substâncias, genericamente chamadas de citocinas. Regulam, em seu conjunto, não somente as respostas das células imunitárias, mas também respostas inflamatórias, cicatrização, hematopoiese, angiogênese e muitos outros processos biológicos. São produzidas em quantidades infinitesimais, mas, extremamente potentes, exercem seus efeitos nas próprias células que as produzem, em células contíguas ou a distância. (Oppenheim, 2001).

Grupos dessas citocinas interessam particularmente ao estudo do SI. Os linfócitos T auxiliares (Th), orquestradores da cooperação celular na resposta imune, podem, por exemplo, de acordo com as citocinas que produzem, subdividirem-se em Th1, envolvidos na resposta inflamatória, produzindo e sendo sensíveis às citocinas pro inflamatórias (TNF α, IL-1, IL-6, IL-12, Interferons), em Th2, que produzem e são influenciados por citocinas (IL-4, 1L-5,1L-13) que os derivam para respostas de hipersensibilidade (alergias) e de autoimunidade e Th17, responsáveis principalmente por infiltrações neutrofílicas e colaboração nas doenças autoimunes. Por outro lado, determinadas citocinas como a IL-10 têm efeito regulador ou supressor sobre os processos de ativação imunitária.

Crescente importância vem sendo atribuída às citocinas (citocinas) na regulação neuroimune. Trata-se de substâncias proteicas, solúveis, liberadas especialmente por linfócitos (interleucinas) e macrófagos (monocinas) além de astrócitos e microglia (SNC). Desde a descoberta das primeiras citocinas (os interferons (IFNs)), descobriu-se um sem número de receptores celulares para estas substâncias nos diversos tecidos orgânicos. Pode-se falar de um conjunto de propriedades comuns às citocinas (Abbas, 1994) como o papel na regulação imune e inflamatória com produção das mesmas citocinas por células diferentes. A interleucina 1 (IL-1), o fator de necrose tumoral (TNF-α) e o Interferon-gama (IFN-γ) secretados pelas células imunes ativadas podem modificar a função do eixo HPA. Doenças que ativam grandemente o sistema imune, como traumas, sepse e enfermidades autoimunes podem provocar manifestações psicopatológicas.

A produção de citocinas tem sido dividida em duas grandes categorias dependendo do perfil funcional dos dois tipos de células secretoras: T *helper*-1 (Th1), que mediam a resposta celular imune através de linfócitos citotóxicos, células NK e macrófagos e incluem a produção de citocinas IFN-γ, TNF-α e IL-2 e T *helper*-2 (Th2), que aumentam as reações de anticorpos, induzem a produção de IL-4, IL-5, IL-6 e IL-10. A IL-4 e a IL-10 possuem um efeito anti-inflamatório suprimindo a atividade das células Th1 e estimulam as células Th2 e a atividade humoral (anticorpos, alergia, autoimunidade). Condições como estresse agudo ou crônico, exaustivos exercícios, traumatismos, grandes cirurgias, grandes queimaduras, severas isquemias ou hipóxias, gravidez e pós-parto, contribuem para alterações nas concentrações locais ou sistêmicas das citocinas via modulação da IL-12 e o balanço entre TNF-α e IL-10. Essas alterações também desempenham papel na indução, expressão e progressão de algumas doenças cardiovasculares e autoimunes, osteoporose, diabete do tipo 2, artrite reumatoide, alergias e crescimento de alguns tumores.

Foi observado que essas células funcionavam sob o efeito da estimulação do IFN-γ, de uma forma semelhante a um estímulo hormonal, verificando-se uma ação endócrina símile para este agente. Como exemplo, tecidos cardíacos murinos eram induzidos a um aumento de frequência nos batimentos pela ação dos IFN-α e IFN-β de forma muito parecida como se tivessem sido estimulados por hormônios adrenérgicos (Blalock, 2007; 1984). Também células da supra-renal aumentavam a produção de cortisol quando expostas ao IFN-α. Estudos recentes, citados por Blalock (Blalock, 2007), mostraram que os receptores celulares desses agentes podem ativar vias de transmissão de estímulos intracelulares produzindo, por consequência, grande quantidade de manifestações clínicas.

As células do sistema imune são estimuladas por citocinas e também as produzem. Diversas células do organismo possuem receptores para citocinas incluindo células no hipotálamo e na hipófise (Blalock, 2007). Encontram-se sítios de união de IL-1 em gânglios próximos de fibras nervosas vagais bem como receptores para esta citocinas foram detectados em fibras vagais aferentes. Sabe-se que a estimulação elétrica do vago induz o aparecimento de IL-1 no hipotálamo e no hipocampo. (Blalock, 2007; Kelley, 2003; Maier, 2003) A IL-10 quando administrada por via intracerebral diminui as ondas lentas do sono, resultando em tempo maior de vigília. (Smith, 2006 citado por Blalock, 2007). Além disso, a mesma citocina estimula a produção de ACTH pela hipófise e inibe a produção de cortisol pela supra-renal. (Smith, 2006 citado por Blalock, 2007).

Há recentes evidencias implicando o papel das citocinas pro inflamatórias, particularmente a IL-6, como um componente central de um grupo de doenças em adultos idosos. Elas são classificadas segundo seus efeitos no sistema imune em pro inflamatórias (IL-1, IL-6 e FNT) e anti-inflamatórias (IL-10 e IL-13). As principais ações das primeiras são atrair as células imunes ao sítio da infecção ou injuria e torná-las ativas para responder. Já as anti-inflamatórias inibem a resposta imune, causando a diminuição da função celular e a síntese de outras citocinas.

A resposta inflamatória do sistema imune pode ser acionada por múltiplos caminhos, inclusive a infecção e o trauma. Assim, infecções recorrentes e crônicas podem provocar modificações patológicas (Hamerman, 1999). Por exemplo, baixos níveis de persistente inflamação podem se dar quando processos infecciosos crônicos tais como doença periodontal, infecções do trato urinário, doença pulmonar crônica e doença renal crônica persistente estimularem o sistema imune com grandes repercussões entre homens idosos que já mostravam aumentos na produção de IL-6, ligado à idade (Cohen, 2005).

Na verdade, a inflamação tem sido recentemente correlacionada a uma série de condições ligadas à idade, incluindo doença cardiovascular, osteoporose, artrite, diabete tipo 2, certas doenças linfoproliferativas ou cânceres (incluindo mieloma múltiplo, linfoma não Hodkin e leucemia linfocítica crônica, doença de Alzheimer e doença periodontal [Ershler, 2000]).

A associação entre doença cardiovascular e IL-6 é relacionada em parte ao papel central que esta citocina joga promovendo a produção da proteína C reativa (PCR), recentemente reconhecida como um importante fator de risco para o infarto do miocárdio.

Dessa forma, infecções crônicas amplificam o risco para o desenvolvimento de arteriosclerose, mesmo em pacientes que não têm os demais fatores de risco. De igual modo, indivíduos com altos níveis de IL-6 e PCR tem 2,6 vezes mais chances de morrerem em um período de 4 a 6 anos que aqueles que apresentam estes níveis baixos. Ao mesmo tempo, a IL-6 contribui para o declínio da atividade física e a atrofia muscular. Por tudo isto, a IL-6 e a PCR desempenham papéis importantes na patogenia de doenças comuns na velhice, como a osteoporose, as artrites e a insuficiência cardíaca congestiva.

Em animais de laboratório o estresse e a administração de epinefrina elevam a IL-6 evidenciando que a sua produção é estimulada através de receptores β adrenérgicos. Através desta mesma linha de ideias comprovou-se que o distresse inibe a cicatrização de feridas tendo, portanto, um importante papel nos processos pós-operatórios. Também foram feitos vários experimentos com inoculação de vacinas, comprovando-se que os indivíduos mais ansiosos e estressados tinham respostas mais fracas e lentas. São exatamente estes pacientes que fazem as infecções mais graves e mais resistentes aos antibióticos, causa de morte tão frequente nas populações idosas, acometidas de pneumonia ou de septicemia em nossos CTIs. Assim, a combinação de influenza e pneumonia é a quarta causa de morte na população de mais de 75 anos.

É também importante salientar que citocinas tais como a IL-6 estimulam o funcionamento do sistema endócrino, um dos muitos funcionamentos bilaterais dos dois sistemas. A IL-6 é um potente estimulador da CRH um mecanismo que leva a uma maior produção de ACTH e cortisol. Então, as emoções negativas que desregulam a IL-6 podem também promover, por esta via, alterações neuroendócrinas, com suas consequências imunes

Regulação bidirecional

Desde 1975, foi demonstrado que a imunização de animais com diferentes antígenos era capaz de provocar alterações neuroendócrinas, incluindo alterações do potencial elétrico de neurônios do hipotálamo. (Besedovsky, 1977). Por sua vez, a atividade elétrica cerebral promove aumento da produção de CRF pelo hipotálamo, o que estimula a liberação de ACTH pela hipófise e, consequentemente, aumento dos glicocorticoides pela supra-renal. Estes chamados hormônios da resposta ao estresse podem, pela duração do processo e/ou sua intensidade, provocar alterações na regulação do Sistema Imune, provocando doença. (Ader, 2000, Blalok, 2007).

Linfócitos são capazes de sintetizar hormônios, incluindo ACTH, hormônio do crescimento e prolactina (Malarkey, 1989) e vários aspectos da resposta imune são afetados por hormônios (corticoesteroides e ACTH) (Yang, 2002). Foi demonstrado que leucócitos tratados com catecolaminas *in vitro*, são inibidos em sua função de síntese de IL-12, (Elenkov, 1996; 2002) promovendo um desvio do eixo Th1 para Th2. (Yang, 2002) Linfócitos, macrófagos e granulócitos apresentam receptores para muitos neurotransmissores e peptídeos. (Felten, 1991).

Estes dados, dentre outros, demonstram a existência de uma rede de múltiplas influências que se retroalimentam na produção da resposta a um agente perturbador, que poderia ser desde uma substância estranha ao organismo e dotada de poder de se multiplicar, como um agente estressor, promovendo alterações imunitárias. (Yang, 2002) (Wrona, 2006).

No Quadro 13.1 podemos observar alguns dos efeitos imunomoduladores na rede neuroendócrina.

Amkraut e Solomon (Amkraut, 1987) apresentam interessante resumo dessas influências hormonais sobre o sistema imune, dividindo-as por locais de influência, como sendo:

1. Sobre a captação, processamento e apresentação do antígeno que eles chamam arco eferente da resposta:

    a) ativação e inativação de macrófagos;
    b) efeitos diretos sobre o fluxo linfático e sanguíneo, controlando a intensidade de apresentação do antígeno, o que pode ser especificamente de importância em relação a agentes infecciosos;
    c) modificação de substâncias do próprio organismo que poderiam passar a apresentar-se como antígenos (autoantígenos), por exemplo, por ativação de plasminogênio em plasmina, o que tem se demonstrado em estresse psicológico.

2. Na produção ("montagem") da resposta, que os autores chamam de arco central (não confundir com órgãos linfoides centrais):

    a) alterações marcantes nos números absolutos, proporção e distribuição de células imunocompetentes nos tecidos linfoides;
    b) efeitos sobre secreção de anticorpos por plasmócitos e alterações no estímulo de células T sobre B;
    c) efeitos sobre subpopulações supressoras, o que poderia levar a doenças autoimunes;
    d) alterações na regulação de produção de anticorpos específicos, o que poderia alterar profundamente o curso de doenças infecciosas.

3. Em nível periférico, poderíamos ter como exemplo:

    a) níveis levemente aumentados de corticoesteroides auxiliariam macrófagos na remoção de complexos antígeno-anticorpo enquanto a inativação dessas células seria obtida com altas doses, permitindo a difusão da doença;
    b) catecolaminas em níveis aumentados podem suprimir reações de hipersensibilidade;
    c) efeitos de linfocinas podem ser modificados por alterações hormonais como resposta ao estresse, bem como alterações nas interações célula-célula, tão importantes na efetivação da resposta imune.

QUADRO 14.1
Neurotransmissores e hormônios com propriedades imunomodulatórias

FATOR	AÇÃO	EFEITO
Glicocorticoides	S	Produção de anticorpo, atividade NK, produção de citocinas
Catecolaminas	S	Proliferação linfocitária sob estímulo mitógeno *in vitro*
Acetilcolina	E	Número de macrófagos e linfócitos na medula óssea
Hormônios sexuais	S/E	Transformação blástica de linfócitos
Endorfina	E/S	Síntese de anticorpo, ativação de macrófagos, células T
Metionina – Encefalina	E	Em dose baixa, ativação de células T; em altas doses, supressão
Endorfina	E	Transformação blástica de linfócitos por mitógenos
Tiroxina	E	Ativação de células T e anticorpos
Prolactina	E	Ativação de macrófagos, produção de interleucina 2
Hormônio do crescimento	E	Síntese de anticorpos, ativação de macrófagos, modulação de 11-2
Vasopressina	E	Proliferação de célula T
Acitocina	E	Proliferação de célula T
Peptídeo intestinal vasoativo	S/E	Produção de citocinas (por macrófagos e linfócitos)
Melatonina	E	Síntese de anticorpos
ACTH	E/S	Produção de citocinas, atividade NK, síntese de anticorpos, ativação de macrófagos
Somatostatina	S/E	Síntese de anticorpos, respostas de linfócitos a mitógenos

Adaptado de Khansari, (1990)
S = Suprime E = Estimula

Portanto, as células do sistema imune encontram-se sob extensa e complexa rede de influência dos sistemas nervoso e endócrino. Seus mediadores (neurotransmissores e hormônios diversos) atuam sinergicamente com produtos linfocitários, de macrófagos e moléculas de produtos inflamatórios na regulação de suas ações.

Trabalhos bem recentes corroboram a grande interdependência dessas estruturas. Farrar (1986), por exemplo, demonstrou que células do sistema nervoso podem produzir moléculas do sistema imune (Figura 13.3).

Apesar do aumento do nível dos conhecimentos sobre esta extensa e complexa rede, ainda não se conhecem os mecanismos pelos quais o organismo estabelece "adequada" ou "má" resposta diante dos agentes de estresse.

ESTRESSE E SISTEMA IMUNE

Estresse (físico, psicológico ou social) é um termo que compreende um conjunto de reações e estímulos que causam distúrbios no equilíbrio do organismo, frequentemente com efeitos danosos.

O conceito de estresse foi apresentado por Selye, em 1936, a partir de experimentos em que animais eram submetidos a situações agressivas diversas, tais como dor, frio e fome (agentes de estresse), e sempre respondiam de forma regular e específica.

Selye (1936) descreveu o que chamou de síndrome geral de adaptação, com três fases sucessivas: alarme, resistência e esgotamento. Após a fase de esgotamento, surgem as doenças (as chamadas doenças de adaptação), como a úlcera péptica, a hipertensão arterial, artrites e lesões miocárdicas.

Embora Selye tenha estudado o estresse físico, componentes de sua equipe fizeram as primeiras observações sobre o estresse psicológico, relatando alterações hormonais encontradas em equipes náuticas de competição, nas horas que antecediam as provas (Thorn, 1953).

Pincus e Hogland (1943) também comprovaram aumento da excreção urinária dos hormônios da supra-renal em pilotos e instrutores aeronáuticos em voos simulados.

Além dos agentes físicos e psíquicos, atualmente dá-se grande importância ao chamado "estresse social", motivo de contribuições de diversos autores, como nos trabalhos de Levy (1964), apontando situa-

FIGURA 14.3
Interdependência dos sistemas nervoso, endócrino e imune (Khansari, 1990).

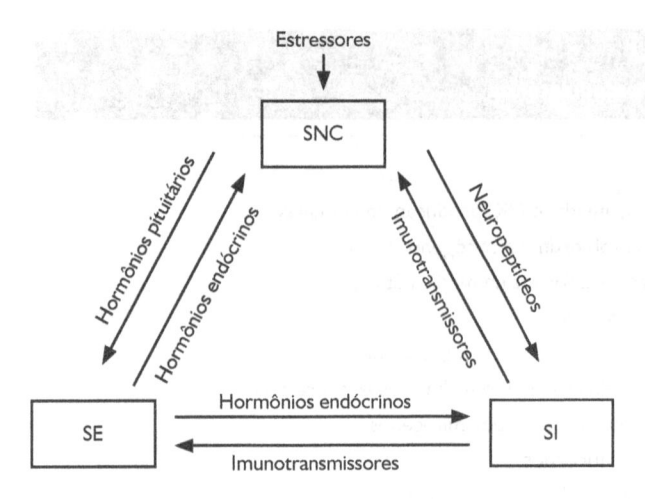

SNC = Sistema Nervoso Central
SE = Sistema Endócrino
SI = Sistema Imune

ções como exposição a ruídos, aglomeração urbana, isolamento, trabalho monótono e repetitivo, ou seja, o que corresponde ao modo de viver das grandes metrópoles, como poderosos fatores de doença, principalmente as doenças cardiovasculares.

Lazarus conceituou o que chamou de *coping*, que Eugênio Campos* traduziu como "sistema de adaptação e enfrentamento", isto é, o conjunto de mecanismos de que o organismo lança mão em reação aos agentes do estresse, representando a forma como cada pessoa avalia e lida com estas agressões.

Os mecanismos de *coping* explicam por que avaliamos desta ou daquela forma a situação desafiadora, enfrentando-a ou não, e o fazendo com particularidades muito pessoais, com maior ou menor repercussão sobre o organismo.

Estresse e sistema imune: duas revisões

Foram publicadas em 2007 duas excelentes revisões sobre este tema, a de Kemeny e Manfred Schedlowski (2007), e a de Laudenslager e Coe (2007), a partir de trabalhos encontrados principalmente na revista *Brain, Behaviour and Immunity* (BBI).

Kemeny e Schedlowski (2007) destacam que nos últimos 20 anos com a utilização de novos métodos experimentais (estudos sobre o ato de cuidar de bebês, análise de lutos e de conflitos conjugais) e empregando parâmetros de resposta imunológica (circulação de subpopulações de linfócitos, atividade linfocitária, produção de citocinas, etc.) comprovou-se a ação inibitória do estresse psicológico sobre o Sistema Imune (SI). Por outro lado, trabalhos sobre o estresse agudo inerente a alguns eventos como falar em público e saltar de paraquedas, mostraram que em tais situações poderia dar-se estimulação do SI.

Coe e Laudenslager (2007) abordam, do ponto de vista histórico, uma fase antes de 1987, onde citam contribuições da Psicanálise no entendimento das doenças psicossomáticas e na identificação de atributos da personalidade que poderiam afetar o câncer ou a progressão da AIDS. Citam a literatura que ressalta a importância de eventos traumáticos infantis contribuindo para o aumento da incidência de patologias na vida adulta e predispondo a uma tendência pro inflamatória.

Trabalhos envolvendo os enlutados, em especial, provocaram curiosidade nos pesquisadores (Bartrop, 1977; Irwin, 1987; Irwin, 2007). Logo nos dois primeiros meses após a perda, estes indivíduos apresentavam significativa diminuição da estimulação de linfócitos, uma função indispensável na geração da reação imunitária e também na reposta das células *Natural Killers* (NK) que, como sabemos, respondem por importantíssima função na eliminação de células neoplásicas. Ficou claro que as células NK eram as mais responsivas ao estresse, reduzindo-se desde os minutos iniciais até horas, dias ou mesmo semanas após o mesmo. Também ganhou relevância, segundo os autores, a ligação entre depressão e imunodeficiência, demonstrando-se que a depressão poderia induzir estados imunodeficitários. Posteriormente, esta lista cresceu para abarcar o estresse dos exames escolares, do desemprego e das discórdias conjugais.

Os autores (Coe, 2007) enfatizam a ação benéfica do suporte social na proteção à ação do estresse. Notaram-se os efeitos protetores da companhia social nos maus momentos e os efeitos estimuladores à saúde nos bons momentos (Cohen, 1985).

Trabalhos em animais confirmavam o que estava sendo observado em seres humanos. Observou-se que a superpopulação e a aglomeração de ratos impediam repostas contra infecções e facilitavam o desenvolvimento de tumores. Em animais domesticados os resultados eram semelhantes, confirmando uma forte ligação com o ambiente onde o animal era testado, seja por rompimentos das relações sociais, seja pela imprevisibilidade de novos estímulos ou pela ameaça (eletrochoque ou confinamento).

Na revisão que fazem da década seguinte, Kemeny e Schedlowski (Kemeny, 2007) abordam doenças como a Artrite Reumatoide (AR) e o Lupus

---
*Eugênio Campos. 1988. Comunicação Pessoal.

Eritematoso Sistêmico (LES), que geralmente são desencadeadas por episódios ou períodos de estresse. Nessas doenças, um processo inflamatório crônico parece estar associado com disfunção do eixo Hipotálamo – Hipófise – Supra-renal (HPA) resultando numa secreção alterada do hormônio liberador de corticotropina (CRH), do ACTH, que estimula a supra-renal e dos glicocorticoides, todos participantes das funções efetoras no processo autoimune. (Ver As Bases Anatomofuncionais da Resposta Ao Estresse – A Integração Neuroendocrinoimunológica). Em relação ao Sistema Nervoso Autônomo (SNA), os autores relatam que em ratos com artrite experimentalmente induzida, os antagonistas adrenérgicos rapidamente reduzem os sintomas articulares. Em contraste, o uso dos agonistas exacerba a manifestação. Outros estudos demonstraram anormalidades na interação SNA e SI via receptores beta-adrenérgicos em pacientes com Artrite Idiopática Juvenil (AIJ), portando-se como um fator agravante na resposta ao estresse nestes casos e, em menor extensão, na Artrite Reumatoide (AR).

Nas associações entre estresse e doenças infecciosas, Kemeny e Schedlowski (Kemeny, 2007) citam importantes pesquisas feitas em animais, particularmente através de indução de viroses. Usando tais técnicas Cohen (Cohen, 1991) encontrou que índices mais elevados de estresse prediziam maior suscetibilidade a infecções virais por rinovirus, menor formação de anticorpos e sintomas mais intensos. Em experimentos com seres humanos, com modelos que avaliam as respostas imunes a vacinações contra a influenza e a hepatite B, taxas menores nos anticorpos induzidos por aqueles agentes vacinais puderam ser previstas em pessoas em situações de estresse agudo (exames médicos escolares) ou crônico (cuidadores de pacientes com Alzheimer). Um terceiro tipo de situação emblemática relatada é a reativação de viroses latentes como as produzidas pelo vírus Barr-Epstein (EBV), o herpes simples (HSV) e o citomegalovirus (CMV). Em outro importante campo de estudo, nos indivíduos infectados pelo vírus da Imunodeficiência Humana (HIV), que frequentemente são submetidos a constantes e importantes estresses tais como estigmas, conflitos familiares ligados ao seu diagnóstico e, às vezes, à morte de companheiros (as) por eles contaminados, experimentos puderam prever a queda dos níveis de CD4 e o início dos sintomas da doença com base nos estresses enfrentados de maneira surda ou aguda. Respostas como pessimismos sobre a evolução da doença prediseram degradação imunitária e inclusive morte.

Coe e Laudenslager (Coe, 2007) resumem a década de 1987 a 1996 referindo alguns dos trabalhos que se voltaram para a questão dos cuidados aos recém-nascidos. Afirmam que, se o sistema imunológico do adulto é altamente sensível a questões internas e externas, é natural que a criança, com toda a sua fragilidade, também deva ser. Cientistas criaram a técnica de *handling* (manuseio) de animais de laboratório que consiste em tirar por algum tempo a cria de junto da sua mãe gerando uma interferência na relação mãe-filho. Esta técnica, como outra, nitidamente estressora, de promover o desmame precocemente, levam a modificações na resposta antigênica, na resposta celular imune e na capacidade de conter um tumor transplantado. Segundo trabalhos dos próprios autores, uma ou duas semanas após macacos serem separados de suas mães, há diminuição da função linfocitária.

Em sua revisão da década de 1997 a 2006, Coe e Laudenslager (Coe, 2007) citam os avanços dos métodos através da obtenção de neuroimagens cerebrais com escalas mais precisas, que vem permitindo uma visão real do órgão e a possibilidade de poder estudá-lo em conjugação com técnicas da psicoimunologia estabelecendo-se correlações com aspectos psicológicos e comportamentais.

Quanto às citocinas, afirmam que esta foi a sua década. Foram apreciadas inicialmente como mediadores intracelulares da inflamação local. Simultaneamente, houve uma conscientização da sua importância, inicialmente da IL-1 e logo a seguir, do triunvirato IL-1, IL-6 e TNF-α. Inúmeras outras pesquisas demonstraram que as citocinas são ubíquas e que facilitam a comunicação entre sistemas fisiológicos. Esta descoberta é um evento historicamente significativo para o campo da Psiconeuroimunologia. Além de várias outras funções, exercem ações diretas no cérebro, bem como na atenção e na memória. Altos níveis de citocinas na corrente sanguínea criam um estado de mal estar, falta de apetite e fadiga, enquanto níveis mais baixos atuam no hipocampo, afetando a criação e a recuperação de memórias. Uma constatação surpreendente e da maior importância para a rede pública é a de que a inflamação desenvolvida por estes agentes em determinados contextos, desempenha um papel na doença coronariana (Blalock, 2007) e quando a IL-6 aumenta com a idade, principalmente em indivíduos que vivem em condições estressoras, isso poderia levar à arteriosclerose.

Outras áreas continuaram a ser investigadas na década, como as alergias e da asma, demonstrando-se que, nesta última, influências estressoras agravam os processos responsáveis pela inflamação e constrição das vias aéreas.

Os autores (Coe, 2007) comentam as catástrofes ambientais que assolam nosso planeta provocando epidemias, infecções e infestações maciças, principalmente em populações carentes e com possíveis brechas imunológicas. Segundo eles, trabalhos de psicoimunologia permitiriam explicar porque estas doenças continuam a se manifestar muito depois da catástrofe inicial.

Um número especial do BBI abordou um tema muito original em 1999, de como os fatores psicológicos em homens e animais podem afetar a imunidade e de como experiências precoces conduzem ou para o equilíbrio ou para a fragilidade emocional e a doença. A ideia parte de trabalhos psicanalíticos que demonstraram que traços de personalidade ou mesmo de caráter, são muito precocemente construídos, geralmente em torno de falhas ambientais. Segerstrom e colaboradores (1999), baseando-se em que traços como otimismo, persistente aborrecimento e inibição social podem ser hereditários, postulou que o mesmo poderia acontecer com os animais, isto é, que estes também teriam seus traços de personalidade. O fato é que muitas espécies de ratos e também de macacos, apresentam sempre um comportamento estável e predisposição de temperamento para a sociabilidade e a docilidade, o que deveria associar-se a um determinado perfil imunológico. Na infecção pelo vírus da imunodeficiência dos macacos (SIV), a variação na sociabilidade e no temperamento ajudou a explicar porque a imunodeficiência progrediu mais rapidamente em alguns macacos. Essa abordagem aponta para uma questão muito em voga hoje em dia, que trata dos marcadores genéticos neuro-hormonais e imuno-histoquímicos de determinadas doenças e seus correspondentes aparentes, os chamados fenótipos neuroendócrinos.

Na revisão empreendida por Kemeny e Schedlowski (Kemeny, 2007) sobre a década de 1997-2007 no item estresse e doenças inflamatórias, os autores formulam a hipótese de que nas doenças inflamatórias crônicas possa existir uma interação neuroendócrinaimunológica distorcida ou uma resposta inadequada do eixo HPA e do ramo simpático do SNA ao estresse.

Altos níveis de estresse têm sido associados à baixa de CD4, CD8 e da diminuição da atividade NK. Os autores citam estudos com macacos que comprovaram que experiências de troca de jaulas e de separação prolongada aumentavam a gravidade da doença nos infectados com o vírus da imunodeficiência dos símios (SIV).

Finalmente, os autores afirmam que os últimos 10 anos foram muito férteis em importantes contribuições para o entendimento do câncer e das doenças autoimunes, bem como para o a patogenia do HIV e das viroses em geral. Destacam que se todos os elos desta corrente não são ainda conhecidos, isso é resultado da presença de múltiplos fatores controlando as suas etiologias como genética, estilo de vida, macro e microambientes.

DOENÇAS ALÉRGICAS

Um maior interesse acadêmico pelas doenças alérgicas remonta ao inicio do século passado, quando se conseguiu provocar reações anafiláticas em laboratório. Foram assim denominadas por se imaginá-las, à época, opostas à profilaxia, um estado de proteção, também obtido experimentalmente. Nos anos 1920 e 30, tipificou-se um grupo de indivíduos que poderia ser diferenciado pela tendência a apresentar determinadas doenças alérgicas, tanto em nível pessoal quanto familiar. Essa tendência foi chamada de atopia e estes indivíduos de atópicos. Tinham, dentre outras características, a propriedade de seu plasma poder transferir, ainda que por curto espaço de tempo, a reatividade que apresentavam a indivíduos não atópicos. As substâncias do soro que se imaginava dispor desta propriedade foram chamadas de reaginas (elementos que "reagiam"). Na década de 1960, descobriu-se que as reaginas eram, na verdade, imunoglobulinas (anticorpos) da classe E (IgE). Portanto, estes indivíduos passaram a ser definidos, além das características clínicas e epidemiológicas, como aqueles que tinham predisposição a formar IgE para antígenos comuns do meio ambiente (fungos, epitélios de animais, microparasitos, etc.). Bem mais recentemente, descobriu-se que os linfócitos T auxiliares (Th) destas pessoas, diante daqueles antígenos, davam origem preferencialmente a linfócitos Th2, células que elaboram citocinas pró-alérgicas, diferentemente dos indivíduos não atópicos, que produzem nestas circunstâncias preferencialmente citocinas do tipo Th1, as quais participam ativamente do combate a agentes infecciosos (Ver a Organização Anatomofuncional do Sistema Imune). Portanto, imagina-se que os atópicos sofram de um desequilíbrio entre as citocinas Th1 (IL-1, IL-12 IFN-γ) e Th2 (IL-4, IL-5, IL-13), predispondo, assim, às reações alérgicas.

Estresse e sistema imune nas alergias

Observou-se experimentalmente que o estresse influencia a divisão Th1 e Th2. (Wrigth, 1998) (Chung, 2003). As doenças alérgicas como a anafilaxia, a asma alérgica e outras, têm seu mecanismo patogênico ligado a determinadas células dos tecidos e seus sucedâneos no sangue, respectivamente os mastócitos e os basófilos. Estas células-alvo das alergias têm suas membranas celulares recobertas por anticorpos da classe IgE em grandes quantidades nos atópicos. Quando os antígenos, por exemplo, pó caseiro, ácaros, metabolitos da penicilina, alimentos e outros, entram em contato, através de ingestão, inalação ou injeção, com as moléculas destes anticorpos adsorvidos na célula-alvo, esta libera para o meio externo (mucosa, sangue, tecidos) substâncias farmacologicamente ativas (especialmente histamina e enzimas) que se encontravam pré-formadas em seu citoplasma. Essas substâncias, pela vasodilatação e constrição brônquica que acarretam, moldam o desenho clínico dos quadros de urticária, asma, alergias gastrintestinais, cutâneas, dentre outras.

Os mastócitos são enervados por fibras adrenérgicas, (Rook, 1994) sendo que a norepinefrina também estimula a produção de IL-4, fundamental para a divisão dos linfócitos em sua transformação para Th2 e consequente produção de IgE. Os mastócitos estabelecem uma relação anatômica com o SNA, estando sob a influência de inervação de fibras simpáticas pós-ganglionares, que liberam norepinefrina além de outras substâncias (Sugiura, 1992). Tudo isso nos faz apreciar a importância potencial das interações entre o SN e o SI em relação às doenças alérgicas.

Asma brônquica

Certamente, uma das doenças que mais tem sido considerada como exemplo de doença psicossomática é a asma brônquica. Ela é claramente multifatorial visto que, tanto na prática clínica como em experiências de laboratório demonstra-se a presença de desencadeantes de diversas origens tais como alérgenos, fumos, pós, exercício e situações estressantes.

A importância dos fatores emocionais na asma vem sendo amplamente documentada por trabalhos de orientação psicanalítica, clínica e experimental desde Alexander e French (French; Alexander 1941; Abramsom, 1961; Sperling, 1949). A sugestionabilidade do paciente asmático é sobejamente conhecida e explica as "curas milagrosas" nestes pacientes. Têm sido observadas na clínica das doenças atópicas influências de diversas situações de estresse sobre o agravamento da diátese alérgica. Existem experimentos, já clássicos, de sugestão, envolvendo inalação de soro fisiológico induzindo asma (Pastorello, 1987) ou um aumento de ventilação em provas funcionais pulmonares em laboratório pela evocação de lembranças de ataques de asma (Clarke, 1980).

A necessidade da presença simultânea de fatores de ordem psicológica e física (alérgica) na história natural da asma é marcante. Estudo de 41 pacientes alérgicos em geral, com testes cutâneos e investigação psicológica (entrevistas e testes de personalidade), encontrou em 75% dos casos, ser necessário a presença de ambos os fatores para que a sintomatologia asmática apareça. Quando a predisposição somática era pequena e o fator psicológico intenso, o paciente apresentava sintomatologia neurótica. Porém quando ambos eram prevalentes, os sintomas alérgicos constituíam a regra (Jacobs, 1966). Tem sido observado também, que indivíduos pertencentes a famílias de atópicos e, portanto, aptos a desenvolverem sintomas das referidas doenças, não as desenvolvem até que se exponham a algum acontecimento estressante, agudo ou crônico. Nesse momento, o sujeito passa a exibir, por dificuldades em lidar com o estresse, a doença de seus familiares em todos os detalhes. Referimos um caso clínico acompanhado por um dos autores de um indivíduo assintomático de 49 anos, oriundo de uma família em que existiam vários casos de rinite alérgica, incluindo seus três irmãos. Com a perda inesperada do emprego, quando já se deparava com a possibilidade de uma aposentadoria, passou a exibir com riqueza de sintomas, um quadro de rinite alérgica. Mesmo com a admissão em outro trabalho, a doença não mais o abandonou (Comunicação pessoal).*

Um estudo prospectivo de 90 crianças (6 a 13 anos), portadoras de asma persistente e acompanhadas durante 18 meses por meio de entrevistas e testes psicológicos indicou uma associação entre estresse agudo e exacerbações da asma. É interessante observar que os autores notaram um intervalo de até duas semanas entre o episodio provocador e a exacerbação (Sandberg, 2000). Isso leva a suspeitar de uma influência do estresse sobre a fase tardia, inflamatória, da reação asmática, que sabemos ser responsável por morbomortalidade aumentada nesta doença (Chen, 2007).

A asma é considerada uma doença na qual a inflamação desempenha importante papel. A descoberta que a exposição a um alérgeno induzia uma reação tardia pela ação especialmente de citocinas (IL-5), revolucionou o tratamento. Hoje, os anti-inflamatórios (corticosteroides inaláveis) constituem a pedra de toque na condução terapêutica dos asmáticos. (Naepp, 2007). A descoberta de que o estresse desempenha importante papel na indução e manutenção da inflamação explica a já tão conhecida influência das emoções no desencadeamento e na persistência dos sintomas asmáticos. Um papel do estresse sobre a asma seria o de predispor o indivíduo a uma maior susceptibilidade de sua árvore respiratória (hiperreatividade brônquica) aos diversos fatores desencadeantes. (Chen, 2007) Isso pode ser demonstrado pelo achado de hiperreatividade brônquica em estudantes durante as fases de seus exames escolares, com aumento concomitante de IL-5 (Liu, 2002).

---

* Moreira, M.D. 1996

A incidência da asma e das alergias está aumentando em todo o mundo. Estabelecer uma relação firme entre esses diversos fatores pode possibilitar novos enfoques terapêuticos e possíveis estratégias profiláticas (Marshall, 2004).

Urticária

Até aproximadamente a década de 1950, a urticária, doença caracterizada pelo aparecimento de placas (pápulas) avermelhadas, difusas ou localizadas e muito pruriginosas, era considerada uma doença essencialmente alérgica. O enfoque moderno desse problema aponta para causas alérgicas e não alérgicas no seu desencadeamento.

Quando a urticária permanece por seis semanas ou mais é denominada crônica e constitui-se em sério problema de diagnóstico etiológico, visto que cerca de 80% dos casos são apontados como sendo de causa desconhecida (Champion, 1969).

Além deste aspecto, a urticária crônica tende a permanecer por longo tempo (em termos médios cerca de 5 anos segundo Champion e colaboradores (1969).

Apesar de relatos de associação entre urticária crônica e fatores psicossomáticos, tal associação tem sido desprezada nos modelos investigativo-etiológicos clássicos.

Moreira (Moreira, 1983) reviu 12 pacientes consecutivos, portadores de urticária crônica, adotando, além de um modelo investigativo-etiológico clássico, uma abordagem integral do doente, incluindo aí, além da história da pessoa, a avaliação das circunstâncias que cercaram o aparecimento da doença e a discussão dos diversos conflitos que auxiliavam a manutenção dos sintomas.

Como resultado, observou que, ao contrário do que se estabeleceu classicamente, em cerca de 80% dos casos existiam conflitos emocionais na gênese e na manutenção dos sintomas da urticária crônica, o que o levou a classificar esse distúrbio como sendo de natureza psicossomática.

Em consequência da abordagem terapêutica utilizada, pôde apreciar evolução muito mais favorável em confronto com os dados disponíveis na literatura médica, pois em cerca de 55% dos casos os sintomas desapareceram em média com 4 meses de tratamento. Em todos os casos criaram-se condições para um verdadeiro processo psicoterápico entre o paciente e o médico alergologista, levando a uma eficácia clínica nitidamente superior à obtida com a clássica abordagem organicista.

A seguir, apresentamos um resumo de um dos casos atendidos.

Caso clínico

H. R., feminina, 34 anos, branca, natural de Itaboraí, RJ, solteira, do lar.

QP. Urticária há três meses

HDA. Há cerca de três meses, aparecimento de lesões urticariformes, fugazes, difusas, diárias, sem horário fixo. Nega circunstâncias desencadeantes, apesar de suspeitar de chocolate e peixes.

Antecedentes alergológicos pessoais e familiares: apresenta rinite alérgica caracterizada por crises de espirros, prurido nasal e obstrução nasal basculante, mais frequente no inverno e que piora com pó domiciliar. Revisão de aparelhos e sistemas: Portadora de síndrome de WolfParkinson-White, em uso de antiarrítmicos.

Exame físico: Mucosa nasal edemaciada e pálida. Exames complementares: Testes epicutâneos com antígenos inalatórios – pó doméstico: positivo forte; paina: positivo moderado e epitélio de gato: positivo fraco. Demais exames: Sem alterações. Instituído controle de ambiente para pó domiciliar e trocado o antiarrítmico, durante uma semana, pelo cardiologista, a nosso pedido.

A paciente é a mais velha de três filhos, sendo os outros, respectivamente, um irmão com 32 e uma irmã de 20. Diz ter tido uma infância muito "presa". Sua mãe estava frequentemente doente, sofrendo de cefaleia e distúrbios digestivos, que atribuía a males do fígado. O pai dirigia a família autoritariamente.

A paciente relata ter tido grande desilusão amorosa em passado recente. Sua urticária iniciou-se durante episódio de separação deste namorado. O namoro não havia sido aprovado pelo pai, sob a alegação de que o rapaz era pardo. O pai proibiu-a de continuar encontrando-se com o namorado e ameaçando-a com agressão física caso o fizesse. Devemos observar que a oposição do pai em relação ao namoro não era diretamente comunicada à paciente, mas sim intermediada pela esposa. A paciente rompeu o namoro e passou por um período de depressão, iniciando-se nessa época sua urticária.

Nas primeiras entrevistas conosco, apresenta-se poliqueixosa e deprimida, com palpitações e dispneia suspirosa. Nossa atuação passa a ser feita no sentido de relacionar o que estava claro àquela altura, ou seja, suas diversas queixas somáticas e depressivas com os fatos ocorridos em relação ao namoro recém-terminado, e a outros fatos de seu relacionamento familiar, principalmente em relação a seu progenitor. Tais fatos eram trazidos pela paciente quase sempre sob o aspecto da interferência paterna, no sentido de desautorizar comportamentos da paciente em relação a amizades, e de influir diretamente em suas questões íntimas, como o uso de determinadas roupas, etc. H. R. chorava durante as entrevistas, sentindo-se injustiçada pelo comportamento do pai em relação a si própria.

Um episódio de exacerbação de suas lesões ocorreu quando seu pai convidou um seu irmão (tio da paciente) e que havia abandonado a mulher, para morar com a família, apesar da discordância dos outros membros da família e da paciente. No entanto, prevaleceu a vontade paterna e o tio juntou-se à família desta.

Tratava-se de alcoólatra que, na ausência do pai da paciente, assume atitude autoritária, passando, segundo a paciente, por chefe da casa.

O tratamento continuava com nossas tentativas de associar para a paciente os recentes episódios de hostilidade surda, da parte dela contra as figuras do pai e do tio e a exacerbação dos sintomas e sua depressão.

Depois de algumas entrevistas em que chora copiosamente, passa a apresentar-se sem urticária.

Passou a dedicar-se a trabalho religioso em sua comunidade, onde exerce a função de coordenação de um grupo que vai de casa em casa nos bairros mais pobres, procurando determinar as condições de vida do local para levar auxílio religioso e material.

Nessa fase começa a namorar um rapaz do movimento religioso a que pertence. Em casa, passa gradativamente a cultivar atitude de maior liberdade contestando ocasionalmente o pai, mas guardando ainda uma linha de conduta introvertida. Isso se dá após cerca de quatro meses de consultas conosco.

Após mais quase dois meses de entrevistas semanais, sem urticária, concordamos em que venha mais espaçadamente, a cada três meses. Três meses após essa consulta concordamos que deva ter alta.

Outros casos clínicos

Um paciente atendido por um de nós (JMF), que chamaremos de João, enfrentava um momento muito difícil em decorrência da enfermidade da esposa. Esta, portadora de lupus eritematoso sistêmico, estava em fase de atividade da doença, com o acometimento de vários órgãos e sistemas, internações hospitalares e episódios depressivos. Nessa situação funcionando como o sustentáculo de sua família atual, soube de súbito de outra crise, vivida pela sua família de origem, da qual estava distante, nada podendo, portanto, fazer. João tinha uma história de liderança familiar e foi muito difícil para ele não se encontrar em condições de ajudar seus pais e irmãos naquele momento. Pensou então: "É pressão demais para mim, não estou podendo suportar; acho que vou ficar doente". No dia seguinte, surgiu um quadro de intensa expectoração brônquica. Ao ser radiografado ele apresentava extensa lesão pulmonar compatível com síndrome de Löeffler (exsudato pulmonar eosinofílico). O diagnóstico foi confirmado pelo achado de eosinofilia de 22%. Como essa doença alérgica tem curso benigno, em poucos dias o quadro desapareceu.

Neste quadro pode ser visto o aparecimento da doença em decorrência de uma sucessão de estresses, quando surgem sentimentos de desistência e de desesperança. Há uma nítida percepção do momento do adoecimento, que já temos visto em outras oportunidades, porém não é o mais comum – e sim o surgimento menos nítido de percepções, sintomas e manifestações. Em João também pudemos observar um fenômeno interessante: ele tolerar os vários estresses da convivência com a doença da esposa, mais difíceis ainda por ser ele da área médica, porém não o estresse da notícia da crise da sua família de origem. Por um lado, isso funcionou como aquele algo a mais que faz o copo transbordar; por outro, como um tipo de estresse em relação ao qual ele se sentia paralisado e não podia agir, como o estava fazendo continuamente em relação a sua esposa.

João sofreu muito, sobretudo com o início, pois o aspecto radiológico era compatível com neoplasia, o que foi transmitido pelos médicos de modo não verbal. João, porém, captou essa possibilidade e ficou muito assustado até que a doença fosse de todo esclarecida.

Lídia é uma paciente desquitada, de 29 anos, mãe de um casal de filhos, que sofre de asma brônquica desde os primeiros anos de vida. Descreve a mãe como muito controladora e possessiva e o pai "machista" e autoritário, ambos pernambucanos. Ela é uma mulher tímida, porém muito independente, o que levou-a a se separar por ser o seu marido tão prepotente como o pai (escolha edipiana).

Lídia fez um período de psicoterapia analítica grupal com um de nós (JMF) tendo alta aos 8 anos de tratamento, clinicamente curada da asma. Ela tinha crise de asma todas as vezes que se sentia oprimida, controlada, inclusive por mim. Adotava no grupo uma postura muito desafiadora comigo, apesar da timidez.

Numa oportunidade notou que eu empurrava com os pés o pufe onde os repousava, todas as vezes em que eu entrava em conflito com o grupo. Lídia denunciou: "Dr. Júlio está puto com o grupo e empurrou o banquinho". Expliquei que deste modo aliviava a tensão, mas que não retaliava o grupo. Este episódio se repetiu por várias vezes, discutindo-se que situações do grupo poderiam estar afetando o analista. Pôde-se entender que diferentemente do analista que empurrava suas tensões para fora, ela engolia as suas para dentro, para os pulmões.

As crises de Lídia foram amainando aos poucos até que desapareceram e ela pode ter alta como uma pessoa muito mais feliz e descontraída disposta para viver os embates da vida emocionalmente e não mais apenas somaticamente.

DOENÇAS INFECCIOSAS

Sem dúvida, o campo de estudos mais pesquisado em Psicoimunologia é aquele que relaciona os fatores psicológicos e o estresse com as doenças infecciosas.

A manutenção da homeostase do organismo diante dos agentes infecciosos visa a impedir sua multiplicação, bem como a resistência às infecções. Apontam-se como mecanismos inespecíficos as barreiras naturais (pele, cílios, presença de ácidos nas superfícies), substâncias inativadoras da proliferação dos germes nos humores e muitos outros. Já os mecanismos específicos estão representados por uma eliminação muito mais eficaz graças à interferência do sistema imune. Os anticorpos, por exemplo, facilitam extremamente a atração, a aderência e a fagocitose dos germes invasores pelas células brancas e pelos macrófagos. Os anticorpos também participam da neutralização de partículas virais circulantes. Graças ao braço celular da resposta imune, podem ser destruídas células infectadas por vírus ou por outros parasitos intracelulares (pelas células T linfotóxicas).

Mais uma vez lembramos que o estresse desempenha sobre o sistema imune um papel de inibição ou estimula parte importante de seus componentes, o que, em certos casos, poderia levar a um aumento de morbidade e mortalidade, por dificuldade nos mecanismos de *coping*.

Em um trabalho, junto com Plaut (1981) reporta-se à variabilidade dos efeitos mórbidos provocados experimentalmente em animais de laboratório, dependendo da natureza do organismo patogênico, da qualidade e quantidade do estresse e de fatores genéticos e ambientais.

Em sua monografia, depois de enfatizar a natureza multifatorial das doenças infecciosas, Amkraut e Solomon (Amkraut, 1975) escrevem: "Pequenas mudanças no processo imune podem causar alterações iniciais para permitir o estabelecimento de infecções por patógenos, para alterar o curso da doença desde que a infecção esteja instalada, ou mesmo para permitir a invasão por organismos não patogênicos (como no caso da gengivite aguda necrotizante, a qual é associada com o estresse emocional)". Citam o caso da infecção pneumocócica, lembrando que estes germes estão presentes no trato respiratório e, em condições normais, nem atravessam a mucosa ou entram nos pulmões em número significativo. A natureza da mucosa, as secreções desta e a flora normal impedem proliferação excessiva e penetração. Entretanto, as condições destes mucos a e a flora podem ser modificadas pelo estresse, permitindo a multiplicação e a passagem de micro-organismos. Estes, se em pequeno número, podem ser opsonizados e atacados por fagócitos. Entretanto, a atividade das células fagocíticas pode ser afetada por hormônios ou pelo estresse, acarretando seu estímulo, ou pelo contrário, inativação, o que possibilitaria o início da doença.

Os macrófagos alterados também funcionam menos eficientemente na apresentação dos antígenos às células linfocitárias. Também devemos levar em conta que os polissacarídeos capsulares dos pneumococos estimulam os linfócitos B diretamente e que uma leve diminuição da atividade destes pelo estresse pode levar a uma produção inadequada de anticorpos. Do mesmo modo, a redução dos níveis de complemento do paciente, ou de um particular componente do sistema de complemento, pode aumentar a severidade da doença.

Não é difícil para aqueles que lidam com a tuberculose constatar as relações entre melhoras e pioras dos pacientes e seus problemas emocionais. Já em 1919, Ishigami, citado por Schindler (1985), escreveu sobre isso quando, estudando a opsonização do bacilo tuberculoso, observou a diminuição da atividade fagocitária durante episódios de "excitação emocional", atribuindo-os ao estresse da vida de então. Wittkower (1955), escreveu que "algumas vezes pode ser mais adequado firmar o prognóstico do paciente na base de sua personalidade e nos conflitos emocionais que na base das imagens de suas radiografias".

Podemos lembrar que a psicoterapia de grupo nasceu com Pratt quando este, na década de 1930, começou a atender pacientes tuberculosos em pequenos grupos para possibilitar um processo educativo em relação a suas enfermidades, bem como a perspectiva de melhor lidarem com elas, favorecendo a alta e a reabilitação.

Também devemos lembrar os famosos trabalhos de Renée Spitz (1960) sobre crianças internadas em instituições onde, entre várias situações mórbidas descritas (depressão anaclítica, marasmo, hospitalismo), ele também constatou aumento de mortalidade por uma maior susceptibilidade a infecções. Em suas preciosas observações, Spitz descreveu como a simples presença da mãe fazia reverter os quadros relatados.

Em um importante trabalho de pesquisa, Martin Jacobs (1966), autor que vem estudando problemas psicossomáticos em pneumologia, constatou que adoeciam com infecções das vias aéreas superiores, sobretudo pessoas em situações de mudança de vida, que estavam usando mal seus mecanismos psicológicos de adaptação. De fato, sabem frequentemente os médicos – e muitas vezes ainda mais os leigos – que com facilidade situações de resfriado, gripe ou bronquite ocorrem em pessoas fatigadas emocionalmente ou mesmo deprimidas. (Meyer, 1962)

Greenfield e colaboradores (1959) realizaram um interessante trabalho experimental sobre a relação entre a capacidade de recuperação de uma doença infecciosa e a saúde mental de um paciente. Nesse sentido, aplicaram o Minnesota Multiphasic Personality

Inventory (MMPI), um importante teste de avaliação psicológica em 38 pessoas (homens e mulheres) que estavam em recuperação de um processo de mononucleose infecciosa. Eles dividiram os pacientes em dois grupos: os de longa recuperação e os de curta recuperação. O grupo que se recuperou mais rapidamente apresentava significativos escores de maior força de *ego* do que o grupo que se recuperou mais lentamente. Na discussão desse trabalho, escrevem os autores que " parece-nos que há agora uma substancial evidência empírica para a assertiva de que a saúde psicológica e a somática são separáveis apenas arbitrariamente." Para parafrasear uma citação familiar: "Onde existir soma, existirá *ego*".

Em importante trabalho retrospectivo de 1979, Kasl e colaboradores (1979) descrevem o estudo de 1327 cadetes de West Point nos quais, entre outros aspectos, foram pesquisados episódios de mononucleose infecciosa. Aqueles que desenvolveram a doença tinham altos níveis de motivação, porém pobres performances acadêmicas e, ao mesmo tempo, eram filhos de pais com muitas realizações na vida.

Alguns trabalhos vêm estudando mais modernamente os mecanismos através dos quais os fatores psicossociais podem alterar a capacidade do sistema imunológico para lidar com infecções. Nesse sentido, por exemplo, Gruchow (1979) conseguiu detectar elevações de catecolaminas três dias antes de episódios infecciosos.

Tivemos oportunidade de acompanhar pacientes com mal de Hansen em um trabalho de psicoterapia grupal que supervisionamos (Oliveira et al., 1988). Nesse trabalho, no qual o que mais nos impressionou foi a questão do estigma psíquico destes pacientes, tivemos oportunidade de constatar por várias vezes recorrência dos sintomas e das lesões cutâneas durante ou após episódios traumáticos ou conflitivos intrafamiliares. Após três anos de psicoterapia grupal, praticamente todas as pacientes se mostraram beneficiadas por este processo, seja através de uma melhora de suas enfermidades (mantida a medicação que já faziam anteriormente), seja por uma atitude menos hipocondríaca, culpada ou submissa. E as exacerbações das lesões cutâneas que se seguiam aos estresses praticamente desapareceram.

Entre as viroses, tem sido estudado, sobretudo o herpes simples. Amkraut e Solomon (1975) descrevem do modo a seguir a sequência de fatos que se passariam na infecção herpética. Eles recordam que os anticorpos coexistem com uma infecção aberta ou inaparente. A doença, que se dissemina por uma transferência célula a célula do vírus, é talvez posta em cheque por uma contínua monitoração das células infectadas por linfócitos T. Estes podem destruir os vírus diretamente (ação citotóxica) ou através da ativação de macrófagos da vizinhança. O estresse, acrescentam eles, perturba esse equilíbrio, possibilitando a proliferação do vírus, o que também se dá por febre ou radiação ultravioleta.

Na prática é muito fácil colher testemunhos vários sobre a interação entre situações de estresse e crises herpéticas. Os próprios pacientes, com o decorrer dos seus tratamentos psicoterápicos ou analíticos, aprendem a diagnosticar sobre que situações de estresse serão capazes de reativar os vírus. Num paciente de um de nós (JMF), as crises de herpes genital estavam relacionadas com sua situação conjugal. Se ele não estava bem com a esposa, mostrando-se ressentido ou insatisfeito, surgia o herpes como forma de evitar o relacionamento e poder contaminar a companheira. Quando eventualmente se dispunha a ter relações extraconjugais, também surgia o herpes, como forma de sabotar os encontros, eivados de culpa.

Esta é uma importante doença em seus aspectos psicossomáticos, pois se calcula que de 10 a 25% da população sexualmente ativa neste momento nos Estados Unidos padece de crises recorrentes de herpes simples.

Outro terreno muito fértil para a pesquisa em Psicologia Médica é representado pela AIDS. Aqui temos uma doença infecciosa, uma virose, que nitidamente provoca várias situações somatopsíquicas, e o agravamento de suas crises.

Solomon (1987), em um trabalho recente sobre enfoques psiconeuroimunológicos e pesquisas em AIDS, diz que só mais recentemente estas questões vêm sendo pesquisadas e cita o Projeto Biopsicossocial de São Francisco sobre AIDS, do qual ele próprio está participando e outro trabalho da Universidade de Berkeley também prospectivo

Os homossexuais são sujeitos ao estresse da homofobia societária, a qual em alguns é internalizada, com dano consequente à autoestima. Uma variedade de severas psicopatologias geralmente subjaz à droga-adição, a qual tende a ser caracterizada por falha em lidar com um afeto e com um uso mal adaptativo do mecanismo de defesa da negação. Os hemofílicos têm uma doença ameaçadora de suas vidas que é certamente estressante, dolorosa e autolimitante. Preexistentes estados emocionais podem modificar os efeitos do estresse na imunidade. Estudantes de Medicina que estão só reagem ao estresse de um exame com uma maior imunossupressão (...). "Se um sistema imune já está comprometido (sêmen, opiáceos ou infecção virótica) não é compreensível que o estresse possa ser mais imunossupressor que em um sistema imune intacto e mais resistente?"

Em relação ao desencadeamento da doença, é difícil muitas vezes fazer correlações, pois o tempo de incubação costuma ser longo e muitas vezes de difícil determinação. Temos visto, todavia, pacientes que se expõem de modo consciente ou não, à doença e que efetivamente depois de um prazo maior ou menor logram se contaminar. Isso é relativamente frequente em homossexuais passivos com muitos traços masoquistas ou em usuários de drogas endovenosas.

> **Caso clínico**
>
> Marta é uma paciente de 50 anos que poderíamos chamar de "infectofílica" (plagiando as personalidades traumatofílicas descritas por Dunbar), em razão de uma longa história de ocorrências infecciosas, como iremos descrever. Ela está em psicoterapia analítica de grupo há alguns anos com um de nós (JMF), tendo feito inúmeros progressos em sua forma ansiosa de ser e nas dificuldades de relacionamento com os demais, logorreica e necessitando tornar-se centro de atenções dos outros. Foi a penúltima de cinco irmãs, tendo sido caçula por vários anos. Nasceu prematura e foi apelidada com o nome de um crustáceo pelos pais. Era considerada muito frágil ao nascer e durante os primeiros anos de vida. O pai sempre a preferiu ostensivamente às outras irmãs, gerando vários problemas de ciúme e rivalidade com estas, que em parte continuam até os dias atuais. Quando Marta tinha 6 anos, o pai passou por uma severa crise de depressão, que durou mais de um ano. Nesta fase, e em decorrência da crise, ele abandonou uma carreira profissional de muitas realizações, tendo resolvido estudar Medicina. Tornou-se especialista e professor de doenças infecciosas, tendo feito uma carreira muito brilhante. Aos sete anos, Marta teve um episódio importante de impetigo, que lhe tomou todo o corpo – "eu era uma chaga só". Durante toda a infância, apresentou furunculoses, que se repetiam, precisando até raspar o couro cabeludo.
>
> Também por isso ela ficou estigmatizada – "deu várias vezes, aparece até nos retratos" – sentindo-se, por esta razão, feia e doente. Depois, na juventude, teve um quadro infeccioso também arrastado, de difícil diagnóstico, tratado como febre tifoide e mononucleose infecciosa, concomitantes. O próprio pai, como de outras vezes, a diagnosticou e medicou. Na década dos vinte, Marta apresentou um quadro de neurodermatite em ambas as pernas. Foram alguns anos de crises e ida a vários dermatologistas até que um deles a curou (sic).
>
> Em meados dos 40 anos, envolvida com um namoro crônico que não se definia, numa fase de muito desgaste da relação, começou a apresentar um quadro de febre e astenia que foi diagnosticado como mononucleose infecciosa por um gabaritado clínico geral – seu pai já havia falecido. Fez repouso e tomou medicamentos, inclusive cortisona, porém não apresentava melhoras, contra as expectativas médicas. Por esse motivo, e como seu médico a achasse deprimida, ele resolveu lhe sugerir análise. Enquanto decidia se iria aceitar a indicação, Marta resolveu terminar o namoro tendo o quadro infeccioso e o mau estado geral desaparecido. Só depois, em meio a dificuldades com uma nova relação – com quem veio a se casar – resolveu iniciar o tratamento analítico.
>
> Do seu casamento, Marta em sua primeira gestação deu origem a filho prematuro que veio a falecer com poucos dias de nascido em meio a complicações pulmonares (síndrome de membrana hialina?). Sofreu bastante com esta perda significativa, pois seria seu primeiro filho. Marta teve uma segunda gestação, da qual nasceu seu filho atual, por todas as razões uma pessoa importantíssima em sua vida. Durante esta gestação, exatamente aos oito meses, configurando o que chamamos uma reação de aniversário, teve um episódio de pneumonia que, a igual modo de várias infecções anteriores, foi de difícil cura e recuperação.
>
> O tratamento de Marta prossegue, com avanços e dificuldades, dadas suas particularidades de vida e o acúmulo de problemas anteriores. Um dos progressos foi a sua decisão de poder se separar do esposo ao reconhecer neste uma série de dificuldades pessoais, tornando o casamento difícil e espinhoso. Nesta nova fase de sua vida, separada e enfrentando uma série de problemas profissionais com os quais não esperava se defrontar – fruto mais de situações conjunturais do que de dificuldades pessoais não resolvidas – Marta apresentou dois episódios depressivos maiores, que necessitaram uso de medicamentos. No primeiro destes, apresentou surtos gripais e tosse crônica. No último episódio, numa fase em que estava se dando conta de que a ligação com um atual namorado era mais precária do que imaginava, ao mesmo tempo em que enfrentava uma situação de ameaça de perder o emprego, teve novo surto pneumônico, desta vez, porém, de melhor evolução que os anteriores. Há que esperar em pacientes como Marta que estes possam abandonar o recurso do apelo à via somática quando em situação de crise aprendendo a expressar o pedido de ajuda por outros meios, mais maduros e menos primitivos. Isso, todavia, se torna difícil quando se relata toda uma história de vida de aprendizado e condição. A reação de aniversário foi descrita por Engel (1955) e por outros autores. A esse respeito, escrevemos anteriormente (Mello Filho, 1976): "Trata-se da ocorrência de uma enfermidade no período que corresponde ao 'aniversário' de um evento traumático que afetou uma pessoa importante para o paciente – morte de um familiar, geralmente. Por vezes surge como reação ao aniversário de uma patologia importante. Nessas situações, a vivência inconsciente do tempo – muito mais poderosa do que geralmente imaginamos – joga um papel decisivo, já que o fenômeno ocorre sem que o paciente se dê conta da inter-relação dos fatos".

Post-Scriptum

Nas associações entre estresse e doenças infecciosas, Kemeny e Schedlowski (Kemeny, 2007) citam importantes pesquisas feitas em animais, particularmente através de indução de viroses. Usando tais técnicas, Cohen (1991) encontrou que índices mais elevados de estresse prediziam maior suscetibilidade a infecções virais por rinovirus, menor formação de anticorpos e sintomas mais intensos. Em experimentos com seres humanos, com modelos que avaliam as respostas imunes a vacinações contra a influenza e a hepatite B, taxas menores nos anticorpos induzidos por aqueles agentes vacinais puderam ser previstas em pessoas em situações de estresses agudos (exames médicos escolares) ou crônicos (cuidadores de pacientes com Alzheimer). Um terceiro tipo de situação emblemática relatada é a reativação de viroses latentes como as produzidas pelo vírus Epstein-Barr (EBV), o herpes simples (HSV) e o citomegalovírus (CMV).

Ainda em relação à AIDS, os indivíduos infectados são submetidos a constantes e importantes estresses tais como estigmas, conflitos familiares ligados ao seu diagnóstico e, às vezes, à morte de companheiros (as) por eles contaminados. Experimentos puderam prever a queda dos níveis de CD4 e o início dos sintomas da doença com base nos estresses enfrentados de maneira surda ou aguda. Respostas como pessimismo sobre a evolução da doença predisseram degradação imunitária e inclusive morte.

Altos níveis de estresse têm sido associados à baixa de CD4, CD8 e da diminuição da atividade NK. Os autores citam estudos com macacos que comprovaram que experiências de troca de jaulas e de separação prolongada aumentavam a gravidade da doença nos infectados com o vírus da imunodeficiência dos símios (SIV).

DOENÇAS NEOPLÁSICAS

Emoções e câncer

Este é o terreno da psicoimunologia clínica que mais se desenvolveu nos últimos anos, provavelmente em razão da própria importância da doença, do sofrimento dela decorrente e das tentativas de, através da exploração do psiquismo, descobrir-se uma via régia para o entendimento dessas enfermidades, pois na realidade não há um câncer, existem cânceres.

Depois de Galeno, citado anteriormente, talvez tenha sido Amussart (1854) o primeiro a falar dessas relações quando escreveu que "a influência do luto parece ser a causa mais comum de câncer".

Schavelzon (1965), grande estudioso desde há muitos anos das relações psique-neoplasia, cita três importantes precursores neste campo. Evans (1926), que foi aluno de Jung e estudou 100 pacientes, encontrando o fato comum de que "perderam uma parte de suas relações antes da neoplasia". Foque (1931) considerava que determinados estados psíquicos tornariam as células receptíveis a transformações malignas no momento da eclosão da doença. Peller (1940) foi um dos primeiros a chamar a atenção para as situações de perda e luto ao demonstrar uma maior predisposição de viúvos ao câncer.

Quatro autores podem ser considerados clássicos a esse respeito, pela seriedade, extensão e número de casos estudados: Leshan (1966), Greene (1966), Schmale (1966) e Kissen (1966).

Greene, estudando casos de linfoma e de leucemia, observou o surgimento da doença durante situações de perda ou de separação, provocando sentimentos de tristeza, desespero e desesperança. Nas suas palavras os linfomas e as leucemias surgiriam quando os pacientes estivessem "esgotados de recursos psicológicos, produzindo-se vergonha e desesperança".

Leshan (1966) fez talvez o trabalho mais completo até os dias atuais sobre o tema, inclusive porque se baseou em quase 500 casos entrevistados e/ou acompanhados psicoterapicamente. Ele encontrou em seus pacientes: perda de uma relação significativa antes do início da doença; incapacidade de expressar sentimentos hostis; importante tensão em relação a uma figura parental; sentimentos de desamparo e de desesperança. Sugeriu que os pacientes com câncer têm uma vida particular de abandono, solidão, culpa e autocondenação. Embora essas pessoas estivessem em um total "desespero de serem elas mesmas" (frase de Kierkegaard), continuavam a executar suas atividades e rotinas mesmo sem adquirir satisfação, depletando-se por se dar incessantemente aos outros, não se permitindo receber.

Kissen (1966), que trabalhou por muitos anos com câncer de pulmão, publicou vários trabalhos com base nos casos que atendeu e na aplicação de testes psicológicos (Maudsley Personality Inventory). Esse autor postulou que estes pacientes apresentam uma típica tendência a suprimir seus problemas emocionais e conflitos. Por tudo isso, eles teriam uma "saída diminuída para a descarga emocional".

Schmale e Iker (Schmale, 1966), em importantíssimo trabalho prospectivo, estudando mulheres predispostas as câncer de colo de útero, encontraram fatos semelhantes aos até aqui relatados. Em uma pesquisa (1964), estes autores estudaram através de entrevistas psicológicas e testes de personalidade 51 mulheres assintomáticas, porém, predispostas ao câncer de colo uterino, pois apresentavam esfregaços vaginais classe III de Papanicolau. Na base da avaliação psicológica feita, os autores tentaram prever quais das pacientes desenvolveriam câncer. A expectativa é de que a doença se instalaria naquelas mulheres que tivessem suas vidas marcadas por fortes sentimentos de desesperança e que tivessem apresentado um acontecimento vital capaz de despertar esses sentimentos dentro dos últimos seis meses antes de terem sido examinadas. As previsões estavam corretas em 36 dos 51 casos estudados, apresentando, portanto, resultados de alta significação estatística e fidedignidade em relação à hipótese estabelecida.

Estes trabalhos, quase todos retrospectivos, centrados no estudo da personalidade dos pacientes e nas situações desencadeadoras, têm sido criticados por poderem refletir aspectos da vida emocional secundários ao aparecimento da neoplasia (reações somatopsíquicas). Ponderam estes críticos (de orientação behaviorista) que somente estudos prospectivos poderiam comprovar que certas tendências ou reações psicológicas seriam realmente significativas em relação ao surgimento e evolução de uma neoplasia. O fato é que os estudos prospectivos – nos quais se seleciona determinado segmento da população que é estudado previamente e acompanhado com entrevistas e exames vários ao longo dos anos – são muito dispendiosos e difíceis de serem realizados. Por esse motivo, poucos trabalhos desse tipo foram relatados com referência ao câncer, até o momento. Em um destes trabalhos, Thomas e colaboradores (1979) estudaram um grupo de estudantes de Medicina da Universidade John Hopkins. Encontraram uma semelhança na história e no perfil psicológico daqueles que desenvolveram câncer ou tiveram doenças mentais. Esses grupos relatavam uma história de relacionamento emocional distante com seus pais, o que não aconteceu no grupo considerado normal e naqueles que desenvolveram coronariopatia. O trabalho de Schmale e Iker (Schmale, 1966), já citado, é do tipo prospectivo e parece não oferecer sombra de dúvida sobre a importância dos sentimentos de desesperança nas situações anteriores ao desencadeamento do câncer.

Do mesmo modo como se tem estudado os aspectos psicológicos dos pacientes com câncer e a situação do início da doença, têm sido pesquisados tais aspectos em relação ao agravamento, surgimento de metástases e o desenlace, ou, ao contrário, a regressão espontânea da doença.

Leshan e Gassman (Leshan, 1958), através do acompanhamento psicoterápico dos seus casos, puderam observar que o aparecimento de problemas emocionais não resolvidos podia ser seguido por um crescimento mais rápido do tumor, enquanto a resolução de tais problemas podia ser seguida de uma regressão temporária. Miller e colaboradores (1977 e 1979), referem a ocorrência de recidivas da doença em pacientes com 10 a 20 anos de remissão, após a ocorrência de um severo estresse emocional. Alguns desses trabalhos, tentando ser mais objetivos, basearam-se em testes psicológicos. Blumberg e colaboradores (1954), usando o MMPI, compararam os resultados do grupo de rápida evolução com aqueles de sobrevivência maior que a esperada. Os pacientes do primeiro grupo (má evolução) eram significativamente "mais sérios, cooperativos, ansiosos e sensitivos". Eles também tinham um maior grau de depressão e ansiedade e uma diminuição da capacidade de reduzir essa ansiedade através de uma ação corretiva externa. Os autores interpretaram estes e outros achados como indicativos de que a ação dos estresses de longa duração, sem a capacidade de uma expressão externa, pode ter um efeito estimulador no crescimento de um câncer. Posteriormente, Stavravy (1968) estudou a questão da evolução através do uso deste mesmo teste psicológico (MMPI). O ponto mais significativo dos seus achados é o de que os pacientes com longa sobrevida exibem exatamente o perfil oposto ao desespero-desesperança tão assinalado nos estudos com pacientes com câncer. Consideramos este achado altamente significativo, pois está de acordo com a observação genericamente feita por clínicos e cirurgiões de que os pacientes de boa evolução e sobrevida são exatamente aqueles que conseguem se manter esperançosos diante de suas enfermidades, muito embora esta esperança se sustente mesmo através de mecanismos de negação e racionalização.

Psique e cura espontânea do câncer

O fenômeno da cura espontânea de uma neoplasia vem intrigando de há muito o meio médico, leigos e ambientes paramédicos, já que este fenômeno surge muitas vezes com uma aura mística e sobrenatural. Ele ganhou reputação e notoriedade científica quando Sir William Osler relatou em 1901 a redução espontânea de metástases em duas mulheres com câncer de mama. O assunto, naquilo que nos diz respeito, foi revisado por Stoll (1979), cuja exposição, em linhas gerais, passaremos a seguir. Ele nos diz que esta questão não é tão incomum como pode parecer e refere que Everson e Cole (Everson, 1976) fizeram em 1976 um apanhado da literatura mundial, coletando 176 casos. Segundo Stoll (1979), este número de casos deve ser muito maior se levarmos em conta fatores como: casos em que há regressões totais de algumas metástases e de outras não, casos de regressão lenta, não dramática, que deixam de ser relatados, casos de regressão fora de um ambiente médico e, portanto, não documentados. Cita Stoll sete fatores apontados como imbricados neste fenômeno: aumento da reação imune, ação hormonal, trauma cirúrgico, irradiação, agentes químicos, eliminação das influências carcinogênicas e episódio infeccioso agudo. Acrescenta que sem dúvida o aumento da resistência imunológica é o principal fator e que sua ação de gatilho pode explicar os efeitos de um possível trauma cirúrgico, da suposta ação da irradiação e de um estado infeccioso agudo. Recorda-nos Stoll que existem evidências de mecanismos imunológicos de defesa em muitos tipos de câncer humano. Assim, os tumores primários evocam a formação de anticorpos específicos, os quais se combinam com os antígenos do tumor, inativando-os. As células linfoides específicas e imunologicamente reativas também são estimuladas. Para ele, a demonstração da presença de antígenos associados ao tumor nos casos demonstrados do fenômeno é a prova cabal da importância da ação deste gatilho imunológico. Por tudo isso, os mecanismos são basicamente imunológicos e endocrinológicos, inclusive porque há muitas evidências de que manipulações imunológicas ou endocrinológicas podem provocar rápidas regressões de cânceres em homens ou em animais. Essas ações podem ser desencadeadas pela atividade cerebral cortical através da mediação de centros hipotalâmicos, como já foi visto antes. A seguir, Stoll (1979), cita o interessante trabalho de Ketcham e colaboradores (1976) sobre 108 casos em que houve completa remissão após uma cirurgia. Eles consideram que o efeito psicológico da hospitalização e da cirurgia pode indubitavelmente afetar mecanismos metabólicos e neuroendócrinos e daí postulam que tais efeitos (psicofisiológicos), associados com a crença na cura, levam o tumor a regredir em alguns dos casos operados.

Sobre as chamadas "curas da fé" ele escreve: "É então possível que fatores mentais ou emocionais possam estar envolvidos em alguns dos assim chamados casos 'inexplicáveis' de regressão espontânea de um câncer? Fé, religiosidade e uma crença muito poderosa parecem ser os fatores comuns em muitos dos pacientes que mostram cura espontânea de um câncer. Entretanto, em alguns dos casos relatados, um incidente capaz de elevar emocionalmente o paciente parece ter precedido o início da remissão". Para demonstrar esse tipo de ocorrência, Stoll (1979), cita o seguinte caso: uma freira apresentou icterícia em cuja pesquisa etiológica demonstrou-se a presença de um câncer de cabeça de pâncreas através de uma exploração cirúrgica abdominal. O diagnóstico foi feito por uma biópsia realizada durante o ato cirúrgico. Irmãs da ordem desta freira começaram a interceder por ela, rezando. Ela recuperou-se rapidamente da cirurgia e do seu estado de grande debilidade. Retomou o trabalho onde permaneceu por sete anos, até falecer. Na autópsia apresentava embolia pulmonar maciça, porém nenhuma evidência do tumor de cabeça do pâncreas. Sobre a influência da religião e do misticismo, citam-se casos em que se processou a cura espontânea de uma neoplasia, algumas em estado avançado. O único dado em comum nesses pacientes era o apego à religião. (IKEMI*)

O câncer como modelo de doença integral

Poucas doenças demonstram ser tão dependentes de uma etiologia multifatorial como o câncer. Daí ser um reducionismo considerar que a história de um tumor que se segue a uma situação de perda ou de estresse se esgote em uma ou outra destas situações. Estas "situações", no caso do câncer parecem incluir os seguintes fatos: ser uma doença geneticamente determinada e programada; incluir uma falha do sistema imunológico em algum momento de sua programação; ser susceptível a várias influências ambientais, tais como a ação dos raios ultravioleta no câncer da pele; ser susceptível à ação de várias substâncias tóxicas presentes artificialmente no hábitat humano, como a nicotina no caso do câncer de pulmão; depender da influência de fatores alimentares, tal como é o caso de dietas excessivamente ricas em gordura, que podem favorecer o aparecimento ou a evolução de várias neoplasias; ser decorrente da ação de múltiplos agentes virais, os oncovírus, que explicam a etiologia de muitos tipos de câncer; ser susceptível à influência de fenômenos de estresse e a fatores psicológicos vários, quer no seu desencadeamento e má evolução, quer na direção de um curso mais benigno, podendo mesmo incluir o seu desaparecimento.

Se o câncer é uma doença vinculada à pessoa integral do paciente, ele deve ser o reflexo de suas relações pessoais, de sua vida familiar e social. Leshan e Worthington (Leshan, 1956) fizeram um importante trabalho de ordem estatística a esse respeito. Postularam que se estes fatos são verdadeiros, a incidência do câncer nos diferentes grupos sociais deveria variar em relação à frequência com que houvesse se produzido uma alteração em sua vida de relação ou uma perda sentimental grave. Por exemplo, em diferentes relações conjugais. Assim, as viúvas figurariam em primeiro lugar, depois o grupo divorciado, depois o grupo de casados que só manteriam o vínculo por razões religiosas, financeiras ou outras e, finalmente, o grupo dos solteiros. Todos os estudos realizados pelos autores mantiveram, estatisticamente, esta curva de frequência.

Acompanhando pacientes com câncer de vários tipos, pode-se constatar, com relativa facilidade, a influência das posturas familiares na evolução de cada

---

* Comunicação pessoal. Congresso Mundial de Medicina Psicossomática, Rio de Janeiro, 1982.

caso. Isso ficou patente na experiência de Corbineau em nosso Serviço, coordenando durante 3 anos um grupo terapêutico com pacientes portadoras de câncer de mama (Corbineau, 1986). Nas três pacientes que faleceram, havia más relações familiares, principalmente com os filhos. As relações com os esposos eram melhores, muito embora uma delas tenha surpreendido o marido em situação de intimidade com uma prima. O que pareceu chocá-la ainda mais foi, contudo, a repetição de fato semelhante na vida de uma filha, deixando-a verdadeiramente revoltada e desesperada. Isso se deu pouco tempo antes de sua morte. Nas três pacientes podiam ser constatadas atitudes de rejeição por parte dos filhos, como se estes, captando a gravidade de suas doenças, preferissem não se envolver com elas para não assumirem a dor e o peso da responsabilidade, implícitos em aceitar o problema daí decorrente.

Um fato que impressionou Corbineau no acompanhamento de suas pacientes foi a facilidade com que estas desenvolviam metástases após situações de perda ou de estresse. Assim, nos conta que depois que uma paciente passava por uma situação desse tipo, ela ficava numa condição de expectativa para o que viesse a acontecer e, quase invariavelmente, dois, três ou mais meses após, a metástase se anunciava sem que nada pudesse ser feito para evitá-la. Ainda dentro deste tema, rejeição familiar e agravamento de uma neoplasia cabem algumas palavras sobre o caso da rejeição consumada por uma equipe de saúde, fato muito frequente, infelizmente, em nosso meio, principalmente em relação aos pacientes de baixa renda.

Friedman, falando em 1982 entre nós[*] sobre Morte Vodu e relação médico-paciente, fez um paralelo entre a atitude do feiticeiro vodu em apontar o osso para alguém e uma série de atitudes médicas iatrogênicas comuns. Assim, o feiticeiro da Jamaica, ao apontar o osso, denuncia ao indivíduo que ele infringiu um importante tabu familiar, comunitário ou religioso, condenando-o a uma espécie de estado depressivo no qual não se alimenta retrai-se de tudo e de todos e termina falecendo. Do mesmo modo, a equipe que não visita o paciente, não se dirige ao mesmo e nem o cumprimenta, está apontando o osso para ele, dizendo implicitamente que ele está mal, que nem vale mais a pena investir nele. Friedman também se referiu em uma conferência ao ato de informar a um paciente apressadamente e maciçamente que este tem um câncer como uma forma de lhe apontar o osso e apressar sua morte.

O lado oposto, a ação benéfica do apoio familiar ou social, também merece ser revelado. No caso da paciente Fernanda, descrito a seguir, o apoio prestado pelo esposo e a alegria de ter adotado uma filha, bem como a atenção, os cuidados e a empatia sempre presentes na equipe médica que a atendeu, foram fatores que sem dúvida melhoraram sua qualidade de vida e, quem sabe, retardaram a fase final de uma neoplasia que desde o início se apresentou como muito grave e metastatizante.

Reed e Jacobsen (Reed, 1988), em um artigo de revisão intitulado *Emotions and cancer: new perspectives on an old question*, colocam uma série de importantes questionamentos sobre este tema que passaremos a discutir. Eles consideram as seguintes questões como de prioridade atual: de que modo os estados psicológicos afetam a transformação de células normais em malignas; o impacto do câncer e seu tratamento psicológico visando a um ajuste emocional; papel dos suportes sociais no câncer; o impacto do câncer de longa duração e seu tratamento; o luto familiar que se segue à morte de um paciente com câncer; o papel do psiquiatra e do psicoterapeuta na redução dos efeitos colaterais dos quimioterápicos.

Alertam-nos para uma questão importantíssima. Normalmente, leva muitos anos para aparecerem sintomas depois que as células benignas se transformam em malignas.[**] E com que facilidade consideramos *tout court* que um estresse de um dos ou dois anos atrás foi o responsável pelo início da doença de um paciente... Reed e Jacobsen (Reed, 1988), recordam-nos de que as neoplasias evoluem através de múltiplas fases: início, promoção e progressão. "Com distintas interações bioquímicas ocorrendo em cada fase, existe a possibilidade que estas possam ser afetadas diferencialmente por fatores psicossociais. É provável que fatores psicossociais sejam mais importantes para a promoção e a progressão do que para o início". E, citando um trabalho de Fox (1981), criticando a tendência de juntarem-se achados de neoplasias várias desconhecendo suas diferenças e particularidades, eles escrevem: "É crucial, portanto, que as pesquisas individuais se foquem em um câncer particular ou em um grupo de cânceres com similaridades conhecidas. Um *pool* indiscriminado de dados psicossociais para pacientes com diferentes tipos de câncer seria como misturar laranjas e maças sem saber no que elas diferem".

Dois importantes trabalhos de orientação psicoimunológica são referidos pelos autores. Levy (1991) usou um método para determinar a relação entre fatores de personalidade e parâmetros imunológicos associados como indicadores de um prognóstico em pacientes de câncer de mama. Eles evidenciaram que

---

[*] Friedman S. Comunicação Pessoal, 1982.

[**] Shavelzon nos dá uma média de 5 anos para que uma neoplasia inicial se manifeste clinicamente.

pacientes que relatavam sentimentos de apatia, indiferença e depressão tinham níveis mais baixos de atividade *natural killer* que pacientes que eram mais expressivos. Em outro interessante trabalho, citam Schleifer e colaboradores (1983), que seguiram esposos de mulheres portadoras de carcinomas avançados de mama e analisaram os parâmetros imunes desses maridos no período antes e após a morte da paciente. A função imune (isto é, a resposta à estimulação linfocitária) estava deprimida nos primeiros meses que se seguiam à morte da esposa. Uma depressão menos pronunciada era, em seguida, observada do quarto ao décimo quarto mês.

Por tudo o que foi dito, pode-se deduzir que cada vez um maior número de clínicos e cirurgiões pesquisadores reconhece o papel dos fenômenos psicossociais no câncer. Apesar disso, um número grande de médicos presta pouca ou quase nenhuma assistência psicológica aos seus pacientes e sequer os encaminha a um profissional de Psicologia Médica.

Todas as etapas do diagnóstico e tratamento do câncer são difíceis e exigem tato e conhecimento na abordagem dos problemas psicossociais e familiares. Na questão do diagnóstico evoluiu-se de uma posição de nada dizer ao paciente para outra, a de informar o diagnóstico ao paciente,* esquecendo-se muitas vezes do cuidado de prepará-lo e esperar pelo momento (*timing*) em que esteja mais preparado para lidar com uma situação tão difícil. Também requer sensibilidade e tato em relações humanas perceber qual familiar do paciente pode ser nosso interlocutor em relação à doença deste. Igualmente, durante os períodos de quimioterapia ou radioterapia, muitos pacientes necessitam de suporte psicológico a ser prestado pela equipe clínica ou pelos especialistas. Obviamente, as coisas se complicam ainda mais quando a doença evolui apesar do tratamento clínico ou cirúrgico e principalmente, quando o caso caminha para os estágios finais. A psicoterapia de um paciente oncológico nessas condições é sempre uma tarefa difícil e que deveria ficar a cargo de um terapeuta mais experiente – os mais jovens poderiam se beneficiar com a supervisão de pessoas muito experimentadas nestas questões.

A nosso ver é preciso, antes de tudo, que o psicoterapeuta tenha uma atitude de muita humildade e possa, inicialmente, captar e aprender sobre a realidade médica daquela especial condição do paciente, antes de fazer juízos ou intervenções psicológicas sobre o caso. Os conhecimentos médicos de um psiquiatra, psicanalista e, mais ainda, de um psicólogo são, muitas vezes, insuficientes – pelo menos para o caso daquele paciente – pelo que é preciso que o profissional *psi* tenha uma visão da situação, como um todo e sempre funcione como parte de uma equipe una e coesa.

Vimos mais acima que o espaço de tempo médio entre o surgimento de uma neoplasia e a momento em que ela começa a produzir sintomas – podendo ser então reconhecida – está em torno de 5 anos. E quantas vezes dizemos ou escrevemos que este ou aquele câncer se iniciou há seis meses ou há sete anos atrás na decorrência de um estado depressivo ou de determinado trauma psíquico que afetou o paciente? Nesse sentido, uma visão abrangente da doença se impõe, com o reconhecimento do papel desempenhado pela genética, dia a dia mais comprovado laboratorialmente. Um raciocínio que leve em conta as fases de promoção e progressão, propostos por Reed e Jacobsen, (Reed, 1988) também poderá nos levar a posturas mais realísticas e mais verdadeiras. Obviamente, os dados a favor de uma Psico-oncologia são muitos e cada vez mais pormenorizados, porém é preciso conhecê-los, interpretá-los, combiná-los e compará-los para poder dar-lhes uma real utilização clínica em prol de um paciente.

Voltando à tarefa do psicoterapeuta, no mais das vezes vemos que ela é difícil e espinhosa. É difícil trabalhar com um paciente que quer acima de tudo negar a realidade, ferindo nossos preceitos de levantar a verdade acima de todas as causas e tornar o inconsciente consciente. É difícil trabalhar com um paciente que percebemos ter condições de saber a verdade, porém esta tem que permanecer subterrânea, pois a equipe médica pensa de modo contrário. É difícil deixar o aconchego do consultório para acompanhar o paciente na residência ou no hospital, precisando improvisar um *setting* e se sujeitar, por vezes, a ser interrompido pelos mais variados profissionais de saúde. É difícil, sobretudo, acompanhar o paciente sem dispor de recursos diagnósticos e terapêuticos (cirurgias, endoscopias, exames e medicamentos vários) que deem a sensação de termos a força, o novo, o mágico, a cura. E podemos continuar apenas com nossa "conversinha" mantendo a convicção de que temos realmente algo a fazer por aquele paciente.

Num caso que ocorreu num dos hospitais em que já trabalhamos, uma psicoterapeuta, sem maior experiência, começou a tratar uma paciente jovem, com um tumor maligno de reto. Ela não fez contatos mais profundos com a equipe médica que atendia a paciente, que estava deprimida e abordou-a dizendo que sua doença estava relacionada com seus desejos de autoagressão. Certo tempo após, ela soube através da equipe que o caso havia se agravado e que

---

* A atitude de informar toutcourt o diagnóstico é geralmente um plágio da medicina americana de uma forma de pensar e proteger o médico e não o paciente.

seria tentada uma cirurgia paliativa para adiar a condição, que se esboçava, de doença terminal. Nesse momento, ela me procurou para uma ajuda (supervisão), pois estava insegura em manter aquele enfoque diante de uma paciente com possibilidades reais de morrer. E, acima de tudo, muito temerosa diante da evolução, para ela inesperada do caso. A supervisão foi prestada e a colega pôde ajudar melhor sua paciente em sua caminhada final. Terapeutas geralmente menos experientes ou com formações menos completas costumam com muita facilidade interpretar pacientes com câncer ou doenças autoimunes como se estes estivessem simplesmente se autoagredindo internamente. Eles dizem aos pacientes hipertensos que estão assim porque têm muita raiva retida em seu interior. Essas coisas podem inclusive acontecer, porém não de forma tão simples. Esses terapeutas precisariam pensar na frase de Hamlet que deveria ecoar mais dentro de nós: "Há mais verdades entre o céu e a terra do que supõe nossa vã filosofia".

Caso clínico

Uma paciente, que chamaremos de Fernanda, nasceu em 1944 de parto normal, tendo sido amamentada pela mãe até os dois anos. Nesta época, para desmamá-la, a mãe colocou Iodex® no seio e disse a ela que era cocô de galinha. A mãe sempre tratou esta filha como frágil e doente. Toda a família, de classe média, sofria devido à situação financeira de poucos recursos. Na infância, Fernanda ficou muito marcada com a morte do avô materno (de infarto do miocárdio) a quem era muito ligada. Quando tinha 16 anos, os pais se separaram e ela veio residir na cidade grande. Adaptou-se, fez novas amizades, porém teve, em torno dos 20 anos, uma primeira crise depressiva, que foi tratada, naquela época (1964), com internação e eletrochoques. No ano seguinte, uma irmã se suicidou de forma dramática, atirando-se de um andar alto, praticamente diante dos filhos. Um ano após, Fernanda casou-se com um rapaz da sua idade com quem tinha muitas afinidades. Em 1969, iniciou seu primeiro tratamento analítico. Desde 1972 sua vida se voltou para conseguir ter filhos, pois estes não vinham espontaneamente. Procurou médicos especializados em esterilidade, começou a tomar hormônios e em 1979 fez uma cirurgia de abertura em cunha no ovário, sem resultado. Desde 1975 começou a apresentar surtos predominantemente maníacos, tendo perdido 12 quilos em um destes (depressivo?). Entre estes surtos mostrava-se depressiva em função de não conseguir engravidar e por estar vivendo novamente em casa a situação de estar com pouco dinheiro. Desde então se tornou obesa e não mais recuperou seu peso habitual.

Em 1980 é constatada a presença de um tumor na mama direita, que é excisado cirurgicamente – descobrem-se metástases em gânglios axilares. A mastectomia é seguida de quimioterapia. Seu médico lhe dá 5 anos de sobrevida. Um mês após a cirurgia, durante a quimioterapia, descobre estar grávida (tinha feito apenas um aborto antes). Submete-se a um aborto terapêutico, em meio a uma grande dor, sua e do marido. O casal resolve então, ambos em análise, adotar um filho, o que é feito em um processo muito bonito que dá nova vida ao casal e ao próprio casamento.

Fernanda continua a árdua luta pela manutenção da vida e, em 1981, tem um episódio delirante (maníaco?) durante o qual se sentia espionada por vizinhos e por pessoas escondidas dentro de sua própria casa. Em 1982 surge uma metástase cutânea que regride com quimioterapia e cobalto. A partir de 1983 aparecem metástases ósseas e finalmente, em 1984, metástases pulmonares que levam ao seu falecimento através de um quadro de insuficiência pulmonar.

Nos últimos meses de vida, Fernanda foi assistida por uma psicoterapeuta especializada no atendimento a pacientes terminais. Este tratamento foi muito valioso para ajudá-la a enfrentar a morte e a fase terminal. Ela suportou estes momentos com muita coragem, lutando até onde lhe foi possível.

O depoimento do grupo analítico ao qual pertenceu seu esposo é de que este se tornou uma pessoa diferente, amadurecida e muito mais lutadora, depois da experiência de ter acompanhado a doença de Fernanda por todos estes anos.

Vemos em Fernanda uma paciente com depressão bipolar – depressões alternadas com episódios maníacos – uma história de sucessivas perdas, tais como a morte do avô, separação dos pais, suicídio da irmã e perda da capacidade de procriar. Na vida com o marido, voltou a reviver a situação de dificuldades financeiras da casa do seu pai. Acreditamos que como decorrência de toda esta situação de frustração ela se torna obesa e vem a apresentar, com 36 anos de idade, um câncer de mama. Sua vida passa a ser daí por diante uma luta contínua contra a enfermidade, em que o casal opta pela vida e adota uma filha, dando um novo sentido à vida dos dois. O episódio delirante em que se via espionada por vizinhos e por pessoas escondidas dentro de sua casa pode ser entendido como expressão dos múltiplos exames e técnicas utilizadas para investigar o câncer a partir de instrumentos que permanentemente pesquisavam o interior do seu próprio corpo.

O caso de Fernanda ilustra-nos a capacidade de um paciente de usar todos os seus recursos na luta contra uma enfermidade. Assim, quando não havia mais alternativa, ela se entrega a um psicoterapeuta especializado em pacientes terminais. Todos os recursos do *ego* são empregados a serviço da adaptação e da sobrevivência. E aqui podemos ver, seja em Fernanda, seja em seu marido, a doença funcionando como experiência existencial criativa, fonte de crescimento emocional e de novas possibilidades de vida. Fernanda se foi, porém deixou com os seus o testamento de sua coragem e de sua luta e o esposo, em que pese a perda de sua mulher, já não era mais o mesmo homem depois de todos estes acontecimentos. Tinha amadurecido e se humanizado na decorrência de todos estes embates. Hoje está muito bem casado com uma nova mulher com quem teve duas filhas, constituindo uma nova família feliz e bem realizada.

Post-Scriptum

Histórico

Alison Fife e colaboradores publicaram importante revisão sobre Psico-Oncologia em 1996. Citam a já famosa observação de Galeno sobre as mulheres "melancólicas", que desenvolveriam neoplasias de mama com maior frequência do que as mulheres "sanguíneas". Em 1759, segundo os autores, o cirurgião Richard Guy caracterizou as mulheres com câncer como "sedentárias, com uma disposição melancólica da mente e que se encontram com tais desastres na vida em ocasiões de muitas perturbações e luto". Em 1870, James Page, em outra citação dos autores, relatou que "são muito frequentes os casos nos quais uma profunda ansiedade, desesperança e desapontamento são rapidamente seguidos por crescimento e aumento do câncer, levando à suspeita de que estas e outras influências, participam no desenvolvimento de uma constituição cancerígena".

Luto, depressão, sistema imune e câncer

Os autores citam relatos de casos de associação de luto e depressão em câncer, hipertireoidismo, diabete e cardiopatias. Apontam vários estudos onde estados depressivos antecedem o surgimento de um câncer. Isso se explicaria porque ambas as ocorrências podem estar envolvidas com uma depressão imune. Para os autores, o eixo Hipotálamo – Hipófise – Adrenal (HPA) costuma ser estimulado na depressão, sendo tais mudanças marcadas por altos níveis de cortisol na urina, diminuição da resposta do hormônio adrenocorticotrófico (ACTH) e do fator de liberação da corticotrofina (CRF) um aumento da concentração de CRF no SNC e hipertrofia da supra-renal e da hipófise. Citam um estudo prospectivo onde a aplicação de dados obtidos pelo *Minnesota Multiphasic Personality Inventory* (MMPI) em 1020 empregados pelo Western Electric mostrou que o dobro de mortes por câncer foi encontrado, 17 anos depois, entre os empregados que apresentaram escores altos de depressão. O estudo citado controlou outros fatores de risco como idade, fumo, álcool, exposição ocupacional e histórico familiar de câncer. Concluíram que havia "uma pequena, porém estatisticamente válida relação entre depressão e o desenvolvimento do câncer".

Depressão e disfunção neuroendócrina têm sido estudadas em pacientes com câncer gástrico, ginecológico e pancreático. Citam, também, um trabalho onde se investigou a possibilidade de que indivíduos sadios com uma história familiar de câncer tenham baixos níveis de atividade das células *Natural Killer* (NK). Quarenta e três mulheres hígidas foram recrutadas, independentemente de seus históricos patológicos familiares (Bovbjerg, 1991). Nenhuma diferença no estado de saúde psicofísico foi encontrada entre aquelas com ou sem histórico familiar de câncer. Independentemente da historia familiar, as mulheres de alto nível de estresse tinham mais baixos índices de atividade NK e a atividade NK permanecia baixa nas pacientes que tinham histórico familiar de câncer. Os autores especulam que defeitos hereditários e redução da atividade NK contribuiriam para aumentar o risco de neoplasia.

Uma interessante revisão sobre o tema também é apresentada por Reiche e colaboradores (2006) Citam um trabalho com pessoas enlutadas. Quinze viúvos de mulheres que morreram de câncer de mama avançado submeteram-se ao método de estimulação de células T. As respostas estiveram significativamente suprimidas nos dois meses após a morte das companheiras.

Em relação a casais em separação, estes autores apontam que os níveis de estresse costumam ser maiores que nos casos enlutados. Citam dois estudos a respeito, que sugerem que mulheres separadas ou divorciadas têm uma função imune mais pobre qualitativa e quantitativamente e que mulheres com um ano de separação apresentam função imune pior que as casadas, com taxas mais baixas de células NK e células T. Em outra pesquisa sobre casais, os homens que eram mais hostis durante uma discussão dos problemas com as esposas apresentavam uma maior redução da atividade NK nas 24 horas seguintes.

Fatores psicossociais e câncer: adoecimento e sobrevida

Alison-Fife e colaboradores (1996) citam um estudo (Jenkins, 1983), onde os pesquisadores levantaram os dados dos óbitos da cidade de Massachussetts nos anos de 1972 e 1973, verificando que a morte por câncer se associava a índices socioeconômicos como pobreza, desemprego, baixos salários, moradia em casas outorgadas* e estado civil solteiro. Os autores também citam um estudo de casos de nove pacientes de câncer e que tinham "excepcionais" sobrevidas. Postulava-se que isso se deveria ao seu modo de viver excepcionalmente otimista e positivo. Além deste, cita um trabalho prospectivo onde pacientes com melanoma maligno foram estudados sobre a influência de estilos de *coping* em sua sobrevivência usando autoescalas de medida do ajus-

---

* Este trabalho de Jenkins é famoso cientificamente. Foi através dele que o autor provou que a doença coronariana não é apenas uma doença de *status*, que ela é também uma doença da pobreza, que atinge todas as classes sociais.

tamento à doença. A escala média era menor nos recidivantes que nos não recidivantes. Concluiu-se que os pacientes com maior dificuldade de ajustamento a seus cânceres viveram menos. Referem que a pesquisa nesta área é complexa pelas diversas variáveis que cercam o advento da doença e o seu tratamento.

Finalmente, no item fatores psicossociais e sobrevida do câncer citam que a intervenção psicossocial melhora o humor, o ajustamento à doença, a dor, a fadiga e a possibilidade de sobrevivência, em um estudo onde os efeitos do *biofeedback* e da terapia cognitiva em 19 recém-diagnosticados casos de câncer de mama demonstraram melhora no nível da ansiedade e redução do cortisol urinário. Relatam, ainda, um estudo semiprospectivo com 75 pacientes com câncer de mama, relacionando os fatores psicológicos, a atividade NK e a sobrevida das pacientes. Ajustamento à doença, suporte social, fadiga e depressão influenciaram a variação da linha de base da atividade NK. Os fatores psicossociais não foram significativos para serem relacionados como indicadores prognósticos dos nódulos positivos, porém a atividade NK mantinha-se baixa e a depressão alta nas mulheres com nódulos positivos. Citam Spiegel (1989 e 2002) e colaboradores que fizeram um trabalho grupal em mulheres portadoras de câncer metastático de mama. Essas mulheres se reuniam semanalmente num grupo de apoio. Após um ano, uma avaliação mostrou que a sobrevida deste grupo era de 36,3 meses comparada com 18,9 meses num grupo controle. As mulheres do grupo terapêutico mostraram menos fadiga, confusão e tensão do que aquelas do grupo controle.

O grande número de agentes etiológicos envolvidos no câncer (fumo, obesidade, genética, idade, gênero, fatores hormonais) dificulta o estudo da ação de apenas um deles.

Um interessante trabalho examinou o efeito do papilomavirus (HPV) associado à neoplasia intraepitelial cervical do útero (NIC), um precursor do câncer cervical (Antoni, 2007). Estresse e pessimismo predizem uma maior severidade de NIC. Em mulheres coinfectadas com HIV e HPV, eventos negativos de maior porte prognosticaram declínio das células NK, maiores riscos de herpes genital e persistência da NIC por prazos de até um ano.

Doenças autoimunes (doenças do colágeno)*

Chamam-se doenças autoimunes ou de autoagressão aquelas em que se desenvolvem reações imunes aos constituintes naturais do organismo (*self*), levando a lesões localizadas ou sistêmicas.

As doenças autoimunes resultam da interação de múltiplos fatores predisponentes incluindo as relações entre os agentes gatilhos (vírus, autoantígenos), o estado do sistema de resposta ao estresse (incluindo o eixo HPA e o SNA) e o sistema de hormônios gonadais, com os estrogênios como estimuladores e os androgênios e a progesterona como inibidores (Cutolo, 2003).

Fazem parte deste grupo de doenças a artrite reumatoide (AR), o lupus eritematoso sistêmico (LES), a esclerose sistêmica progressiva, a polimiosite-dermatomiosite, a tireoidite (autoimune), a miastenia grave, a doença de Sjögren, a colite ulcerativa, a esclerodermia, a doença de Crohn** e outras mais. As doenças autoimunes apresentam-se geralmente isoladas mas por vezes combinadas, o que fala a favor de terem uma mesma natureza. No momento dou supervisão a um caso de artrite reumatoide, esclerodermia e Sjögren. A síndrome de Sjögren é caracterizada por artrite acompanhada secura de mucosa labial e ocular.

Por outro lado podem coexistir casos de mesma ou de outras doenças autoimunes nos parentes de um paciente qualquer, apontando para um componente genético familiar.

As lesões são provocadas por mecanismos que levam à interação de anticorpos formados contra constituintes próprios do organismo, passando estes a comportar-se como antígenos. A reação antígeno-anticorpo dá-se na superfície celular ou em nível sistêmico (imunocomplexos circulantes). A reunião antígeno-anticorpo atrai proteínas plasmáticas que se tomando ativadas estimulam uma cadeia de reações que culmina na destruição celular e necrose tissular, com muitas consequências sobre a função do órgão lesado eu sobre o próprio organismo.

Chamam-se doenças autoimunes ou de autoagressão aquelas em que parecem desenvolver-se certas reações imunes aos constituintes naturais do organismo (*self*), levando a lesões localizadas ou sistêmicas.

Fazem parte deste grupo de doenças a artrite reumatoide, o lupus eritematoso sistêmico, a esclerose sistêmica progressiva, a polimiosite-dermatomiosite, a tireoidite (autoimune), a miastenia grave, a colite ulcerativa e outras mais.

---

* Esta denominação, usada anteriormente deve-se ao fato de que as manifestações destas doenças se dão geralmente no interior do tecido conjuntivo, ou colágeno.

** Os casos Crohn (ileíte regional) atingem basicamente o intestino delgado. Esta também é uma doença francamente psicossomática. A tendência atual é reunir Crohn e colite ulcerativa, que acomete o cólon e o reto, sob o título de Doenças Inflamatórias Intestinais.

As lesões são provocadas por mecanismos que levam à interação de anticorpos formados contra constituintes próprios do organismo, passando estes a comportar-se como antígenos. A reação antígeno-anticorpo dá-se na superfície celular ou em nível sistêmico (imunocomplexos circulantes). A reunião antígeno-anticorpo atrai proteínas plasmáticas que se tornando ativadas estimulam uma cadeia de reações que culmina na destruição celular e necrose tissular, com muitas consequências sobre a função do órgão lesado eu sobre o próprio organismo.

Muitas indagações têm sido feitas no sentido de se determinar porque um constituinte orgânico passa a ser reconhecido como *non-self*. Supõe-se que uma atividade diminuída de células supressoras permitiria esse tipo de reação. Ao que parece, tais constituintes são normalmente liberados, porém a atividade de células T supressoras poderia impedir a ampliação das reações contra tais constituintes. Então, a hipótese de falência dessa atividade supressora explicaria em linhas gerais a eclosão de certas doenças de autoagressão. Seria isso que ocorreria basicamente no LES.

Como já vimos anteriormente, o estresse, através da ação neuroendócrina, pode modificar as atividades das células T, incluindo a atividade supressora. Os processos autoimunes, embora progressivamente mais conhecidos e estudados, envolvem uma série de fenômenos com toda uma aura de mistério e de complexidade, cuja natureza compreende uma gama muito grande de enfermidades ou de estados que predispõem a enfermidades.

Ângelo Papi* fala-nos de um conceito sobre os processos autoimunes: são antes de tudo fenômenos fisiológicos, nem sempre patológicos, como se pensava antes. A intensidade de produção desses fenômenos, a quantidade alcançada, faz o distúrbio, a doença. Assim, familiares de pacientes com doenças do colágeno podem ter as alterações laboratoriais dessas doenças sem ter a doença propriamente dita. Por outro lado, sabe-se que os fenômenos autoimunes tendem a aumentar com o envelhecimento e tal fato tem mesmo sido aventado como de importância na etiopatogenia do câncer.

Outro aspecto já muito estudado diz respeito ao condicionamento genético dessas doenças. Tal é o caso, por exemplo, da artrite reumatoide ou do pênfigo vulgar, doenças em que se conhece a influência que determinado aminoácido exerce, provocando seu aparecimento.

Também em relação ao lupus eritematoso sistêmico (LES) conseguiu-se provar que os camundongos híbricos do cruzamento NZW e NZB (neozelandeses branco e negro) desenvolvem uma forma de doença semelhante ao LES humano, com maior incidência nas fêmeas, presença de autoanticorpos, anemia hemolítica e nefrite por deposição de imunocomplexos. Tudo isso nos demonstra que tem uma doença do colágeno, poderíamos assim dizer, não exatamente quem quer, porém quem pode, isto é, quem tem condições genéticas para tal...

São tipicamente doenças multifatoriais e aqui se inserem o estresse e os fatores psicossociais no seu desencadeamento, evolução, agravamento e desenlace, como estudou Papi (Papi, 1964) Dentro deste ponto de vista, vêm sendo estudadas principalmente as interações com vírus. Nesse sentido, já se sabe que o antígeno da poliarterite nodosa, doença do grupo das colagenoses, é o vírus da hepatite B. Quanto à AR, já se sabe que vírus do tipo Epstein-Barrr (vírus da mononucleose infecciosa), ao parasitarem os linfócitos B, produzem o fator reumatoide, uma gamaglobulina presente no sangue desses pacientes. Também foi evidenciada a importância dos vírus HIV e tipos do vírus Picorna na poliomiosite, doença na quais os Cocxakievirus parecem desempenhar papel patogênico em casos de crianças.

Essas interações estão presentes num grande número de enfermidades tais como hipertireoidismo (anticorpos contra a glândula tireoide); miastenia grave (anticorpos contra os receptores de acetilcolina nas junções neuromusculares); *diabetes mellitus* (linfócitos T contra células pancreáticas produtoras de insulina); esclerose múltipla (linfócitos T contra a bainha de mielina de células nervosas). Juntem-se a estas, a síndrome de Sjöegren, a síndrome de Reiter, a doença de Crohn e a colite ulcerativa, entre outras.

Apesar da riqueza de aspectos psicossomáticos que temos encontrado em pacientes com doenças autoimunes, tem-nos impressionado – com exceção da artrite reumatoide – do lupus e da colite ulcerativa – uma quase ausência de trabalhos ou referências a esse respeito, principalmente em doenças do colágeno. Tal fato tem sido motivo de estranheza e quase perplexidade de nossa parte por termos constatado a importância dos condicionamentos psicossomáticos nessas doenças, desde que nos dispusemos a estudá-las a partir da década de 1960. Uma das notáveis exceções é Solomon (1987), que vem estudando os aspectos psicossomáticos da artrite reumatoide há vários anos, postulando para seu desencadeamento a ação de fatores estressores e, concomitantemente, falha de mecanismos adaptativos em indivíduos com distúrbios imunológicos e possíveis alterações prévias de personalidade.

Vamos nos centrar no estudo dos aspectos integrais da colite ulcerativa e das doenças do colágeno,

---

* Papi, A. Comunicação Pessoal, 1983

enfermidades que estamos estudando há mais tempo e sobre as quais acreditamos ter algo a oferecer em termos de experiência pessoal (Mello Filho, 1964, 1965, 1966).

Artrite reumatoide

As artrites inflamatórias são doenças comuns que atingem 3% da população. A mais comum é a Artrite Reumatoide (AR) que atinge 1% das pessoas. Existem as artrites das demais doenças autoimunes, a artrite anquilosante (considerada por alguns como uma forma de AR), a artrite psoriásica, das doenças inflamatórias intestinais e as induzidas por cristais: gota e artropatia pirofosfática.

A AR é associada a um aumento da morbidade cardiovascular (caráter sistêmico). Há uma predisposição genética, a influência do estresse, a presença de autoanticorpos (AAC)* e o Fator Reumatoide (FR) uma proteína encontrada no sangue de pacientes com AR.** A fase pré-clínica dura até 15 anos, 50% dos pacientes apresentam FR no sangue e a presença de AAC. O elemento característico da doença é uma sinovite persistente que acomete as articulações periféricas simetricamente. A inflamação sinovial causa destruição da cartilagem e erosão óssea e consequente deformidade articular. Supõe-se que esse processo se deva a liberação articular de citocinas. A lesão microvascular e o aumento de células do revestimento sinovial parecem ser as lesões mais precoces da sinovite reumatoide, junto com uma infiltração perivascular de células mononucleares.

Patogênese da AR

A AR é uma artrite inflamatória e destrutiva que afeta mulheres e homens na meia-idade. Sinais liberados pelo sistema neuroendócrino podem aumentar o risco de indivíduos predispostos desencadearem AR. O melhor modelo estudado usa ratos Lewis e ratos Fisher (Japarian-Tehrani, 2000). Os primeiros que possuem um eixo HPA embotado desenvolvem artrite em contato com antígenos estreptocócicos. Já os ratos Fisher, que apresentam uma forte resposta CRH, não desenvolvem artrite quando estimulados.

Tais fatos demonstram a importância do eixo HPA na artrite experimental. Têm sido feitas análises genômicas na AR feminina. A predisposição à doença tem sido atribuída à genes HLA em um terço (1/3) dos casos (Steinsson, 2005).

A resposta anti-inflamatória "fisiológica" tem sido bastante estudada por um grupo da Universidade de Genova e muitos trabalhos têm demonstrado uma resposta de ACTH – cortisol relativamente baixa (Straub, 2001). Também têm sido encontrados níveis de androgênios (antiflogísticos) baixos. Tudo isso indica uma atividade reativa do organismo, anti-inflamatória, defensiva, para os níveis inflamatórios altos da AR. Por outro lado, níveis baixos de androgênios também têm sido encontrados no LES, na doença de Crohn e na psoríase, falando a favor de um problema mais geral, nas doenças autoimunes (Straub, 2001). Essas falhas nos mecanismos adaptativos antiflogísticos repercutem ainda mais no caso de doenças basicamente inflamatórias como a AR (Cutolo, 2003).

Aspectos psicológicos

Em 1942, Halliday (Halliday, 1942) descreveu esses pacientes como muito reprimidos em sua vida afetiva, sendo predominantemente tímidos, quietos e controlados, comportando-se como "pássaros domésticos".

Rimon (1969) que também fez em 1969 um trabalho que se tornou clássico sobre os aspectos psicológicos da artrite reumatoide, descreveu três grupos de pacientes. Os do primeiro grupo (grupo conflitivo), que correspondiam a 55% do total, tinham o início da doença e as exacerbações nitidamente ligadas a situações conflitivas; a evolução era rápida e havia pouca predisposição hereditária. No segundo grupo (33%), que chamou de não conflitivo, os conflitos não eram importantes, a influência da hereditariedade era marcante e a evolução da doença era lenta e favorável. Finalmente, no terceiro grupo (12%), de "conflitos paralelos", estes existiam, porém não se relacionavam com a evolução da enfermidade.

Cobb (1969) continuando vários estudos, estabeleceu, em 1969, novos achados em relação à personalidade do paciente com artrite reumatoide. Observou diferenças entre as mulheres (que mais frequentemente são acometidas da doença) e os homens. Mulheres com artrite reumatoide:

a) queixam-se das mães como autoritárias e agressivas, mas comportam-se como elas. Não expressam, contudo, agressividade diretamente à mãe;
b) em situações difíceis, há uma maior tendência a responderem com sintomas;

---

* Os AAC são inicialmente contra peptídios cítricos citrulinados.
** Ainda não se sabe ao certo se o FR tem um papel etiológico.

c) no casamento há frequentes conflitos conjugais; os maridos são de posição social inferior e há frequentes casamentos com homens ulcerosos.

Homens com artrite reumatoide

a) têm menor frequência de lares conflitivos;
b) têm menor hostilidade à mãe;
c) no casamento há menores níveis de atritos conjugais; as esposas apresentam pouca agressividade e há grandes problemas financeiros e desemprego.

Um curioso achado desse trabalho – inclusive de significação estatística – é o encontro de frequentes casamentos entre mulheres com AR e homens com úlcera péptica, o que caracterizaria uma ligação neurótica entre mulheres agressivas e controladoras e homens passivos e dependentes.

Uma referência comum nesses trabalhos é sobre a inibição da expressão da agressividade como um dos elementos mais importantes de suas personalidades, num constante esforço de contenção de sentimentos hostis inconscientes, no nível músculo-ósteo-articular.

A imobilidade funcional articular devida à dor e à inflamação é uma queixa comum nesses doentes, refletindo-se em sua vida de relação, trabalho e atividades sexuais. Tem importância no acompanhamento psicoterápico por ser fonte de sentimentos depressivos e de repercussões negativas na autoestima. Por vezes, a impotência funcional ou mesmo a quase paralisia do paciente é negada por eles numa tentativa de esquecer a doença incapacitante e as deformações. Tal era o caso de um paciente que assistimos no Hospital Escola São Francisco de Assis, um homem na década dos 50 anos com quadro de evolução de muitos anos e acometimento de múltiplas articulações, apresentando as juntas dos membros nitidamente edemaciadas e deformadas. Sua impotência funcional era nítida, pois se movia e andava com dificuldade. O fato é que esse homem estava saindo de um segundo casamento com uma mulher muito mais jovem. Tanto esta ligação como a anterior foram desfeitas porque ambas as mulheres o traíram com outros homens. Seu grau de negação era tão grande que relatava estas situações como se referisse a outra pessoa. Era esta mesma negação que o levava a envolver-se com mulheres tão jovens que poderiam ser suas filhas. Estas efetivamente comportavam-se como filhas, permitindo-se, contudo, ter namorados que deveriam ser naturalmente aceitos por um pai e não por um marido. Tudo isso se fazia sob o pano de fundo de um forte componente masoquista, através do qual o paciente se castigava por uma doença nunca aceita, apenas tolerada.

Enquanto a forma adulta da doença tem sido muito estudada em seus aspectos psicossomáticos, a artrite reumatoide juvenil praticamente não foi pesquisada a esse respeito, com exceção dos trabalhos de Bagger (1981) e da comunicação feita por um de nós (Mello Filho, 1977). Trata-se da pesquisa realizada em 18 pacientes estudados através de entrevistas com estes e seus pais e de testes psicológicos de personalidade. Em 61% desses casos, havia uma relação entre o início da doença e problemas familiares significativos. Já nas exacerbações, só encontramos tais relações em 30% dos casos. Os pais desses pacientes, via de regra, negavam a gravidade da doença de seus filhos e estes frequentemente tentavam compensar sua condição de enfermos acentuando seus aspectos intelectuais e tornando-se excelentes alunos com o que conseguiam agradar aos pais. Um dado importante encontrado em nossos casos foi o achado de franca rejeição por parte das mães em 40% dos casos por vezes bem anterior ao início da doença, outras vezes constituindo o principal fator desencadeante. Assim, MCS, uma menina de 7 anos, filha de uma relação extraconjugal da mãe, foi como seus irmãos abandonada por ela quando tinha apenas um ano de idade, fase em que se iniciou sua doença. Em outros casos, a "rejeição" não era tão manifesta, mas também parecia relacionada com a enfermidade, como no caso de EFP (masculino, 17 anos) cuja doença se iniciou na época em que sua mãe começou a trabalhar fora do lar.

Uma hipótese que fizemos ao final deste trabalho foi a de que o surgimento de uma artrite reumatoide juvenil – doença muito menos frequente que a forma adulta – pode ter seu aparecimento precoce ligado à gravidade de situações conflitivas e traumáticas experimentadas, como é o caso de outras enfermidades, como o *diabetes mellitus*.

Lupus eritematoso sistêmico

Quanto às demais colagenoses, temos estudado particularmente o lupus eritematoso (LES), a esclerose sistêmica progressiva e a dermatomiosite. São doenças disseminadas, que podem atingir vários órgãos e múltiplas localizações e, portanto, gerar os mais variados quadros clínicos numa real ameaça à integridade corporal do paciente, podendo inclusive levar à morte. No lupus há uma forma benigna, cutânea, o lupus discoide, e uma forma disseminada, maligna, o LES. Nessa doença há a produção de complexos imunes (autoantígenos e autoanticorpos) vários que vão "encalhar" nos pequenos vasos de múltiplos tecidos nobres do organismo (sinóvia, pele, membrana basal renal), produzindo lesões várias – eritema cutâneo, artrite, pleuropneumonite, nefrite, lesão cerebral e outras. Isso confere ao lupus o caráter de ser uma das doenças mais pleomórficas que se conhece, originando quadros de muita complexidade e de difícil diagnóstico e reconhecimento. Assim, o paciente pode, numa das crises, pode apresentar uma pleuropericardite, noutra oportunidade um quadro neurológico ou um surto caracterizado por febre, artralgias e lesão cutânea. A gravidade da doença é dada sempre, sobretudo pela lesão renal que leva, com sua evolução, à insuficiência renal e à uremia. Tudo isso pode levar o paciente com LES a um estado paranoico, tornando-se temeroso de a qualquer momento ter uma exacerbação que pode se apresentar com formas imprevisíveis.

O LES, por ser uma das doenças mais generalizadas e de quadros mais agudos, já foi chamada de epilepsia do sistema imune. É uma enfermidade predominantemente de mulheres (95%) no período fértil. Hoje, sabe-se que este fato está ligado à atividade estrogênica. É uma doença com características próprias em sua localização geográfica. Assim, ela é mais frequente no Extremo Oriente (China, Singapura) com 1 caso por 250 habitantes, do que no resto do mundo (1/1000). Observou-se também que essa incidência diminui quando os pacientes passam a ter hábitos ocidentais e se mantém se os hábitos orientais permanecem. Também se sabe que, enquanto o lupus na África é raro, sua incidência entre negros americanos é muito alta. Tudo isso mostra que há nítidas influências culturais na incidência e evolução da doença.

Há substancias químicas (medicamentos) como a hidralazina e a procainamida que podem provocar um quadro lupus símile quando administradas a certos pacientes. Também há casos de lupus que se seguem à aplicação de uma vacina ou a uma transfusão de sangue, demonstrando a força dos mecanismos imunológicos no desencadeamento da doença. Como se pode ver, há vários progressos feitos nos últimos anos na etiopatogenia do lupus, o que torna ainda mais clamorosa a pobreza de trabalhos sobre os condicionantes psicológicos da doença. Em nossa experiência clínica de atendimento a mais de 50 pacientes de LES, poucas enfermidades vimos com um caráter mais psicossomático do que esta. Geralmente é fácil, conversando com esses pacientes, mesmo como clínicos, determinar o condicionante psicossocial da doença: problemas conjugais, situações de perda, estados depressivos, etc. Em pesquisa realizada por um de nós (JMF) e pela psicóloga Maria da Gloria Wanderley Costa com cerca de 30 pacientes de LES submetidos a entrevistas e testes de personalidade (Rorschach e Teste de Relações Objetais), encontramos o que poderíamos chamar de uma etiopatogenia psicológica em dois terços dos pacientes. Esta se apresentava como uma situação de estresse ou de crise claramente definida, antecedendo o início da enfermidade. Por vezes, essa crise era crônica e vinha evoluindo como uma situação geral de infelicidade, marcando nitidamente os pacientes e assim, de modo surdo, se insinuava aos poucos no universo da doença (caso de Nair, a ser apresentado).

Uma honrosa exceção à falta de trabalhos sobre o universo psicológico dos pacientes com LES em nosso meio é a recente tese de mestrado de Gloria Regina Bandeira de Araújo, (Araújo, 1989) da UFRJ. "Interessara-nos particularmente uma doença onde há história de estreita correlação temporal entre os aspectos emocionais e seu início e/ou exacerbações, e com características de ser multisistêmica, crônica, de curso imprevisível, repercutindo psicologicamente nos pacientes, alterando de modo direto sua vida de relação/aspectos somatopsíquicos."

Sobre a patogenia do LES, escreve: "O LES é uma doença caracterizada por diversas anormalidades imunológicas sugestivas de hiperatividade policlonal de células B: hipergamaglobulinemia e aparecimento de numerosos autoanticorpos (principalmente contra-antígenos nucleares). As células T também participam da patogênese da doença, tanto pelas alterações funcionais (depleção de células T, redução de células T supressoras), quanto pela infiltração celular tecidual por células mononucleares. (...) A maioria das alterações do sistema nervoso central (convulsões, psicoses), alterações cardíacas (pericardite, miocardite), alterações dermatológicas (alopecia, sensibilidade solar) e outras anormalidades clínicas e laboratoriais decorrem de mecanismos patogênicos causado pelos complexos imunes ou por anticorpos citotóxicos dirigidos contra hemácias, leucócitos, plaquetas e neurônios".

Sobre o que chamou de estresse psicossocial do LES, a autora faz considerações que têm muito em comum com as observações que temos feito nestes pacientes. "Embora haja pacientes típicos, há certos aspectos psicológicos presentes na população com LES".

Quando encaminha o paciente para psicoterapia, o especialista deve avaliar qual das três características da doença pode estar causando a sintomatologia apresentada:

a) Cronicidade. Os pacientes apesar de não apresentarem anormalidades entre episódios agudos de exacerbação da doença, não se sentem "normais". Consequentemente, assumem o papel de pacientes: regridem, renegam responsabilidades e se tornam dependentes, criando tensões entre eles, que se consideram "doentes", e os familiares e clínicos que os consideram "bem".

b) Caráter imprevisível do curso do LES. As frequentes e imprevisíveis exacerbações da doença fazem com que os pacientes com LES tenham dificuldade em planejar um futuro. Como proteção vivem o seu "dia a dia", não se desenvolvendo pessoal ou profissionalmente, afastando-se socialmente, às vezes em graus desproporcionais à severidade da doença. Criam mecanismos de defesa para lidar com essa imprevisibilidade, como pensamentos mágicos e obsessivos que os afastam de pessoas ou lugares que julgam "causar" os episódios agudos. Alguns pacientes assumem essa definição de forma concreta e creem que o "corpo se autoataca", como reflexo de conflitos internos mal resolvidos que necessitem de punição.
c) Doença multisistêmica. Não são só imprevisíveis as exacerbações agudas do LES, como qual o órgão ou sistema que será afetado. Agrava esta situação o fato da superespecialização a que a Medicina está sujeita hoje em dia, sendo o paciente visto por um médico diferente a cada crise, dependendo do órgão atingido. "Há um intenso sentimento de fragmentação e desamparo, não sabendo o paciente a quem recorrer, quando do início de algum sinal ou sintoma da doença".

Outros comentários sobre esse mesmo tipo de problema são feitos pela autora ao escrever sobre "O lupus e a mulher".

"Adquirem hábitos de vestuário específicos, adaptando sua indumentária à necessidade de esconder as lesões existentes, lançando mão de artifícios como perucas, lenços e chapéus (no caso de alopecia) e roupas fechadas e mangas sempre compridas se houver lesões em braços, por exemplo".

O trabalho de Gloria Regina, *De lupus et homine*, é baseado no estudo de 13 casos que foram acompanhados ambulatorialmente em nível de psicoterapia breve de 6 meses de duração. Quase todos os pacientes referiam situações várias de estresse antecedendo o início de suas enfermidades ou as exacerbações destas. A psicoterapia foi considerada um importante elemento de auxílio para as pacientes poderem lidar com as questões psicossomáticas e somatopsíquicas tão presentes nessa enfermidade.

O LES costuma ser marcante ou estigmatizante para quem o apresenta. Frequentemente há lesões cutâneas que podem acometer a face ou ser generalizadas, presentes em cada crise. As recomendações feitas sobre evitar a exposição à luz solar ou não fazer uso de certos medicamentos podem atemorizar o paciente sobre a gravidade da sua doença. Aliás, nessa doença o risco de iatrogenia começa pelo fato de o paciente captar as preocupações do seu médico com sua enfermidade. E muitos médicos ainda transmitem preocupações exageradas, pois mantêm uma visão da doença e de sua gravidade mais relacionada com o passado do que com o presente, com os inúmeros recursos terapêuticos de que se dispõe hoje em dia para o controle do LES.

Sentimos esse problema de perto quando um de nós (JMF), à frente de um grupo, instalou um Ambulatório de Doenças do Colágeno na Santa Casa de Misericórdia do Rio de Janeiro ainda em 1960. Percebíamos como os pacientes moviam-se para lá identificados com as esperanças dos membros de nossa equipe, fator que por si só explicava a boa evolução de muitos doentes e a tolerância com uma enfermidade de curso crônico e prolongado. A boa relação formada com um médico que estudava a sua doença em profundidade e que acreditava que algo podia ser feito em seu favor explicava por que esses pacientes passavam a tolerar até os efeitos adversos dos corticosteroides (face de lua, obesidade abdominal, hirsutismo, dentre outros) apesar do seu incômodo e das grandes repercussões sobre sua imagem corporal. Ao mesmo tempo, as pacientes estabeleciam intensas relações com suas colegas de ambulatório, passando a conversar sobre aspectos em comum de suas enfermidades e sobre o tratamento. Estabeleciam-se vínculos de suporte mútuo que mais tarde voltamos a encontrar e a estudar nos grupos de autoajuda. Tais vínculos faziam com que as pacientes chegassem ao ambulatório antes da hora da consulta para conversar, trocar ideias, desabafar umas com as outras. Era um embrião do que depois passou a se chamar de grupos de sala de espera.

Nós aprendíamos com aqueles exemplos e, se tínhamos determinada paciente internada, avisávamos aquelas que sabíamos serem suas amigas para que pudessem visitá-la. Com o passar do tempo aquele ambulatório funcionava como se fosse a casa de uma imensa família. Foi todo um período de muitas conquistas em Medicina. Com interesse, empatia e por vezes com o uso de uma medicação mais adequada, começávamos a obter resultados satisfatórios em casos crônicos e considerados até então irremissíveis. Apenas com psicoterapia, revertíamos depressões que hoje seriam certamente alvo de altas doses de antidepressivos. Principalmente aprendemos que muito podia ser feito em doenças que eram vistas pelos médicos em geral, àquela época, como se fossem equivalentes a um câncer, em que muito pouco restasse a fazer por aquelas pobres criaturas.

A possibilidade de psicoiatrogenia nesses casos é muito grande, desde a transmissão de más expectativas às recomendações excessivas, levando os pacientes e se sentirem assustados e temerosos. Outros exemplos de iatrogenias que são cometidos com todo tipo de paciente também podem atingir esses casos.

Assim, por exemplo, uma das pacientes descritas neste trabalho (Nair) ficou deprimida e chorosa depois que foi apresentada numa aula prática aos alunos. É que o professor havia dito a estes que ela tinha cara suja (referia-se às lesões hipercrômicas, que conferem este aspecto ao doente com lupus sistêmico) e esta tinha tomado o dito ao pé da letra, sentindo-se feia e asquerosa. É um exemplo de iatrogenia muito frequente, ligada ao ensino médico decorrente de desrespeito cometido em aula pública com pacientes.

Hoje, os clínicos começam a reconhecer os aspectos psicológicos e psiquiátricos da doença e certos pacientes com LES são encaminhados para tratamento psiquiátrico ou psicológico. Porém, os profissionais psi cometem com estes pacientes, outro tipo de iatrogenia. Por exemplo, numa das iatrogenias mais comuns, frequentemente confundem autoagressão imunológica com autoagressão psicológica e dizem ao paciente *tout court* que está se autoagredindo com sua enfermidade, o que vai produzir um efeito muito negativo em alguém que já se sente profundamente agredido pela enfermidade de que padece. São exageros de um enfoque por demais simbólico num profissional muitas vezes com pouca vivência de clínica e sobre a enfermidade que está tratando.

Pensamos ser a abordagem psicoterápica fundamental nessa enfermidade, para adaptar o paciente à convivência com uma doença crônica, para ajudá-lo em estados depressivos ou em repercussões que a doença possa ter para sua fertilidade. Por exemplo, temos visto casos em que a evolução modificou-se inteiramente depois que entrou em jogo a pessoa do psicoterapeuta.

A incidência de sintomas psiquiátricos no LES é alta e deve-se principalmente ao acometimento do sistema nervoso central através de arterites que podem atingir várias regiões do encéfalo, podendo gerar quadros os mais diversos, desde convulsões e quadros do tipo acidente cerebrovascular, passando por estados confusionais, podendo chegar ao coma. Alguns pacientes fazem reações psicóticas, especialmente do tipo esquizofrênico. O diagnóstico diferencial deve ser feito com a perspectiva de quadros psíquicos reativos à presença de uma enfermidade ameaçadora e estigmatizante e, principalmente, à presença de uma psicose induzida por esteroides, fato relativamente frequente quando se emprega altas doses deste medicamento, o que pode ser o caso do LES.

Nosso trabalho (JMF) nos últimos anos com doenças autoimunes tem sido de Supervisor da Psicologia Médica na Unidade Docente Assistencial de Reumatologia do Hospital Pedro Ernesto, da UERJ. Também realizamos durante três anos um trabalho de psicoterapia grupal com a psicóloga Valéria Cristina de Azevedo Nascimento (Nascimento, 2000) em coterapia, com ótimos resultados com pacientes de LES, relatado no livro Grupo e Corpo.

Neste trabalho, que contou com uma boa adesão por parte das pacientes, o caso novo sempre contava com a primeira sessão para apresentação. Tratava-se de um grupo aberto, homogêneo, semanal, de suporte e com um enfoque analítico grupal, composto de pacientes nas várias fases evolutivas da doença. Logo se instalava uma forte solidariedade entre as pacientes que faziam contatos de apoio extra grupal. Como eram quase todas do sexo feminino faziam, via de regra, uma forte transferência idealizadora com Valéria.

Apresentavam com frequência uma problemática sexual em comum. Por apresentar na fase aguda febre, astenia, dores articulares e lesões cutâneas tornavam-se frígidas e deixavam de ter relações sexuais com seus maridos ou companheiros. Na fase crônica as dificuldades sexuais tinham continuidade, pois apresentavam as marcas antiestéticas do uso crônico de cortisona e, por isso, depressão e baixa autoestima. Enquanto alguns maridos toleravam esta situação e esperavam a melhora das esposas, outros não toleravam a frustração sexual e atuavam, tornando-se agressivos, apelavam para o álcool ou partiam para casos extraconjugais, por vezes com vizinhas ou outras mulheres conhecidas das esposas.

A ventilação desses problemas no grupo, a discussão em torno de uma sexualidade mais aberta e livre por parte das mulheres e de estratégias de reaproximar os casais fraturados funcionou para a maioria das pacientes que enfrentavam esses problemas. Outras foram encaminhadas para terapias de casais.

Nair era uma mulher negra, de 36 anos, quando a acompanhei em serviço de clínica médica (JMF). Era uma paciente tipicamente carente, algo pegajosa, que se ligou a mim durante a fase em que a acompanhei em uma internação hospitalar, como clínico que lhe dava também apoio psicoterápico. Ela contava que praticamente não conheceu sua família e que morou num orfanato até os 9 anos. Saiu de lá para a casa de uma senhora, que achava muito má. "Eu só queria comer açúcar e ela só queria que eu estudasse". Tornou-se deprimida, foi mandada de volta ao orfanato, rebelou-se e não aceitou. Foi então para o Serviço de Assistência aos Menores (SAM, posteriormente FEBEM). No SAM conheceu uma enfermeira que a levou para trabalhar em sua casa como doméstica. Nas circunvizinhanças, Nair conheceu José, que viria a ser o homem de sua vida. Ela "se perdeu", engravidou, foi expulsa de casa e foi viver "encostada" na casa da sogra. Nasceu uma filha, que ficou com a sogra. José, que tinha todas as características de um malandro e que não trabalhava, abandonou Nair já numa segunda gravidez. Ela provocou um aborto e depois disso ficou perambulando pelas ruas. Conseguiu um novo emprego como doméstica, porém reencontrou José; novamente engravidou e surgiram então artralgias, edemas de membros inferiores e lesão cutânea, típica de lupus eritematoso sistêmico. Nasceu um filho, que foi doado. No puerpério há um agravamento do lupus, com febre e poliartralgias. Começa a se tratar comigo. É iniciada medicação com corticosteroides, porém se inicia uma complicação, tuberculose miliar, que, todavia regride com medicação específica. Durante sua internação, Nair se mostra rebelde, infantil e ciumenta das demais pacientes. Com manobras várias, tenta obter um lugar de destaque e um tratamento especial dentro da enfermaria e na relação comigo. Também se constata uma série de pequenos furtos cometidos pela paciente, que tenta incriminar vizinhas de enfermaria.

A essa altura dos acontecimentos, sou acometido de hepatite a vírus e, severamente ictérico, fui internado no mesmo hospital em que trabalhava, num quarto ao lado da enfermaria onde está Nair. Durante os quase dois meses que estive no hospital, ela foi uma espécie de enfermeira incansável a me assistir, esmerando-se numa série de pequenos cuidados, como receber recados telefônicos. Nesse período, não houve furtos na enfermaria, nem brigas com colegas. Sentia-se uma filha que privilegiadamente cuidava do pai. Corrigiu-se – e só nesse período – seu comportamento.

As coisas, todavia, se complicam ainda mais em sua vida. José morre inesperadamente e ela, embora diga que "nem liguei", tem uma severa agudização da doença, até então sob controle. Pouco tempo depois, morre seu filho, com quem estava tendo bons contactos. Nair se torna depressiva, depois se recupera. Como sua doença estava sob controle e ela praticamente vivesse numa condição de hospitalismo, foi tentada uma alta hospitalar com acompanhamento ambulatorial. Esse esquema, todavia não funcionou, pois nesse período ela não voltou ao hospital, passou a mendigar e esteve temporariamente num asilo. Só voltou para se reinternar em franca desagregação psíquica e somática, em estado confusional, febril e coberta de lesões cutâneas. Foi mais uma vez medicada com corticosteroides e antimaláricos, porém novamente instalou-se a mesma complicação anterior – tuberculose miliar – da qual veio a falecer.

A história de Nair é o típico relato de uma pessoa privada e carente que passou toda a sua vida em instituições de assistência, num país que tem muito pouco de bom para oferecer a esse respeito, como o Brasil. Nela, a doença se instala num quadro geral de falência existencial conforme temos observado em muitos casos de lupus eritematoso sistêmico, tornando-se por vezes difícil determinar que evento tivesse possibilitado o aparecimento da doença por serem tantas as condições de estresse ou de infelicidade em histórias desse tipo. No caso de Nair, a doença aparentemente se instalou durante uma gravidez, na qual houve edema de membros inferiores e lesão típica do lupus eritematoso sistêmico. O quadro do lupus se exacerbou no puerpério, como é de praxe. Desde então, esteve em tratamento com corticosteroides e antimaláricos, respondendo bem a essa medicação, por ter uma forma relativamente benigna da enfermidade. Como seu clínico assistente, procurei sempre lhe oferecer apoio e compreensão em suas difíceis problemáticas existenciais. Seus problemas se agravaram na decorrência da ligação do tipo sadomasoquista que estabeleceu com seu parceiro, um personagem do tipo sociopata que parecia feito sob medida para uma mulher carente e quase oligofrênica como ela. Aliás, Nair, se não atingiu o estágio de uma sociopata – teve toda uma história de vida que a levava a isso – pelo menos na condição que Winnicott chamou de antissocial, que a levava a cometer furtos, funcionando estes mais como uma forma de cleptomania. José ficou sendo o marginal que ela não foi e daí toda a sua fascinação por ele, que funcionava como uma parte sua não realizada e não assumida. Nair não mais saiu desta relação e das suas consequências, como as gravidezes impossíveis de assumir que geravam abortos ou filhos impossíveis, que iam agravar sua enfermidade – conforme lhe aconteceu no LES – a ponto de, por falta de condições reais de subsistência, morrer.

A história de Nair é realmente trágica – como o é a de muitos habitantes pobres do nosso país – e os acontecimentos dramáticos, as perdas, se sucedem uns aos outros. José morre, ao que se sucede uma exacerbação do lupus. Pouco tempo depois, falece o filho com o qual, embora não morasse com ela, vinha conseguindo estabelecer bons contactos. Ela se deprimiu e aparentemente se recuperou depois. A direção do serviço de clínica médica, no qual ela estava internada, constatando uma condição de hospitalismo que se prolongava cada vez mais, tentou uma situação de alta com a colaboração de Nair, que dizia que iria colaborar com a alta, tentar se adaptar a uma vida fora do hospital, trabalhar, etc. Nada disso, entretanto, aconteceu. Nair começou a mendigar nesse período – estágio final da decadência social numa paciente com uma história de vida como a sua – e esteve num asilo. Quando voltou ao Hospital foi num estado já bem avançado da doença, com acometimento encefálico – estado confusional – e em franca fase aguda da doença. Foi medicada com os fármacos habituais em doses elevadas, o que deve ter contribuído para que novamente apresentasse a complicação infecciosa da corticoterapia, que finalmente a vitimou: uma tuberculose disseminada, condição comum em pessoas desnutridas e carentes, policarentes de corpo e alma como foi ao longo da sua vida.

Post-Scriptum de Glória Regina Bandeira de Mello em 2008

O Lupus Eritematoso Sistêmico é uma doença autoimune, crônica, de etiologia discutida caracterizada por inflamação nos diferentes órgãos e sistemas. Sua alteração principal caracteriza-se por uma reatividade imunológica anormal com a produção de autoanticorpos reagentes a componentes nucleares, citoplasmáticos e de membrana celular, principalmente superfície das hemácias, leucócitos, plaquetas e neurônios, estruturas estas, que funcionam, assim, como antígenos. O curso é frequentemente imprevisível, alternando períodos de exacerbação e remissão. Embora possa ocorrer em qualquer idade e sexo, as mulheres são mais acometidas que os homens (12:1), o que não implica que os homens tenham formas mais brandas da doença. A faixa etária de maior incidência é entre os 13 e 40 anos e a prevalência é maior em determinados grupos étnicos como o oriental (japoneses e chineses) e, em especial, os negros. Esses dados, em conjunto, sugerem que, mesmo sendo de etiologia ainda discutida, tanto fatores genéticos quanto psicossociais, ao lado dos hormonais e bioquímicos, contribuem para a patogênese do LES. Quanto aos aspectos genéticos, alguns trabalhos indicam que, em média, 10% dos pacientes com LES possuem parentes em primeiro ou segundo graus com a mesma enfermidade ou com outras patologias autoimunes, sendo também significativa a presença de alterações laboratoriais em parentes assintomáticos. Já são conhecidos alguns fatores genéticos envolvidos, como genes que levam a um aumento das respostas de anticorpos consequentemente a uma variedade de estímulos, assim como genes do sistema HLA, lócus D, DR2 e DR3 que predispõem a uma resposta particular do autoanticorpo. Fatores hormonais e ambientais atuam no substrato imunológico facilitado geneticamente, predispondo ou protegendo a expressão da doença. Nesse caso, pelo menos três exemplos podem estar interligados: androgênio (que parece ter função protetora); estrogênio (possível função predisponente) e a prolactina (também predisponente). A inter-relação entre eles estaria no fato de a prolactina ter efeito inibitório na produção dos hormônios sexuais, sendo sugerido por Mcmurray (1994) que a indução de deficiência de androgênio em indivíduos com hiperprolactinemia poderia induzir ao aparecimento do LES. Uma grande variedade de infecções virais e bacterianas pode estimular o sistema imunológico, ocasionando o início do quadro. Por uma série de diferentes mecanismos, ainda não devidamente esclarecidos, a exposição à luz solar (UV) pode provocar exacerbações no curso do LES. Diversas drogas podem induzir sintomas de uma síndrome designada *lupus-like*, dentre as quais podemos citar a Hidralazina, Procainamida, Acido Valproico, Fenitoina, Primidona, Carbamazepina e Etosuximida.

Outro fator relevante nos quadros lúpicos são os aspectos emocionais que, hoje se sabe, desempenham papel importante no desencadeamento e nas exacerbações da doença. Desde as observações pioneiras de Hans Seyle, que conceituou e cunhou o termo *stress* para uso na área médica, muito se pesquisou a respeito da relação entre os estados psicológicos e a função imunológica, onde a resposta mediada pelos linfócitos T estava diminuída em pacientes deprimidos. A alteração funcional nos linfócitos T levaria a uma alteração também na resposta imunológica humoral, já que as primeiras contribuem na proliferação de células B através de secreção do fator de diferenciação das mesmas. As alterações psíquicas apresentam-se com uma ampla diversidade de quadros, gerando, inclusive, a alcunha de "grande imitador" para o LES. No que diz respeito à patogênese destes distúrbios, há quatro causas interrelacionadas:

– efeitos relacionados ao envolvimento direto do Sistema Nervoso central (por depósitos de imunocomplexos);
– efeitos relacionados a complicações clínicas (alterações metabólicas, azotemia);
– efeitos iatrogênicos (arsenal medicamentoso, hospitalização);
– *stress* psicossocial do LES.

Este último merece especial atenção, pois as principais características desta doença, crônica, curso imprevisível e multisistêmica, causam uma vasta gama de transtornos psicológicos que precisam ser cuidadosamente observados para que os pacientes possam levar uma vida relativamente normal, dentro das limitações a que estão sujeitos.

REFERÊNCIAS

Araujo, G.R.B. "De 'Lupus' et Homini" Contribuições a uma definição do espaço de atuação do psiquiatra em Hospital Geral. Rio de Janeiro: UFRJ, Instituto de Psiquiatria, 1989, 139p.
Dissertação de Mestrado

———. "Correlatos psiquiátricos e neuropsicológicos no Lupus Eritematoso Sistêmico: comparação com Artrite Reumatoide e a Miastenia Gravis, Rio de Janeiro: UFRJ, Instituto de Psiquiatria, 1998.
Tese de Doutorado

Cecil Textbook of medicine, 23th Ed., 2007

Harrison, T.R.; Adams, R.D.; Bennet Jr., IL.; Resnik, W. H.; Thorn, G.W.; Wintrobe, M.M. Medicina Interna 17th Ed, 2008-09-21

Tavares, F.M.S. "Eventos estressores e estratégias de enfrentamento psicológico de portadores de LES. Universidade Católica de Goiás, 2004. Trabalho de conclusão de curso de graduação em Psicologia.

Navarrete, N.N. "Efectos de La terapia de afrontamiento del estrés cotidiano em pacientes com Lupus. Universidad de Granada, Faculdad de Medicina, 2007

Esclerose sistêmica progressiva e dermatomiosite

A esclerose sistêmica progressiva (esclerodermia) é outra doença difusa do tecido conjuntivo que também atinge mais a mulheres e se localiza principalmente na pele da face, membros superiores, inferiores e tórax, conferindo peculiar aspecto de espessamento e esclerose cutâneos, diminuindo a mobilidade dos dedos e a abertura da boca. Também pode atingir o esôfago, pulmões, coração, rins e outros órgãos nobres. Diferentemente do LES, há pouca resposta aos corticosteroides e quimioterápicos, o que pode tornar a tarefa terapêutica frustrante para ambos os participantes da relação. Principalmente se levarmos em conta que o paciente pode se tornar muito ameaçado com o acometimento cutâneo que atinge a face e mãos e pode vir acompanhado de fenômeno de Raynaud (alterações cianóticas de extremidades decorrentes de fenômenos vasoespásticos). Tudo isso leva a distúrbios isquêmicos que provocam o aparecimento de pequenas ulceras dolorosas na ponta dos dedos das mãos.

O acometimento do esôfago leva a acalasia e a dificuldade de deglutição, sintomas muito desagradáveis que podem provocar depressão. As lesões pulmonares levam a insuficiência respiratória, geralmente a *causa mortis* desses pacientes. As lesões do miocárdio levam à insuficiência cardíaca e ao acometimento renal, mais raro. Por conta de todas essas lesões e um pobre arsenal terapêutico os pacientes com esclerodermia apresentam-se, via de regra, deprimidos e pouco esperançosos quanto à possibilidade de cura.

Em um trabalho mais atual e extenso, Hyphantis (1990), estudaram os aspectos psicológicos de 50 pacientes com esclerodermia, usando testes e questionários, com grupo controle. Entre os sintomas psiquiátricos predominava a ansiedade – mais ligada a dor articular e a depressão correlacionada com o grau de espessamento da pele, as artralgias, o comprometimento pulmonar e principalmente as lesões esofagianas muito incômodas levando à disfagia e ao emagrecimento. Não encontraram casos de psicose, mas apenas traços esquizoides e paranoides, principalmente em jovens, atribuindo-os basicamente aos distúrbios da adolescência. Fatores adaptativos como o uso de defesas egoicas, senso de coerência (resiliência), estilos de *coping* e diversos graus de hostilidade também atuavam para atenuar ou agravar os sintomas e sua tolerância a estes. Os sujeitos com esclerodermia tinham quatro vezes mais quadros psiquiátricos que os controles. Com efeito, é incomum um paciente com um quadro moderado a avançado de esclerodermia que não se apresente deprimido. Por outro lado é sabido que a esclerodermia não apresenta acometimento cerebral. Quadros psicóticos surgiam mais em pacientes jovens, envolvidos com os problemas da adolescência.

Dentre as doenças psicossomáticas que tivemos oportunidade de acompanhar mais de perto, a esclerodermia e a colite ulcerativa são as que apresentam maior riqueza de aspectos psicológicos em relação às demais. Assim, na experiência que tivemos com essa enfermidade na década de 1960, em cerca de 20 casos assistidos não nos recordamos de um paciente que não tivesse uma etiologia nitidamente psicossomática e uma evolução francamente marcada por estes fenômenos. Isso se vê com muita clareza no fenômeno de Raynaud, que por vezes o próprio paciente associa conscientemente com as vicissitudes do seu estado emocional. As pacientes de esclerodermia que examinamos ou acompanhamos eram geralmente pessoas esquizoides ou depressivas, com vidas francamente infelizes, independentemente da influência da doença em suas evoluções. Uma dessas pacientes pedia-nos sem qualquer emoção que déssemos um jeito de operá-la para lhe tirar o sexo, já que isso de nada lhe adiantava... Outra paciente era pianista e praticamente na vida só tirava prazer dessa profissão até que surgiu a doença exatamente em suas mãos.

Temos visto dois grandes riscos de iatrogenia no acompanhamento dessas pacientes: um enfoque excessivamente cutâneo, que esqueça os aspectos sistêmicos da enfermidade e um enfoque eminentemente orgânico que desconheça os aspectos psicológicos tão prevalentes nesta doença.

Sabemos de casos de esclerodermia em acompanhamento psicoterápico, em proporção menor do que no lupus. Aqui o desafio maior para o psicoterapeuta nos parece ser o acompanhamento basicamente silencioso, aparentemente morto, da maioria destes pacientes, ao contrário do lupus, em que é geralmente tumultuado e cheio de imprevistos.

A dermatomiosite é uma doença de etiologia múltipla (corantes de cabelo, agrotóxicos, vírus HIV, picornavirus, etc.) que acomete basicamente pele e músculos, podendo provocar lesões sistêmicas (pulmões, coração, rim, etc.). As lesões da dermatomiosite são eritematosas e podem ser generalizadas. As lesões musculares conferem um caráter mais grave à doença, pois podem levar à atrofia muscular, com grande prejuízo para a movimentação dos membros superiores e inferiores. Acredita-se que são consequência da presença de anticorpos antimúsculo. Um caráter ainda mais grave é decorrente da presença de lesões viscerais, geralmente pulmonares ou cardíacas. A doença pode ainda vir acompanhada de neoplasias malignas. Nesse caso, a dermatomiosite funciona como uma reação imunológica à presença da neoplasia, denunciando-a. É o que se convencionou chamar de síndrome paraneoplásica.

Por vezes, a dermatomiosite, que tem coisas em comum com a esclerodermia, como a síndrome de Raynaud, podendo ser acompanhada de lesões cutâneas indistinguíveis desta outra enfermidade, constitui-se numa forma combinada das duas doenças, a esclerodermatomiosite. Existe uma forma apenas muscular da doença, a poliomiosite, com menor comprometimento sistêmico. Por ser uma doença de incidência bem menor que o lupus e também menos frequente do que a esclerodermia, a dermatomiosite é uma entidade ainda pouco conhecida, fazendo com que haja casos por muito tempo não identificados, levando estes doentes a serem submetidos a vários exames desnecessários. Por essas razões, estes pacientes chegam muitas vezes à primeira consulta cansados e desanimados por terem sido submetidos a várias peregrinações inúteis. O tratamento médico pode ser frustrante, pois a dermatomiosite não responde tão bem à terapêutica com cortisona quanto o lupus. Assim, a melhora das lesões cutâneas pode ser lenta e mais ainda a do quadro muscular, principalmente se há atrofia.

Em nossa fase de clínico, atendemos a cerca de 10 pacientes com dermatomiosite. Queremos ilustrar as vicissitudes do acompanhamento desse tipo de pacientes com a descrição de dois casos, ambos em mulheres jovens.

A primeira paciente, que chamaremos de A., era ainda adolescente quando surgiu a doença. Era a mais velha de quatro irmãos de uma família que vivia bem até que o pai foi acometido de um quadro de demência pré-senil que desorganizou de todo a vida familiar. Em pouco tempo, este não mais se comunicava, porém estava sempre profundamente agitado e incontinente. Ela e a mãe adoeceram juntas; a mãe começou com um quadro enxaquecoso e posteriormente uma artrite reumatoide que rapidamente evoluiu para a deformidade articular. Quando atendemos A. pela primeira vez, era como se ela não tivesse pais; quem a trazia para a consulta era um namoradinho. Estava francamente deprimida em virtude da doença dos pais e do seu próprio estado: lesões cutâneas muito chamativas, reumatismo e dores musculares. Com o tratamento com corticosteroides, o quadro cutâneo e músculo articular começaram a declinar, mas a paciente manteve-se severamente deprimida, pois sua face começou a inchar (*moon face*), bem como o abdome e a parte superior das extremidades. Seu acompanhante e namoradinho foi muito importante nesta difícil fase inicial de sua enfermidade.

A. vem sendo acompanhada no mesmo ambulatório desde então, nos três primeiros anos por nós, e teve uma evolução de curso benigno, porém sempre necessitando de uso de corticosteroides e antimaláricos. Casou-se com o namoradinho, tem filhos, são felizes e de vez em quando vem visitar-me para demonstrar sua gratidão, matar saudades e dar notícias.

B. é uma paciente que tinha 26 anos quando iniciou um quadro de febre alta, reumatismo e dores nos músculos proximais das extremidades. Estava dispneica e seu quadro inspirava cuidados, pelo que foi internada. Praticamente não podia se alimentar por acometimento de faringe e esôfago devido à enfermidade. O diagnóstico veio com uma biópsia muscular e o estado de B. se agravava cada vez mais, mesmo com o uso de altas doses de corticosteroides. Era preocupante o quadro pulmonar resultante de extensas lesões bilaterais de pneumonite. Apesar de todos os recursos terapêuticos (corticosteroides, antibióticos, oxigênio, etc.), seu estado foi se agravando e ela veio a falecer com um grave quadro toxêmico, na decorrência principalmente de falência pulmonar. Na autópsia, apresentava lesões generalizadas de dermatomiosite que atingiam também o coração e os rins (o que é raro).

O que levou B. a esta evolução não pôde ser identificado no estado de conhecimentos daquela época. Ela levava uma vida sadia com o esposo e filhos e sempre se mostrou cooperativa com os médicos, enfermeiras e todo o pessoal da equipe, suportando com estoicismo toda sua *via crucis*.

Minha relação com B. era muito intensa, embora girasse toda ela em torno do seu acompanhamento clínico. Falávamos pouco, pois ela era uma pessoa introvertida e no final perdeu sua fonação por acometimento de laringe. Sua relação comigo era feita principalmente através do olhar. Ela me transmitia aflição, inquietude, mas também esperança, luta, interesse, cooperação. No final, passava, sobretudo, gratidão e, nos últimos dias, resignação. Eu tentava me comunicar com ela através de palavras, enquanto isso foi possível, falando se necessário daquilo que captava do seu olhar. No final deixei-me entrar em comunicação silenciosa com ela. B. foi uma das pacientes que mais me ensinou sobre a importância desse tipo de comunicação.

Depois que ela morreu, uma vizinha de leito me disse:

"B. comentou que sabia que ia morrer, mas que valeu a pena esta internação, pois conheceu um médico como senhor".

Vale sempre a pena ajudarmos nossos enfermos. B., em seu leito de morte, ainda teve forças para expressar sua gratidão.

Deixou-me um presente que iria repercutir em toda a minha vida profissional.

Colite ulcerativa

A colite ulcerativa é uma doença caracterizada por um processo inflamatório no intestino grosso que, em virtude da intensidade deste, pode se apresentar com múltiplas ulcerações. Em decorrência disso, surge diarreia, geralmente acompanhada de muco e sangue, podendo ocorrer verdadeiras hemorragias intestinais. Assim, na fase aguda da doença, esses pacientes podem apresentar 10, 20 exonerações intestinais, sendo por vezes indicada a internação hospitalar.

Há uma grande literatura a este respeito, a maioria dos trabalhos enfatizando a gravidade da estrutura psíquica destes pacientes. Assim, Karush (1969), em 30 casos, encontrou apenas um paciente com estrutura neurótica e Sperling (1959), que ficou famosa por seus estudos sobre colite ulcerativa em crianças, acha que esta doença é o equivalente somático de uma depressão psicótica.

Engel, (1955) que estudou 70 casos, em um trabalho que consideramos de grande importância, diz que estes pacientes, pela fraqueza dos seus egos, tendem a fazer relações simbióticas cuja ameaça de rotura é o principal fator desencadeante das crises; há melhora espontânea quando o doente consegue desfazer tal tipo de relação. Ele chama atenção para a importância de tal fato na relação médico-paciente: o paciente, por exemplo, piora quando o médico se ausenta de seu convívio (viagens, outros compromissos), ameaçando este tipo de vínculo simbiótico. Temos visto na clínica com frequência esse tipo de vínculo e as ameaças decorrentes do perigo de sua dissolução. Tudo isso se passa no terreno do inconsciente, sendo difícil para o paciente a percepção da cadeia de eventos.

Em publicação anterior (Mello Filho, 1976), apresentamos nossa experiência com essa doença, àquela altura representada por sete casos acompanhados psicoterapicamente e estudados através de testes de personalidade. Era uma casuística toda ela composta de pacientes que necessitaram de hospitalização pelo que, acreditamos, predominavam francamente as estruturas limítrofes: havia casos de alcoólatras, de prostitutas, pacientes paranoicos ou esquizoides. A psicoterapia estava sempre indicada, porém, não apresentava bons resultados quando os pacientes não se mostravam motivados para este tipo de abordagem. Constatamos o paralelo apontado entre a gravidade das estruturas psíquicas e a gravidade das formas clínicas apresentadas.

Atualmente, com uma maior experiência com esses pacientes e tendo visto uma série de casos não hospitalizados, modificamos algo da nossa impressão sobre essa enfermidade. Já não mais a vemos como a doença psicossomática psicótica, ao contrário da úlcera péptica, modelo de doença psicossomática neurótica. Temos visto casos de pacientes neuróticos, obviamente com um prognóstico melhor. Alguns pacientes são alexitímicos, o que torna a condução do caso mais complicada: o contacto é mais difícil, como também o ganho emocional e a aquisição de *insight*.

Não temos dúvida de que a imensa maioria destes pacientes precisa de ajuda psicoterápica. A relação com o clínico, quando este não tem uma maior profundidade de abordagem, tende a se tornar um verdadeiro "diálogo através de fezes", como já denominamos anteriormente. Assim, a preocupação do paciente com sua diarreia é usada inconscientemente pela dupla para impedir um verdadeiro diálogo existencial, com preocupações sobre a vida e suas vicissitudes.

O resultado da psicoterapia irá depender da estrutura psicológica do paciente, sendo mais reservado nos *borderlines* ou naqueles abertamente psicóticos, bem como nos esquizoides ou naqueles com distúrbios de caráter. O ideal é que esses pacientes mais graves possam se submeter a um tratamento analítico que possa atingir as camadas mais profundas de suas personalidades.

É fundamental que exista uma boa aliança terapêutica com o clínico assistente e com a família do paciente. Por vezes, faz-se necessário um trabalho com a família, para tentar imobilizar certos núcleos conflitivos que estejam interferindo com a recuperação do paciente. Pode ocorrer que o clínico, de modo inconsciente, solape o trabalho do psicanalista por não acreditar neste ou mesmo por pensar que não será de utilidade para o paciente. Geralmente, nessas situações triangulares, entra em jogo o dedo do paciente que mobilizado pelo tratamento psicoterápico, atua às escondidas através do clínico, fazendo uso das resistências deste à psicanálise.

Nas fases agudas, o tratamento com estes pacientes se torna ainda mais uma questão de empatia, tato e sensibilidade. Nessas fases são contraindicadas interpretações de conteúdo ou transferenciais. Aliás, estes mesmos nos dizem quais as interpretações adequadas ou não: respondem com diarreia aos enfoques não empáticos, que não podem suportar. O psicoterapeuta deve se manter disposto a acompanhar o paciente em sua residência ou no hospital, se o seu estado assim o indicar. Tanto na residência ou num quarto particular não é difícil reconstituir um *setting* psicoterápico. E mesmo numa enfermaria isso é possível: os vizinhos de leito costumam se retirar na hora das visitas para possibilitar um clima de intimidade. Também para acompanhar uma internação por uma intercorrência cirúrgica (fístula intestinal, megacolo tóxico, adenocarcinoma, adenoma de cólon como complicação), o psicoterapeuta deve estar presente, inclusive por serem momentos difíceis e de desânimo para o paciente.

Pacientes com história de doença crônica, muito sofrimento e muitas recidivas são particularmente resistentes a uma abordagem psicoterápica: é preciso saber lidar com o seu desalento e ajudá-los a poder novamente dar uma oportunidade a si mesmo e aos outros. O doente, por vezes numa recaída, atribui tudo a uma falha da relação psicoterápica. É o resultado de uma visão simplista, reducionista, que tudo atribui a um "superterapeuta" e que não corresponde às suas expectativas de grandiosidade. Nesses casos, é fundamental que se enfoque a idealização para que o paciente aos poucos possa tolerar as falhas do terapeuta: faltas, pequenos atrasos, não se mostrar sempre disponível, etc.

Escrevendo sobre o atendimento psicoterápico a pacientes com colite ulcerativa, tivemos oportunidade de expressar que: "De um modo geral, os pacientes só melhoravam do quadro diarreico quando um único médico clínico assumia o caso, passava a ser a mãe do paciente, como costumávamos dizer, evitando a prática nociva do rodízio da relação médico-paciente descrita por Balint".

Não somente o psicoterapeuta obtém resultados nestes casos. Também o médico comum, dotado de empatia, intuição e sensibilidade, atuando como uma "mãe suficientemente boa", na concepção de Winnicott, pode ajudar o paciente a sair dessas crises de respostas somáticas regressivas. Por tudo isso, não devemos afirmar que todos os pacientes com colite ulcerativa necessitam de uma psicoterapia realizada por especialista. Porém, é fundamental que o gastrenterologista ou o proctologista que lidam com pessoas com essa enfermidade reconheçam aqueles casos que de fato necessitam de tal abordagem, pois só assim conseguiremos evitar que muitos pacientes cheguem a uma colostomia ou tenham de enfrentar certas complicações da doença, decorrentes do seu agravamento.

Casos clínicos

Carla tem 48 anos e sua doença (colite ulcerativa) se iniciou aos 44. É doméstica, casada, e tem duas filhas com pequena diferença de idade. Foi educada no interior do Espírito Santo, em um lar judeu. Seu pai teve dois matrimônios, com três filhos do primeiro e dois do segundo (Carla e um irmão). Seus pais conviveram apenas por uma semana quando resolveram se casar; ele escondeu da mãe que já era pai de 3 filhos.

O pai era um homem muito patriarcal, autoritário e agressivo: um dia quase enforcou a filha com as suas próprias tranças; quando estava com raiva costumava trancar toda a família no porão. A mãe também era agressiva, "pirracenta" – costumava bater em Carla com uma corda de borracha, fina. Todos os irmãos saíram de casa cedo para escapar deste clima, no qual pai e mãe viviam se desafiando diante dos filhos. Quando Carla tinha apenas 5 anos foi internada num colégio de freiras católicas – apesar da educação judia – para aprender a comer corretamente (sic). Apesar dos rigores do internato, ela preferia estar lá a estar em casa. Tornou-se uma menina "sapeca" que levava as colegas, à noite, para observar as freiras que estavam dormindo, para ver se tinham a cabeça raspada. Só gostava de brincadeiras de meninos; jogava bola de gude, descia o morro em cima de um pedaço de papelão. Aos 13 anos, como não estivesse ainda na puberdade, foram-lhe receitadas injeções de hormônio. Por esta razão sempre desconfiou de sua feminilidade, a partir daí (sic).

A mãe sempre quis que Carla estudasse piano e praticamente a induziu a isso. Também a proibiu de jogar vôlei. Por tudo isso, ela estudou piano à força e, por pirraça, obteve péssimas colocações, só para tentar fazer raiva à mãe.

Aos 16 anos, Carla veio morar com uma tia materna no Rio, ficando em sua casa até 19 anos, saindo para casar. Durante quase todo esse período foi assediada pelo marido desta tia (tio por afinidade) que propunha lhe dar um dote para frequentar seu futuro apartamento de casada, até tentar de vários modos penetrar no quarto onde dormia. Um primo intercedeu por ela e construiu um cinto de castidade, que passou a usar para dormir e que era conectado à tranca que protegia a porta do quarto.

Nesse ínterim, Carla começou a namorar Paulo, que seria seu futuro esposo, e começou a se sentir menos desprotegida. Desde o início, Paulo se mostrava um homem ansioso, rígido e autoritário, como seu pai. Todavia, Carla se adaptou ao seu modo de ser, pelo que tinham, de início, poucos atritos. Carla casou-se virgem e assim permaneceu durante um mês, com um receio muito grande de ter relações, de ser desvirginada. Engravidou de sua primeira filha (Maria), logo aos 3 meses de casada. Embora esta nascesse prematura e a fórceps, seu nascimento foi uma enorme alegria para Carla. Somente a amamentou por um mês, porém ficou muito ligada a esta filha, por toda a vida. Mariana nasceu nove meses depois. Maria e Mariana nasceram muito parecidas, dando a Carla a sensação de que eram filhas gêmeas. Também se ligou muito a ela, porém a sensação de completitude não era a mesma que com Maria.

Nos anos que antecederam o surgimento de sua colite ulcerativa, Carla vinha enfrentando dois tipos de problemas. O primeiro, de ordem financeira, era decorrente de toda uma instabilidade que começava a se apresentar nos negócios do marido. Assim, este mudava de ramo constantemente (farmácia, móveis, eletrodomésticos, ouro, finanças, etc.) e em pouco tempo deixava o dinheiro acabar, para grande insegurança da família. Carla sentia-se sem ter o que fazer diante dessa situação, que se agravava. Nesse período, Carla teve um episódio de psoríase no couro cabeludo que, todavia, remitiu com o tratamento dermatológico habitual.

Um segundo tipo de problema, era decorrente do casamento que Mariana recém havia feito. Seu marido parecia um adolescente contestador, que não trabalhava e resolveu enveredar pelo mundo do teatro com Mariana, porém numa companhia dele mesmo que nunca conseguia montar um espetáculo. Os dois passavam dias inteiros na casa de Carla sem nada fazer. Ela ficava com muita raiva, porém nada dizia com medo de piorar mais as coisas. Foi nessa fase, muito insatisfeita com os destinos da filha (que por dificuldades financeiras passou a morar numa região que se confundia com o meretrício), que Carla iniciou seu processo de colite ulcerativa, com diarreia que se alternava com emissão de muco com estrias sanguinolentas. Ela se mostrava muito fechada ao contacto conosco, parecendo uma personalidade esquizoide ou uma paciente alexitímica. O medo que demonstrava do contacto e os aspectos persecutórios que percebíamos no seu comportamento foram, nesse ínterim, empurrando o seu diagnóstico para o polo das personalidades esquizoides. Carla mostrava muito pouca capacidade de *insight*, inclusive por estar hipocondriacamente preocupada com sua doença, que temia ser um câncer. A falta de *insight* era também decorrência de sua relutância em entender de todo o que estava acontecendo na relação com a filha. Carla, num *background* de dificuldades financeiras por falhas sucessivas do marido, não tolerou as decepções do casamento da filha, que fugia totalmente às suas aspirações e expectativas. Inconscientemente se culpava por tudo aquilo estar ocorrendo com a filha menos amada.

Ajudou-me muito neste início de tratamento o ambiente de *holding* e de acolhimento de um grupo terapêutico antigo, que recebeu Carla com empatia, sem rivalidades ou qualquer outra conduta negativa que tornasse o seu tratamento difícil num *setting* grupal.

Nosso trabalho foi mostrar que a filha estava vivendo através do casamento a rebelião adolescente que não tinha expressado antes e mostrando sua necessidade de se separar de Carla, do quanto ela ainda se mantinha simbioticamente ligada às filhas. Admitiu-se no grupo a culpa por ela ter se vinculado menos a Mariana, porém sempre na direção de poder fazer agora por ela aquilo que não pode ser feito antes (reparação) e nunca ficar apenas masoquisticamente se amargurando por isso. Como resultado desses *insights*, Carla pode adotar uma atitude menos passiva na vida, começando a trabalhar com o marido numa confecção de roupas e a preparar sanduíches naturais que eram vendidos por Mariana numa atitude de contribuir para a solução das crises que acometiam a família.

Com cerca de seis meses de tratamento, a colite ulcerativa entrou em remissão e Carla continuou a ser tratada, agora mais como uma paciente neurótica comum. Começou-se a abordar a relação com o marido, seu medo e submissão a este, como era com seu pai. Também começamos a falar das suas inibições sexuais, tema muito difícil de ser abordado por ela no grupo.

Com cerca de um ano de tratamento, seu cunhado, irmão de Paulo, que é como se fosse um gêmeo deste, separou-se da mulher para ir viver com uma amante, abalando a família e principalmente Carla, que tinha dúvidas da fidelidade do esposo. Esta teve então uma nova crise da doença, que durou quatro meses, exato período que levou para o cunhado sair desta situação. Porém Carla começou a melhorar quando percebeu que seu medo era em relação ao marido, não ao cunhado. Diz ela própria: "Quando eu me conscientizei deste fato, melhorei!" Desde então Carla não mais teve episódios de diarreia e vem fazendo sucessivos progressos em seu tratamento, não mais voltando a ser a pessoa esquizoide de antes, mostrando-se comunicativa, tendo mesmo recuperado um lado brincalhão que parecia perdido.

Há um ano atrás, um episódio traumático funcionou como teste para suas condições psicológicas e psicossomáticas. Através de um telefonema anônimo teve conhecimento de que o marido tinha uma amante, fato que pôde investigar e confirmar. Não perdeu a fleuma em todo o episódio, nem teve diarreia, apesar de ter se sentido perplexa, traída e diminuída. Admitindo suas dificuldades sexuais, optou por melhorar seu desempenho sexual com o marido, reconquistando-o. Hoje, a situação parece diferente. Carla não mais se refere às atitudes de Paulo em tratá-la com agressividade. Os dois se entendem com respeito. "Ele está muito mais carinhoso comigo. Às vezes eu procuro vestígios de uma outra relação e não mais encontro".

Post-scriptum

Introdução

Os autores, Hart e Kamm (Hart, 2002), fazem uma revisão das contribuições à fisiopatologia das doenças inflamatórias intestinais, levando em conta a influência do estresse, porém dando apenas quase nenhuma importância, em nossa opinião, ao papel das emoções e dos conflitos.

Referem-se a uma visão inicial, que consideram obsoleta, onde a retocolite ulcerativa seria uma doença exclusivamente ligada às emoções. Reconhecem, porém, que há ligação entre a doença de Crohn, a retocolite ulcerativa e o estresse. Citam, inclusive, alguns estudos que relataram uma associação positiva a certos traços de personalidade como "neuroticismo", introversão, traços obsessivo-compulsivos, dependência, perfeccionismo* e outros. Alguns desses estudos referem uma relação temporal com pequeno ou nenhum espaço de tempo decorrendo entre estresse e as exacerbações clínicas. Essa associação, estresse e exacerbação, foi comprovada por meios clínicos e por endoscopia. Recentemente, tem sido sugerido que o estresse breve não provoca exacerbações na colite ulcerativa, diferentemente do de longa duração, que aumenta o risco de exacerbações, exacerbações essas que podem persistir por meses ou anos.

Muitas evidências sobre o papel do estresse na patologia humana provêm de estudos com animais. Evidenciou-se segundo Hart e Kamm (Hart, 2002), que o estresse não somente provoca reincidências, mas causa a enfermidade experimental em novos animais. Citam estudos onde a inflamação desenvolve-se espontaneamente em animais sujeitos a situações estressoras. Assim, macacos (*Saguinus oedipus*) submetidos a uma situação de prisão, desenvolvem uma colite que guarda proximidade clínica com a colite ulcerativa humana (Wood, 2000). Foi demonstrado, além disso, que agentes estressores agindo por mais tempo, como a privação maternal precoce, podem predispor a barreira da mucosa a uma permeabilidade anormal (Soderholm, 2001)

O EIXO SISTEMA IMUNE-CÉREBRO-INTESTINO

Assim os autores intitulam o capítulo onde discriminam influências entre os três níveis. O cérebro, segundo eles, claramente influencia o intestino por via motora, sensitiva e secretora, através do SNA (Ver Estresse e Sistema Imune). Tem se demonstrado a influência do estresse na evolução clínica, na intensidade dos sintomas, na motilidade intestinal, na sensibilidade visceral e na reatividade autonômica. (HART, 2002)

O marcante efeito placebo observado nas doenças inflamatórias intestinais traz-nos evidências de uma ligação entre os fatores psicológicos e os processos inflamatórios. O efeito placebo na colite ulcerativa não é limitado à melhora dos sintomas do paciente ou à percepção de sua doença, mas compreende também uma melhora do próprio processo inflamatório. É difícil explicar este mecanismo sem se referir ao clássico reflexo condicionado. O condicionamento *pavloviano* traz evidências de conexões neuroimunes, que exercem seu efeito direto na função da mucosa intestinal. Esta mucosa é inervada e contem peptídeos regulatórios, citocinas, fatores do crescimento e hormônios locais que coexistem em íntimo contato.

MECANISMOS DE AÇÃO DO ESTRESSE NAS FUNÇÕES DE BARREIRA

Neste sub-capítulo, os autores (HART, 2002) lembram que a integridade do epitélio intestinal funciona como barreira para a penetração de corpos estranhos. Esta barreira compreende a secreção de muco, fluidos e os agentes da microbiota local, além dos componentes do sistema imune inato e adquirido (Ver As Três Linhas de Defesa do Sistema Imune). Em particular, o estresse pode aumentar a permeabilidade do epitélio ou a secreção de água e liberação de mucina, afetar as células imunes, a micro flora entérica e a produção de citocinas. Modificações resultantes podem ter como consequência a invasão de antígenos da cavidade intestinal, iniciando e perpetuando a inflamação. Demonstrou-se que parentes em primeiro grau de pacientes com doença de Crohn, um subgrupo com uma possibilidade aumentada de adquirir a doença, tinham permeabilidade intestinal aumentada (Wyatt, 1993).

As mudanças na atividade secretora podem ser constatadas *in vitro* e *in vivo*. No homem, o estresse resulta em excessiva secreção jejunal. Por outro lado, tem sido evidenciado que o estresse pode causar um significativo aumento na aderência das bactérias à mucosa, particularmente no ceco, o que aumenta a permeabilidade desta.

Os autores recordam que os processos inflamatórios do intestino podem ser modulados ao nível do SNC, do sistema nervoso periférico, do SNA e dos nervos intrínsecos do intestino. Muitas evidências existem que o Fator Liberador de Corticotrofina (CRF) é o principal mediador do estresse, relacionando o hipotálamo e a hipófise à córtex adrenal. Como tal, intermedia os efeitos do estresse sobre as funções intestinais, principalmente sobre a motilidade intestinal onde células imunes (macrófagos, linfócitos) liberam corticotrofina integrando essa rede de neuroimunomodulação. Quanto ao SNA, este já é classicamente envolvido na fisiopatologia do funcionamento intestinal. Assim, na colite ulcerativa foi descrito um aumento da inervação adrenérgica do cólon e um aumento do tônus simpático. Foi também sugerido que os nervos simpáticos podem ser "pró-inflamatórios". Já os nervos colinérgicos desempenham um importante papel na úlcera péptica e regulam o transporte intestinal de íons e a secreção de mucina.

---
* Somente Melita Schimidberg relatou em trinta casos que estudou de colite ulcerativa em crianças que a maioria delas tinha uma estrutura obsessivo – compulsiva. Em dois casos que um de nós acompanhou, havia uma forte dependência ao cônjuge.

A ação de neurotransmissores como a substância P, que é amplamente distribuída no sistema nervoso central, periférico e entérico tem papel modulador nas doenças intestinais inflamatórias e na resposta ao estresse. A ativação da substância P tem sido associada com a dilatação arteriolar, o extravasamento plasmático, a adesão de neutrófilos e eosinófilos e a estimulação de linfócitos, macrófagos e mastócitos.

EMOÇÕES, MORBIDADE E MORTALIDADE

Em mais um trabalho de revisão, Kiecolt-Glaser e colaboradores (1984) da Universidade de Ohio estudaram as influencias das nossas emoções negativas nos processos de morbidade e mortalidade à luz das novas descobertas da psicoimunologia. Entre as emoções negativas citam a depressão, ansiedade, hostilidade e raiva. No final também, consideram o papel das emoções positivas neste contexto, pouco estudadas.

Em relação à depressão citam o trabalho de Pratt (1996), prospectivo de 13 anos, que evidencia que os indivíduos com depressão maior tinham quatro vezes e meia mais chances de desenvolver um ataque cardíaco que os normais. Por outro lado, a mortalidade entre pacientes que já tinham desenvolvido um ataque cardíaco era quatro vezes maior entre os deprimidos desse grupo (Frasure-Smith et al., 1993).

A depressão também favorece o curso de muitas enfermidades para pior. Nas mulheres agrava os processos e osteoporose, nos homens diminui a força muscular após três anos. Também interfere com a reabilitação em várias enfermidades: AVC, fraturas e doenças pulmonares.

A dor, muito ligada à depressão através da secreção aumentada de catecolaminas e cortisol, acelera a frequência cardíaca e aumenta a pressão arterial. Dados de 11.242 pacientes externos de um médico mostraram que aqueles com uma desordem depressiva tinham pior saúde física, social, e mais frequente queixas de dor (Wells, 1989).

A ansiedade também tem um papel adverso que tem sido muito estudado na doença coronariana (personalidade tipo A) Por outro lado, os ataques de pânico predizem uma mortalidade três vezes maior por esta enfermidade em 7 anos, do que em controles normais (Haynes, 1980). Por outro lado, a ansiedade tem um importante papel na hipertensão arterial, na insuficiência cardíaca e em certas arritmias. A ansiedade também tem um papel negativo no processo de cicatrização, como também a hostilidade e a raiva crônica. Um importante estudo de 9 anos de homens com um alto nível de hostilidade provou que estes tinham um risco duas vezes maior de mortes por causas cardiovasculares em geral do que homens com um grau menor de hostilidade (Goldstein, 1992).

DOENÇA DEPRESSIVA E IMUNIDADE: 20 ANOS DE PROGRESSOS E DESCOBERTAS

Introdução

Em mais um trabalho de revisão da revista Brain, Behavior and Immunity (BBI), Michel Irwin e Andrew Miller (Irwin, 2007) fazem resumo abrangente deste tema. Com alta prevalência, a depressão tem um grande impacto no indivíduo e na sociedade e será a segunda causa de doença no mundo em 2020, segundo a OMS. Além das consequências emocionais, essa desordem tem sido implicada em um sem número de condições médicas. Por outro lado, inúmeros trabalhos vêm demonstrando que a depressão, mesmo a depressão menor, acarreta diversas consequências imunológicas (Irwin, 2007).

Durante os 10 primeiros anos de publicações na BBI (1987-1996), foram relatados avanços, como alterações imunológicas na depressão maior. Nos segundos 10 anos da revista BBI (1997-2006) surgiram evidências de que a depressão também está associada à resposta imune inflamatória inata (ver A Organização Anatomofuncional do Sistema Imune), incluindo alterações na habilidade da célula imune em liberar citocinas inflamatórias.

A primeira década (1987 a 1996)

A depressão tornou-se um bom modelo para se estudar a interação comportamento-cérebro-sistema imune, pois os pacientes afetados exibiam distúrbios do comportamento (humor depressivo, distúrbio do sono) juntamente com alterações dos sistemas neuroendócrino e simpático, vistos como vias eferentes na regulação da imunidade pelo cérebro. Entre as primeiras descobertas de alterações imunológicas na depressão estavam o aumento geral de leucócitos bem como dos neutrófilos e linfócitos. As células *Natural Killer* (NK) encontravam-se diminuídas e, por isso, logo se supôs que estes pacientes fossem mais susceptíveis às infecções.

Estudo sobre os fatores clínicos moderadores

Muitas variáveis clínicas podem influenciar o estado imune e modular a associação entre depressão e imunidade, incluindo idade, sexo, massa corporal, grau de estresse, fumo e comorbidades psiquiátricas.

Como exemplo, os autores (Irwin, 2007) citam a influência do sexo. O declínio na imunidade celular comumente observado em homens idosos e que parece ser devido à imunosenescência, é exacerbado pela depressão, pois quando são comparados a mulheres deprimidas, os declínios das células T e a atividade NK são mais proeminentes no sexo masculino. Influências relacionadas ao tabagismo também podem ser observadas. Um interessante trabalho citado pelos autores, em 245 pacientes deprimidos constatou que a depressão e o fumo interagiam para produzir um maior declínio na atividade NK do que em grupos de deprimidos e de fumantes tomados isoladamente. Por último, diagnósticos específicos de comorbidades tais como ansiedade e dependência de álcool em combinação com depressão provocam maiores quedas na atividade NK do que modificações em pacientes depressivos sem tais comorbidades (Irwin, 2007).

Efeitos de tratamentos clínicos

Um conjunto de estudos investigou o curso clínico da depressão e as mudanças da imunidade celular em relação à medicação antidepressiva. Em um estudo longitudinal citado pelos autores (Irwin, 2007) com pacientes deprimidos em curso de um tratamento com antidepressivos tricíclicos, observou-se que um aumento da atividade NK trouxe melhoras paralelas ao alívio dos sintomas. Em outra citação, um estudo longitudinal em adultos jovens com depressão unipolar envolvendo um tratamento com nor-triptilina e alprazolam, as melhoras clínicas estiveram associadas à diminuição do número de linfócitos circulantes e à recuperação de respostas funcionais de linfócitos quando estimulados. Em outro trabalho citado pelos autores, o tratamento com fluoxetina resultou num aumento da atividade NK juntamente com melhoras nos sintomas depressivos. Tomados em conjunto, esse dados sugerem que a resolução de sintomas depressivos resulta em melhora das respostas linfocitárias e da atividade NK.

Mediadores biológicos

Pacientes deprimidos mostram elevadas taxas do hormônio liberador da corticotrofina (CRH) no SNC. Esse peptídeo participa nas respostas neurais, neuroendócrinas e imunes ao estresse (ver As Bases Anatomofuncionais da Resposta Ao Estresse – A Integração Neuroendocrinoimunológica). Modelos animais citados (Irwin, 2007) foram usados para mostrar que o CRH provoca declínios marcantes na atividade NK. Estudos posteriores mostraram que o CRH provocava, também, a diminuição da resposta imune, celular e humoral, através da mediação de mecanismos efetores simpáticos do Sistema Nervoso Autônomo (SNA). Esses dados caracterizaram o CRH como um peptídeo central que pode modular a imunossupressão nos pacientes deprimidos.

Em relação aos mecanismos efetores, começou a ser levada em conta o papel dos neurotransmissores simpáticos na contribuição às alterações imunes na depressão. Os autores discorrendo sobre o papel do eixo neuroendócrino afirmam que uma das marcas da depressão maior é a desregulação do eixo hipotálamo-pituitário-adrenal (HPA) e a hiper secreção de cortisol.

Insônia e desordens do sono

Segundo os autores, inúmeros estudos vêm demonstrando que o sono tem importante papel na regulação da função imune. Diminuições da atividade NK correlacionavam-se com insônia, mas não com outros sintomas depressivos como somatizações, perda de peso e distúrbios cognitivos. Ao mesmo tempo, em estudos que usaram a polissonografia, a diminuição do sono total correlacionava-se com o declínio da função celular imune. Citam também estudos com pacientes com insônia primaria que demonstraram que o sono latente e sua fragmentação associavam-se com a elevação noturna de catecolaminas e o declínio dos níveis diuturnos das respostas das células NK.

A Segunda Década (1997 a 2006)

Em uma provocativa revisão dos achados imunes na depressão, o significado vigente das alterações imunes inespecíficas foi desafiado com uma série de observações. Segundo os autores (Irwin, 2007) vários pesquisadores trabalharam com respostas imunes mais específicas e que poderiam estar mais intimamente associadas ao risco de doença. Alguns estudos de destaque apareceram como a demonstração que a função celular T em resposta a agentes virais específicos era mais baixa em pacientes deprimidos do que em controles e que o estresse psicológico possivelmente produzia declínio na resposta à imunização contra infecções virais. Para complementar tais achados, os estudos começaram a focar importantes enfermidades com estreita relação com o sistema imune, principalmente as doenças infecciosas e virais. Por exemplo, a infecção pelo HIV mostra um curso altamente variável, com depressão, luto e má adaptação psicológica aos estresses (incluindo o próprio estresse causado pela doença HIV – AIDS), todos esses fatores predizendo a degradação do sistema imunológico. Na verdade, a depressão maior em mulheres com HIV tem sido associada à baixa da atividade NK e também ao aumento do número de linfócitos CD8 ativados e com carga viral, o que sugere que o declínio de linfócitos NK em associação com a depressão pode aumentar o risco da exacerbação do HIV nessas mulheres. O declínio do sistema imune e a replicação do HIV são particularmente rápidos em pacientes vivendo sob estresse crônico (por exemplo, gays que escondem sua condição e vivem inteiramente sós), já em pacientes com melanoma maligno metastático, a grupoterapia levou a melhoras no humor depressivo e na função NK bem como ao aumento do tempo de sobrevida.

Depressão e níveis circulantes de marcadores inflamatórios

Em pacientes com desordens inflamatórias como a Artrite Reumatoide (AR) e doença cardiovascular, a depressão tem sido encontrada predizendo um aumento da morbidade e da mortalidade (Zautra, 2004 e Lesperance, 2004). A depressão tem sido associada a aumento dos níveis circulantes de citocinas pró-inflamatórias (IL-6) em adultos com depressão maior, em populações de idosos deprimidos e naquelas pessoas deprimidas com doenças crônicas como AR, câncer e doenças cardiovasculares. O autor cita que doentes deprimidos exibem uma exagerada ativação da resposta inflamatória que se segue a um estresse psicológico agudo, com elevação de IL-6 e ativação do Fator de Transcrição Nuclear B (NFκ-B), um fator que assinala o início de uma variedade de processos pró-inflamatórios. Da mesma forma, pacientes deprimidos com severo distúrbio do sono podem ter um maior risco de aumento de marcadores inflamatórios em função de níveis elevados de IL-6 e outros agentes pró-inflamatórios. Aumentos nos níveis circulantes de outras citocinas pró-inflamatórias tais como o fator de necrose tumoral (TNF-α) e interleucina 1 (IL-1) também têm sido relatados em pacientes deprimidos, incluindo as depressões senis. Aumentos da IL-12 em uma larga amostra de pacientes deprimidos também têm sido descritos. A IL-12 é uma citocinas que é primariamente produzida por monócitos e macrófagos e desempenha um papel central nas fases precoces da inflamação. Elevações na proteína C reativa têm sido encontradas em associação com a depressão, inclusive em adultos sadios, bem como em pacientes deprimidos com síndrome coronariana aguda. (Miller, 2002; Lesperance, 2004) A depressão parece produzir aumento nos marcadores inflamatórios em alguns pacientes e diminuir as respostas NK em outros.

Por outro lado, especula-se que anormalidades nas citocinas possam contribuir para a depressão. Como exemplo, pacientes que exibem evidências de infecção, autoimunidade ou doença neoplásica exibem altos índices de depressão. Além do mais, a terapia por citocinas para doenças infecciosas e câncer notoriamente causa alterações comportamentais. Finalmente, há outros caminhos conhecidos envolvendo a fisiopatologia da depressão que são influenciados pelas citocinas incluindo o funcionamento neuroendócrino e a função neurotransmissora.

Terapias com citocinas

A depressão maior é frequente nos pacientes seriamente enfermos, com cerca de 50% deles apresentando sintomas depressivos que dependem do tipo e da intensidade da doença básica. Novos conhecimentos sobre a biologia dos distúrbios do humor têm levantado a possibilidade que citocinas pró-inflamatórias liberadas em função dos processos inflamatórios atuando na doença grave, participem da fisiopatologia da depressão.

Graças aos efeitos antivirais, imunomoduladores e antiproliferativos, as citocinas têm sido utilizadas no tratamento de diversas doenças, como a hepatite C, a AIDS e doenças imunomediadas, como a AR. A terapêutica com citocinas induz frequentemente depressão maior e sintomas comportamentais. Esse comportamento doentio pode ser notavelmente reproduzido pela administração de cada uma das citocinas pro inflamatórias isoladamente ou por agentes que induzem a ativação de outras citocinas. Há duas distintas síndromes comportamentais com diferentes fenomenologias e graus de resposta a antidepressivos em pacientes que tiveram depressão no curso de tratamentos com citocinas. Numa delas, a síndrome cognitiva, ocorrem típicos sintomas de depressão e humor depressivo, ansiedade, irritabilidade, distúrbios da memória e atenção, usualmente entre o primeiro e o terceiro mês em pacientes vulneráveis. Outra síndrome, a neurovegetativa, caracterizada por sintomas de fadiga, lentificação psicomotora, anorexia e distúrbio do sono, desenvolvendo-se precocemente (dentro de duas semanas no caso do N-α) em um grande número de pacientes. A síndrome humoral cognitiva responde muito bem ao uso de paroxetina enquanto a síndrome neurovegetativa não responde aos antidepressivos.

O futuro... 2007 e além

Baseados nesses conhecimentos da fisiopatologia da depressão existem oportunidades para pesquisas que focam o manuseio dos sintomas depressivos usando novas terapias. Provavelmente, os próprios alvos são as citocinas, incluindo o uso do anti IL-1, o anticorpo desenvolvido contra o receptor solúvel do TNF-α (Etanercept®) ou anticorpos contra o TNF-α (Infliximab®), bem como a IL-10, uma citocina anti-inflamatória contra múltiplas moléculas inflamatórias. A assinalar, Etanercept®, Infliximab® e Arakinra® são todos empregados atualmente no tratamento da AR. Por outro lado, o uso por 12 semanas do Etanercept® foi útil no tratamento da depressão severa em 618 pacientes com psoríase (Tyring, 2006).

Outras indicações promissoras incluem o CRH, o qual é induzido pelas citocinas proinflamatórias, como alvo. Tem sido observada a diminuição de muitos dos sintomas do comportamento doentio quando antagonistas do CRH são administrados a animais de laboratório. Muitas indústrias farmacêuticas estão comercializando antidepressivos tendo como alvo o CRH e novos de seus antagonistas. Outros alvos incluem mediadores inflamatórios como as prostaglandinas e as monoaminas do SNC: serotonina, noradrenalina e dopamina.

Dada a capacidade das citocinas de influenciarem as mono aminas cerebrais, terapias baseadas na estimulação destas podem ser muito úteis.

Na conclusão, os autores (Irwin, 2007) afirmam que há uma forte evidência de que a depressão envolve alterações em múltiplos aspectos da imunidade e que podem não somente contribuir para o desenvolvimento ou exacerbação de um sem número de condições médicas, como também colaborar para a fisiopatologia das próprias doenças. Portanto, o manuseio agressivo das desordens depressivas em populações medicamente enfermas ou indivíduos em risco pode melhorar o seu prognóstico ou impedir o seu desenvolvimento.

REFERÊNCIAS

Abramson HA, et al. Group psychoterapy of the parents of intractable asthmatic children. *J. Asthma Res* 1961; 1:77.

Ader R et al. Behaviourally conditioned immunosuppression. *Psychosomatic Med* 1975; 37:333.

Ader R. On the development of psychoneuroimmunology. *Europ J Pharmacol* 2000; 405:167–176.

Ader R. *Psychoneuroimmunology* 1981. New York Academic Press.

Amkraut A, Solomon GF. From the symbolic stimulus to the pathologic response: immunne mechanisms. *Intern J of Psychiatry* in Medicine. 1975; 5:541.

Antoni MH, Schneiderman N, Penedo F. Behavioral interventions: immunologic mediators and disease outcomes. In: Ader, R. (Ed.) Psychoneuroimmunology 2007; *Academic Press*, San Diego, pp. 675–703.

Araújo GRB. *De lupus et homine*: contribuições a um espaço de atuação do psiquiatra em hospital geral. Tese de Mestrado, Universidade Federal do Rio de Janeiro, 1989.

Bager GHB, et al. Rheumatoid arthristis: a psychiatric assessment. *Br Med J* 1981; 282:2014.

Bartrop A, Lazarus RW, Luckhurst E, Kiloh LG. Depressed lymphocyte function after bereavement. *Lancet 1977*; 1 (8016):834–836.

Besedovsky H, Sorkin E, Felix D, Haas H. Hypothalamic changes during the immune response. *Eur J Immunol* 1977; 7:323–325.

Blalock JE, Smith EM. Conceptual development of the immune system as a sixth sense. *Brain Behav Immun* 2007; 21:23-33.

Blalock JE. The immune system as a sensory organ. *J. Immunol* 1984; 132:1067.

Blumberg, FM, West PM, Ellis FM. A possible relationship between psychological factors and cancer, *Psychosom. Med* 1954; 16:277.

Bovjberg DH. Psychoneuroimmunology. Implications for oncology? *Cancer* 1991 Feb 1; 67(3 Suppl):828-32.

Carr DJ, Rogers TJ, Weber RJ. The relevance of opioids and opioid receptors on immunocompetence and immune homeostasis. *Proc Soc Exp Biol Med* 1996; 213:248-257.

Champion RH et al. Urticaria and angioedema – a review of 554 patients. *Brit. J. Derm* 1969; 81:588.

Chen E, Miller GE. Stress and inflammation in exacerbations of asthma. *Brain Behav Immun* 2007; 21:993–999

Chung KF. Individual cytokines contributing to asthma pathophysiology: valid targets for asthma therapy? *Curr Opin Investig Drugs* 2003; 4:1320–1326.

Clarke, PS, Gibson JR. Asthma hyperventilation and emotion. Aust. Fam. *Physician* 1980; 9: 715–719.

Cobb S. The intrafamilial transmission of rheumatoid arthritis: recalced parent child relations by rheumatoid arthritis and control. *J. Chron. Dis* 1969; 22:223.

Coe CL, Laudenslager ML. Psychosocial influences on immunity, including effects on immune maturation and senescence. *Brain Behav Immun* 2007; 21:1000-1008.

Cohen S, Wills TA. Stress, social support and the buffering hypothesis. *Psychol. Bull.* 1985; 109:5–24.

Cohen S, Tyrrel DAG, Smith AP. Psychological stress and susceptibility to the common cold. N. *Eng J Med* 1991; 325:606–612.

Cohen S. Keynote presentation at the eight international congress of behavioral medicine: the Pittsburgh common cold studies: psychosocial predictors of susceptibility to respiratory infectious illness. *Int. J Behav Med* 2005; 12:123–131.

Corbineau G. Um grupo de pacientes mastectomizadas – aplicações da psicanálise ao trabalho institucional. *Inf. Psiquiátrica* 1986; 8 (1):1.

Coutinho A, Kazatchkine MD, Avrameas S. Natural autoantibodies. *Curr Opin Immunol* 1995; 7:812-818.

Coutinho A. A walk with Francisco Varela from first- to second generation networks: In search of the structure, dynamics and metadynamics of an organism-centered immune. System. *Biol Res* 2003; 36: 17-26.

Coutinho A. The network theory 21 years later. *Scand J Immunol* 1995; 42:3-8

Cutolo M. et al. Hypothalamic-pituitary-adrenocortical and gonadal functions in Rheumatoid Arthritis. *Ann. N. Y Acad. Sci* 2003; 992:107-117.

Delgado M, Pozo D, Ganea D. The significance of vasoactive intestinal peptide in immunomodulation. *Pharmacol Rev* 2004; 56:249–290.

Elenkov IJ, Papanicolau DA, Wilder RL, Chrousos GP. Modulatory effects of glucocorticoids and catecholamines on human interleukin-12 and interleukin-10 production: clinical implications. *Proc Assoc Am Physicians* 1996; 108:374–81.

Elenkov IJ, Wilder RL, Chrousos GP. The sympathetic nerve – an integrative interface between two supersystems: the brain and the immune systems. *Pharmacol Rev.* 2000; 52:595-638.

Engel GL. Studies of ulcerative colitis, III. The nature of the psychological process 1955; *Am. J. Med* 19:231.

Ershler WB, Keller ET. Age-associated increased interleukin-6 gene expression, late-life diseases, and frailty. *Annu Ver Med.* 2000; 51:245-270.

Evans E. A psychological study of cancer. New York: *Dodd Mead*, 1926.

Everson TC, Cole WH. Spontaneous regression of malignant disease. *J Am Med Assoc.* 1959 Apr 11;169(15):1758-9.

Farrar W et al. Nervous cells producing interleucins. *J. Immunol* 1986; 136:1266.

Fehm HL, Boris P, Smolnik R, Kern W, Born J. Manipulating neuropeptidergic pathways in humans: a novel approach to neuropharmacology? *Europ J Pharmacol* 2000; 405:43–54.

Felten DL. Neurotransmitter signaling of cells of the immune system: important progress, major gaps. *Brain Behav Immun* 1991; 5:2– 8.

Ferreira C, Mouthon L, Nobrega A, Haury M, Kazatchkine M, Ferreira E, Padua F et al. Instability of Natural Antibody Repertoires in Systemic Lupus Erythematosus Patients, revealed by Multiparametric Analys of Serum Antibody Reactivities. *Scand J Immunol* 1997; 45:331-341.

Fessel WJ et al. Hypothalamic role in control of immunoglobulin levels. *Arthritis Rheumatol* 1963; 6:770.

Fife A, Beasley PJ, Fertig DL. Psychoneuroimmunology and cancer: *Historical perspectives and current research Advances in Neuroimmunology* 1996; 6:179-190.

Foque E. Le problême du cancer dans les aspects psychiques. *Gaz. Hop* 1931; 104:824.

Fox BH. Psychosocial factors and the immune system in human cancer. In: *Psychoneuroimmunology* 1981. New York Academic Press.

Frasure-Smith N, Lesperance F, Talajic M. Depression following myocardial infarction. Impact on 6-month survival. JAMA 1993 Oct 20;270 (15):1819-25. *Erratum in JAMA* 1994 Apr 13;271(14):1082.

French TM, Alexander F et al. Psychogenetic factors in branchial asthma. *Psychosom Med Monographs*, part. I e II; 1941.

Friedman H. Aspects psychosomatiques de la polyarthrite reumatoide. Revue de la literature, *Acta Psiquiatrique Belgique* 1972; 77:117.

Friedman SB, Glasgow L, Ader R. Psychosocial factors modifying host resistance to experimental infections. *Ann New York Ac. Sciences* 1961; 164:381.

Greene WH. The psychosocial setting of the development of leukemia and lymphomas. *Ann. New York Ac. Sciences* 1966; 165:794.

Greenfield NS. Ego strength and length of recovery from infectious mononucleosis. *J. Nervous Ment. Dis.* 1959; 128:125.

Godstein MG, Niaura R. Psychological factors affecting physical condition. Cardiovascular disease literature review. Part I: Coronary artery disease and sudden death. *Psychosomatics.* 1992 Spring;32(2):134-45.

Gruchow HW. Catecholamine activity and infections disease episodes. *J. Rum. Stress* 1979; 128:125.

Hadden JW, Hadden EM, Middleton E.. Lymphocyte blast transformation: I. Demonstration of adrenergic receptors in human peripheral lymphocytes. *J Cell Immunol* 1970; 1:583–595.

Hadden JW. Neuroendocrine modulation of the thimus dependent immune system. *Ann New York Ac. Sciences* 1987; 496:39.

Halliday J. Psychological aspects of rheumatoid arthritis, *Proc Royal Soc Med* 1942; 35:455.

Hamerman D, Berman JW, Albers GW, Brown DL, Silver D. Emerging evidence for inflammation in conditions frequently affecting older adults: report of a symposium. *J Am Geriatr Soc.* 1999 Aug; 47 (8):1016:1025.

Hart A, Kamm MA. Mechanisms of initiation and perpetuation of gut inflammation by stress. *Aliment Pharmacol Ther* 2002; 16: 2017–2028.

Haybes SG, Feinleib M, Kannel WB. The relationship of psychosocial factors to coronary heart disease in the Framingham Study, III. Eight-year incidence of coronary heart disease. *Am J Epidemiol.* 1980 Jan; 111(1):37-58.

Hyphantis TH et al. Clinical distress in systemic esclerosis patients. *Immunol Today* 1990; 11 (5):170.

Irwin M, Daniels M, Smith TL, Bloom E, Weiner H. Impaired natural killer cell activity during bereavement. *Brain Behav. Immun.* 1987; 1 (1): 98–105.

Irwin MR, Miller AH. Depressive disorders and immunity: 20 years of progress and discovery. *Brain Behav Immun* 2007; (21):374–383.

Jacobs MA et al. Incidence of psychosomatic predisposing factors in allergic disorders. *Psychosom Med* 1966; 26:679.

Jankovick BD et al. Neuro-endocrine correlates of immune responses. Effects of brain lesions on antibody production, reactivity and delayed hypersensitivity in the rat. *Int Arch Appl Immunol* 1973; 45:360.

Japarian-Tehrani M, Sternberg EM. Neuroendocrine and other factors in the regulation of inflammation. Animal models. *Ann.N.Y. Acad. Sci.* 2000; 917:819-824.

Jenkins CD. Social environment and cancer mortality in men. *N. Eng J Med* 1983; 308:395-398.

Jerne NK. Towards a network theory of the immune system. *Ann Immunol (Inst Pasteur)* 1974;125: 373.

Karush A et al. The response to psychotherapy in cronic ulcerative colitis. *Psychosom. Med* 1969; 31:12.

Kasl SV et al. Psychosocial risk factors in the development of infectious mononucleosis. *Psychosom Med* 1979; 41: 445.

Kelley KW, Bluthe RM, Dantzer R, Zhou JH, Shen WH, Johnson RW, Broussard SR. Cytokine-induced sickness behavior. *Brain Behav. Immun* 2003. 17 Suppl 1: S112–S118.

Kemenny ME, Schedlowsky M. Understanding the interactions between psychosocial stress and immune-related diseases. A stepwise progression. *Brain Behav Immunn* 2007; 21:1009-1018.

Ketcham AD, Sindelar WF, Felix EL, Bagley DH. Diagnostic scalene node biopsy in the preoperative evaluation of the surgical cancer patient: five-year experiencewith 108 cases and literature review. *Cancer*, 1976 Aug 38(2):948-52.

Khansari DN, et al. Effects of stress on the immune system. *Immunol Today 1990*; 11(5):170.

Kiecolt-Glaser, J. K. et al. Psychosocial modifiers of immunocompetence in medical students. *Psychosom Med* 1984; 46:7.

Kissen DM. The value of a psychosomatic approach to cancer. *Ann. New York Acad. Sciences* 1966; 125:177.

Korneva EA, Klimenke V, Khai LK. The hypothalamus and specific defensive adaptative response. In: *Evolution, ecology and the brain*. Leningrado: Medicine; 1972.

Leshan LL. An emotional life story pattern associated with neoplasic disease. *Ann. New York Acad. Sciences* 1966; 125:807.

Leshan L, Worthington RE. Some recurrent life history patterns observed in patients with malignant diseases. *J Nerv Ment Dis* 1956 Nov; 124 (5):460-5.

Leshan LL, Gassmann ML. Some observations on psychotherapy with patients suffering from neoplastic disease. *Am J Psychoter.* 1958;12(4):723-34.

Lesperance F, Frasure-Smith N, Theroux P, Irwin M.. The association between major depression and levels of soluble intercellular adhesion molecule 1, interleukin-6, and C-reactive protein in patients with recent acute coronary syndromes. *Am.J.Psychiatry* 2004; 161:271–277.

Levy L. The stress of everyday work reflected in productiveness, subjective feelings, and urinary output of adrenaline and noradrenaline under salaried and piece-work conditions, *J Psycho Res* 1964; 8:199.

Levy SM, Heberman RB, Lipmann M, D'Angelo T, Lee j. Immunological and psychosocial predictors of disease recurrence in patients with early-stage breast cancer. *Behav Med.* 1991 Summer; 17(2):67-75.

Levite M, Hart I. Immunotherapy for epilepsy. *Expert Rev Neurother* 2002; 6:809–814.

Liu LY, Coe CL, Swenson CA, Kelly EA, Kita H, Busse WW. School examinations enhance airway inflammation to antigen challenge. *Am. J. Respir. Crit. Care Med.* 2002; 165:1062–1067.

Macris NT et al. Effect of hypothalamic lesions on immune processes in the Guinea pig. *Am J Physiol* 1970; 219:1205.

Maier SF. Bi-directional immune-brain communication: implications for understanding stress, pain, and cognition. *Brain Behav. Immun* 2003; 17:69–85.

Malarkey WB, Mills PJ. Endocrinology: The active partner in PNI research. *Brain Beh Immun* 2007; 21:161-168.

Malarkey WB, Zvara BJ. Interleukin-1-beta and other cytokines stimulate ACTH release from cultured pituitary cells of patients with Cushing's Disease. *J Clin Endocrinol Metabol* 1989; 69:196–9.

Marshall GD. Neuroendocrine mechanisms of immune dysregulation: applications to allergy and asthma. *Ann Allergy Asthma Immunol.* 2004; 93(Suppl 1):S11–S17.

Medzhitov R, Janeway C. Innate Immunity. *New Eng J Med* 2000; 343(5): 338-344.

Mello Filho J. Abordagem psicossomática em gastroenterologia – realidade ou ficção? In: *Psiquiatria e Medicina Interna*, São Paulo: J. R. A. Fortes 1988.

Mello Filho J. Aspectos psicológicos da artrite reumatoide juvenil. *Medicina Hoje*: 1977 (3):10

Mello Filho J. Câncer. Enfoque psicológico. Buenos Aires. Editorial Galerna, 1978.

Mello Filho J. *Concepção psicossomática: da teoria à prática médica* Tese de concurso à Livre-Docência de Psicologia Médica. Faculdade de Medicina da Universidade Federal do Rio de Janeiro, 1976.

Mello Filho J. et al. A pesquisa de células LE e o diagnóstico do lupus eritematoso sistêmico. *JBM* 1965, 9:726.

Mello Filho J. *Fatores emocionais nas doenças do colágeno*. Trabalho apresentado à I Reunião Nacional da Associação Brasileira de Medicina Psicossomática, Rio de Janeiro, 1965.

Mello Filho J. *Problemas da relação médico-paciente em casos de colagenose*. Trabalho apresentado à I Reunião Nacional da Associação Brasileira de Medicina Psicossomática, Rio de Janeiro, 1965.

Mello Filho J. *Psicoimunologia*. Conferência pronunciada no IV Congresso Brasileiro de Medicina Psicossomática, Universidade Federal do Rio de Janeiro, 1984.

Meyer R, Haggerty I. Streptococcal infections in families: factors altering individual susceptibility. *Pediatrics* 1962; 29:539.

Miguel Filho EC. Alterações psiquiátricas no lupus eritematoso sistêmico. In: *Psiquiatria e Medicina Interna*. São Paulo: J R. A. Fortes 1988.

Miller T, Spatt Jr JS. Critical review of reported psychological correlates of cancer prognosis and growth. In: *Mind and cancer prognosis*, New York: John Willey 1979.

Miller TR. Psychophysiologic aspects of cancer. *Psychosom Med* 1977; 39:413.

Miller GE, Stetler CA, Carney RM, Freedland KE, Banks WA. Clinical depression and inflammatory markers for coronary heart disease. *Am J Cardiol* 2002 Dec 15;90(12):1279-83.

Moreira MD, Farha J. Assistência integral ao asmático. *JBM* 1976; 31 (3):102.

Moreira MD. *Aspectos psicossomáticos na urticária crônica*. Dissertação de Mestrado 1983; Área de concentração: Dermatologia, Universidade Federal Fluminense.

Naepp Coordinating Committee National Heart, Lung, and Blood Institute Expert Panel Report 3: *Guidelines for the Diagnosis and Management of Asthma Full Report* 2007

Nascimento VCA, Mello Filho J, Lupus Eritematoso Sistêmico em um *setting* grupal. In: *Grupo e Corpo: psicoterapia de grupo com pacientes somáticos*. Editora Arte Médica 2000.

Oliveira EL, Abulafia LA, Mello Filho J. Grupoterapia com pacientes de hanseníase. *Informação Psiquiátrica* 1988; 7 (2):64.

Oliveira SGG. *Avaliação da qualidade de vida relacionada à saúde de pacientes com DII participantes de um grupo de suporte social*. Rio de Janeiro; UFRJ/Faculdade de Medicina, 2005.

Oppenheim JJ, Ruscetti FW. Cytokines. In: *Medical Immunology. Parslow TG, Stites DP, Terr AI and Imboden JB* ed. 10 th. Ed. Lange Med Books/McGraw-Hill Co. 2001:148-166.

Papi A, et al.. Associação do lupus eritematoso sistêmico à febre reumática. *JBM* 1964; 3:32.

Parslow TG, Bainton DF. Innate immunity. In: Medical Immunology, Parslow TG, Stites DP, Terr AI, Imboden JB ed., 2001 tenth ed:23. *Lange Medical Books*, McGraw-Hill

Pastorello EA, Codecasa LR, Gerosa A, Buonocore E, Sillano V, Zanussi C. The role of suggestion in asthma. II. Effects of a bronchoconstrictor drug on bronchial reactivity under bronchoconstrictor or bronchodilator suggestion. *Ann Allergy* 1987; 59(5):339-40.

Pincus G et al. Steroid excretion and the stress of flying. *J Aviat Med* 1943; 14:173.

Plaut SW, Friedman SB. Psychosocial factors in infections disease. In: *Psychoneuroimmunology*, New York: Academic Press 1981.

Pratt LA, Ford DE, Crum RM, Armenian HK, Gallo JJ, Eaton WW. Depression, psychotropic medication and risk of myocardial infarction. Prospective data from the Baltimore ECA follow-up. *Circulation* 1996 Dec 15;94(12):3123-9.

Reed WH, Jacobsen PB. Emotions and cancer: new perspectives on an old question. *Cancer* 1988; 62:1871.

Reiche EMV, Nunes SOV, Morimoto HK. Stress, depression, the immune system, and relationship between the brain and immune systems. *J Neuroimmunol* 2006; 172:38 – 58.

Rimon RA. A psychosomatic approach to rheumatoid arthritis: a clinical study of 100 female patients. *Acta Rheum Scand* 1969; 13:1.

Rogers M, Dubey D, Reich F. The influence of the psyche and the brain on immunity and disease susceptibility: a critical review. *Psychosomatic Medicine* 1979; 41:147.

Rook GAW, Hernandez-Pando R, Lightman SL. Hormones, peripherally activated prohormones and regulation of the Th1/Th2 balance. *Immunol Today* 1994; 15:301–303.

Sandberg S, Paton JY, Ahola S, McCann DC, McGuinness D, Hillary CR. The role of acute and chronic stress in asthma attacks in children. *Lancet* 2000; 356:982–987.

Schavelzon J et al. *Psicología y Cancer.* Buenos Aires, Paidos; 1965.

Schindler R. Stress, affective disorders, and immune function. *Medical Clinics of North America* 1985; 69:505.

Schleifer S J et al. Suppression of lymphocyte stimulation following bereavement. *JAMA* 1983; 250:374.

Schmale AH, Iker H. The psychological setting of uterine cervical cancer. *Ann. New York Acad. Sciences* 1966; 125:807.

Segerstrom SC, Glover DA, Craske MG, Fahey JL. *Brain Beha Immun.* 1999 Jun; 13(2):80-92.

Selye H. A syndrome produced by diverse nervous agents. *Nature* 1936; 148:32.

Soderholm JD, Yates D, MacQueen G. Early maternal deprivation predisposes adult rats to colonic mucosal barrier dysfunction in response to mild stress. *Gastroenterology* 2001; 120: 113 (abstract).

Solomon GF. Psychoneuroimmunologic approaches to research on AIDS. *Ann. New York Academy Sciences* 1987; 496:647.

Sperling M. The role of the mother in psychosomatic disorder in children. *Psychosom Med* 1949; 11: 377.

Sperling M. The psycho-analitic treatment of ulcerative colitis. *Int J Psychoan.* 1957; 38(5):341-9.

Spiegel D, Bloom JR, Kraemer MC, Gottheil E. Effect of psychosocial treatment on survival of patients with metastatic breast cancer. *Lancet* 1989; 2:888-891.

Spiegel D. Effects of psychotherapy on cancer survival. *Nat. Rev. Cancer* 2002; 2:383–9.

Spitz R. *Desenvolvimento emocional do recém-nascido.* Rio de Janeiro: Pioneira, 1960.

Stahl D, Lacroix-Desmazes S, Mouthon L, Kaveri SV, Kazatchkine MD. Analysis of human self-reactive antibody repertoires by quantitative immunoblotting. *J Immunol Methods* 2000; 240 (1-2):1-14.

Stavravy KM, Huck JS, Worklin LM. Psychological factors in the outcome on human cancer. *J. Psychosom Research* 1968; 12:251.

Stein M, Schiav RC, Luparello TJ. The hypothalamus and the immune processes. *Ann. New York Ac. Sciences* 1969;164:464.

Steinsson K, Alarcón-Riquelme ME. Genetic aspects of rheumatic diseases. *Scand J Rheumatol.* 2005 May-Jun; 34(3):167-177.

Stoll BA. Is hope a factor in survival? In: *Mind and Cancer Prognosis.* New York: John Wiley, 1979.

Straub RH, Cutolo M. Involvement of the hypothalamic-pituitary-adrenal-gonadal axis and the peripheral nervous system in rheumatoid arthritis: viewpoint based on a systemic pathogenic role. *Arthritis Rheum* 2001; 44:493-507.

Strom TB, Disseroth B, Morganroth J, Carpenter C, Merrill J. Alteration of the cytotoxic action of sensitized lymphocytes by cholinergic agents and activators of adenylate cyclase. *Proc Natl Acad Sci USA* 1972; 69:2995–2999.

Sugiura H, Maeda T, Uehara M. Mast cell innervation of peripheral nerve in skin lesions of atopic dermatitis. *Acta Derm Venereol.* 1992;176:74–76.

Sventivany A. The beta adrenergic theory of the actopic abnormality in bronchial asthma. *J. Allergy* 1968; 42:203.

Szentivanyi A, Filipp G. Anaphylaxis and the nervous system II. *Ann. Allergy* 1958; 16:143–151.

Szentivanyi A, Szekely J. Anaphylaxis and the nervous system IV. *Ann. Allergy* 1958; 16: 389–392.

Thayer JF, Hall M, Sollers JJ 3rd, Fischer JE. Alcohol use, urinary cortisol, and heart rate variability in apparently healthy men: evidence for impaired inhibitory control of the HPA axis in heavy drinkers. *Int J Psychophysiol* 2006; 59:244–250.

Thayer JF, Sternberg E. Beyond Heart Rate Variability Vagal Regulation of Allostatic Systems. *Ann N Y Acad Sci 2006*; 1088:361-372.

Thomas CH, Duszinski KR, Shaller JW. Family aptitudes reported in youth as potential predictors of cancer. *Psychosom. Med* 1979; 11 (1):287.

Thorn GW et al. Response of the adrenal cortex to stress in man. *Trans Ass Am Phys.* 1953; 66:48.

Tyring S, Gottlieb A, Papp K, Gordon K., Leonardi C, Wang A, Lalla D et al. Etanercept and clinical outcomes, fatigue, and depression in psoriasis: double-blind placebo-controlled randomised phase III trial. *Lancet* 2006; 367:29–35.

Vaz NM, Varela FJ. Self and non-sense: an organism-centered approach to immunology. *Med Hypothesis* 1978; 4:231-67.

Vaz, N M. Reconhecer a si próprio – ideias para uma nova imunologia. *Ciência Hoje* 1983 jul/ag; 2 (7):32.

Wells KB, Hays RD, Burnam MA, Rogers W, Greenfield S, Ware JE Jr. Detection of depressive disorder fro patients receiving prepaid or fee-for-service care. Results from the Medical Outcomes Study. *JAMA.* 1989 Dec 15;262(23):3298-302.

Wittkower ED, Durost HS, Laing WR. A psychosomatic study of the course of pulmonary tuberculosis. *Ann Rev Tuberc Pulm Disease* 1955; 71: 201.

Wood JD, Peck OC, Tefend KS. Evidence that colitis is initiated by environmental stress and sustained by fecal factors in the cotton-top tamarin (*Saguinus oedipus*). *Dig Dis Sci 2000*; 45(2): 385–93.

Wright RJ, Rodriguez M, Cohen S. Review of psychosocial stress and asthma: an integrated biopsychosocial approach. *Thorax* 1998; 53:1066–1074.

Wrona D. Neural–immune interactions: An integrative view of the bidirectional relationship between the brain and immune systems. *Journal of Neuroimmunology* 2006, 172:38 – 58.

Wyatt J, Vogelsang H, Hubl W. Intestinal permeability and the prediction of relapse in Crohn's disease. *Lancet* 1993; 341(8858): 1437–9.

Xiao B-G, Link H. Immune regulation within the central nervous system. *J Neurolog Sciences* 1998; 157:1-12.

Yang EV, Glaser R. Stress-induced immunomodulation and the implications for health. *International Immunopharmacology* 2002; 2:315– 324.

Zautra AJ, Yocum DC, Villanueva I, Smith B, Davis MC, Attrep J, Irwin M. Immune activation and depression in women with rheumatoid arthritis. *J. Rheumatol.* 2004;31:457–463.

Zobel A, Wellmer J, Schulze-Rauschenbach S, et al.. Impairment of inhibitory control of the hypothalamic pituitary adrenocortical system in epilepsy. Eur. Arch. *Psychiatry Clin. Neurosci.* 2004; 254: 303–311.

15

REFLEXÕES SOBRE MICHAEL BALINT: COMUNICANDO UMA EXPERIÊNCIA DE GRUPOS

Maria Aparecida de Luna Pedrosa

Demos a este capítulo o nome de Reflexões sobre Michael Balint, e acreditamos que somente poderíamos falar de nossa experiência com os trabalhos de Balint e com os Grupos Balint iniciados no Paraná por nós, se antes puséssemos o leitor a par de dados de sua história, de alguns fundamentos de sua obra e contribuições.

O HOMEM E A OBRA: OS GRUPOS BALINT

Michael Balint, médico psicanalista húngaro, nascido em 1886, desde cedo interessa-se por compreender os pacientes, além das queixas somáticas que levavam ao consultório. Entendia que o indivíduo portador de uma doença apresentava-se a si mesmo como alguém com uma história que lhe era própria, e a qual deveria estar o médico atento para ouvir.

Michael Balint teve em sua formação a influência de Ferenczi, discípulo de Freud, que fundou na Hungria a Associação Psicanalítica de Budapeste. Aí, nessa Associação, Balint e sua esposa Alice, também psicanalista, começam a apresentar suas primeiras publicações sobre temas psicanalíticos. Por volta dos anos 20, os Balint, assim como outros analistas, por não conseguirem ficar na Hungria, em função do regime pró-alemão e antissemita que se ampliava, emigraram para a Grã-Bretanha. Balint e Alice instalaram-se em Manchester. Balint nesta época foi para Berlim, onde fez sua análise com Hanns Sachs. Nesse mesmo período, em contato com a Sociedade Psicanalítica de Berlim, observou que esta buscava implantar um programa para atendimentos psicanalíticos à população de uma maneira geral, e que esses atendimentos faziam parte do curriculum de formação da Sociedade, o qual continha aspectos da teoria geral da Psicanálise e de sua técnica.

Consideramos importante apontar aqui que, neste contato de Balint com Berlim, são reforçadas suas intenções e convicções, no que diz respeito aos cuidados de atendimento ao doente. Pois era por Balint ainda muito bem lembrada a conferência de Freud em Budapeste, no ano de 1918. Naquela ocasião, Freud disse que chegaria ainda o dia em que a Psicanálise alcançaria todo indivíduo que necessitasse de cuidados, pois seria direito dos homens o acesso a este tipo de tratamento (nervoso), assim como o de qualquer outra afecção, e que os médicos deveriam estar preparados para isso. Berlim, por sua vez, parecia então querer cumprir com esta tarefa e atender a todo aquele que adoecia, oferecendo-lhe tratamento.

Balint, retomando à Grã-Bretanha, encontra-se em inúmeras dificuldades, inclusive enconômicas. O país encontrava-se em guerra e, a seguir, Balint perde sua esposa Alice. Foram tempos cruéis para Michael Balint. Por volta de 1945, com 60 anos aproximadamente, Balint vai para Londres, onde recomeça sua vida, tornando-se um respeitado psicanalista.

Começa a atender na Clínica Tavistock e aí conhece Enid, a quem desposa. Esta desenvolve, como psicanalista, uma pesquisa com grupos de assistentes sociais que atendem famílias. Balint, juntamente com Enid, inicia nesses grupos a supervisão e discussão do que chamavam *case-works*. Essa atividade acaba sendo ampliada com a participação de médicos clínicos, os quais começavam a buscar o entendimento e a superação de dificuldades que encontravam no seu trabalho clínico. O fenômeno de procura de alguém para atender e supervisionar casos, com a finalidade de complementar a compreensão da clínica se dava porque, já naquela época, era observada a falta, nos currículos das escolas médicas, de formação psicológica do médico necessária para a prática clínica.

Balint acreditava que a formação psicológica do médico oportunizaria o desenvolvimento de uma atitude mais sensível às demandas inconscientes que os pacientes trazem às consultas, e que as respostas do médico a esses pacientes, desde que entendidas as demandas, poderiam produzir um efeito terapêutico complementar ao tratamento médico tradicional.

Pode-se observar a atenção de Balint toda voltada à ação do médico sobre o paciente. Fazemos notar que essa "atenção" mostra ter sido influenciada pela sua formação como psicanalista, o que deixa transparecer no trabalho que vai propor nos Grupos que caracterizaria as supervisoes.

Esta "atenção" está voltada à "relação médico-paciente" e ao que se produz nessa relação, ou seja, o fenômeno transferencial. A temática da relação transferencial é apresentada de formas diversas na literatura psicanalítica, sendo o elemento nodal na clínica, nas relações inter-humanas nos trabalhos de Balint.

Balint dá enorme valor à intervenção do médico, insistindo sobre a natureza da "aliança terapêutica", sobre a influência do terapeuta na relação médico-paciente para a manutenção de tal aliança, pois entende que o conhecimento dos efeitos dessa aliança é que pode produzir respostas terapêuticas e mudanças no comportamento do paciente. Mudanças essas que poderão ocorrer no curso de uma doença. O paciente, nessa concepção, é que acaba sendo o grande beneficiado. Isso poderá ser melhor compreendido quando tratarmos do lugar que ocupa o médico para seu paciente na relação que se estabelece.

Pode-se perceber que a tarefa proposta por Balint, de certa maneira, reflete o desenvolvimento que a Psicanálise enfrentava na época e ideologia do campo psicanalítico que se ocupava da utilização da técnica psicanalítica para produzir observações de comportamento. Isso parecia necessário, principalmente para a época em que era buscado, no campo da atenção ao doente, o atendimento a um número cada vez maior de pacientes, em especial aos que sobreviviam às tragédias experimentadas pela guerra e suas consequências na reorganização da estrutura social.

Achamos que é oportuno insistir no que entendemos uma marca na teoria e prática balintiana, para que seja possível compreender e avaliar sua utilização. Em razão disso, não é possível esquecer a figura do psicanalista Sándor Ferenczi, já citado no início desta exposição. Esse personagem teve presença marcante na Psicanálise, mesmo junto a Freud, que segundo alguns biógrafos e historiadores, o teria adotado. Tanto é verdade que Ferenczi é descrito por alguns como "o filho rebelde", visto que causou preocupações a Freud com o que produzia.

Com relação à Psicanálise, Ferenczi produz modificações na técnica de intervenção, e isso acaba por deixar uma nova definição sobre o "lugar" que o psicanalista ocuparia na relação com o paciente, ou analisando. A posição adotada por Ferenczi vai inovar e causar apreensões no círculo psicanalítico, especialmente em Freud, pois Ferenczi se desviava da regra de negar ao paciente "qualquer atenção maior". Assim se fundava com Ferenczi o que se vai conhecer por "terapia ativa", "intervenção ativa". Ferenczi entendia que uma intervenção direta e dirigida era, na maioria das vezes, necessária nas análises, pois dessa forma se precipitaria um aceleramento e o final dos tratamentos.

Essas ideias de Ferenczi trouxeram influências que podemos identificar em Balint. Observa-se a importância da compreensão sobre o material do paciente, o uso dessa compreensão para sustentar a interação com o paciente e para definir a direção do tratamento.

Pode-se compreender até aqui que Balint não se afasta da ideia sobre a intervenção que o médico poderia desenvolver na sua tarefa clínica. E compreender que ele acaba por dar, de alguma forma, cumprimento às ideias de Freud expressas naquela conferência em Budapeste, no ano de 1918. O que não significava, porém, que o analista devesse dar cumprimento à realização de análise a todo paciente, mesmo porque não é isso que Freud proclama na citada conferência.

Importa notar que a Psicanálise só é desenvolvida em sua plenitude frente a uma demanda de análise, que se delimita em torno de algum elemento, quando se produzem questionamentos por parte do paciente.

Notamos que Balint mostra em seus trabalhos a preocupação de oferecer ao paciente que desenvolve um quadro orgânico um cuidado psicológico complementar que não seja necessariamente o tratamento psicanalítico.

Todos sabemos que a análise não é possível para todos. Balint, porém, naquele período da Inglaterra sofrida e desolada, contribuía com o nascimento, pela necessidade e pela premência, de uma sistematização sobre a intervenção psicoterapêutica. Assim, começaram as primeiras empreitadas em direção ao que veio a se configurar como as Psicoterapias Dinâmicas e Psicoterapias Breves.

Ao passar os olhos pela história da clínica psicanalítica e psicológica, podemos observar que a Psicanálise tem uma enorme contribuição tanto na teoria como na técnica das psicoterapias, pois oferece uma estrutura que tornou possível a pesquisa no campo das psicoterapias.

É importante notar o lugar de terapeutas que as psicoterapias oferecem na relação médico-paciente (terapeuta-paciente), pois o lugar é diferente daquele que ocupa o analista, onde a escuta está presente, mas a atenção tem outro princípio, não sendo ativa.

Nas psicoterapias, o lugar do psicoterapeuta é de suporte (apoio), e de alguma interpretação. No entanto, interpretação tem por pressuposto a busca do paciente de algo que além do que tradicionalmente o médico tem para oferecer: um diagnóstico. O paciente busca na relação com o médico algo que na maioria das vezes não é possível ser nomeado, deverá ser descoberto. Balint entende que o que falta a alguém é o que se representa por uma necessidade, e frente a uma necessidade algo precisa satisfazer. O que pode satisfazer é o que se representa por sua vez como um objeto, em um afeto, sorriso ou ato.

Adentramos aqui um outro elemento teórico, presente no trabalho e obra de Balint que nos leva a compreender os fundamentos teóricos de seu trabalho. Recorremos aos primeiros trabalhos dos Balint, Michael e Alice. Tomamos brevemente os trabalhos sobre a relação de objetos, tema aliás que permeava as produções psicanalíticas dos anos de 1920 e 1925 na Inglaterra. A relação de objetos em Balint vai se traduzir por aquilo que conjuga uma necessidade com um objeto, o qual por sua vez satisfaz essa necessidade. Na concepção balintiana, objeto é antes de tudo objeto de satisfação. A relação de objeto satisfaz de fomia plena uma relação, mesmo com palavras. Mesmo com palavras, é uma conclusão nossa, pois entendemos que a palavra será sempre o representante que identificará o que pode satisfazer. A construção de Balint se deduz e sustenta na observação das relações mãe-bebê, a saber, no resultado da relação, no *primary love*.

Essas ideias apresentam sua fecundidade e mostram-se no contexto em que nas relações ocorre, sempre que satisfeitas, a complementariedade. A ideia é a de que onde falta um objeto, outro é buscado para que nada falte, para que se mantenha um estado de completude. Por outro lado, essas ideias também darão consistência para o que se define na relação contratransferencial, pois vemos que assim, como objeto que pode complementar (ou completar), o terapeuta ocupa um lugar que na maioria das vezes o paciente espera, ou seja, ocupa o lugar desse objeto que pode ouvir, falar, corresponder até.

Balint, em seu trabalho *O médico, seu paciente e a doença*, diz que o médico deve fazer uso de uma compreensão de forma a que esta tenha efeito terapêutico. Desse modo, Balint procura mostrar que o médico ocupa a si próprio como uma droga, a mais frequentemente utilizada na clínica. Balint aponta e pontua insistentemente a importância do médico em ocupar esse lugar, mesmo como objeto. Esse objeto deve assegurar um "bom tratamento", deve-se assegurar que possa ser este "bom objeto".

Ocupar um lugar de terapeuta implica buscar qualificação para tal, e essa qualificação seria possível, talvez, através das discussões de estudos de casos e supervisões. Nesse sentido, o recurso oferecido através dos Grupos Balint pode servir como importante ferramenta para a ação psicoterapêutica, além da ferramenta medicamentosa ou farmacológica. Nos Grupos Balint, a discussão dos atendimentos é realizada buscando o entendimento da forma oomo a intervenção se dá ou ocorreu. Frente a isso, a atitude do médico, segundo Balint, poderá sofrer uma modificação, transformação, porque também a atitude é discutida. Daí surgir a possibilidade para o médico de desenvolver uma compreensão de si mesmo como objeto de relação, que pode suportar ou não as demandas do paciente, demandas que segundo a perspectiva balintiana seriam de completude. Balint considera que o trabalho do médico sempre comporta uma psicoterapia em que os objetivos são naturalmente limitados.

Procuraremos, na sequência, apresentar ao leitor uma breve descrição do que foi nossa experiência com Grupos Balint, esperando possa ser tomada como uma modesta contribuição por aqueles que se ocupam com as mesmas questões com respeito ao ensino e que se encontram efetivamente comprometidos também com a prevenção em relação aos futuros profissionais na área de saúde.

GRUPOS BALINT COM ESTUDANTES DE MEDICINA

Este espaço foi reservado para que pudéssemos dividir com demais interessados os resultados e as reflexões advindos de alguns anos de trabalho docente e clínico. Naturalmente, aqueles que experimentam a atividade, em especial a docente, poderão compreender como se encontram comprometidos nos dias de hoje os sistemas de ensino e avaliação das escolas e instituições de grau superior, no que diz respeito à formação dos profissionais que se dirigem às áreas de Saúde. Foram questionamentos acerca da formação que desenvolvem e recebem os profissionais e alunos da área de saúde, bem como a experiência decorrente do fato de termos sido procurados, há alguns anos, por residentes médicos desejosos de serem auxiliados na tarefa médica com ensinamentos do campo psicológico, que nos levaram ao estudo dos trabalhos de Michael Balint acerca da educação e formação médica. Dessa forma, iniciamos uma primeira experiência de Grupos Balint nas dependências do Centro de Psicologia Aplicada, no Curso de Psicologia da Universidade Federal do Paraná, local próximo ao Hospital de Clínicas da mesma Universidade, com médicos residentes na época (1982).

A partir dessa primeira experiência e munidos das observações do funcionamento desse primeiro Grupo Balint, propusemo-nos a realizar Grupos Balint com estudantes sextanistas e residentes do curso de Medicina da Universidade Federal do Paraná, no Departamento de Clínica Médica, o qual mostrou-se sensível ao trabalho que propúnhamos.

Desse nosso interesse resultou uma dissertação de mestrado e outra série de trabalhos. Isso foi possível também em função do incentivo que recebíamos de figuras como Julio de Mello Filho, Abram Eksterman, Avelino e Davida Rodrigues e da amiga e colega de docência Jussara Miranda, que na época já se ocupava de uma disciplina de Anatomia na Universidade Federal do Paraná.

Entendemos que é nosso dever referir essas pessoas, como tantas outras que labutam no sentido de buscar no campo da educação a formação médico-psicológica e psicanalítica nas universidades, realizando cursos de especialização em hospitais, nos congressos e em entidades como a Associação Brasileira de Medicina Psicossomática, pois todos dão sua contribuição no sentido de aprimoramento do ensino. Desse investimento todos dependemos e muito mais as gerações futuras.

Procuraremos passar ao leitor partes do trabalho que desenvolvemos. Lembramos que a literatura pesquisada nos convencia e motivava mais e mais, pois mostrava o esforço que inúmeros pesquisadores e educadores realizavam no sentido de buscar uma maior qualificação para os estudantes da área de saúde e apontava a importância da recuperação da visão integral do paciente, do homem, inserido na comunidade geopolítica da qual participa.

Iniciamos nosso trabalho de pesquisa propriamente dito refletindo em parte uma metodologia utilizada anteriormente por Lee Sheingold, médico e professor na Universidade de Seattle, Washington. Nosso método comportou, como no trabalho de Sheingold, elementos de encorajamento do participante quanto à cooperação e confiança entre os participantes de exame das relações interprofissionais, multiprofissionais e institucionais, assinalando valores que pudessem interferir na atenção ao paciente. Ainda buscamos verificar, na comunidade de estudantes e profissionais residentes, o tipo de abordagem ensinada para a ação terapêutica e identificar possíveis conflitos que impedissem o atendimento e entendimento médico.

Atendemos doutorandos (alunos do sexto ano do curso médico) em grupos distribuídos em um cronograma que ocupou o período de um ano. Cada grupo destes se apresentava para a atividade experimental de Grupo Balint, a cada seis semanas. Assim, formou-se o que denominamos os GBI (1), GBI (2), GBI (3), GBI (4), GBI (5), GBI (6). Tal distribuição obedecia a sequência de seis semanas para cada grupo. Logo, tivemos seis grupos com doutorandos, ou sextanistas do curso médico. Isso ainda se deu dessa forma obedecendo o percurso que faziam tais doutorandos no Departamento de Clínica Médica, no decorrer do último ano acadêmico.

Com os residentes, realizamos um grupo apenas, devido ao número de indivíduos que se encontravam naquela fase de formação, ou seja, no segundo ano de residência. Esse grupo foi denominado GB II, e a duração foi igualmente de seis semanas.

Tanto os grupos GBI como os GBII foram realizados quando os doutorandos e residentes encontravam-se em atividades no Departamento de Clínica Médica porque esse departamento era o responsável na época pela corbertura dos atendimentos dos serviços de Emergência, Ambulatório, Pronto-Atendimento e enfermarias com pacientes internados.

As reuniões realizadas com os Grupos Balint tiveram duração de aproximadamente duas horas semanais, e o trabalho desenvolveu-se com as seguintes fases:

- Fase 1. Iniciando o trabalho, fizeram-se contatos com a preceptoria para acerto de horários e local de reuniões.
- Fase 2. Início das reuniões. Nestas, se fixaram as observações e foram feitos seus registros. Nessa fase, deram-se os passos seguintes:

   2.1. Apresentação do que se pretendia com a experiência.
   2.2. Esclarecimentos gerais sobre Michael Balint e seus grupos.
   2.3. Discussões do grupo de suas práticas.
   2.4. Atendimento às discussões das tarefas que interessavam e ocupavam o grupo, na sua prática médica e institucional e acerca de sua formação.

- Fase 3. Utilizamos um questionário que continha dados acerca das observações realizadas nos grupos que, diferentemente de Sheingold, permitiram uma aferição objetiva das observações e depoimentos obtidos nos grupos, bem como a verificação da validade deste tipo de intervenção no trabalho de ensino e formação.

Os resultados que obtivemos nos mostraram inicialmente médicos (residentes) e doutorandos atentos, receptivos e mesmo surpresos frente à disponibilidade do Departamento de Clínica Médica da escola e também do hospital de oferecer e permitir tal experiência. Todos os participantes mostravam entender que pela primeira vez se estava oportunizando ao aluno e residente, naquela escola-hospital, colocar as dificuldades e ansiedades que enfrentavam na prática que iniciavam. No decorrer das reuniões, alguns participantes não compareciam mais e os colegas, sem jeito, procuravam justificar suas faltas.

Havia uma preocupação com a instituição formadora e de atendimento (Hospital de Clínicas da Universidade Federal do Paraná), pois acabavam sendo apontadas as dificuldades que diziam respeito a toda a fomiação que vinham recebendo, muito embora fosse possível analisar também as particularidades de cada indivíduo, que por sua vez se somavam às dificuldades institucionais. Finalmente, se revelaram as dificuldades que se estabeleciam nas relações profissionais com os pacientes e outros indivíduos, colegas, amigos e professores.

Os participantes percebiam a continuidade e preservação de um modelo de atendimento, em que prevalece o diagnóstico orgânico com base nos sinais e sintomas apenas de ordem somática e palpáveis concretamente. Apareciam preocupações com a falta de orientação e de informação às famílias, que poderiam servir como o alívio e entendimento em relação ao familiar doente e à doença. Percebiam o desestímulo no ensino e aprendizado frente a disciplinas como a Psicopatologia, por exemplo, e a Psicologia Médica – "estas disciplinas são uma brincadeira" (sic). Os participantes ridicularizavam o ensino dessas disciplinas, bem como o despreparo para os atendimentos de cuidados primários e secundários – "atendimento terciário é só o que se aprende e se faz" (sic).

Os participantes sentiam-se como futuros profissionais despreparados: sabiam de técnicas de intervenção, mas faltavam as bases para o entendimento e atendimento àquela população maior de pacientes que chegam aos consultórios e que ficam sem um diagnóstico preciso, porque o médico não sabe o que fazer quando não encontra nada concretamente orgânico na queixa do paciente. E isso, diziam os participantes, se dava por não compreenderem a ansiedade do paciente e à própria ansiedade despertada em si mesmos. Assim, acabavam por realizar encaminhamentos desnecessários, exigindo a perambulação dos pacientes por vários ambulatórios à procura de alguém que desse solução ao caso. Os participantes acabaram por sugerir que tal experiência de grupo fosse desenvolvida e oferecida aos seus professores, pois concluíram que estes eram na verdade os primeiros responsáveis pela formação e com certeza "desconheciam a clínica do entendimento de Balint" (sic). Os temas relativos aos casos mais graves traziam enormes angústias que eram colocadas nos grupos. Buscamos aqui trazer um exemplo de sessão realizada para ilustrar.

Um paciente comunica ao residente que morreria até o final do dia, e isso aconteceu.

O médico ficou ocupado em compreender o que se passara com o paciente, e como ele poderia ter previsto sua morte. O grupo, ouvindo o colega, buscou refletir sobre o acontecido e o estado do colega. Acabou por concluir que ficar intrigado decorria da preocupação natural que todos tinham em acertar, dosar e calcular efeitos, mas que, frente à morte, o saber técnico e acadêmico é insuficiente. A seguir, o médico que trouxera o caso fala da sua preocupação como clínico geral e como especialista, pois não conseguia, nessa circunstância, se definir, embora percebesse uma inclinação pela clínica geral. Frente a tal exposição, na sequência dos comentários sobre a morte do paciente, um dos colegas aponta que a preocupação que ocorria naquele momento parecia motivada pela ocorrência da morte de um paciente. Daí surgiu a questão sobre as fantasias que poderia provocar a ideia de que o paciente talvez tivesse sido salvo, se o médico fosse especialista. Houve concordância quanto à interpretação das associações, significando que tudo que fora pensado e discutido tinha fundamento.

Essa sessão continua muito viva até hoje em nós. Mostra quão importante pode ser o Grupo Balint, propiciando a análise e reflexão, que podem auxiliar na avaliação crítica da tarefa médica.

Com relação aos questionários realizados, podemos apresentar aqui algumas das respostas que exemplificam de forma significativa o pensamento dos sujeitos acerca da formação e sobre os grupos.

Sobre a formação, obtivemos respostas como: "A instituição médica é vista como uma estrutura política, burocrática, que aparece oprimindo, restringindo e dificultando o trabalho do médico".

"O médico é sentido e concebido como um sujeito que incorporou os desvios que a instituição apresenta." Tivemos respostas que nos surpreenderam, mas que de qualquer forma mostraram o perfil de alguns profissionais. Isso nos serve de exemplo, pois podemos nos servir dessas respostas para repensar também critérios de avaliação em nossas escolas. A resposta: "O médico é o indivíduo formado para curar, e de potencial valor para a evolução científica".

Outras respostas nos mostram a intenção de mudanças: "O médico deve sofrer uma formação que o habilite ser também um agente de mudanças".

Sobre a experiência com os grupos, obtivemos respostas como:

"Somos técnicos, não sabemos lidar com o paciente como pessoa". "Ao receitar diazepam resolvemos o nosso caso e não o do paciente." "É possível estabelecer relação de confiança, (...) relação interpessoal, isso existe?"

"Grupo, lugar para a troca de ideias, aflições, dificuldades, (...) imprescindível na formação médica, (...) importante pelo aprimoramento que oferece."

"O que leva a procurar um grupo é a relação conflituosa, a ansiedade e a certeza de não sentir-se só e despreparado."

"Procura-se um grupo para não se aceitar simplesmente a onipotência, como alguns."

"O que pode impedir a participação e a reflexão é a imaturidade, o medo da crítica, a crença na onipotência, como acontece com alguns."

"O grupo mostra uma abordagem biopsicossocial, parece uma ilusão (...), todo ensino deve ser reavaliado (...), ter professores com disposição para ensinar e aprender (...)."

Até aqui o leitor pode ter uma ideia do quão sério e o tema da educação e quão comprometidos encontram-se nossos futuros profissionais na área de saúde, principalmente do ponto de vista da falta de incentivos à ampliação de conhecimentos humanísticos, pois compreendemos a necessidade de promover a transmissão do conhecimento em um sentido mais universalizado. Esse seria o papel natural de nossas universidades, que estariam retomando o seu compromisso histórico. Aproveitamos para lembrar o pronunciamento, nesse sentido, da professora Jussara Miranda, hoje não mais lecionando na Universidade Federal do Paraná, mas na Universidade Federal do Estado de Goiás: "A escola deve exercer um papel catalizador capaz de preparar o futuro profissional para a atuação direta no combate aos problemas de saúde do Homem, porém deve sobretudo capacitá-lo para a prevenção desses problemas, indicando-lhe os caminhos para o aprimoramento dos programas de planejamento em saúde e sobretudo capacitá-lo para a pesquisa, que é o primeiro móvel da ciência".

Estes três aspectos, a atuação, a prevenção e a pesquisa, necessitam para o seu pleno desempenho ser implementados com aspectos sociológicos e antropológicos e complementados com os conhecimentos sobre a psique do Homem, pois as ciências na área de saúde implicam uma relação humana que se estabelece sempre entre os dois indivíduos. O profissional que cura, previne e planeja está relacionado com o cidadão que se encontra inserido em sua comunidade geopolítica. Ao refletir sobre estas questões todas, vemos sem qualquer dúvida que um dos possíveis instrumentos para a abordagem desses elementos, capaz de injetar ânimo nessa mudança, foi a experiência com Grupos Balint.

Todos os argumentos e observações que foram levantados mostram incontestavelmente o valor e a dimensão que podem assumir os Grupos Balint. No entanto, para que deles se obtenham resultados satisfatórios, bem como o seu desenvolvimento, é necessário sério investimento teórico e prático.

Voltando ainda à experiência com os doutorandos e residentes, pareceu-nos importante avaliar as atividades do ponto de vista da frequência dos participantes nos grupos. Para isso, realizamos um breve estudo e notamos que nos GBII a permanência foi maior. Achamos inicialmente que isso se devia ao grau de exigências e amadurecimento maior entre os residentes, mesmo porque socialmente tinham *status* de médicos. No entanto, realizando-se a análise de significância, verificamos que os grupos não se distinguiam quanto à frequência, donde concluímos que o fato de serem os participantes doutorandos ou residentes não exerceu qualquer influência sobre a frequência.

Achamos que esse tipo de informação teria algum valor porque tem-se a impressão, muitas vezes, que o fato de uma pessoa encontrar-se em um estágio mais adiantado de formação a faz mais comprometida. Tivemos a demonstração neste estudo que tal impressão não é sempre verdadeira.

Discutindo a experiência, bem como refletindo sobre ela, notamos que há muitos anos cientistas têm procurado se ocupar com o fato de alertar e demonstrar que o conhecimento das ciências em geral têm muito a oferecer, orientando a tarefa dos profissionais, do médico.

O exame do campo de interação médico-paciente, tema dos trabalhos de Michael Balint, teve grande influência sobre as pesquisas, principalmente da Psicossomática, nos anos 1950, na Europa. Hoje, vê-se difundido nos grandes centros médicos do mundo, em razão do processo de retorno ao projeto humano, que na ciência médica acabou por se perder. Por ter se preocupado demasiadamente, como cita Gilberto Freyre, com o "especialismo" e diminuído seu "compreensivismo".

Gorling afirma ser irônico nestes tempos dominados pelos rápidos avanços técnicos, que médicos e doentes sintam crescentemente uma rejeição um pelo outro.

Jean Clavreul, médico e estudioso da Psicanálise, nos diz em seu livro *A Ordem Médica: Poder e Impotência do Discurso Médico*, que a "Ordem Médica" é um problema em si. Que a eficácia da Medicina é sua cientificidade, que constitui lei. Ninguém ousa contestar o saber médico. A crença na Medicina ultrapassa de longe a crença em qualquer religião. "A biblioteca do médico não precisa ser abundante, pois a bíblia é suficiente." Nada convence mais que o enunciado preciso sobre uma doença, uma indicação terapêutica, um novo remédio. Não há tempo a perder, e o médico sempre sofre por lhe faltar um saber utilizável. O resto é filosofia e literatura. O corpo médico não tem interesse em ser dividido por considerações vãs, e o médico não pode suportar ser subjetivamente dividido na realização de sua tarefa. A Medicina acaba por levar o médico a calar seus sentimentos, porque o discurso médico assim exige. Consequentemente, a relação médico-paciente é substituída pela relação instituição-médico-doença. Clavreul, lembra Claude Bernard, retoma Bacon: "nunca ter o olhar umedecido pelas paixões humanas".

A análise que faz Clavreul reflete o pensamento médico criticado na literatura. Traz a Clínica mostrando que esta se inicia na função da transferência e contratransferência. Podemos compreender isso, pois estamos no centro de todas as relações tendo que resolver o que é o outro para nós o tempo todo, qual seu significado, seu valor para nós. Estamos, de qualquer forma, tratando da transferência e respondendo dela e em relação a ela. O médico não está isento em sua relação com seu paciente, ele traz em si uma história, que é anterior aos conhecimentos médicos que detém. E é essa história e seus efeitos que estão o tempo todo a passar uma rasteira, digamos assim, sob seus atos e atitudes, o que o faz desentender-se muitas vezes, a ter dúvidas muitas vezes e, se isso não ocorre, seria interessante pensar em outros afazeres.

A investigação que realizamos nos mostrou que os futuros médicos, aqueles que estavam concluindo o curso médico, apresentavam em suas verbalizações uma preocupação sobre a maneira como praticavam a Medicina. Posicionavam-se em um sentido de ataque à instituição, aquela responsável pela chamada "ordem" de Clavreul. Os médicos consideraram que esta "ordem" é responsável pela forma como os atendimentos ocorriam, pois interessava, segundo os sujeitos, muito mais à causa da instituição que à do doente.

Pode-se observar que existia sempre uma ansiedade intensa nos participantes, que aparecia nas reuniões de forma catártica. Isso mostrava a existência de um conflito estabelecido, que se acercava do médico. As reuniões permitiam o aparecimento desse conflito, de forma abrupta, na fala dos participantes. Esses mostravam preocupação com a morte, o que pode ser trazido com o exemplo de sessão realizada, em que um residente chegava a se perguntar se a clínica geral seria mesmo uma boa escolha, pois ser especialista poderia ser alguma garantia para fazer frente à morte. Isso é trágico, não para esse residente, mas para a Medicina, pois é a Clínica Geral que deve se desenvolver.

A Medicina para os sujeitos observados é um elemento com características poderosas: assim é a "ordem". E, assim sendo, um novo elemento (os Grupos) que os levava a uma crítica sobre seu lugar e sua função na relação médico-paciente era recebido com sofrimento.

Entendeu-se que esse sofrimento transparecia expressado assim como sintoma. A instituição, ao ser refletida, era sentida como má, retaliadora e persecutória. Os que não conseguiram frequentar as reuniões poderiam estar se defendendo, defendendo seu papel e a si mesmos, seu equilíbrio.

Frequentar um grupo da natureza do Grupo Balint colocava os sujeitos sob uma ameaça, ou seja, ter que definir sua real função e como deveriam executá-la. A defesa com recusa aparece analisada por Freud em 1938, no trabalho *Resumo da Psicanálise*. Antes, aparece nos estudos sobre a histeria a recusa do indivíduo em reconhecer a realidade de uma percepção que pode ter um caráter traumatizante. Frente à percepção da ausência de elementos que propiciariam um maior entendimento de sua clínica (entenda-se como ação médica), recusam-se ou negam a falta que existe. Aparece então a crença, talvez onipotente, de que são suficientes. Tal análise inferiu-se a partir da observação da ausência de doutorandos ou residentes em algumas sessões e de verbalizações.

A questão acerca da identidade do médico pareceu-nos dado relevante na experiência. E em relação a isso lembramos Julio de Mello Filho ao comentar que o médico passa, no momento presente, por duas crises que se entrelaçam: uma de identidade e outra de ideologia. Entendendo que o progresso industrial e tecnológico trouxe a fragmentação da atividade médica e a criação de superespecialidades, estas cada vez mais setorializadas em relação ao paciente, perdendo o médico com isso o impacto como pessoa sobre o mesmo. A necessidade da socialização tomou o médico empregado e assim afastou-o da antiga situação profissional com toda aura de poder e importância. A isso juntou-se uma crise de ideologia, visto que a formação empírica não proporciona o necessário embasamento ideológico ao profissional. Como resultado, cada médico tem, até certo ponto, uma ideologia particular sobre a sua profissão, seus ideais, seu paciente. Já é insuficiente a solidez ideológica e prática do médico de antigamente de "amar seu paciente". Hoje, segundo Julio de Mello Filho, juntam-se outros aspectos sociocomunitários, preventivos e progressos terapêuticos, desconhecidos pelos médicos de antigamente. Enquanto uns defendem uma postura pragmática, outros advogam informação mais abrangente. As ideologias médicas tradicionais chocam-se com concepções inovadoras.

Frente a isso, entendeu-se que não poderia ser suportável admitir qualquer empreendimento novo, porque conflitos se estabeleciam. Idealizar a Medicina era sempre uma forma de manter intacto o narcisismo que se acercava do médico e que é mantido pelo superego "ordem Médica".

A identificação com o modelo médico tradicional empírico é intensa e, por outro lado, garante um "equilíbrio" ao profissional.

Clavreul, ao pensar na identificação do médico, comenta que tudo que não é identificação aos mais altos valores na ordem médica é percebido como fracasso e que não há como justificar a posição do clínico através de uma pretensa competência nas relações humanas porque, definitivamente, e o "grande médico", o titular que encarna o personagem ideal do médico. Ele é o mestre que deve "fazer pesquisa", constituir novos significantes através dos quais assegura o domínio sobre o real.

Lembramos Marcelo Blaya que, ao interpretar o médico, diz que ser médico sempre foi e continuará sendo uma escolha profissional estranha, pois o sofrimento e a morte estarão sempre perto. Que o motivo da escolha talvez estivesse no desejo do médico de tratar de si, ao tratar do paciente.

Verificando os casos trazidos aos grupos, pode-se de fato constatar que o que importava era sempre muito mais entender a dificuldade do médico, ele precisava ser ouvido, compreendido e esperava por sua vez compreender-se.

A vontade de lutar contra a morte e o sofrimento estava sempre presente e a necessidade de superá-los era imensa.

Ryad Simon analisa e discorre sobre o que chama o "complexo tanatolítico" que seria formado por fantasias acerca do triunfo sobre a morte, e pelos quais o sujeito idealiza um ser onipotente capaz de retardar, impedir e até mesmo anular a ameaça de morte. É o desejo de imortalidade. O médico, nessa visão, assume funções tanatolíticas para impedir a morte. O perigo a que se expõe o indivíduo na profissão é o de fazer uma identificação total entre seu eu e o "ser tanatolítico", assumindo compromissos onipotentes. A não consecução de tais compromissos leva o indivíduo a voltar-se contra si mesmo como punição por culpa persecutória. Tal culpa se deve pelo envolvimento da pessoa do médico por "apelos narcisicamente sedutores de seu complexo tanatolítico". Ryad Simon considera importante, neste trabalho, que para se opor ou atenuar o risco de sujeição às armadilhas do inconsciente, seria desejável que os profissionais de saúde se submetessem a um processo de esclarecimento quanto à aquisição de conhecimentos sobre as vicissitudes de seu complexo tanatolítico.

Os pontos de vista apresentados pareceram importantes para compreender os sentimentos trazidos pelos membros dos grupos e a necessidade de compreender os casos mais graves e terminais, como o caso exemplificado, em que o médico não podia entender como o paciente poderia falar de sua morte. Entendeu-se que o "ser tanatolítico" se apresentava, pois a culpa transparecia nas verbalizações dos membros do grupo, uma vez que não podiam atuar somente com sua pessoa.

Foi possível evidenciar o despreparo para a relação médico-paciente. Preparar-se implica uma aprendizagem do entender o paciente e as fantasias subjacentes do médico.

Médicos chegaram a dizer que suas dificuldades ficavam mesmo era "num bom papo com cerveja". Mas não conseguiam compreender que no barzinho, com amigos, os problemas discutidos acabavam apenas num desabafo. Na realidade, tratar dessas questões mais intimamente era mais sério.

Finalmente, pode-se verificar que os médicos, ao refletir sobre a sua prática, sentiam-se frágeis, e a ansiedade suscitava o desejo de recuperação da prática medica baseada no entendimento da pessoa. Aqueles que se autorizaram uma autocrítica, passaram por um momento de depressão, com sentimentos de perda. Mas sentiram-se impelidos a desejar projetos acerca de seu trabalho, que consideravam possível ser recuperado. Entenderam a importância de uma formação que os capacitasse para os atendimentos preventivos e primários. Tal entendimento, por sua vez, contribuiu para uma reparação das deformações às quais se sentiam presos.

Tivemos respostas que comprovaram o estado de crise em que se encontram os médicos face às condições de trabalho e de aprendizagem e que existe a percepção por parte deles de se sentirem comprometidos com essas condições, as grandes responsáveis pelas práticas existentes e que estão a impedir o estabelecimento da clínica do entendimento.

Pode-se, por outro lado, deduzir, dada a severidade das críticas e de seu irrealismo, que grande parte desses ataques a formação e às instituições é resultado de elas terem se tornado continentes de projeções do médico, quando não eram suportadas a frustração e angústia relacionadas à sua tarefa.

Dessa forma, podemos considerar que é mais fácil criticar as instituições formadoras, tomando-as responsáveis pela deformação profissional, do que partir para uma análise e autocrítica do ser humano que, a partir deste século, em face dos grandes avanços tecnológicos, afastou-se de valores simples como o amor ao próximo. Isso porque a tecnologia, os aparelhos de raio X, os diagnósticos computadorizados tornaram o ensino tão onipotente que o aluno, o estudante universitário, acabou por ficar distante de qualquer possibilidade de avaliação de aspectos psicológicos, sociológicos ou humanísticos. Essa situação sem dúvida afasta o terapeuta de seu paciente, de seu doente. O contexto da ciência nos dias de hoje é muito complexo. Não se podem ignorar as máquinas e computadores, a robótica. Tudo está também a serviço do homem, porém não podemos esquecer que o ser humano continua precisando de cuidados mais simples, oomparados à robótica, por exemplo. E tais cuidados muitas vezes não precisam de um botão, ou de um sinal técnico, precisam de um sinal mais primitivo, de um sinal no "olhar", um claro sorriso, um aperto de mão. Isso, tão simples, poderia depois receber o computador.

Tão simples, mas entender a subjetividade passou a tomar ares de tamanha complexidade que passou a constituir-se em uma ilusão, utopia, idealismo.

Contar aqui neste espaço a nossa experiência foi em parte difícil, pois precisávamos deixar de lado o tom acadêmico que adquirimos em nossa tarefa de pesquisadores. Por outro lado, foi imensamente interessante, pois nos colocou novamente em contato próximo com todas as questões que nos afligiram e que na verdade não nos abandonaram.

Gostaríamos que experiências como estas se reproduzissem, oportunizando, como Luchina defende em seu trabalho com Grupos Balint, a introdução e a aprendizagem dos aspectos contratransferenciais, como elementos importantes em cada caso, a busca e o enriquecimento da práxis médica, ampliando a capacidade de diagnosticar e a ação terapêutica, bem como a ampliação do campo dinâmico da relação médico-paciente, semelhante ao campo do analista-analisando.

É, pois, esta ampliação do entendimento na clínica o que entendemos que levaria os profissionais a reaver e compreender a complexa interação do terapeuta com a instituição, a família e o paciente.

Não se deseja que o médico tenha que aprender psicoterapia, ou fazer psicanálise, mas se deseja que ele se transforme em um observador qualificado que possa administrar sua pessoa. Cremos ser este um dos caminhos para alguma contribuição na clínica, inserindo-se a prevenção, bem como a Psicossomática, às ciências psicossociais e antropológicas, oferecendo seu campo teórico e prático para a compreensão do doente, do Homem.

16

INTERCONSULTA HOJE

Luiz Antonio Nogueira Martins

ASPECTOS HISTÓRICOS

O desenvolvimento da prática psiquiátrica em hospitais gerais foi fruto de um amplo movimento histórico-institucional, que se consolidou no início do século XX (Ferrari et al., 1971; Nogueira-Martins e Frenk, 1980; Shavitt et al., 1989; Mello Filho, 1978, 1992, 2006; Nogueira-Martins, 1992; Nogueira-Martins e Botega,1998; De Marco, 2003; Botega, 2006).

Esse movimento teve como base de sustentação as concepções psicossomáticas em Medicina. Sua institucionalização se deu por meio da criação das primeiras unidades psiquiátricas nos hospitais gerais (UPHG). Embora a primeira UPHG tenha sido criada em 1728, no Hospital St. Thomas, em Londres, tanto essa como outras unidades semelhantes implantadas em diversos hospitais ingleses tiveram vida curta, não ultrapassando a metade do século XIX.

A implantação das UPHG, em seu sentido moderno, com planejamento terapêutico, integração à medicina geral, internações breves com rápido retorno à comunidade de origem, ocorreu em 1902, com a inauguração da UPHG do "Albany Medical Center" em Nova Iorque (Botega e Dalgalarrondo, 1993).

Nas duas décadas subsequentes, a importância de se considerar o homem como uma unidade biopsicossocial ganhou força. Apoiados principalmente no corpo doutrinário da nascente Psicanálise, foram publicados os primeiros trabalhos sobre Medicina Psicossomática e Psiquiatria de Consultoria e Ligação (Lipowski, 1996).

Em 1929, George Henry publicou o primeiro artigo sobre as diretrizes gerais que deveriam nortear o trabalho de consultoria psiquiátrica no hospital geral (*Consultation-Liaison Psychiatry*). Em 1934, Helen Dunbar, uma das pioneiras do movimento psicossomático e criadora da teoria dos perfis psicossomáticos, previa que, num futuro próximo, psiquiatras seriam requisitados para todas as enfermarias clínicas e cirúrgicas nos hospitais gerais (Lipowski, 1986).

Após a II Guerra Mundial, observou-se um importante crescimento das UPHG, em especial nos Estados Unidos. De 1952 a 1976, o número de leitos em UPHG nos Estados Unidos cresceu de 7.000 para 29.000. O número de unidades cresceu de 40, em 1940, para 1358, em 1984. Esse crescimento das UPHG foi acompanhado por um decréscimo de leitos e internações nos hospitais psiquiátricos tradicionais. Em 1980, nos Estados Unidos, 20% das internações foram em hospitais psiquiátricos públicos, 21% em hospitais psiquiátricos privados e 59% em serviços psiquiátricos em hospitais gerais (Botega e Dalgalarrondo, 1993). As principais vantagens das UPHG têm sido: facilidade de acesso à população, mais recursos diagnósticos, maior transparência da prática psiquiátrica, melhor atenção à saúde física, diminuição do estigma da doença mental e ampliação da assistência, ensino e pesquisa (Botega, 2006).

No Brasil, as primeiras enfermarias de psiquiatria em hospital geral surgiram na década de 1950, sendo nesse período publicado o primeiro trabalho sobre um serviço de psiquiatria em hospital geral de ensino (Sampaio, 1956). Somente na década de 1970 é que foram criadas as primeiras UPHG, em sua concepção mais abrangente (para as quais postulamos a denominação de *Unidade de Saúde Mental em Hospital Geral* – USMHG), constituídas por enfermaria de psiquiatria em hospital geral, hospital-dia (ou Centro de Atenção Psicossocial – CAPS), ambulatório de psiquiatria em ambulatório geral, serviço de emergência em pronto socorro geral e serviço de Interconsulta.

Em 1977, no Departamento de Psiquiatria e Psicologia Médica da Escola Paulista de Medicina, teve início o primeiro Serviço de Interconsulta (IC), estruturado e organizado sob a forma de um estágio de treinamento em um programa de Residência Médica em Psiquiatria, constituindo-se em um dos serviços de uma *Unidade de Saúde Mental em Hospital Geral* (USMHG). Em 1980, Nogueira-Martins e Frenk publicaram o primeiro artigo relatando a experiência de um Serviço de Interconsulta pertencente a uma USMHG no Brasil.

Os primeiros serviços de IC no Brasil se constituíram sob a influência do trabalho pioneiro dos psicanalistas argentinos Héctor Ferrari, Isaac L. Luchina e Noemí Luchina. Em suas obras *Interconsulta médico-psicológica en el marco hospitalario* (Ferrari et al., 1971) e *Asistencia Institucional-nuevos desarrollos de la interconsulta médico-psicológica* (Ferrari et al., 1979), esses autores apresentaram as bases do desenvolvimento de um instrumento metodológico aplicável ao trabalho de profissionais de saúde mental em hospitais gerais: a interconsulta médico-psicológica.

Mello Filho (2003), em seu trabalho intitulado "Isaac Luchina e a interconsulta médico-psicológica", elaborou reflexões aprofundadas sobre as bases conceituais deste instrumento de trabalho e de análise institucional, salientando a importância desse método na valorização das vivências do paciente (o adoecer) e dos profissionais (o cuidar) e das interações que se desenvolvem entre os usuários das instituições hospitalares e os provedores de cuidados em saúde. Refletindo sobre algumas das bases conceituais da "Interconsulta Médico-Psicológica", pontua:

> Para esse autor [Luchina], a medicina clássica promove sempre uma dissociação do fenômeno doente x doença, desenvolvendo cientificamente o conhecimento da última, enquanto o conhecimento do doente não é objeto de um estudo dessa índole, isto é, seu conhecimento é esquecido e sempre postergado. Paralelamente, funciona outra dissociação, mais geral, mente x corpo, através da qual os fenômenos do corpo recebem toda a abordagem científica, com um aval histórico-genético das descobertas médicas, com técnicas de observação próximas das ciências naturais, e, em troca, os fenômenos mentais são submetidos a enfoques apenas pessoais ou empíricos (p. 41).

Mello Filho (2003) destaca também a importância que Luchina e seus colegas deram à valorização do campo dinâmico da relação médico-paciente, como o palco principal onde se desenrolam os dramas vividos por pacientes, familiares e profissionais, cada um com suas características idiossincráticas e suas peculiares circunstâncias de vida. Ferrari, Luchina e Luchina, no texto clássico de 1971, chamam a atenção para o fato de que o campo dinâmico é, em realidade, triádico, pois, além da díade médico/paciente, envolve também a instituição que os alberga. A questão referente às crises e mazelas do sistema de saúde e suas repercussões na prática assistencial hospitalar – tema abordado de forma detalhada no capítulo *Interconsulta hoje*, publicado na primeira edição deste livro em 1992 – é especificamente salientado por Ferrari, Luchina e Luchina

> (...) nas instituições hospitalares, o contexto 'internação' é a estrutura básica na qual todos os fatores que a integram (médicos-pacientes-enfermeiros-famílias, etc.) se expressam; por meio de qualquer um deles se pode transmitir e evidenciar as doenças ou patologias institucionais. É comum que o paciente, mais do que qualquer outro dos fatores interatuantes, devido à especifica situação psicológica da internação (dependência e ansiedade acompanhados de recursos defensivos que dependerão da personalidade pré-mórbida) seja o emergente patológico mais frequente. Através dele e de sua crise, muitas vezes se evidenciam verdadeiras fraturas institucionais (p. 161).

Nogueira-Martins (2004), em seu livro "Humanização das relações assistenciais: a formação do profissional de saúde", ao discorrer sobre o caráter multifatorial da atividade assistencial, salienta, embasada nas concepções formuladas por Ferrari, Luchina e Luchina (1979), que para uma avaliação da complexidade da tarefa assistencial, em especial a assistência realizada em instituições, deve-se levar em conta que:

– o paciente está inserido em um contexto pessoal, familiar e social complexo, que deve ser considerado;
– a assistência deve efetuar uma leitura das necessidades pessoais e sociais do cliente;
– na instituição interatuam as necessidades de quem assiste e de quem é assistido, que devem ser consideradas.

O DESENVOLVIMENTO DA INTERCONSULTA NO BRASIL

A partir da década de 1980, houve um crescimento significativo no campo da Interconsulta no Brasil. Alguns marcos desse período merecem destaque:

– XIV Simpósio de Psiquiatria do Departamento de Psiquiatria e Psicologia Médica da Escola Paulista de Medicina, realizado em maio de 1984, sobre o tema "Tarefa médica: o resgate através da Psicologia". Este simpósio contou com a participação de eminentes pesquisadores e autores de obras clássicas no campo da Psicanálise, Medicina Psicossomática, Interconsulta e Psicologia Médica, tais como Isaac L. Luchina, Julio de Mello Filho e Roosevelt Cassorla;
– I Congresso Brasileiro de Psiquiatria e Medicina Interna, realizado em 1987, organizado pelo Departamento de Psiquiatria da Faculdade de Medicina da Universidade de São Paulo, cujos anais foram publicados em um livro intitulado *Psiquiatria e Medicina Interna* (Fortes et al., 1988);
– I Encontro Brasileiro de Interconsulta Psiquiátrica, realizado em 1989, organizado pelo Departamento de Psiquiatria da Faculdade de Medicina da Universidade de São Paulo, do qual resultou

um livro intitulado *Interconsulta Psiquiátrica no Brasil*, editado por Miguel Filho e colaboradores (1990), onde foram publicadas as experiências de vários Serviços de Interconsulta no Brasil;
- II Encontro Brasileiro de Interconsulta Psiquiátrica, realizado em 1991, em Porto Alegre, no qual foi criado o Departamento de Interconsulta e Psiquiatria de Hospital Geral da Associação Brasileira de Psiquiatria;
- VII Encontro Brasileiro e I Encontro Luso-brasileiro de Interconsulta e Psiquiatria de Hospital Geral, realizados em 2002, em Florianópolis;
- II Encontro Luso-brasileiro de Interconsulta e Psiquiatria de Hospital Geral, realizado em 2005, em Coimbra.

Esses eventos expressam a vitalidade da Interconsulta no Brasil. Um censo nacional, realizado em 1997, revelou que serviços de Interconsulta encontravam-se disponíveis em 86% de 63 hospitais gerais que contavam com uma enfermaria de psiquiatria (Botega e Schechtman, 1997).

A publicação de trabalhos nacionais tem se multiplicado; dentre as várias e importantes obras da produção científica brasileira no campo da Interconsulta, merecem destaque as teses de mestrado de Letícia Maria Furlanetto (1995), Paola Bruno Araújo Andreoli (1998) e Vanessa de Albuquerque Cítero (1999); dentre as teses de doutorado, devem ser ressaltadas as de Neury José Botega (1989), Renério Fraguas Jr. (1995) e Vanessa de Albuquerque Cítero (2005). Alguns trabalhos de pesquisadores brasileiros da área de Interconsulta foram publicados, nos últimos anos, em revistas especializadas de alto impacto, como *Psychosomatics* e *General Hospital Psychiatry* (Furlanetto et al., 2000 e 2003; Andreoli et al., 2003; Fraguas Jr. et al., 2007; Cítero et al., 2008).

Diversos livros que tratam da atividade profissional em Interconsulta contribuíram para enriquecer o nosso acervo de trabalhos na área: *Psicossomática Hoje* (Mello Filho, 1992); *Saúde Mental no Hospital Geral* (Botega e Dalgalarrondo, 1993) e *Serviços de Saúde Mental no Hospital Geral* (Botega, 1995); *A Face Humana da Medicina* (De Marco, 2003) e, em especial, o livro-referência na área, intitulado *Prática Psiquiátrica no Hospital Geral: Interconsulta e Emergência* (Botega, 2002 e 2006).

ASPECTOS CONCEITUAIS

A Interconsulta é, em essência, uma atividade interprofissional e interdisciplinar (Nogueira-Martins, 1993). O termo "interconsulta" é utilizado, em nosso meio, em um sentido amplo, envolvendo tanto o trabalho de consultoria como o de ligação. A consultoria se refere à atividade do profissional de saúde mental que é chamado para atender pacientes que estão internados sob os cuidados de equipes de saúde de unidades ou serviços hospitalares. Assim, a presença do interconsultor é episódica e responde a uma solicitação específica feita por algum membro da equipe de saúde. Ligação se refere a um trabalho constante que é desenvolvido por profissionais de saúde mental em conjunto com outros profissionais que compõem as equipes de saúde, ou seja, o profissional de ligação é membro efetivo da equipe de saúde (Nogueira-Martins, 1989; De Marco, 2003; Botega, 2007).

Além de ser considerada uma subespecialidade que se ocupa da assistência, do ensino e da pesquisa, na interface entre a psiquiatria e a medicina, a interconsulta é também um recurso utilizado por profissionais de saúde mental no trabalho em instituições de saúde, visando compreender e aprimorar a tarefa assistencial por meio de:

- auxílio especializado no diagnóstico e no tratamento de pacientes com problemas psicológicos, psiquiátricos e psicossociais;
- auxílio especializado no diagnóstico e tratamento de disfunções e distúrbios interpessoais e institucionais, envolvendo o paciente, a família e a equipe de saúde (Nogueira-Martins; Botega, 1998).

O objetivo último do trabalho em Interconsulta é melhorar a qualidade da atenção ao paciente, auxiliando na provisão de cuidados a todos os aspectos envolvidos na situação de estar doente e hospitalizado. Outros objetivos podem ser destacados, tais como modificar a estrutura assistencial centrada na doença para uma forma de trabalho centrada no paciente, valorizar o papel da relação médico-paciente, aprofundar o estudo da situação do doente e dos profissionais nas instituições assistenciais, bem como aproximar a psiquiatria e a saúde mental das outras especialidades médicas (Nogueira-Martins, 1992).

No que se refere à formação de recursos humanos para a área de saúde, a Interconsulta é uma importante estratégia pedagógica destinada a melhorar a qualificação profissional das equipes de saúde, aumentando sua capacidade para identificar e resolver problemas de natureza psicológica, psiquiátrica e psicossocial, em uma população onde a prevalência de tais problemas é alta.

Um outro objetivo é o de aprimorar a qualificação do profissional de saúde mental, mediante sua participação em unidades ou enfermarias clínico-cirúrgicas, nas quais o interconsultor pode ter contato com situações que habitualmente não ocorrem em serviços especializados de Psiquiatria e Psicologia.

A experiência com a prática de Interconsulta tem suscitado o debate sobre alguns temas relevantes, dentre os quais se destacam os seguintes (Nogueira-Martins, 1989, 1993, 1995a; Botega, 1991, 1992, 1995, 2006, 2007; Cítero et al., 2002, 2008; De Marco et al., 2003, 2007):

- natureza dos pedidos de Interconsulta;
- prevalência de distúrbios psiquiátricos em pacientes internados em hospitais gerais;
- benefícios e vantagens que o atendimento em interconsulta proporciona aos pacientes, familiares, profissionais da equipe de saúde, hospitais e à sociedade;
- estruturação e organização de serviços de Interconsulta.

A NATUREZA DOS PEDIDOS DE INTERCONSULTA

Os pedidos de Interconsulta abrangem uma extensa gama de situações hospitalares. Os casos relatados a seguir ilustram os tipos de pedidos mais frequentes:

a) O interconsultor é chamado para atender o caso de um paciente de 70 anos, hipertenso e diabético, que foi encontrado no corredor da enfermaria, desorientado e falando coisas sem sentido. Este é um exemplo típico de pedido de Interconsulta que ocorre em diversas enfermarias, com pacientes de ambos os sexos, de várias faixas etárias e que estão internados em um hospital geral pelos mais diferentes tipos de doenças. São os estados confusionais agudos.

b) A Interconsulta é solicitada para atender uma jovem de 22 anos que está internada devido a sintomas de fraqueza e de dor no braço direito. As investigações excluíram qualquer doença neurovascular e o médico neurologista pede uma avaliação quanto a possibilidade de ser um quadro conversivo. Este é um outro padrão de Interconsulta onde o interconsultor é chamado para fazer um diagnóstico diferencial entre quadro de etiologia predominantemente orgânica ou psicológica.

c) O interconsultor é solicitado para avaliar o caso de um paciente internado devido a uma fratura na perna, com osteomielite, e que tem apresentado diversas alterações de conduta na enfermaria, como, por exemplo uma ameaça de se jogar pela janela caso não fosse atendido em uma série de reivindicações. Este tipo de Interconsulta, com graus variáveis de comprometimento na relação equipe-paciente, ocorre em diversas unidades médicas, estando habitualmente associado ao atendimento de pacientes com transtornos de personalidade *borderline* e abuso de substâncias psicoativas.

d) O interconsultor é chamado para atender um caso de uma paciente, testemunha de Jeová, que se recusa a receber sangue por convicção religiosa. Este é um outro exemplo de solicitação de Interconsulta que tende a crescer em número e que abrange um conjunto de situações, os chamados *dilemas éticos* (Nogueira-Martins et al., 1991). Os *dilemas éticos* mais frequentes no hospital geral incluem:

- decidir sobre a manutenção ou interrupção de tratamentos em pacientes graves;
- lidar com situações nas quais o paciente não aceita continuar um tratamento e/ou se submeter a um procedimento;
- manejar situações associadas à comunicação aos pacientes e aos familiares de diagnóstico de câncer, AIDS e outras doenças graves; óbito; complicações inesperadas com sequelas graves ("as comunicações dolorosas").

Na maioria das vezes, o interconsultor é chamado para avaliar o estado mental do paciente, colaborar no diagnóstico diferencial entre etiologia orgânica ou psíquica, atender casos de tentativa de suicídio e para acompanhar pacientes submetidos a procedimentos traumatizantes, como amputações e cirurgias de grande porte.

Há, no entanto, em cerca de 25% dos pedidos de Interconsulta, um conjunto de outras situações que não se enquadram em diagnósticos psiquiátricos. São desajustes e conflitos na relação entre equipe médica e paciente ou familiares. Nessas situações, cumpre ao Interconsultor tentar desobstruir os canais de comunicação, propiciando à equipe condições para restaurar a relação terapêutica.

O trabalho em Interconsulta envolve a elaboração de diagnósticos situacionais; a devolução das informações trabalhadas é um de seus aspectos mais importantes. O interconsultor deve transmitir impressões, ideias e conceitos de forma clara, evitando o uso de jargões da especialidade e/ou uma linguagem hermética que possa bloquear a interação consultante-interconsultor.

FREQUÊNCIA E NATUREZA DOS DISTÚRBIOS PSIQUIÁTRICOS NO HOSPITAL GERAL

Cerca de 50% dos pacientes internados em hospital geral apresentam algum tipo de distúrbio psiquiátrico. A variação nessa cifra depende da população estudada (características sociodemográficas, tipo de enfermidade, gravidade, cronicidade) e de definições metodológicas (critérios de inclusão, instrumentos de pesquisa, ponto de corte, definição de "caso", etc.). Os transtornos observados podem ser a expressão de um problema mental crônico, de manifestação psiquiátrica decorrente do quadro clínico de base ou, ainda, de reações à doença aguda, de seu tratamento e da hospitalização (Botega et al., 1995, 2002, 2006).

Os principais diagnósticos psiquiátricos em pacientes internados em hospital geral são:

a) reações de ajustamento ao adoecer e à internação, com sintomatologia predominantemente depressiva;
b) estados confusionais agudos associados a quadros cérebro-orgânicos decorrentes de:

- quadros infecciosos (encefalites, meningites, toxoplasmose cerebral, abscessos cerebrais, AIDS, septicemia, etc.);
- distúrbios metabólicos (diabete, insuficiência renal, insuficiência hepática, etc.);
- intoxicações exógenas (acidentes, uso de drogas, tentativas de suicídio);
- alcoolismo (síndrome de abstinência, Wernicke-KorsaKoff);
- vasculopatias cerebrais (hipertensão, diabete, arterioesclerose, vasculite por lupus, etc).

O mais extenso estudo multicêntrico sobre morbidade psiquiátrica em Interconsulta, conduzido pelo *European C-L Work Group* (Huyse et al., 2001), abrangendo 11 países, 56 serviços de IC, 226 psiquiatras e 14.717 pacientes, mostrou as seguintes prevalências de transtornos mentais: Transtorno do Humor (18,7%); Transtorno Mental Orgânico (17,7%); Abuso de Substâncias Psicoativas (13,3%); Transtorno de Ajustamento (12,4%); Transtornos Somatoformes (7,5%); Transtorno de Ansiedade (5,3%); Transtornos Psicóticos (4,4%).

A morbidade psiquiátrica é maior em enfermarias de serviços de emergência e em unidades que lidam com pacientes em estado crítico. Transtornos mentais orgânicos são mais frequentes em idosos, quando comparados a pacientes mais jovens; estes últimos tendem a apresentar transtornos afetivos. Dentre os transtornos afetivos, as reações de ajustamento constituem o grupo mais frequente. A exemplo do observado na atenção primária, o padrão mais comum de sintomas é de natureza indiferenciada, compreendendo uma combinação de preocupações excessivas, ansiedade, depressão e insônia. No caso de doenças agudas, os sintomas desenvolvem-se dentro de dois ou três dias. A ansiedade surge primeiro, principalmente quando não se tem certeza do diagnóstico e da evolução do quadro clínico. Sintomas depressivos aparecem posteriormente e podem durar semanas.

Quadros clínicos como o acima descrito melhoram com asseguramento, apoio e boa comunicação, esta última compatível com a necessidade e o nível intelectual do paciente. Estas funções, idealmente, deveriam ser desempenhadas pelo médico-assistente, ou, em caso de impossibilidade, por um membro da equipe assistencial. Psicofármacos e psicoterapia conduzida por especialista são raramente necessários.

Em alguns casos, os sintomas persistem por mais tempo. Geralmente, são de natureza depressiva, atingindo níveis de gravidade compatíveis com critérios diagnósticos para *episódio depressivo maior*. Na avaliação do paciente, sintomas como anedonia e perda de interesse e de prazer devem ser ativamente pesquisados. A persistência e a natureza dos sintomas indicam a necessidade de tratamento específico. A decisão de iniciar um tratamento com medicamento antidepressivo deve ser pautada pelas mesmas diretrizes utilizadas em casos de depressão não associada a doenças físicas. Entretanto, efeitos adversos, contraindicações e interação medicamentosa devem ser cuidadosamente considerados quando da escolha do antidepressivo a ser utilizado.

Apesar de causarem considerável sofrimento e implicações clínicas, pelo menos 30% dos pacientes acometidos por transtornos mentais não são reconhecidos como tais pelos seus médicos. Tal fato pode ser decorrente da combinação de vários fatores, entre os quais (Botega e Smaira, 2006):

- os pacientes queixam-se do corpo, não relatando problemas "psicológicos" (acusam-lhes a presença, entretanto, se questionados diretamente);
- as "pistas" fornecidas pelo paciente a respeito de seu estado emocional não são percebidas pelo médico;
- falta de privacidade, em alguns ambientes, para se conversar;
- ao encontrarem uma causa física, os médicos detêm aí a investigação;
- certos sintomas "vegetativos" (fadiga, insônia, taquicardia, falta de ar, anorexia, diminuição da libido, etc.) podem ser decorrentes de patologia tanto orgânica quanto mental, confundindo o diagnóstico;
- considerados como "compreensíveis" ou "fazendo parte" do quadro clínico, certos transtornos afetivos deixam de receber tratamento específico;
- mesmo quando suspeitam da presença de um problema psicológico, os profissionais podem se

sentir inseguros para o aprofundamento e o manejo;
- outra dificuldade conhecida nessa área é que no hospital geral torna-se difícil diferenciar "casos" psiquiátricos, notadamente quando se combinam, além do sofrimento psíquico, doenças físicas e problemas sociais concomitantes.

OS BENEFICIÁRIOS DA INTERCONSULTA

É antiga a crença, entre os psiquiatras que trabalham em hospitais gerais, de que o atendimento psiquiátrico a pacientes hospitalizados melhora a qualidade da assistência ao paciente, reduz o tempo de hospitalização e diminui as reinternações (Hales, 1985; Nogueira-Martins, 1995).

Edward Billings, o criador do termo *consultation-liaison psychiatry*, há quase 70 anos, já externava essa convicção:

> A integração dos princípios da Psiquiatria com os de outras áreas da Medicina diminui os erros diagnósticos e terapêuticos, reduz o tempo de hospitalização e isso representa uma economia para o hospital, para o paciente e para a comunidade (Hales, 1985).

Vários estudos contemporâneos têm confirmado as afirmações desse autor. Em um estudo sobre altas hospitalares e tempo de internação em uma enfermaria de clínica médica, Ferrari e colaboradores (1979) observaram que as internações se prolongavam por um tempo excessivo; segundo os autores, a conjugação de fatores psicossociais dos pacientes com as dificuldades da equipe médica em identificar e lidar com esses fatores colaboravam para um aumento excessivo do tempo de internação dos pacientes.

Levitan e Kornfeld (1981), comparando um grupo de pacientes idosos submetidos a cirurgia corretiva de fratura de fêmur, que recebeu acompanhamento psiquiátrico no pós-operatório com um grupo controle que não recebeu este atendimento, observaram que:

- a internação hospitalar para o primeiro grupo foi 12 dias mais curta que para o grupo controle;
- um número duas vezes maior de pacientes no primeiro grupo foi diretamente para suas casas após a alta, ao invés de serem encaminhados para outra instituição de saúde.

Diversos pesquisadores têm procurado mensurar os benefícios de intervenções psicossociais em pacientes hospitalizados e ambulatoriais. Essa questão reveste-se de significativa importância econômica, dado o alto custo dos serviços médicos em geral e das hospitalizações, em particular. Mumford e colaboradores (1984) publicaram um importante estudo metanalítico sobre as evidências na redução do custo do uso de serviços médicos após tratamentos e intervenções psicossociais; este trabalho é a principal fonte dos dados relatados a seguir:

- Em 1965, na Alemanha, foi realizado o primeiro estudo relatado na literatura, demonstrando que o custo de um tratamento psicoterápico era compensado pela economia que se obtém através de uma diminuição do uso de serviços médicos. A pesquisa mostrou que pacientes que se submetiam à psicanálise ou à psicoterapia psicanalítica tiveram um menor índice de hospitalização que um grupo controle;
- Uma revisão de trabalhos sobre os efeitos da psicoterapia mostrou que havia uma redução de 20% no uso de serviços médicos pelos pacientes que estavam em psicoterapia. Um outro estudo revelou uma queda no uso de exames radiológicos e de laboratório (15,7%) e de serviços médicos não psiquiátricos (13,6%) em pacientes sob tratamento psicoterápico;
- A análise de 13 estudos sobre os efeitos de uma intervenção psicossocial – *orientação e apoio psicológico a pacientes infartados* – revelou uma redução média de dois dias no tempo de internação hospitalar. Resultados semelhantes foram obtidos na análise de 49 estudos sobre os efeitos de uma intervenção psicopedagógica no período pré-operatório: uma redução de 1,31 dias no tempo de hospitalização. Outro estudo envolvendo 22 trabalhos que correlacionam intervenções psicológicas com tempo de internação revelou uma redução média de 1,5 dias;
- Alguns estudos sobre a relação custo-benefício, que visam medir a redução dos custos hospitalares após intervenções psicossociais em pacientes hospitalizados, são relatados na literatura. Todos os estudos foram realizados em enfermarias de Ortopedia com pacientes idosos submetidos a cirurgias corretivas de fraturas de ossos do quadril. Em um estudo conduzido por Boone e colaboradores, citado em Strain e colaboradores (1991), houve uma redução de 1,25 dias no tempo de hospitalização após uma intervenção realizada por assistentes sociais durante 6 meses com 187 pacientes. A redução do custo hospitalar foi de 54.000 dólares. Strain e colaboradores (1991) trabalhando com 452 pacientes, durante 2 anos, em dois hospitais americanos, referem uma redução de 2 dias no tempo de hospitalização. A redução de custos hospitalares foi de 160.000 e 100.000 dólares, respectivamente.

Esses dados corroboram a crença de que o trabalho em consultoria psiquiátrica e psicológica no hospital geral reverte em benefícios para os pacientes, para o hospital e para a comunidade, conforme já afirmava Billings em 1941 (*apud* Hales, 1985). Em resumo, há evidências na literatura que justificam a noção de que intervenções psiquiátricas, psicológicas e psicossociais resultam em benefícios para os pacientes e para os hospitais. Os benefícios se expressam através de uma diminuição do uso de serviços médicos em geral e uma redução do tempo de hospitalização, com consequente queda dos custos hospitalares.

Kornfeld, em excelente revisão publicada em 2002, com base em estudos desenvolvidos por interconsultores em várias áreas da prática profissional em hospitais gerais, destacou algumas das conquistas, avanços e benefícios que a Interconsulta trouxe para a prática médica:

- mudanças nos procedimentos das cirurgias de catarata para evitar os quadros de *delirium*, que os interconsultores verificaram estar associados a privação sensorial induzida pelos procedimentos pós-operatórios;
- mudanças na estrutura física e nos procedimentos das UTIs para prevenir a ocorrência de *delirium*, pois, também, foi verificado que certas condições ambientais e determinados procedimentos estimulavam sua ocorrência;
- na área de transplantes de órgãos, importantes contribuições foram desenvolvidas com relação à avaliação pré-operatória e a previsão da capacidade de adesão do paciente aos procedimentos e aos cuidados necessários para a vida após o transplante;
- em relação ao estresse ocupacional durante o treinamento na residência médica, estudos desenvolvidos por interconsultores sobre a privação do sono em residentes de primeiro ano, contribuíram para a implementação de mudanças na forma pela qual os residentes são formados e na prevenção de riscos para a segurança dos pacientes.

Ainda que seja difícil avaliar sua efetividade (Cítero et al., 2002, 2008; Andreoli et al., 2003), há uma tendência entre profissionais que trabalham em serviços de IC de hospitais gerais a considerar que a Interconsulta melhora a qualidade da assistência dispensada ao paciente, embora em alguns casos possa, eventualmente, aumentar o tempo de internação. Estudo realizado com médicos que solicitaram pedidos de IC mostrou que os solicitantes estavam satisfeitos com o atendimento dado pelos interconsultores (Andreoli et al., 2002).

ESTRUTURAÇÃO E ORGANIZAÇÃO DE SERVIÇOS DE INTERCONSULTA

Com o objetivo de manter e aprimorar os benefícios que o atendimento em interconsulta proporciona aos pacientes e familiares, aos médicos e aos hospitais, alguns pontos importantes devem ser considerados – como, por exemplo, aspectos relativos ao registro de dados (Andreoli et al., 1996) – ao se estruturar um serviço de Interconsulta (Nogueira-Martins, 1993; Nogueira-Martins e Botega, 1998; Botega e Nogueira-Martins, 2002, 2006).

Uma característica básica e fundamental do trabalho em Interconsulta é a natureza aguda dos problemas no Hospital Geral. Os estados confusionais agudos são exemplos eloquentes. Outro aspecto a ser aqui considerado é que a decisão de pedir ajuda ao psiquiatra pode ter sido postergada ao máximo. Ocorre, então, que essa decisão pode ser tomada num momento em que o médico já atingiu seu limite de suportar a angústia desencadeada por uma situação. Quando solicita a Interconsulta, quer a presença urgente do psiquiatra, pois urgente é sua aflição. A Interconsulta, portanto, deve ser considerada uma situação emergencial; o serviço deve dispor de uma estrutura que possa atender à demanda com rapidez.

Dada a velocidade com que os fatos se sucedem no hospital geral, impõe-se um acompanhamento diário das situações. Não é raro que, ao atender um paciente em determinada unidade, o interconsultor encontre, no dia subsequente, mudanças significativas na situação. A morte do paciente, a piora do quadro clínico com transferência para a UTI, a realização de uma cirurgia em caráter emergencial, a alta hospitalar por decisão médica ou por solicitação do paciente, são alguns exemplos relativamente frequentes.

É importante ressaltar que uma Interconsulta não termina quando o paciente vem a falecer. As circunstâncias em que o óbito ocorreu devem ser pesquisadas, assim como as repercussões e os desdobramentos desse evento na equipe assistencial. Vivências de fracasso ou incompetência profissional, acompanhadas de sentimentos de culpa, tendem, às vezes, a desencadear verdadeiros "tribunais" em busca dos culpados pelo doloroso evento. Em casos de suicídio, as repercussões tendem a abranger a instituição como um todo, podendo-se observar um aumento transitório do número de pedidos de IC.

Outra característica vinculada à natureza aguda dos problemas que ocorrem no hospital geral diz respeito à necessidade de decisões rápidas, em curtos períodos de tempo. Essa questão reveste-se de significativa importância econômica, dado o alto custo de uma hospitalização. Muitos esforços têm sido feitos no sentido de diminuir este custo. Assim, o pronto atendimento aos pedidos de Interconsulta e o acompanhamento diário contribuem para uma diminuição do tempo de internação, com consequente redução de custo.

A estruturação de um serviço de Interconsulta segundo as premissas anteriores demanda tempo e recursos. Recomenda-se dar prioridade à qualidade do atendimento aos pedidos para, progressivamente, planejar a extensão e abrangência do serviço. Assim, sugere-se iniciar com uma abrangência limitada a alguns serviços médicos, atendendo rapidamente os pedidos iniciais e oferecendo um suporte diário para as eventuais intercorrências. As sucessivas experiências permitirão elaborar uma reflexão crítica sobre o serviço e planejar a extensão para outras unidades ou serviços médicos.

A Interconsulta pode contribuir para um melhor relacionamento entre os profissionais de saúde mental e os outros profissionais da saúde, auxiliando na construção de um saber interdisciplinar ou, ao contrário, pode favorecer a cristalização de estereótipos. Sabendo-se que há resistências, preconceitos e dificuldades em relação à saúde mental, uma das premissas que deve nortear a organização e estruturação de um serviço de Interconsulta é procurar não aumentá-los.

A FORMAÇÃO EM INTERCONSULTA

O interconsultor deve ser um profissional de saúde mental – em nosso serviço no Hospital São Paulo, trabalhamos com uma equipe multiprofissional constituída de psiquiatras, psicólogos e terapeutas ocupacionais – com experiência em psicologia médica e ter familiaridade com o trabalho médico em hospitais gerais, onde o atendimento se faz em condições especiais, via de regra à beira do leito, na presença de outros pacientes e com frequentes interrupções em virtude de sintomas do paciente ou de procedimentos de enfermagem.

O interconsultor deve, em todo atendimento de Interconsulta, conhecer as condições clínicas do paciente, bem como estar informado sobre o uso atual e recente de medicamentos, visando nortear a eventual administração de terapêutica psicofarmacológica.

Um aspecto importante a ser considerado pelo interconsultor diz respeito às reações que o contato com o ambiente hospitalar provoca. O receio de contrair doenças, o convívio com pacientes que causam repugnância, o contato com a perspectiva de morte, as reações de desespero de pacientes, familiares e profissionais são situações difíceis que atualizam nos interconsultores conflitos ligados à escolha da profissão e da especialidade.

O interconsultor deve, também, estar atento às eventuais identificações que possa fazer com as pessoas envolvidas em cada situação. A importância desta questão está ligada à possibilidade de se identificar tanto com os pacientes quanto com os médicos consultantes. As ansiedades geradas no trabalho de Interconsulta podem interferir na percepção dos fenômenos que se pretende examinar. Podem, por outro lado, ser estímulos enriquecedores para o autoconhecimento, auxiliando o crescimento pessoal e profissional do interconsultor.

O interconsultor é um profissional que se introduz como observador participante de uma situação, podendo eventualmente se tornar o depositário de poderosas ansiedades e reagir de forma inapropriada. A possibilidade de se identificar maciçamente com pessoas envolvidas na situação é um dos riscos a que está frequentemente exposto.

Em função dessas características inerentes à atividade em Interconsulta, recomenda-se que os profissionais encarregados do atendimento aos pedidos de Interconsulta no Hospital Geral tenham com quem dividir e encaminhar a solução das suas ansiedades (supervisão dos atendimentos) e que sejam também estimulados a buscar sua própria terapia.

Para a formação teórica em Interconsulta há, hoje, um grande número de publicações nacionais e internacionais. Os temas básicos que devem ser desenvolvidos são (Botega e Nogueira-Martins, 2006):

- O processo de Interconsulta;
- Modelos de ação e estratégias em interconsulta;
- Reações psicológicas ao adoecimento e à hospitalização;
- Temas de relação médico-paciente;
- Síndromes orgânico-cerebrais;
- Depressão e ansiedade;
- Paciente terminal;
- Tentativa de suicídio;
- Condições clínicas especiais: transplante de órgãos, alterações da imagem corporal, UTI, vítimas de violência, interconsulta com crianças, etc.;
- Elementos de psicologia e psicopatologia institucional;
- Abordagens psicoterapêuticas;
- Noções de técnicas grupais (grupos Balint, grupos de reflexão, etc.);
- Uso de psicofármacos no hospital geral;
- Saúde mental dos profissionais da saúde.

Como temas complementares, devem ser destacados os estudos a respeito da natureza das ansiedades no trabalho em hospitais gerais e temas correlatos como as características da dinâmica da relação equipe médica – paciente internado – família, as vicissitudes do exercício profissional em saúde e os mecanismos psicológicos adaptativos e desadaptativos dos profissionais da área da saúde (Nogueira-Martins, 1995, 2005, 2006).

INTERCONSULTA AMANHÃ

A despeito das diversas dificuldades que o trabalho de interconsultoria propõe, as perspectivas continuam promissoras. O campo oferece ao interconsultor a possibilidade de ampliar sua formação profissional, seja no âmbito da observação dos fenômenos ligados ao adoecer, seja no campo da psicologia e da psicopatologia (individual, grupal e institucional), assim como no aprendizado das complexas interações entre os fatores biológicos e psicossociais que coexistem no ser humano.

Esse trabalho representa, também, uma rara oportunidade para profissionais da área de saúde mental (psiquiatras, psicólogos, terapeutas ocupacionais, assistentes sociais) conhecerem a intimidade das instituições assistenciais e a possibilidade de desenvolvimento de pesquisas na área da otimização dos recursos humanos no trabalho assistencial e na organização dos serviços de saúde.

Ao atender a um pedido de consulta no hospital geral, um interconsultor, além de conhecer melhor, do ponto de vista clínico, um grande número de doenças, tem acesso a situações inusitadas com características que, às vezes, nunca supusera existir. Ao conhecer a intimidade organizacional dos serviços médicos e as peculiaridades microinstitucionais, estará aparelhado a poder estabelecer, com maior propriedade, as relações entre as políticas de educação, saúde e assistência.

Em seu amanhã, os interconsultores têm pela frente algumas tarefas e desafios: aprimoramento dos estudos científicos (ênfase especial deverá ser dada ao desenvolvimento de instrumentos de avaliação do impacto do trabalho em interconsulta), melhoria das estratégias de intervenção e extensão de seu campo de ação à atenção primária, além dos muros do hospital geral (Botega, 2006, 2007; Cítero et al., 2002, 2008; De Marco et. al., 2007).

Casos clínicos

UMA INTERCONSULTA, O CONTEXTO INSTITUCIONAL E AS VICISSITUDES DA TAREFA MÉDICA

Uma interconsulta (IC) é solicitada para o atendimento de um paciente internado em uma unidade da Clínica Médica. A médica residente (R1) que solicitou a IC informa que o paciente havia sido internado em função de um quadro caracterizado por febre, emagrecimento e queixas respiratórias, que tivera início há cerca de três meses; o paciente havia passado por outros serviços médicos sem que fosse estabelecido um diagnóstico.

Segundo ela, as imagens do raio-X de tórax eram sugestivas de uma pneumopatia por micoplasma. Em resumo, do ponto de vista clínico, tratava-se de um caso de pneumopatia a esclarecer e as investigações prosseguiam.

No terceiro dia de internação, o paciente, subitamente, ficou agitado, falando coisas desconexas; havia saído da enfermaria caminhando pelo corredor, desorientado, não reconhecendo o próprio pai. Em função desse quadro, a residente havia solicitado a consulta à Psiquiatria.

Seguindo a sistemática do nosso serviço, após o contato com a médica consultante, o interconsultor (um residente de Psiquiatria que estava em final de estágio no serviço de IC) dirigiu-se ao leito do paciente. À beira do leito, havia um senhor e, no leito, um jovem negro, emagrecido, sonolento, vestes desalinhadas, que balbuciava algumas palavras inaudíveis e ininteligíveis, com fala algo pastosa. O exame psíquico sinteticamente revelou um estado de obnubilação da consciência, lentificação e incoerência do pensamento, desorientação tempo-espacial, e comprometimento importante da atenção espontânea e voluntária.

Reunindo os dados clínicos fornecidos pela médica e os dados psicopatológicos encontrados no exame psíquico, o interconsultor construiu um diagnóstico sindrômico: estado confusional agudo decorrente de provável quadro cérebro-orgânico.

Após fazer uma sucinta anamnese com o pai do paciente – aquele senhor que estava no quarto- o interconsultor volta a procurar a médica que havia solicitado a IC. Transmite-lhe sua impressão diagnóstica e levanta a hipótese de um eventual quadro de abscesso cerebral. Assinala também que tinha a impressão de que o paciente era usuário de drogas, apesar de esse uso ter sido negado de forma categórica pelo pai. Em função dessa impressão, discutiu com ela a possibilidade de pedir um exame HIV, relatando-lhe o caso de um paciente, com quadro semelhante, que atendera recentemente na enfermaria de Moléstias Infecciosas, que estava com toxoplasmose cerebral.

A médica disse que já havia solicitado pedido de consulta à Neurologia e que achava adequado solicitar o exame HIV. Quanto ao uso de psicofármacos, o interconsultor recomendou o uso de neuroléptico (Haloperidol) em dose baixa e forneceu orientações sobre o manejo de pacientes com *delirium* (fornecer dados que facilitem a orientação têmporo-espacial, identificar-se sempre e explicar detalhadamente todos os procedimentos a serem realizados); ao final, comunicou que retornaria na manhã seguinte.

Na supervisão, realizada logo após o atendimento do pedido, o interconsultor relatou a situação. Mostrava-se relativamente tranquilo, acreditando ter elaborado raciocínio clínico correto e satisfeito em poder ajudar sua colega e colaborar com o atendimento do paciente. Supunha que a Neurologia iria indicar uma tomografia e que, a partir daí, seria estabelecida uma conduta clínica ou cirúrgica.

À noite, o psiquiatra de plantão no PS foi chamado para atender o paciente e, na manhã seguinte, foram feitos novos pedidos de consulta tanto por escrito como por telefone. Um desses telefonemas havia sido da diretoria clínica do hospital, que solicitava com urgência a presença de um psiquiatra na unidade. Dadas as circunstâncias, e na ausência do interconsultor que estava atendendo outro pedido, o supervisor (professor do Departamento de Psiquiatria) que havia supervisionado o caso, dirigiu-se à enfermaria.

Em contato com a médica residente que estava cuidando do paciente, o supervisor soube que no dia anterior, após a consulta da Psiquiatria, a Neurologia havia feito uma avaliação e indicara uma tomografia de crânio que, no entanto, não fora ainda possível realizar. Referiu também que a família estava se queixando da demora da realização do exame e da não melhora do estado do paciente.

O exame psíquico do paciente permanecia compatível com a hipótese de um quadro confusional agudo. Foram reafirmadas, verbalmente e por escrito, as orientações e a conduta.

Ao deixar a unidade, o supervisor se percebia preocupado. Uma significativa ansiedade circulava no ambiente. Ela se expressava nos gestos da residente, nos seguidos pedidos de consulta, no telefonema da direção clínica do hospital, no olhar desconfiado do pai do paciente.

A seguir, supervisor e interconsultor se reuniram e trocaram impressões. O interconsultor não compreendia o porquê daquele alvoroço e sentia-se injustiçado. Havia atendido prontamente o pedido, fizera um diagnóstico correto e dera orientação verbal e por escrito. "Afinal, o que querem de mim?", desabafou. Nesse encontro, supervisor e interconsultor compartilharam algumas impressões e ambos destacaram um fato que lhes chamara a atenção: o pai do paciente tinha se apresentado como sendo funcionário de uma pessoa muito conhecida ligada aos meios de comunicação e, durante as entrevistas, fizera questão de enfatizar esta condição mais de uma vez.

Uma indagação básica se impunha: o que haveria de específico e particular nesta situação que mobilizara tanto a equipe médica e a família do paciente?

Para a construção do **diagnóstico situacional** referente a essa IC, serão considerados dois níveis: o macroscópico e microscópico.

Do ponto de vista macroscópico, os diferentes atores desta cena institucional estão inseridos em um ambiente social. A articulação dos fatos desta novela institucional foi reconstruída e os papéis dos diferentes atores foram se tornando mais transparentes:

1. A internação deste paciente havia sido intermediada por uma conhecida personalidade da mídia televisiva junto à direção do hospital, o que transformava esse paciente em alguém especial; alguém que tinha um "padrinho" importante;
2. Esse tipo de internação costuma despertar sentimentos de insatisfação nos residentes, que reagem com ironia, apelidando-os de *pacientes VIPs* ou *particuloides*;
3. O pai do paciente, por sua vez, não perdia uma oportunidade para alardear sua condição de funcionário de fulano de tal e, desde início do quadro confusional do filho, manifestava desconfiança quanto ao tratamento, levantando dúvidas sobre o que os médicos teriam feito com o seu filho que, segundo suas palavras, *sempre fora normal*;
4. Em um contexto social caracterizado pelo crescente aumento de processos ético-disciplinares e judiciais, o medo de errar amplificava a ansiedade da equipe médica;
5. A demora na realização da tomografia aumentou a insegurança e o medo. A pressão familiar aumentava. O pai do paciente passava das ameaças veladas para a culpabilização direta; a equipe médica, obrigada a *engolir* uma internação, tinha ainda que suportar acusações e tratar de um paciente de difícil manejo.

No nível microscópico – da dinâmica interna da interconsulta – merecem destaque os seguintes aspectos:

1. Um paciente com alteração de comportamento (confuso e agitado) em uma unidade clínica desperta angústia e provoca muitos problemas no funcionamento rotineiro do serviço. É natural, portanto, que ao solicitar consulta à Psiquiatria o médico clínico espere a adoção de uma conduta que atenue os distúrbios comportamentais do paciente, preferencialmente por meio do uso de medicamentos sedativos (*contenção química*);
2. Neste caso, que, ressalte-se, é classificado na categoria de *casos de difícil manejo*, o psiquiatra, ao contrário do esperado, além de não sedar o paciente, formulou uma hipótese de um quadro cérebro-orgânico (abscesso cerebral);
3. A elaboração de um diagnóstico de doença orgânica por um psiquiatra talvez tenha sido sentido pela médica clínica como uma ameaça à sua competência profissional ou como ação inapropriada (*invadir seara alheia*);
4. Além de elaborar uma hipótese de abscesso cerebral, a ação profissional do interconsultor contribuiu para desvendar uma realidade que a família do paciente tentava negar. O exame HIV revelou-se positivo e a tomografia mostrou uma massa compatível com toxoplasmose cerebral. Segundo a família, o paciente era um *bom menino* que havia sido internado por causa de uma pneumonia adquirida em um outro hospital e que ficara *doente da cabeça* devido a algum erro médico durante a atual internação. Era muito difícil aceitar a ideia de um filho com AIDS e, provavelmente, usuário de drogas.

Este diagnóstico situacional é uma hipótese que permite tentar compreender porque uma atuação profissional do interconsultor, tecnicamente correta em relação à formulação diagnóstica e orientação do caso, provocou tantas reações adversas.

O caso, acompanhado com a Neurologia, apresentou uma boa evolução, com a instituição de tratamento medicamentoso específico para toxoplasmose, o que contribuiu sobremaneira para atenuar os medos, ansiedades e desconfortos de todos os envolvidos, incluídos os membros do serviço de IC.

Vale ressaltar as angústias que experimenta o interconsultor ao atender um paciente com quadro de *delirium*. Se por um lado a elaboração do diagnóstico é relativamente fácil, já o manejo terapêutico apresenta, às vezes, graus variáveis de dificuldade, em especial quanto ao uso de psicofármacos, pois há o potencial risco de produzir sedação excessiva, com eventual comprometimento de parâmetros do estado de consciência.

REFERÊNCIAS

Andreoli, PBA; Peluso, ET; Andreoli, SB; Nogueira-Martins, LA. *Padronização e informatização de dados em serviço de interconsulta médico-psicológica de um hospital geral*. Revista ABP-APAL 1996;18(3):89-94.

Andreoli, PBA. *Avaliação dos programas assistenciais em interconsulta psiquiátrica*. Dissertação (Mestrado) – Escola Paulista de Medicina, Universidade Federal de São Paulo, 1998.

Andreoli, PBA; Nogueira-Martins, LA; Mari, JJ. *Satisfação do usuário médico com um serviço de interconsulta psiquiátrica e psicológica*. Psiquiatria na Prática Médica, 2002; 34(4):100-105.

Andreoli, PBA; Cítero, VA; Mari, JJ. *A systematic review of the cost-effectiveness studies in mental health consultation-liaison interventions at general hospital*. Psychosomatics 2003; 44:499-507.

Botega, NJ. *No Hospital Geral: lidando com o psíquico, encaminhando ao psiquiatra*. Tese de Doutorado, Universidade Estadual de Campinas, Campinas, São Paulo, 1989.

Botega, NJ. *Encaminhamento ao psiquiatra e funcionamento institucional*. Revista ABP-APAL 1991; 13(1): 27-31.

Botega, NJ; Cassorla, RMS. *Encaminhamentos ao psiquiatra e relação médico-paciente: uma análise qualitativa dentro de um referencial psicodinâmico*. Revista ABP-APAL 1991;13(2): 53-58.

Botega, NJ. *Consultation-liaison psychiatry in Brazil: psychiatric residency training*. General Hospital Psychiatry, 1992; 14(3):186-191.

Botega, NJ; Dalgalarrondo, P. *Saúde mental no hospital geral: espaço para o psíquico*. São Paulo: Hucitec, 1993.

Botega, NJ; Pereira, WAB; Bio, MR; Garcia Jr, C; Zomignani, MA. *Psychiatric morbidity among medical in-patients: a standardized assessment (GHQ-12 and CIS-R) using lay interviewers in a Brazilian hospital*. Social Psychiatry and Psychiatry Epidemiology 1995; 30:127-131.

Botega, NJ. *Serviços de Saúde Mental no Hospital Geral*. Campinas: Papirus, 1995.

Botega, NJ; Schechtman, A. *Censo Nacional de Unidades de Psiquiatria em Hospitais Gerais: I. Situação Atual e Tendências*. Revista ABP-APAL 1997; 19(3):79-86.

Botega, NJ. *Psiquiatria no hospital geral: histórico e tendências*. In: Botega, NJ (org.) *Prática psiquiátrica no hospital geral: interconsulta e emergência*. Porto Alegre: Artmed, 2006.

Botega, NJ. *Interconsulta Psiquiátrica: fatores presentes na relação entre especialistas*. In: Guimarães, KBS. *Saúde mental do médico e do estudante de medicina*. São Paulo: Casa do Psicólogo, 2007.

Cítero, VA. *Descrição e avaliação da implantação do Serviço de Interconsulta Psiquiátrica no Centro de Tratamento e Pesquisa Hospital do Câncer AC Camargo*. Dissertação (Mestrado) – Escola Paulista de Medicina, UNIFESP, São Paulo, 1999.

Cítero, VA; Andreoli, SB; Nogueira-Martins, LA; Lourenço, MT. *Interconsulta psiquiátrica e oncologia: interface em revisão*. Psiquiatria na Prática Médica, 2000; 33:10-13.

Cítero, VA; De Marco, MA; Nogueira-Martins, LA. *Por que é tão difícil avaliar a efetividade da interconsulta psiquiátrica?* Revista Brasileira de Psiquiatria, 2002; 24(2):100.

Citero, VA; Nogueira-Martins, LA; Lourenço, MT; Andreoli, SB. *Clinical and demographic profile of cancer patients in a CL psychiatry service*. São Paulo Medical Journal; 2003; 121:111-116.

Cítero, VA. *Identificação de medidas subjetivas como possíveis indicadores clínicos de efetividade de serviços de interconsulta psiquiátrica em hospital geral*. Tese (Doutorado) – Escola Paulista de Medicina, UNIFESP, São Paulo, 2005.

Cítero, VA; Andreoli, PBA; Nogueira-Martins, LA; Andreoli, SB. *New potential clinical indicators of consultation-liaison psychiatry effectiveness at Brazilian general hospitals*. Psychosomatics, 2008; 49(1):29-38.

De Marco, MA. Interconsulta. In: *A face humana da Medicina: do modelo biomédico ao modelo biopsicossocial*. São Paulo: Casa do Psicólogo, 2003.

De Marco, MA; Cítero, VA; Nogueira-Martins, LA. *Revisando conceitos: o papel da psiquiatria moderna no hospital geral e na atenção primária*. Revista Brasileira de Psiquiatria, 2007; 29:188.

Ferrari, H; Luchina, N.; Luchina, IL. *La interconsulta médico-psicológica en el marco hospitalario*. Buenos Aires: Nueva Vision, 1971.

Ferrari, H; Luchina, N.; Luchina, IL. *Asistencia Institucional – Nuevos desarrollos de la interconsulta médico-psicológica*. Buenos Aires: Nueva Vision, 1979.

Fortes, JRA; Miguel Filho, EC; Ramadam, ZBA; Arruda, PV. *Psiquiatria e Medicina Interna*. São Paulo: Astúrias, 1988.

Fraguas Jr., R et al. *Major depressive disorder and comorbid cardiac disease: is there a depressive subtype with greater cardiovascular morbidity? Results from the STAR*D study*. Psychosomatics, 2007; 48(5):418-25.

Furlanetto, LM. *Depressão em pacientes em hospital geral*. Dissertação (Mestrado) –Universidade Federal do Rio de Janeiro, Rio de Janeiro, 1995.

Furlanetto, LM; von Ammon Cavanaugh, S; Bueno, JR; Creech, SD; Powell, LH. *Association between depressive symptons and mortality in medical inpatients*. Psychosomatics, 2000; 41(5):426-432.

Furlanetto, LM; Da Silva, RV; Bueno, JR. *The impact of psychiatry morbidity on lengh of stay of medical inpatients*. General Hospital Psychiatry, 2003; 25(1):14-9.

Hales, RE. *The benefits of a Psychiatric Consultation-Liaison Service in a General Hospital*. General Hospital Psychiatry, 1985; 7:214-218.

Huyse, FJ et al. *Consultation-Liaison psychiatric service delivery: results from a European study*. General Hospital Psychiatry, 2001; 23(3):124-132.

Kornfeld, DS. *Consultation Liaison-Psychiatry: contributions to medical practice*. American Journal of Psychiatry, 2002; 159(12):1964-72.

Levitan, SJ; Kornfeld, DS. *Clinical and cost benefits of liaison psychiatric*. American Journal of Psychiatry, 1981; 138(6):790-793.

Lipowski, ZJ. *Consultation-Liaison Psychiatry: the first half century*. General Hospital Psychiatry, 1986; 8:305-315.

Lipowski, ZJ. *History of consultation-liaison psychiatry*. In: Wise, MG; Rundell, JR. *Textbook of consultation liaison psychiatry*. Washington: American Psychiatric Press, 1996.

Mello Filho, J. *Concepção Psicossomática – Visão atual*. Rio de Janeiro: Tempo Brasileiro, 1978.

Mello Filho, J. *Identidade Médica*. São Paulo:Casa do Psicólogo, 2006.

Mello Filho, J. *Psicossomática Hoje*. Porto Alegre: Artes Médicas, 1992.

Mello Filho, J. *Isaac Luchina e a interconsulta médico-psicológica*. In: Branco, RFGR (org.) *A relação com o paciente – teoria, ensino e prática*. Rio de janeiro: Guanabara Koogan, 2003.

Miguel Filho, EC; Ramadam, ZBA; Malbergier, A; Souza, DG. *Interconsulta psiquiátrica no Brasil*. São Paulo: Astúrias, 1990.

Mumford, E. et al. *A new look at evidence about reduced cost of medical utilization following mental health treatment*. American Journal of Psychiatry, 1984; 141(10)1145-1158.

Nogueira-Martins, LA; Frenk, B. *Atuação do profissional de saúde mental no hospital geral: a interconsulta médico-psicológica*. Boletim de Psiquiatria, 1980; 13(1/4):30-37.

Nogueira-Martins, LA. *Tarefa médica e interconsulta médico-psicológica em um hospital universitário*. Boletim de Psiquiatria, 1984; 17(3):108-111.

Nogueira-Martins, LA. *Consultoria psiquiátrica e psicológica no hospital geral: a experiência do Hospital São Paulo*. Revista ABP-APAL, 1989; 11(4):160-164.

Nogueira-Martins, LA; De Marco, MA; Manente, MLF; Noto, JRS; Bianco, SM. *Dilemas éticos no hospital geral*. Boletim de Psiquiatria, 1991; 24(1/2):28-34.

Nogueira-Martins, LA. *Interconsulta Hoje*. In: Mello Filho, J (org.). *Psicossomática*. Porto Alegre: Artes Médicas, 1992.

Nogueira-Martins, LA. *Ensino e formação em interconsulta*. Revista ABP-APAL, 1993; 15(2):68-74.

Nogueira-Martins, LA. *Residência Médica: um estudo prospectivo sobre dificuldades na tarefa assistencial e fontes de estresse*. Tese (Doutorado). Escola Paulista de Medicina, São Paulo, 1994.

Nogueira-Martins, LA. *Os beneficiários da interconsulta psiquiátrica*. Boletim de Psiquiatria 1995; 28(1):22-23.

Nogueira-Martins, LA. *Vicissitudes do exercício da medicina e saúde psicológica do médico*. Arquivos Brasileiros de Endocrinologia e Metabolismo, 1995; 39(3/4):188-193.

Nogueira-Martins, LA. *Residência Médica: estresse e crescimento*. São Paulo: Casa do Psicólogo, 2005.

Nogueira-Martins, MCF. *Humanização das relações assistenciais: a formação do profissional de Saúde*. São Paulo: Casa do Psicólogo, 2004.

Sampaio, AP. *Serviço psiquiátrico do hospital geral de ensino*. Neurobiologia, 1956; 19(1/2):72-82.

Shavitt, RG; Busato Filho, G; Miguel Filho, EC. *Interconsulta psiquiátrica: conceito e evolução*. Revista Paulista de Medicina, 1989; 107(2):108-112.

Strain, JJ et al. *Cost offset from psychiatric consultation-liaison intervention with elderly hip fracture patients*. American Journal of Psychiatry, 1991; 148(8):1044-9.

17

O PROBLEMA DA DOR

Oly Lobato

A dor e o medo são provavelmente os mais primitivos sofrimentos do homem, diante dos quais, ao contrário do que ocorria com o frio e a fome, ele ficava totalmente impotente.

Os sinais de dor ultrapassam os limites da história e, segundo Bonica (1990), a descoberta de esqueletos humanos pré-históricos revelou em muitos deles sinais de enfermidades geradoras de dor.

Apesar de coeva com a raça humana, os mistérios que envolviam a verdadeira natureza da dor só começaram a ser desvelados no último século. Diga-se, contudo, e como exaltação ao espírito altruístico do homem, que os recursos para aliviar a dor precederam de milênios o entendimento do seu mecanismo. Assim, o papiro Ebers (1500 a.C.) incluía muitos remédios, entre eles o ópio, prescrito por ISIS para as cefaleias de RA. Placas de argila encontradas na Babilônia e datadas de 2250 a.C. descreviam o emprego de uma amálgama formada de sementes de meimendro e argamassa que, colocada na cavidade de um dente cariado, fazia passar a dor.

Aristóteles, discípulo de Platão e considerado um gênio ainda não ultrapassado, considerava a dor e o prazer como paixões da alma, excluindo-a dos sentidos. Para ele, o cérebro não tinha função direta no processo sensitivo; a localização da percepção sensorial centralizava-se no coração, ou por ele chamado *sensorium comune*, sede também de todas as funções fundamentais da vida e ainda lócus da alma (Bonica, 1990). Mas nem todos aceitavam as ideias do sábio macedônio quanto à função subalterna do cérebro, como Theophrastus (372-287 a.C.); mas Galeno, que viveu entre 131 e 200 d.C., que começando o estudo experimental, de visão anatômica direta, mostrou que o centro da sensibilidade era o cérebro, ligado ele a diferentes nervos periféricos que conduziriam sensações específicas (*ibidem*).

Apesar disso, a concepção de Aristóteles – a dor como uma paixão da alma – foi aceita por mais de 2000 anos e constituiu um fator de monta no atraso das pesquisas fisiológicas e psicológicas sobre a natureza do fenômeno doloroso.

A partir da metade do século XIX, a dor começou a ser investigada por fisiologistas e discutida em laboratórios, e os resultados obtidos nesse campo levantaram uma celeuma entre fisiologistas, de um lado, e psicólogos e filósofos, de outro, cada grupo querendo dar uma explicação única, cabal e definitiva para o fenômeno.

A massa dos trabalhadores de pesquisa favoreceu aos fisiologistas e a teoria da dor como sensação foi aceita de maneira geral, inclusive pelos psicólogos, no começo do século passado e, dessa forma, a opinião tradicional, defendida pelos filósofos, foi posta de lado (Bonica, 1953).

Cabe registrar, todavia, que René Decartes (1596-1650), autor de *L' Homme*, que pode ser considerado o primeiro manual de fisiologia, descreveu a relação entre o cérebro, os nervos periféricos e a captação das sensações, inclusive a dor, afastando-se, assim, do *sensorium comune* aristotélico. Foi, como Galeno, um precursor.

Com o desenvolvimento da neurofisiologia, o componente emocional da dor foi deixado de lado. Mas o pêndulo tinha ido longe demais e vários estudos no século XX voltaram a considerar o quanto existia de psicológico na sensação dolorosa, mantendo-se, porém, a dualidade entre sensação e reação emocional.

Merskey e Spear num lúcido artigo (1967) analisaram essa dicotomia e propuseram uma definição mais abrangente da dor que fundamenta o conceito estabelecido em 1979 pela Associação Internacional para Estudos da Dor (IASP).

Para a IASP, a dor "é uma experiência desagradável, sensitiva e emocional, associada com lesão real ou potencial dos tecidos, ou discreta em termos dessa lesão" (Merskey, 1982).

Como diz Kanner (1998), essa definição pode conter certa circularidade, mas ela coloca explicitamente a importância do componente subjetivo da dor, e talvez seja esta sua maior valia. Em outros termos: sempre existe dor quando alguém se queixa de dor (com exceção dos simuladores), haja ou não um estímulo nociceptivo reconhecido.

Dentro desse contexto, o que significa dor? O que expressa ela? Como diz Andrew Sims (2001), "certamente o significado da dor é mais que a dor por si só, e amiúde é razão para a sensação ser interpretada como sofrimento".

Szasz (Strain, 1975), de forma algo pragmática, fala que a simbolização da dor ocorre em três níveis: no primeiro ela constitui um sinal registrado pelo *ego* de que se acha ou parece se achar em curso uma ameaça à integridade estrutural e funcional do organismo; num segundo nível, ao verificar-se que a experiência pode ser repartida, isto é, comunicada a alguém, transformam-na num meio básico de pedir ajuda; num terceiro, e último plano, a dor não mais denota uma referência ao corpo, mas pode, isto sim, expressar queixa, ataque, aviso de perda iminente do objeto. Neste último nível de simbolização, a dor pode ser "utilizada" como forma de manipular os outros, ganhar o controle sobre eles. Ainda num outro plano, seria uma forma de aliviar a culpa por alguma falta real ou imaginária que teria sido cometida (Bond, 1984).

A dor pode, às vezes, constituir uma solução neurótica para um conflito e, como tal, ser assim mantida (Sims, 2001), e cita Trethoven: "tal paciente não está sofrendo de dor, ele está sofrendo do sofrimento".

Desde o Velho Testamento, a dor foi considerada como castigo para os pecadores e uma provação para os justos. A ideia de punição fica bem expressa no Gênesis (3,16) quando Eva recebeu o veredicto: "multiplicarei grandemente a tua dor e tua concepção; com dor parirás os filhos".

No livro de Job, a fé do justo é provada com dor: "pela grandeza da força das dores se demudou meu vestido e ele como o cabeção da minha túnica me cinge... (31,17)".

Com o advento do Cristianismo, a dor foi vista de maneira definitiva como forma de iluminação ou de obtenção de graças, e até como sacramento (Bonica, 1953).

A palavra latina "poena" e grega "poiné", ambas significando castigo ou punição, deram origem ao termo inglês "pain", mostrando a conotação entre dor e castigo (Bond, 1984).

Bonica diz, com razão, que como a dor foi sacralizada e considerada como "boa para a alma" seja "queima-se o corpo para salvar a alma", se a retirou das pesquisas científicas e qualquer atitude destinada a abolir tal sofrimento era desencorajada. Com isso, o entendimento do problema foi retardado. Não foi em vão que Dante, no inferno, colocou em cada círculo uma variedade de pecado e uma correspondente forma de castigo que implicava uma dor (Loteiko, 1909).

Mas a dor não apresenta somente aspectos negativos. Como acima visto, ela é uma forma de aviso, de alarme para o organismo, uma espécie de "algo está errado comigo!". Segundo Ripley (1953), as crianças têm boa tolerância à dor e tal fato é importante, pois os frequentes traumatismos que lhes ocorrem são necessários no processo normal de desenvolvimento. Não fosse a dor bem tolerada, as crianças ficariam inibidas para a prática de qualquer experiência que resultasse em conhecimento novo e, dessa forma, sua maturidade seria retardada. Nos raros casos de "analgesia congênita", por não sentirem dor, ficam as crianças expostas à múltiplos traumatismos, às vezes bastante graves (Figueiró, 2000).

Por outra parte, e em termos práticos, a dor é o sintoma mais comum em medicina clínica, surgindo em torno de 75 a 80% das pessoas que procuram o Sistema de Saúde (Figueiró, 2000). Estima-se que a dor crônica ocorra em 30 a 40% da população brasileira e que seja a principal causa de falta ao trabalho, licença médica, aposentadoria por doença, indenização trabalhista e baixa produtividade (*ibidem*).

NEUROFISIOLOGIA DA DOR

A neurofisiologia tem progredido tanto nas últimas décadas, desde que Melzack e Wall desenvolveram, em 1965, a sua célebre "teoria do portão", e Hunghes revelou a importância dos opioides endógenos, em 1975, que se torna difícil ao não especialista dominar seus múltiplos aspectos. Eximiremo-nos, portanto, de abordar o assunto e sugerimos ao leitor interessado algumas revisões: Harvey (1987), Brose e Spiegel (1994) e, em nosso meio, os excelentes artigos de Ferreira e Torres (2003) e no mesmo texto a revisão sobre neuroplasticidade de Arteni e Alexandre Netto.

Há, todavia, algumas noções ligadas à neurofisiologia que são pertinentes à dor experimental, mas que servem para explicar alguns aspectos da experiência dolorosa em nível clínico. São elas: o limiar fisiológico, o limiar de tolerância e a resistência à dor.

O limiar fisiológico, estável de um indivíduo para outro, pode ser definido como o ponto ou o momento em que um dado estímulo é sentido como doloroso. Quando se usa o calor como fator de estimulação, o limiar doloroso situa-se em torno dos 44º (Strain, 1975), não só para o homem como também para diferentes mamíferos (símios, ratos).

Limiar de tolerância é o ponto em que o estímulo atinge tal intensidade que não pode mais ser aceitavelmente tolerado (Janowsky, 1976), e na experiência acima alcançada os 48°.

A importância prática do conhecimento do limiar da dor está no fato de que ele pode ser elevado (diminuindo a dor) pelo sono, pelo repouso, pela simpatia, pela compreensão, pelo carinho, pela distração, pela redução da ansiedade e pelo estresse, pela música, etc. Ao contrário, o limiar pode ficar mais baixo (aumento da dor) por múltiplos fatores: estresse, desconforto, fadiga, ansiedade, medo, raiva, tristeza, solidão, etc. (Pavani, 2000). Resistência à dor seria a diferença entre os limites. É também modificada por traços culturais, emocionais, e ao sistema límbico cabe a modulação da resposta comportamental (Harvey, 1987).

Outra noção importante é a da expressão da dor, isto é, a forma pela qual a dor, experiência que pode ser dividida, é comunicada pelo paciente. A comunicação pode ser verbal ou não verbal e incluir gestos, gemidos, atitudes, posições analgésicas, etc.

Um clássico trabalho de Mark Zborowski (1952) mostra o quanto a expressão da dor está ligada a fatores culturais. Para esse autor, nas sociedades humanas, a dor, como tantos outros fenômenos fisiológicos, adquire um significado cultural e social bem específico, e certas reações a ela podem ser entendidas à luz desse significado. Assim ele comparou a forma como judeus, italianos e americanos (old americans) expressavam a dor causada por doenças neurológicas, principalmente hérnias discais e outras lesões vertebrais. Os judeus e italianos, mais livres na expressão de suas emoções, menos contidos, demonstravam seu sofrimento de forma mais veemente que os americanos.

Naqueles, diferentemente destes últimos, a expressão pública das emoções não era tão mal vista como nos americanos, educados dentro de um autocontrole que os levava a minimizar a dor, evitar queixas ou despertar piedade.

Sternbach (1977) pensa que além dos aspectos culturais, traços pessoais também influem: os extrovertidos manifestam suas dores de modo mais livre e imediato que os introvertidos.

Os fatos acima expostos mostram que mesmo sendo a dor um fenômeno universal, cada um de nós sente e expressa suas dores de forma muito pessoal, cremos que sem exagero, se poderia dizer que "nós somos" as nossas dores.

CLASSIFICAÇÃO DAS DORES

Toda classificação é um tanto formal e esquemática, mas como existem certas características fisiopatológicas e clínicas que distinguem alguns tipos de dor, parece-nos útil expor as classificações existentes.

Uma primeira é usada por Bonica no seu monumental tratado sobre o manejo da dor (1953) e que ao considerar a origem do estímulo nociceptivo divide as dores em periféricas, centrais e psicogênicas.

As dores superficiais, originadas na pele, caracterizam-se por serem "em picada" ou "em ardência" e sua localização é bem definida. A única dor profunda "em ardência" é a que ocorre no refluxo gastresofágico (Porto, 1981). As dores profundas do tipo somático incluem as originadas em músculos, ossos, articulações, vasos, etc. Elas, como as dores viscerais, têm um caráter dolente e são bem menos localizadas que as superficiais. A dor referida expressa classicamente uma dor profunda sentida longe do seu local de origem.

Nas dores centrais, a disfunção que inicia a experiência dolorosa localiza-se em zonas do sistema nervoso central ou periférico. Segundo Tasker (1984), o termo "dor por desaferentação" designa um desconforto surgido ou em qualquer parte do corpo de onde os impulsos nervosos aferentes tenham sido parcial ou totalmente interrompidos. Tal fato pode resultar de lesões dos nervos periféricos, como na nevralgia pós-herpética ou a dor do "membro fantasma", ou ser consequente a alterações situadas em níveis mais altos do sistema nervoso, incluindo lesões de medula espinhal ou doenças vasculares do tronco cerebral.

A dor psicogênica, para Bonica, é aquela em que nenhuma lesão orgânica pode ser encontrada.

A segunda classificação divide as dores em agudas e crônicas: agudas são as dores que todos conhecem, de curta duração (minutos, horas, dias); nas crônicas ultrapassaria de quatro a seis meses (Sternbach, 1977). Bonica (1990) não aceita a duração como critério único para caracterizar a dor crônica. Seus argumentos são bastante razoáveis, mas não modificaram a tradição. Esta, como se viu, é um tanto convencional, mas como a etiologia, fisiologia, diag-

QUADRO 17.1
Classificação das dores

Origem periférica	• Superficial (cutânea)
	• Profunda: somática e visceral
	• Referida
Origem central	• Dor central (desaferentação)
Psicogênica	

(Bonica, 1953)

nóstico e terapêutica dos dois tipos são bastante diferentes, pode-se justificar a divisão.

No quadro abaixo, tirado de Sylvia Lack (1984) aparecem algumas dessas diferenças (Quadro 17. 2).

Dor aguda

As causas de dor aguda são geralmente identificáveis e, como regra, agem através de um dos seguintes mecanismos:

1. lesão mecânica;
2. irritação química de tecidos;
3. queimadura;
4. estresse tecidual, como isquemia;
5. distensão aguda de vísceras ou de vasos sanguíneos;
6. espasmo de músculos lisos.

Exemplos comuns de dores agudas são as que ocorrem no pós-operatório, nos traumatismos extensos, no infarto agudo do miocárdio, no trabalho de parto, algumas cefaleias, obstruções de vísceras ocas e em tantas outras situações clínicas. Importantes, dentro desse contexto, são as dores que poderíamos chamar de catastróficas, que se iniciam intensas e assim se mantêm sem alívio, como a cefaleia da hemorragia subaracnoidea ou a dor do aneurisma dissecante.

Ainda que conhecida e sentida em algum momento da vida por todos nós, a experiência de dor aguda é um processo complexo, que não se limita à alterações de tecidos, mas que põe em jogo toda uma série de mecanismos neurofisiológicos, hormonais e emocionais que vão, em última análise, caracterizar a "reação de alarme" de Cannon (Quadro 17.3), e preparam o organismo para a ação luta-fuga.

A resposta emocional básica do indivíduo à dor aguda, na medida em que ela representa um evento ameaçador (ou como tal interpretado), é a ansiedade e todas as reações físicas que a acompanham. Como dizem Janowsky e Sternbach (1976):

> Existem tantas evidências clínicas mostrando a inter-relação entre dor e ansiedade, que se poderia estabelecer como axioma que a dor aguda produz ansiedade, e esta emoção, por sua vez, potencializa de forma marcada a dor e reduz a tolerância e a resistência ao estímulo nocicéptico.

Como uma "bola de neve" na pitoresca expressão de Brose e Spiegel (1994).

No dizer de Mindus (1987), as conexões entre o sistema límbico e os lobos frontais explicam o processo: a dor causaria um nível aumentado de ansiedade, e esta leva à estimulação autonômica, à maior tensão muscular e ao aumento da dor, estabelecendo-se dessa forma um círculo vicioso.

É assim que na dor aguda os fenômenos somáticos da ansiedade estão presentes quase de forma completa, em particular os que dependem da hiperatividade autonômica: tremor, palpitações, sudorese, mal-estar pré-cordial, boca seca, polaciúria e urgência miccional, taquicardia, taquipneia, elevação da pressão arterial, etc.

Estaria além do propósito desta revisão uma análise dos diferentes meios terapêuticos usados no tratamento da dor aguda. No Quadro 17.3 procuramos esquematizar as várias modalidades terapêuticas usadas no tratamento das dores em geral.

O que acima foi mostrado serve apenas como referência. Uma revisão é encontrada, entre ou-

QUADRO 17.2
Dor aguda e crônica

Duração:	• Aguda • Transitória	• Crônica • Persistente		
Significado para o paciente:	Positivo: indica lesão ou doença		Negativo: sem propósito útil	Positivo: Obtenção de ganho secundário
Traços concomitantes:	• Luta ou fuga • Dilatação pupilar • Sudorese • Taquipneia • Taquicardia • *Shunting* de sangue das vísceras para os músculos			• Vegetativos • Distúrbio de sono • Anorexia • Libido diminuída • Constipação • Preocupação somática • Mudança de personalidade • Inibição para o trabalho

> **QUADRO 17.3**
> **Tratamento da dor**
>
> **Medidas Específicas**
> - Tratamento "etiológico", médico ou cirúrgico (hérnia discal, úlcera péptica, litíase, angina)
>
> **Medidas Inespecíficas**
> a) Farmacológicas
>   - Dores somáticas: anti-inflamatórios não esteroides, paracetamol e associação paracetamol-codeína, relaxantes musculares, antidepressivos;
>   - Dores viscerais: opioides ou similares, anticolinérgicos;
>   - Dores neuropáticas: antidepressivos, anticonvulsivantes (gababentina, carbamazepina).
> b) Não Farmacológicas
>   - Cirúrgicas: cirurgia da dor;
>   - Não cirúrgicas: acupuntura, estimulação elétrica transcutânea, fisioterapia em geral, psicoterapia, estratégias cognitivo-comportamentais, medicamentos.

tras, no "Current Medical Diagnosis & Treatment, 2006,71-79". É importante ressaltar a necessidade de se planejar a terapêutica em função da causa da dor, e, quando isso não for possível, o medicamento deve ser escolhido conforme a origem provável do estímulo doloroso. Assim, seria inadequado usar o AAS para dores viscerais ou codeína para uma dor neuropática, etc. O uso indiscriminado de produtos comerciais compostos de vários fármacos deve ser condenado.

Por outra parte, para o manejo de alguns tipos de dor aguda, o uso de bloqueios nervosos temporários ou, mais modernamente, o de morfina epidural, veio substituir em muitos casos, e com grandes vantagens, o útil, mas muitas vezes limitado, emprego de analgésicos injetáveis.

Mais pertinente ao nosso assunto é o manejo da ansiedade que acompanha a dor aguda e que pode, por si, ser causa de morbidade secundária. Uma primeira modalidade de manejo é, se assim se pode chamá-lo, a técnica de informação antecipada. Há um relato clássico mostrando que quando se aplicava aos pacientes em pré-operatório para cirurgia de vias biliares, o que poderiam esperar em termos de dor e mal-estar durante e após a cirurgia, havia uma ponderável redução de números em dias de hospitalização e se conseguia diminuir em 50% as doses de analgésicos utilizados (Mindus, 1987).

O manejo da ansiedade pode também ser feito pelo uso de diazepínicos, seja pelo diazepan, ou como por nós é mais frequentemente usado, o clonazepan sublingual.

Uma técnica não farmacológica de aliviar a ansiedade é chamada de "tranquilização", divulgada por Sapira (1972), e ainda que pareça ser demorada, pode ser executada em poucos minutos e não exclui outras medicações (Quadro 17.4).

DOR CRÔNICA

Em termos simples, crônica é a dor que dura de quatro a seis meses. Mas, de fato, essa denominação "dor crônica" abrange muito mais que um sintoma prolongado. Expressa uma situação comum em medicina, bastante complexa em termos fisiopatológicos, diagnósticos e, especialmente, terapêuticos, que amiúde põe em cheque o conhecimento e a paciência do médico. Não poucas vezes os enfermos com dor crônica são despachados de forma mais ou menos sumária por seus clínicos, cansados com as queixas constantes de pessoas que nunca melhoram, sejam quais forem os recursos utilizados.

Não poucos desses enfermos foram submetidos à cirurgias desnecessárias, e sua peregrinação de consultório em consultório constitui uma característica universal.

Com o passar do tempo, a dor torna-se o centro da vida do indivíduo (e de sua família) e passa, ela mesma, a constituir-se como doença.

É incalculável o montante de tempo e de recursos gastos com os pacientes de dor crônica (DC). Nos Estados Unidos, a principal causa da incapacidade é

> **QUADRO 17.4**
> **Técnica da tranquilização**
>
> **Primeiro Estágio**
> - Obter uma detalhada descrição do sintoma.
>
> **Segundo Estágio**
> - Evidenciar o significado afetivo do sintoma.
>
> **Terceiro Estágio**
> - Examinar o paciente.
>
> **Quarto Estágio**
> - Fazer um diagnóstico.
>
> **Quinto Estágio**
> - Explicar (ao paciente) a fisiopatologia do sintoma.
>
> **Sexto Estágio**
> - Tranquilização como resultado dos passos anteriores.

dor lombar prolongada e a mais comum razão para o absenteísmo ao trabalho (Thompson, 1998). Conforme Singh (2005), 35% dos americanos têm alguma manifestação de dor crônica, e calcula-se que os custos do tratamento médico e dos dias de trabalho perdidos montam cerca de 70 bilhões de dólares por ano.

No Brasil, alguns levantamentos mostram que 48% das consultas num ambulatório ocorrem devidos à dor. Artrose foi o principal diagnóstico, e dor lombar foi a mais prevalente (Leite e Gomes, 2006).

Nosso objetivo neste trabalho é o de abordar os principais aspectos da síndrome de dor crônica, ressaltando, na medida do possível, seu manejo diagnóstico e terapêutico. Não custa enfatizar que a "dor crônica", como qualquer situação médica, é uma abstração: não há doenças, mas doentes.

Tudo o que se disser sobre DC refere-se implicitamente ao paciente com dor crônica. Parece necessário, de início, classificar as dores crônicas, levando em conta presença ou ausência de lesão tecidual ou pregressa. Sabemos que tal atitude é um tanto arbitrária, mas, como diz Magni (1987), a dicotomia é permitida quando tratamos de fatores causais. Dentro dessa linha de pensamento, dividimos as dores em orgânicas e emocionais (Quadro 17.5).

Nas dores crônicas nociceptivas, há claramente um estímulo doloroso periférico, originado em vísceras em tecidos somáticos. As dores neuropáticas resultam de lesão em algum nível do sistema nervoso central ou periférico. Nas dores emocionais, não se reconhece a existência de estímulos neuropáticos e/ou nociceptivos, atuais e pregressos, ainda que essa afirmação possa não ser válida para o chamado "comportamento de dor" (ver adiante).

A classificação é um tanto formal, pois existem algumas síndromes dolorosas que podem depender seja de fatores orgânicos, seja de causas emocionais: é o caso da síndrome de dor pélvica em mulheres (Walker, 1988).

Outras há em que a dor começa como orgânica; a lesão ou a doença curam, mas a dor continua. Podemos dizer que, nesse caso, à medida que passa o tempo, mais intervêm os fatores emocionais, estabelecendo-se uma mistura e consequências somáticas e emocionais, permitindo que se diga com toda a propriedade que a dor crônica é a verdadeira dor psicossomática.

Dores crônicas orgânicas

Como já se viu, podem ser de dois tipos: nociceptivos e neuropáticos. Nas dores nociceptivas, há lesão tecidual e estímulos nocivos periféricos, somáticos ou viscerais. São dores constantes, como regra de caráter dolente, bem localizadas no tipo somático, mas com localização menos definida e, amiúde, referidas a zonas cutâneas na dor originada em vísceras (Payne, 1987). Exemplos de dores somáticas são as das metástases ósseas, das espondilopatias, das artrites. Dores viscerais mais comuns são as que ocorrem em diferentes tipos de neoplasias (pâncreas, fígado) ou em situações benignas, como o cólon irritável. Num levantamento feito por correspondência, realizado na região oeste do estado de Washington, detectou-se num período de seis meses a seguinte prevalência na localização das dores: lombar, cabeça, abdominal, torácica e da articulação têmporo-mandibular (Leite e Gomes, 2006).

As dores neuropáticas (por desaferentação) são atípicas e muito desagradáveis (em queimadura, dormência, em "carne viva"). Geralmente espontâneas, podem em alguns doentes ser desencadeadas por estímulos não nocivos (alodínia) ou manifesta-se como uma resposta anormalmente intensa a estímulos menores (hiperpatia). Por vezes, à dor de fundo associam-se sensações paroxísticas de "choque" ou "disparo", que não caem dentro de uma região anatômica definida (Harvey, 1987; Payne, 1987).

Podem estar associadas com anestesia e ocasionalmente com as agora chamadas "síndromes complexas de dor regional", tipo I e II, que substituem os antigos termos "distrofia simpático reflexa" (CRPS I) e "causalgia" (CRPS II); a diferença entre os tipos está em que o CRPS I não há lesão nervosa demonstrável; o contrário do tipo II (Cecil, 2004).

Dores neuropáticas são as observadas nas plexopatias braquiais do câncer de mama e induzidas por lesão cirúrgica, metastática ou por radioterapia do plexo braquial. Também nas lesões desmielinizantes da medula espinhal, associadas, amiúde, com esclerose múltipla, dor do "membro fantasma", etc.

É de ressaltar, pela frequência, a nevralgia pós-herpética, cuja prevalência nos Estados Unidos é de 200.000 casos/ano. Acomete, como regra, pacientes idosos. É definida como a dor que persiste, no mínimo, três meses após a cicatrização das lesões agudas. É dito (Rowbotham, 2004) que ainda que a reativação viral afete patologicamente o gânglio de uma raiz

QUADRO 17.5
Classificação das dores crônicas

Orgânicas	Nociceptivas e/ou neuropáticas	• Neoplásicas • Não Neoplásicas
Psicofisiológicas		
Emocionais		

dorsal única, a área de dor e alodínia ao toque suave pode cobrir mais de 1.000 cm² de pele.

É provável que nessa, como em outras dores por desaferentação, haja participação do chamado mecanismo de "sensibilização central".

Tratamento do paciente com dor orgânica crônica

O médico que trata pacientes com dor crônica (DC) deveria responder preliminarmente às seguintes perguntas antes de prescrever drogas: qual o tipo de dor: somática, como nas artroses? Visceral, como cólon espasmódico? Neuropática, como na nevralgia pós-herpética?

Passaria logo a verificar se há indícios de enfermidade dolorosa definida, como artrite reumatoide, ombro doloroso ou artrose cervical ou de quadril.

Buscaria depois verificar se existem fatores emocionais, sociais, especialmente ocupacionais, que estejam influindo sobre a dor. Assim, não caberia prescrever analgésicos para alguém que passe horas digitando, mas sim o aconselhamento ao repouso periódico e alongamentos adequados.

Não se pense que isso demandaria tempo excessivo, pois uma história clínica orientada e um exame físico adequado seriam suficientes para obter as respostas pretendidas e o planejamento inicial.

Sob o ponto de vista emocional, é importante obter dados que permitam avaliar se há depressão, transtorno de ansiedade, abuso ou dependência de drogas e/ou problemas familiares, conjugais ou sexuais (Singh, 2005).

Se há necessidade de se prescrever medicamentos desde o início, parece estabelecido que os anti-inflamatórios não esteroides são a primeira medicação, ao menos para as dores músculo-esqueléticas.

Entretanto, no comum dos casos, sendo dor crônica, não parece necessário o uso imediato de drogas até que se analise o problema no seu todo e se possa, então, tomar uma atitude mais completa. Isso também para as dores viscerais em que o medicamento apropriado seria um opioide (morfina, oxicodona, codeína, fentanyl, etc.).

Logo veremos que todo este último grupo de fármacos tem sua indicação maior no paciente com dor crônica neoplásica.

Nas dores crônicas neuropáticas, as drogas de escolha têm uma conexão direta com seu mecanismo fisiopatológico. Os fármacos comumente usados pertencem a dois grupos: antidepressivos e anticonvulsivante.

Os anticonvulsivantes como a carbamazepina, oxcarbazepina, gabapentina, clonazepan, etc., são usados para as dores do tipo paroxístico, enquanto os antidepressivos têm sua maior indicação nas dores urentes em "meia" ou "luva". O tramadol se tem mostrado útil nas dores neuropáticas.

Diga-se, de passagem, que os antidepressivos tricíclicos, mas também a fluoxetina e similares, incluindo a venlafaxina, mercê de sua ação sobre o sistema descendente modulador da nocicepção, têm um papel assegurado em diferentes tipos de dor, seja ela somática, como na artrite reumatoide ou visceral, como em alguns tipos de neoplasias, entrando neste último caso como coadjuvante dos opioides.

Há um relato de uso isolado de diferentes antidepressivos no tratamento da dor lombar crônica (Salerno, 2002). Foi feita uma metanálise abrangendo 504 pacientes. Houve um efeito pequeno mas significativo na dor e um efeito menos nítido no referente à melhora funcional.

Antidepressivos, em geral, são eficazes no controle de cefaleias crônicas, enxaquecosas ou não. Além disso, a trazodona é usada como droga profilática na cefaleia da infância (Sadock e Sadock, 2002).

Mas nem só com medicamentos tratam-se os enfermos com dor crônica. Cada paciente deve ser analisado como um "todo" e a terapêutica manejada em função deste "todo".

Medidas não farmacológicas são muito úteis. No quadro abaixo acham-se algumas delas (Quadro 17.7). Inclua-se o tratamento dos fatores emocionais (Aguiar e Caleffi, 2003).

O efeito analgésico dos antidepressivos, diferentemente de sua ação nos transtornos afetivos, inicia-se dentro de 24 a 48 horas.

A ideia que fica de diferentes trabalhos é que a dor crônica deveria ser manejada por uma equipe multidisciplinar. Isso não parece possível dado o número grande de sofredores de DC e as poucas equipes à disposição dos mesmos.

Cabe bem aqui o dito evangélico: "muitos são os chamados; poucos os escolhidos".

O que realmente nos parece é que todo clínico deveria saber conduzir o tratamento do paciente crônico, ao menos em seu início. Para isso, o ensino da dor, em geral, deveria receber especial ênfase nos currículos dos cursos de medicina.

DOR NO PACIENTE COM CÂNCER

A dor ocorre em um 1/3 dos pacientes com câncer por ocasião do diagnóstico e até 75% dos pacientes que morrem de câncer experimentam dor (Robow e Pontilat, 2006) e na maioria deles as dores são múltiplas (Twycross, 1984).

Num levantamento feito em pacientes com neoplasia avançada, constatou-se que as três situações

> **QUADRO 17.6**
> **Procedimentos não farmacológicos para alívio da dor**
>
> Ambiente terapêutico
> Comunicação
> Hipnose
> Técnica de relaxamento
> Meditação
> Biofeedback
> Calor e frio
> Massoterapia
> Pressão
> Estimulação elétrica transcutânea
> Acupuntura
> Manejo psicológico

que eles mais temiam na evolução e no final de sua doença eram o abandono, a dispneia e a dor (Cassen, 1977). Esses achados justificam que se desenvolva um pouco mais o tratamento da dor no câncer.

Existem dois princípios fundamentais que devem ser contemplados na terapêutica desses enfermos:

1. Considerar a dor total.
2. Definir tão exatamente o quanto possível o mecanismo determinante da dor.

O conceito de "dor total" tem sido desenvolvido por Sylvia Lack (1984) e corresponde ao conjunto de fatores emocionais, ambientais e sociais que, acrescentados ao componente nociceptivo, tendem a incrementar e manter a dor, a depressão com seus diferentes componentes, a ansiedade, originada de várias fontes e a raiva por diferentes motivos. De que adiantaria elevar o limiar da dor com drogas se o paciente está ansioso pelo seu futuro, pelas perdas todas que lhe ocorreram em virtude da doença, pelo abandono dos familiares ou amigos, pela aparente ineficiência dos médicos, e assim por diante.

Só a consideração global desses diferentes aspectos e sua modificação é que poderiam trazer o controle da dor.

Dentro desse mesmo contexto está a "síndrome da noite vazia" (Lobato, 1982), em que os pacientes referem uma exacerbação noturna das dores, isso quando as visitas se retiram, escasseiam as enfermeiras, dormem os outros pacientes, o movimento cessa, as luzes se apagam e o paciente fica sozinho com seu medo e sua dor. Não adianta neste momento aumentar a dose de analgésicos. O que o enfermo precisa é de alguém a seu lado, tranquilizando-o.

Quanto à causa da dor no câncer, pode haver dor nociceptiva (metástase ósseas ou hepáticas) ou dor neuropática (plexopatia braquial ou lombar), e cada uma delas pode depender da própria doença de enfermidades concomitantes ou associadas ou da própria terapêutica (neuropatia pós-cirurgia ou pós-quimioterapia, etc.). É necessário então que ao se planejar a analgesia do paciente se considerem esses pontos.

Na abordagem da dor crônica cancerosa, é imprescindível que o esquema analgésico proposto seja administrado após o ajuste inicial da dose em horários regulares, ou seja, em horários fixos (pelo relógio) conforme a duração de ação de cada droga ao invés do regime de demanda (se necessário), com o propósito de manutenção de um nível plasmático constante que impeça a recorrência da dor e a "sensibilização central" com a consequente ampliação dos estímulos dolorosos (Pavani, 2000). Tal orientação preencheria as sete metas sugeridas por Cassileth (1982), ao tempo que suprimindo o esquema QN (quando necessário) e SN (se necessário) retiraria o caráter operante da dor, ou seja, o reforço positivo do remédio.

Em 1990, a OMS desenvolveu e divulgou um esquema analgésico conhecido como "escada analgésica da OMS", em que a abordagem gradual da terapia analgésica é baseada em uma avaliação da intensidade da dor do enfermo (Ratkin e Swarm, 2004). Esse esquema já vinha sendo usado em forma incipiente antes de 1990 (Twycross, 1984).

Um dado importante é que a intensidade da dor, bem como a resposta terapêutica, pode ser avaliada, entre outras maneiras, por uma "escala numérica" graduada de zero a dez, onde zero significa "sem dor" e o dez indica "a pior dor imaginável". O doente indica a intensidade de sua dor ao longo desta linha (Pavani). Essa avaliação permitiria considerar a dor como o quinto sinal vital, ao lado do pulso, PA, frequência respiratória e temperatura e os prováveis ajustes no regime terapêutico (Ratkin e Swarm, 2004).

No esquema da OMS, a dor menos grave é tratada com anti-inflamatórios não esteroides (Aines).

A dor moderadamente intensa poderia ser controlada com a adição de opioides fracos (codeína), enquanto a dor mais grave ou não controlada é tratada com a adição de opioides fortes (morfina, metadona, oxicodona). Em todos os níveis se podem usar drogas adjuvantes, geralmente antidepressivos tricíclicos ou do grupo ISRSs, inclusive a venlafaxina. A meperidina, substituto mais pobre da morfina, foi um dia usada via oral, mas as irregularidades de sua absorção e o potencial tóxico de seus metabólitos a excluíram de todo da terapia antineoplásica. O fentanil, medicação opioide, apresenta a especial característica de ser absorvido via transdérmica com um adesivo e sua ação pode durar até 72 horas (*ibidem*); sua maior indicação é a impossibilidade de se usar via oral.

A morfina é usada via oral na dose inicial de 5 a 10mg, a cada 4 horas, dependendo do estado físico do enfermo e de sua idade. O aumento das doses para os níveis de analgesia é feito progressivamente em função da resposta terapêutica. Não há limite para a dose de morfina; aumentar-se-á até o nível da necessidade. Uma ampla e completa exposição sobre o uso de morfina oral na analgesia do paciente com câncer pode ser encontrada nos trabalhos de Sylvia Lack e Twycross (1984) e, em nosso meio, no trabalho de Newton Barros (1994), e, mais recentemente, no de Neusa Pavani (2000), já citado.

Todos os autores ressaltam a importância de prevenir ou controlar os efeitos colaterais dos opioides, especialmente náuseas, vômitos e constipação, prescrevendo-se concomitantemente antieméticos e laxantes.

Na dor neuropática, que como já foi visto pode ocorrer no câncer, por motivos vários, as drogas de escolha são antidepressivos e anticonvulsivantes. O tramadol também tem algum efeito nas dores neuropáticas.

Quando a dor não responde as medidas usuais, apelam-se para outras modalidades de tratamento, apontados também nos trabalhos de Pavani (*ibidem*) e Ratkin e Swarm (*ibidem*).

DORES PSICOGÊNICAS

Quando alguém se apresenta ao médico queixando-se de dor, há, em princípio, 50% de probabilidade de que essa dor seja psicogênica (Janowsky, 1976), isto é, um tipo de dor que não depende de uma lesão tecidual, atual ou pregressa.

O conceito de dor psicogênica não é universalmente aceito, e Wayne Hall (1982) o analisa num lúcido trabalho, concluindo que os critérios e a metodologia até então usados não eram tão convincentes como parecem à primeira vista e que não se pode afirmar com segurança que exista tal "dor psicogênica".

Na realidade, o assunto da dor emocional vem modificando-se na medida em que pesquisas nas áreas da neurofisiologia e neurofarmacologia vão esmaecendo as diferenças entre o lesional, o funcional e o emocional puro.

Segundo cremos, não é outro o pensamento de Sadock e Sadock quando tratam dos transtornos somatoformes (2006) e dizem: "alterações mínimas ou até então não detectáveis na neuroquímica, neurofisiologia e neuroimunologia podem ser o resultado de mecanismos mentais ou cerebrais que resultem em doença."

Em que pesem os argumentos de Hall e a teorização de Sadock e Sadock, até o presente momento, ainda que com restrições, o conceito e a caracterização clínica das dores psicogênicas, tal como acima formulado, continua sendo usado.

Ainda mais: se aceitarmos que alguns tipos de dor crônica estão ligados a situações de estresse, como o são as dores psicofisiológicas estudadas por Sternbach (1990), ou são mantidas por fatores emocionais, como o "comportamento de dor" (Fordyce, 1990), mais se amplia o campo das dores psicogênicas. Tal fato justifica o plural entre aspas no subtítulo deste capítulo.

Antes de tentarmos classificar as dores psicogênicas, parece-nos útil introduzir dois conceitos: o de "paciente propenso à dor" e o de "alexitimia"

Engel (1959), baseado numa longa experiência clínica com dor, descreveu o que ele chamava de *pain prone patients*. Nesses enfermos, os fatores psíquicos desempenham um papel primário na gênese da dor, quer haja ou não lesões periféricas. Nos *pain prone patients*, dizia Engel, a dor evoluiu de um primitivo sistema de proteção para o de um mecanismo defensivo que teria a finalidade de evitar ou afastar sentimentos ou experiências mais desagradáveis, e que até poderia chegar a ponto de se transformar numa forma de obter gratificações, não obstante o alto preço pago.

Nos indivíduos propensos à dor era possível individualizar alguns traços importantes:

1. proeminência de culpa;
2. história de sofrimentos frequentes, seguidos de reveses e de intolerância ao sucesso;
3. intensos impulsos agressivos não satisfeitos;
4. aparecimento de dor diante de uma perda, real ou ameaçada.

Com a expressão *pain prone patients*, não pretendia Engel designar um quadro psiquiátrico, mas tão somente certas características da personalidade que dentro de um espectro de etiologias diferentes teria na dor seu traço mais marcante.

O segundo conceito é o de "alexitimia", introduzido por Sifneos (Sriran, 1987) para caracterizar um distúrbio afetivo e cognitivo em que há uma pobreza da vida de fantasia, ao lado da incapacidade de identificar e descrever sentimentos. Sriran e colaboradores, num estudo bem conduzido, verificaram, como já haviam feito em outros, a maior prevalência de alexitimia em pacientes com dor crônica comparados com um grupo testemunha.

Aguiar e Caleffi, a partir de 1992, trabalhando no hospital de Clínicas de Porto Alegre, encontraram uma alta prevalência de alexitimia em mais de 200 portadores de cefaleia tensional, migrânea ou mista (2004).

Atualmente pouco se fala em pacientes propensos à dor e menos ainda no "pain prone disorder", de Blummer Heilbron (1982).

O outro conceito, de significado indefinido, relacionado às dores psicogênicas é o de "somatização". Como dizem Sandra Fortes e colaboradores (2002): "o termo somatização é usado por clínicos e pesquisadores para uma variedade de processos e fenômenos, diferindo seu significado conforme o autor e a escola de pensamento".

Ainda mais, como o termo "somatização" popularizou-se e alguns pacientes sentem-se rejeitados quando a expressão é usada para explicar-lhes um quadro clínico ou sintoma (Salmon, 1999), achamos que poderia ser proscrito em seu significado primitivo. Butler e colaboradores (2004) escreveram uma lúcida análise do assunto.

Isso nos traz de volta para a classificação das dores "psicogênicas". Não há consenso entre os autores quanto a forma de classificá-las. De fato, não sabemos se isso é tão importante.

Na primeira edição deste texto (1992), foi seguida a orientação de Hackett, e tínhamos: depressão, transtornos somatoformes, psicoses, neurose de compensação e simulação. Arbitrariamente, acrescentamos as dores "psicofisiológicas" e o "comportamento de dor".

DOR CRÔNICA E DEPRESSÃO

A relação entre depressão e dor crônica é aceita de maneira geral, mas há considerável controvérsia a respeito da natureza e extensão dessa relação.

Em termos de especulação poderiam ocorrer as seguintes possibilidades:

1. os pacientes com DC de qualquer etiologia vão apresentando com o tempo traços psíquicos que permitem o diagnóstico de depressão;
2. uma das manifestações de transtorno depressivo seria a dor crônica;
3. depressão e ansiedade aparecem como transtornos comórbidos da dor crônica, quiçá com uma base fisiopatológica comum, e qualquer fosse a causa da última.

O termo comorbidade foi introduzido por Feinstein, em 1970, e indica a existência de qualquer anormalidade (doença, aflição, incômodo) num paciente que apresente uma doença índice (Merikangas e Stevens, 1997).

Em relação ao primeiro tópico (dor crônica > depressão), houve uma ampla revisão de Zanonato (1987), entre nós, e Magni (1987), fora do Brasil. Este último autor, analisando seus casos junto com os da literatura por ele revisada, chegou às seguintes conclusões:

1. Uma alta percentagem de pacientes com DC, vistos em clínicas de dor ou em hospitais, apresenta depressão clinicamente evidente.
2. A análise dos familiares de portadores de DC e depressão permitiu verificar uma alta prevalência de antecedentes familiares com transtorno de humor ou transtornos do espectro depressivo (depressão, alcoolismo, sociopatia).

A fração dos pacientes com transtorno do humor e dor crônica é variável conforme o autor. Dennis Thorton (1998) assim se expressa: "sintomas depressivos significantes estão presentes em 30 a 87% dos pacientes com DC, e em 8 a 50% desses pacientes acharam-se indicadores de um episódio depressivo maior".

Uma boa análise feita por Marcante e colaboradores (2005) num grupo de setenta enfermos com migrânea crônica, estudados através do Inventário de Depressão de Beck (BDI), mostrou depressão moderada ou grave em 58,7% dos pacientes, mas algum grau de transtorno afetivo foi achado em até 85,8%, tornando-se mais grave quando coexistia com fibromialgia e fadiga crônica.

Como já foi citado, Aguiar e Caleffi (2004), no Hospital de Clínicas de Porto Alegre, estudaram indivíduos com migrânea, cefaleia tensional ou mista, sob o ponto de vista emocional. A impressão clínica dos autores é que nesse grupo predominavam sintomas de ansiedade e depressão.

Já anteriormente, Hackett (1985) tinha encontrado uma alta prevalência de transtornos de humor em enfermos com doença crônica. Dizia ele que negação de afeto, particularmente raiva, vem a ser um problema significativo em 44% dos portadores de DC. As localizações da dor são variáveis, mas, tal como nos estados de ansiedade, cefaleia, dor facial, dor lombar e abdominal são os tipos mais comuns (*ibidem*).

A segunda possibilidade acima apontada, depressão > dor, tem como maior dificuldade a de estabelecer o diagnóstico do transtorno depressivo nos pacientes com DC que, por certo, deve ser do tipo "psicogênica", isto é, sem lesão tecidual.

Surge, então, em função dessa dificuldade, a expressão "depressão mascarada" para designar aqueles estados em que as alterações do humor são negadas e a manifestação do problema emocional é a dor. Tal "depressão mascarada", "equivalente depressivo" ou, pitorescamente, "smiling depression" ocorreria mais comumente nos velhos (Kanner, 1998). Geraldo Caldeira (2001) fala nos "equivalentes depressivos" e cita Lopez-Ibor Aliño (1972), para o qual "muitos pacientes não apresentam sintomatologia depressiva atípica, mas usam o seu corpo para expressá-la sob várias queixas ou sintomas, sendo a dor a mais comum". Fala Caldeira que os equivalentes depressivos não são mais aceitos pela nosologia psiquiátrica moderna.

Segundo Harkins, a dor crônica no velho é, amiúde, acompanhada de perda da autoestima e uma reduzida expectativa de recuperá-la, resultando em depressão. Esta é, então, segundo o referido autor, uma reação a dor crônica e às condições de vida que ela cria, e o "reverso" pode também acontecer.

Continua, pois, indefinida a resposta à segunda possibilidade levantada.

O terceiro ponto, síndrome dolorosa crônica, ansiedade e depressão como condições comórbidas, foi bem estudado por Merikangas e Stevens (*ibidem*). As autoras numa metanálise da literatura pertinente encontraram uma alta associação entre migrânea, depressão e ansiedade, quer em estudos clínicos, quer em comunitários.

Prosseguiram na pesquisa fazendo, então, estudos prospectivos longitudinais e familiares, buscando a prevalência familiar de entidades comórbidas.

Seus achados, altamente sugestivos, apontam para uma sequência um tanto inesperada. Os pacientes estudados apresentavam ansiedade na infância ou adolescência; logo seguia-se a migrânea, a qual, mais tarde, juntava-se à depressão, formando o que se poderia chamar uma tríade comórbida final. Cremos que seu original trabalho poderia ser um modelo para pesquisas afins.

Finalmente, na associação entre depressão e dor crônica, poder-se-ia comentar sobre o efeito comum dos antidepressivos em ambos os transtornos, quer ou não coexistissem dor e depressão.

Tais achados levantaram a hipótese da similaridade entre os sistemas neurotransmissores envolvidos na depressão e na dor crônica. Nesta última, os antidepressivos são úteis, mesmo sem o transtorno do humor, de forma que outras síndromes dolorosas crônicas, além da migrânea, como cólon irritável e a fibromialgia poderiam ser uma indicação para o uso dos mesmos fármacos.

Os trabalhos citados não dão uma resposta das relações entre DC e depressão, a não ser talvez que a "depressão é dolorosa nos velhos". E para quem não o é?

Deixa também uma sugestão: drogas antidepressivas são úteis no tratamento de diferentes tipos de dor crônica, haja ou não depressão concomitante.

TRANSTORNOS SOMATOFORMES

As características essenciais deste grupo residem na existência de sintomas físicos que sugerem um distúrbio somático (donde o nome somatoforme), para o qual inexistem qualquer anomalia demonstrável ou qualquer mecanismo fisiopatológico conhecido. Há, por outra parte, argumentos demonstrativos ou forte presunção de que os sintomas estão ligados à conflitos emocionais.

O termo "somatização" tão ligado aos transtornos acima não tem um significado específico. Segundo ele: "sofrimento e conflito são convertidos em queixas somáticas, numa tentativa inconsciente de reduzir a tensão intrapsíquica (Thorton, 1998)"; ou como dizem Fortes e colaboradores (2002): "somatização refere-se à apresentação de queixas somáticas, decorrentes de causas psicológicas, mas atribuídas pelo paciente à uma causa orgânica". O fato é que este termo que implicaria num "salto do psíquico para o somático" é usado frouxamente, inclusive entrando para a linguagem popular, perdendo o significado na medida em que maiores conhecimentos neurofisiológicos vão explicando a gênese de vários transtornos ditos somatoformes.

No DSM-IV-R se registram cinco (05) transtornos somatoformes:

1. De somatização.
2. De conversão.
3. Dismórfico.
4. Doloroso.
5. Hiponcondria.

E mais dois outros: transtorno somatoforme indiferenciado e transtorno somatoforme não especificado.

Neste trabalho sobre "O problema da dor", daremos maior ênfase ao transtorno somatoforme doloroso permanente (Fortes et al., 2002) e consideraremos de forma sumária os demais transtornos.

TRANSTORNOS DE SOMATIZAÇÃO

Caracterização: os sintomas iniciam antes dos 30 anos, é mais comum em mulheres, e durante o curso do transtorno os enfermos devem ter apresentado ao menos quatro sintomas de dor, dois sintomas gastrointestinais, um sintoma sexual e um sintoma pseudoneurológico, nenhum dos quais é explicado por exames físicos ou subsidiários.

Esses enfermos, que caem no grupo dos pacientes-problema ou multiqueixosos (Lobato, 1981) pelas inúmeras e variáveis queixas físicas, apresentam, por vezes, dificuldades no diagnóstico diferencial com doenças orgânicas multissistêmicas como lupus eritematoso, hipertireoidismo, esclerose múltipla, porfiria, etc. Nesse caso, o acompanhante do enfermo constitui a forma mais adequada de diagnóstico.

> **Caso clínico**
>
> T.G.B., 65 anos, viúva, trata-se desde 1974 e nesse período, em 66 visitas ambulatoriais, apresentou 49 sintomas dolorosos a maioria musculoesqueléticos, sintomas abdominais (dor, proctalgia fugax, meteorismo), disúria, peso no hipogástrio, tremor fugaz na mão esquerda, ptose ou retração palpebral, ambas de rápida duração.
> Nunca houve uma enfermidade definitiva. Foi submetida à múltiplos exames subsidiários e pequenas cirurgias ortopédicas. Nesse período ocorreram a aposentadoria e três episódios de luto (mãe, marido e filho único adolescente). Submeteu-se à psicoterapia de forma irregular, mas nunca recebeu antidepressivos. A melhor possibilidade diagnóstica seria a de transtorno de somatização e comorbidade com depressão e ansiedade.

HIPOCONDRIA

Consiste na crença real, pelo paciente, de uma doença séria em seu organismo, a despeito da normalidade do exame físico e da tranquilização que lhe dá o médico. Sensações físicas normais, tais como o suor e os movimentos intestinais, são erradamente interpretados, e pequenos incômodos como tosse ou dores nas costas podem ser exagerados a ponto do problema tornar-se incapacitante (Sculy, 1985). A prevalência de hipocondria num período de seis meses, numa população de clínica geral, é de 4 a 6%, mas pode ser tão alta como 15% (Sadock e Sadock). É mais comum em pessoas com mais de 60 anos. São comuns a ansiedade, o humor depressivo e traços de personalidade compulsiva. Limita-se, assim, à vida social e ao desempenho profissional do enfermo. Na hipocondria, como no transtorno de dor psicogênica, o indivíduo habitualmente recusa-se a admitir uma causa emocional para seus sintomas.

Queixas de dor são comuns, aparecendo em 75% dos hipocondríacos: cefaleia, dor facial, dor torácica e dores vagas nos membros, nessa ordem, são as mais encontradas. Sadock e Sadock dão uma lista de enfermidades que caberiam no diagnóstico diferencial da hipocondria: AIDS, endocrinopatias, miastenia gravis, esclerose múltipla, doenças degenerativas do sistema nervoso, lupus eritematoso sistêmico e neoplasias ocultas.

Transtorno de conversão

O termo conversão foi introduzido por Freud, que, baseado no trabalho com "Anna O", levantou a possibilidade de que os sintomas do transtorno de conversão refletiriam conflitos inconscientes (Sadock e Sadock, 2005).

Pelo DSM-IV-TR, caracteriza-se o transtorno de conversão pela presença de um, ou mais de um, sintoma de natureza neurológica (por exemplo, cegueira, paralisia, parestesia), que não podem ser explicados por doença médica ou neurológica reconhecível. Adicionalmente, requer-se a associação de fatores psicológicos surgidos com o início ou com a exacerbação dos sintomas. O diagnóstico de conversão não é feito quando dor é a queixa exclusiva ou preponderante (Hackett, 1985). É provavelmente o mais comum transtorno somatoforme, e predomina em mulheres.

Transtorno depressivo, transtorno de ansiedade e o transtorno de somatização são amiúde associados ao transtorno de conversão.

Transtorno de dor psicogênica

Neste transtorno predomina a dor em um ou mais pontos do organismo e não é plenamente explicado por uma condição médica não psiquiátrica ou neurológica. No caso de haver problema orgânico, a intensidade do sintoma ultrapassa de longe o que se pode inferir dos resultados do exame físico.

Há óbvia relação com fatores psicológicos, e essa associação pode ser evidenciada pela relação temporal entre um estímulo ambiental que está aparentemente ligado a um conflito – uma necessidade psíquica – e o início ou exacerbação da dor.

Não constitui um grupo uniforme, mas uma coleção heterogênea de indivíduos que podem ter dor lombar, cefaleia, dor facial atípica, dor pélvica crônica e quaisquer outras dores.

É duas vezes mais frequente em mulheres que em homens, e o pico de incidência é na 4ª ou 5ª década. Sua prevalência não está determinada; acredita-se que seja alta.

Sob o ponto de vista etiológico aqui, como nos outros transtornos somatoformes, e nas enfermidades em geral, a causa sempre é multifatorial.

Nela intervêm fatores psicodinâmicos, comportamentais, interpessoais (como manipulação e ganho de vantagens nas relações interpessoais) e importantes fatores biológicos em nível de sistema nervoso central.

O fato de familiares de 1º grau dos pacientes com transtorno de dor apresentarem um risco aumentado de problemas de dor semelhantes sugere herança genética, e mecanismos comportamentais estão possivelmente envolvidos nos transtornos (Sadock e Sadock).

> **Caso clínico**
>
> A.T., 26 anos, sexo masculino, solteiro. Veio de uma cidade do interior do RGS queixando-se de dor no testículo direito há cerca de um ano. Mais ou menos na mesma época começou um relacionamento amoroso, totalmente frustrante por surgir-lhe "ejaculação precoce".
>
> O exame clínico nada revelou, senão discreta dor à palpação do testículo direito. Solicitamos alguns exames e prescrevemos fluoxetina, 20 mg/dia, mais pelo efeito retardatário sobre a ejaculação.
>
> Um mês depois telefonou-nos de sua cidade, pedindo nova receita, "feliz da vida". Passaram a dor e o distúrbio da ejaculação. Considerou-se este caso, até o momento, como um transtorno de dor psicogênica.
>
> Dentro dos fatores psicodinâmicos apontados no livro de Sadock e Sadock sobre o transtorno da dor, está escrito o seguinte: "o significado simbólico de distúrbio somático pode também estar relacionado com expiação por pecado percebido, reparação de culpa ou agressão suprimida; muitos enfermos tem dor intratável porque estão convencidos de que merecem sofrer".

> **Caso clínico**
>
> A.H., 47 anos, sexo masculino, agricultor, seis filhos. Há dois anos tem dor ocasional nos testículos que surge com a mais leve batida. Fala de diminuição de libido e dificuldades de ereção. A esposa, "doente do ovário" e portadora de incontinência urinária, não lhe desperta desejo. Tentativas de relações sexuais fora de casa têm tido pouco sucesso.
>
> A avaliação feita pelo urologista nada revelou; próstata sem particularidades, testículos normais.
>
> Uma conversa após uma avaliação urológica revelou que ele "fica nervoso" quando tem relações sexuais fora do lar e talvez com mais dor. Na realidade, sente-se culpado com a atividade desleal, mas se passa uma semana "sem sexo", fica "mal da cabeça".
>
> Foram-lhe prescritos dieta hipocalórica e exercícios e sugerida uma avaliação dos problemas da esposa e uma conversa formal com ela. Não tivemos mais notícias desse paciente.
>
> Ambos os enfermos, com idades diferentes e circunstâncias existenciais dessemelhantes, tinham nos testículos a expressão de seu transtorno doloroso.

DOR E PSICOSES

Raramente a dor aparece como sintoma único ou de apresentação nas esquizofrenias. Integra, geralmente, um mosaico de sintomas e se caracteriza, ainda que nem sempre, por aspectos delirantes, frequentemente bizarros na sua qualidade e localização.

Assim, de 100 pacientes examinados por Mesrkey (*ibiden*) com dor de duração maior que três meses, 76 não tinham lesões físicas e só dois eram esquizofrênicos, e nove tiveram o diagnóstico de depressão endógena.

Chapman encontrou dor com sintoma de apresentação da doença em dois de 40 enfermos esquizofrênicos. Há diferença na apresentação do sintoma entre os portadores usuais de dor crônica e os esquizofrênicos, ressaltando-se nestes o desinteresse pelos analgésicos.

A esse respeito, é importante saber que a esquizofrenia está ligada a uma sensibilidade diminuída para a dor, ainda que, em dadas ocasiões, uma peculiar sequência ideativa possa gerar alguma alucinação somática dolorosa. Marchand e colaboradores, citados por Merskey, notaram que doenças normalmente dolorosas, como infarto de miocárdio, úlcera péptica perfurada, fratura do fêmur ficavam obscurecidas em enfermos com psicoses orgânicas ou esquizofrênicas pela ausência dos sintomas dolorosos ou retardo no aparecimento dos mesmos. Diga-se de passagem, que Hipócrates já havia registrado num de seus aforismos essa hiposensibilidade dos doentes mentais: "quem tendo uma afecção dolorosa em qualquer parte do corpo sente pouco ou não sente essa dor, está com o espírito doente".

Por isso, o médico que lida com psicóticos deve estar vigilante para a presença de sinais indiretos de dor, como manqueira, trejeitos, posições, antálgicas, etc.

Comportamento de dor – suas consequências

Quando alguém sente dor, nós tomamos conhecimento do fato porque o indivíduo demonstra seu sofrimento por um comportamento: queixa-se, geme, lamuria-se, executa determinados gestos ou assume determinadas posições que visam a melhora da dor. Tal conduta, que é normal, serve para comunicar o que está passando e pedir auxílio. A exibição desse comportamento na ausência de dor é anormal e constitui o "comportamento de dor crônica".

No dizer de Brena e Chapman (1981), tal atitude expressa uma resposta condicionada ou aprendida, em que o indivíduo não mais necessitando de um estímulo nociceptivo, responde às circunstâncias sociais ou ambientais com as quais o respectivo estímulo esteve associado com frequência. Tudo se passa de forma semelhante às clássicas experiências de Pavlov, em que uma salivação abundante constituía uma resposta condicionada pelo som de um sino. Os autores citados usam a expressão de "síndrome de dor aprendida" (*learned pain syndrome*) para designar o referido quadro.

Como aconteceria isso? A nós a explicação de Fordyce (1990) parece adequada. Segundo esse autor, há dois tipos de comportamento em face da dor: respondente e operante. O comportamento respondente é automático e instantâneo, como a criança que põe a mão na chapa quente e logo a tira. O comportamento operante é aprendido e se mantém ou extingue-se conforme as reações do meio: encorajamento ou punição. O exemplo é de uma criança que cai nas pedras, esfola o joelho, sente dor e chora (comportamento respondente). Por chorar, recebe o consolo e o carinho dos pais. Alguns dias depois cai na grama, não se machuca e mesmo sem sentir dor chora e, de novo, recebe a atenção dos pais. Essa criança tem no choro um comportamento operante, isto é, que é acompanhado de consequências positivas (reforçado positivamente) e passa a ocorrer sem estímulo doloroso inicial.

Os reforçadores podem ser diretos ou indiretos. As respostas favoráveis do meio caracterizam os reforçadores como direitos, o caso de dor, os cuidados do cônjuge e repouso, a medicação, a atenção médica, etc. Os reforçadores indiretos levam a resultados idênticos, mas expressam-se como evitação de situações ou obrigações penosas. Mulheres com "cistite" aprendem muitas vezes a usar seus sintomas como forma de evitar relações sexuais insatisfatórias ou indesejadas.

O comportamento operante ocorre porque a pessoa "percebe" uma pista que vai indicar que consequências reforçadoras estão por chegar ou que um resultado aversivo antecipado pode ser evitado.

Um terceiro tipo de reforçador é constituído pelo chamado "punição de comportamento sadio". Nessas circunstâncias, pode acontecer que o paciente com dor tome alguma atitude que melhore o sintoma; no exercício físico, por exemplo, exagera, cansa-se, a dor piora e ele passa a evitar o exercício. Outras vezes, os familiares, por excesso de zelo, reprovam a atitude sadia e ele dela abstêm-se.

O comportamento de dor não ocorre como decisão consciente por parte da pessoa que nele se engaja. Assim, esses eventos não indicam simulação, dor imaginada ou alguma manifestação de doença mental. Um exemplo: a prescrição de medicamentos como analgésicos, relaxantes musculares ou tranquilizantes por períodos maiores, usando como referência a vinda da dor; tipo "se necessário ou quando necessário" (Lobato, 1977), o que pode estabelecer um padrão de condicionamento, o que faz com que o comportamento persista além do necessário.

Segundo Chapman e Bonica (1983), o comportamento de dor crônica pode ser um reflexo e um símbolo de sofrimento experimentado pelo doente em outras áreas da vida, tal como a perda de entes amados, situações existenciais difíceis, desajuste profissional, responsabilidades sociais pesadas, discórdia conjugal, etc. Esses problemas e outros semelhantes, se acrescidos de lesão no trabalho ou doença, desencadeariam o comportamento da dor.

Sandra Fortes (2002) refere algumas características do comportamento anormal da dor:

– queixar-se repetidamente e intensamente de dor, provocando pena nos que o cercam;
– assumir posturas e expressões faciais de dor aos mínimos esforços;
– isentar-se de toda e qualquer responsabilidade, incluindo atividades domésticas alegando a dor como principal razão;
– abusar de analgésicos;
– dependência crescente de terceiros para atividades que seriam possíveis, apesar da doença;
– isolamento social, justificando-se pela dor;
– dramatização e ampliação da resposta dolorosa;
– valorização e busca de ser cuidado por terceiros, principalmente voltado à família;
– regressiva excessiva.

Hackett (1985) aponta outros traços típicos que aparecem na primeira edição desse artigo e que podem ser encontrados na tabela 45.3 do excelente artigo de Aguiar e Caleffi.

NEUROSE DE COMPENSAÇÃO

O que acima foi dito sobre o comportamento de dor crônica aplica-se à chamada neurose de compensação, cujo reforçador direto seria um ganho econômico, e o indireto, que seria a evitação do trabalho e seu efeito sobre a dor.

No DSM III, a neurose de compensação aparece no item "fatores psicológicos afetando condições físicas" (APA, 1986) e designa indivíduos com dor crônica relacionada ao trabalho; mas o sofrimento apresentado parece exagerado face à lesão discernível, ou tem uma duração maior que a esperada. O CID 10 apresenta conceito semelhante. Thorton (1998) comenta a conotação negativa da NC por dois aspectos: dor ausente ou menos incapacitante do que é alegado e o ganho secundário.

O perfil psicossocial dos pacientes atingidos é razoavelmente típico: operários que trabalham duramente a fim de prover a família do melhor; cidadãos sólidos, membros dos sindicatos, patriotas, religiosos:

homens de família, enfim. Acontece então o acidente do qual resulta uma lesão, trivial ou grave, mas que gera uma dor incapacitante que impede o indivíduo de sustentar a família de forma como vinha fazendo. Ele passa a juntar-se ao grupo de pessoas inválidas e como tal permanece, apesar dos esforços médicos e cuidados de reabilitação.

Num dado momento, esgotam-se a tolerância da família e do seguro social. Nesse ponto, entra em cena um advogado ou procurador e, conforme o vulto da compensação, mais um segundo profissional. Segundo Hackett, a neurose de compensação pode ser suspeitada em qualquer caso em que o paciente seja representado por mais de um advogado.

A dor nesses pacientes tem um significado simbólico e expressa toda a soma de frustrações que o enfermo sofreu, as horas de trabalho árduo, as férias não gozadas, os sacrifícios feitos. Receber uma compensação é o único prêmio para tanto sofrimento

O tratamento desses casos é, por isso, notoriamente difícil e torna-se impossível se o problema legal não for resolvido. A solução favorável desperta no paciente um estado de euforia, invariavelmente seguido de depressão. A investigação aprofundada desse afeto traz a uma longa história de insatisfação em vários aspectos da vida: casamento, profissão ou qualquer outra situação de maior importância. Antidepressivos podem ajudar.

Uma abordagem cognitivo-comportamental que auxilie o enfermo a identificar os pensamentos distorcidos, os sentimentos inadequados deles dependentes e, por fim, os comportamentos resultantes que influem negativamente sobre a dor e a incapacidade, seria extremamente útil na recuperação (Pimenta, 2001).

SIMULAÇÃO

É a única dor que quem dela se queixa, de fato não a sente; é dor fingida.

Talvez não para os poetas que fingem de forma diferente, como fala Fernando Pessoa na primeira estrofe de sua "autopsicografia":

O poeta é um fingidor
Finge tão completamente
Que chega a fingir que é dor,
A dor que deveras sente.

Se tem dito que nada se assemelha tanto à simulação como a histeria e nada é tão parecido com a histeria quanto à simulação (Bond, 1984).

A simulação pode incluir a produção de doença ou o exagero, elaboração ou falso relato de sintomas.

A questão diagnóstica fundamental para a simulação é a de que a pessoa está intencionalmente simulando doença para um propósito definitivo: obter algum ganho monetário, privilégios ou evitação de um dever desagradável. Como o médico não é um leitor de mentes, a intenção consciente do simulador deve ser deduzida a partir de outros comportamentos e testagem psicológicas (Ford, 2002).

A simulação é pouco diagnosticada, amiúde devido ao temor do médico de fazer acusações falsas. Entretanto, a vigilância velada tem indicado que aproximadamente 20% dos pacientes das clínicas de dor descrevem enganosamente a extensão de suas incapacidades (*ibidem*).

Como regra, os simuladores são encontrados em hospitais públicos e raramente se submetem a procedimentos diagnósticos dolorosos ou invasivos, diferindo neste ponto dos portadores de transtornos factícios.

Como acima foi dito, o diagnóstico nem sempre é fácil. Há, porém, alguns dados que ajudam a revelar a situação:

1. A ausência de doença orgânica pelos exames e testes usuais.
2. Um comportamento normal quando o indivíduo pensa que está sozinho, mas é cuidadosamente observado pelos familiares, médicos ou amigos. Ou sendo filmado por uma seguradora esquiando nos fins de semana.
3. A análise cuidadosa do passado pré-mórbido pode revelar eventos semelhantes de desonestidade ou de problemas familiares difíceis, especialmente financeiros.
4. Ainda que fora do trabalho, o enfermo não abandona os prazeres da vida e as ofertas de serviços são usualmente recusadas.

O MMPI pode auxiliar no diagnóstico. Segundo Sadock e Sadock (2006), a simulação pode estar associada a um transtorno de personalidade antissocial.

TRATAMENTO DA DOR PSICOGÊNICA

O tratamento das dores psicogênicas esbarra num primeiro obstáculo que é a incapacidade do paciente aceitar que em sua queixa há participação de fatores emocionais.

Tal situação torna difícil o encaminhamento para o psiquiatra, quando essa parece ser a atitude adequada, e deteriora a relação médico-paciente, pois o enfermo sente-se rejeitado e desprezado pela sugestão do clínico.

A solicitação de novos exames subsidiários para postergar a solução do problema ou a prescrição de algum analgésico "novo" ou um tranquilizante seria má medicina.

Parece que o correto é aceitar que o paciente tem dor, que esta existe para ele, mesmo que não haja uma base orgânica para explicá-la. Uma anamnese em que de forma imperceptível o clínico vá orientando ao lado das queixas somáticas, uma busca para os aspectos pessoais do enfermo, seguidos de um exame físico completo, seriam os passos iniciais adequados.

Como diz Engel (1969), o mínimo que se pode querer é uma entrevista que permita ao enfermo falar de si próprio, de sua família e de seus relacionamentos, tanto quanto de seus sintomas, não forçando uma separação entre o que é considerado orgânico e o que é visto como psicológico ou social, o que resulta em algo imensamente produtivo no esclarecimento da dor.

Pode-se, nessa altura dos acontecimentos, tranquilizar o paciente quanto a inexistência de uma enfermidade incurável ou muito grave. Tentar-se-ia explicar ao paciente que nenhum sintoma ou doença depende de uma causa única; é sempre multifatorial, e tudo o que acontece na vida da pessoa refletir-se-á com certeza em seu organismo e em seus sintomas.

Neste ponto, pode-se informar ao enfermo que existem equipes dedicadas ao tratamento global da dor e que se poderia indicá-las. A regra é que o paciente queira continuar com o médico que o ouviu, examinou-o e tranquilizou-o.

Neste caso, se o clínico sente-se seguro para encarregar-se do tratamento, ao menos iniciá-lo, combina com o enfermo uma nova entrevista.

Mas, antes de encerrar a consulta e dentro do que sabe da vida e hábitos do enfermo, pode dar-lhe algumas sugestões. Entre essas, um programa de exercícios, caminhada, especialmente, que deve ser prescrita num receituário, com frequência semanal, duração e extensão. Outra atitude a sugerir é a de técnicas de relaxamento, com ou sem períodos de meditação, substituindo-as por prática de ioga, ou hidroginástica quando isso for mais acessível. É essencial que se enfatize a importância dessas atitudes dentro do contexto do tratamento.

Numa segunda entrevista, mais curta, far-se-ia uma avaliação do resultado das primeiras prescrições e, dentro do possível, transmitir-se-iam algumas ideias superficiais do âmbito da terapia cognitiva-comportamental, mostrando-lhe como nossas crenças e julgamentos influem naquilo que sentimos, em nossa fisiologia e até em nossa conduta exterior. Poderíamos sugerir que ele, paciente, pensasse no que foi dito e na maneira de como poderia praticar para modificar esses julgamentos, modificar os hábitos errôneos e buscar um novo estilo de viver, sem dor (Zimerman, 2006).

Esse processo educativo seria útil especialmente no chamado "comportamento de dor" (Pimenta, 2001).

Logicamente, o que foi exposto é uma formulação teórica do tratamento da dor psicogênica, nem sempre factível na sua totalidade, mas merece ser tentada conforme as condições do médico e de seu paciente.

O uso de drogas, especialmente antidepressivos, deveria ter uma indicação definida e por profissionais que tivessem experiência e conhecimento de suas indicações, interações medicamentosas e efeitos colaterais; o mesmo pode ser dito quanto ao uso de diazepínicos.

TRANSTORNOS DE DOR PSICOFISIOLÓGICOS

Também os conhecem como transtornos dolorosos induzidos pelo estresse. Alguns tipos foram incluídos no texto de Sadock e Sadock no capítulo "Fatores psicológicos afetando uma condição médica" e "Medicina Psicossomática".

Conforme Sternbach (1990) os transtornos psicofisiológicos são mediados pelo sistema nervoso autônomo e fibras musculares aferentes e é da resposta aos influxos nocivos ou estressantes que se iniciam as alterações associadas com dor.

Este autor lista as principais dores psicofisiológicas: migrânea, cefaleia de tensão, dores miofasciais em qualquer lugar do corpo, dores no tórax, de qualquer tipo, úlcera péptica, transtornos funcionais do intestino, proctalgia, "colite" e dores pélvicas. Como se percebe, a lista é grande e cobre a maioria das dores de que se queixam os enfermos em serviços de medicina geral.

A dor PF (psicofisiológica) seria, para Sternbach, umas das maneiras através das quais alguns indivíduos responderiam aos estresses induzidos pelas dificuldades da vida. O referido autor considera que há um processo de "somatização" que expressaria, numa via fisiológica, afetos como ansiedade, ressentimentos, dependência, raiva. Haveria uma resposta ao nível de três "sistemas"; muscular, vascular e gastrointestinal. Neles, situa Sternbach as respostas fisiológicas do estresse e os eventos delas resultantes. Cabe registrar aqui a ideia ainda vigente de "órgão de choque" (Sadock, 2006), em que cada um de nós tem um órgão geneticamente vulnerável e que efetivamente responderia aos estressores, ideia que possivelmente reforçaria a visão de Sternbach.

Alongamo-nos algo ao expormos as ideias desse autor por sua sistematização de um tipo de sofrimento que aparece de forma isolada no capítulo das dores crônicas.

Alguns tipos de dores psicofisiológicas merecem, cremos, algumas considerações especiais.

Dor lombar

Pacientes com dor lombar relatam com frequência que a dor iniciou num momento de trauma ou estresse psicológico; mas outros, talvez 50%, desenvolveram a dor num período de meses. A reação emocional do enfermo é desproporcional, com excessiva ansiedade e depressão (Sadock).

Nem todos os doentes apresentam alterações vertebrais aos diferentes meios de investigação, ou, quando existem, estão em desproporção com a queixa de dor. John Sarno, citado por Sadock, possui algumas ideias próprias a respeito da fisiopatologia do problema. Para ele, a dor surge por espasmo dos vasos que suprem músculos, nervos e tendões. O vasoespasmo seria mediado pelo Sistema Nervoso Autônomo, extraordinariamente sensível às mudanças do tônus emocional, estresse crônico e afetos inconscientes. A isquemia e a restrição de O_2 causariam dor nas áreas envolvidas. O tratamento sugerido por Sarno seria a mobilização precoce e, especialmente, a tranquilização e exposição para o enfermo de como afetos inconscientes, a raiva em particular, poderiam ser substituídos pela dor. Fisioterapia e manipulação teriam um papel menor.

Cefaleias

Estudos epidemiológicos recentes apontam para a prevalência de cefaleia ao longo da vida, entre 69 a 93% dos homens e 94 a 99% das mulheres (Carvalho, 2001).

Das cefaleias primárias, interessam dentro da visão psicofisiológica as cefaleias de tensão, esporádicas ou continuadas e a migrânea. A prevalência individual seria: 80% para a cefaleia de tensão eventual, de 11% para a migrânea e de 2 a 4% para uma forma crônica de cefaleia tensional.

As patogenias desses diferentes tipos não estão de todo esclarecidas, e fatores vasculares, musculares e localizados no sistema nervoso central estariam participando. O estresse emocional parece participar na geração/manutenção dos diferentes tipos, justificando sua inclusão entre as dores psicofisiológicas.

Fibromialgia

É caracterizada por dor e rigidez dos tecidos moles, tais como músculos, ligamentos e tendões. Há áreas localizadas mais sensíveis, os chamados *trigger points*.

A maioria dos estudos tem confirmado os altos índices de depressão no correr da vida, de 34 a 71%, e comorbidade com cólon espasmódico, migrânea, fadiga crônica e transtorno do pânico (Cecil).

Supunha-se que a fibromialgia, frequentemente precipitada por estresse, teria como patogenia básica vasoespasmo e interferência com a perfusão de O_2 nas áreas afetadas (Sadock).

As pesquisas atuais têm fornecido um paradigma patobiológico para entender a fibromialgia em termos de anormalidade do processamento sensorial dentro do SNC, que interfere com geradores periféricos de dor e rotas neuroendrócrinas capazes de gerar o largo espectro de sintomas do paciente. O termo que é usado para a magnificação dos impulsos sensitivos dentro do SNC (toque leve desperta dor) é o de sensibilização central. Além disso, vários estudos têm demonstrado um fluxo sanguíneo diminuído no tálamo. Esse achado está de acordo com outros estados de doenças crônicas e é postulado como uma desinibição tônica da atividade do tálamo. Ainda mais, na fibromialgia, dois neurotransmissores envolvidos na transmissão da dor – substância P e fator de crescimento dos nervos – estão em níveis aumentados no liquor dos pacientes. Disfunção neuroendrocrina está presente nos enfermos de fibromialgia.

Toda essa discussão sobre essa doença, não tão comum, é importante à medida que ajuda a esclarecer aspectos pouco conhecidos de vários tipos de dor crônica, inclusive das ditas psicogênicas.

O PROBLEMA DO PLACEBO

Com alguma frequência, no passado, o uso de uma droga dita farmacologiamentre inerte era usada com a finalidade de distinguir, especialmente no caso da dor, se o sintoma era real ou fingido. Tal atitude era tomada, como regra, com aqueles pacientes "incômodos" que solicitavam remédios para dores que, na visão dos cuidadores, não existia ou não era tão intensa.

Administrava-se, então, um comprimido ou uma solução que não tendo efeito terapêutico fazia passar a dor: era o Placebo. O significado da palavra latina é o de "eu agrado", e há as expressões derivadas: resposta-placebo, efeito placebo, bem como o oposto, o Nocebo, significando este último os efeitos prejudiciais determinados por uma droga, mesmo que ela tenha sido administrada como placebo. O termo "efeito placebo" é usado amiúde como sinônimo da expressão "efeitos inespecíficos" (Turner, 1994).

Beecher (Reuler, 1980) começou a estudar o assunto placebo em 1955. Num artigo clássico, relatou a revisão que fizera de 15 relatos publicados sobre pacientes que apresentando diferentes problemas clínicos – desde dor pós-operatória até "angor pectoris" – e recebendo placebo, tinham alívio satisfatório de seus sintomas. Mas o bom efeito não ocorria em todos os enfermos, senão numa porcentagem variável que oscilava de 25 a 58%, ficando numa média de 35%.

Trabalhos posteriores, incluindo alguns tipos de cirurgia, vieram mostrar que no tratamento oferecido pelos médicos havia algo mais que o efeito específico da droga ou da operação. Havia um componente subjetivo, quer do médico, quer do paciente, que se acrescia aos eventuais efeitos específicos e que poderia surgir mesmo quando o remédio era inerte.

Dessas observações, emergiu a suposição de que o placebo apresentava uma ação farmacológica até então insuspeitada e logo a ideia de que seu efeito era similar ao dos narcóticos. Assim, com o uso repetido e por períodos muito longos, a analgesia pelo placebo torna-se menos efetiva (tolerância); pode aparecer uma síndrome de abstinência se o "remédio" for subitamente interrompido.

Ainda mais: o placebo poderia reverter parcialmente os sintomas de abstinência dos narcóticos conhecidos. Poderia, também, estar associado com efeitos colaterais, especialmente sonolência, cefaleia, nervosismo, insônia, náuseas e constipação (Turner, 1994).

Esta autora, num excelente artigo publicado num dos números da JAMA, faz uma exemplar revisão do assunto e analisa as possíveis explicações sobre o efeito placebo, até aquela data:

1. diminuição da ansiedade;
2. expectativas favoráveis do paciente e do médico;
3. aprendizado: o efeito benéfico teria ligação com os resultados positivos obtidos com os tratamentos anteriores; uma espécie de condicionamento;
4. liberação de endorfinas no sistema nervoso central, mas os estudos feitos até então foram contraditórios;
5. variações espontâneas no curso da dor, de forma que o tratamento e a melhora de uma agudização traria o sintoma do enfermo para a média em que a dor fosse menor.

Em relação a liberação de endorfinas, assunto ainda não decidido, o fato de uma pessoa melhorar de sua dor após o uso de placebo e a reversão do efeito, com retorno da dor, quando se usava naloxone (antagonista dos opioides) sugere que o efeito placebo poderia ser parcialmente devido a uma reação psicológica que causasse a liberação de opioides naturais (Sauro, 2005).

Mas o assunto placebo não termina aí e, numa revisão retirada da Wikipedia, extensa e completa, há outras abordagens para explicar o efeito placebo. Transcreveremos sumariamente o que ali está dito sobre "substrato biológico da resposta placebo". Pesquisas recentes sugerem fortemente que a resposta-placebo é um fenômeno psicobiológico complexo, contingente com o contexto psicossocial do indivíduo e que pode caber dentro do âmbito de mecanismos neurobiológicos (com formas de resposta específica diferentes de circunstância à circunstância).

A real existência dessas respostas-placebo fortemente sugere que nós devemos ampliar nossas concepções dos limites do controle endógeno humano (Benedetti et al., 2005), e nos últimos tempos, pesquisadores em diferentes áreas demonstraram a presença de substratos biológicos, processos neurológicos peculiares e correlatos neurológicos para explicar a resposta-placebo. Pesquisadores das funções cerebrais, usando tecnologia altamente diferenciada, como tomografia por emissão de pósitrons (PET) e ressonância eletromagnética funcional (fREM), têm estudado o que ocorre com o efeito placebo em diversas situações clínicas.

Não cremos que se esperasse este futuro brilhante para algo que parecia tão banal em medicina clínica, sabendo, ainda mais, que o aspecto das drogas-placebo influi na sua resposta, o que banalizaria ainda mais o "mistério". Assim, o efeito favorável varia diretamente com o tamanho da cápsula, seu número e cor. Cápsulas amarelas são consideradas estimulantes ou antidepressivas; as brancas seriam vistas como analgésicas ou narcóticas; injeções produzem efeito mais intenso que pílulas (Turner, 1994).

Para finalizar, os dados colhidos na literatura permitem dizer que qualquer um de nós, provavelmente, responderá a um placebo, e que os elementos decisivos que dão impacto à resposta são as atitudes e expectativas do enfermo, a atitude do médico, a relação médico-paciente, além do aspecto físico da substância.

REFERÊNCIAS

Aguiar, R.W.; Caleffi, L. Dor Crônica. In: Kapczinki: *Bases biológicas dos transtornos psiquiátricos*. Porto Alegre: Artmed. 2004: 407-418.

Arteni, N.S.; Netto, C.A. Neuroplasticidade. In: Kapczinki: *Bases biológicas dos transtornos psiquiátricos*. Porto Alegre: Artmed. 2004: 71-81.

Barros, N. *Tratamento da dor no paciente adulto com câncer*. Porto Alegre: IMPA, Artes Gráficas LTDA, 1994.

Benedetti, F.; Pollo, A. et al. Conscious expectations and unconscious conditioning in analgesic motor and hormonal placebo/nocebo responses. *J. Neurosci*, 23, 2003: 4315-4323.

Bennett, R.M. Fibromyalgia. In: *Cecil: Textbook of medicine*. Philadelphia: Saunders, 2004: 1710-1712.

Blumer, D.; Heinlbronn, M. Chronic pain as a variant of depressive diseases. The pain prone disorder. *J. Nerv. Ment. Dis.* 1982: 381-406.

Bond, M.R. *Pain*. Edinburgh, Churchill, Livingstone, 1984.

Bonica, J.J. *The management of pain*. Philadelphia: Lea & Febiger, 1953.

_____. *The management of pain*. Philadelphia: Lea & Febiger, 1990.

Brena, S.F.; Chapman, S. L. *The learned pain syndrome*. Postgraduate Medice 69; 1981: 53-61.

Brose, W.G.; Spiegel, D. Neuropsychiatric aspect of pain management. In: *Synopsis of neuropsychiatry*. Washington: Am. Psychiatric Press Inc. 1994: 205-223.

Buter, C.J. et al. Medically unexplained symptoms: the biopsychosocial model found wanting. *JR Soc. Med.* 97:219-222, 2004.

Caldeira, G. *Os aspectos psicológicos da dor*. Rio de Janeiro: Ed. Médica e Científica, 2001: 193-209.

Carvalho, D.S. *O mito da cefaleia psicogênica*. Psiquiatria na prática médica. 34(1); 201:1-3.

Cassen, S.F.; Stewart, R.S., Management and care of of the dying patient. In: Lippwski, ZJ. *Psychosomatic medicine*. New York: Oxford University, 1997.

Cassileth, P.R.; Cassileth, P.A. *Clinica care of terminal cancer*. Philadelphia: Lea & Febiger, 1982.

Chapman, C.R; Bonica, J.J. *Acupe pain, current concepts*. New York: Upjohn, 1983.

Engel, G.L. Dor. In: *Mac Bryde. Sinais e sintomas*. Rio de Janeiro: Guanabara Koogan, 1975.

_____. G.L. Psychogenic pain and the pain-prone patients. *Am.J. Psychol.* 26: 899-918.

Ferreira, M.B.C.; Torres, I.L.S. Dor. In: *Mac Bryde. Sinais e sintomas*. Rio de Janeiro: Guanabara Koogan, 1975.

Figueiró, J. A. *A Dor*. São Paulo: Publifolha, 2000.

Ford, C.V. Transtornos fictícios e simulação. In: *Psiquiatria: diagnóstico e tratamento*, Ebert, H. Porto Alegre: Artmed, 2002.

Fordyce, W.E. Learned pain. Pain as behavior. In: *Bonica, J.J.T of pain*, 1990:281-300.

Fortes, S. O paciente com dor. In: *Prática psiquiátrica no hospital geral*. Porto Alegre: Artmed, 2002: 269-285; 339-352.

Hackett,T.P; Bouckoms, A. The pain patient: evaluation chronic treatment. In: Hackett Cassen, P. *Handbook of general hospital psychiatry*. Baltimore Williams Wilkins, 1985.

Hall, W. Psychological approaches to the evaluation chronic pain patients. *Austr. New Zeal. J. Psychiatry* n.16:3-9.

Harkins, S.W. Pain and suffering in elderly. In: *Bonica: management of pain*, 1990: 552-559.

Harvey, A.R. Neurophysiology of rheumatic pain. *Balliere's Clinical Rheumatology* n.1, p. 1-26, 1987.

Ioteko, I.; Stephanowska, M. *Psycho-phisiologie de la douler*. Paris. F. Alcan, 1909.

Janowsky, D.S.; Sterbach, R.S. *The patient with pain*. In: Abram HE, Basic psychiatry for the primary physician. Boston: Little Brown, 1976.

Kanner, R. *Segredos em clínica de dor*. Porto Alegre: Artmed, 1998.

Lack, S. No invasive measures. *Clinicas in oncology.*, v.3, n.1, 1980: 167-180.

Leite F.; Gomes, J.O. Dor crônica em um ambulatório universitário de fisioterapia. *Rev. Cienc. Méd.*: Campinas, 15(3), maio-junho, 2006:211-221.

Lobato, O. O médico e o paciente – problema. In: MARTINS, C. *Perspectivas da relação médico-paciente*. Porto Alegre: Artes Médicas, 1981.

_____. O. SN e QN. Siglas hospitalares de simplificação terapêutica e submedicação. Porto Alegre: *Rev. AMRIGS*, 25, 1981:149-150.

_____. O. Cuidado do paciente com doença terminal. Algumas considerações. Porto Alegre: *Rev. AMRIGS*, 26, 1982:218-222.

MAGEE, B. *História da filosofia*. São Paulo: ed. Loyola, 1999.

Magni, G. On the relationship between chronic pain and depression when there is on organic lesion. *Pain* n.31, 1987:1-21.

Mercante, J.P.P et al. Depression in chronic migraine. *Arq. Neuropsiquiatria*, 63(2-a) 2005:217-220.

Merikangas, K. R.; Stevens, D. E. Comorbidity of migraine and psychiatric disorders. *Neurologic clinics*, 15(1) 1997:115-123.

Merskey, H. The concept of pain. *J. Psychos. Resarch* nº 11; 1967:59-67.

Merskey, H. Chronic pain and psychiatric illness. In: *Bonica, J.J. The managemment of pain*. 1999:320-327.

Mindus, P. Anxiety; pain and sedation. *Psychiatric aspects*. Acta Anaesth. Scand. Nº 88 (suppl.) p. 7-12.

Pavani, NJP. Dor no câncer; parte 2. *Rev. Soc. Bras. de Cancerologia* (13) agosto 2000.

Payne, R. Anatomy, physiology and neuropharmacology of cancer pain. *Med. CHnics of North America* nº 71,1987:153-167.

Pimenta, C.A. de Mattos. Dor crônica. Terapia cognitivo-comportamental e o enfermeiro. *Rev. Psiq. Clin.* 28(6), 2001:288-294.

Porto, N. Dor torácica. In: *Compêndio de pneumologia*. São Paulo: Byk-Procienx, 1981.

Provenza, J.R. et al. Fibromialgia. Projeto Diretrizes. *Rev. AMRIGS*, 49(3) julho-setembro, 2005:202-211.

Rabow, M.W.; Pontilat, S.Z. Management ofpain and other common symptoms. In: Tiemey L.M.,Jr et al: *Current Medical Diagnosis and Treatment*, 2006:71-80.

Ratking, G.; Swarm, R. Tratamento da dor e cuidado paliativo. In: Ramaswamy, G. *Washington anual de oncologia*. Rio de Janeiro: Ed. Guanabara Koogan, 2004:192 507.

Reuler, J.B. et al. The chronic pain sundrome: Misconceptions and management. *Annals of Internal medicine* nº 93, 1980:588-596.

Sadock, B.J.; Sadock, V. *Manual de farmacologia psiquiátrica*. Porto Alegre: Artmed, 2002: p. 276.

_____. *Comprehensive Textbook of Psychiatry*. Philadelphia. Lippincott, Williams and Wilkins, 2005.

Salemo, S.M. et al. The effects of antidepressant treatment of chronic back pain. A meta-analysis. *Arch. Intem. Med.* L62; Jan.14, 2002:19-24.

Saimon, T. et al. Patients perceptions of medical explanations for somatisation disorders: qualitative analysis. *BMJ*, 318;,1999:372-376.

Sapira, J.D. Reassurance Therapy What to say to symptomatic patients with benign diseases. *Annals of Internal Medicine* nº 77; 972:603-604.

Sauro, M.D. Endogenous opiates and the placebo effect.: a meta-analytic review, *J. Psychosomatic research*, 53, 2005:115-120.

Scully, J.H. Somatoform disorders. In: *Scully. Psychiatry*. New York. Harval. 1985.

Sims, A. *Sintomas da mente*. Porto Alegre: Artmed, 2001.

Singh, M.K.; Patel, J.; Galagh, R.M. Chronic pain syndomes. *Medicine from Webb MO*. October, 26, 2005.

Sriram, T.G. et al. Controlled Study of alexythimic charaters in patients com psychogenic pain disorder. *Psychoter. Psychosom*. no 47: 11-17.

Stembach, R.A. Psychophysiologic Pain syndromes. In: *Bonica, J.J. Management of pain* 1990:287-298.

Strain,.J.J. The Problem of Pain. In: *Psychological care of medically ill*. New York: Appleton Century Croft, 1975.

Tasker, R.R. *Deafferentation*. In: Wall, PD; Melzak, R: Pain. Edinburgh: Churchill Livingstone 1984.

Tumer, J.A. et al. The importance of placebo: Effects in pain treatment and research. *JAMA*; 271(20),1994: 1609-1614.

Twycross, R.G.; Lack, S. *Therapeutics in terminal cancer*. London: Pitman, 1984.

Walker, E. et al. Relationship of chronic pelvic pain to psychiatric diagnoses and childhood sexual abuse. *Am. J. Psychiatry*; 145(1),1988:75-80.

Wikipedia. *The free encyclopedia*. Placebo. 31p.

Zanonato, J.J. *Dor crônica e depressão*. Trabalho de conclusão do curso de Psiquiatria Faculdade de Medicina de Porto Alegre. URGS.

Zborowski, M. Cultural components in response to pain. *J. Soc. Issues* n° 8, 1952:16-30.

Zimerman, D.E. *Psicanálise em perguntas e respostas: verdades e mitos*. Porto Alegre: Artmed, 2005.

18

IMAGEM CORPORAL

Helládio Francisco Capisano

Entende-se por imagem a representação de um objeto pelo desenho, pintura, escultura ou por quaisquer outros recursos. Compreende-se por esquema a síntese, sinopse ou resumo de algo que é objeto de estudos. Por modelo, o objeto a ser reproduzido por imitação e postura, a posição do corpo, com referência ao aspecto físico e à sua atitude.

Neste relatório, embora tais dados semânticos sejam fundamentais e discriminatórios, utilizaremos os termos esquema corporal, modelo postural, figuração do corpo, etc., como sinônimos e na mesma linha da origem e das variações da palavra imagem. Certos autores, como Head (1920) e Shilder (1950), em alguns trabalhos, mostram precisão e descriminação nos termos utilizados, em outros revelam sinonímias de confusão. Head (1920) propõe a palavra esquema para todas as mudanças de posturas antes de entrarem na consciência, mas não tarda em utilizar aparentes antônimos com o mesmo significado quando refere que as sensações térmicas dos músculos e seus invólucros, vísceras, etc., conferem, pela percepção, a unidade do corpo, que é chamada de esquema do corpo, modelo postural do corpo ou imagem corporal. Shilder (1950) relata que quando uma perna é amputada, aparece fantasma; o indivíduo ainda sente a perna e tem nítida impressão que ela continua ali. Também pode esquecer sua perda e cair. Esse fantasma, essa imagem animada da perna, é a expressão do esquema do corpo. O autor, à semelhança desse fragmento, repete várias palavras com o mesmo significado de imagem corporal.

Não há o propósito, neste relatório, de indagar da anatomia, da fisiologia e dos mecanismos cerebrais que configuram a base da imagem do corpo, mas as noções de como a vida psíquica estruturaliza o corpo. Este trabalho procura investigar não apenas o exterior, mas o interior do corpo, sem assegurar se existem imagens no plano inconsciente ou se lidamos apenas com as disposições conscientes. É claro que nos processos mentais ocorrem permeabilidades dessas estruturas, com mudanças, propiciando crescimento e desenvolvimento, do mesmo modo que emoções e ações se interligam com a imagem do corpo.

CONCEITO

A imagem do corpo estruturaliza-se em nossa mente, no contato do indivíduo consigo mesmo e com o mundo que o rodeia. Sob o primado do inconsciente, entram em sua formação contribuições anatômicas, fisiológicas, neurológicas, sociológicas, etc.

A imagem corporal não é mera sensação ou imaginação. É a figuração do corpo em nossa mente.

Os órgãos dos sentidos entram na imagem do corpo como contribuições anatômicas e fisiológicas. Os *organa sensuum* são produtos diferenciados do ectoderma, que se dispõem na periferia do corpo, tendo por função colocar o homem em sua relação com o mundo externo. Por meio deles, conhecemos a propriedade física dos corpos e percebemos, em cada momento da vida, as múltiplas qualidades, fixas ou mutáveis, úteis ou nocivas do ambiente em que vivemos.

Pelas numerosas noções fornecidas, os sentidos constituem fonte importante de nossas ideias, com considerável influência sobre os atos psíquicos, São agentes de proteção, sentinela avançada aos diversos perigos que nos ameaçam, permitindo reações quer voluntárias, quer reflexas.

As impressões produzidas nas superfícies sensoriais dos estímulos externos são transportadas ao cérebro, que as recebe e elabora, transformando-as em sensações especiais: visuais, auditivas, olfativas, gustativas e táteis.

Do ponto de vista morfofisiológico, cada órgão dos sentidos se compõe de três partes:

a) parte periférica, destinada a receber impressões dos agentes estimulantes, constituindo o aparelho de recepção;
b) parte central, situada no eixo cerebrospinal com função de perceber impressões produzidas sobre

a parte periférica, elaborando-as, constituindo o aparelho de percepção;
c) parte intermediária que serve de união das duas partes anteriores, destinando-se a transmitir impressões do aparelho de recepção ao aparelho de percepção.

Em seu resultado final, a imagem do corpo é unidade passível de transformação, onde todos os sentidos entram em colaboração.

A influência da esfera visual na imagem do corpo é mostrada por Shilder (1950) ao relatar observação de quando se está de pé, numa escada rolante, particularmente cheia de gente, tem-se impressão de subir no plano inclinado. Quando a escada se movimenta, os pés não se encontram em ângulo reto em relação às pernas, mas dobram-se em ângulo correspondente à inclinação da escada, A impressão pode provocar sensações desagradáveis junto às articulações. Dissipa-se essa ilusão com o olhar orientado para os pés, agora observados em posição normal.

Nossa relação com o solo e com a gravidade constitui fator importante nos mecanismos de movimento e na percepção da imagem.

É nossa visão global que delineia o nosso corpo, em relação à situação do mundo externo. Quando se move o pé, a ilusão desaparece. A experiência mostra que a percepção de nosso corpo não supera a percepção do mundo externo, Pouco sabemos sobre nosso corpo quando parado. Aprendemos sobre ele através de movimentos e de contatos com o mundo externo.

Quando se provoca dor por meio de alfinetadas, as picadas se tornam mais nítidas quando a atenção está voltada para o objeto e não para a sensação. Assim, o esquema do corpo é ora determinado pela figura visual, ora pela sensação tátil.

Do ponto de vista sociológico, Muraro (1984), estudando mulheres de diferentes classes sob a imagem do corpo, esclarece que a mulher de recursos aceita o seu corpo quando bonito, rejeitando-o quando feio. A mulher do campo interessa-se pelo seu corpo quando está gorda, forte e apta para o trabalho e produção. A mulher da colheita de cana gosta do corpo porque foi Deus quem o deu, não possuindo qualquer modelo para se identificar, enquanto que a mulher operária, voltada as telenovelas, supõe o seu corpo muito *sexy*. Sobre sua imagem do corpo depois de terem filhos, as mulheres assim se expressam: a mulher de recursos controla o seu corpo com dieta, massagens e cirurgia plástica; a mulher do campo lamenta que seu corpo afina-se como vela e a operária julga-o bonito, como as atrizes de TV.

O corpo, sentido como prazer, no que respeita ao orgasmo, Muraro (ibidem) apurou: a mulher de recursos afirma ter orgasmo, ser favorável, em 90%, a relações sexuais antes do casamento e a favor do adultério, com busca de prazeres fora do casamento, mas não o rompendo, porque se apoia no sistema financeiro. A mulher camponesa exterioriza completa ausência de prazer, com sexo ligado a procriação e medo de engravidar, sendo vedado totalmente o adultério, face às pesadas sanções sociais, e a mulher operária finge orgasmo para segurar o marido, não se interessando pelo adultério, por não poder prescindir do salário do esposo, a fim de preservar sua precária estabilidade econômica.

A mulher de recursos cuida de seu corpo, deixando os filhos com uma babá ou governanta; a mulher operária embora interessada, pouco se entretem com o corpo, vai para o trabalho, ficando a guarda de seus filhos com mãe, tia e filhos mais velhos; a mulher camponesa nem se lembra de seu corpo, deixa os filhos sozinhos e vai trabalhar no campo.

Muraro (ibidem), continuando suas pesquisas na mulher do Rio de Janeiro, com maiores recursos, na mulher operária de São Paulo e na mulher camponesa de Pernambuco, registra que mulheres entre 12 e 16 anos utilizam o corpo como fonte de prazer, de modo inconsequente. Os abortos, praticados por adolescentes de recursos, se efetuam sem sanções e sem sentimentos de culpa conscientes; os praticados por operárias, o são por pressão econômica e entre as camponesas, a prática é proibida, por ser pecado mortal.

Nos anos 1960, diz a socióloga Muraro (ibidem), a mulher interessou-se pela sua independência financeira e sexual; nos anos 1970, hipervalorizou o orgasmo e nos anos 1980 interessou-se pelo equilíbrio. A autora insiste em mostrar que a mulher tem interesse em sua imagem corporal na dependência de sua situação econômica

Esses dados mostram como a mulher modificou, nesses últimos 20 anos, o investimento de sua energia libídica. Nos anos 1960, aplicou-se para sua independência, nos anos 1970, imitando aquele homem que desvincula afeto do corpo, valorizou exageradamente o orgasmo e nos anos 1980 investe de forma mais equilibrada sua energia libídica, tanto em si como em seu parceiro.

A estrutura final do modelo do corpo depende da situação global. Ela decorre de síntese, cuja operação reúne representações, de várias procedências, umas com as outras, resumindo todas as diferenças em um só conhecimento: o corpo.

Não há dúvida que o conhecimento que sintetiza diferenças produz confusão. Mas a síntese que junta os elementos reúne-os de certa maneira para conferir-lhes conteúdo. Não se trata de soma de elementos irregulares, mas processo total que possui forma.

Síntese geral é simples obra de imaginação, assinala Kant (1965), ou seja, função cega ainda que indispensável, sem a qual não teríamos conhecimento de coisa alguma, função de que raras vezes temos consciência. É a primeira coisa a que devemos dedicar a nossa atenção, quando queremos julgar a origem de nossos conhecimentos.

A síntese pura é conceito intelectual, fundada com princípio da unidade sintética *a priori*.

A imagem do nosso corpo não se estabelece *a priori*, mas à custa de nossa percepção, que vai registrando modelos de postura que se modificam constantemente a partir de manifestações emocionais, que por seu turno dependem da mobilização das zonas erógenas. Em cada momento, cada atitude emocional confere determinado modelo postural. O esquema do corpo é dinâmico, obedecendo ora a correntes construtivas da vida, ora a correntes destrutivas, em contínuo movimento de autoconstrução e autodestruição. Justifica-se esse conceito a partir dos instintos de vida e morte, base das percepções, influindo na consecução da estrutura do modelo do corpo.

Graças a nossas emoções e a nossa sensibilidade, podemos conhecer os objetos e consequentemente o corpo. As impressões de nossos sentidos oferecem motivos para desenvolver toda nossa faculdade de conhecer e de constituir experiências. Toda experiência contém dois elementos distintos: o objeto para o conhecimento procedente da fonte interna da intuição e o pensamento, o qual, motivado pelo primeiro, produz o conceito. A percepção total só é possível quando conseguimos manusear o objeto. O conhecimento e a percepção decorrem de processo ativo. É difícil diferenciar os distúrbios de percepção. O indivíduo pode não perceber seu próprio corpo, mas preserva a capacidade de perceber os objetos. Os movimentos dirigidos a nosso corpo são psicológica e fisiologicamente diferentes dos movimentos referidos aos objetos.

PLANO DE EXPOSIÇÃO

A exposição do tema obedecerá ao plano seguinte:

1. Desenvolvimento da imagem corporal.
2. Construção da imagem corporal.
3. Alguns desvios da imagem corporal.
4. Imagem corporal do neurótico.
5. Imagem corporal do psicótico.
6. Conclusões.
7. Resumo.

Os dados propostos para o tema guiam-se pelo empirismo e o material clínico em parte é do autor e em parte extraído da literatura.

Desenvolvimento da imagem corporal

Para entender o desenvolvimento da imagem corporal de um criança, devemos acompanhar as sensações, percepções e reações motoras reveladas por seus desenhos. Há neles dados justapostos sem relações sintéticas, em que uma perna está próxima de um braço, um olho na parte alta da cabeça, um ouvido no meio da face, etc., por ações sensoriais motoras incompletas.

As crianças desenham figuras humanas refletindo a imagem mental que possuem de nosso corpo, com projeções de formas isoladas e desconexas. Usam o controle motor dos membros, a experiência visual e tátil na construção do eu corporal segundo necessidades de suas personalidades.

O exame desses desenhos nos dá ideia de que os modelos do corpo resultam da capacidade criativa, gestáltica, do psiquismo da criança, que traduz desenvolvimento, desde o estado embrionário até certo amadurecimento. É possível que cada traço traduza impulso, algo específico para cada movimento. Associam-se outros riscos, até a configuração final da imagem do corpo, alcançada a partir de motivações internas.

Kanner e Shilder (1930) discordam que a imagem corporal possa ser alcançada de modo passivo, partindo do mundo interno e na dependência dos diferentes estágios de desenvolvimento. Julgam inadequada "qualquer tentativa de basear a psicologia da ação em representações de movimento".

Presume-se que o modelo postural, presente em nossa mente, guarde traçados originais da infância. Dir-se-ia que o desenho do fantasma, feito por amputado, é pequenino, como retorno à imagem infantil.

A nossa vida psíquica confere mudanças contínuas de imagens, ora deformando-as, ora agigantando-as, ora diminuindo-as como pequeninos seres, levando a número infinito de imagens corporais. Se mudamos de modo contínuo o nosso psiquismo, também alteramos os nossos modelos do corpo.

Como estamos acostumados a ter um corpo inteiro, é possível supor que uma pessoa amputada reative as percepções emocionais infantis. Bettelheim, citado por Shilder (1950), relata sobre um paciente que sentia o braço direito guardado em algum lugar e que oportunamente lhe seria devolvido. A não percepção decorre de diferentes atitudes emocionais, em diferentes situações penosas de vida, que exigem adaptações sucessivas, extremamente difíceis. O progressivo e lento contato com o mundo externo, após frustrações muito dolorosas, oferece sensações reguladoras razoáveis.

Pode-se supor que o indivíduo, ao obter a impressão de seu próprio corpo, o faça como se fora observador externo, que olha a pessoa de frente. Será que representamos o nosso corpo do mesmo modo que vemos um objeto externo? A nossa imagem, feita de olhos abertos ou fechados é sempre vaga, defeituosa e incompleta. Com os "olhos fechados", conseguimos "ver" nosso corpo com o "olho psíquico" que se encontra em qualquer lugar de nossa economia. Esse "olho psíquico" veria nosso corpo por fora ou por dentro e funcionaria somente quando a pessoa se encontra com os olhos fechados?

Nosso corpo parece ser mais percebido quando estamos em movimento, porque as sensações são colhidas, na realidade, nas relações com os objetos.

Com a experiência visual, a criança, ao estabelecer relações com o mundo, contribui sem dúvida para a formação da imagem corporal. É evidente que outros recursos, inclusive todos os outros sentidos, cooperam para a figuração corporal. A energia de vida, as ações e as determinações sensomotoras, sob influência de impulsos internos, levam a criança em processo ativo e contínuo de desenvolvimento a configurar em desenhos seu esquema corporal. Este não revela, à luz de nossa observação, grande capacidade de síntese. Os pormenores se justapõem uns aos outros. A incapacidade sintética possivelmente ocorre por conta, em parte, dos recursos motores e sensoriais ainda não integrados.

À medida que a criança evolui na idade, a linha reta vai surgindo e se reafirmando. Assimetrias e deformações são predominantemente observáveis em desenhos de crianças abaixo de 5 anos. Imagens incompletas (falta de mãos e pés) aparecem, às vezes, até aos 10 anos. Preocupações com pormenores e cores surgem depois dessa idade. Aos 12, a assimetria começa a desaparecer, coincidindo com a preocupação de impressionar favoravelmente os adultos, com interesse objetivo do que desenha de si mesma.

O movimento das imagens é contínuo, observável tanto em crianças de 5 como em homens de 50 anos. A criança traça suas linhas despreocupadamente, parecendo que o movimento é consequentemente a ação, e que elas se conduzem de modo a unificar partes do corpo, passíveis de transformações. Se antes desenha cabeça, tronco e membros separados entre si, evidenciando debilidade nas conexões, logo depois, arguta e penetrante, indaga se deve desenhar seu corpo, por dentro ou por fora. Põe-se a transpor no papel a confecção de sua figura por dentro, que toma tanto vigor que faz desaparecer, em criança de 5 anos, os contornos externos. Tudo como se nos indicasse sua capacidade de também "ver-se" por dentro.

As ditorções vão diminuindo com o avanço da idade. Pernas, braços, mãos e pés de início muito grandes vão não só se modelando como ganhando proporções mais adequadas.

Nossas observações se referem a crianças sem distúrbios de sensibilidade, sem alterações da função vestibular, sem encefalites, epilepsias, psicoses, intoxicações, etc.

Nos desenhos ocorreriam mutações de ideias inconscientes, permitindo inserção de códigos interpretativos. O material em desenhos permitiria o conhecimento da representatividade psíquica em sua forma, distúrbios, funções e em seu próprio desenvolvimento. Tanto o desenho como o relato verbal expressam produtos de percepção com viabilidade interpretativa, na dependência dos créditos a eles conferidos. O que importa é a procura da significação do caráter do processo que emana do paciente, que exercita atividade simbolizante.

Construção da imagem corporal

O corpo pode ser considerado, em sua construção, como unidade, destacando-se massa pesada com orifícios, cavidades e protuberâncias, desenvolvidas em superfície e contorno. Dentro dessa unidade, desenvolvem-se sensações que podem ser compreen-

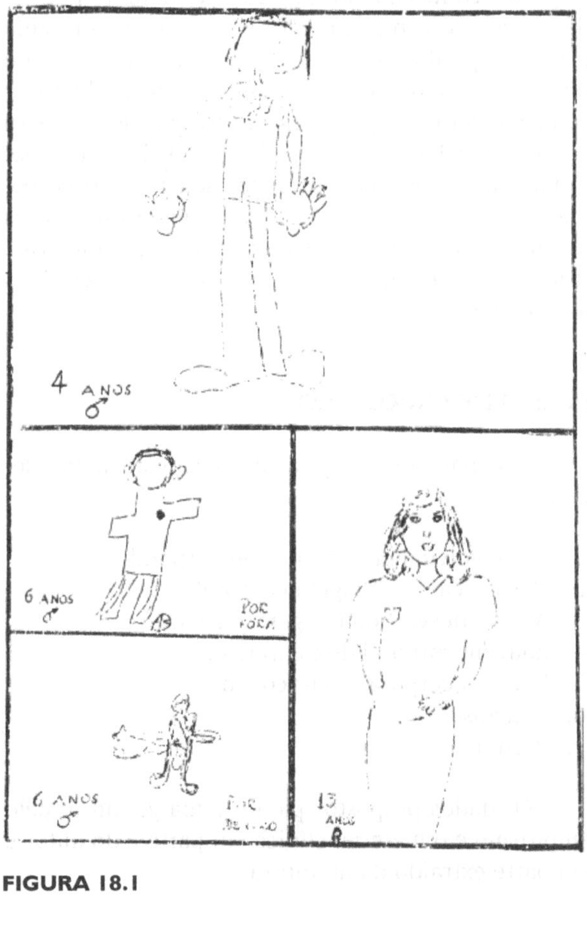

FIGURA 18.1

didas em quatro níveis diferentes, interligados. O primeiro seria fisiológico, medular, simpático e periférico. O segundo, ligado às atividades focais do cérebro. O terceiro diz respeito às atividades orgânicas gerais, relacionadas à região cortical. O quarto nível seriam os processos que ocorrem na esfera psíquica com influências contínuas no soma. Estes diferentes níveis em interação psicofisiológica contínua interferem no modelo postural do corpo, caracterizando nossa vida. Embora considere-se que existam mais níveis, como três níveis somente na função cortical, deve-se ressaltar que as atividades do nosso organismo são primariamente psíquicas. A vida emocional goza de importância básica na construção do modelo postural do corpo. Basta dizer que o contorno da imagem corporal é conferido pelo bom desenvolvimento dos níveis afetivo e libidinal.

A massa pesada pode se tornar espumosa ou esburacada, surgir frouxa e depois tensa. A cavidade dos órgãos sexuais femininos como buracos e o órgão sexual masculino, de frouxo a tenso, duro como madeira. Uma parte do corpo pode simbolizar outra. O falo representado pelo nariz ou por qualquer parte protuberante. Fossas nasais, boca, ouvidos, vagina e ânus integram o grupo dos orifícios. É sabido que nas manifestações hipocondríacas, a troca simbólica entre os órgãos provocam sensações que atraem atenções constantes dos pacientes, porque os órgãos intensamente erotizados simbolizam genitais. O hipocondríaco assume atitudes despertando interesse das pessoas pelos seus órgãos quando então elabora imagens de seu corpo.

Do ponto de vista psicanalítico, a imagem corporal é construída através da interação entre o *ego* e o *id*, em interjogo contínuo das tendências egóicas com as tendências libidinais.

Há no indivíduo, da infância até a idade adulta, interesse pelo próprio corpo. No início da vida, a criança revela atenção em si própria, concentrando a libido em partes do corpo, com significação erógena particular. É para a boca que a libido, narcisicamente, se volta. Poder-se-ia dizer que a imagem corporal começa a se desenhar na boca, porque há um núcleo da imagem corporal na zona oral. A cabeça, os braços, as mãos, o tronco, as pernas e os pés cresceriam a partir desse núcleo. Existiria desenvolvimento primário que começa na zona oral e um refinamento secundário, segundo Bernfeld (1929) que diferencia o *ego* corporal do mundo externo. "Na criança em que a fantasia do *ego* corporal é tão grande, a mão tem que ser eliminada e na criança onde é excessivamente pequena, os dedos dos pés devem ser acrescentados."

A criança, ao tentar satisfações próprias, põe-se em contato com o mundo externo, tentando incorporá-la, através da boca. A libido, ao se concentrar na boca, também o faz, para o objeto do mundo externo. A imagem corporal inicial, menos a boca, é percebida simultaneamente, da mesma forma como o é o objeto externo.

Nosso corpo existe desde o início de nossa vida, como parte do mundo externo, em experiências de íntima conexão. É provável que as fronteiras entre o mundo externo e o mundo interno, em nível primitivo, não sejam claramente definidas. O corpo, imaginado como estrutura mais compacta, poderia ser projetado no mundo externo e este, como estrutura mais frouxa, introjetado pelo corpo. Seriam experiências ativas, com partes aceitas e partes rejeitadas. Esse intercâmbio contínuo e permanente, com zona intermediária de indiferenciação, conduziria experiências cujas origens não poderiam ser atribuídas inteiramente nem ao corpo nem ao mundo externo. A imagem do corpo seria construída progressivamente na procura de partes que se encaixam no todo, em níveis e camadas distintas, em experiências contínuas. O indivíduo estaria sempre voltado para o mundo externo, na expectativa de aquisição de novos dados, para construção de sua imagem corporal através de erros e acertos guiados pela experiência.

O fluxo da energia libidinal, por ser dinâmico, da boca atinge o ânus, podendo também mudar a imagem do corpo porque agora a concentração libidinal se faz no extremo oposto do aparelho digestivo. Em seguida, os genitais, fonte de prazer especial e as sensações uretrais, completam a imagem, configurando-a. É vidente que o erotismo muscular é cutâneo. com sensações provenientes da pele, e tem significado para o delineamento da superfície do corpo.

Os orifícios do corpo, auditivos, nasais, abertura dos olhos, boca, ânus, meato urinário e orifício vulvar, através dos quais nos colocamos em contato com o mundo, ao permitirem trocas essenciais (ar. sons, alimentos, fezes, urina e produtos sexuais) constituem zonas sensoriais e eróticas de grande importância nas diferentes funções de nossa vida, bem como pontos referenciais do modelo postural. Existem linhas de energia que conectam esses diferentes orifícios, zonas de predomínio erógeno com acúmulo maior de libido neste ou naquele orifício, de acordo com as tendências psicossexuais do indivíduo. Ao se fazer referências anatômicas a esses orifícios e ao se dar ênfase às tendências psicossexuais, aproxima-se o corpo da mente, pois essas aberturas do soma são sede de fantasias psíquicas.

Os olhos registram as alterações do mundo externo para conservação da vida e, ao mesmo tempo, vislumbram os objetos de amor, denominados encantos. Seriam órgãos com dupla função a serviço de dois tipos de instintos. Os olhos constituem parte enfatizada de imagem corporal, pois através deles ocorre a penetração no mundo externo.

Os orifícios constituem as zonas mais sensíveis do corpo com sua psicologia específica. Os órgãos portadores dessas aberturas levam o indivíduo a ter contato com o mundo externo e com isso se procede a descoberta do corpo.

O ser humano chega ao conhecimento de seu próprio corpo através de impressões colhidas pelos órgãos dos sentidos, particularmente impressões táteis e visuais, vinculadas à dinâmica psíquica.

Os genitais, fontes de contínuas sensações e estimulações, levam o indivíduo a se colocar com frequência em contato com eles. A pele, pelo registro de inúmeras sensações, provoca a necessidade do contato das mãos sobre ela. Não há dúvida de que as mãos deslizando sobre o corpo permitem estabelecer os seus contornos.

Quando o indivíduo é vítima de dores, a mão procura a região dolorida que ganha maior erogeneidade, transformando-se em novo centro libidinal. A estrutura da distribuição da energia libídica se modifica, pois o centro de atenção do indivíduo se volta para a parte do corpo atingida. Os movimentos contínuos das mãos registram as diferenças entre as partes do corpo que podem ou não serem vistas. É evidente que nossa própria atividade manual não é suficiente para construir a imagem do corpo. Percebemos nosso corpo muito mais em movimento e no contato com os objetos do que em repouso.

A imagem corporal provavelmente não existe *per se*; é parte do mundo externo e, por essa razão, é estrutura mais ou menos vaga. Nunca é estática. Tem sempre tendências à ruptura. Com as alterações fisiológicas habituais e com as mudanças do fluxo libidinal, face aos desvios das situações de vida, pode-se inferir da contínua modificação da imagem corporal.

Não há imagem corporal sem personalidade, pois ambas mantêm relação intima e específica. A imagem corporal não se modifica apenas pela maturação, dor, doença e mutilação, mas também por toda insatisfação que está ligada ao distúrbio libidinal. A personalidade humana atravessa situações das mais diversas na vida, tornando-se imperiosas as mudanças e adaptações. Tudo isso se reflete na construção da imagem do corpo. É utópico manter-se o esquema

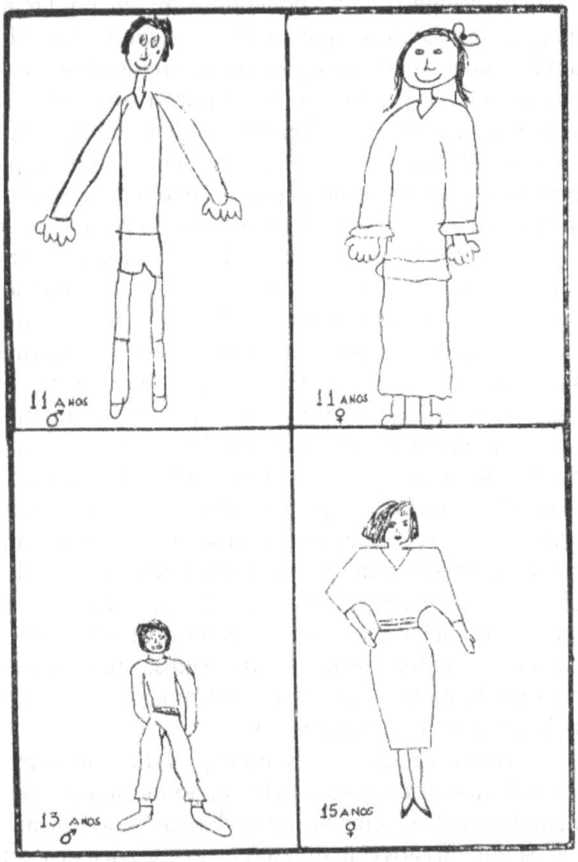

FIGURA 18.2

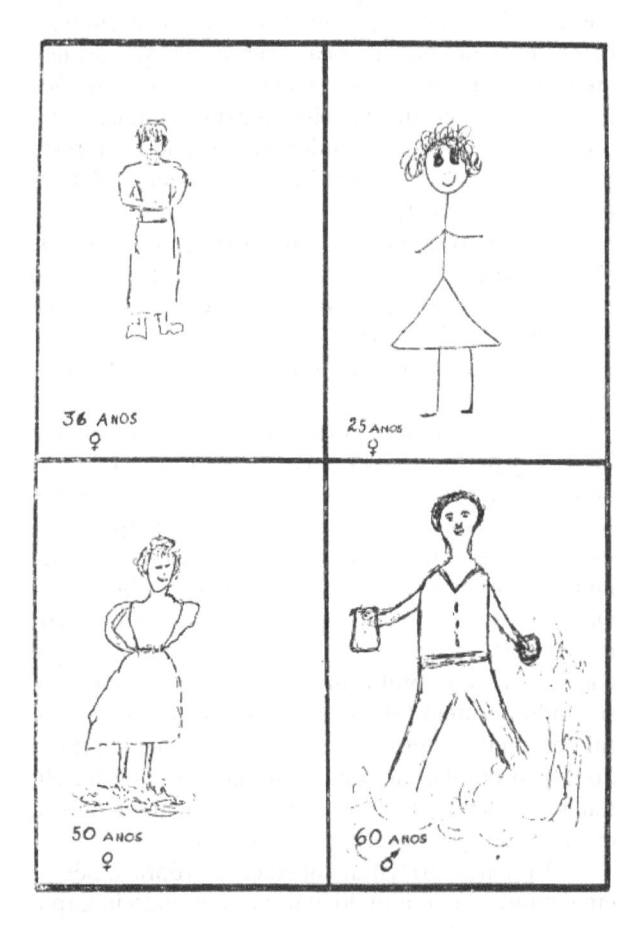

FIGURA 18.3

corporal dentro de certos limites ou expandi-lo, pois a movimentação é continua, na dependência de correntes anabólicas e catabólicas de vida.

Nem todas as pessoas possuem certa unidade emocional da imagem do corpo. Particularize-se por um individuo procurando incorporar imagem de outra pessoa que admira. Talvez obtenha certa unidade quando se desenvolvem relações objetais totais e particularmente quando o complexo de Édipo é alcançado.

Mudanças bruscas da imagem corporal podem ser observadas no tratamento analítico de pacientes hipocondríacos. Em fantasma, adquirem os órgãos genitais do analista, em evidente ruptura da estrutura libidinal, como acontece nas psicoses como veremos mais adiante.

Os sadomasoquistas e os melancólicos quase dissolvem a estrutura libidinal e com isso mudam profundamente a imagem corporal. A situação libidinal da forma final ao modelo postural, porque as diferentes condições de vida levam-na a alterar-se com muita frequência.

Em clínica médica ou cirúrgica, consciente ou inconscientemente, o corpo é tratado como objeto externo. O paciente além de se imaginar como tal, deseja também que seu corpo seja cuidado como algo de fora. Há enfermos com imagens corporais fora dos contornos clássicos. Um obsessivo, ao transformar o seu conteúdo mental em alucinações, descreve que seus intestinos, transpondo as janelas da casa se protejam na rua na ameaça de serem estraçalhados por uma locomotiva. Tais condições patológicas serão abordadas mais adiante.

O interesse observado pelo corpo de outra pessoa, sobretudo quando existe anomalia, contribui para a configuração postural. Vida social rica em imagens corporais proporciona soma de posturas, cujo resultado constitui a imagem final do corpo. Embora o indivíduo admita sua independência, sua postura corporal é resultante das imagens das pessoas com as quais se relaciona.

Há relação nítida entre imagem corporal e zonas erógenas. A nudez, a vergonha, a timidez e o enrubescimento nos encontros sociais, onde se cruzam corpos, testemunham a ligação erógena. Os olhares das pessoas entre si permitem troca de imagens e como resultado ter-se-ia a existência da imagem social do corpo. A moda feminina, quando lançada, tenta conferir singularidade a uma mulher, tornando-a diferente das outras. Não tarda muito, a moda entra em evidência e as mulheres, somando, se igualam. A vida social proporciona imitação e consequente identificação de imagens corporais. Nossa própria imagem corporal não é possível sem as imagens corporais dos outros.

Não sabemos com pormenores como se desenvolve a imagem corporal. Admitimos um desenvolvimento interno, uma maturação em todas as áreas da vida psíquica, em conexão com experiências de vida. Pode-se supor que traços específicos da configuração postural dependem de atitudes emocionais repetidas. Não se podem afastar funções determinadas pela anatomia e fisiologia. Mas seria oportuno adiantar que o mundo psíquico é tão preponderante que determina quais as partes anatômicas ou funções psicológicas que devem ser utilizadas. Corpo é expressão do *ego*, de uma personalidade.

A imagem corporal não é sempre a mesma. E lábil, mutável e incompleta. Depende do uso que fazemos dela, de nosso pensamento, de nossas percepções e das relações objetais.

Não devemos esquecer que é necessária a atividade cortical para que ocorra a imagem postural. O cortex e necessário para integração final dos diferentes processos que conduzem a construção da imagem do corpo. Ele condensa um sem número de impressões, impulsos, sensações, memoria, pensamento, etc.

Alguns desvios da imagem corporal

Entende-se como desvio da imagem corporal a não coincidência com o corpo. Na criação da realidade, poder-se-ia perceber certa tensão, com significado de algo de dentro. Tal tensão exigiria objeto para aplacá-la, quando então ter-se-ia algo de fora. O corpo poderia constituir-se das duas coisas simultaneamente, mas no fundo é algo diferente, face às sensações táteis e dados sensoriais. Com isso, transforma-se em algo diferente do mundo. A soma das representações psíquicas do corpo e dos seus órgãos constitui a imagem do corpo e esta pode não coincidir com o corpo, objetivamente considerado. Podemos diferenciar dois grupos de fenômenos:

a) grupo ligado à aparência externa do corpo;
b) grupo relativo à parte interna.

Aparência externa do corpo

Um jovem de 27 anos sentia-se muito bem quando suas calças estavam passadas e com os vincos bem visíveis e em linha. Tinha preocupação obsessiva em conservar em perfeita ordem essa parte de sua vestimenta, que lhe conferia bem-estar físico. Quando não se sentia bem com seu corpo, atribuía-o a alguma parte da calça que estava amassada, sobretudo junto aos vincos. As calças, inconscientemente, como partes do corpo, entravam na constituição da imagem corporal. Não se trata do corpo real. Tal imagem pode desenvolver grande importância no processo da formação do *ego*. O indivíduo pode excluir do seu corpo certos órgãos como incluir em sua imagem corporal anéis, penduricalhos e até um automóvel. Os objetos referidos encontram suas representações intrapsíquicas porque recebem um montante específico de energia libídica. Os órgãos excluídos também têm representações intrapsíquicas, pois sem estas não seriam aleijados do corpo.

Um homem de 38 anos passou inopinadamente a usar chapéus. Não podia sair à rua sem eles. A cabeça deveria ser protegida e amparada. O chapéu mantinha sob pressão a calota craniana, impedindo a saída da massa encefálica. Quando na rua era surpreendindo por ventos, desesperava-se, mantendo o chapéu firmemente com as mãos. Sua imagem corporal havia se modificado. O chapéu fazia parte dela quando saía à rua. A cabeça ficara carregada de intensa libido.

Uma senhora de 45 anos muito gorda, rebelde a tratamentos, dizia que seu marido deveria aceitá-la como era. Não seguia tratamento algum para a obesidade porque seu corpo, de certo modo, não lhe pertencia, não era inteiramente seu. Se era gorda, a responsabilidade não lhe cabia. O sentimento corporal normal desaparece da consciência, permanece oculto, sob intensa contracatexia. Não significa que toda energia libídica tenha sido retirada do corpo.

Uma jovem de 23 anos somente saía à rua quando calçava sapatos de cor cinza. Quando por razões múltiplas utilizava calçados de outra cor, estranhava o seu andar, escorregando e tropeçando seguidamente. Perdera o pai, grande admirador da cor cinza, mas rígido na disciplina e castrador. Na rua, a paciente sentia-se livre quando "pisava sobre o cinzento, duro, inflexível e castigador do pai".

A paciente acusava diminuição das sensações dos membros inferiores e certa estranheza em seus pés, modificando sua imagem corporal. Um parecer neurológico mostra "prejuízo nas sensações tácteis e não sensações internas de sensibilidade profunda". As experiências de algo estranho ao andar podem sugerir tipo específico de defesa dirigida contra os próprios sentimentos.

Um homem de 42 anos tornava-se silencioso, evitando falar à noite. Sua voz era estranha, tonitroante e cavernosa. Tremia ao ouvi-la, parecendo de outra pessoa que não conseguia ver. Seus ouvidos tiveram grande significação erótica. Em criança, sua babá se encarregava da higiene de seu pavilhão auditivo, proporcionando-lhe muito prazer o que em certa oportunidade foi proibido por sua mãe, que julgou indecorosa a atitude da moça. O órgão auditivo expressa conjunto específico da vida emocional desse homem, modificando sua percepção do mundo externo e consequentemente alterando a postura corporal.

Uma moça de 25 anos teme olhar no espelho. Quando o faz, não consegue reconhecer sua pessoa. Observa no espelho, como expectadora, outra pessoa. Tal modificação ocorre tanto no mundo externo como no seu *ego*, que é primariamente algo corporal. A imagem é o núcleo do *ego*, assegura Trench (1935). Talvez uma experiência infantil acarretasse debilidade do *ego* e fraqueza em sua imagem corporal. Pequenina, brincava com a avó, com espelho. Este, colocado em sua frente, permitia observar sua imagem e depois quando retirado, sua avó punha-se de frente, exibindo cara de monstros.

Um moço de 28 anos, muito tímido e míope, decide em certa época, caminhar sem óculos, assegurando ser seu vício de refração decorrente de falta de exercícios da visão. Nega para si o direito de ver e o prazer da observação visual. Sua decisão de não usar óculos coincide com o desejo de sua noiva usar roupas decotadas e provocantes. Através de sadomasoquismo, substitui sua própria visão por autopunição de seu próprio *eu*. Sua imagem corporal modifica-se pelo impedimento da observação visual que poderia ser o desejo de vê-la despida. Temia a explosão incontrolável de sua sexualidade. Da luta entre *ego* e ideal do *ego* resultaria perversão sexual, expressão de impulsos infantis severamente reprimidos e escondidos pela timidez.

Um homem de 30 anos fora aos 8 examinado por médico. Tivera conhecimento do saco escrotal. O achado clínico despertou interesse de sua mãe, que periodicamente examinava os seus genitais, apalpando-os. A observação do médico e o interesse da mãe levaram-no a fantasia de sofrer dos genitais, com prejuízo de suas funções. Detesta seu corpo, particularmente os órgãos sexuais, sobrecarregados de libido. Procura fugir do soma, interessando-se pelas atividades intelectuais e leva vida de solteirão. Sua relação com a mãe, na elaboração do complexo de Edipo, foi carregado de muitos conflitos. Tendências profundamente sádicas em relação à genitora se desenvolveram. Sua identificação com o pai, muito pudica, centrou-se no *ego ideal*, de características intelectuais. Convidado para desenhar a imagem de seu corpo, só o fazia da cintura para cima, com relevo da cabeça, muito grande e desproporcional ao resto. O conhecimento do corpo desse paciente se desenvolveu na base de relacionamento com o mundo externo, particularmente com sua mãe. Toda ênfase genital se deslocou, com intenso colorido libídico, para a cabeça.

Desvio que deve ser registrado é aquele em que o indivíduo não ousa colocar sua libido nem no mundo externo, nem no corpo, despersonalizando-se. Tal desvio é frequentemente acompanhado de vertigens.

Registramos até o presente fragmentos de observações clínicas focalizando contornos externos da postura do corpo. Seguem-se outras observações, mostrando como os pacientes veem o corpo por dentro.

Aparência interna do corpo

No modelo postural do corpo, não há apenas contornos e superfície. Há o interior do corpo, do qual se pode ter percepção de algo estar acontecendo dentro dele, pelo menos, em fantasia. Talvez o corpo por dentro possa ser sentido como massa pesada, com uma substância que o preenche. Alguns autores, como Shilder (1950), asseguram que somente a sensação de massa pesada é que pode ser registrada.

O corpo que parece tão próximo de nós, aparentemente tão conhecido, e, no fundo, posse muito incerta, ameaçando nossa onipotência. Evidentemente o corpo não é apenas salsicha cheia de carne, na expressão do marxista Bukharin, citado por Kornilow (1930).

Minha experiência (Capisano, 1978) em clínica médica e em gastrenterologia conferiram-me conhecimentos sobre o aparelho digestivo. Mas a análise a que procedi (ibidem) de um anatomista me ensinou que importa tratar o paciente, cujo aparelho digestivo se encontra representado em sua mente e não aquele que tenho em minha cabeça.

Um médico, docente em Anatomia, procurou tratamento analítico para aliviar-se de intensos sofrimentos derivados de enterocolopatia crônica. Em análise há 2 anos, fala muito de seus intestinos, cujas alterações residem em nível funcional, caracterizados por período de diarreia e constipação, com predominância de prisão de ventre. Faz referências a cólicas abdominais, tanto na diarreia como na constipação. Refere que a mãe usava supositórios quando transitava por período constipante.

Casado com mulher viúva de cujo consórcio anterior tem enteada de 18 anos. Teve com a mulher uma filha. Viveu como filho único com os pais, donos de pensão, em cidade do norte do país. Mãe dominadora e gerente dos negócios da pensão. Pai passivo e tolerante, jamais censurando ou premiando o filho.

Na pensão onde residia, habitualmente espionava pela fechadura os casais na cama, repetindo o que sempre fizera com seus pais. Seu relacionamento com a mulher sempre foi considerado razoável, mas com a enteada mostrou durante longo tempo desejos de ordem sexual. O mais frequente em sua análise, é sua apreensão pela homossexualidade. Quase sempre em suas associações, dá impressão de ter medo da homossexualidade, dizendo-se homossexual, sem ter experiências nesse sentido, salvo quando criança, com relatos pouco expressivos. Tem ensaiado "experiências práticas" com homens, para indagar o que é ser homossexual. Tem observado, conversado, passeado e tudo não passa de uma nebulosa. Procura mobilizar o analista para colher, através de divagações teóricas, informações sobre homossexualismo. Vive imaginando. Imagina seu pênis entrando pelo seu ânus porque teme pênis estranho entrando dentro dele. Parecia defender-se do medo de ser homossexual comigo.

Sempre se mostrou grande controlador de tudo e de todos, bem como de todas as suas manifestações. Faz referencias técnicas sobre diferentes aspectos da psicanálise, que vão surgindo nas sessões, pois lê Freud, Melanie Klein, Winnicott, Lacan e outros autores. Deseja saber qual o meu esquema referencial teórico, pois não consegue descobri-lo. É minucioso, pormenorizador e calculador, com números a todo instante em sua cabeça.

Receia na análise saber mais do que o analista, pois de repente, ao vê-lo desvalorizado, o tratamento poderia acabar. Com sua superioridade, ameaça desprezo. Certa vez, desejou aplicar conhecimentos psicanalíticos em seus alunos. Quando o analista lhe observou que o invejava e desejava ser como ele, paralisou-se e nunca mais falou no assunto.

Espia a vida, mas não vive. Espia os livros, espia a mim, procurando algo que o excite. Presume que eu olhe para ele sem que eu mesmo possa perceber. O paciente olha e se relaciona com o seu próprio olhar.

Fiscaliza tudo o que sente em seu aparelho digestivo, sobretudo seu ânus, pois seu descontrole pode refletir-se na cabeça. Não confia em sua cabeça e, por essa razão, confia mais em seu aparelho digestivo, talvez mais sincero que sua cabeça, pois facilmente revela descontroles. Não dorme bem, pois necessita controlar os sonhos.

Em uma das sessões, começa dizendo que naquele momento vê o seu corpo como um ovo, com dois orifícios nos polos. Logo depois, o corpo se transforma em geladeira com abertura na parte posterior, tendo junto a esta, ventilador, cujo movimento forma camada de ar para conservar o que existe dentro.

Reproduz o tubo digestivo com boca e ânus. Foge do contato com o analista entrando por uma porta e fugindo por outra. É frio como geladeira e necessita do calor do analista para descongelar o que tem dentro de si.

Volta a descrever o tubo digestivo, temendo falhas de controle dos esfíncteres. Parece transformar a análise em exame retossigmoidoscópico. Deseja que o analista entre pelo seu ânus, olhe lá dentro e descubra porque suas coisas não podem ficar dentro de si mesmo, sem que tenha conhecimento delas. O seu olho funciona como esfíncter que enxerga. Olha tudo, mas nada vê. O esquema de seu corpo pode ser reproduzido assim:

Teme que os conteúdos bons fabricados pelo *ego* possam ser evacuados, desaparecendo através do ânus. Sua cabeça tem elementos estranhos e familiares sobre estrado de madeira, que pode ceder e arrebentar. "Preciso de madeira mais sólida para aguentar pessoas em cima. Onde comprar essa madeira? Aqui, mas o senhor é analista! isso me desespera!"

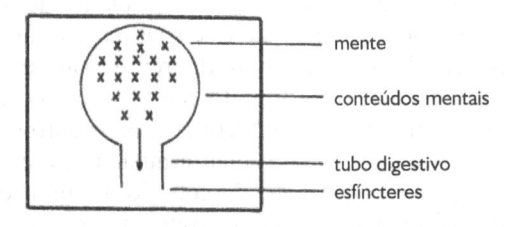

O analista poderia dar algo para tornar o seu *ego* mais forte, ter estrutura mais coesa para impedir que da mente, em conexão direta com o aparelho digestivo, os conteúdos mentais poderiam sair pelo ânus, quando então o paciente se esvaziaria, podendo morrer!

"Certa noite acordei muito assustado depois de um sonho. O meu corpo era uma bola. Era só barriga." Põe, em seguida, a mão no abdome e com os dedos assinala sua imagem:

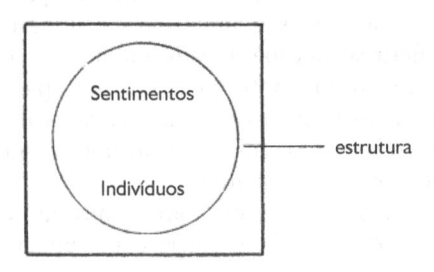

"Aqui dentro, sentimentos e indivíduos julgados pela estrutura podem ser aprovados e louvados ou reprovados e punidos."

Passa a seguir a falar sobre relações do abdome com o aparelho genital. "Prisão de ventre seca", diz, "é aquela que sobe para o abdome e agita. Como não há evacuação, não há relação sexual, isso gera desvios sexuais. A prisão de ventre intoxica, quando se difunde. Se há contensão do sexo, este se deriva. Há canal que comunica o pênis com o reto. O pênis teria continuação, passando através da bexiga. para O reto. O canal do pênis que passa em continuação pela bexiga e que vai ao reto é interrompido pelo no do umbigo".

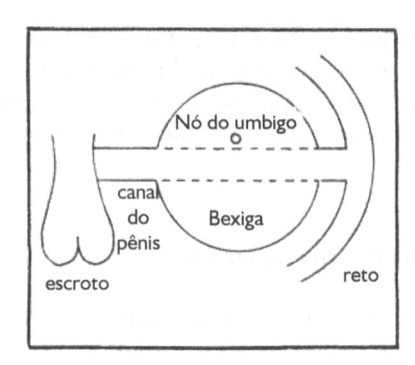

Apanha de seu bolso papel e lápis e desenha:

"Creio que deveriam existir pressões simultâneas, ou seja, evacuação e excitação sexual ao mesmo tempo. Um cheio para não esvaziar o outro. Haveria evacuação completa e depois relação sexual completa, tornando o indivíduo vazio, podendo até morrer. Não penso assim, mas esvaziamento é morte".

"Nas relações sexuais sempre tive atitude contida. Seriam relações sexuais frequentes. Estoque não se renova, pode terminar. Devem-se manter reservas. O mesmo ocorre com os intestinos. isso tudo gera ansiedade. Se solto fezes, se falo, se solto sexo, há vazio e morte. Isso tudo não pode acontecer, ao mesmo tempo. Hoje, na análise, reconheço, soltei a fala. As fezes são coisas sujas, a fala é vento. O sexo é bom, e branco. Não podem se misturar."

Prossegue em suas alucinações, dizendo: "Sinto-me como um globo cheio de água que vai esvaziando".

"Mas devo ser firme, compacto, com esfíncteres no lugar do esvaziamento para contrapor a moleza do globo e assegurar a vida".

Em outra sessão, o paciente volta muito angustiado, temendo a morte ou a loucura. Sente-se caindo em precipício e, às vezes, perdendo-se pelo ânus através do qual desapareceria. A sua imagem corporal parece ser esta:

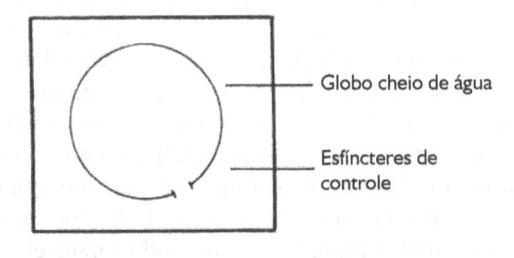

Seu sistema de controle está enfraquecido. Nessa altura, teme a análise como exame retossigmoidoscópico. O analista poderia usar seus olhos, entrar pelo ânus, seguir pelo reto até atingir a mente, retirando todos os seus conteúdos. Teme se perder, enlouquecer ou mesmo morrer.

Conta com grande ansiedade que preferiria um analista que fosse cirurgião, porque não suportaria taquicardia, respiração difícil, dores no tórax e cheiro horrível e inaguentável de morte.

O paciente trata os sonhos como fezes, evacuando-os. Habitualmente, não fala com o analista, porque não está com ele. Relata os sonhos para um analista, mas não para aquele que alí está. Quando tem problemas com a mãe, imagina a solução no seu corpo através de seu pai.

O pênis do pai entra pelo ánus como tampão, atinge a mãe que está na barriga e resolve o conflito.

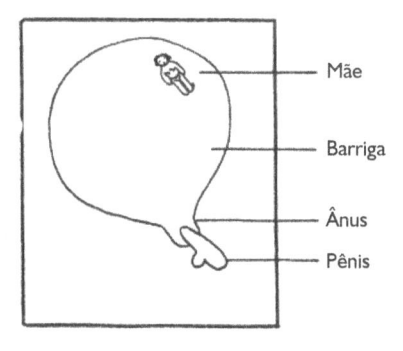

Em outra Oportunidade, conta sonho em que "estava evacuando sem sentir, perdia o controle da evacuação. O fígado parecia ligado por um tubo ao cérebro. Surgiam esfíncteres por todo o corpo. Era uma bolsa cheia de esfíncteres. Dentro dela o fígado ligado à mente. Que coisa horrível, que pesadelos. Que sonhos terríveis".

Preocupa-se com sua identidade, controlada pelo ânus. Se o esfíncter anal fraqueja, procura criar outros, senão o cérebro poderá sair da caixa craniana, seguir ao fígado e deste caminhar pelos intestinos, quando então poderia morrer.

Sua mãe sempre preocupou-se com o funcionamento dos esfíncteres. Limpava o ânus do filho e de relógio em punho dizia: "Ontem nesta hora você fez um pouco de cocô para a mamãe e agora dê um jeito, faça um pouco de cocô para o papai". Tinha de arranjar outros buracos para contentá-la, pois foi sempre menino obediente.

Certa noite entrou em confusão. O intestino estava colocado dentro da cabeça. Agitava-se imensamente e não dormia. O desgaste era intenso. Pela manhã, antes da sessão, aliviou-se com duas evacuações, mas chegou à análise temendo o inverso, que a cabeça poderia sair pelos intestinos.

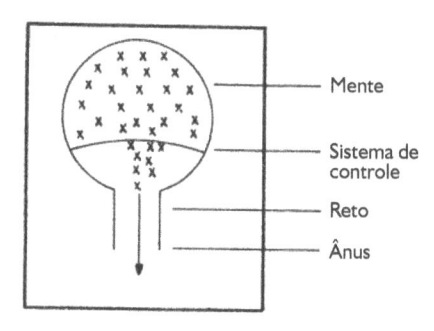

A análise era sentida dentro de seu ritual obssessivo em função de defesas contra fantasias, de desintegração psicótica.

Os sonhos, a análise e as evacuações lhe parecem similares. pois começam e acabam. Conta pedacinhos de sonhos, em fragmentos de análise, onde relata fezes em pedacinhos. Lembra brincadeira de papéis dobrados, onde se escrevem números e se colocam em um pote. Todavia nada se sabe sobre o que está escrito. Nesta altura, lembra-se da palavra miopsia. Não sabe o seu significado, mas supõe relação com a urina. Depois imagina um tubo em arco, no seu meio, parte outro tubo em arco no abdome ligando ânus com urina. Desse tubo, que vai a um pote, onde desembocam boca e cabeça.

O pote seria a cabeça. Se o ânus está fechado, a sujeira sai pela urina. Sempre uma saída deve ser escolhida: ânus ou meato urinário.

As palavras iriam gotejando no pote. Cairiam no abdome, atingindo os intestinos para filtragem. Se as palavras saem pela boca, há perigo de coisas fedidas e maldizentes, que o analista não poderá suportar, mas antes disso, afasta-se de si mesmo, pois correria o risco de usar a boca como esgoto e não como sala de visitas.

Na infância, quando estava aprendendo a falar, foi com sua mãe visitar alguns parentes. Sua mãe saiu e deixou-o na sala. Obsessivamente, não parava de falar pinto-bunda, de acordo com a conexão mostrada no último desenho. Seriam seus canais de limpeza interna.

Quando o analista fala, não sabe se as palavras são boas ou más. Elas permanecem no abdome completamente mortas. Vai para casa. No dia seguinte, volta para a análise. As palavras do reservatório abdominal vão para os intestinos. Onde são reanimadas. Em tubos especiais, chegam à cabeça, onde fica sabendo se são boas ou más. O que não presta é devolvido pelo ânus ou pela urina, mas o que é bom não sabe onde caminha.

O modelo esquemático de filtragem pressupõe a maneira de explicar, pelo corpo, os problemas da mente.

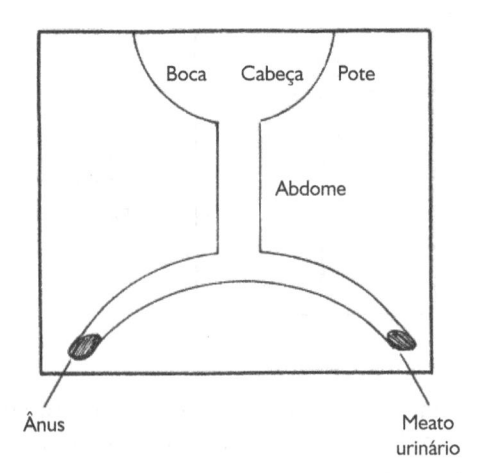

[Figura: diagrama com Boca, Cabeça, Pote, Abdome, Ânus, Meato urinário]

Receia dizer a palavra fezes, pois pode sentir o cheiro, uma vez que não consegue abstrair seu significado. Não sabe simbolizar. Por essa razão repete seguidamente pinto-bunda para desafetizar urina e fezes. Assim, as palavras urina e fezes perdem o cheiro e pode, desse modo, falar sem receio.

Com o seu sistema de filtragem, as palavras amor, ódio, ciúmes, inveja, etc., podem ser pronunciadas sem qualquer receio, pois na filtragem foram desafetizadas.

Com o mecanismo filtrado, todas as palavras adquirem o sentido de pinto-bunda. Mostra remanescente infantil, em que a palavra tem sentido onipotente. Assim, a palavra fezes tem fezes e a palavra urina contém urina. Contamina a palavra com a representação. As sessões de análise são o toalete e a cabeça do analista é o pote. É prazer para o paciente ver o analista entrar no jogo de suas fantasias.

Deseja manter a função mental equiparada à função digestiva. Não se descuida, pois as fezes poderiam ser emoções más e perigosas, alcançando a cabeça e causando danos irreparáveis. Procura congelar afetos e desafetizar palavras. Com esse sistema, pode sair da análise e na faculdade dar aulas de anatomia.

O paciente apresenta corpo fantasmático, com fantasias inconscientes que se vinculam ao seu soma e que vão se estruturando umas após outras, com ressignificações secundarias equivalentes a várias mutações.

Imagem corporal do neurótico

O homem considerado "normal" mantém a unidade do corpo em virtude do predomínio de tendências construtivas. A modelagem é vaga e nunca definitiva. Segue necessidades da vida. Se há ódio, suas forças a destroem. Se há amor, suas energias recuperam, reconstroem e reorganizam o modelo do corpo. Não há imagem definitiva, mesmo com o concurso de todas as nossas sensações. Impressões visuais, auditivas, táteis, etc., nunca nos fornecem o conhecimento integrado de nosso corpo, (mesmo com funções normais do cérebro, ao qual se atribui o encargo de manter o corpo unido.

No homem considerado "normal", é possível que a angústia prejudique o modelo postural. Os problemas emocionais, acarretando angústia, estariam no centro da personalidade (centro imaginário do *ego*) e no sentido centrífugo atingem a periferia, alterando a imagem corporal.

No paciente histérico, o distúrbio em si simboliza o órgão sexual, conectado às relações sexuais com outras pessoas. A sensação de sufocamento na garganta, por prego enfiado na cabeça, expressa o desejo do órgão sexual masculino. As vezes, a sensação anestésica de parte do corpo traduz repressão de impulsos sexuais. Em outras, a hipersensibilidade dolorosa, exagerada, da zona do mamilo indica tendências sexuais vinculadas a grandes desejos eróticos. Em muitos pacientes, há deslocamento dos órgãos genitais para outros órgãos, mudando a imagem do corpo, por ocorrências na esfera psíquica. Na luta contra a genitalidade, o histérico simboliza, às vezes, a eliminação dos órgãos sexuais.

No paciente hipocondríaco, há aumento da libido narcísica em determinadas partes do corpo, cuja estmtura funcional pode se alterar, porque é genitalizada, simbolizando órgãos sexuais. O indivíduo se defende contra a excessiva carga libídica do órgão doente, tentando isolá-lo para a seguir eliminá-lo, como corpo estranho, dentro de sua imagem corporal. Essa luta é acolhida pelo seu sistema egóico, que é capaz de seduzir clínicos e cirurgiões para sua extração. Procura livrar-se de partes do corpo, eliminando-as e projetando-as no mundo externo. Tais partes, evacuadas como fezes, tornam-se perseguidoras, continuando conectadas com o corpo. Trata-se de projeção incompleta. Talvez o órgão superlibidizado seja muito valioso para livrar-se dele, permanecendo como corpo estranho.

Para fugir do mundo externo, o hipocondríaco, temeroso das relações objetais, concentra-se no funcionamento do órgão, conferindo-lhe importância fundamental.

A imagem corporal do neurótico modifica-se na passagem da pré-genitalidade para a genitalidade. Quando o nível genital amadurecido é alcançado, pode-se supor que experimentamos nosso corpo como unidade.

A imagem corporal seria estruturalizada com mudanças contínuas anatômicas, fisiológicas, etc., de que todos os sentidos participam, sob primado do aparelho psíquico.

Roserifeld (1974) descreve imagem corporal neurótica como representação mental inconsciente da pele que recobre, com calor, o corpo. Bick (1970) e Anzieu (1974) referem-se à noção integrada da pele que sustenta e contém psicologicamente o calor do pai e da mãe. Rosenfeld (ibidem) usa particularmente o termo estrutura e não imagem, em nível neurótico, enquanto existir a noção psicológica da pele no sentido de conter a massa do corpo. Não significa que quadros clínicos neuróticos não possam funcionar como esquema corporal psicótico, como acontece na leucemia, na hemofilia, na hipocondria, etc., ao nível de destrutividade.

Imagem corporal do psicótico

A noção mais primitiva da imagem corporal seria encontrada no psicótico, com a ideia de que o corpo contém líquidos ou sangue, com revestimento formado por paredes arteriais ou venosas. As paredes vasculares teriam, como a pele, funções psicológicas de contenção e revestimento do corpo. Se tais paredes se rompem, como na psicose, há sangramento, esvaziamento e perigo de morte.

Rosenfeld afirma que o esquema corporal do psicótico não é exclusivo dos quadros clínicos fenomenológicamente psicóticos, podendo ser encontrado nas enfermidades psicossomáticas e em personalidades às vezes muito bem adaptadas à realidade.

No psicótico desapareceria a pele e as paredes vasculares (artérias ou veias) se contrairiam como a palma da mão, para conter o corpo. Artérias e veias seriam os últimos limites de contenção, conferindo a configuração final da imagem do corpo.

Na relação objetal infantil, no ato de separação da mãe, esta tira pedaços do corpo. Nesta altura, para evitar o esvaziamento, os vazos são mobilizados para funcionar como órgãos de contenção. As vezes, a hiperatividade muscular funciona como segunda pele.

A noção de esvaziamento, segundo Rosenfeld, deve ser concebida de relações objetais corporais, como, por exemplo, a criança buscando com a língua o mamilo da mãe. Não o encontrando, o bebê teria a sensação de que sua língua cai no vazio, perdendo a noção, não só de seus lábios como a pele do mamilo, culminando com a perda do envoltório corporal. A mesma perda de superfície corporal ocorre quando o objeto real externo, ao ser atacado, é destruído, perdendo seu próprio envoltório. Dessa vivência, surge a noção de artérias ou veias contendo sangue, constituindo a noção de limite extremo da imagem corporal do psicótico. Os vasos suprem e funcionam como pele normal, devido ao estancamento da libido.

A origem da contenção, ao nível de artérias e veias, residiria nos mecanismos de defesa, face à ira decorrente do fato de necessitar de objeto que não é encontrado, acarretando sofrimento de grande solidão. Os pacientes esquizofrênicos parecem mostrar esvaziamento do corpo por perda de sangue. Quando experimentam alguma melhora, o sangue e substituído por elementos de outra fluidez, ou ainda substâncias oleosas, culminando com matéria fecal dura.

O paciente Juan, em crise psicótica, descrito por Rosenfeld (1974) refere que ao enamorar-se de uma garota se entrega de tal modo a sangrar-se nela. Se o seu amor não é correspondido, o destino é matar-se, sangrando-se nela. Tem sensação de baixa pressão, fantasia de esvaziamento, debilidade, como se estivesse oco por dentro, o que caracterizaria o esquema corporal psicótico.

O paciente Juan tenta reconstruir seu esquema corporal com busca homossexual junto ao analista, através de sonho, em que gosta da cor dos olhos de seu médico. Certo dia entrou em pânico ao tentarem extrair-lhe um calo do pé. Todos saberiam que se encontrava oco por dentro. A vivência intolerável do oco total seria a loucura.

Em sua primeira relação sexual, teve a sensação de sangramento durante o coito, acreditando ter enlouquecido a mulher durante a ejaculação. Procura preencher seu corpo, fugindo do vazio, ao comunicar que o analista é Deus, não podendo perde-lo, e que o diabo está posto em outras pessoas. Com cinco sessões semanais, ao aproximar-se das férias, Juan sente-se igual ao analista, através de uma anastomose, com fusão dos dois corpos, como defesa frente à fragmentação, derrame de sangue, esvaziamento e morte. Ao retornar das férias, conta alucinação, possuindo o corpo de uma menina. A identificação feminina total, inclusive os seios, serviria como compensação do peito ausente do analista.

Rosenfeld (ibidem) relata doença psicossomática em uma jovem de 26 anos que percebeu sua doença após ruptura com seu namorado. Deprimida, com vontade de morrer, profundamente angustiada, mostrando inflamação muscular e necrose das paredes mucosas dos lábios, da boca e da laringe, sem poder falar e se alimentar, salvo com sondas e soros, chega a passar até três dias em coma.

A perda da relação objetal causou-lhe ferida afetiva, que se transformou em lesões necróticas das mucosas, com danos graves, restando-lhe apenas débil parede arterial, que como membrana rodeia e contém sangue no interior do corpo. Em crises agudas de angústia, os vasos contraídos não conseguem conter o sangue, que escapa, perdendo-se no exterior. Seria este o modelo de funcionamento do esquema corporal psicótico.

As lesões das mucosas traduziriam, segundo o autor, falta de atenção ou ausência do analista. No período do mênstruo, não ocorria simples fluxo sanguíneo, mas seria hemorragia como se fora sangramento de seu *self* corporal.

A relação analista-analisando ou mamilo-boca mostrou:

a) toda separação induzia à fantasia de que o mamilo arranca e leva pedaços da pele de seu corpo;
b) ataque assassino ao objeto que a abandona;
c) sangramento através dos orifícios perfurados e da pele arrancada;
d) confusão analista-analisando, mamilo-boca, propicia ataque em espaço não diferenciado, ou seja, em decorrência da fusão não há limites, de tal modo que, atacar o mamilo equivale a atacar a própria boca.

Destruído o revestimento do corpo, restam apenas paredes arteriais ou venosas, que contêm sangue no seu interior, fazendo o perfil do esquema corporal psicótico.

O mundo inconsciente registra, como imagem do corpo, grande artéria ou veia, a ponto de perfurar-se. Esse registro é totalmente diferente daquele observado, tanto na Anatomia como na Histologia.

A fantasia, em certos pacientes, de ter leucemia pode, segundo Rosenfeld (ibidem), indicar aviso de esvaziamento sanguíneo até delírio persecutório severo, com monstros e bichos que devoram o sangue. Tais delírios levam pacientes a intentos suicidas, cortando veias para expulsar os objetos persecutórios que invadiram o esquema corporal psicótico.

Um medo genérico em relação à integridade do corpo, que se pode desmembrar, existe nas psicoses, segundo descrição de Shilder (1950). A unidade dos instintos, segundo o autor, é muito ameaçada nas psicoses, razão pela qual os desmembramentos ocorrem sob influência de tendências agressivas contra o mundo externo e contra si mesmo.

Há enorme labilidade do modelo do corpo, porque a extrema necessidade emocional projeta, no mundo externo, partes do corpo. O medo da mutilação teria por base o amor narcísico, que o indivíduo tem pelo seu próprio corpo. O motivo do desmembramento, diz Shilder (ibidem), é a expressão do complexo de castração ao nível do amor-próprio narcisista e, especialmente, na melancolia, na qual as tendências sádicas são fortes e cruéis, sendo comum fratura do modelo do corpo.

O melancólico nega a existência de quase todas as partes de seu corpo. Os intestinos se foram, não pode mais defecar, a bexiga não existe, não pode mais urinar, as pernas desaparecem, não pode mais andar. Shilder cita paciente que se sentia perfurada, distorcida, destruída viva, como barril vazio, sendo apenas ar e pó. A cabeça se transformara em madeira e o cérebro cozido em uma sopa. Ela cortara e comera, não só seu próprio cérebro, como outros, provenientes de outras cabeças. Haveria grande prevalência de impulsos sádicos e grande dissociação entre vida emocional e primitivismo dos instintos. É difícil obter desses pacientes descrição que permita diferenciar entre alteração real dos sentidos e das percepções e representações relativas ao modelo do corpo. Imagens e percepções baseiam-se em idênticos processos e estariam ligadas ao intelecto e ao pensamento. Percepção, imaginação e pensamento, assegura Shilder, são ligados entre si. Os processos mentais a respeito do corpo baseiam-se na atitude como um todo (impulsos, energia libidinal, percepções, intelecto, pensamento, etc.) e somente dessa maneira se poderá obter compreensão mais profunda da estrutura da imagem corporal.

Há nas psicoses as mais variadas percepções, imaginações e bizarrias a respeito do corpo. O coração retirado não bate mais, o nariz mutilado não respira mais, os ouvidos atingidos não ouvem mais, etc., queixas que se repetem, indicando transformações e limitações graves, Claro que, influências psíquicas, sob domínio de fantasias as mais diversas, modificam a estrutura libidinal, tornando lábeis as imagens do corpo comprometidas pelos desvios da percepção, da imaginação e dos processos intelectuais.

O paciente melancólico, muito autodestrutivo, face à predominância do instinto de morte, inflinge e perpetua sofrimento para si e para os outros. Mas não tarda em resgatar seu *ego*, desmembrando-o, ressucitando-o, como processo de construção no meio de tanta destruição.

Será que aceitamos o primado do inconsciente porque é extraordinariamente difícil lidar com as interações psicofisiológicas em diferentes níveis, que se influenciam e se interpretam com extraordinário dinamismo'?

Resta-nos a noção de que imagem corporal não é entidade rígida, estabelecida, mas incompleta, inconstante e indefinida, que estamos sempre procurando.

CONSIDERAÇÕES FINAIS

1. A imagem do corpo não é mera sensação ou imaginação.
2. A imagem do corpo estruturaliza-se na mente, no contato do indivíduo consigo mesmo e com o mundo que o rodeia.

3. Sob o primado do inconsciente, entram, em sua formação, contribuições anatômicas, fisiológicas, neurológicas, sociológicas, etc.
4. A imagem do corpo é unidade passível de transformações, em que todos os sentidos entram em colaboração.
5. A estrutura final do modelo do corpo depende da situação global. Ela decorre de síntese, cuja operação reúne representações de várias procedencias, umas com as outras, resumindo todas as diferenças em um só conhecimento: o corpo.
6. A imagem do corpo se estabelece à custa da percepção, que vai registrando modelos de postura, que se modificam constantemente, a partir de manifestações emocionais, que por seu turno dependem da mobilização das zonas erógenas.
7. Em cada momento, cada atitude emocional confere determinado modelo postural, pois obedece ora ao instinto de vida, ora ao instinto de morte.
8. Podemos acompanhar as sensações, percepções e reações motoras de uma criança para entender o desenvolvimento da imagem corporal que surge nos desenhos infantis.
9. As crianças desenham figuras humanas refletindo a imagem mental que possuem de seu corpo, com projeções de formas isoladas e desconexas. Usam o controle motor dos membros, a experiência visual e tátil na construção do eu corporal segundo necessidades de suas personalidades.
10. O exame dos desenhos infantis nos dá ideia de que os modelos do corpo resultam da capacidade criativa, gestáltica, do psiquismo da criança, que traduz desenvolvimento, que vai desde o estado embrionário até certo amadurecimento. É possível que cada traço traduza impulso, algo específico para cada movimento.
11. Se mudarmos de modo contínuo nosso psiquismo, também alteramos nossas imagens do corpo.
12. A energia de vida, as ações e as determinações sensomotoras, sob influência de impulsos internos, levam a criança, em processo ativo e contínuo de desenvolvimento, a configurar, em desenhos, seu esquema corporal. A incapacidade sintética possivelmente corre por conta, em parte, dos recursos motores e sensoriais ainda não integrados.
13. O corpo pode ser considerado, em sua construção, como unidade, destacando-se massa pesada com orifícios, cavidades e protuberâncias, desenvolvidas em superfície e contornos.
14. Do ponto de vista psicanalítico, a imagem corporal é construída a partir da integração entre *ego* e *id*, em interjogo contínuo das tendências egóicas com as tendências libidinais.
15. A imagem do corpo começa a se desenhar na boca porque há um núcleo dessa imagem na zona oral. A cabeça, os braços, as mãos, o tronco, as pernas e os pés cresceriam a partir desse núcleo.
16. O corpo, imaginado como estrutura mais compacta, poderia ser projetado no mundo externo, este, como estrutura mais frouxa, introjetado pelo corpo.
17. O fluxo de energia libidinal, por ser dinâmico, da boca atinge o ânus, podendo também mudar a imagem do corpo, porque agora a concentração libidinal se faz no extremo oposto do aparelho digestivo. Em seguida, os genitais, fonte de prazer especial, e as sensações uretrais, completam a imagem, configurado-a. É evidente que o erotismo muscular é cutâneo, e com as sensações provenientes da pele, tem significado para o delineamento da superfície do corpo.
18. Ao se dar ênfase às tendências psicossexuais dos orifícios anatômicos do corpo: olhos, boca, ânus, meato urinário e orifício vulvar, aproxima-se o corpo da mente, pois essas aberturas do soma são sede de fantasias psíquicas.
19. Os orifícios anatômicos constituem as zonas mais sensíveis do corpo, com sua psicologia específica. Os órgãos, portadores dessas aberturas, levam o indivíduo a ter contato com o mundo externo e com isso procede-se à descoberta do corpo.
20. A pele, registrando inúmeras sensações, provoca a necessidade do contato das mãos sobre ela. As mãos, deslizando sobre o corpo, permitem estabelecer seus contornos.
21. A imagem corporal provavelmente não existe *per se*, parte do mundo interno e externo e, por essa razão, é estrutura mais ou menos vaga. Nunca é estática. Tem sempre tendências à ruptura. Com as alterações fisiológicas habituais e com as mudanças do fluxo libidinal, face aos desvios das situações de vida, pode-se inferir de sua contínua modificação.
22. Não há imagem corporal sem personalidade, pois ambas mantêm relação íntima e específica.
23. A imagem corporal não se modifica apenas pela maturação, dor, doença e mutilação, mas também por toda insatisfação que está ligada ao distúrbio libidinal.
24. Em clínica médica ou cirúrgica, consciente ou inconscientemente, o corpo é tratado como objeto externo. O paciente, além de se imaginar como tal, deseja também que seu corpo seja cuidado como algo de fora.
25. Há relação nítida entre imagem corporal e zonas erógenas. A nudez, a vergonha, a timidez e o enrubescimento nos encontros sociais, onde se cruzam corpos, testemunham a ligação erógena.
26. Não sabemos como se desenvolve a imagem corporal. Admitimos desenvolvimento interno, ma-

turação em todas as áreas da vida psíquica, em conexão com experiências de vida. Pode-se supor que traços da configuração postural dependem de atitudes emocionais repetidas.
27. Desvios da imagem corporal podem surgir quando não há coincidência com o corpo objetivamente considerado.
28. Na imagem corporal de paciente com enterocolopatia crônica, não há contornos de superfície externa, mas também fantasias a respeito de como o corpo é percebido por dentro.
29. O homem considerado "normal'" mantém a unidade do corpo em virtude do predomínio de tendências construtivas. A modelagem, embora vaga e nunca definitiva, acompanha as necessidades da vida. Às vezes o ódio parece destruir a imagem do corpo, mas logo depois o amor pode reconstituí-la e reorganizá-la.
30. A imagem corporal do neurótico reside na representação mental inconsciente da pele (Rosenfeld) que sustenta e contém o calor da mãe e do pai.
31. A imagem corporal do psicótico baseia-se na ideia de que o corpo sem pele tem revestimento formado por paredes arteriais e venosas que contêm líquidos ou sangue.
32. O esquema corporal psicótico não é exclusivo dos quadros clínicos fenomenologicamente psicóticos, podendo ser encontrado nas enfermidades psicossomáticas e nas personalidades às vezes bem adaptadas à vida (Rosenfeld).
33. É extraordinariamente difícil lidar com as integrações psicofisiológicas em diferentes níveis, que se influenciam e se interpenetram com extraordinário dinamismo.
34. Imagem corporal não é entidade rígida, estabelecida, mas incompleta, inconsciente e indefinida, que estamos sempre procurando.

REFERÊNCIAS

Anzieu, D. Le moi-peau. *Nouvelle Revue de Psychanalyse*. Paris, Gallimard, Sept., 1974.

Bemfeld, S. *The psychology of infant*. New York: Grune & Stratton, 1929.

Bick, E. La experiencia de la piel en las relaciones de objeto tempranas. *Rev. de Psicanál. de la Argentina*, Buenos Aires, 1970.

Capisano, H. Afetos na enfermidade psicossomática. v, 1, *Associação Brasileira de Medicina Psicossomática*, II Encontro Argentino-Brasileiro de Med. Psicoss., S. Paulo, 1978.

Head, H. *On dislurbances of Sensaliun, wilh Special refererice to lhe pain of visceral diseases*. London: Churchill Livingstone, 1983.

_____. *Studies in neurology*. London: Churchill Livingstone, 1920.

Kanner, L., Shilder, P. Movements in optic images and Optic imagination of movements. *J. Nerv. and Menlal Diseases*, n. 72, p. 489, 1930.

Kant, E. *Crítica da razão pura*. 4. ed., v. 1, Biblioteca de Autores Célebres, 1965.

Komilow, H. *Psychology in the light of dialectic materialism*. Worcester (MaSS.): Murchison, 1930.

Muraro, R4 Na vivência da sexualidade, o exercício do poder. *Rev. Clín. Méd.*, Rio de Janeiro, vol. 2, n. 10, nov./dez., 1984.

Rosenfeld, D. *El Cuerpo en psicoanaílisis*, XIII Congresso Latino-Americano de Psicanálise, Rio de Janeiro, 1974.

Shilder, P. *The image and appearance of lhe human body*. New York: I. V. Press, 1950.

Trench, P. *The image and appearance of lhe human body*. London: Trubner, 1950.

PARTE 4

Temas específicos. Trabalhos em especialidades médicas

19

PSICOSSOMÁTICA E PEDIATRIA

Adolpho Menezes de Mello

Conceitua-se Pediatria como o ramo da Medicina que assiste a criança em seu crescimento e desenvolvimento. Esta assistência envolve continuamente aspectos curativos e preventivos.

O setor preventivo propriamente dito integra o capítulo da puericultura, que abrange os programas de higiene mental, higiene anti-infecciosa, higiene alimentar e higiene do ambiente físico.

Nota-se que os programas de higiene abrangem a criança de maneira global e a consideram do ponto de vista sociopsicossomático (Marcondes, 1985).

Observamos que quando se trata do setor de higiene mental, é comum o pediatra menosprezá-lo, quer não lhe dando importância, quer encaminhando seu paciente para o psiquiatra ou psicológico.

Esta atitude médica desestimula as famílias a trazerem queixas de seus filhos não relacionadas com doenças manifestas na área somática, como são as infecções, os traumatismos, as neoplasias, etc.

Muitas vezes os pais, ante a resistência médica em discutir assuntos ligados à higiene mental e à higiene do ambiente (*sensu latu*), tornam-se retraídos e evitam falar destes assuntos por considerá-los inoportunos e não pertencentes à área médica.

Tivemos oportunidade de ver pais que, quando as mães se queixavam que os filhos choravam muito, brigavam demais, xingavam ou faziam birras, dizer-lhes coisas assim:

– Isto nada tem a ver com a consulta.
– Educação é outra coisa.
– Não faça o Doutor perder tempo com coisas sem interesse. Nós estamos aqui por causa da garganta e da febre do bebê.

Em outra oportunidade, observamos uma família que levou o filho de oito meses ao pediatra, inicialmente porque acusava febre e posteriormente, broncopneumonia.

Após desaparecer o quadro clínico que justificou a primeira consulta, o paciente teve que ser levado de volta ao consultório por mais 5 ou 6 vezes porque chorava.

Depois de tantas consultas, exames de laboratórios e medicamentos para dormir, sem qualquer resposta por parte da criança, o medico disse à mãe que seu filho estava cheio de manha e que só voltasse ao consultório quando realmente ele apresentasse alguma doença.

Isso foi dito após o pai que estava presente à consulta dizer que sua mulher precisava ter mais paciência com o filho e que ela era apavorada.

Sem perceber, o pediatria, para livrar-se de uma situação incômoda com a qual não sabia lidar (o choro da criança e a angústia da mãe) fez um conluio com o pai que, por sua vez, precisava culpar alguém pelo comportamento do bebê, em razão dos remorsos que tinha de estar sempre ausente de casa por causa da profissão de viajante.

A broncopneumonia foi curada, porém a parte emocional da criança ficou sem qualquer assistência e o que é pior, o próprio profissional de saúde semeou contradições no ambiente familiar, reforçando divergências litigiosas entre os pais, responsáveis pelo ambiente emocional que envolve a criança (ibidem).

Com o decorrer do tempo, tais divergências criam tensões que, cronicamente persistentes, atingem o setor emocional da criança, predispondo-a ao comprometimento dos demais setores de sua vida (Winnicott, 1978; Deluqui, 1985).

Do quadro exposto decorre anorexia, insônias, mau aproveitamento escolar, obstipações intestinais, diarreias, até baixas de resistência com infecções de repetição.

Ao lidar com nossos pacientes, não devemos esquecer de que curar não é tratar sintomas. Ao exercer a clínica pediátrica com o fim de devolver a criança a seus padrões de saúde, não devemos iatrogenizar.

Caso algum de nossos pacientes apresente quadro de amigdalite, devemos responder a uma série de inquirições antes de tomar qualquer medida terapêutica.

Primeiramente, deve-se confirmar o diagnóstico de maneira adequada. A seguir, formulam-se algumas questões básicas, tais como se a amigdalite é virótica ou bacteriana.

No primeiro caso, não se usa antibiótico e, segundo nossa opinião, nem mesmo anti-inflamatórios, por serem destituídos de valor, além de inúmeras vezes determinarem efeitos colaterais sérios.

Se for bacteriana, que antibiótico usar?

Aqui, deve-se levar em consideração, não só o preço, como também sua aplicação.

Certa vez, ao diagnosticar amigdalite em um paciente e ao comunicar o fato à mãe, ouvi dela o seguinte, dirigindo-se ao filho:

— Olha aí, filho, eu não te disse para não tomar sorvete'? Agora o Doutor vai te dar injeção.

É claro que a discussão a respeito do sorvete foi vencida pela criança, mas a mãe, não se conformando com a derrota, aproveitou a oportunidade da doença para descarregar sua raiva, usando-me para consolidar sua vingança.

Se o médico não está atento a estas questões e se a criança o desgostou durante a consulta por algum motivo, inconscientemente aliar-se-á à mãe, Com a aparência de quererem o bem dela, médico e mãe vingam-se dando-lhe medicação injetável, quando a via oral poderia ser utilizada com igual resultado e menos agressão.

Precisa-se internar ou não?

As vezes, internamos pacientes que passam a correr sérios riscos de infecções hospitalares graves, expondo-se a perigos maiores do que se ficassem sem tratamento.

Registra-se ainda o fato de que, ao internar a criança, muitas vezes a separamos da mãe, da família e do ambiente doméstico, com graves prejuízos para sua saúde.

Incluem-se nestes prejuízos as depressões analíticas – hospitalismos, deprivação materna (Spitz, 1974) –, até o desmame forçado, que levará a criança à desnutrição após a alta, porque a família, privada de boas condições econômicas, não lhe pode dar alimentação adequada. Mesmo que a mãe acompanhe o filho durante a internação, O paciente continuará exposto às infecções hospitalares e privado de seu lar e família, que em contrapartida recebem os prejuízos da ausência da mãe.

Do exposto, conclui-se que verdadeira terapêutica é aquela que zela pela criança de maneira global e está sempre dando seus passos banhada pelo espírito preventivo, característico da puericultura.

Fica óbvio que a criança é um ser sociopsicossomático e que este é o único modelo capaz de atendê-la adequadamente (Alcântara, 1945; Marcondes. 1985).

Tal concepção, difícil de integrar o comportamento pediátrico comum, foi reconhecido no Brasil já em 1945 (Alcântara, 1945), quando se aceitou ser de ordem social o grande problema da criança.

Alcântara, o grande mestre da pediatria brasileira, insiste em assinalar que, ou se atende a criança de modo global, ou o atendimento será destituído de valor efetivo.

Nossa experiência é rica de casos aparentemente simples, cuja solução só é possível se o pediatra apoiar-se em bases sociopsicossomáticas.

Não existem duas medicinas, uma sociopsicossomática, outra somática.

Quem não exerce pediatria psicossomática, simplesmente não faz pediatria.

Para enriquecer com bases experimentais este conceito, lembraremos inúmeros casos por nós trabalhados ao longo de 22 anos de exercício da pediatria.

Ana Paula era uma menina de mais ou menos 1 ano quando, numa noite, a visitei.

Havia dias que não mamava, chorava quando via a mamadeira e a mãe tentava ajeita-la no colo para alimentá-la. Estava nervosa, com sono agitado, mas já não acusava sintomas como febre e diarreia que existiam no início do quadro. Segundo a mãe, a menina tivera otite média aguda, tratada pelo otorrinolaringologista que lhe lancetara o tímpano por 3 vezes, em aproximadamente 12 dias. Após o tratamento com paracentese, antibióticos e calor no ouvido, a infecção aparentemente cedera, mas sobrou o quadro que me levou à casa da paciente.

Pedi à mãe que colocasse a paciente no colo, mas sem deitá-la e que embrulhasse a mamadeira com um pano, além de umedecer o bico com mel. Nestas condições, a garota aceitou mamar sem qualquer dificuldade.

Ocorreu que, devido às dores repetidas ao sugar, Ana Paula tinha pavor de sofrer, recusava-se a mamar e chorava só ao ver a mamadeira. Aliás, choro é frequente queixa em nosso consultório. Inúmeras mães que se queixavam da dor de barriga dos bebês, vinham ao consultório à noite e ao chegar diziam:

— Doutor, foi entrar no carro sumiu a dor.

É claro que as dores de barriga do lactente são manifestações ligadas à tensão emocional dos pais e da família, representando, além do mais, o rompimento da adaptação existente entre mãe e bebê durante a gestação.

Este quadro clínico só poderá ser corrigido se mãe e bebê se readaptarem às novas condições após o nascimento. Para tanto, o pai representa fator importante, na medida em que dá à mãe segurança capaz de permitir o exercício da maternagem (Winnicott, 1977). Em casa, o choro gerava a angústia da família, o que por sua vez aumentava o choro do bebê. Quando saía do ambiente tenso, a criança dormia e, no consultório, sequer precisava ser examinada.

Flávia era uma linda garota de 8 meses quando sua mãe me pediu para vê-la, porque havia dias não aceitava a mamadeira, chorava, tornando-se profundamente irritada. Fazia 30 dias que já vinha brigando para mamar, mas antes, passada apenas uma semana, na hora da mamadeira, gritava e acabava não se alimentando. Aceitava, todavia, comida de sal, geleia de frutas na colher.

Houve suspeita de que a menina tivesse enjoado do leite. Pedi à mãe que a trouxesse ao consultório e não esquecesse a mamadeira.

Ao tentar dar-lhe o leite, diante de mim, ficou claro o porque da não aceitação. Muitas mães, desde que o bebê nasce, amamentam-no segurando uma de suas mãos. Com o tempo, isso não é suportado pela criança.

A partir de 8 meses, aproximadamente, o bebê não gosta de muita restrição. Neste caso, quando a mãe a segurava para oferecer a mamadeira, fazia-o prendendo seu corpo com uma das mãos, o que irritava profundamente a paciente.

Colocada sobre a mesa, a criança secou a mamadeira. Com a orientação de deixá-la sem restrição física para mamar, desapareceu o problema.

Carolina era uma garota de 1 ano e 4 meses, chorando na hora da comidinha de sal.

Ao observar a maneira como a mãe lhe oferecia as refeições, ficou fácil entender o problema. A mãe sentava-se, colocava-a no colo e, para que não mexesse no prato, abraçava-a com um dos braços, obstando-lhe os movimentos. Tal conduta irritava a menina, que chorava e acabava por não aceitar o alimento. A orientação de dar-lhe a comida num lugar adequado, com luz, sem barulho, com temperatura ideal e com a menina livre para pôr a mão e fazer sujeira, resolveu totalmente o problema.

Nossa preocupação em relação a estes casos é que as desarmonias iniciais levam a brigas intensas entre mãe e filho e destas surge falta de apetite de origem emocional que acaba por constituir enorme transtorno familiar, de difícil solução.

Quando estas crianças são levadas ao pediatra, este termina por rotulá-las de anoréxicas, oferecendo-lhes os malditos oréxigenos, tão receitados.

Estes quadros só têm solução com base em orientações adequadas, sem necessidade de qualquer remédio.

Há anos, embora tenham-me ensinado na faculdade a usá-los, não me utilizo nem de remédios para cólica nem tampouco para abrir apetite.

Observei, com o evolver do tempo, uma série enorme de crianças que apresentavam o seguinte quadro:

Eram pacientes dentro dos dois primeiros anos de vida, particularmente entre 6 e 12 meses. As crianças, após internação para tratamento de patologias graves, ao terem alta com suspensão da medicação injetável, costumavam acordar de madrugada e ter imensa dificuldade para conciliar o sono. Choravam muito. O estudo destes casos mostrou algo interessante, relacionado às injeções. As crianças acordavam à noite, no momento das injeções. Como a medicação injetável havia terminado, esperavam as picadas que nunca vinham. Daí o medo, a angústia e o choro. Ora, inúmeras destas crianças tomaram remédio para dor, para cólicas, para se acalmarem, etc., sem qualquer sentido, porque o problema real estava nos seus sofrimentos e na dinâmica de suas emoções.

A este respeito, tivemos oportunidade de lidar com duas crianças de 1 ano e 3 meses de idade as quais ligaram suas emoções ao meio.

O primeiro caso era o de uma menina que, após quadro infeccioso, acusou hábito de acordar por volta das 23 horas, chorar intensamente e não dormir o resto da noite, acusando sono interrompido e de pouca duração.

A mãe da paciente, com dó da filha, aplica a injeção das 23 horas, com a criança dormindo, e a acalentava após a aplicação.

Ao suspender-se a medicação, a paciente acordava e não dormia, como foi descrito.

O interessante é que a paciente associava o ambiente do quarto com o sofrimento e só adquiriu ritmo normal de sono quando foi colocada em outro aposento.

No segundo caso, uma menina acusava choro ao levantar-se de manhã e ir à sala. Apresentou este comportamento dois dias consecutivos. Observando a casa, na sala havia uma cortina grande separando-a de outro cômodo, a qual fora retirada deixando o ambiente modificado. A retirada da cortina fez desaparecer o comportamento.

Nesta sequência de exemplos, enumeraremos alguns igualmente importantes na ilustração do atendimento global (sociopsicossomático) à criança.

Edson, garoto de 1 ano, foi internado para tratamento de broncopneumonia. Após curar-se do quadro infeccioso, tornou-se apagado, diminuiu contato com o pessoal de enfermagem e começou a sugar o polegar. Concomitantemente, perdeu o apetite e apresentou vômitos duas a quatro vezes ao dia. A noite, enquanto dormia, colocava o dedo na boca. A sucção desaparecia se era acariciado durante o sono. Com duas semanas de evolução, surgiu diarreia, emagrecimento e desidratação. Como todos os exames laboratoriais se mostrassem normais, procurei a mãe e coloquei-a com o menino em um quarto isolado. Pedi à genitora que lhe oferecesse o seio, mesmo quase sem leite e que ambos, nus, com roupões, ficassem em intenso contato corporal.

Após 8 a 12 horas de contato íntimo mãe-filho, ofereci a Edson 30mL de leite de vaca e ele não vomitou. Como passasse bem, dei alta à mãe-filho para seguirem o mesmo esquema e orientação alimentar. Os sintomas desapareceram e o paciente recuperou-se totalmente. Pela última vez, vi a mesma criança aos 8 anos.

No Departamento de Pediatria da Faculdade de Medicina de Marília, observamos vários bebês que, após estarem curados de suas infecções, acusaram quadros de tristeza, apatia, anorexia e até mesmo de choro ao contato com o pessoal da saúde.

Todo o quadro desaparecia em prazo variável de três a sete dias com a prescrição de contato corporal com a criança, realizado particularmente pelos médicos internos e residentes. Este contato pode ser realizado, enconstando-se a criança ao corpo, passando a mão nela após deixá-la nua.

A receita seria assim:

Passar a mão três vezes ao dia 10 minutos cada vez.

É claro que ao aproximar-se do bebê em sofrimento, o médico precisa ser hábil e realizar lentamente a aproximação. Costumo chegar junto ao leito e falar baixinho, acariciar-lhe o rosto e depois terminar com o tratamento de contato corporal.

A melhor pessoa para fazer isto é a mãe, mas em nossos hospitais, grande parte dos bebês ficam internados sozinhos.

Para ampliar nossos conhecimentos práticos a respeito do tratamento com contato corporal, cito os seguintes casos por nós seguidos em clínica particular.

Mariana e Marcos são bebês de 6 e 8 meses respectivamente e me são levados com queixas de choro intenso e dores em horários que se correspondem entre 17h20 e 19h.

Em ambos os casos, suas mães chegavam à casa, após o trabalho, às 17h.

Várias consultas com pediatras foram insuficientes, embora se tenham utilizado até tranquilizantes.

Minha receita foi suspender qualquer medicação e pedir às mães que, ao chegarem à casa, isolassem-se totalmente do resto da família e do mundo, tomassem banho, arrumassem-se, vestindo somente um roupão.

A seguir, acordariam os bebês, antes que eles despertassem espontaneamente, e fossem retirando-lhes as roupas até que ficassem nus. Em seguida, as mães deveriam embrulhar os bebês com o seu roupão, deitados na cama de tal sorte que as crianças pudessem sentir os batimentos cardíacos e até mesmo os movimentos gastrintestinais de suas mães.

Este ritual deveria durar aproximadamente de uma a duas horas.

Após uma semana, os problemas que motivaram tanta queixa desapareceram.

Aqui há algo interessante, não se pode ser mais real do que o rei. Isto quer dizer: até o retirar a roupa e embrulhar o nenê no roupão, o médico receita. Daí para a frente, precisamos entender que a mãe e o bebê se acertam melhor sem palpites de terceiros. A natureza mãe-bebê sabe bem o que faz. Muitas vezes, querendo ser muito importantes, tentamos ensinar em demasia e atrapalhamos, porque o que devem fazer mãe e bebê na cama não posso saber, pois não sou mãe (Winnicott, 1977).

Em 1987, cuidei de um paciente do sexo masculino que contava na época com 10 meses.

Ismael, após broncopneumonia, fora medicado por dez dias com várias injeções de antibiótico.

Já no final do tratamento antimicrobiano, o menino mostrava-se irritado, sem apetite e não conseguia dormir.

Quando o tratamento terminou, ao contrário do que se poderia esperar, os sintomas ligados ao comportamento intensificaram-se.

Após analisar o quadro do garoto, fiz a seguinte receita:

Mãe três vezes ao dia, uma hora cada vez.

A mãe, apesar de esclarecida, assustou-se com a receita e me deu certo trabalho para fazê-la entender a prescrição.

O esquema é o mesmo citado anteriormente: a mãe é colocada com seu bebê, isoladamente, três vezes ao dia, uma hora por vez e com grande contato corporal dentro dos moldes já descritos.

Uma semana após a consulta, fui informado pela família de que a vida de Ismael havia-se normalizado.

A IMPORTÂNCIA DE CONHECER O NORMAL

Grande parte dos médicos tem imensas dificuldades em lidar com o normal, porque nas faculdades não tiveram contatos com pacientes normais. O que é pior, não foram trabalhados para atender crianças normais.

Não conhecendo o normal, o pediatra sai da escola com o furor de receitar.

Como o normal é o campo da prevenção e também da iatrogenia, a puericultura jamais terá sucesso e as doenças iatrogênicas terão mesmo que crescer de maneira assustadora.

Certa vez, pedi a um residente que se sentasse ao lado de um recém-nascido para ouvi-lo chorar. O rapaz olhou-me assustado, pensando que fosse brincadeira da minha parte.

No primeiro ano de Medicina, estudamos Anatomia, Histologia, Estatística, etc. No segundo e terceiro, aprendemos Fisiologia, Anatomia Patológica, Bioquímica e assim por diante, e claro que com sapos, coelhos e cachorros.

O aluno tomará contato com seres humanos no quarto ano e desde então, já com doentes. Daí até o fim do curso, só vai ver doentes.

Penso ser de muita importância, durante o curso, traçar planos para que o estudante tenha contato com pessoas adultas e crianças normais. Assim, poderíamos descobrir bem cedo como vivem as famílias, suas dificuldades econômicas, porque crianças normais fazem birra, porque irmãos brigam, que é normal chorar e o choro não precisa ser sedado como se fosse equivalente à doença, etc.

Logicamente, tendo boas noções de nossas normalidades e da normalidade das pessoas. De modo geral, o pediatra receitaria menos orexígenos, tranquilizantes, anticonvulsivantes, etc., e iatrogenizaria menos.

Sustento que, observando as famílias, poderíamos percebe-los também como seres humanos e entender melhor as dificuldades de nossos pacientes.

O pediatra, muitas vezes, coloca-se diante da família como superior, não permitindo que a mãe fale, expondo suas ideias e temores. Ao sair do consultório, a família, desnorteada, fica mesmo sem aprender sua função no relacionamento com o profissional.

A ÓTICA DO PEDIATRA

A noção que prevalece entre as pessoas é de que a criança é um ser passivo, que precisa crescer para tornar-se adulto e pessoa de bem. O pior é que ninguém desconfia de que a infância é uma fase importante para que o futuro adulto seja pessoa normal.

De uma lado, a família imagina que seus filhos preciam ser bonzinhos, disciplinados, com apetite determinado pelos pais, com sono que satisfaça as necessidades dos adultos quanto ao tempo, intervalos e horários de dormir. Para brincar, há regras, normas e o mundo que o adulto constrói para que as crianças se adaptem.

Construímos nossas cidades, prédios, etc., e a criança terá que adaptar-se a tudo, mesmo que para isso tenha que ver televisão, não fazer exercícios, jogar videogame o dia todo e ir precocemente à escola.

Por sua vez, as escolas necessitam de alunos e apresentam seus programas de educação bem condizentes com esquemas que visam a ocupar a criança para que não nos perturbe.

Neste sentido, lembramos que nossas escolas só têm atividade dirigida e todas que conheço não permitem aos alunos brincarem como desejam, ou seja, exercer atividade de acordo com sua vontade.

Não nos esqueçamos de que as crianças poderiam ficar sem as escolas, caso construíssemos nossas cidades pensando nelas.

A grande maioria de nossos filhos, com atividades livres e lugares adequados para desempenhá-las, seria preparada para a alfabetização sem as pré-escolas, hoje tão difundidas.

É claro que as crianças que apresentam dificuldades no crescimento e desenvolvimento seriam detectadas pelos profissionais de saúde e trabalhadas especificamente.

Paralelamente, estamos nós, pediatras ativos, pensando que não nos compete discutir tais assuntos com as famílias.

Entendemos, por formação acadêmica equivocada, que higiene mental é coisa de psiquiatria ou de psicólogo e que as dificuldades escolares de nossos pacientes não nos interessam.

Alguns pediatras até assumem para si o problema escolar de seus pacientes, mas, de novo, sob grande equívoco, receitando piracetan, ácido glutânico, para melhorar a inteligência deles.

Por outro lado, há crianças recebendo anticonvulsivantes porque trocam letras na escrita, são mais agitadas, apresentam disritmias assintomáticas, ou porque mordem os amiguinhos durante as atividades na escola.

É claro que a agressividade nos primeiros anos de vida, quando a criança baseia suas atitudes no processo primário (Freud, 1968), tem mesmo que ser maior, particularmente quando trancadas em salas e permanentemente irritadas com atividades dirigidas por qualquer tipo de professora.

No momento, há um conluio incrível que, de acordo com minha observação, está infelicitando a criança que provavelmente não será nenhum adulto feliz ou de bem.

Se de um lado os pais precisam de que elas fiquem quietas e obedientes, os pediatras, por outro, desejam que isto ocorra porque não conhecem outra maneira de ajudar as famílias que lhes confiam os filhos.

Finalmente, a escola faz de tudo para ter alunos também comportados e obedientes, sem discutir se isso e bom ou não.

Para arrematar, nossos governos não se preocupam com a situação porque desejam adultos obedientes e enquadrados em seus esquemas de mando.

Talvez seja o pediatra a única pessoa que possa mudar tal situação, intercambiando conhecimentos com as escolas, com as famílias e tendo a coragem de discutir os problemas das crianças como indivíduos pertencentes à família e à sociedade.

RELAÇÃO MÉDICO-FAMÍLIA-CRIANÇA

Poder-se-ia discutir este item separando-o em relação pediatra-família e pediatra-criança, mas não o faremos por considerar que no relacionamento pediatra-criança se inclui fatalmente a família e vice-versa.

É interessante levar em conta a postura do pediatra ao lidar com a criança, porque influencia a família, reforçando condutas inadequadas pré-existentes ou desvalorizando condutas corretas, abordadas no momento da orientação.

Precisamos de segurança em nossa atuação, não apenas para que o choro e a rebeldia da criança não nos perturbem, mas também pelo fato de a família tomar este modelo para futuras relações com o paciente.

Se durante o exame, ou nos momentos que o antecedem, sentirmos necessidade de enganar, chantagear, prometer pirulitos ou inculcar medos na criança, teremos oferecido à mãe modelo inadequado de se relacionar com o filho, nada adiantando dizer a ela, posteriormente, durante as prescrições, que o trate sem medos, remorsos, mentiras e chantagens.

Este quadro se agrava sobremaneira se a mãe já aplicava tais condutas erradas, agora reforçadas pelo comportamento do profissional.

Em qualquer circunstância, passa-se aos pais mensagem ambivalente que leva o conteúdo do que se falou e do que se fez durante a consulta.

Sumariza-se, dizendo que, no caso, o médico se portou como mau ou bom exemplo.

Objetivando a criação de ambiente favorável na rotina do consultório, já no primeiro contato esclareço à família que durante a consulta me compete dizer ao paciente o que pode e o que não é permitido fazer.

A seguir, dirijo-me, ao paciente, informando-o do seguinte:

> Aqui não pode, é perigoso mexer nas coisas que estão sobre a mesa e levar os brinquedos. Fique tranquilo porque, se você quiser fazer o que não pode, não deixo.

Se o bebê, por ser pequeno, não puder entender tais explicações, informo os adultos de que o choro e os resmungos, por ventura existentes, não ocasionam o mínimo incômodo.

Sempre adotei a seguinte conduta ao lidar com meus pacientes:

– Preciso examiná-lo. Você quer subir na mesa, ou coloco você lá?

Caso a criança proteste ou chore, digo:

– Se quiser chorar, espernear ou gritar, não há problemas, consigo examiná-lo assim mesmo.

Caso a criança me pergunte se preciso ver a garganta, digo-lhe que sim e que, se sentir necessidade de chorar, chore.

Ao mesmo tempo, havendo necessidade, peço à mãe que apenas me ajude a segurá-la sem falar nada ou tentar que o filho se cale.

É inadequado dizer coisas como:

– Que feio! Chorou tanto e não doeu nada. Nossa! Deste tamanho chorando!
– Agora tome esse pirulito, é para você.

Por outro lado, a conduta correta mostra à família que o choro é normal e não significa que precise ser medicado.

Ao mesmo tempo, minha paciência é o espelho onde a família vai mirar-se para lidar com o paciente.

Às vezes, o pediatra mostra-se muito bonzinho e aceita a rebeldia da criança que não permite anamnese e exame físico adequado. Nestas situações, ou se quer agradar a família ou não se tem equilíbrio interior suficiente para conduzir a consulta, o que acaba prejudicando o paciente de alguma forma.

Não devemos ser grosseiros e agressivos. O pediatra precisa ter seriedade para extrair da consulta resultado satisfatório a seu paciente.

Aline, minha paciente de 5 anos, veio com sua família para consulta.

A mãe, muito aflita, pediu-me para entrar primeiro. Dizia ela:

– Doutor, minha filha perde o fôlego quando contrariada. Se ela mexer em alguma coisa, o senhor, por favor, não diga nada, porque morro de medo.

Mostrando segurança, pedi-lhe que não se preocupasse.

Ao entrarem os avós, o pai e Aline, dirigi-me à menina dizendo:

– Aline, nesta sala quem manda sou eu. Aqui papai, mamãe, vovô e vovó não dão palpite. Aqui não pode mexer nos livros, nas coisas sobre a mesa, não há perigo, nem pode levar brinquedos, o resto pode tudo.

Numa atitude desafiadora, a menina quis mexer no relógio em cima da mesa.

De imediato, segurei-lhe a mão dizendo:

– Isto não é permitido, combinei assim com você. Se quiser chorar e perder o fôlego, pode deitar-se ali na almofada, enquanto converso com seus pais.

Para surpresa de todos da família, Aline não mais perturbou durante a consulta.

Aprendi que as crianças, no decurso das consultas, não teimam nem me desobedecem porque sou claro e sincero com elas.

Por outro lado, não tenho medo delas, nem de que chorem, fiquem nervosas, gritem ou percam o fôlego.

Esta segurança precisa ser transmitida às famílias pelo exemplo que damos ao lidar com os pacientes durante a consulta.

Percebo, há tempo, que as crianças mais desobedientes e agitadas no início da consulta vão-se tornando calmas e fáceis de se lidar enquanto oriento os pais, até que no final se sentam e procuram fazer contato comigo, pedindo-me algo ou querendo brincar comigo.

Muitas vezes, o pediatra, diante de certa queixa, dá risadas, faz debochas e críticas severas à mãe. Tal conduta a deixa envergonhada, humilhada e sentindo-se em condições de inferioridade.

Além disso, se outras pessoas da família estiverem presentes e forem discordantes das atitudes maternas, poderão tomar o comportamento do pediatra como base para criticar as atitudes ou pensamentos maternos.

Durante uma consulta, ouvi isto de uma senhora:

– Doutor, meu marido, minha sogra vão rir de mim, já falei isto ao Dr. X e ele riu de mim. Fiquei com cara de boba, mas se o senhor achar besteira, não faz mal.

Esta senhora havia sido ridicularizada pelo pediatra porque achava que sua filha tinha uma vagina muito grande e as fezes da menina eram esquisitas e feias.

Tomei a decisão de ouvi-la com paciência e esclarecê-la em suas dificuldades. Esta atitude a fez sentir-se encorajada a trazer suas dúvidas dali para frente, além de o restante da família ter percebido que suas queixas precisavam ser respeitadas.

Penso que mães como estas se sentem mais valorizadas após as consultas e tornam-se mais seguras ao lidarem com problemas de seus filhos.

Outro item importante no relacionamento com famílias em nosso consultório é a questão da paciência.

Tenho visto ensinar aos alunos na Faculdade uma via rápida de se fazer anamnese sem deixar o paciente realizar na sua exposição o que se convencionou chamar de perder tempo.

Ensinamentos como estes devem ser discutidos minuciosamente, pois o que se vê na prática é a mãe acuada pelo pediatra que, por sua vez, está aflito pelo excesso de trabalho. Com tanta pressa, é claro que o paciente não pode ser bem atendido.

Tenho interessante vivência de uma senhora que veio ao consultório com seu filho de 6 anos. Durante a consulta, falou bastante e então combinei que voltasse outro dia para esclarecermos alguns pontos.

Na segunda consulta, chegamos a várias conclusões importantes em relação ao paciente, mas notei que ela falou bastante de si mesma. Na terceira consulta voltou, mas sem o filho e só falou de si.

Ficou claro e concluído entre nós que realmente ela precisava acertar alguns pontos na sua vida e que o filho foi o veículo para chegarmos a seus problemas.

Nestas consultas, a criança foi beneficiada. Por ser normal, não recebeu qualquer terapêutica e ainda obteve benefícios porque quem tinha problemas era sua mãe, que dali para frente poderia cuidar dos filhos em condições psicológicas muito melhores.

Durante a consulta, o momento é propício para que o pediatra descubra e entenda uma série de coisas importantes.

Assim, observando a relação mãe-filho, colhem-se dados úteis que depois se utilizam na orientação a ser dada à família.

Há pais que durante uma hora de consulta emitem mil ordens proibitivas e nenhuma delas é obedecida.

Há aqueles que nada dizem aos filhos porque têm nítido medo deles ou porque são realmente displicentes. Tais atitudes familiares são geradoras de dificuldades adaptativas das crianças em relação à escola, família e sociedade *sensu latu*.

Outras vezes, observamos contradições entre os diferentes membros da família, incluindo a babá e até vizinhos, que, ao lidarem com a criança, criam dificuldades para se criar uma disciplina necessária à sua vida.

Tenho visto adultos que durante a consulta demonstram excessivo dó em relação às frustrações dos filhos, procurando evitar ínfimos sofrimentos que, de modo geral, são bem suportados por eles.

Isso tudo podemos observar no consultório. Mas para tanto o pediatra necessita estar atento, ser arguto, sutil e ter capacidade de entender a dinâmica da família para dar-lhe orientação adequada.

Dentro desta linha de pensamento, condenamos a conduta, proposta várias vezes pelos pais, e aceita pelo profissional de saúde, de se retirar a criança da sala durante a anamnese ou depois do exame físico para que ela não os perturbe.

Em primeiro lugar, como já foi exposto, perdemos a oportunidade de estudar a relação paciente-família e ainda damos aos adultos exemplo de intolerância em relação ao comportamento de seus filhos.

Nesta situação, a conduta médica endossa a ideia familiar de que a criança não deve participar das decisões em relação a sua saúde, o que nem sempre é verdade.

Há oportunidades em que a criança ouve a consulta, quase não fala, e sai dali com outro tipo de comportamento.

Em 1987, examinei uma paciente de 8 anos de idade, com imensas dificuldades escolares e comportamento depressivo.

A família impressionou-me bastante pelos problemas e angústias. Ficamos discutindo suas dificuldades durante duas horas.

A paciente nada falou durante a consulta, mas se manteve muito atenta às discussões, explicações e orientações em relação a seu caso.

Além de orientação dada, indiquei psicoterapia como terapêutica para o caso.

Meses depois, apesar de não se ter realizado o trabalho psicoterápico, recebi notícias de que a paciente havia mudado totalmente a maneira de comportar-se, incluindo intensa melhora no rendimento escolar.

Nas condições da consulta mencionada, estes fatos costumam ocorrer com relativa frequência, quando tratamos de pré-escolar e escolares sem que sejam medicados ou submetidos a técnicas psicoterápicas mais complicadas.

De nenhum modo estou propondo consultas milagrosas, mas mostrando que há consultas realmente terapêuticas e que devem ser usadas.

Balint admite implicitamente tais fatos, quando afirma que o médico é bom medicamento e Winnicott (1984), quando descreve seus jogos de rabiscos, aceita essa afirmativa.

Queria que ficasse bem claro que me refiro às consultas de que participam a família e a criança.

Podemos afirmar que a primeira consulta em que orientamos os adultos que lidam com a criança é terapêutica, não só pelo esclarecimento e aumento da segurança dos adultos, mas também porque a criança apreende o que o médico fala e mostra nas suas atitudes e por isso amadurece.

Para que tais resultados ocorram, o profissional deve ser tranquilo, seguro, ter bom domínio de suas emoções, ser sincero, ter disposição para explicar os pormenores das orientações, ser paciente e admitir que a criança, participando da consulta, tem direito de ouvir, falar, discutir, e de sempre ser respeitada.

Tenho visto famílias com ótima conduta em relação aos filhos; como, porem o número de informações que recebem sobre educação é grande, ficam inseguras em relação ao que fazer com a criança, quando acusa comportamento diverso.

Após a consulta e tendo nossa orientação como paradigma, restabelece-se a segurança na casa; a harmonia necessária instala-se, permitindo e auxiliando as melhoras.

Fica também claro que qualquer assunto que lhe diz respeito precisa ser tratado perto da criança.

Por menor que seja, o paciente sabe o que motivou a consulta. Não adianta esconder.

Dois exemplos esclarecem:

A família de Marcelo veio ao consultório, desesperada, porque seu tio muito querido estava com câncer e iria morrer.

Como o menino tinha grandes problemas emocionais e físicos e, também, quando da morte da avó havia dado muito trabalho, não sabiam o que fazer.

Resolvemos a dificuldade de maneira simples. Chamei o garoto na presença da família e estabeleci com ele o diálogo abaixo:

– Olha, Marcelo, preciso contar-lhe algo que sua família não sabe resolver.
– Seu tio X está com câncer e vai morrer. O médico dele já disse.
– É, eu já desconfiava.
– Você já sabia, como?
– Pelo jeito do pessoal lá em casa.

Após alguns minutos de silêncio, Marcelo me perguntou se um milagre poderia salvar o tio.

Expliquei que não há milagres e que ele os estava fantasiando para negar a morte da pessoa de quem gostava muito.

O garoto insistiu em saber se iria ou não ao sepultamento porque no de sua avó ficara nervoso e quebrara coisas durante o velório.

Posteriormente, soube que foi ao enterro e se comportou muito bem.

Ao encarar a morte com naturalidade, beneficia-se o paciente (D'Assumpção, 1988).

Nosso segundo exemplo diz respeito a um paciente que foi trazido pela família e, quando esta quis que ele saísse para conversar comigo, resistiu.

Disse-lhe, então, que sua mãe se sentiria mais à vontade para falar de seus problemas longe dele, mas que depois lhe contaria tudo que fosse falado.

O garoto respondeu que já sabia por que viera ao consultório e afirmou:

– Minha mãe me trouxe porque eu falo como mulher.

Ligada a participação da criança à sua consulta, precisa-se deixar claro que ela deve falar ao médico sobre sua doença e suas dificuldades.

A ideia de que a criança sempre deve ter o adulto como seu único intérprete está baseada no fato de, comumente, ser considerada numa fase da vida em que a passividade é sua característica fundamental.

O pediatra necessita ter em mente que seu paciente tem sentimentos, desejos próprios e conceitos sobre a vida que não podem ser proibidos de aparecer.

Assim como a criança não é um adulto em miniatura, longe está de ser um indivíduo que está cumprindo passivamente um estágio para depois, como adulto, ser igual aos que a educaram.

Não nos esqueçamos de que quando o bebê vê sua mão pela primeira vez, chupa o dedo, etc., já faz um conceito do mundo.

Os educadores reconhecem modernamente este fato quando, ao alfabetizarem, percebem que o adulto tem um conceito sobre alfabetização e que a criança o tem da mesma forma. Daí Emília Ferreiro proclamou que a criança não é um saco onde se vai colocando coisas (Ferreiro, 1986).

Para realmente sermos capazes de ajudar a criança, precisamos libertar-nos dos preconceitos, do autoritarismo; precisamos aprender a lidar com nossas próprias dificuldades internas.

Estas ideias são básicas. Como é a família que leva o paciente e paga a consulta, há tendências de o profissional agradá-la, deixando de lado as reais necessidades da criança.

O caso abaixo elucida a questão:

Criança sadia foi levada à consulta como doente

MAP, com 11 anos, foi levado ao nosso consultório pela senhora M., sua mãe, em 14.6.86.

MAP vive com seus pais e dois irmãos: uma menina de 12 para 13 anos e um menino de 7.

MAP veio à consulta porque se tornou insuportável.

De um ano para cá ficou irritado, malcriado e bastante agressivo, principalmente em relação à mãe.

Sua agressividade caracteriza-se principalmente em responder com aspereza quando é chamado à atenção ou solicitado a colaborar nos trabalhos domésticos.

Tornou-se fanático por televisão, come bastante e briga moderadamente com os irmãos. Não os agride fisicamente a não ser dando tapas, em raras oportunidades.

MAP nunca apresentou problemas na escola onde é disciplinado, alegre e cumpridor de suas obrigações, até o momento da consulta.

Coincidindo com os problemas apresentados em casa, também tem brigado com a mãe para fazer tarefas ou estudar em casa.

MAP e seus irmãos foram meus pacientes praticamente desde que nasceram e nunca apresentaram doenças graves ou internações.

A família tem bom poder aquisitivo, pertencendo à classe média-alta.

Há um mês, foi levado ao neurologista. Feito EEG, revelou-se foco irritativo em região temporal esquerda.

No início da consulta, havia insistente pressão da mãe, que representava o restante da família, para que se medicasse o paciente.

Procuramos mostrar, durante a consulta que, além de medicamentos, havia outras condutas terapêuticas e que para se chegar a uma conclusão definitiva, precisamos falar sobre a vida de MAP, dentro da família.

O pai de MAP, exatamente há um ano, começara a viajar e permanecer semanas fora de casa, em outro Estado, cuidando de seus negócios. Homem muito exigente, cobrava da mãe responsabilidades em relação ao que pudesse ocorrer com os filhos em sua ausência.

Com o afastamento do pai, a senhora M, que como toda a família não consegue entender o novo comportamento do menino, como autoproteção promoveu uma série de modificações na casa.

MAP, que já trabalhava com seu tio fazendo até entregas de bicicleta na rua, foi retirado do trabalho, e sua bicicleta confiscada sob pretexto de perigo.

A senhora M não o deixou mais brincar na rua com os amigos e quando permitia que jogasse bola era sob rigoroso controle. O paciente, que já ia à escola sozinho e tomava ônibus, teve que passar a ir e voltar de carro com a mãe.

O comportamento da senhora M tornou-se absolutamente restritivo em relação aos filhos. Ela ficou tão apavorada que quando estava em casa e o telefone tocava, demonstrava intenso pavor em atender pressupondo ser notícia de acidentes e mortes, de filhos, pai, avós, etc.

A menina mais velha voltou a usar chupeta, mamadeira e a dormir com a mãe. O caçula apresentou comportamento idêntico e ambos aceitavam o novo esquema criado na casa.

Segundo a senhora M, os irmãos de MAP estão muito afetivos, cuidadosos, deitam no colo dela e aceitam seu amor. MAP, entretanto, está arredio, não quer ser tratado como os irmãos. Se alguém quer mimá-lo ou aconselha-lo, grita, atira as coisas e sai de perto.

O próprio pai, quando vem para casa, relaciona-se bem com o filho e já o aconselhou muito, mas de nada adiantou.

Com o decorrer da consulta, e após levantar os dados, ficou claro para mim que MAP era um garoto normal, vítima de uma família doente. O comportamento dele representa seu desejo de crescer, ser ele e ao mesmo tempo libertar-se.

Na realidade, a relação pai-mãe é patológica e determinante do comportamento restritivo da mãe apoiada pelo pai, quando aconselha o filho a comportar-se bem.

Os dois irmãos de MAP assumiram intensa regressão com comportamentos anormais para a idade, mas aceitos como ótimos pela família, atendendo a suas conveniências.

No contato com MAP, o mesmo se mostrou absolutamente normal, o que já estava confirmado pelo seu modo de viver com os amigos e na escola.

Pode-se concluir que MAP é uma criança normal, pré-adolescente que perdeu sua liberdade, mas que briga por ela na tentativa de continuar a crescer. No momento, tenta quebrar as amarras que lhe são impostas pela autoridade exagerada e doentia do pai com a dependência e insegurança patológica da mãe. Quando comparado com os pais e irmãos, MAP pode ser considerado o membro sadio da família, levado a uma consulta para que se comportasse como os irmãos, também doentes.

A família queria que MAP fosse aconselhado por mim e que também o medicasse para sedar-lhe a rebeldia que era bom indício de saúde.

Queríamos com este caso mostrar o perigo que existe de o médico tratar a criança saudável apoiando a família totalmente patológica. Como este caso, temos dezenas de outros em nossa experiência.

Em algumas situações, o pediatra assume a criança com seus problemas e trata a mãe ou a família como inimigos.

É comum perguntar-se à mãe coisas a que ela não sabe responder. Esta então se informa com a empregada ou com outra pessoa qualquer presente à consulta para dar a resposta.

Isso irrita o profissional que ignora dali para frente a presença materna e se dirige à outra informante, tentando hostilizar a mãe.

Estas atitudes têm origem na época em que os pediatras implicavam com as madames que levavam as babás aos consultórios e estas se tornavam as informantes.

Ao encontrar mães deste tipo, sempre procuro incluí-las na consulta, valorizando-as em relação aos cuidados com os filhos. Penso que, com habilidade, o médico consegue sensibilizar a pessoa em relação a suas funções e ela aceita as mudanças necessárias. Por outro lado, precisamos não nos esquecer de que, modernamente, nossas crianças estão, em sua maioria, em creches e escolas pré-primárias.

Temos que entender que já não estamos orientando aquela família estruturada como antigamente, em que a mãe permanecia em casa 24 horas por dia, cuidando dos filhos.

As babás assumiram importante papel na formação das crianças, assim como as professoras e as funcionárias de creches.

Parece-me útil a atitude que temos tomado de aumentar nossos contatos com entidades, orientando-as devidamente através de reuniões, conferências, grupos de mães, programas de rádio, colunas em jornais, etc.

Na sequência de condutas importantes como as que estamos discutindo, é necessário que se aceite a seguinte:

Pouco ou quase não se dá oportunidade de a criança falar.

Os pais expõem seus pensamentos que, muitas vezes, representam desejos inconscientes de induzir o médico a trilhar certo caminho, ou procuram forçar determinado diagnóstico.

Quando o pediatra é atento, sincero com a família e realmente quer beneficiar seu paciente, forçoso é ouvi-lo.

A criança, muitas vezes, traz informações importantes para a conduta do profissional, fornecendo-nos dados de grande valia.

Além do mais, quando valorizamos a criança, permitindo-lhe participar da consulta, ouvindo-a, também a valorizamos como ser humano, o que pode servir de modelo para que os pais venham a considerá-la com respeito.

Marcos era uma garoto de 5 anos, quando veio consultar-me pela primeira vez, por causa de amigdalite. Sua mãe, muito ansiosa, passou por cima de uma série de coisas importantes, desprezando-as, embora eu as houvesse abordado durante a consulta.

No meio da orientação, Marcos disse:

– Também Dr., minha mãe vai me dar banho e puxa meu pipi, daí, eu não gosto.
– Eu estou doente, não tenho fome, ela briga comigo pra comer e fala que eu preciso tomar injeção.
– Eu não gosto de carne e ela fala que preciso comer se não eu fico fraco. Meu amigo nunca come carne e eu nunca vi ele doente.

Este exemplo nos deixa claro que o pediatra precisa ouvir a criança porque ela tem coisas importantes a informar.

Estas queixas de Marcos, negadas pela mãe, permitiram-nos discutir detalhadamente a questão da relação família-criança e enfocar dificuldades importantes para a felicidade de ambas.

Sumariamente, entendemos que o próprio pediatra, ao iniciar a consulta, deve dizer bem claro que a criança terá liberdade para falar de suas dificuldades, ligadas ou não à doença atual.

FRASES INFELIZES

Alguns exemplos ligados a nossa experiência esclarecem devidamente O que pretendemos mostrar com este título.

Certo dia, recebi para consulta uma senhora que, em prantos repetia a frase:

– Meu filho não poderia se resfriar e se resfriou.

Quando pedi para que se explicasse, ouvi-a dizer que o Dr. X tratou do seu filho com broncopneumonia e ao sair do hospital, ouviu a frase que ela tanto repetia.

– Olha mãe, muito cuidado, o nenê não pode pegar resfriado.

Ao falar assim, o médico realmente passou para a mãe a responsabilidade de evitar os resfriados como se ela tivesse em suas mãos tais meios.

A onipotência do profissional incitou-o a ordenar, e a mãe, em nível ainda onipotente, assumiu a responsabilidade. Quando o resfriado apareceu, ela se sentiu culpada, daí o desespero.

Se ao invés desta ordem, a orientação fosse menos onipotente, nada disso teria ocorrido.

Por exemplo:

– Olha mamãe, o bebê está curado. A senhora vai para a casa com ele, e qualquer coisa que houver me informe para que eu possa ajudá-la de perto.

Neste exemplo, juntaram-se onipotência e superstição, porque ter broncopneumonia e resfriar-se não aumenta o risco de outra pneumonia.

Onipotência mais superstição, no caso, deixaram a mãe emocionalmente mal e insegura para cuidar do filho.

Estamos cansados de saber que as angústias maternas podem ser captadas pelo bebê, prejudicando-o intensamente.

Ana Maria era uma garota de 10 para 11 anos, absolutamente normal quanto ao peso, altura e demais dados antropométricos e vitais.

Em sua casa havia, desde que Ana nascera, enorme obsessão materna para que ela se alimentasse, isso sempre leva, como aconteceu com a garota, a intensa anorexia de ordem emocional.

A garota, numa consulta com seu médico, ouviu deste a seguinte frase:

– Você precisa engordar pelo menos mais cinco quilos.

A consideração do médico em relação ao peso da paciente não só a perturbou profundamente, como deu à mãe o apoio de que ela estava precisando para alimentar sua neurose por comida.

É interessante que na hora de passar a orientação final, o pediatra disse à mãe que não a agradasse ou a forçasse comer.

É claro que a primeira e infeliz consideração de que ela necessitava engordar pelo menos mais cinco quilos foi o fósforo riscado na pólvora.

Osvaldinho era um nenê de 3 meses de idade. Desenvolvia-se dentro dos limites da normalidade, mas abaixo da média.

Ao ser levado ao pediatra, a mãe ouviu deste a seguinte expressão:

– Precisamos fazer tudo para que esta criança se desenvolva mais.

É claro que tal consideração deixou a família em pânico. Quando cuidei deste garoto, aos 2 anos de idade, ele estava dentro do normal para a faixa etária no que tange a peso e altura; todavia, mais uma vez, com anorexia de origem emocional.

A situação criada pela infeliz conduta do medico criou na família grande tensão emocional, portanto ambiente desfavorável para o desenvolvimento do paciente.

Com o escopo de enriquecer nossa discussão, gostaria de mostrar duas situações terríveis que prejudicam o paciente.

A primeira delas, já mencionada anteriormente, refere-se à frase do pediatra que diz a mãe:

– Olha, mãe, a senhora agora só traga o bebê aqui quando ele estiver doente.

Ora, isso simplesmente autoriza tratar-se as doenças e esquecer-se a puericultura.

Fazer pediatria assim equivale a não fazer.

A segunda situação, eu a vivi num Congresso de Pediatria, na cidade de São Paulo. imaginem só!

Numa mesa-redonda sobre anorexia, colocaram um psicanalista que, não conseguindo respeitar a falta de apetite de seus filhos, na sua exposição, disse que é quase impossível aos pais respeitar as crianças quando não querem comer.

Falar isso a pediatras que vão a um congresso em busca de experiência, de algo para aprender, é absurdo.

Minhas atividades com crianças, há 24 anos, incluindo meu quarto ano médico, mostraram exatamente o oposto. Não só consegui respeitar meus próprios filhos, como, através do meu trabalho, obtive excelentes resultados com pacientes, quer de consultório particular, quer do hospital-escola.

Uma coisa é conhecer psicanálise em profundidade, outra é aplicar conhecimentos, na lida diária, com pacientes.

ALGUMAS CONSIDERAÇÕES SOBRE SINTOMAS E QUEIXAS

Somos seres históricos. As doenças não nos atingem ocasionalmente. O paciente organiza sua doença bem como seus sintomas. (Balint, 1984).

Embora pareçam claras as assertivas acima, não são bem compreendidas ao se fazer a consulta pediátrica de rotina.

As queixas chegam espelhando aspectos somáticos ou compondo o vetor psíquico.

Em qualquer circunstância, jamais poderemos deixar de entender que, com a queixa, é trazido aquilo que se tornou insuportável. Isso significa que a queixa representa o limite da capacidade da família em lidar com as situações nela sintetizadas.

Érica, uma garota de 7 anos, tem medo de ir à escola. Seus pais me procuraram para que resolva o problema.

Diz a mãe:

– Ou o senhor medica, ou dá conselhos para que ela vá à escola, porque não aguentamos mais.

Logo à frente, o equívoco materno e familiar fica mais claro.

– É este o único problema dela, Doutor. No resto está tudo ótimo.

Aqui não há outra conduta a não ser aquela que elucida toda a relação da paciente com a família, com a escola, etc.

Neste caso, foi preciso abordar setor por setor, função por função da vida de Erica para descobrirmos que a queixa materna simbolizava a infantilização da filha.

Esta mãe não pemitia a Erica crescer. Agradava, insistia e forçava para que a garota se alimentasse. Para evitar que Erica se resfriasse, colocava à força roupas em demasia e a fazia cobrir-se com excesso de cobertores. Não permitia que a filha brincasse fora de casa com amigas. Nunca lhe permitiu que escolhesse roupas, nem a deixava tomar banho sozinha. Qualquer dificuldades que a garota apresentasse, intercedia sob pretexto de não vê-la nervosa.

A queixa é o ápice, o que emerge, mas o restante do *iceberg*, muito maior, está totalmente escondido.

Daí decorre que há dois componentes naquilo que é trazido: o latente que não aparece e o emergente que compõe o que se pode denominar de manifesto. Numa linguagem semiológica, dir-se-ia que a queixa tem caráter sindrômico.

Dentro desta abordagem, compete-nos mostrar à família o equívoco em querer analisar a queixa sem conectá-la a todos os setores da vida do paciente.

Enquadrada num esquema superprotetor, a menina persistiu infantilizada, sem iniciativa, insegura e, consequentemente, não conseguia ir à escola, embora até mantivesse desejo de fazê-lo.

Outro caso se refere a Cristóvão, cujos pais me procuraram com a queixa de que o garoto vomitava de duas a quatro vezes ao dia, já havia vários meses.

Ao ver o paciente no consultório, achei-o até obeso.

Após intensa exploração da vida do menino, descobri que por insistência da mãe, o garoto, apesar dos 5 anos de idade, tinha horário de alimentação cujos intervalos não ultrapassavam três horas. A avó materna telefonava para a casa de nosso paciente, de duas a três vezes por dia para saber como ele havia-se alimentado, recomendando à mãe que não se descuidasse do neto.

Cristóvão não podia brincar porque precisava comer impreterivelmente nos horários estabelecidos. Seu pai, no final da entrevista. confessou que não pode sair com o filho pelo mesmo motivo.

Notamos bem que a queixa era vômito duas a quatro vezes ao dia. Isso quer dizer que o que a mãe não aguentou foram os vômitos.

Ao estudar esta queixa, depara-se com toda a gama de problemas existentes, porém não notados ou valorizados pela família.

É óbvio que, modificando toda a relação de vida da família, não só desapareceu a queixa como a obesidade a acompanhou.

A obesidade poderia ser um motivo de queixa; não o foi porque a família não só a suportou, como a incentivou. Se a queixa representa aquilo com que a família não pode mais lidar, o sintoma é a via final comum de todas as dificuldades da criança.

Deduz-se, pois, que o sintoma é o resultado de todos os problemas da criança, elaborados como tal. De nada adianta sedar sintomas, sem entender a dinâmica que os determina. Tratar sintomas significa usar os anti sejam eles quais forem: anti-inflamatório, antiespasmódico, antibióticos, antianorexígenos (orexígenos), anticonvulsivantes, etc.

Entender a dinâmica determinante de sintomas, de síndromes, significa ir mais profundo ao assunto, adquirir compreensão dele e lidar com sua provável etiologia (etiopatogenia).

Fica claro que, para exercer a terapêutica, baseia-se na dinâmica, na fisiopatologia, ao passo que tratar sintomas é negar estes mecanismos.

Em pediatria, se tomamos o que foi falado em termos de funções, podemos resumir o exposto no esquema seguir, proposto por Alcântara.

De acordo com a orientação sociopsicossomática, estas funções pertencem a uma roda dentada que, posta em movimento, não mais para.

```
FN ←──────→ FP
   ↖  ↗
    ╲╱
    ╱╲
   ↙  ↘
MA ←──────→ FI
```

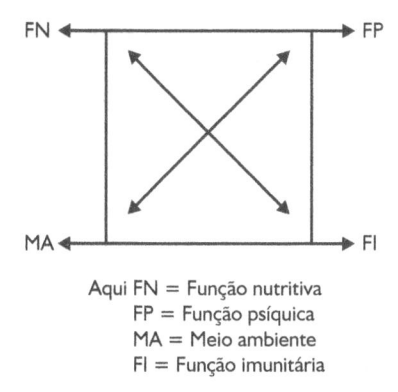

Aqui FN = Função nutritiva
FP = Função psíquica
MA = Meio ambiente
FI = Função imunitária

As setas, com duplo sentido, indicam as mútuas influências de uma função sobre a outra. Vê-se logo que qualquer função se conecta a todas as demais. Entender e exercitar este esquema é o que Marcondes e colaboradores (1985) cognominam atendimento global à criança.

Há uma expressão que precisa estar sempre em nossas mentes.

Quem trata o órgão, o sistema ou o diagnóstico não trata o paciente.

Há que se compreender ainda que, se o sintoma resume as dificuldades da criança, pode encerrar também o ponto atual do desenvolvimento que a criança atingiu. Decorre daí, portanto, que o sintoma pode expressar quadro patológico ou normal.

Fica explicitado que qualquer sintoma é a linguagem que a criança consegue organizar e trazer para ser analisada. Como exemplo de sintomas compondo quadro de normalidade, podemos citar crianças de 18 meses a 4 anos, com suas birras e teimosias, os comportamentos ligados à adolescência, e a falta de apetite que a criança apresenta, entre 12 e 36 meses aproximadamente.

No primeiro caso, a criança, próxima aos 18 meses, inicia o que se convencionou chamar fase de resistência ou de negativismo.

Neste período, o nenê, que ao longo do primeiro ano de vida viveu intensa fase de autoconhecimento, adquire boa noção de individualidade, começando a não obedecer, não gostar de ser contrariado, apresentando-se do contra em tudo, com birras muito intensas.

Este quadro, normal na evolução do bebê, assusta a família que precisa aprender como se lida com a situação, sem necessidade de qualquer medicamento. Deve ficar claro que toda criança normal passa por esta fase e que a ausência deste comportamento com maior ou menor intensidade é que pode significar presença de patologia. Obviamente, nestes casos, os tranquilizantes, sob quaisquer pretexto, estão absolutamente contraindicados.

Ao aproximar-se de 1 ano de idade, a criança que comia ou mamava bastante tinha aparência mais gorducha também porque quase não fazia exercícios.

Já no segundo ano de vida, o interesse infantil concentrado até então na autoexploração, desvia-se para o meio ambiente de maneira intensa. Aqui o apetite diminui bastante e a criança busca explorar o meio com o fito de enriquecer seu mundo, visando a conhecer o mundo exterior. Ocorre temporariamente desinteresse pela alimentação, há emagrecimento por excesso de exercícios e ela se torna um pouco irriquieta e mexelona.

É claro que a conformação física de criança emagrecida e comendo pouco dá a impressão de algo errado. É preciso salientar que, alimentando-se menos e explorando mais o meio, a criança gasta as reservas de gordura acumuladas, e por isto se torna mais magra. Basta ter paciência, que a atividade diminui naturalmente, após haver equilíbrio entre desejo de conhecer e conhecimento adquirido.

Como já foi afirmado, neste período não há necessidade nem de orexígenos, nem de tranquilizantes, bastando tão-somente espaço e locais adequados para que os acidentes não ocorram.

Estas fases orientadas são autolimitadas.

O mesmo ocorre com o adolescente que precisa muito mais de compreensão e paciência para que possa definir sua vida.

Como foi afirmado, os sintomas analisados compõem uma fase do desenvolvimento da criança e são normais se correspondem a referida fase. Entretanto, se o sintoma birra é normal na fase de negativismo, será totalmente patológico aos 8 anos de idade.

É óbvio que, ao analisar um sintoma, é preciso considerá-lo evolutivamente, sabendo inclusive que sua normalidade varia conforme o período etário em que aparece.

Em nossa vivência de consultório, encontramos por vezes casos em que a família é adequada, o paciente é normal, mas surgem sintomas que os levam a consultar o pediatra.

É o caso de um rapaz de 16 anos que se tornou desanimado e com baixo rendimento escolar.

A análise da vida do nosso paciente revelou que estava cansado por excesso de atividade, o que passara totalmente despercebido por ele e pelos familiares. O jovem estudava, trabalhava num período, no posto de gasolina, com o pai, frequentava ainda escola de violão e natação três vezes por semana.

O caso supracitado pertence ao grupo de clientes que sendo normais e apesar de viverem com família adequada, acusam sintomas decorrentes do excesso de atividade. A correta orientação resolve as dificuldades existentes.

Em outras oportunidades, temos encontrado famílias, escolas e até mesmo grupos sociais tão desequilibrados e confusos que acabam determinando o aparecimento de problemas, cujos sintomas são trazidos aos consultórios para serem solucionados.

A propósito, lembramos de um garoto de 8 anos de idade cuja família nos procurou porque seu rendimento escolar era ruim. Roia unhas e chorava toda vez que deveria ir à missa. A questão religiosa preocupava particularmente os pais que eram católicos praticantes. Após demorada consulta, descobrimos que a família e o grupo religioso a que pertencia castravam em excesso as atividades das crianças. A orientação dada globalmente à família incluía a não obrigatoriedade da missa. Pedi que fossem à igreja e que o pai, por algum tempo, convidasse o garoto para jogar bola.

Após todas as mudanças de conduta, o garoto certo dia, ao voltar do futebol com o pai, disse-lhe:

– Pai, precisamos arranjar um dia pra gente ir à missa, eu e você.

É claro que essa criança, deixando de ser coagida, apresentou melhoras importantes na escola, diminuiu o nervosismo e até pôde aceitar a missa, propondo ao pai arranjar um dia para que ambos fossem à igreja.

Fica evidente que, se há famílias que exigem muito dos filhos, também existem aquelas em que a criança não recebe o mínimo de limites, retardando por isso seu amadurecimento. Esses pacientes são crianças grandes, medrosas, inseguras, exploradoras dos pais e que, muitas vezes, expõem-se a riscos de acidentes.

A impressão que se tem é de que tais pacientes se sentem não amados e vivem expondo-se a perigos com a esperança de encontrar alguém que os ame, mostre este amor sob forma de limites.

Finalmente, poderíamos citar sintomas ligados a períodos de adaptação da criança a condições específicas.

Neste grupo, há duas situações especiais:

– A primeira, já comentada, refere-se ao bebê que deixando a vida intrauterina, necessita refazer sua relação com a mãe e, quando isto não é possível, surgem choros, insônias, anorexias, dores de barriga, etc.
– A segunda situação tem como modelo a criança que vai à escola pela primeira vez, particularmente hoje, com pré-escolas em franca atividade.

Tais crianças necessitam ser preparadas e recebidas pela escola de maneira mais adequada do que vem ocorrendo.

Os sintomas que surgem nestas situações não devem ser considerados como doenças da criança, porém mais apropriadamente como falta de capacidade das escolas que dirigem todo o brinquedo de seus alunos e da sociedade que constrói tudo sem pensar nos filhos e, posteriormente, quer adaptá-los às condições estabelecidas.

Há pouco tempo, consultei uma criança de três anos que disse à sua mãe:

– Mãe, eu não gosto da escola porque lá a gente fica cantando, balançando as mãos, dançando e fazendo trabalhinhos.
– É chato, mãe, eu queria brincar com terra, com água, correr, brincar com meus amiguinhos. Ah! mãe, eu gosto da tia, mas é chato.

As pessoas que lidam com crianças precisam conhecer coisas básicas sobre o significado do brinquedo para poder entender esta queixa, pura e simples, de um menino de 3 anos. Não nos esqueçamos de que a reclamação do garotinho (Philipe) encerra muita teoria que pediatras e professores deveriam conhecer pelo menos nos seus rendimentos (Klein, 1969; Winnicott, 1975).

REFERÊNCIAS

Alcântara, P. *Causas e remédios sociais da mortalidade infantil*. São Paulo: Revista dos Tribunais, 1945.

Balint, M. *O médico, seu paciente e a doença*. Rio de Janeiro: Atheneu, 1984.

D'AsSunpção, E.A. Tanatologia e o doente terminal. *Psicograma*, v. 9, n. 2, p. 2-6, 1988.

Deluqui, C.G. Disciplina. In: Bresolin, A.M.B., et al., (coord.) *Pediatria em consultório*. São Paulo: Sarvier, 1985.

Ferreiro, E. A representação da linguagem e o processo de alfabetização. In: _____. *Reflexões sobre alfabetização*. 4. ed., São Paulo: Cortez, 1986.

Freud, S. Proyecto de una psicologia para neurólogos. In: _____. *Obras completas*. Madrid: Biblioteca Nueva, 1968.

Kanner, L. La edad. In: _____. *Psiquiatria infantil*. 4. ed., Buenos Aires: Siglo Veinte.

Klein, M. Fundamentos psicológicos da análise infantil. In: _____. *Psicanálise da criança*. São Paulo: Mestre Jou, 1969.

Marcondes, E., (coord.) *Pediatria básica*. 7. ed., São Paulo: Sarvier, 1985.

Mello, A. M. *A criança tal como é*. (Série de Palestras: 1) T. _____. As crianças reagem assim. São Paulo: Casa do Pequeno Trabalhador, 1976.

_____. A fase do negativismo ou de resistência. In: *Comportamento infantil*. (Série de Palestras: 3)

Pontes, J. F. integração dos sintomas nos planos somático e psicoemocional. In: Pontes, J. F., et al. *Curso de medicina Sóciopsicossomática*. IBEPEGE, 1987.

Rodrigues, A. L., Rodrigues, D. M. introdução à história da medicina psicossomática. In: *Temas de medicina psicossomática*. São Paulo: Roche, 1979.

Spitz, R. A. Transtomos de carencia afectiva. In: *El prime: alio de vida del niño; génesis de las primeras relaciones objetales*. 3,ed., Madrid: Aguillar, 1974.

Winnicott, D. W. *O brincar & a realidade*. Rio de Janeiro: Imago, 1975.

_____ . *Consultas terapêuticas em psiquiatria infantil*. Rio de Janeiro: Imago, 1984.

_____ . *A criança e seu mundo*. 4.ed., Rio de Janeiro. Zahar, 1977.

Textos selecionados; da pediatria à psicanálise. Rio de Janeiro: Francisco Alves, 1978.

20

PSICOSSOMÁTICA E OBSTETRÍCIA

Maria Tereza Maldonado

A perspectiva psicossomática em Ginecologia e em Obstetrícia nos permite observar o desdobramento da sexualidade e da identidade feminina nos principais pontos de transição do ciclo vital da mulher: menarca, início das relações sexuais, gestação e parto, menopausa; essa perspectiva também nos permite alcançar uma compreensão mais abrangente das disfunções, doenças e perturbações do curso normal dessas etapas.

Essa compreensão se aprofunda ao procurarmos ampliar o campo de visão e de escuta na pesquisa do contexto existencial da mulher: a busca de dados básicos de sua história pessoal, vincular, familiar; o ambiente sócio-econômico-cultural onde vive seu cotidiano; a qualidade da assistência que recebe. Ao nos conectarmos com as "redes" nas quais se insere a pessoa, recolhemos subsídios para formar um diagnóstico situacional, que ultrapassa as fronteiras do diagnóstico clínico e psicopatológico. Dessa forma, podemos avaliar melhor as possibilidades e as limitações, os recursos e as carências da assistência, na busca do caminho possível de ajuda.

Essa leitura diagnóstica nos é possibilitada por várias vertentes do saber. Destacam-se: a teoria psicanalítica, a teoria geral de sistemas, a teoria do vínculo. A modificação de algumas intervenções de cunho psicanalítico, a dinâmica de grupos e algumas técnicas de terapia familiar fornecem subsídios básicos de atuação. A sensibilidade, a criatividade, a observação cuidadosa do contexto e o respeito pelas características e pelas reais necessidades das pessoas que demandam atendimento são requisitos fundamentais para que o profissional possa, de fato, prestar uma assistência eficaz.

O LUGAR DO FILHO

A história de cada filho se insere de modo único e singular na existência do pai e da mãe. A gestação e o nascimento mexem fundo nas matrizes vinculares da mulher e do homem e alteram significativamente os padrões interacionais com a família de origem.

A gestação, o nascimento e o crescimento do filho repassam pontos importantes de nossos pais, do nosso contexto de vida e de nossas história como filhos, do relacionamento com nossas peculiaridades. Quando uma mulher e um homem tornam-se mãe e pai, passam por uma dupla identificação: em nível consciente e inconsciente, fazem uma revisão do modelo parental e do processo educacional ao qual foram submetidos; além disso, identificam-se também com o bebê, gestando expectativas e anseios com relação ao próprio papel de pais e às características da criança.

Este aspecto da identificação com o bebê traz matizes regressivos tanto no homem quanto na mulher, refletidos na relação conjugal e com a família de origem: algumas queixas de dores inespecíficas, mal-estar e indisposição, têm origem nas necessidades regressivas de receber proteção e cuidados, o lugar do filho, nesses momentos, é o lugar da competição – quem vai receber mais atenções?

Para acolher bem o filho, a mulher necessita sentir-se segura dentro de si mesma e contar com o apoio do contexto familiar e do contexto assistencial. Se na construção da autoimagem a mulher desqualifica seu próprio corpo e passa a ter uma baixa autoestima, tenderá a sentir-se predominantemente "ruim por dentro", julgando-se incapaz de "fazer bons bebês"; esses sentimentos são dolorosamente "confirmados" por perdas gestacionais ou pelo nascimento de crianças malformadas. Nestes casos, uma gestação subsequente virá carregada de insegurança e de ansiedade, solo fértil para a manifestação de problemas psicossomáticos. Esse clima de angústia frequentemente prolonga-se após o nascimento, não raro contaminando as trocas interacionais entre mãe e recém-nascido, que poderá também sofrer distúrbios psicossomáticos (intensificação de cólicas, perturbações do sono, dificuldades de sucção, choro excessivo). O lugar do filho passa a ser o lugar da angústia, do sentimento de não dar conta da tarefa de criá-lo.

A falta de apoio familiar e as lacunas graves do contexto assistencial também contribuem de modo significativo para o aumento da ansiedade e do sentimento de desamparo da mulher no ciclo grávido-puerperal. Inúmeros casos de distocia do trabalho de parto e de inibição da lactação são desencadeados por um contexto assistencial inadequado ou distorcido. O abandono ou o descaso do companheiro, a rejeição dos familiares nos casos de gravidez da adolescente ou da mulher solteira transmitem uma "falta de chão". O sentimento de desamparo da mãe deixa-a num estado de confusão e de perplexidade: o lugar do filho passa a ser o lugar da solidão e da sobrecarga.

Eventualmente, mesmo em circunstâncias bastante adversas, a gestação, o parto e o puerpério transcorrem sem complicações. A autora já presenciou casos de gestações no decorrer das quais ocorreram eventos traumáticos tais como a morte do marido ou o diagnóstico de câncer no filho mais velho. No entanto, apesar da óbvia tristeza pela perda, estes eventos nem sempre acarretam perturbações psicossomáticas; ao contrário, em alguns desses casos, o que se vê é que o lugar do filho é o lugar da vida e da renovação da esperança, ancorada na crença de que é possível atravessar trechos extremamente difíceis do caminho sem se dilacerar.

A vontade de lutar pela vida e de superar obstáculos é o que impele algumas mulheres a continuar tentando a busca do filho mesmo em circunstâncias que envolvem perigo para a própria saúde, como acontece em muitos casos de gestações de risco, devido a complicações cardiológicas, renais, vasculares e outras. Nos milhares de casos de mulheres com saúde precária devido à miséria e à carência de recursos básicos para uma vida digna, a produção de filhos gira em torno de muitos fatores: a expectativa de que as crianças trabalhem para aumentar a renda familiar, a falta de acesso a práticas anticoncepcionais eficazes, a obediência a preceitos religiosos que incentivam a procriação, a mentalidade machista que equaciona fertilidade com virilidade, a valorização da grande família. O corpo da mulher é o lugar da expressão do sofrimento, mas também da produção; o lugar do filho é o lugar do desalento mas também da busca de melhores condições através do próprio ato de difundir a vida.

FECUNDAÇÃO E GESTAÇÃO

Mesmo nas gestações planejadas e desejadas, um certo grau de ambivalência se faz presente sob a forma de dúvidas, temores, insegurança; mesmo nas gestações indesejadas, há uma busca inconsciente do filho ou da afirmação da fertilidade como fonte de valorização pessoal. Em boa parte das gestações não planejadas, o desejo de ser fecundada manifesta-se não somente pelas sabotagens da anticoncepção (esquecer de tomar a pílula, de colocar o diafragma, errar nas contas da tabela, etc.), como também por mecanismos psicossomáticos que resultam em alterações da data da ovulação.

O equilíbrio hormonal e a regularidade da ovulação são facilmente rompidos em função da ansiedade e de conflitos importantes com relação à maternidade, gerando inibições da ovulação ou até mesmo o espasmo das trompas. O medo de gerar filhos forma os alicerces de inúmeros casos de infertilidade e de transtornos da fecundação, tanto na mulher quanto no homem: incompetência istmocervical, hostilidade do muco cervical, oligospermia, baixa motilidade dos espermatozoides, aborto de repetição. O desejo, frequentemente aliado ao medo, pode provocar alterações psicossomáticas de intensidade variada, desde o simples atraso menstrual com as correspondentes fantasias de fecundação, até as impressionantes manifestações da pseudociese, verdadeira "psicose corporal" que fabrica um bebê imaginário construindo um corpo falsamente grávido, numa dramática demonstração do poder do desejo.

Em algumas mulheres, a dificuldade de engravidar ou de levar a gestação a termo liga-se, no inconsciente profundo, a uma falta de *holding* na relação com a mãe; ao não se sentir sustentada, a mulher sente dificuldades de sustentar e de carregar dentro de si uma nova pessoa; a sensação precoce de vazio, de insatisfação e de não preenchimento de necessidades básicas na relação primordial costuma estar presente nas fantasias de um bebê voraz, sempre disposto a esvaziar as reservas da mãe. Esta fantasia costuma expressar-se por meio de um aumento exagerado do apetite no decorrer da gravidez ou no período da amamentação, resultando em ganho ponderal excessivo que, por sua vez, provoca uma série de outros problemas durante a gestação.

Um vínculo básico de ódio e de rejeição, por sua vez, pode estimular o surgimento da imagem de um bebê mau e aterrorizador, que vai acabar com a saúde e com a própria vida da mãe. A sensação de carregar dentro de si um ser maléfico pode se expressar não só por meio de sonhos e de fantasias, mas também por sintomas tais como falta de ar, dores no baixo ventre, mal-estar generalizado, falta de ânimo e extremo cansaço até mesmo nas tarefas do cotidiano. O crescimento do ventre, ao invés de proporcionar alegria e tranquilidade, gera o terror de ver o inimigo se avolumando e, muitas vezes, o desejo de arrancá-lo lá de dentro, se possível prematuramente.

Em graus mais intensos, a imagem do bebê aterrorizador, cuja existência vai trazer mais perdas e riscos do que ganhos, está na raiz de alguns casos de esterilidade conjugal, especialmente quando o diagnóstico não e conclusivo: feitos os exames ou concluídos os tratamentos indicados, a fecundação não acontece, embora clinicamente não haja impedimento algum. Anos se passam, o casal perde a esperança de conseguir a gravidez, e decide adotar uma criança. Surpreendentemente, tempos depois, a mulher descobre que está grávida: relaxando os controles inconscientes, reduzindo o medo por meio de uma experiência predominantemente boa com a maternidade adotiva, a constelação inicial se modifica e o filho biológico aparece. Casos semelhantes podem acontecer com o homem, quando a baixa fertilidade está associada ao medo da paternidade e à impressão de que não conseguiria dar conta da responsabilidade de criar um filho quando ele próprio se sente imaturo e dependente.

Reações de luto pela perda gestacional também podem provocar transtornos tais como amenorreia prolongada e até mesmo a "retenção do corpo grávido". Num dos casos atendidos pela autora, a paciente, com história de abortos de repetição e com problemas renais sérios, sofreu uma perda gestacional aos seis meses. Permaneceu exatos nove meses com amenorreia e com o abdome volumoso, querendo negar a realidade da perda e a impossibilidade de novas tentativas.

Na gravidez normal, graus mais intensos dessa mistura de sentimentos geram conflitos que comumente se expressam pela via psicossomática: náuseas e vômitos, hipersonia, intensificação da irritabilidade, dores por espasmos musculares, alterações do apetite. Algumas dessas manifestações também surgem no "homem grávido", pela questão da identificação e da inveja da capacidade feminina de abrigar a vida dentro de si.

As flutuações do desejo sexual são manifestações psicossomáticas vinculadas à imagem da maternidade que está internalizada na mulher e no homem. Para algumas mulheres, a fecundidade é sentida como gloriosa e o neném dentro do ventre simboliza, predominantemente, o fruto do amor e da criação conjunta. Essa imagem propicia a predominância do bem-estar, que se traduz em sensações de muita vitalidade, disposição e energia para empreender tarefas e para dedicar-se a interesses variados, incluindo uma atividade sexual intensa, com maior capacidade de gozo; em contraposição, a imagem internalizada de um bebê frágil dentro de um corpo pouco protetor e a predominância do matiz agressivo na relação sexual comumente geram a necessidade de resguardar o neném, gerando acentuada redução do desejo sexual, até o ponto da inibição orgásmica.

As disfunções sexuais na gestação ligam-se também à predominância da visão "santificada" da maternidade ou à repressão das fantasias incestuosas: além da diminuição do desejo, muitos homens passam a ter ejaculação precoce ou até mesmo ficam impotentes diante do corpo grávido. O recolhimento narcísico, que faz a gestante voltar-se para dentro de si própria e identificar-se com o bebê, também é um fator importante na diminuição do desejo.

Evidentemente, podem surgir problemas no convívio conjugal em decorrência de imagens discrepantes do bebê e da maternidade: por exemplo, a mulher pode estar com sua capacidade de desejo e de gozo aumentada e o homem pode estar retraído e assustado, com medo de machucar o bebê, evitando o contato sexual; a mulher se ressente, aumenta sua insegurança e consequentemente sua tensão, o que pode expressar-se por sintomas de irritabilidade, mal-estar, agitação e desconforto. A ameaça de aborto no início da gestação com a consequente interrupção temporária da atividade sexual pode reforçar a imagem do bebê frágil num corpo não confiável, provocando a inibição do desejo, da excitação e do orgasmo no decorrer de todo o ciclo grávido-puerperal, mesmo quando medicamente já não há motivo para a suspensão da relação sexual.

A inibição do desejo e da capacidade de sentir prazer ocorre comumente no contexto das perdas gestacionais, por interrupção espontânea ou voluntária da gravidez. A interrupção voluntária, em especial, mobiliza intensos sentimentos de culpa, cujo "castigo" pode ir muito além da inibição da sexualidade até transformar-se num verdadeiro calvário de dores e de sintomas tais como inflamações ovarianas, enxaquecas, vertigens, e assim por diante. Num caso atendido pela autora, houve uma interrupção voluntária da gestação no segundo trimestre, em função de um diagnóstico de malformação; em decorrência do sentimento de culpa por se ver como assassina do filho, a paciente passou a apresentar vários episódios de dores e de inflamações, sendo submetida a inúmeros exames e tratamentos por diversos especialistas; foco do trabalho terapêutico inicial girou em torno desse sentimento de culpa, da busca da punição e da necessidade de elaborar o luto pelo filho perdido, bem como da ferida narcísica derivada do fato de gerar uma criança malformada. O mês em que o bebê deveria nascer foi especialmente complicado pela ocorrência de enxaquecas e de fortes dores musculares e nevrálgicas.

A dialética nascimento-morte e os processos profundos de identificação na relação entre mãe e filha gestante podem formar a raiz de quadros psicossomáticos importantes. Num dos casos atendidos pela autora, uma mulher grávida de sete meses foi encaminhada pelo obstetra, por não ter encontrado causas clínicas que justificassem as intensas dores articulares que lhe dificultavam até mesmo a locomoção. Além das dores, a paciente queixava-se da dificuldade de se ligar ao neném, da impossibilidade de alegrar-se com a gestação, embora tivesse sido planejada. Na primeira sessão, pouco falou da gravidez; passou quase o tempo todo mencionando sua angústia com relação à mãe, com câncer em fase terminal, cheia de dores, já em cadeira de rodas, sem sair de casa. Falou da culpa por não ter tempo de visitar a mãe todos os dias e dedicar-se a ela, devido ao seu próprio mal-estar. Queixou-se também da cobrança do marido, que a criticava por ser muito dependente da mãe e por não ter comprado nada para o enxoval do bebê.

O que se evidenciou no curso das sessões foi uma intensa ambivalência na relação com a mãe e a sensação de sempre ter sido preterida; a culpa pela raiva e pela doença da mãe ficou aguçada pela própria situação de estar esperando um filho. Na área competitiva, ela – ao se transformar em mãe – mata a mãe; ao dar a vida, tira a vida. Para diminuir esse sentimento de culpa e o ódio destrutivo, identifica-se com a mãe doente cheia de dores, e não consegue se ligar ao neném. Ao trabalhar essa hipótese central, conseguiu sair da confusão e perceber que quem estava morrendo com dores era a mãe e não ela. Ao cabo de uma semana, as dores articulares desapareceram por completo, dando lugar ao surgimento de sinais concretos de ligação com o neném; passou a chegar às consultas mais alegre, com sacolas de roupas para o bebê. Este caso é uma clara demonstração da importância da psicoterapia breve centrada na interpretação dos focos mais relevantes como complementação ao atendimento médico.

É fundamental entender a linguagem metafórica do sintoma psicossomático e tentar descobrir onde predomina a falta de *holding*, se na relação com o companheiro, com a família de origem ou no contexto assistencial. Na maioria dos hospitais públicos, o atendimento precário, massificado e impessoal não permite a construção de um relacionamento consistente entre o médico e a paciente: o sistema de rodízio nos ambulatórios faz com que a gestante seja vista por um médico diferente a cada consulta pré-natal; a insegurança com relação à assistência ao parto é enorme, pois a gestante não sabe, de antemão, em que hospital vai encontrar vaga. Quando, além disso, ela vive um clima de instabilidade e de precariedade dos vínculos afetivos familiares, temos um campo fértil para a intensificação da angústia e, consequentemente, das manifestações psicossomáticas.

O PARTO

Niveis intensos de ansiedade e de medo interferem nitidamente na contratilidade uterina, alterando o ritmo e a força das contrações do trabalho de parto, tornando-o excessivamente prolongado ou prejudicando o progresso da dilatação do colo do útero. A falta de confiança na elasticidade do corpo, a vivência da vagina como um lugar apertado e rígido (frequentemente associada a quadros de dispareunia e de inibição orgásmica) são fatores que intensificam as fantasias de dilaceração em decorrência do parto vaginal; estas fantasias, por sua vez, podem provocar espasmo da musculatura perineal ou até mesmo contribuir para o prolongamento do final da gestação, inibindo o desencadeamento do trabalho de parto e gerando a necessidade de fazer cesariana.

A internalização das historias terríveis com relação ao parto, o medo da morte simbolizado pela passagem da vida intrauterina para a extrauterina, a identificação com a imagem da mãe sofredora que padece para dar à luz são fatores que intensificam o medo e contribuem para a tendência a lutar contra as contrações, ao invés de acolhê-las como um novo ritmo do corpo que se prepara para dar ao bebê a passagem para uma nova vida. O clássico circuito do medo-tensão-dor se realimenta continuamente, gerando intenso desconforto e muita angústia.

Os métodos tradicionais do erroneamete chamado "parto sem dor" procuram desconfiguracionar, em nível cortical, o medo do parto por meio de informações sobre o processo da dilatação e da expulsão, além do treinamento em técnicas de relaxamento e de respiração para reduzir a tensão corporal, permitindo seguir o ritmo natural das contrações; com isso, espera-se alcançar a redução ou mesmo a eliminação da dor do parto. Em contraposição ao método psicoprofilático tradicional, que procura incentivar o controle do intelecto sobre as emoções, há métodos de assistência ao parto que tentam estimular um estado regressivo que ativa estruturas cerebrais mais arcaicas (o "cérebro emocional") para que a mulher consiga aceitar mais facilmente a abertura dos esfíncteres, a emissão de urina e de fezes e o relaxamento do períneo; há, inclusive, quem recomende banhos de imersão em água quente, associados a massagens suaves, pouca luz e música ambiente para facilitar o curso do trabalho de parto; a presença de uma parteira de confiança que atua como uma figura materna boa também contribui para tranquilizar a parturiente, facilitando a travessia das contrações.

A atmosfera do contexto hospitalar e a qualidade do atendimento da equipe de saúde são fatores relevantes para a diminuição ou para o aumento dos distúrbios da contratilidade uterina no período da dilatação ou no período expulsivo. Nos hospitais públicos, o isolamento das parturientes em salas de pré-parto, a indiferença e a falta de carinho e de assistência eficiente, o impedimento da presença do companheiro ou de familiares são fatores que contribuem para o sentimento de solidão, de desamparo e de pânico: as contrações são sentidas como dores terríveis, trazendo um sofrimento sem fim e sem perspectiva. A mulher sente-se entregue à própria sorte, em meio a gritos de dor e de desespero.

Algumas técnicas de assistência obstétrica, em especial a posição horizontal da parturiente na mesa de parto, também contribuem para o aumento da incidência das distocias do trabalho de parto, dificultando a abertura do períneo no período expulsivo, o que gera a necessidade de fazer episiotomia de rotina, para evitar roturas perineais. Por outro lado, a posição vertical, como no parto de cócoras ou no uso da cadeira obstétrica, tende a facilitar o processo fisiológico da dilatação e da abertura vaginal, tornando a episiotomia desnecessária na maioria dos casos, encurtando a duração do período expulsivo e da recuperação pós-parto, inclusive porque elimina o uso de anestésicos.

O parto feito em casa, assistido por parteiras ou curiosas, é a realidade predominante em regiões do Brasil em que os recursos de assistência médico-hospitalar são escassos ou até mesmo inexistentes. A precariedade de assepsia e de meios essenciais para o atendimento de emergências e de complicações aumenta assustadoramente o índice de morbidade e de mortalidade materno-infantil; no entanto, em países como a Holanda e a Inglaterra, o parto em casa, ao preservar a intimidade doméstica e a presença da família junto com a garantia de pronta remoção para o hospital em caso de necessidade, diminui a incidência de complicações obstétricas.

A criação de um ambiente "caseiro" e acolhedor no ambiente hospitalar tem a finalidade de dar acesso à família ao ato do nascimento de seu novo membro e de criar uma atmosfera propícia ao relaxamento e à tranquilidade emocional; ao se sentir realmente amparada e bem assistida, a mulher tem melhores condições de atravessar a turbulência das contrações do período de dilatação com menos ansiedade, menos medo e, consequentemente, menos dor. Alguns obstetras recomendam, inclusive, o uso de massagens suaves de relaxamento e deixam a parturiente livre para procurar a posição mais confortável durante as contrações. Infelizmente, o que mais encontramos nos dias de hoje é uma assistência obstétrica excessivamente rígida e medicalizada, em que a postura predominante da equipe consiste em adotar os procedimentos de rotina (tricotomia, lavagem intestinal, analgesia e anestesia, episiotomia, excesso de cesáreas), submetendo a mulher a uma posição de extrema passividade, pouca autonomia e escassa participação. Isso, por sua vez, aumenta ainda mais a necessidade de intervenção médica.

O PUERPÉRIO E A AMAMENTAÇÃO

O nascimento e os primeiros contatos entre os pais e o recém-nascido inauguram a percepção das diferenças entre o "bebê imaginário", não visto no decorrer da gestação, e o "bebê real", tal como concretamente percebido, com suas características e peculiaridades, entregue aos cuidados da família.

O puerpério imediato traz enormes e rápidas transformações de ajuste a uma nova realidade, em todos os níveis: expelida a placenta, continua a atividade contrátil do útero, no sentido do retorno às proporções anteriores à gravidez; esse retorno é facilitado pela ação da ocitocina, também responsável pelo reflexo de liberação do colostro e do leite; por sua vez, o contato imediato entre mãe e bebê e o início das mamadas logo após o parto estimulam o surgimento de interações precoces cheias de matizes e de sutilezas, que colocam em marcha um complexo funcionamento bioquímico através do olhar, do contato de pele, do olfato e dos sons da comunicação entre mãe e filho. Estudos de observação da dupla mãe-bebê feitos através de técnicas refinadas de microfilmagem e de análise computadorizada mostram a existência de uma verdadeira dança sincronizada composta de movimentos sutis e complementares do corpo da mãe e do corpo do bebê no decorrer da mamada, quando estão harmonizados um com o outro.

Quando há harmonia e entendimento entre a mãe e o recém-nascido no ato de amamentar, o leite flui em quantidade suficiente para a demanda do bebê; no decorrer dos primeiros dias, o colostro vai, naturalmente, cedendo lugar ao leite propriamente dito e, ao longo das primeiras semanas, vai acontecendo uma regulação entre a sucção da criança e a liberação do leite produzido. Por outro lado, quando há desarmonia e desentendimento nesse contato da mamada, surgem inúmeros obstáculos de ordem psicossomática que dificultam ou até mesmo bloqueiam a lactação, inibindo a produção e/ou a liberação do leite.

Para começar, pode haver uma falta de encaixe entre a boca e o mamilo, por dificuldades da mãe, da criança ou pela falta de incentivo do contexto assistencial. A mãe pode ter dentro de si a imagem do bebê terrível e devorador, que vai atacá-la, machucá-la, exauri-la: com essa imagem, ela coloca o bebê ao seio tensa e amedrontada, dificultando a preensão do mamilo; o bebê, por sua vez, pode ficar ansioso e tenso por não se sentir pego com aconchego e isso atrapalha o ritmo de sua sucção; frustrado com a dificuldade de preensão, chora e fica irritado; a mãe sente essa dificuldade como um obstáculo incontornável e afasta o bebê do seio. Está formado o quadro problemático, frequentemente agravado por atitudes desencorajadoras de familiares ou da equipe assistencial, que não esclarece a natureza das dificuldades e não procura ajudar a dupla a encontrar um bom encaixe; além disso, rotinas hospitalares tais como a permanência em berçário e o horário rígido entre as mamadas contribuem para a falha de regulação desses primórdios da lactação. A consequência é que muitas mulheres já saem da maternidade com a produção de leite prejudicada e não conseguem mais amamentar ao cabo de uma ou duas semanas.

A construção da autoestima como "mãe suficientemente boa", capaz de produzir leite de boa qualidade para alimentar o filho, juntamente com a autoconfiança e o desejo de conseguir amamentar, são fatores importantes para o funcionamento adequado dos mecanismos psicossomáticos responsáveis pela lactação; atitudes de autodesvalorização e descrença na própria capacidade como nutrir, aliadas à ansiedade, tensão ou aversão à amamentação criam obstáculos. Considerando-se que a autoconfiança da mãe de um recém-nascido (especialmente se for o primeiro filho) ainda está em formação, a atitude de crença ou de descrença das pessoas que cercam a puérpera pode influir bastante na regulação desses sutis mecanismos psicossomáticos. Por esse motivo, práticas assistenciais que estimulam o contato precoce entre a família e o bebê (como no sistema de alojamento conjunto), por parte de uma equipe afetuosa e disposta a ajudar a contornar as dificuldades iniciais, conseguem resultados muito mais favoráveis no que se refere ao sucesso da lactação, em comparação com a rotina tradicional de berçário. O ritmo espontâneo das mamadas é a melhor prevenção contra o surgimento de problemas tais como ingurgitamento dos seios, dor e fissuras nos mamilos, mastites e assim por diante. Além disso, o contato mais permanente com o bebê tende a acelerar a recuperação pós-parto e a atenuar o desconforto da episiotomia ou da incisão da cesariana.

Igualmente importantes são os grupos de autogestão, por meio de informações sobre o processo de lactação e sobre as maneiras mais eficazes de superar as dificuldades que comumente surgem no decorrer das primeiras semanas, o grupo (composto por mulheres que estão amamentando é coordenado por pessoas que passaram pela experiência de amamentar os filhos) oferece incentivo e suporte emocional que contribuem positivamente para tornar a amamentação uma ocasião de contato gratificante entre mãe e bebê.

O suporte emocional, o incentivo e o desejo de amamentar podem até mesmo superar dificuldades provocadas por situações de extrema tensão e pela impossibilidade do bebê sugar diretamente o seio: este é o caso da "amamentação à distância" que acontece quando nasce um bebê muito prematuro que permanece semanas ou até meses internado numa UTI neonatal. Observamos que a entrada da mãe na UTI para olhar e tocar o bebê antes de extrair o leite com a bomba ajuda o processo de liberação; em casa, entrar em relaxamento, pensar no bebê, aplicar compressas quentes nos seios antes da extração também favorece a saída do leite. A atitude de suporte dos familiares e da equipe de saúde é, obviamente, fundamental para o sucesso dessa tentativa de manter a produção de leite até que o bebê consiga atingir peso e maturidade suficiente para iniciar a sucção direta do seio materno.

Estes mesmos fatores de suporte e de desejo de conseguir produzir leite atuam nos processos de relactação: nos casos em que o bebê apresenta reações alérgicas aos outros tipos de leite artificial, após a interrupção da amamentação, é possível tentar estimular novamente os mecanismos psicossomáticos responsáveis pela produção de leite. Mais ainda: é possível, inclusive, estimular a lactação de mães adotivas. Uma das técnicas utilizadas nestes casos consiste em fazer o bebê sugar o seio da mãe adotiva enquanto recebe o leite por uma sonda nasogástrica colocada sobre o mamilo; com isso, estimula-se a produção da prolactina. A mãe precisa ingerir líquidos em grande quantidade e estar realmente disposta a tentar lactar; com a persistência das "mamadas", pode-se alcançar a produção de leite ao cabo de uma ou duas semanas.

No campo das interações precoces entre mãe e recém-nascido, também podemos observar o surgimento dos fenômenos psicossomáticos do lactente. Em linhas gerais, o funcionamento harmônico das funções vitais do bebê depende muito da sintonia e do atendimento satisfatório de suas necessidades básicas; falhas importantes neste processo instalam a angústia primordial que transborda em manifestações várias, tais como: insônia do recém-nascido, cólicas intensas, dificuldades de ingerir e de digerir os alimentos, alterações do ritmo respiratório, perturbação do funcionamento intestinal, e assim por diante.

PREVENÇÃO E TRATAMENTO: UM LEQUE DE POSSIBILIDADES

Por meio da visão sistêmica e da abordagem multidisciplinar no âmbito institucional, podemos ampliar o campo de observação, aprofundar a área de entendimento e buscar a criação de modalidades mais eficazes de atendimento, de acordo com o contexto em que trabalhamos e com as características da população que recebe nossa assistência.

Num país como o nosso, com tantas diferenças regionais, faz-se necessária a cuidadosa observação das tradições, costumes e crendices populares; o respeito pela sabedoria do povo e o conhecimento dos modos pelos quais a comunidade costumeiramente presta assistência à grávida e à puérpera são pré-requisitos básicos para a implantação de novas modalidades assistenciais formalmente profissionais. Do contrário, as pessoas que atendemos não conseguirão absorver o que queremos transmitir e nem se sentirão efetivamente ajudadas. Muitos programas de saúde falham em seus propósitos por não adequarem sua metodologia ou sua linguagem à realidade da população que pretendem atender. Além disso, num país em que predominam a carência e a precariedade de recursos materiais e de pessoal de assistência, o aproveitamento dos métodos já existentes, dos líderes comunitários e dos "profissionais leigos", que atuam verdadeiramente como agentes de saúde, é o meio mais eficaz de multiplicar conhecimentos e de fazer funcionar programas de natureza preventiva.

Por exemplo: há regiões do interior do Brasil em que a parturiente dá à luz sentada num banquinho de vértebra de baleia, com o companheiro apoiando-a pelas costas, enquanto a parteira "apara" o recém-nascido e espera o cordão umbilical parar de pulsar para cortá-lo; o contato entre pais e bebê se faz de imediato, e a primeira mamada acontece logo em seguida. Esta assistência tradicional da comunidade está perfeitamente enquadrada no que atualmente se valoriza em termos de parto vertical e de contato precoce com o bebê; introduzir formas "científicas" de parto horizontal, com episiotomia de rotina e ampla utilização de anestésicos, afastando a parteira e alienando a família no momento do nascimento não seria exatamente um "progresso" de assistência; aproveitar os recursos naturais da comunidade, dar às parteiras maiores subsídios de assepsia e de atuação em complicações obstétricas, oferecer maiores possibilidades de remoção para o hospital nos casos de necessidade – isso constituiria uma postura de maior respeito, certamente de mais fácil aceitação pela comunidade.

Por melhores que possam ser nossas intenções, muitas vezes verificamos, com frustração e desapontamento, que nossos esforços estão sendo infrutíferos. Por exemplo, na maioria dos centros de atendimento para adolescentes, as equipes reconhecem que a procura de orientação para a anticoncepção é decepcionantemente pequena; muitas chegam grávidas, para acompanhamento pré-natal, com gestações não desejadas e com todas as complicações sociais e familiares daí decorrentes. Os serviços existem, os profissionais estão disponíveis, mas a população-alvo não comparece. Faz-se necessário refletir melhor, descobrir vias de acesso, criar estratégias diferentes de abordagem. Nem sempre o que é bom na nossa ideia é o que as pessoas buscam ou precisam.

Gestação, parto e amamentação são períodos de transição extremamente importantes para a mulher, o casal, a família, a comunidade, uma vez que marcam a chegada de uma nova pessoa. Os programas de prevenção primária tratam de oferecer algum tipo de assistência às pessoas que estão passando por essas transições para que se possa trabalhar eventuais focos patogênicos e, desta forma, melhorar o nível de saúde da comunidade. Num país como o nosso, com uma enorme população precisando de atendimento por parte de um número relativamente pequeno e irregularmente distribuído de profissionais de saúde, o trabalho grupal é uma alternativa da maior importância, a começar pela adolescência, já que é alto o índice de gestações não planejadas nessa população.

A inclusão de pessoas que já passaram pela situação em questão (gestação, amamentação, nascimento de filho prematuro, etc.) pode ajudar bastante o processo de identificação e o surgimento da esperança de formular alternativas criativas para lidar com a situação nova a ser vivida. O treinamento de líderes comunitários para coordenar os grupos e a transmissão de informações no nível de entendimento da população-alvo são caminhos eficazes para multiplicar as ações de saúde e torná-las capazes de serem efetivamente absorvidas. No âmbito da prevenção primária, o trabalho grupal em postos de saúde, centros comunitários e ambulatórios contribui para a redução de perturbações psicossomáticas, na medida em que propicia acolhimento para as ansiedades e temores naturais do ciclo grávido-puerperal e procura transmitir informações relevantes para que as pessoas possam utilizar seus próprios recursos na resolução de dificuldades que comumente surgem. Tanto melhor se a isso for acoplado um trabalho interdisciplinar nos moldes de interconsultas e de grupos de reflexão para profissionais, com o objetivo de repensar e de modificar as rotinas assistenciais. Por exemplo, instituir o sistema de alojamento conjunto ao invés da rotina rígida de berçário, permitir a entrada do companheiro na sala de parto, e assim por diante.

A ajuda psicoterápica a nível individual, de casal ou de família é uma indicação necessária em muitos casos em que a maternidade e a paternidade ativam e trazem à tona conflitos e dificuldades importantes que, não raro, se manifestam por meio de problemas psicossomáticos. A organização de centros de atendimento psicoterápico destinados à população de baixa renda continua sendo de capital importância, embora muito pouco tenha sido feito nesse sentido.

Como se pode ver, o leque de possibilidades de atendimento é bastante amplo, embora as condições de viabilizar projetos nesse sentido sejam ainda bastante precárias. Mas vale a pena prosseguir nas tentativas de realizar trabalhos pioneiros e dar continuidade ao que já está implantado, persistindo no esforço de contribuir para a melhoria da saúde da população e na busca de melhores condições de vida para essas crianças que estão nascendo.

REFERÊNCIAS

Bouchart, A. Rapoport, D. *Origines*. Les Cahiers du Nouveau-Né, 7. Paris: Stock, 1988.

Friedman, R., Gradstein, B, *Surving pregnancy loss*, Boston: Little Bmwn, 1982.

Kreisler, L. *La psychossomatique de lenfant*. Paris: PUF, 1989.

Maldonado, M.T. *Psicologia da gravidez*. Ed. Saraiva, São Paulo, 1997 (edição atualizada).

Odent, M, Entering the World. New York: Plume, 1984. Pinotti, J.A. e Sabatino, J.H. *Medicina perinatal*. São Paulo: Unicamp, 1987.

Videla, M. *Psicoprofilaxis institucional y Comunitaria*, Buenos Aires: Trieb, 1984.

21

PSICOSSOMÁTICA E CÂNCER

José Schávelzon

Ocupo-me aqui do enfoque psicossomático em cancerologia. Como pode ser interpretada minha passagem da cirurgia oncológica, como Professor de Cirurgia da Universidade de Buenos Aires, para a Psiconcologia e para o cuidado psicoterápico de pacientes com câncer? A única resposta possível é a necessidade interior de compreender"!

A medicina organicista ensina a "ler" a enfermidade, do ponto de vista do médico e do laboratório. A Medicina Psicossomática, no caso a Psiconcologia, pretende "ler", escutar e compreender a enfermidade, a partir do paciente.

Um exame físico e centenas de determinações bioquímicas e radiológicas podem demonstrar que um homem está "normal". Uma única entrevista psicossomática adequada pode nos mostrar que esse mesmo homem está gravemente enfermo.

DOS DOGMAS E MODELOS: POR QUE O PSICOSSOMÁTICO PODE SER SENTIDO COMO UMA AGRESSÃO NARCÍSICA?

O conceito de unidade, na estrutura do homem, é um tema secular. Séculos e séculos de concepções filosóficas, psicológicas, orgânicas, teológicas, etc., têm ocupado milhares de páginas.

Parece que a aceitação da unidade do homem é um conceito que desperta resistências, que faz nascer condutas e pensamentos racionalizados. Criamos até mesmo uma definição ou modelo de ciência médica que, aprioristicamente, aceita apenas o orgânico.

Como sabem, modelo é um modo de ver ou de explicar uma realidade.*

Quando não se adapta à realidade, resistindo a ser modificado, não é mais um modelo, mas um dogma. Um dogma é uma proposição pretensamente divina, que nós mesmos tornamos indiscutível.

Tentaremos mostrar a diferença entre um modelo científico e um dogma.

Quando um modelo não corresponde a uma realidade, desaparece sem protestos, sendo substituído por um novo modelo.

O dogma não se modifica com a realidade, antes pretende adaptar a realidade a si mesmo. Tudo que se refere a um dogma é julgado como sendo uma verdade superior, e os "dogmáticos", desde Platão, acreditam ocupar, e com frequência ocupam, lugares destacados na sociedade.**

Quando um paciente melhora ou fica curado com um procedimento como a psicoterapia, por exemplo, e tivermos um modelo de doença que não aceita o psicológico, embora a evolução real demonstre que ele existe, temos de mudar esse modelo. Por outro lado, se a não aceitação do psicológico for dogma, decide-se que a melhora não existe, não é verdadeira ou é casual.

Não obstante, e felizmente, o conceito de modelo médico científico está mudando em todo o mundo.

Penso em toda a linha da epistemologia atual ou ciência do conhecimento. Penso em Jean Paul Sartre e Gastón Bachelard, continuadores do grande Poincaré, na França, Benedetto Croce e Antonio Gramsci, na Itália, Max Scheler e Karl Jaspers, na Alemanha, e, em especial, em Karl Popper, na Inglaterra, um grande filósofo das ciências da atualidade, mas também um inquieto e inteligente estudioso da teoria da Medicina.

Graças a eles e a muitos mais, procurei estabelecer um modelo de enfermidde. O que é enfermidade e o que é saúde? O que hoje é científico'? Há

---

* É um sistema abstrato que substitui um sistema real, para estudá-lo. Fundamento de toda a ciência moderna.

** Um dogma é um tema de doutrina. Os homens resolveram que todo dogma é incontroverso e superior à razão humana. É o símbolo de uma verdade perfeita. Na escola platonical já existia a corrente "céptica". Ou seja, a dos que "continuam investigando a verdade" e, no século II a.C., Sexto, o Empírico, classificou os conceitos em dogmáticos e cépticos. No século VI, o conceito de dogma foi adotado pelo cristianismo.

mudança para um modelo integrador, mas por que ainda encontramos tantas resistências? Por que são tão necessários reuniões e congressos de Medicina Psicossomática? Por que parte dos médicos não julga necessário e útil atualizar suas concepções de saúde e de enfermidade? Por que o modelo médico estruturado com base nos estudos e na concepção mecanicista, que teve tão grande desenvolvimento na segunda metade do século passado, é ainda um dogma? Por que se persiste em tal dogma?

Encontrei uma resposta em Freud. Lembrem o valioso trabalho "Uma dificuldade na psicanálise", em que conta as três agressões narcísicas da humanidade.

A primeira é a agressão cosmológica narcísica ou ao amor-próprio da humanidade, que ocorreu quando tivemos de aceitar que não somos o centro do universo. Passamos a constituir uma fração infinitesimal e sem importância de um universo difícil de conceber. Isso já tinha sido mencionado várias vezes na história, mas acho que o importante é que constituiu uma afronta narcísica a partir do momento em que Copérnico não pôde mais discuti-lo.

Algo semelhante ocorreu quando não se pôde mais discutir, a partir de Darwin, que nada mais somos do que uma forma evoluída na escala animal; quando dizemos "animal", estamos apenas nos referindo a um pai distante. Esta foi a afronta antropológica. Deixamos de ser a imagem dileta de Deus, como nos tínhamos autodefinido.

Mas a terceira afronta foi e é a mais agressiva. Ocorreu quando tivemos de aprender e aceitar conscientemente a noção de que não somos os donos e senhores da consciência. De que não somos mais os amos em nossa própria casa. Que nossa conduta é guiada por razões frequentemente ocultas a nós mesmos. Foi a afronta psicológica.

Desta vez, o responsável foi o próprio Freud, e desejo repetir o ponto de vista: o que agride não foi ter descoberto o inconsciente, pois ele próprio diz que foi mencionado por Spinoza, Nietzsche e Schopenhauer, mas o que agride, para o narcisismo humano, é havê-lo tornado indiscutível.

Acredito que para quem resiste, por suas próprias razões, a aceitar uma realidade, torná-la evidente sempre constitui uma agressão.

Voltando ao que denominei de resistências quanto à aceitação psicossomática, quanto à única estrutura possível do ser humano, podemos encontrar aqui as causas da resistência. Procurar alguma razão para sentir o psicossomático como uma agressão narcísica, como uma agressão a nosso amor-próprio. Senão vejamos:

Desde que temos registros escritos ou desenhados da história do homem, há uns 50.000 anos, até hoje, sempre existiu o que chamo de "a necessidade de crenças tranquilizadoras para o homem", diante dos fatos da natureza ou diante dos acontecimentos que provocam temor e sofrimento. Essa crença consiste em criar deuses e lhes atribuir o dom de dispor sobre tudo o que se passa conosco, tanto mais quanto mais primitivo for o indivíduo. Não só damos essa atribuição aos deuses, mas lhe acrescentamos, para nossa maior tranquilidade, a característica de que essas decisões são incompreensíveis e inalcançáveis para nós mesmos.

Crer que "os deuses quiseram assim" ou que é "uma decisão inescrutável do destino" põe fora de nós, longe de nosso alcance, toda possibilidade de intervenção, de decisão e, especialmente, libera-nos de toda responsabilidade individual e social.

Não é difícil compreender e aceitar que, se a Medicina Psicossomática pretende situar o lugar onde nascem as decisões sobre os fatos transcendentais de nossa vida em nossa própria mente e em nossa própria biografia consciente e inconsciente, estamos pondo dentro de nós tudo aquilo que estava cômoda e tranquilamente do lado de fora.

Na saúde, na enfemidade ou na morte, em Psicossomática não se frequenta o templo para rogar ou interrogar os deuses sobre seus desígnios, que nós mesmos tomamos inescrutáveis. Temos agora de interrogar a nós mesmos e procurar no paciente e em seu ambiente. Quando há alguma resposta na concepção psicossomática, ela está dentro de nós mesmos ou na estrutura social, que nós próprios também construímos.

Até agora, alguns fatos. Porém, em nossa interpretação, não é a concepção psicossomática, o pôr dentro de nós a responsabilidade pelos fatos da vida, da enfermidade e da morte, o que constitui uma agressão narcísica, uma agressão ao amor-próprio do homem. E agressão quando procuramos mostrar que aquilo é evidente e verdadeiro. Nem todos estão dispostos a escutar verdades iconoclastas...!

Finalmente, e como uma aventura do pensamento, talvez pudéssemos contribuir para a difusão ainda maior de uma Medicina Psicossomática adotando atitudes não agressivas para o amor-próprio ou para os sentimentos narcísicos de nossos colegas?

E por fim, escutem...! Não lhes parece ouvir como, do Olimpo, Hipócrates está rindo de nós?

O CÂNCER A PARTIR DO INDIVÍDUO COMO TOTALIDADE

Chamaremos de *ego* ao conjunto de elementos orgânicos e psicológicos que um indivíduo reconhece como integrantes de sua estrutura. Fenômeno físico e psíquico que se completa em torno dos dois anos de idade. O conceito de *ego* é motivo de estudo por filósofos e psicólogos, em toda a história do homem, desde Descartes, Leibnitz e Kant, até Freud e os autores mais atuais, como Risieri Frondizi.

Para re-conhecer, deve-se passar um período de tempo e de experiências em que a criança começa por conhecer, o que lhe permitirá re-conhecer. Isso significa que reconhecer sempre implica um conhecimento (ou informação) prévio.

No campo biológico, tudo aquilo que não se integrou na evolução filogenética é fornecido pela mãe, durante a ontogenia e através da placenta.

Estes produtos de re-conhecimento da mãe atuam na criança como conhecimento, até que esta se torne capaz de seus próprios re-conhecimentos. De fato, as defesas imunológicas fornecidas à criança vão sendo suplantadas pelas suas próprias, no final dos dois anos de idade.

Um reconhecimento do externo implica necessariamente o conhecimento anterior de si próprio. Sem o si-próprio ou *ego*, o outro é inexistente. Sem essa primeira vivência, a segunda não existe.

Dizemos então que o sistema imune reconhece o não *ego*. Este é um excelente ponto de partida, mas reconhecer significa uma re-leitura ou re-vivência da realidade, de acordo com (ou referente a) a própria estrutura.

Também na área psíquica, toda informação tem uma certa comparação com alguma experiência, informação ou pensamento anterior, da qual pode resultar ou não o re-conhecimento e aceitação. Não depende apenas do elemento, ideia ou pensamento exterior, mas como ele "é lido" pelo indivíduo.

Leitura significa estabelecer algum tipo de contato (ou relação) específico com um não *ego* através de um processo. Esse processo provoca a formação de um complexo único entre o leitor (o sujeito), o que é lido (o objeto ou a circunstância) e como é lido.

Da formação deste complexo podem resultar diversos efeitos, em diferentes casos.

Por exemplo, em imunologia, a identificação do "outro" com o não *ego* é seguida por um processo que tende a sua eliminação.

A leitura imunológica exige, portanto, a referência a uma estrutura preestabelecida, com especificidade determinada geneticamente ou por experiência, voltada, ao mesmo tempo, para reconhecer o não *ego*.

O não *ego*, por definição, é diferente do *ego* e, por isso, escapa da referência estrutural do *ego*.

Procuremos esclarecer a aparente contradição de que o *ego* não precisa utilizar uma estrutura interna e preestabelecida para reconhecer algo que está fora do *ego* e, por conseguinte, não predeterminado.

Nossa hipótese é que o reconhecimento do não *ego* só pode ocorrer depois da estruturação do *ego*, pois o não *ego* só pode ser lido em função do *ego*.

Todo elemento alheio ao *ego* não pode ser considerado como não *ego*, enquanto a estrutura mental, a evolução biológica (e a imunológica) não tiverem reconhecido o *ego*.

Por exemplo: usamos a palavra antígeno como uma marca identificatória do não *ego*, que determina uma leitura específica do *ego* necessária para o reconhecimento do não *ego*.

O organismo, por si só, é competente para reconhecer os elementos do mundo exterior com os quais pode estabelecer interações vantajosas. Seu resultado é a evolução filogenética.

A imunocompetência é um dos produtos deste desenvolvimento, que foi vantajoso para o organismo *in totum*. Assim, a evolução filogenética é um indicador da capacidade de incorporar determinados não *ego*. Algo semelhante pode ser aplicado ao desenvolvimento intelectual.

A formação de anticorpos, defesas ou a atividade das células *killer* ou assassinas exige uma experiência de conhecimento do *ego*, para depois poder reconhecer o não *ego*.

A função biológica mais favorável do sistema imune estabelecido pode ser considerada como a proteção conferida a um organismo contra elementos patogênicos ou toxinas.

Então parece que o sistema imune evoluiu para sua função atual, através do reconhecimento do diferente ao próprio organismo.*

Durante seu desenvolvimento, um organismo demonstra reconhecer seus componentes como *ego* para permitir que as diferentes populações celulares de um organismo multicelular vivam juntas e em harmonia. Uma forma de "leitura" muito específica.

Não obstante, em qualquer momento, pode-se "desconhecer" uma parte do *ego*, considerando-o não *ego* e criando anticorpos contra seu próprio fígado, pâncreas, tireoide, pele, articulações ou outros. Conhecemos essa circunstância como "enfermidades de autoagressão" e sua relação evidente com circunstâncias estressantes vitais.

A sobrevivência e cooperação das diferentes populações celulares em um mesmo organismo é possível devido à complementaridade das estruturas de suas membranas celulares. Essa complementa-

---

* Podemos ver este fato biológico em qualquer ser unicelular; por exemplo, em uma ameba. Sua vida depende de sua capacidade de englobar ou captar o útil, alimentício ou necessário, e rechaçar ou afastar-se do agressivo, perigoso, irritante ou prejudicial. Graças a isso sobrevive.

ridade permite uma relação contínua entre células diferentes.

O sistema imune aprendeu a identificar o não *ego* através deste processo de autorreconhecimento.

O conceito de igualdade biológica deve ser assim compreendido, pois não precisa ser igual. O que é necessário é ser reconhecido e lido como *ego*. Dois objetos são considerados iguais quando são lidos como iguais.

Por exemplo: a molécula N, é igual à molécula N_2, quando for capaz de produzir ou provocar a mesma reação da N_2, com a mesma enzima. Por isso, deve-se descrever uma igualdade operatória e não necessariamente uma igualdade matemática, proteica ou conceptual.

Esta igualdade ou similaridade operatória é a única observada na natureza, Por exemplo: quando dizemos que uma substância H é "semelhante à histamina", estamos expressando uma similaridade biológica, em função das reações que e capaz de provocar e que chamamos de "propriedades".

Durante toda a vida do indivíduo, desde sua concepção, toda estrutura proteica ou célula "diferente" displásica ou neoplásica é lida sempre como não *ego* e destruída. Em determinado momento, a leitura se modifica e esta noção leva a procurar os motivos (ou o gatilho) que modificam esse reconhecimento ou leitura.

Esta maneira de pensar situa o problema do aparecimento do câncer em uma modificação do organismo *in totum* e não apenas em uma invasão, agressão ou irritação extrema.

Esta mudança de atitude para com a célula diferente é um fato biológico.

Como veremos, esta mudança de atitude ou de leitura se expressa em múltiplos aspectos.

Podemos encontrar um número infinito de razões possíveis, e sua seleção provavelmente não escapará da ideologia de quem a selecione. Por exemplo, elementos carcinogenéticos no meio externo, oncogênes e/ou protoncogênes, ação virótica, falha imunológica, área emocional, traumas psicológicos, papel das endorfinas (Selye) ou, finalmente, como pretende Lazarus (1986), dependente da atividade cognitiva cerebral e consciente.

Outro fato importante é que o organismo atende às necessidades ou exigências metabólicas do tumor às custas de si mesmo, e até sua própria morte, diferentemente de outras enfermidades em que, esquematicamente, chega-se à morte por razões mecânicas (aparelho circulatório), por transtornos metabólicos derivados do funcionamento anômalo de um órgão (como o diabete, o fígado, o rim ou o pulmão) ou o esgotamento do *ego* em oposição (ou luta) com um não *ego* perfeitamente reconhecido, como nas infecções ou, ainda mais, por um elemento que bloqueia a capacidade de reconhecimento do não *ego*, como o vírus da AIDS, permitindo assim que o indivíduo seja vítima de qualquer elemento séptico ou ainda o desenvolvimento de tumores, especialmente os relacionados com o aparelho imunológico e as áreas emocionais do indivíduo, como os linfomas não Hodgkin, leucemias, tumores de rim, cérebro, etc.

Em outras palavras, quando se produz um bloqueio ou inibição da capacidade do *ego* de reconhecer o não *ego*, teremos doenças derivadas de uma inibição imunológica, como a AIDS, que por esse motivo é acompanhada de uma elevada incidência de câncer.

Esta capacidade do *ego* é evidentemente uma dependência das "memórias" do indivíduo, que se integra com a área dos afetos, pois estas não são mais do que uma memória. É esta a grande via de ingresso dos fenômenos do estresse, na biologia.

Assim, concordamos com a concepção de Mason, referente à ineludível dependência do estresse humano das emoções.

Esta modificação da leitura do não *ego* pode ser interpretada como uma verdadeira resposta adaptativa, no sentido que a maioria dos autores atribui ao estresse. Resposta adaptativa que, assim, une-se à verdadeira história ou biografia do indivíduo.

Desse modo, são determinados os padrões de conduta do organismo *in totum*, em relação ao tumor. Ser reconhecido ou lido como *ego* implica sua incorporação ao *ego*.

Assim, podemos compreender como são adequadas as reações e condutas, como os mecanismos de resistência às drogas citostáticas que recém estamos começando a reconhecer.

O câncer assim lido deixa de ser um processo patológico, para ser um fato biológico. Podemos sintetizar os conceitos anteriores, aplicados particularmente ao câncer, da seguinte maneira:

Consideramos três grupos de enfermidades:

1. Processos sépticos ou infecciosos. O indivíduo reconhece claramente um não *ego* invasor externo, alheio, uma proteína heteróloga e diferente. Com isso, põe em marcha um complexo sistema defensivo, que procura eliminar esse elemento. Em Medicina, ajudamos este mecanismo defensivo, estimulando-o, provocando anticorpos, utilizando vacinas ou antibióticos, eliminando o foco séptico.
2. Processos ou enfermidades de órgãos ou de funções. A Medicina atua modificando, corrigindo ou superando processos metabólicos ou mecânicos. Por exemplo, administramos insulina ou cardiotônicos, diuréticos, vasodilatadores ou psicofármacos, corrigimos ou modificamos funções do

fígado, rins, coração ou cérebro, ou imobilizamos uma fratura. Estas são doenças do *ego* do próprio indivíduo, de estrutura homóloga e, por isso, não provocam fenômenos imunológicos, não podendo existir vacinas e não sendo indicados os antibióticos.
3. Enfermidades dependentes de uma modificação na leitura do *ego* e do não *ego*, como o câncer e as afecções de autoagressão ou autoimunes, durante a gestação ou pelo bloqueio da capacidade de leitura do não *ego*, como a AIDS.

Devemos situar o câncer humano, diferentemente de toda a escala zoológica,* como sendo um processo desenvolvido no próprio organismo, a partir de suas próprias células, mas com uma estrutura funcional e proteica diferente, não homóloga, um não *ego*. Desde a concepção até a morte, estas células anormais surgem milhões de vezes, durante toda a vida, sendo regularmente destruídas e eliminadas. Não possuem porvir genético.

Todo fator carcinogênico extemo provocará ou ajudará o nascimento, formação ou deformação de células anormais, que enquanto forem reconhecidas como não *ego* serão destruídas e eliminadas. Enquanto forem claramente identificadas como não *ego*, serão rechaçadas e destruídas. Para estas células não há amor, alimento nem porvir genético, morrendo rapidamente. Em um dado momento, este processo de reconhecimento como não *ego* se altera, modifica-se, e o indivíduo aceita ou reconhece como integrante do *ego* esta célula tumoral ou diferente. Essa célula não é alguma coisa nova, como já vimos. O novo ou diferente é seu re-conhecimento ou "leitura" como *ego*.

O crescimento e desenvolvimento do câncer não seria mais um processo dependente do próprio câncer, mas de como é lido ou interpretado pelo indivíduo, como totalidade psicorgânica.

Agora pode crescer, reproduzir-se e cumprir sua função. Integrou-se ao *ego*. Por isso, não provocará reações imunológicas que o teriam destruído e eliminado há muito tempo, como ocorria antes deste reconhecimento. Tampouco provocará sintomatologia orgânica por si mesmo, pelo menos durante 4/5 partes de sua vida.

Além disso, este novo integrante do *ego* subordinará o organismo, ou este lhe cederá todo um conjunto de privilégios ou características biológicas, como o amor, a fome e a imortalidade. Agora, este tecido poderá se reproduzir sem inconvenientes (amor), será imortal enquanto obtiver alimento (no sentido mais amplo) e disporá das reservas alimentares do organismo e das ingestas, com um sentido de privilégio.

MITOS E A PERTURBADORA CESSÃO DE PRIVILEGIOS BIOLÓGICOS

O mito é um relato ambivalente. Em certa medida, refere-se a fatos que poderiam ter ocorrido e, ao mesmo tempo, possuem um aspecto fictício na forma, lugar e momento em que ocorrem. É outorgado a este aspecto o caráter mais importante, aureolando-se de fantasia a totalidade.

Outra característica do mito é certa permanência, certa inamovibilidade, como em resposta a uma consciência cultural. Esses pressupostos culturais (que chegam a ser pressupstos epistemológicos) têm uma força ou constância tal, que, às vezes, a investigação científica poderá necessitar séculos para rebatê-los.

O mito é tratado de forma extensa na filosofia, desde Platão e Aristóteles até a atualidade. Por exemplo, Freud, estudioso dos mitos e de sua influência em nossa cultura, escreve a Einstein que "toda ciência natural desemboca em um mito".

Os mitos não precisam ser antigos e diversas forças culturais contribuem para sua evolução. Nascem e se difundem como verdades indiscutíveis e morrem, não sem antes terem sido suplantados por outros mitos ou por "realidades" científicas que, quando não adotam o caráter de mitos, são de vida cada vez mais curta. Desse modo reconhecemos um verdadeiro trânsito ou passagem contínua de verdade a mito e de mito a falso, que é a morte daquela verdade inicial.

Sua função seria a formação de uma suposta mas firme tradição cultural. Embora pareça buscar a explicação ou a justificativa de fatos perturbadores, na verdade o mito, e especialmente o mito científíco, é uma resposta racionalizada de sentimentos psicossociais e culturais profundos, poderosos e inconscientes. Por isso, tem capacidade para controlar a conduta, o pensamento consciente e, de certo modo, a orientação científica.

A Medicina e uma ciência responsável por grande número de mitos, que agem de forma consciente ou inconsciente, determinando em grande parte o tratamento e a evolução de algumas enfermidades. Em especial, as afecções de maior impacto emocional, reconhecidas ao longo da história como enfermidades sagradas, cujo modelo atual é o câncer.

---
* Entre outras razões, porque o homem possui o sistema límbico e a área associativa frontal mais desenvolvidos. Ambos são "trânsito ou passagem iniludível" de toda aferência externa ou interna, mesmo da cérebro-cerebral. O homem pode se emocionar com seus próprios pensamentos, sentimentos ou imagens intemas.

Chamamos assim a toda uma série histórica e sequencial de afecções que, ao longo dos séculos, apresentam como característica serem depositárias (a enfermidade e o enfermo) de profundos e poderosos sentimentos individuais e sociais, projeções culposas, sentimento de pecado, o diabo, o maligno, o fogo, os raios, e culpas, culpas...!

São assim determinados comportamentos sociais para com o paciente e um critério de tratamento quase exclusivamente por agressão física, emocional e social. Os progressos da tecnologia e assistência orgânica costumam ser orientados apenas para a sobrevivência, mesmo diante de agressões extremas.

Por tudo isso é que os êxitos de tratamento são avaliados apenas em semanas ou meses de sobrevivência.

Usando uma figura literária extremada e exagerada, posso dizer que a tecnologia medico-cirúrgica atual e grande parte daquilo que chamamos de progressos no tratamento do câncer, quando não complementados por uma assistência emocional e psicológica adequada, com frequência permitem apenas que o paciente possa sobreviver por mais tempo... no inferno!

Por tudo isso, nada é mais oportuno do que tratar dos mitos, em uma afecção cuja característica real e simbólica é a mitose.

A mitose significa não somente a forma de reprodução celular, mas também a criação de mitos.

O primeiro dos mitos de que desejo tratar refere-se ao câncer como elemento externo, invasor. Algo alheio, que o organismo não pode controlar.

Pelo exposto anteriormente, vimos que o câncer, para sê-lo e para se comportar como um tumor maligno, precisa ser aceito pelo organismo como um *ego*. É integrante do individuo como estrutura psicorgânica, é-lhe próprio, é característico da pessoa e, nestas circunstáncias, de sua vida, e por isso não poderá ser transplantado para outro ser humano.

Esta é a resposta a duas das perguntas fundamentais da cancerologia: a ausência de sintomatologia própria do tumor até etapas avançadas de sua evolução, quando ocorrem sintomas por razões secundárias, como infecção, hemorragia, obstrução, compressão, infiltração, etc. Por outro lado, sua pequena capacidade como antígeno, isto é, geralmente provocando muito poucos anticorpos e mecanismos defensivos. A resposta a ambas é mencionada mais acima: porque é lido pelo organismo como próprio, como *ego*.

O segundo dos mitos a que irei me referir é o de considerar o câncer como um crescimento anárquico, desordenado e tumultuado. O fato de ainda não se conhecerem todas as diferenças entre a célula normal e a patológica não nos autoriza a supor anarquia ou desordem.

Longe de ser um crescimento anárquico, desordenado e tumultuado, o tumor obedece a leis fixas, ordenadas e repetidas. Comporta-se regular e caracteristicamente, do ponto de vista histológico, biológico e bioquímico, sempre do mesmo modo. Sua estrutura histopatológica, reprodução, metabolismo, capacidade migratória, colonização, interdependência com o resto do organismo, é semelhante em cada tipo de tumor. Sua resposta às diferentes drogas e tratamentos é uniforme. Por isso existe a cancerologia: uma ciência onde são estudadas as características, comportamentos e tratamentos de cada localização do câncer. Pode ser tratado por ser sempre semelhante.

Quando o patologista observa o tecido tumoral, pode fazer seu diagnóstico porque ele é semelhante a todos os tumores observados anteriormente.

Não há dúvida de que as características do tumor são diferentes das dos tecidos normais onde se assentam, mas diferente não significa anárquico nem desordenado. Volto a repetir que o problema se baseia em como é lido este tecido pelo organismo, como totalidade psicorgânica.

Em terceiro lugar, quero mencionar o tema do diagnóstico precoce. Não há dúvida quanto à importânica geral que possui o diagnóstico precoce do câncer para o melhor resultado do tratamento, mas isso está longe de ser sempre assim, pois existem muitas circunstâncias, como no câncer de pulmão com determinada histologia, o câncer de esôfago, fígado e vias biliares, pâncreas e outros, cujo diagnóstico, por mais precocemente que seja feito, não modifica substancialmente o prognóstico.

O ponto ao qual quero chegar é o seguinte: uma lesão tumoral foi, inicialmente, uma ou poucas células. Se conhecemos o tempo que gastam em sua duplicação (entre 12 e 70 dias) e que é praticamente impossível, para nossa clínica e aparelhagem atual, diagnosticar um tumor antes que tenha um volume de $1cm^3$, e quando também sabemos qual o número de células necessário para atingir este centímetro cúbico, podemos calcular que para chegar a este volume devem transcorrer entre 2 e 15 anos! E esse o tempo ou idade verdadeira da história de um tumor. E esse o período no qual poderemos encontrar antecedentes psicorgânicos significativos.

A história clínica convencional, ao dizer que a enfermidade começou (?), por exemplo, quando a paciente observou um nódulo em sua mama, ou quando houve uma proctorragia há uma semana ou mês, apenas determina um conjunto de elementos circunstanciais por parte do paciente, do médico e da tecnologia acessível em cada momento, em cada lugar e para cada profissional, mas não o começo real de sua enfermidade.

Também se julga que o câncer, além de ser "anárquico", é uma estrutura que escapou ao plano geral do organismo.

A realidade nos indica que é possível o crescimento e desenvolvimento do câncer a partir de células tumorais que sempre existiram no organismo, porque modificou-se a atitude ou leitura do organismo em relação a elas. O que sempre foi um não *ego*, ou estranho, passou a ser considerado como *ego*, adquirindo, além disso, privilégios biológicos transcendentais.

Pretender explicar este elemento chamado câncer como sendo algo que escapou ao "plano geral do organismo" implica supor, em primeiro lugar, que conhecemos o plano geral. Que nesse plano o único objetivo que podemos aceitar é viver e ser sadio, como se a morte e a doença não pudessem também ser objetivos. Em segundo lugar, que nesse plano não está previsto ter um câncer e, em terceiro, que o ser humano é uma máquina com um funcionamento predeterminado.

Dentro de uma ideologia psicossomática, esses três pontos são claramente míticos e dependentes daquilo que poderíamos chamar de mito principal, que é a pretensão secular de uma divisão ou excisão mente-corpo.

AGORA TUDO É DIFERENTE!

O paciente com câncer apresenta todo um conjunto de elementos psicossomáticos, que possui grande transcendência para ele e para sua vida de relação. Além disso, esses elementos devem ser conhecidos e compreendidos pelo terapeuta, sem o que dificilmente são obtidos resultados de algum valor.

O primeiro elemento que surge é a real diferenciação de sua realidade para com a realidade de seu ambiente, naturalmente incluído seu médico. Os conceitos de enfermidade crônica, cura e morte podem diferir entre o pensado pelo paciente e sua família e o pensado pela equipe assistencial.

Frequentemente, o que o médico apresenta, em uma associação médica, como "êxito", é olhado com total ceticismo pela família, que considera que "vai morrer do mesmo modo!"

Além disso, "voltar à normalidade" é uma concepção e um fato completamente diferente para o médico e para o paciente. A normalidade do paciente é aquilo que o deixou doente! Estas realidades encontradas deveriam ser resolvidas a favor do paciente, no caso de uma psicoterapia adequada, devendo ser meditada previamente qualquer intenção de convencê-lo ou trazê-lo para nossa realidade.

Outro elemento a ser levado em conta é a revalorização do elemento tempo. Isso está relacionado com o sentimento de imortalidade perdido (ou transferido para o tumor), como veremos, o que deve ser levado em consideração em seu tratamento.

No paciente neurótico, poucas vezes se leva em conta o tempo. Ambos, paciente e terapeuta, parecem dispor do tempo a seu arbítrio. Qualquer tema poderá "ser visto na próxima entrevista". No paciente com câncer, cada entrevista pode ser a última, devendo-se ponderar previamente a conveniência de fomentar a regressão.

Os tratamentos atuais do tumor são profundamente agressivos para a parte orgânica, funcional e, especialmente, para a fantasiada pelos meios de significação socioafetiva, diante de si mesmo e dos demais (o aspecto, a face, a voz, os cabelos, os órgãos sexuais, etc.).

Além de viver o luto por esta perda, o paciente deve aceitar as modificações ou mudanças da imagem e do esquema corporal.

Pelos deslocamentos sofridos pela libido, é notável a revalorização de afetos e como são reclassificadas as pessoas de seu círculo imediato, de acordo com uma nova escala de valores afetivos.

Um elemento a ser considerado, evidente em nossa cultura, é a atenuação e até mesmo o desaparecimento do *superego* do paciente. Tudo o que faz, pensa e diz um integrante de nossa cultura não é punível nem criticável, porque ele está doente! Quando se está doente, julga-se ter o direito de ignorar a ética.

Todo doente com câncer deve viver com aquilo que se denomina de "a síndrome da espada de Dâmocles", ou a certeza da incerteza. Há a permanente ameaça da recidiva ou da metástase, ameaça que é projetada claramente a partir da realidade que o cerca.

Este mal-estar que é permanente, e que exige muitos anos para ser controlado, é completado pelo medo da dor, do sofrimento e do isolamento. Em nosso meio, cabe acrescentar que todo paciente hospitalar deve encarar e suportar a estrutura assistencial.

O fator mais agressivo recebido por um paciente com câncer é a modificação das atitudes e comportamentos dos próximos em relação a ele. Podem chegar a um nível terrível de agressividade e representar, a partir do próprio universo emocional, a concretização de sentimentos históricos agressivos e sádicos, muito difíceis de lidar ou de serem evitados por parte do doente.

Como pode se depreender desta descrição, um tanto sinistra, pretender que um paciente com câncer se comporte como se "nada tivesse ocorrido" é um critério simplista, inadequado e inoperante.

Pelo que foi exposto, proponho que todo psicoterapeuta comece por reconhecer que "agora tudo é diferente". Somente assim poderá readequar o paciente e seus familiares.

CIRURGIA DO CÂNCER E PSICOSSOMÁTICA

O trauma psicológico decorrente de cirurgia foi uma das vias de acesso para o reconhecimento da situação emocional dos pacientes com câncer. É evidente que a cirurgia nos pacientes com câncer tem um componente emocional muito maior do que em outras afecções. Esteja ou não informado o paciente, é o ambiente que organiza a situação emocional e que é inescapável para o paciente.

Médico, paciente e família podem ter visão ou expectativas diferentes, e os termos utilizados são interpretados por cada um a seu modo. O que o cirurgião refere como "um êxito", pode ser visto com ceticismo. Por exemplo: "... para que tudo isso, se vai morrer de qualquer jeito?"

No começo, insistiu-se nos aspectos emocionais em diferentes ressecções e amputações. Assim surgiram os estudos referentes a mastectomia, colostomia, amputações, esvaziamentos pélvicos, etc., (Schávelzon, 1970).

Já não pensamos assim. Cada paciente tem uma história pessoal, uma biografia e um ambiente psicossocial. A doença e seu tratamento representam uma marca, um acréscimo a essa história. Por isso, não se pode separar a operação realizada e a situação atual do paciente, do resto de sua biografia. As respostas psicológicas são individuais, pessoais.

O cirurgião e a cirurgia, na ultralógica ou metalógica do paciente, podem ser somente um meio.

Quero me referir apenas a três pontos. Primeiro, a agressão à imagem e esquema corporal. Segundo, os aspectos simbólicos da cirurgia, do ponto de vista do paciente. Terceiro, sugestões terapêuticas.

Primeiro ponto. As diferentes estruturas orgânicas do homem, suas funções reais e seus significados socioculturais cumprem um papel básico e decisivo na integração física e psicológica. São chamados de imagem e esquema corporal. Ambos são representações psíquicas relacionadas com a organização do *ego*.

Cada órgão ou segmento do ser humano tem assim uma conformação anatômica e uma função real e fisiológica inter-relacionada com a totalidade. O ser humano precisa de cada órgão ou segmento e de sua função real e, além disso, da atribuída pela cultura, para ser considerado por si mesmo e pelos demais como ser humano.

A anatomia e as funções são determinadas pela evolução filogenética, sendo além disso modificáveis apenas de forma muito parcial e lenta no pessoal e cultural. A isso se chama de esquemas corporais.*

Além destas estruturas e funções reais e objetivas, existe uma atribuição de funções, de valores e de significados sociais, dados pela cultura e, portanto, subordinados à ela.

A consciência ou reconhecimento desses valores ou funções, atribuídos pela cultura, a cada parte e ao todo de nossa estrutura física, é denominada de imagem corporal.

Ambas são estruturas psíquicas que completam sua integração entre os 2 e os 4 anos de idade. Por isso, a agressão, ressecção ou disfunção de uma parte do corpo implica um desprezo ou modificação, não só real e funcional, mas também sociocultural e psicológica para o indivíduo e seu ambiente.

A integridade da imagem e do esquema corporal garantem que se possa enfrentar as contingências individuais e sociais, as relações com o exterior e a manutenção de um equilíbrio homeostático, interno e externo.

Assim, por exemplo, a mama, o estômago, uma perna, o esfíncter retal ou vesicular, o pulmão, etc., integram o esquema e a imagem corporal que, repito, são imagens mentais.

Se pelo câncer ou seu tratamento for afetado ou perdido um órgão, uma função ou o aspecto exterior, produz-se uma "fratura" da capacidade de adaptação físicoemocional, que é temida especialmente diante das exigências socioculturais, reais e/ou supostas.

Esta ruptura ou modificação traz graves transtornos psicológicos e de desadaptação, que são vivenciados como verdadeiros lutos.

São compreensíveis o quadro de angústia, tão frequente ante a cirurgia para o câncer, e a reação depressiva pós-operatória. O concreto, para o cancerologista, é sua influência decisiva sobre a qualidade de vida e os mecanismos imunológicos e de disseminação tumoral.

Progrediu-se na compreensão destes problemas. Levá-los em conta quando da decisão terapêutica às vezes apresenta difíceis questões, no que se relaciona à qualidade de vida. A Organização Europeia de Investigação e Tratamento do Câncer (EORT) criou, em 1979, um Grupo de Estudo sobre a Qualidade de

---

*Existem duas estruturas: o esquema corporal, representando a espécie, e pelo qual um indivíduo reconhece o outro e a imagem corporal, própria de cada um e sujeita a sua história e integração em sua cultura. Ver Dolto (1984, 1986).

Vida, com repercussão mundial devido a suas atividades. São realizadas muitas reuniões internacionais e suas publicações são realmente transcendentais. Temos a honra de integrar esse grupo.

Diante do indivíduo operado de câncer, ele e os que o cercam devem se recondicinar ou readaptar (ou reabilitar) em sua totalidade (função real, esquema ou imagem corporal) à nova situação (Schávelzon, 1969).

Do ponto de vista do paciente, toda alteração anatômica ou funcional contribui para diferentes sentimentos de culpa, depressões reativas, pensamentos ominosos ou ainda de agressão, em busca de culpados. Em síntese, desadaptação.

Esta modificação ou desadaptação transcorre como luto no campo dos afetos.

Tanto no cônjuge do paciente, como em seus filhos adultos, pode-se observar uma verdadeira atuação, que consiste em mostrar que não estão atuando. As crianças costumam enfrentar a realidade, o que as torna, muitas vezes, temidas, provocando seu afastamento.

Segundo ponto. Através da experiência obtida pela investigação psicodinâmica em pacientes com câncer, podemos dizer que nossa cultura sente a cirurgia do câncer como um ato simbólico, um tanto místico e deísta. Um verdadeiro, profundo e pouco consciente sacrifício aos deuses. E um sentimento ancestral e primitivo. Está relacionado com a imagem do câncer (Schávelzon, 1978), doença sentida como diabólica, que entra no corpo e o invade.

Oferecer e aceitar o sacrifício do órgão invadido representa uma oferenda aos deuses para obter a saúde. O paciente que não é operado de seu câncer costuma sentir que "não há mais nada afazer", recebendo outras terapias apenas como paliativos. Talvez por isso, sente-se a cirurgia como a principal terapia do câncer.

Quando, depois de operado, mais adiante reaparece sua doença, isso é sentido como se os deuses o tivessem abandonado. Sente-se rechaçado, encarando os raios e as drogas destruidoras como coisas do diabo. Sente-se "possuído" pela enfermidade, comportando-se nesse sentido.

O médico e os familiares participam muito claramente deste simbolismo da cirurgia do câncer. A cultura toma o cirurgião e a cirurgia para o câncer algo muito valorizado.

Terceiro ponto. No tratamento, deve vigir o princípio de realidade de que "agora tudo é diferente" e que tomar a iniciativa da reabilitação é muito difícil para o paciente. Apesar disso, é frequente ver como uma revalorização afetiva* faz com que o doente tome a condução do grupo familiar para uma readaptação. Isso é observado com mais frequência na mulher do que no homem, talvez como resultado dos respectivos papéis sociais em nossa cultura.

No luto pela alteração do esquema e imagem corporais, deve-se obedecer àquilo que Freud aconselha. Isto é, respeitar o luto, desde que não seja acompanhado de uma depressão reativa e até cerca de 100 dias, mantida a contenção emocional. Depois, uma psicoterapia adequada e, eventualmente, antidepressivos.

A melhora é evidenciada por um reatamento e reavaliação dos afetos.

Para a frustração de seu sacrifício, somente será eficaz uma psicoterapia muito inteligente e adequada. Contraindicamos, em ambos os casos, o uso exclusivo de psicofármacos.

A forma, intensidade e duração da resposta do paciente à cirurgia de câncer está relacionada com sua personalidade, como foi preparado (psicoprofilaxia) e como foi conduzido, e o comportamento de seus familiares e dos profissionais de saúde. Isto determina sua desadaptação afetiva e luto corporal. Dar uma atenção adequada é responsabilidade do médico.

UM MODELO PSICOSSOMÁTICO E PSICOSSOCIAL**

Freud é um dos homens mais biografados da história, e a psicanálise provocou direta e indiretamente a maior bibliografia do mundo. A isso é preciso acrescentar uma correspondência pessoal calculada em 50.000 cartas enviadas e recebidas. Graças a isso, podemos estabelecer comportamentos que seguiram trajetórias paralelas e coerentes entre seus trabalhos e suas doenças.

Ao realizar este estudo, também surgiu a evidência de que seu entorno, sua circunstância, sua família e seu médico pessoal interagiam com o próprio paciente de uma forma muito evidente e significativa.

Por isso, e porque o próprio Freud deixou-se levar por essas decisões de seu entorno, e com plena consciência, esta história é um modelo psicossomático e psicossocial.

A evolução dessa doença durou 17 anos. Foi operado 35 vezes e foi irradiado em 10 oportunidades. De acordo com a documentação que possuo, inicialmente não se tratava de um câncer, e seus patologistas, os melhores do mundo naquele momento, nunca disseram que era câncer durante os primeiros

---

* Revalorização significa modificar a escala de valores em que, no entorno do paciente, uns sobem e outros descem ou desaparecem em seus afetos.

** Uma síntese do livro de Schávelzon, "Freud, um paciente com câncer". Editorial Paidós, 1998)

14 anos de evolução, mas todos à sua volta já haviam resolvido que sim, que era câncer ou que podia chegar a sê-lo, "... e que algo precisava ser feito".

Podemos dar outro título a este comentário: **Quando começa e quando termina uma história clínica? Com o risco do sinistro.***

S.S. Freud, 67 anos, casado, 5 filhos, domiciliado em Viena, emigrado quando criança da Checoslováquia. Estamos em 1924.

Este paciente apresentava há vários anos uma moléstia no palato e certa manhã mostrou sua lesão para um médico amigo, clínico geral, que no primeiro olhar diagnosticou "... trata-se de um câncer avançado".

Quem era esse médico? Sua esposa estava em análise com nosso paciente e passando por um momento muito crítico de transferência. Estava apaixonada por Freud e convencida de que ele iria divorciar-se e de que casaria com ela.

Lembremos o conselho de Freud: "... quando é preciso tratar a esposa de um amigo, a amizade será perdida e é preciso estar disposto a enfrentar sua hostilidade". Mas nosso paciente não seguiu seu próprio conselho.

Poucos dias depois, acompanhado pelo mesmo médico, foi à consulta ambulatória de um hospital muito pobre e que não tinha internação com a ideia de operar esse tumor do palato direito. Haviam-lhe dito que seria "uma pequena intervenção".

Procedeu-se a operá-lo sentado em uma cadeira de cozinha. Com anestesia local e utilizando cinzel e martelo foi dessecada uma parte de seu palato direito, a borda do maxilar superior e outros pedaços! Dado que o sangramento não cessava, o médico concluiu a operação com um tamponamento (tampou-lhe a boca!).

Quem era esse cirurgião, desprestigiado em Viena? Era o Dr. Marcos Hayek, ex-psicanalizando de Freud, que nessa época também atendeu Kafka, da mesma maneira selvagem, acelerando sua triste morte.

O paciente ficou internado em uma maca. Seu companheiro de quarto era um ano idiota, com hipotireoidismo, que durante a tarde salvaria sua vida ao sair aos gritos, horrorizado por uma nova grande hemorragia. Não havia enfermeira. A campainha não funcionava... O médico interno não quis levantar. O próprio paciente aplicou-se mais tamponamento na boca. Sua família não estava ciente de nada. O médi-

co, cuja esposa estava apaixonada por Freud e que o havia acompanhado, desapareceu.

A peça cirúrgica não foi enviada para análise. As feridas não foram suturadas. Estamos em 1923, e Freud acabara de escrever o EGO e o ID. Modifica seu próprio conceito anterior sobre a estrutura da personalidade e aceita a existência de um "instinto de morte".

Nos 17 anos seguintes, seria operado e reoperado outras 35 vezes. Além disso, em cada uma das vezes seriam extirpadas umas crostas fatídicas e a seguir seria aplicado um creme que produzia crostas nas mucosas. Seriam-lhe aplicados raios e mais raios, em numerosas oportunidades, até que sua bochecha direita apresentou necrose; 17 anos de evolução.

Desse momento em diante, nunca mais foi obtida uma fotografia de Freud mostrando seu perfil direito.

Hoje sabemos que as células displásicas aparecem no ser humano 3,5 ou mais anos antes do momento de seu reconhecimento clínico.

Este tipo de tumor apresentado por Freud teria, então, começado entre 3 e 4 anos antes. Por isso, conto a vocês que nesse período anterior, a partir de 1920, nosso doente sofreu a "terrível agressão narcísica", como ele mesmo denominou, das trágicas mortes de sua filha preferida, Sophie, e de seu mais adorado netinho, Heinele. Ele reconhece-o como "a depressão mais grave da minha vida". Somou-se a isso, a pneumonia gripal de sua esposa e a morte, por câncer, de seu melhor amigo, von Freund.

Um grupo de estudo, assessoria e colaboração, que Freud havia mantido unido durante os últimos 15 anos, estava passando por um grave período crítico e ameaçava dissolver-se. Freud sentia-se muito mal por tudo isso e, em 1920, escreve "Além do princípio do prazer" (A.E.18:1) onde comenta o poder da "pulsão de repetição".

E antes disso? A guerra de 1914 a 1918 e o período imediato do pós-guerra, com frio e fome. Sim, o frio e a fome que passava nosso personagem, reclamando por um pedaço de carne e escrevendo com os dedos gelados.

O presidente dos Estados Unidos, Wilson, solicita uma hora para tratamento e troca com seu representante seus livros por duas cestas com alimentos.

E antes ainda? Em 1885 sonha o que posteriormente seria uma das contribuições fundamentais de sua teoria: "A interpretação dos sonhos". **Sonha com Irma**, uma amiga da família que havia consultado com ele dias antes e conta: "... levo-a até a janela e olho sua garganta... encontro à direita uma grande mancha branca e em outro local notáveis formações em bucle semelhantes aos cornetos do nariz e que têm escaras de um branco acinzentado".

---

* Freud S., A E.XVII:217(1919). O estudo do psicossocial, da biografia de um paciente tem sempre o risco do sinistro, tema que Freud estuda dentro da angústia. Surge quando se cumpre algum pensamento sinistro (por exemplo, Oxalá ele morra!).

Olhando a garganta vê os cornetos do nariz? Sim, essa é a operação que lhe fez Hajek, 28 anos depois, quando dessecou seu palato!

Que profecia perfeita, em 1895, do que seria sua própria situação a partir de 1923. Muitos detalhes deste sonho não são outra coisa que uma exata descrição do seu próprio futuro clínico: a bengala, o reumatismo, fazer-lhe a barba, a enorme prótese, a infecção, etc. Ao referir esse sonho, Freud acrescenta: "alguns destes detalhes estão personalizados", dando a entender que se referem a ele próprio!

Onipotência dos pensamentos? Profecia autocumprida? Como ele escreveria um dia, pensamentos e sonhos capazes de modelar o futuro, segundo a imagem do passado?

Quando G. Groddeck, em 1915, oito anos antes, faz traduzir para o sueco "Psicopatologia da vida cotidiana", obra escrita em 1901, interpreta que nesse ano Freud, inconscientemente, já tinha decidido morrer aos 67 anos, que foi quando se submeteu à primeira operação. Convida-o a vir até sua clínica, "O Satanarium", em Baden-Baden, para psicanalizá-lo, mas Freud recusa e agradece. A partir de então, ficaram amigos. Da obra de Groddeck, Freud adota o conceito de *superego*, em seu segundo tópico sobre a estrutura da personalidade.

Podemos continuar voltando no tempo. Este paciente nasce no dia 6 de maio de 1856 e, na Igreja de Santa Maria desse povoado de Freiberg, atual Checoslováquia, seria inscrito como Sigismund Schlomo.

Schlomo é Salomão, filho de Daniel na Bíblia, onde diz: "E Deus disse a Daniel: Nascer-te-á um filho. Varão de paz por sua palavra (Crônicas I, XXII:9).

Prossigamos: na mitologia germânica, Sigismund parece significar "bochecha perfurada". Assim morreria Freud, 83 anos depois, em 1939, devido a uma pneumonia provocada por essa perfuração, resultado tardio das repetidas e monstruosas irradiações.

Sua mãe, que morreu aos 94 anos, chamou-o durante toda sua vida de "Sigi".

Após sua adolescência, troca seu nome para Sigmund, que parece significar "êxito pela boca", mas em 1911 publica um breve opúsculo "Sobre o sentido antitético das vozes primitivas", ignorando que está falando de si mesmo.

Quando começa e quando termina uma história? O protocolo cirúrgico chegou às minhas mãos e minha experiência em oncologia pareceu gritar-me desde dentro "isto não é a evolução habitual de um câncer. Aqui ocorre algo".

E assim começou uma busca por documentação biográfica e histopatológica que também serviu para percorrer a Europa, Viena, Berlim, Paris, Londres e Nova York, constatando que se estendia um véu de segredos sobre a vida privada do nosso personagem.

Tentei, também, associar sua obra, seus pensamentos e a evolução da sua doença.

A anedota:

"Você quer encontrar as biópsias originais feitas a Freud? A partir de 1923?

O silêncio e o olhar que seguiam a esta frase eram muito significativos. Parecia-me ver nas pupilas de meus interlocutores franceses, ingleses, alemães, americanos e austríacos a figura de dois robustos enfermeiros esfregando as mãos: "mais um caso...!"

Já vimos o quanto podemos voltar no tempo e em uma história. **Vamos agora um pouco adiante.**

Por que eu, que naquela época era um cirurgião oncologista? Por que ele?

Em 1887, a partir da sua falta de modéstia, Freud escreve para sua noiva, (foram mil cartas em 4 anos de noivado!): "Aos meus biógrafos, essas pobres pessoas que ainda não nasceram – problema deles – não temos por que dar-lhes todo o trabalho feito... já faz-me rir pensar em seus erros".

Em 1910, publica uma das primeiras interpretações psicanalíticas de uma biografia. "Leonardo da Vinci", e ali diz: "Os biógrafos estão presos aos seus heróis de muito curiosa maneira... razões pessoais de suas vidas levaram-nos a isso... talvez vendo em seus heróis a representação infantil do pai".

Então eu, meu pai? Será que Freud ocupou-se de mim muito antes que eu dele? Essa é outra história, a minha.

As Moiras eram as deusas do destino individual. Como Freud amava a mitologia! Minha Moira pessoal levou-me até essas biópsias.

Estamos em 1983 e ao começar a remexer neste tema já estavam interessados, e participavam, Ana Freud em Londres (ainda era viva e mantivemos correspondência a este respeito), Kurt Eissler, encarregado do Museu Freud em Nova York, o pessoal do Museu Freud em Viena e o Instituto Curie em Paris, onde apareceu, tendo sido arquivada mais de meio século antes, a documentação histológica que nunca tinha sido revisada, apesar das milhares de publicações e interpretações (?) sobre "o câncer de Freud".

Consegui encontrar as biópsias originais e os relatórios de seus patologistas! **Tudo quanto era necessário para poder dizer que, inicialmente, Freud não teve câncer. Foram os 17 anos de traumatismos e irradiações, insensatas para os conhecimentos da época, que lhe provocaram o câncer! Que tudo foi uma projeção sinistra de seu entorno e que ele a aceitou.**

Seus patologistas de Viena, Berlim e Paris disseram "não há câncer" e, contudo, seus médicos, sua família e seus discípulos insistiam: **"por via das dú-**

vidas, devemos continuar operando e irradiando". Irradiaram em doses tão exageradas para os conhecimentos da época que, finalmente, após 12 anos, essa lesão benigna transformou-se, agora sim, em câncer. Após 17 anos, houve necrose e perfuração. Suas biópsias nunca foram controladas antes de chegarem a mim.

E quem irradiou Freud dessa maneira? O Dr. Holznecht, radioterapêuta, que já tinha apresentado um epitelioma na mão, provocado pelos raios e com metástases pulmonares, e havia sido operado e amputado repetidas vezes. Além disso (e mais uma vez), era um ex-paciente de Freud.

Pouco antes da morte deste Holznecht, Schur, o médico que Freud escolheu como seu médico pessoal, leva-o para uma entrevista no hospital e diz (sic) "... **ambos eram doentes de câncer que estavam por morrer".** Mas Freud não tinha câncer naquele momento, ele morreu 8 anos depois e de outra doença!

O aspecto chamativo é que seus patologistas (Viena era um dos mais avançados centros de patologia no mundo) não fizeram o diagnóstico de câncer nem nunca justificaram os erros terapêuticos que seus amigos, seus familiares e seu médico pessoal propuseram a Freud, **e que ele conscientemente aceitou.**

Ana Freud escreveu, em uma de suas cartas: "Revisar a histopatologia da doença de meu pai? Fazer uma análise da sua história clínica desses terríveis 17 anos? O que vai poder o senhor aportar àquilo que já tínhamos perfeitamente resolvido e arquivado? Espero aprender isso do senhor?

Afortunadamente ninguém me disse: "Dr. Schávelzon, não incomode mais, por favor!" E isso foi o que me animou a seguir em frente.

Há dúzias e dúzias de incidentes anedóticos, insólitos e incompreensíveis.

Trago para vocês, apenas como exemplo, uma carta: Freud escreveu para Eitingon, em 1931: "... e o consulente francês, o mundialmente famoso Dr. Regaud de Paris, depois de revisar as biópsias diz que: **se não há câncer, não há razão para fazer tratamento para câncer.** Por isso, continua Freud, nada pode evitar que eu me submeta a outra operação..." (Jones, Volume III, p. 173), e Schur, seu médico, acrescenta: "Prevaleceu a prova da realidade". E ele operou-se novamente, intervenção nº 30, doloroso e longo pós-operatório e uma broncopneumonia. O tecido extirpado foi levado para analise e o relatório diz: "Não se observa tumor algum". Prossegue Schur, seu médico pessoal "Freud era um homem muito afortunado".

E em sua obra?

Em 1920, época provável do aparecimento das primeiras células dessa lesão benigna, Freud **modifica totalmente sua teoria da libido.** Aparece em sua obra "a pulsão de morte", à qual ele próprio resistia-se até esse momento. Expressa-o esse ano em "Além do princípio do prazer", obra tão relacionada com os fatos de sua vida. Modifica sua teoria da personalidade. Incorpora o EGO, o ID (de Grodeck) e o SUPEREGO.

Durante seus anos de enormes sofrimentos por operações, noites em vela e uma enorme prótese dentro de sua boca, que tornava incompreensível o que falava, com a imagem do câncer projetada por todo o seu entorno, escreve **"Psicologia das massas", 1921, e "O EGO E O ID". Em 1923, quando foi operado pela primeira vez,** apresenta tudo isto em sua autobiografia de 1924, onde diz: "... reuni a conservação de si mesmo e a da espécie sob o conceito de Eros e contrapus a ele a pulsão de destruição ou de morte, que trabalha em silêncio. **Sua ação, conjugada e contraposta, dá o quadro da vida".** Nesse momento ele aceita pela primeira vez a existência da pulsão de morte.*

Em 1926, escrito a partir de sua doença e dos seus sofrimentos, sem poder mais falar em público nem dar conferências, precisando comer sozinho e sofrendo horrores, escreve "Inibição, sintoma e angústia". Em 1930, já tendo sido operado 20 vezes, escreve "O mal-estar na cultura" (talvez uma racionalização de uma religiosidade que sente em si mesmo, mas julga perigosa.

Por volta de 1939 sua situação clínica já era muito crítica, mas **demorou sua morte até ter nas mãos um exemplar de sua obra:** "Moisés e a religião monoteísta".

Assim escreve para Ernest Sweig: "... e depois, minha obra seguinte será em minha próxima reencarnação".

Temos observado isso com frequência: alguns pacientes "demoram" ou atrasam sua morte à espera de algum acontecimento importante ou significativo para si (Fritz Zorn).

No discurso fúnebre que Jones pronunciou, pergunta-se: e agora, como será um mundo sem Freud? Isto não pode ser respondido. É impossível conceber o mundo atual sem Freud.

O último livro que esteve em suas mãos foi "A pele de Onagro", de Balzac, no qual um dos personagens diz, 65 anos antes da criação da psicanálise: "o que os homens chamam contrariedades, amores, ambições ou tristezas são, para mim, ideias que se transformam em sonhos. Em vez de sofrê-las, interpreto-as...".

---

* A palavra Tânatos não é de Freud, foi introduzida por Feder em 1906 e depois por Steckel, em 1912.

Este livro trata do "encolhimento, da inanição e da morte". Foi assim que Freud se referiu, 60 anos antes, à morte de seu pai. A mesma coisa estava ocorrendo com ele próprio.

Termina aqui esta história clínica? Obviamente que não.

O que este estudo sobre a doença de Freud nos ensinou é que uma história clínica psicossomática é inevitavelmente social, que não começa com o nascimento nem conclui com a morte, quando o historiado é o paciente como pessoa.

OS PRIVILÉGIOS BIOLÓGICOS NO CÂNCER

Quando a célula "diferente" ou neoplásica é reconhecida como *ego*, adquirindo assim a possibilidade de evoluir, dizemos que adquire ou o organismo lhe dá certos privilégios biológicos, que transcorrem em diferentes áreas, mas com um claro significado de complementação psicorgânica.

O primeiro a ser citado é a capacidade de se reproduzir incessantemente, a que simbolicamente chamo de "amor". Como é uma das características do câncer, do ponto de vista psicanalístico implica elementos a serem levados em conta no tratamento. Por outro lado, costumam ser claramente expressas pelo paciente uma relação, um controle ou uma revisão, de ódio e rechaço. Além disso, se manifesta uma relação objetal claramente narcísica, ligada ao horror do incesto. Também aparecem suas influências no *ego*, sua carga e deslocamento libidinoso, a partir de seu reservatório principal e de sua descarga como enfermidade, neste caso como reprodução tumoral. A esta que é mais uma enumeração do que uma descrição, se acrescentam a relação e a frequente referência à gestação (reprodução) como fantasia (Chiozza, 1978). Freud refere que "... as forças da consciência moral, que levam a contrair a enfermidade, pelo triunfo, e não, como é comum, pela frustração, enlaçam-se intimamente com o complexo de Édipo. Uma relação com o pai e a mãe. Creio que assim é fácil considerar a enfermidade como um significado horripilante de um incesto que se 'sente' realizado".*

Como se expressa no paciente? Na clínica, encontramos claras manifestações na área dos afetos, com revalorização de sua escala de valores e em sua expressão libidinosa, bem como em uma situação de angústia. Assim se integra o conjunto de elementos que descrevemos sob o título "Agora tudo é diferente!"

Esta aquisição de um porvir biológico para o tecido tumoral é outorgada pelo organismo como totalidade, ao reconhecer o câncer como um *ego*, conceito fundamental que tantas vezes repito, porque é a base de nossa ideologia.

Dos dois elementos, câncer e indivíduo, o único que pode atribuir propriedades, determinar condutas, ceder privilégios, ou destruir total e precocemente o outro, é o indivíduo, pois possui um sistema nervoso central que interpreta e coordena. Tem também todos os meios subsidiários e eficazes: sistema nervoso periférico, sistema vascular, hormonal, neurotransmissores e a inter-relação com seu interior e seu exterior, por sua vez também interpretado e metabolizado por seu sistema nervoso central.

Em síntese, trata-se de uma das perturbadoras aquisições de privilégios biológicos por parte do tumor, ao ser lido como *ego* pelo indivíduo. Exprime-se na clínica por uma revalorização de afetos, com deslocamentos libidinosos característicos, grande parte dos quais se transfere ao tumor. Isto explica as curiosas referências de cada indivíduo à maneira de sentir seu câncer.

Quanto a esse reconhecimento e aceitação como *ego*, de um elemento claramente heterólogo e prevalente sobre o próprio indivíduo, só conheço um outro exemplo em biologia humana, que é a gestação, a nidação do ovo no endométrio. A semelhança entre ambos os processos, do ponto de vista psicossomático e imunológico, mesmo que pareça sinistra para nossos mitos culturais, é evidente na clínica psicoterápica.

Outro dos denominados privilégios refere-se às modificações metabólicas que ocorrem com o paciente de câncer.

Este é um tema de transcendência na atenção médica. A astenia e anorexia do paciente passam a ter destaque em todo ambiente familiar.

Seja qual for o valor de suas ingestas, o tumor continua recebendo um fornecimento alimentar regular. Isto é feito às expensas das ingestas e das proteínas do organismo. O ser humano normal obtém suas calorias, em primeiro lugar, de suas gorduras e hidratos de carbono. De forma simples, posso dizer que o câncer continua recebendo seu fornecimento calórico em detrimento do paciente. Se o fornecimento externo diminuir, ele utiliza as proteínas somáticas de seu hospedeiro. Quando administramos vitaminas, o tecido tumoral aproveita-se delas antes do paciente. Surgem importantes mudanças no paladar, que nos seres humanos é um somatório de vários sentidos, como o

---

*Estuda-se extensamente a relação entre depressão, perdas e câncer. Explica-o Laborit (Schávelzon, 1980), com referência ao como se realiza e em Freud, com referência ao porquê. Acredito que atribuir caracteres ou propriedades (ou ainda vontades) a uma enfermidade não deu bons frutos até o momento. Atribuo qualidades e características à leitura que o indivíduo faz da afecção.

do olfato, o da visão, o do paladar propriamente dito, e da textura do alimento (macio, duro, líquido, etc.), de situações psíquicas circunstanciais (angústia, depressão, excitação, etc.), e uma importante relação com a área associativa.

Este complexo sofre importantes modificações, mudam os apetites e os ritmos habituais, sendo frequente a referência a sabores desconhecidos, mas que são associados (sabor de capim, de madeira, de palha, etc.).

Mas, sem dúvida, o mais perturbador na cessão de privilégios biológicos é a concessão da imortalidade. O homem possui, como que incorporada à mensagem genética e à evolução filogenética, um sentido de imortalidade, apesar de que quase todos os tecidos e células do organismo vão se renovando incessantemente. Assim, cada célula se reproduz duas, três e até seis vezes, depois morrendo, sendo suplantada pelas novas gerações. Esta renovação contínua permite manter a estrutura total do organismo, De outro modo, se a reprodução fosse mantida chegar-se-ia a tamanhos descomunais.

Platão, em Fédon, diz que a morte só adquire significado na mente humana como "cessar no outro". Um século depois, Epicuro (século III a.C.) diz-nos que "quando existimos, a morte não existe".

São Tomás de Aquino (séc. XIII) afirma que "todo aquele que tiver inteligência desejará existir para sempre", e Sartre acredita que "a morte vem para nós do exterior, transformando-nos em exterioridade". Para Freud, "não se pode conceber a própria morte. Ao tentamos fazê-lo, notamos que, na verdade, sobreviveremos como observadores". No inconsciente, cada um de nós está convencido de sua imortalidade"... "Nada de pulsional (instintivo) em nós solicita a crença na morte" e que **4., o ponto mais difícil do narcisismo é a imortalidade do *ego*".

Como vimos, as células humanas normais, depois de certo número de duplicações, morrem e são suplantadas por suas duplicações. Este morrer e renovar-se é perfeitamente equilibrado; o organismo assim mantém sua estrutura.

As células tumorais não participam deste princípio biológico, sendo sua reprodução praticamente infinita, enquanto participarem os elementos necessários para seu metabolismo. Deste modo, comportam-se como imortais.

Nas culturas *in vivo* de células humanas, o comportamento é semelhante. As células normais morrem logo após um certo número de duplicações. As células neoplásicas continuam indefinidamente sua reprodução.

Por outro lado, surge, no léxico do paciente, o sentido da morte.

Assim, assistimos a uma transferência do sentido da imortalidade, a partir do paciente, nessa parte de seu *ego* incorporada ou aceita como privilegiada.

NOTA

A biografia, as certidões e as fotocópias dos preparados histológicos, assim como os relatórios de seus patologistas podem ser consultados em: "Freud, um paciente com câncer", do Dr. José Schávelzon, premiado pela Sociedade Argentina de História da Medicina. Editora Paidós, 1986. Bs. As.

REFERÊNCIAS

Chiozza, L.A. El Contenido latente del horror al incesto y su relación con el cáncer. In: *Ideas para la concepción psicoanalítica del cáncer*. Barcelona: Paidós, 1978.

Dolto, F. *La imagen inconciente del cuerpo*. Barcelona: Paidós, 1986.

_____. L'image inconsciente du corps. Paris: Seuil, 1984. Freud, S. *Duelo y melancolia*. A.E., tomo XIV, 1919.

Schávelzon, J. La rehabilitación del canceroso. *Semana Médica*, n. 134, p. 1151,1969.

_____. El uso de la cirugía para el tratamiento del cáncer. In: Bertola, J. et al. *Cancerologia básica*. Buenos Aires: Eudeba, 1970.

_____. La imagen del cáncer. In: *Cáncer: enfoque psicológico*. Buenos Aires: Galema, 1978.

_____. *Paciente con Cáncer*. Buenos Aires: Panamericana, 1986.

22

ASPECTOS PSICOSSOMÁTICOS EM PACIENTES COM ASMA BRÔNQUICA

Alfred Lemle

A participação de um componente emocional ou psicodinâmico no quadro da asma brônquica é um fenômeno marcante e bem conhecido. Esse fator deve ser bem estudado por todos os profissionais da saúde que interagem com pessoas com asma, pois a assistência psicológica a elas é tarefa de todos, embora predominantemente do médico assistente. Não é necessário solicitar o auxílio de psiquiatras no tratamento dos problemas emocionais das pessoas com asma, a não ser que assumam características de doença emocional. Nesse caso, cabe a atuação do especialista, com as mesmas indicações que para os demais doentes.

O atendimento insuficiente do componente psicodinâmico dos asmáticos é o principal responsável pelas falências no tratamento durante o período intercrítico (Costa, 1977). Considerando falência a não melhora da qualidade de vida, esta ocorreu em cerca de 40% dos casos de duas séries diferentes de asmáticos ambulatoriais de hospitais diferentes e em diferentes épocas (Costa, 1977; Sant'Anna, 1988).

Do total de falências, 48% poderiam ser incluídas no não atendimento do componente emocional, incluindo neste a não percepção de melhora, ansiedade persistente e até o abandono do tratamento, como expressão de insuficiente relação médico-paciente (Costa, 1977). O componente emocional pode influir em três níveis do quadro asmático: no desencadeamento das crises, na persistência ou agravamento do sofrimento durante as crises ou períodos intercríticos e na resistência ao tratamento.

O DESENCADEAMENTO DAS CRISES

Um dos mais interessantes estudos dos fatores desencadeantes das crises asmáticas é o de Williams (1958), anterior à identificação das crises desencadeadas por aspirina, exercício e pelos poluentes atmosféricos. Como a real prevalência destes novos fatores permanece discutível, aquele trabalho não perdeu inteiramente sua atualidade. Em 487 asmáticos, um fator psíquico esteve presente no desencadeamento das crises em 64,1% dos casos, embora em apenas 3,3% fosse o único. Jacobs e colaboradores (1966) encontraram fatores imunológicos e psicológicos associados em crises de exteriorização alérgica em 75% de seus 41 pacientes.

As crises asmáticas frequentemente se iniciam em situações de forte tensão emocional, com diferentes conteúdos – ansiedade, ódio, medo. As bases neurológicas e psicodinâmicas da participação de fatores emocionais no desencadeamento das crises asmáticas estão firmemente estabelecidas.

A via eferente tem sua sede no hipotálamo, cuja porção anterior inicia a ativação do parassimpático e a porção posterior a do simpático. Ligações com centros límbicos relacionam essa via com respostas do prazer (ativação do parassimpático) e de dor (ativação do simpático). O estímulo elétrico e a destruição de áreas hipotalâmicas e tuberais em animais do laboratório modificam respostas do sistema nervoso autônomo e também as imunológicas.

A teoria vagal do espasmo brônquico tem confirmação segura, não bastassem o efeito broncodilatador da atropina e o efeito broncoconstritor que as nebulizações de metacolina têm nos asmáticos.

Gold e colaboradores (1972) eliminaram a resposta broncoconstritora a alergenos em cães mediante bloqueio vagal. Vachon e colaboradores, (1971) provocaram broncoconstrição em pessoas normais mediante a imersão em água, efeito bloqueado pela atropina.

O simpático também poderia atuar como via eferente. O estímulo da hipófise posterior aumenta a secreção de adrenalina pela medula da suprarrenal. Por outro lado, após infusão de adrenalina e noradrenalina marcadas com H_3, a excreção de catecolaminas urinárias foi menor em asmáticos do que em normais, sugerindo menor disponibilidade dessas substâncias nos asmáticos. Mathé e Kriapp (1976) e também Morris e colaboradores (1972) observaram a ausência de elevação de catecolaminas circulantes e urinárias em asmáticos em crises provocadas por estresse. Uma possível explicação seria o aumento da captação de catecolaminas pelo pulmão nos asmáticos, como ocorreu em cobaias em anafilaxia.

Os estudos em psicofisiologia, envolvendo técnicas de sugestão, também reforçam a importância do fator psíquico no desencadear das crises asmáticas. Diversos autores têm demonstrado a possibilidade de desencadear crises com estímulos estressogênicos. Apesar de um possível bloqueio simpático, observa-se aumento da frequência cardíaca e da temperatura cutânea, sugerindo o desencadear de uma crise *fight fight*, segundo Cannon.

Experiências de condicionamento clássico foram realizadas por Noelp e colaboradores (1954), ao provocarem crises de dispneia asma-símile em porquinhos-da-índia introduzidos em câmaras onde as crises haviam sido provocadas previamente com injeções de alergenos. Em humanos, a demonstração clássica do efeito da sugestão é de Luparello e colaboradores (1968), que obtiveram broncoespasmo (definido por aumento da resistência das vias aéreas) por meio de nebulizações de soro fisiológico descrito para os pacientes como contendo alergeno. Em seguida, reverteram o fenômeno com nebulizações de soro fisiológico descrito como possuindo substancias broncodilatadoras. São experiências de reprodução difícil, mas Spector e colaboradores (1976) e Horton e colaboradores (1978) obtiveram efeitos semelhantes, baseando sua sugestão em dar sabor de anis ou hortelã aos diferentes diluentes, obtendo com isso reações paradoxais. No estudo de Spector e colaboradores, a atropina eliminou a resposta broncoespástica.

ATUAÇÃO NAS CRISES

A atuação psicoterápica durante as crises não deve objetivar a sua reversão, embora isso possa ser ocasionalmente conseguido, principalmente por efeitos de sugestão. Essa técnica, porém, é complexa e exige treinamento específico, não sendo utilizada na quase totalidade das situações de atendimento emergencial das crises asmáticas.

O principal objetivo da atuação psicoterápica durante as crises deve ser o combate à ansiedade e ao sofrimento. Palavras de apoio e incentivo, enfatizando os aspectos relativamente mais favoráveis do desenrolar da crise, podem ser muito eficientes. Muito importantes, porém, são as comunicações e mensagens indiretas e extraverbais. É importante que médicos e paramédicos se policiem para propiciar boa acolhida ao paciente em crise. Devem ser eliminadas atitudes de enfado ou rejeição, causadas pela repetição das crises em um mesmo paciente ou, em situações de regime de plantão em hospitais, pelo acúmulo de pacientes com esse problema. É indispensável proporcionar ao paciente em crise uma acomodação confortável, não o sujeitando a ambientes frios, expostos, pouco asseados ou repletos de outros doentes.

O PERÍODO INTERCRÍTICO: PERSISTÊNCIA OU AGRAVAMENTO DO SOFRIMENTO

A persistência das manifestações asmáticas nos períodos intercríticos é um dos grandes desafios da prática médica, conduzindo a elevadas proporções de fracassos terapêuticos, bem como a pesada carga vital e socioeconômica para o asmático, e ainda grande sobrecarga econômica para a comunidade.

Em muitos casos, há efetiva persistência dos mecanismos fisiopatológicos da asma brônquica, com continuação de labilidade brônquica, edema de mucosa e secreção viscosa. A asma brônquica não é uma situação simplesmente de espasticidade brônquica, ocorrendo também fenômenos inflamatórios brônquicos, peribrônquicos e intersticiais pulmonares. Estes tendem a aumentar a hiper-reatividade brônquica, baixando o limiar do desencadeamento das crises, que se tornam subentrantes, configurando o que se chama de asma brônquica perene.

Em muitos outros casos, porém, o sofrimento do asmático continua no período intercrítico mesmo quando se consegue reduzir os fenômenos broncopulmonares patológicos a um mínimo, criando uma desproporção entre a qualidade de vida do asmático e a realidade de seu exame clínico e até com os resultados dos exames espirográficos.

O entendimento dos mecanismos psicossomáticos subjacentes a esta segunda situação e consequentemente o desenvolvimento de estratégias de abordagem psicoterápica constituem, na verdade, o cerne da atuação psicossomática na asma brônquica.

TEORIAS PSICODINÂMICAS EM ASMA BRÔNQUICA

Na década de 1960, procurava-se identificar perfis, ou pelo menos traços psicológicos dominantes, próprios da pessoa com asma brônquica. Knapp e colaboradores (1976) produziram admirável sumário dos resultados desses estudos que, segundo esses autores, se caracterizam por falta de consenso. Por outro lado, é difícil separar traços psicológicos inerentes à pessoa com asma daqueles adquiridos em resposta ao próprio problema asmático. Assim, a bateria

MPI (Maudsley Personality lnventory), aplicada por Franks e Leigh, revelou leves traços neuróticos em asmáticos comparados com normais e psicóticos. A bateria DPI (Dynamic Personality lnventory), aplicada por Glasburg e colaboradores, revelou mais traços de oralidade, dependência e ansiedade de separação em asmáticos que em controles. O amplo questionário de Cattell, aplicado por Rosenthal e colaboradores a asmáticos ambulatoriais, revelou, em comparação com a população em geral, diversas características nos asmáticos: submissividade, teimosia, radicalidade e tensão. Os próprios autores da revisão (Knapp et al., 1976) aplicaram extensa bateria de testes a uma amostra numerosa de asmáticos, totalizando 61, com resultados semelhantes aos de Rosenthal. Dois aspectos interessantes de seus achados merecem destaque, por terem reflexos no manejo dessas pessoas: havia elevado escore para "dominância" no questionário do Cattell e dificuldades de adaptação interpessoal na bateria CPI (California Personality Involvement).

PERFIS PSICODINÂMICOS

O estudo da personalidade da pessoa com asma e a aplicação desses dados ao relacionamento com ela têm um potencial terapêutico muito grande. São fundamentais o conhecimento do relacionamento da pessoa asmática com seu problema, das conexões que cria entre a asma e as outras facetas de sua vida, o modo de trazer esse conjunto ao convívio com os familiares, o médico, amigos, colegas de trabalho e a sociedade em geral. A adequação desses funcionamentos tem um potencial quase comparável ao do combate ao componente orgânico, em termos de minorar o sofrimento do paciente.

A hipótese clássica sobre o perfil psicodinâmico do asmático é a de French e Alexander (1941). Existiria um padrão emocional peculiar, cujo núcleo seria um conflito em torno do choro. O choro seria inibido por temor ao repúdio por uma mãe percebida de modo ambivalente. A mãe seria percebida simultaneamente como sedutora e rejeitadora, a um tempo desejosa de aconchegar a criança e também de se afastar de suas demandas. Ao mesmo tempo, o pai frequentemente seria percebido como uma pessoa fraca, embora em certos casos possa ser absorvido pela figura dominadora da mãe, formando um conjunto.

Nesse contexto, a crise asmática poderia ser uma crise de choro reprimido, bloqueado. Ao mesmo tempo, a pessoa com asma introjetaria um relacionamento ambivalente, amor-rejeição, com a figura materna ou materna-paterna, Essa relação poderia ser transferida, ou revivida, com diferentes personagens, inclusive e principalmente com a figura do médico. Esse mecanismo estaria por trás de uma certa dependência, comum entre as pessoas com asma (Mello, 1976). Uma segunda hipótese psicanalítica, desenvolvida por Deutsch e advogada por outros, segundo Knapp e colaboradores (1976), se baseia na ideia de que ocorreriam padrões de expressão específicos, adquiridos inconscientemente. Segundo essa concepção, a crise asmática poderia representar uma conversão, exprimindo conflitos inconscientes não resolvidos em "linguagem corporal".

Parece que esses mecanismos devem ser considerados mais como prevalentes do que como específicos da pessoa do asmático, tanto mais que, entre nós, a estrutura patriarcal da sociedade interfere com essas configurações (Mello, 1976). Contudo, um dos traços mais comuns da personalidade da pessoa com asma é a dependência, consequente a uma espécie de debilidade da personalidade, somada à fraqueza que pode resultar da própria enfermidade (ibidem).

RESISTÊNCIA AO TRATAMENTO

Considerações terapêuticas – atuação psicoterápica no período intercrítico

Os fatores psicodinâmicos atuam na intercrise com consequências por vezes muito fortes, mantendo ou agravando o sofrimento e podendo conduzir à resistência ao tratamento. Assim, os principais objetivos da ação psicoterápica são dois: redirecionar a relação da pessoa com asma com o seu problema, reduzindo o sofrimento; e construir uma relação médico-paciente livre e madura, o que combate a resistência ao tratamento. Não há hierarquização ou priorização entre os dois objetivos, pois as ações para atingi-los se confundem. Em consequência dessas ações, quando bem conduzidas, pode ocorrer o redirecionamento das relações familiares e sociais da pessoa com asma, com novos reflexos positivos sobre o relacionamento com a asma.

Não há indicação para o encaminhamento de uma pessoa com asma a um psicoterapeuta, a menos que coexistam problemas da esfera psiquiátrica: neuroses, psicoses, distúrbios de caráter ou outros. As indicações da psicoterapia especializada na asma são as mesmas que as da população em geral.

Redirecionamento da relação do asmático com seu problema

Um motorista de táxi, de 45 anos, queixava-se de asma moderada (asma perene, necessitando tratamento continuado, mas sem impedir as atividades).

Iniciando um tratamento mais intenso e abrangente do que o que vinha sendo utilizado, houve duplicação dos valores espirométricos, mas o motorista se achava pior. No entanto, cuidava pessoalmente de seus exames, da busca de resultados, licenças para tratamento de saúde. Ao exame, não exibia dispneia objetiva nem ruídos adventícios. Que significava a asma na vida do motorista?

Uma senhora de 72 anos tinha asma desde a infância. Sua sibilância, perene, era audível para os interlocutores a alguns metros de distância. Porém, sua asma teria de ser classificada como leve, pois a senhora jogava tênis durante horas por dia. Qual o papel do médico na vida dessa tenista?

Um menino de 12 anos tinha asma desde a primeira infância. Passava alguns dias com amigos numa cidade serrana e seus pais estavam em outra, algo afastada. Apos poucos dias, o menino entrou em crise, a qual não foi debelada com os medicamentos habituais. Os pais foram buscá-lo e o trouxeram para a casa onde se encontravam, na outra cidade. O menino chegou à noite, com dispneia e sibilância difusa. Medicado com novos remédios, não melhorou e passou mal a noite. Pela manhã havia ainda dispneia e sibilância e o menino estava cansado, permanecendo em repouso. Organizou-se um jogo de futebol com outros rapazes e, para que o menino não se sentisse excluído, foi convidado. O menino jogou futebol a manhã toda. Talvez o menino desejasse passar os dias junto aos pais?

Esses casos exemplificam com clareza uma realidade básica na asma brônquica: é frequente a falta de correlação entre a qualidade de vida, e portanto a intensidade do sofrimento, e a realidade do fenômeno orgânico da asma. No acompanhamento de 51 asmáticos consecutivos de um ambulatório, em que se realizavam os exames clínicos, espirográficos e a gasometria arterial na mesma consulta, verificou-se que havia ausência de correlação clínico-funcional em 40% das consultas. Em 4 de cada 10 consultas, a avaliação do asmático sobre sua evolução em relação às consultas anteriores diferira da evolução funcional, num sentido ou no outro (Costa, 1977).

A ação psicoterápica consiste, além do apoio superficial, em ajudar o paciente a identificar possíveis mecanismos que estejam contribuindo para tornar mais "pessimista" a percepção do problema. De certa maneira seria uma tarefa de diminuir a importância da asma, ou talvez o melhor termo seria "desmitificar" a asma.

Ao empreender essa ação psicoterápica, o médico estará assumindo um certo risco. Em certos casos, o médico está "bancando" a asma para o seu paciente. Ao fazer essa opção, o médico terá de possuir firmes dados clínicos, radiológicos, espirográficos e hemogasométricos arteriais, que definam precisamente a situação orgânica do paciente. Nesse momento, alguns fatos de ordem clínica deverão ser lembrados.

1. A asma brônquica evolui de três formas: leve (crises ocasionais aliviadas por medicação apenas quando necessário), moderada (sintomas perenes, medicação contínua, crises frequentes, mas com possibilidade de exercer atividades regulares) e severa (acentuados sintomas perenes ou crises fortes frequentes, inviabilizando atividades regulares). O objetivo geral do tratamento consistiria em localizar o asmático na forma mais branda possível, fundamentalmente para permitir a realização das potencialidades da pessoa.
2. A asma brônquica não complicada é condição de grande repercussão clínica, mas de baixa morbidade e mortalidade. Há grande desproporção entre o acentuado distúrbio mecânico, registrado pela espirografia, e a ausência de insuficiência respiratória significativa no período intercrítico. Mesmo em presença de sintomas e sinais nítidos, pode não haver hipoxemia significativa. Ao contrário do que ocorre na bronquite crônica e no enfisema pulmonar, as formas não complicadas de asma, que constituem a grande maioria, não evoluem para a insuficiência respiratória crônica nem para o *cor pulmonale* crônico.
3. Por outro lado, é praticamente impossível produzir remissões permanentes, ou seja, erradicar completamente a tosse, o chiado e os sibilos. Nosso objetivo é procurar manter o paciente na forma leve ou, no máximo, moderada.

Bases de redirecionamento da relação do asmático com sua asma

A partir do que foi dito acima, podemos estabelecer os fundamentos do redirecionamento do asmático com o seu problema:

1. A pessoa com asma se conscientiza de que seu objetivo não é o de "curar a asma".
2. O uso correto da medicação poderá, todavia, proporcionar uma vida completa, embora eventualmente com sintomas.
3. A medicação correta, com supervisão contínua do médico, representa uma garantia quase absoluta de ausência de risco de vida.

Uma vez delimitados os contornos existenciais de sua asma, o asmático poderá tentar identificar se sua asma desempenha papéis em sua vida.

Um açougueiro de 33 anos começou o tratamento de uma asma antiga com um novo médico.

Apresentava-se como uma forma muito severa, sem sintomas perenes intensos, forçando-o a trabalhar descontinuamente, para parentes. As consultas eram constituídas por extenso e rico relato de sintomas e exaustiva discussão dos medicamentos. Várias consultas foram necessárias apenas para, aos poucos, completar a anamnese. Esta revelou um rosário riquíssimo de desajustes, a nenhum dos quais o doente aludira espontaneamente: detestava a profissão, principalmente o horário, que o obrigava a trabalhar à noite, próximo às geladeiras, o que evidentemente lhe era poupado quando a asma piorava. A relação com a mulher era totalmente deteriorada, principalmente porque não lograva proporcionar sustento condigno à família, que era, todavia, obrigada a levar em conta sua "grave doença".

A medida que o diálogo com o médico passou a girar em torno dos problemas existenciais, reduziu-se o rosário de queixas sobre os sintomas e a discussão sobre os medicamentos. Quando o médico teve de deixar o ambulatório, o paciente chegara ao ponto de esquecer de perguntar sobre sua receita, limitando-se o médico a dar instruções, às vezes já junto à porta, na saída. O paciente passara, também, a trabalhar regularmente, embora contrafeito e não feliz.

Este caso ilustra bem os principais aspectos do redirecionamento da relação entre o asmático e sua asma. Em nenhum momento o médico sugeriu que o asmático resumisse suas queixas e discussões sobre medicamentos, redundantes e repetitivas, para permitir uma consulta mais rica. Mesmo quando se tornou patente que a apresentação das queixas (não sua realidade) era uma cortina para impedir o trato de coisas que causavam sofrimento ainda maior do que a própria asma, essa interpretação não foi colocada pelo médico. O asmático, contudo, captou inteiramente a existência desse jogo, pois sua asma, nas consultas e na vida, refluiu para o seu próprio leito real, deixando de misturar-se, por exemplo, com a continuidade da atividade profissional.

Nesse caso, a atuação psicoterápica se restringiu a "botar a asma no seu devido lugar", reduzindo acentuadamente a quantidade de sofrimento expressa nas consultas e, provavelmente, vivenciada lá fora. De semi-invalido profissional, o asmático passou a profissional normal, embora persistissem manifestações asmáticas importantes e desajustes psicossociais. Tratava-se de uma personalidade altamente complexa, não permitindo incursões mais profundas no campo familiar e no nível subconsciente. Nesse caso, haveria indicações para atuação psiquiátrica especializada, embora a assistência prestada no nível da intervenção clínica houvesse surtido algum efeito.

Em alguns casos, todavia, podemos avançar mais um pouco, sem recorrer a auxílio especializado. Vejamos o caso de uma doméstica de 55 anos, tratada por pneumologistas sob supervisão psicanalítica (Mello, 1988). Desde a infância, sentia-se a preferida do pai, e tinha ciúmes de uma das irmãs, muito cuidada por ser "doentinha". O pai faleceu prematuramente e a paciente se apegou aos patrões, refazendo com eles sua dependência familiar. Após seria crise financeira dos pais, surgiu asma severa, com atendimento seguido em serviços de emergência e uso permanente de corticoides.

Iniciado o tratamento clínico e psicoterápico supervisionado, procurou-se mostrar, em torno de questões simples e sem interpretar o mecanismo de dependência, como a paciente poderia atuar como uma pessoa mais amadurecida, mais adulta. Admite o autor que o terapeuta possa, nesse caso, ter atuado como um "pai salvador", pois houve melhora sensível da asma, inclusive documentada pelos resultados das provas de função pulmonar.

Provavelmente, nesse caso pode-se aprofundar a intervenção psicoterápica porque o clínico trabalhava com supervisão psicanalítica. Essa supervisão ocorria no âmbito de uma experiência realizada pelos Serviços de Medicina Psicossomática e de Pneumologia da 4ª Cadeira de Clínica Médica da Faculdade de Medicina da UFRJ, então localizada no Hospital Escola São Francisco de Assis (Mello, 1988). Face à elevada proporção de asmáticos que apresentavam falhas no tratamento, em termos de melhora de qualidade de vida, e à demonstração de que importante proporção dessas falhas era atribuível a problemas de natureza psicológica (Costa, 1977), foi criado um programa especial, objetivando suplementar o tratamento clínico habitual com um atendimento com ênfase na assistência psicodinâmica.

Participaram do programa clínico pneumologistas e estudantes em estágio avançado de formação, sob supervisão da Medicina Psicossomática. As consultas eram feitas regularmente nos ambulatórios de Pneumologia. A psicoterapia se desenvolvia em planos superficiais ou profundos, dispensando, de forma geral, enfoques interpretativos. As entrevistas eram registradas e estudadas em discussões de grupo, sob a forma de reuniões Balint "frouxas" (Mello, 1988) ou em supervisões individuais.

Foram obtidos alguns resultados excepcionais, como o do último caso relatado. Não só o formato do programa era correto, mas também existia intensa motivação dos terapeutas e os casos incluídos na experiência eram selecionados. O exemplo seguinte complementa a ilustração.

Um senhor aposentado de 59 anos (Mello, 1976) apresentava asma perene, com períodos de exacerbação e provas funcionais respiratórias mostrando acentuadas repercussões fisiopatológicas.

Internado, patentearam-se vários problemas emocionais. Sua mulher o traiu com um primo, ao qual agrediu violentamente e depois fugiu. Considerado um empregado exemplar, apesar da asma, tinha, no entanto, crises de fúria quando criticado. Dono de alguns barracos, tinha as crises quando contestado pelos inquilinos. Durante o tratamento, pôde-se mostrar a relação entre as crises de asma e de perfeccionismo. O paciente conseguiu delegar a um filho a gestão de alguns negócios. Pôde-se reduzir a prednisona de 15mg por dia para 5 a 7,5mg por dia e as visitas a serviços de pronto-socorro se reduziram em 60%. Posteriormente, houve troca de médicos no ambulatório e o paciente reagiu ao recebimento de um novo médico com piora do quadro clínico, tentativas de manipulação da medicação e tentativa de reaver o médico anterior. Identificada a rejeição do novo médico nas reuniões de supervisão coletiva do Setor de Psicossomática, o episódio foi contornado e o paciente voltou a melhorar.

Redirecionando a relação asmático-médico

Essa atuação tem como objetivo reduzir a resistência ao tratamento, a qual se expressa de duas maneiras principais: não aderência à prescrição médica e abandono do tratamento.

A não aderência ao tratamento ocorreu em cerca de 15% de uma amostra de asmáticos ambulatoriais de um grande hospital (Sant'Anna, 1988). Tratava-se, no entanto, de um estudo restrospectivo, cabendo conferir esse dado em estudos prospectivos. A literatura é pobre em análises do fenômeno da não aderência à prescrição médica em asma brônquica, embora seja de observação universal. Alguns dos mecanismos mais frequentemente invocados são a insuficiência de recursos materiais ou condições sociais para cumprir regimes terapêuticos constando de diversas tomadas de medicamentos ao longo do dia. No caso específico dos nebulímetros, pode não haver condições psicomotoras suficientes para o uso adequado do instrumento. Contudo, além dessas causas objetivas, pode haver modificações voluntárias da prescrição, por julgá-la supérflua face a melhoras observadas, ou, por outro lado, modificações por descréditos, face à ausência de melhoras.

O abandono do tratamento ocorreu em 9,8% dos casos de uma amostra ambulatorial de um grande hospital (Costa, 1977). O abandono configura o grau externo de resistência à terapêutica, representando ruptura da relação médico-paciente. Sob certos aspectos, a não aderência à prescrição e o abandono são expressões de um mesmo fenômeno: a má relação médico-paciente.

Para melhor examinar esse fenômeno, podemos desdobrá-lo em alguns "confrontos" ou "momentos de relacionamento".

1. "Bajulações" do médico pelo asmático. Ocorrem com frequência, no início da relação. Geralmente o asmático vem usando prescrições anteriores "atacadas", isto é, incompletas. Com a adoção de uma nova prescrição completa, ocorrem melhoras imediatas e o paciente frequentemente se excede em elogios ao médico. Além do alívio e da esperança no novo médico, pode haver um componente de sedução do mesmo. Não é impossível que essa atitude esteja impregnada do componente sedutor da ambivalência da relação com a figura materno-paterna amada-odiada.

Seja como for, o comportamento do asmático pode atingir níveis inadequados, que transcendem sua satisfação pela melhora obtida. Cabe ao médico neutralizar esses componentes estranhos à situação, o que não poderá ser feito explicitamente. Isso poderia representar uma interpretação de fundo psicanalítico, potencialmente destrutiva no início da relação. Cabe antes desenfatizar os elogios de maneira indireta, não participando do júbilo e não aceitando os elogios tais como proferidos. Uma boa opção é transferir os méritos para o próprio paciente, mostrando-lhe a importância de colaborar na medicação.

2. "Regateio" sobre a prescrição. Com o passar do tempo, podem-se instalar efeitos colaterais dos medicamentos, além de que a rotina da prescrição começa a pesar, principalmente se já não há sofrimento. O paciente poderá, mais uma vez, tentar contaminar essa situação objetiva com elementos alheios a ela. Poderá exagerar a intensidade e a importância dos efeitos colaterais, ou os transtornos que a medicação repetida lhe traz. Essa atitude poderá ter raízes em muitos aspectos da personalidade do asmático, mas poderá conter elementos de desafio ao "novo médico maravilhoso" ("vamos ver como ele se sai dessa"), ou mesmo, dentro da concepção de French e Alexander, um desafio à "mamãe-médico".

Este é um primeiro momento difícil na relação médico-paciente. A regra de ouro é não participar de um eventual jogo. O mais importante é não mostrar decepção nem irritação, e sim, promover as modificações cabíveis no regime terapêutico, explicando os motivos e sem reagir a tentativas de manipulação.

3. "Culpando o médico" por reativação dos sintomas. Com o tempo, haverá, evidentemente, reati-

vação das manifestações motivadas por intercorrências, reduções de medicação ou pelo próprio curso da asma. Embora esperadas, essas pioras poderão ser utilizadas pelo paciente para assumir uma atitude de culpar o médico. Este, assim como não deve se associar ao júbilo do sucesso inicial, não pode se deixar levar na decepção por uma regressão fugaz, até porque esperada.

A melhor conduta é demonstrar o maior interesse e criatividade no tratamento. Cada epsódio de reativação deve ser tratado como se fosse o primeiro – a anamnese e, se possível, o exame físico devem ser refeitos, de preferência com um exame espirográfico. Só ao final da reavaliação deve o médico expor sua hipótese sobre as origens do novo episódio, evitando as explicações rápidas.

O regime terapêutico também deve ser totalmente reavaliado, evitando-se modificações rápidas numa ou noutra medicação. O importante é mostrar que o interesse do médico pelo caso não mudou, mantendo-se o mesmo que na primeira consulta. Além da reavaliação do tratamento, o médico poderá, quando possível, introduzir novas drogas, medidas fisioterápicas ou higiênicas, mostrando que tem mais recursos para o tratamento. É importante que o asmático perceba que jamais se tornará um caso de rotina.

4. Encaminhamento a especialistas. Este é um momento potencialmente perigoso. Talvez a atitude mais destrutiva que o médico possa adotar na relação médico-paciente é a mais leve indicação de enfado. Além da decepção natural que acomete qualquer paciente nessa situação, o asmático poderá experimentar um reforço poderoso de uma vivência de rejeição remetida da conflituada relação com a figura materno-paterna. Caso o mecanismo proposto por French e Alexander seja realmente operativo, a simbologia poderá ser muito poderosa. Categoricamente, poderá haver muita semelhança entre uma criança que se percebe rejeitada porque chora e um asmático sentindo-se afastado porque sibila.

No entanto, o manejo do asmático exige muitas vezes o concurso de imunologistas, pneumologistas, fisiatras. A solicitação da participação desses profissionais deverá ser feita com muita prudência, para evitar a fantasia de que o médico, enfadado, está passando o caso para outro.

A regra de ouro é que a necessidade de ouvir um especialista seja percebida com objetividade e precisão pelo asmático. Este deverá estar completamente ciente do problema específico que o especialista deve resolver. Além disso, deverá ficar claro, à exaustão, que a participação do especialista é apenas um subsídio para complementar a avaliação e o tratamento. Mesmo que a atuação do especialista seja demorada, como nas dessensibilizações imunológicas, a supervisão deverá ser exigida pelo médico do asmático.

O eventual encaminhamento a um psiquiatra ou terapeuta não foge à regra. As indicações dessa especialidade são as mesmas que para a população em geral – a presença de distúrbios psiquiátricos bem caracterizados. O componente emocional que frequentemente acompanha grande número de asmáticos não deve exigir a participação do especialista, cabendo ao médico atendê-lo.

5. Ruptura. O afastamento do asmático do seu médico, cortando a relação, é ainda um evento muito frequente, tendo ocorrido em 9,8% dos casos de uma série ambulatorial (Costa, 1977). Cabe lembrar que nos ambulatórios as consultas subsequentes são marcadas com antecedência. Não é improvável que em consultórios, quando a reconsulta é voluntária, o índice de abandono seja ainda maior.

Não temos muitos dados sobre os mecanismos desse abandono, que na maioria das vezes ocorre sem traumas formais. O paciente simplesmente deixa de contactar o médico, que só se dará conta do fato após algum tempo, a não ser quando há consultas marcadas com antecedência e que não são cumpridas, como nos ambulatórios. Temos considerado que o abandono representa uma falha na relação médico-paciente, tendo o percentual caído para 6,7% quando se instituiu um protocolo especial para o estudo das falhas no tratamento em geral, e quando, portanto, a equipe estava especialmente motivada (ibidem). É possível que fatores de ordem prática, como mudança de domicílio, considerações financeiras ou outras influam.

Embora não tenhamos elementos objetivos para avaliar quando ocorrerá o abandono, cabe estar atento para sinais de desânimo por parte do asmático, principalmente quando ele está atravessando longo período de sintomas perenes ou crises repetidas. Nesses casos, a reavaliação deverá ser mais formal e modificações importantes na terapêutica deverão ser estudadas.

REFERÊNCIAS

Costa, C. A. F., Kropf, G, L., Laks, J. et al. Estudos das falhas no tratamento da asma brônquica a curto prazo. *J. Pneumologia*, n. 3, p. 26, 1977.

Costa, C. A. F., Kropf, G. L., Pontes, E. L. et al. Provas funcionais no tratamento da asma. *J. Pneumologia*, n. 3, p. 24, 1977.

French, T. M., Alexander, F. Psychogenic factors in brochial asthma. Psychosom. *Med. Monogr.*, n. 4, p, 2, 1941.

Gold. W. M., Kessler, G. R., Yu, D. Y. C. Role of the vagus nerves in experimental asthma in allergic dogs. *J, Appl. Physiol.*, n, 33, p. 719, 1972.

Horton, D. J., Suda, W. L., Kinsman, R. A, et al. Bronchooonstrictive suggestion in asthma: a role for airways hyperreactivity and emotions. *Am. Rev. Resp*, Dis., n. 177, p. 1029, 1978.

Jacobs, M. A., Fridman, S., Franklin, M. J. et al. Incidence of psychosomatic predisposing factors in allergic disorders. *Psychom. Med.*, n. 28, p. 679, 1966.

Luparello, T. I., Lyons, H. A., Bleecker, F.R. et al. Influence of Sugestiun on airways reactivity in asthma Subjects. *Psychosom. Med.*, n. 30, p. 819, 1968.

Mathé, A. A., Stjarne, L., Birke, G. Altered patterns of excretion Of catecholamines during acute asthma afthcr infusion of l4-ep1nephrine and 1-l'-norepinephrine to asthmatic patlens and healthy Subjects. In: Weiss, E. B., Scgal, M. S. Bronchial Asthma. Bostonz Little Brown, 1976.

Mello, F°, J. *Concepção psicossomática: visão atual*. Rio de Janeiro: Tempo Brasileiro, 1988.

Mello, J. F°, Farha, J., Moreira, M. D. Assistência integral ao asmático. *J. Bras. Med.*, 11. 31, p. 102, 1976.

Morris, H., Dereche, G., Earle, M. R. Urinary excretíon Of epinephrine and 1'1or-epinephrine in asthma children – 1. *Allergy Clin. Immunol.*, n. 50, p. 138, 1972.

Noelpp-Eschenhagen, I., Noelpp, B. New contribution to experimental asthma. Prog. *Allergy*, n. 4, p. 361, 1954.

Sant'An11a, N. M. M., Lemle, A., Souza, G. R. M. et al. Falhas no tratamento de asmático no período intercrítico. *J. Pneumologia*, n. 14 (Supl. 1), p. 7, 1988.

Knapp, P. H., Mathé, A. A., Vachon, L. Psychosomatic uspects of bronchial asthma. In: Weiss. E. B., Segal, M. S., (editores) *Bronchial asthma*. Boston: Little Brown, 1976.

Spector, 5., Luparello, T. J., Kopetzky, M. T., et al., Response of asthmatícs to methacholine and SuggcStion. *Am. Rev. Resp. Dis.*, n. 113,p.43, 1976.

Vachon, L., Brotman, C. J., Knapp, P. H. Bronchial tree response to the diving reflex. *Psychosom. Med.*, n. 24, p. 471. 1971.

Williams, D. A., Lewis-Fannig, E., Rees, L. et al. Assessment of the relatíve importance of the allergic, infectíve and psychologícal factores 111 asthma. *Acra Allcrg.* (KBK), n. 12, p. 376-395. 1958.

23

ASPECTOS PSICOSSOMÁTICOS EM CARDIOLOGIA: MECANISMOS DE SOMATIZAÇÃO E MEIOS DE REAGIR AO ESTRESSE

Eugênio Paes Campos

Discorrer sobre aspectos psicossomáticos hoje é tratar de um assunto talvez tão antigo quanto a própria humanidade. As ligações entre "corpo" e "espírito" foram, e continuam sendo, tema fecundo e controvertido. É como se todos concordássemos que as emoções, de algum modo, repercutem no corpo, mas, ao mesmo tempo, não soubéssemos explicar o fato (ou quem sabe, não o aceitássemos).

Em se tratando de coração, a questão nos parece mais clara ainda. Não há quem deixe de perceber seu coração acelerar ante determinadas situações emocionais. Não há quem deixe de atribuir alguma representação simbólica ao coração, investindo-o, pois, de um significado (ou função) subjetivo. Não obstante, os caminhos e os modos através dos quais a emoção repercute no coração continuam discutidos e discutíveis.

Agora mesmo, para escrevermos sobre o assunto, vemo-nos diante desse impasse. Qual o caminho a seguir? Descrever os mecanismos fisiológicos (ou fisiopatológicos) da conexão emoção-coração? Abordar os diversos fatores psicossociais relacionados na pesquisa com a doença cardíaca? Vascular os meandros intrapsíquicos à busca de processos que redundem em alterações somáticas? Ou deter-nos na análise das diversas formas de intervenção psicológica voltadas para as manifestações psicossomáticas do coração?

Optamos por começar perguntando: por que nos parece tão evidente que as emoções repercutam no coração e, ao mesmo tempo, exista tanta divergência a respeito? Acreditamos que a resposta resida nas próprias características da nossa subjetividade. Em primeiro lugar, o fato de que, sobre ela, só possamos inferir, jamais observá-la ou manipulá-la diretamente, traz dificuldades para sua abordagem. Por outro lado, a vida psíquica constitui-se de um somatório de experiências atuais e passadas, percebidas e registradas de maneira peculiar, pessoal, que impede generalizações e "obriga" a singularizar cada pessoa, em cada situação. Por fim, o campo de nossas motivações e interesses, de nossas contradições e censuras, nem sempre se limita à esfera consciente, mas, antes, e sobretudo, se estende ao inconsciente e, portanto, a resultante ação do psíquico sobre o corpo expressará sempre algo de muito pessoal, ligado à história de vida do indivíduo e certamente marcado pelas injunções da dinâmica inconsciente.

Tais fatos são os que nos parecem justificar os diferentes resultados obtidos pela pesquisa psicossomática. Mas longe de se constituir num impedimento, representa um desafio para a ciência na medida em que, pouco a pouco, vamos conhecendo melhor os agentes e os processos que atingem e que atuam no aparelho psíquico.

O PAPEL DAS EMOÇÕES

Talvez um ponto de contato que possamos estabelecer com a subjetividade (com o mundo psíquico) seja o das emoções. Embora de difícil conceituação, as emoções constituem uma classe de fenômenos que, sentidos como internos, trazem, ao mesmo tempo, manifestações ou sinais externos (somáticos e comportamentais). Assim ocorre com o amor, o medo e a raiva. Os estados emocionais parecem exercer função adaptativa (de sobrevivência do indivíduo e da espécie), se considerarmos as teorias de Darwin (2000) e de Selye (1965). O sistema límbico é o mediador desse processo.

Num excelente estudo sobre as emoções, Marino Jr. (1975) descreve alguns aspectos da teoria de McLean que gostaríamos de ressaltar. O sistema límbico (conjunto de estruturas corticais e subcorticais do cérebro) é o responsável pela mediação do processo emocional. Tal sistema constitui o "segundo cérebro" no dizer de McLean, para quem a evolução do cérebro humano se fez a partir da superposição de um "primeiro cérebro" (semelhante ao dos répteis) e que representa a estrutura mais primitiva, correspondente ao tronco encefálico. Sobre este primeiro, desenvolveu-se, então, um segundo cérebro (semelhante ao dos mamíferos inferiores) e que desempenha papel preponderante no comportamento emocional do indivíduo (o sistema límbico). Acerca dele, textualmente afirma Marino Jr:

> "Este cérebro agiria sobre as sensações emotivas de modo a dar ao animal maior liberdade de decisões em relação ao que ele faz. Tem muito maior capacidade que o cérebro do réptil para aprender novos meios e soluções de problemas com base na experiência imediata. Mas, como o cérebro dos répteis, não tem a capacidade de colocar os sentimentos em palavras. Estas estruturas irão mediar todas as perturbações psicossomáticas e o comportamento emocional do animal". (p. 17)

Por fim, nos mamíferos superiores, surge o "terceiro cérebro" (a neocórtex), que adiciona o intelecto às faculdades psíquicas. Ainda textualmente nos diz Marino Jr:

> "A teoria de McLean considera as emoções como informativas de ameaças à autopreservação e à preservação da espécie, sendo o processo de erradicação dessas ameaças considerado desagradável. As emoções agradáveis, ou que causam prazer, são informativas da remoção dessas ameaças ou desejos satisfeitos". (p. 17)

Deduzimos até aqui que o processo emocional exerce fundamentalmente uma função expressiva ou sinalizadora das experiências que vive o animal. Tal sinalização visa "revelar" possíveis ameaças à autopreservação e à preservação da espécie. Aponta para uma dada situação que está "ameaçando" aquele indivíduo e implica necessariamente num processo de "avaliação" da situação, a partir das diversas estruturas sensitivas (percepção) do indivíduo, que captam as informações provindas de si mesmo e do ambiente. Portanto, à função expressiva ou sinalizadora da experiência, corresponde uma função "interna", avaliativa dessa experiência. Caberia ao sistema límbico a elaboração desse processo avaliativo.

Ainda pesquisando o sistema límbico, McLean identifica experimentalmente áreas ou estruturas cuja estimulação provoca efeitos autônomos (ou neurovegetativos), somáticos e comportamentais, como: respostas alimentares (lamber, mastigar, salivar, vomitar); comportamentos de procura de alimento e luta pela sobrevivência (farejamento, curiosidade visual, reações de ataque ou fuga, acompanhadas de vocalização adequada); respostas sexuais (coçagem dos genitais, ereção peniana, ejaculação). Tal fato põe em evidência a outra função do processo emocional, a comportamental ou adaptativa, que leva o indivíduo a agir de uma dada forma. O objetivo da ação emocional é, em última instância, preservar o indivíduo (e sua espécie). Assim, comer, lutar, fugir, copular constituem comportamentos emocionais que permitem ao indivíduo "enfrentar" o meio em que vive, à busca da sobrevivência.

Deduzimos, pois, que o processo emocional é, ao mesmo tempo, um meio de expressão ou sinalização e de enfrentamento ou adaptação. Meios esses que podem e são detectados externamente através de "sinais" emocionais (sorrir, gritar, chorar, gesticular, empalidecer, ruborizar, eriçar, etc) e de "ações" emocionais (comer, lutar, fugir, copular).

Subjetivamente, a função primordial do processo emocional é a avaliação das informações captadas do ambiente e do próprio indivíduo e levada pelos órgãos sensoriais à "apreciação" das estruturas límbicas. Avaliação que, como vimos, tem como objetivo final a autopreservação e preservação da espécie. Tudo aquilo que ameace tais objetivos gerará sensações (emoções) desagradáveis. Ao contrário, tudo aquilo que contribua para a consecução desses objetivos gerará emoções prazerosas ou agradáveis.

Consideramos essencial descrever o trecho seguinte de Marino Jr:

> "Segundo Kubie (1953), o sistema límbico constituiria um 'mecanismo integrador das informações internas e externas, do passado e do presente'. Além disso, o sistema límbico está intimamente relacionado à elaboração de atividades somáticas preciosas altamente diferenciadas. As estruturas límbicas atuam como um 'transducer', transformando impulsos neurais de aferentes em eferentes: assim, impulsos aferentes são canalizados através de várias vias do sistema límbico, que 'decidirão' se esse estímulo deverá emergir como uma resposta inespecífica ou componente de uma resposta: um grito, uma expressão facial, um movimento súbito do corpo, uma sensação de medo, uma alteração circulatória ou qualquer combinação de atividades somáticas e fisiológicas. A descoberta de que estas atividades podem ser postas em funcionamento a partir dos níveis mais elevados do sistema nervoso (alocórtex e neocórtex) foi uma das maiores contribuições da neurofisiologia moderna ao pensamento psiquiátrico. O sistema límbico representa um centro de convergência a uma via final comum para os impulsos mais importantes e representativos dos meios externos e internos. A maior parte das 'informações' que circulam através do sistema nervoso central é 'filtrado' através destas estruturas de origem primitiva que devem arcar com pesada carga, pois tem a função de proporcionar uma permanente adaptação do organismo às contínuas mudanças, desafios e 'stress' do meio ambiente". (p. 77-78)

Ficaríamos certamente por aqui se estivéssemos analisando ou descrevendo o comportamento emocional de um animal. No caso do homem, a aquisição do "terceiro cérebro" permite-lhe "colocar os sentimentos em palavras" e torna o processo emocional passível de ser percebido pelo próprio indivíduo. Constitui então o que alguns autores chamam de "experiência emocional". Ou seja, a capacidade de reconhecer a própria experiência, de se autoperceber. E, evidentemente, a capacidade de pensar e de falar, de representar psiquicamente (simbolicamente) a experiência, gera um mundo novo: o mundo do pensamento, da fantasia, da imaginação, dos desejos, do raciocínio e da reflexão. Um mundo que passa a representar por si só, uma outra fonte de ameaça ou de satisfação. Esse mundo interno passa a ser fonte de estímulos, de informações e de solicitações que o sistema límbico deverá processar, ao mesmo tempo em que passa a ser fonte de recursos de enfrentamento ou de adaptação às situações. Passa a ser uma "maneira de agir".

Esta é a "face oculta" do processo emocional. Aquilo que só é observável pelo próprio indivíduo, e, muitas vezes, nem por ele mesmo. Grande parte do processo avaliativo é inconsciente. Os estímulos que chegam do mundo interno, das fantasias e dos desejos são também, em grande parte, inconscientes. Como inconscientes são muitos dos mecanismos mentais de enfrentamento, de adaptação ou de defesa de que lança mão o indivíduo como parte do comportamento emocional.

Em síntese, as emoções são de fácil "visualização", mas de difícil conceituação. Os estudos descrevem várias teorias que tentam explicá-las (Lent, 2001; Brandão, 1995; Mello Filho, 1979). Trouxemos uma delas, a adaptativa, que se sustenta nos postulados de Darwin (enquanto função de sobrevivência), na teoria do estresse de Selye e na teoria de McLean acerca do sistema límbico.

O complexo sistema sensorial do indivíduo leva, constantemente, informações ao sistema nervoso central (SNC) sobre o ambiente interno e externo. A parte destinada ao processamento (avaliação) dessas informações é o sistema límbico. A resultante é o estado emocional, com seus componentes: subjetivo (sentimento), corporal (reações fisiológicas) e comportamental (ações motoras). Tal estado exerce uma função "comunicativa" ou "expressiva", na medida em que sinaliza qual emoção sente o indivíduo naquele momento, ao mesmo tempo que exerce uma função "adaptativa" ou de "enfrentamento" face à situação que a desencadeou.

A área cognitiva (ou da neocórtex), onde são representados pensamentos, fantasias, desejos, conflitos, preocupações, interesses, atua como fonte geradora de emoções, mas também através do raciocínio, da reflexão, da memória de experiências já vividas, atuando como elaboradora ou geradora de meios de enfrentamento.

As emoções constituem, pois, um protótipo de manifestações psicossomáticas (ou biopsicossociais) por envolverem tão intimamente as dimensões biológica, psicológica e socioambiental. Apesar da complexidade dos estados emocionais, cabe-nos ficar atentos à sua função sinalizadora: o que elas querem dizer? Até que ponto estão sendo "usadas" como meio de enfrentamento de alguma situação? Qual situação?

Cumpre-nos, a partir desse sinal, intentar compreender melhor o que se passa no íntimo do indivíduo e ajudá-lo nessa busca, já que muitas vezes tal dinâmica lhe é inconsciente. A manifestação cardíaca (funcional ou orgânica) constitui muitas vezes a "parte visível" desse complexo processo subjetivo.

COMO AS EMOÇÕES REPERCUTEM NO CORAÇÃO?

Identificando o sistema límbico como sede das emoções e nele se incluindo o hipotálamo, que coordena as diversas funções neurovegetativas (inclusive cardiovasculares), encontramos o elo desse processo eminentemente psicossomático que é o emocional. Regulando o sistema simpático e parassimpático, compete ao hipotálamo agir sobre as diversas estruturas orgânicas, estimulando-as ou inibindo-as. (Lent, 2001; Brandão, 1995; Mello Filho, 1979). Situações de ansiedade (ou estado de tensão interna ante algo que "ameaça" o indivíduo) estimulam, através do hipotálamo, a liberação de catecolaminas e corticosteroides, seja por ação direta do sistema simpático, seja por ação indireta sobre as suprarrenais.

Exaustivos estudos clínicos e experimentais têm evidenciado a correlação de situações ansiogênicas (ou estressantes) com a liberação de catecolaminas e corticosteroides e sua repercussão cardiovascular (Eliot, 1987; Loures et al., 2002; Mello Filho, 1979). Investigando os efeitos dessas substâncias, citaremos alguns deles que, de algum modo, podem repercutir sobre o aparelho cardiovascular:

– elevação da frequência cardíaca;
– elevação da pressão arterial;
– aumento do débito cardíaco;
– aumento do consumo de O_2;
– aumento da excitabilidade cardíaca;
– lesão celular por entrada de sódio e saída de potássio e magnésio;
– injúria endotelial;
– aumento da adesividade plaquetária;
– vasoconstrição periférica;
– retenção de sódio e água;
– hemoconcentração;
– aumento da coagulação sanguínea;

- aumento de glicose e ácido lático;
- aumento dos ácidos graxos e colesterol.

A liberação excessiva ou prolongada de catecolaminas e corticosteroides provoca:

- arritmias;
- hipertensão arterial;
- aterosclerose coronária;
- isquemia ou necrose miocárdica;
- insuficiência cardíaca.

Stewart Wolf (1971) faz referência a arritmias atriais e ventriculares induzidas em gatos e macacos por estimulação límbica ou hipotalâmica. Faz também referência ao aparecimento de manifestações cardiovasculares detectadas em pacientes internados em unidade coronária (arritmias, elevação da pressão arterial, dispneia e angina), desencadeadas por fatores emocionais.

Wilhelm Raab (1971) cita uma série de experimentos em que situações estressantes desencadeiam a liberação de catecolaminas e corticosteroides provocando hipoxemia miocárdica por aumento do consumo de oxigênio e lesão celular por entrada de **Na** e saída de **K e Mg**. Raab mostra que a hipoxemia miocárdica por aumento do consumo de oxigênio devido ao aumento do inotropismo (determinado pelas catecolaminas) e os distúrbios bioquímicos da célula – entrada de **Na** e saída de **K e Mg** (determinados pelos corticosteroides), favorecem as arritmias inicialmente e, posteriormente, a lesão celular, sendo, a seu ver, o principal mecanismo responsável pelo processo de miocardiosclerose. Raab fala ainda da descarga adrenalínica antecedendo a morte súbita e cita alguns trabalhos a respeito.

Selye (1971) também mostra a possibilidade de necrose miocárdica metabólica sem alterações vasculares por ação estressógena. Clinicamente, sabemos que muitos pacientes portadores de infarto agudo do miocárdio têm artérias coronárias normais.

A vasoconstrição e o aumento da tensão sobre as paredes por aumento do débito cardíaco, devido à liberação de catecolaminas, produzem microlesão na íntima e média das arteríolas, favorecendo a trombose, conforme declara Groen.

Julio de Mello Filho (1979), em excelente revisão sobre o assunto, mostra que as pesquisas sobre estresse, baseadas na detecção dos índices plasmáticos e urinários de 17 hidroxicorticosteroides são cada vez mais numerosos e compreendem o estudo do homem e animais em situações comuns de estresse ou em condições criadas laboratorialmente (estados de guerra, competições esportivas, exames escolares, projeção de filmes, confinamento, choques elétricos, etc.). Revisões mais recentes, como as de Eliot e Siltanen (1987), também enfatizam a correlação entre estresse e cardiopatia.

Investigações em animais têm evidenciado o aparecimento de lesões cardiovasculares quando submetidos a situações estressantes, inclusive de natureza psicossocial, como confinamento ou ambiente social competitivo (Henry et al., 1967; Raab, 1971). A esse respeito, Oliveira (1982) cita a baleia assassina, tipo de baleia agressiva e maliciosa que, provavelmente, por aumentada liberação de catecolaminas, costuma desenvolver aterosclerose de maneira mais acentuada que outros cetáceos. Cita também a maior evidência de aterosclerose no gado doméstico inglês em comparação ao búfalo selvagem de Uganda, correlacionando o fato com o processo de domesticação e "socialização" dos primeiros.

Morris (1959) demonstra, em pesquisa com motoristas e cobradores de ônibus em Londres, como o fator responsabilidade é predisponente de coronariosclerose.

Friedmam (1960) constatou aumento das catecolaminas em coronarianos do chamado tipo **A**.

A participação do sistema nervoso na gênese da hipertensão arterial é tema de inúmeros trabalhos como os de Abbud (1982), Davidmann e Opsahl (1984), Harrel (1980), Julius (1981), Fitzgerald (1979), Ligth (1983) e muitos outros. Desde os estudos de Selye, sabemos que o estresse eleva a PA. Através da ação direta dos nervos simpáticos ou, indiretamente, da estimulação das suprarrenais, corticosteroides e catecolaminas são liberados, promovendo aumento do débito cardíaco, vasoconstrição e retenção de sódio e água. Tais modificações são transitórias, havendo o retorno às condições iniciais cessada a ação do agente estressante. Em determinados indivíduos (os hipertensos), a reação é mais intensa e prolongada levando à doença hipertensiva.

Mesquita e Nóbrega (2005) descrevem um novo tipo de cardiopatia, que vem sendo chamada no Brasil de "síndrome do coração partido". Caracterizada por uma disfunção ventricular esquerda transitória, a síndrome é desencadeada por estresse emocional e físico.

Em suma, e nos valendo do dizer de Mesquita e Nóbrega:

"A percepção de que o estresse pode estar associado a problemas cardíacos é muito antiga, e não por coincidência o coração é considerado pelo público geral como a sede das emoções. Se, por um lado, a grande aceleração da ciência ao longo do século XX marcou uma separação das especialidades no diagnóstico e terapêutica dos pacientes, por outro, tem gerado uma plêiade de evidências apontando para uma associação causal independente entre fatores como depressão, isolamento social e má qualidade do suporte social com o desenvolvimento e o prognóstico de doença arterial coronária. O aumento do risco ocasionado por estes fatores psicossociais é de magnitude similar ao observado com os fatores de risco convencionais, como tabagismo, dislipidemia e hipertensão, demonstrando a importância da melhor compreensão desta associação. Outro aspecto bem estudado é o impacto das emoções negativas, desencadeando eventos coronarianos agudos em pessoas com doença ateroclerótica estabelecida ou com alta probabilidade de doença". (p. 283)

Mais adiante, afirmam os autores:

"Portanto, é chegada a hora do cardiologista voltar a considerar na sua prática cotidiana que processos emocionais podem participar concretamente dos complexos mecanismos envolvidos na fisiopatologia das doenças cardiovasculares". (p. 284)

Enfim, se é fato inconteste a repercussão cardiovascular face a situações ansiogênicas ou estressantes, permanecem as dificuldades para explicar por que algumas pessoas reagem dessa forma, porquanto outras não.

MEIOS DE REAGIR AO ESTRESSE

Para Hans Selye (1965), o organismo está em constante adaptação. Em outros termos, em constante tensão de adaptação. Estresse é o estado de tensão de um organismo que de alguma forma se sente ameaçado em sua integridade. A resposta adaptativa se faz por um conjunto de reações físicas, psíquicas e comportamentais a que Selye chamou de síndrome geral de adaptação. Respostas inadequadas ou excessivas constituem as chamadas doenças de adaptação. Há muitos trabalhos que relacionam estresse à doença, sendo razoável supor que todos nós, quando submetidos a uma carga excessiva de agentes estressantes, apresentemos sintomas ou doenças físicas. A relação de causa-efeito é imediata, à semelhança do que descrevia Freud em relação à neurose atual.

Se inúmeros trabalhos ligam estresse à doença (Holmes e Rahe, 1967; Selye, 1965, 1971; Wolff, 1971; Arthur, 1981; Jalowiec e Powers, 1981), a natureza dessa ligação permanece obscura. As pessoas reagem diferentemente ao estresse, inclusive em termos de doença. Parece haver uma espécie de filtro através do qual os eventos ambientais são percebidos pelo indivíduo. Isto faria distinguir situações estressantes e situações percebidas como estressantes. Seriam estas últimas as que teriam valor psicológico. Sem dúvida, parece haver correlação entre quantidade de situações estressantes e a resultante percepção desse estresse. Mas parece haver um efeito moderador ou hipertrofiador que depende do próprio indivíduo em função de sua constituição, história e circunstâncias. O mesmo se aplica ao modo de reagir, de enfrentar, de se adaptar ao estresse, que aparece também influenciado por circunstâncias particulares, próprias do indivíduo.

Em estudos sobre hipertensos, alguns autores enfatizam a importância desse "filtro" pessoal. Brod (1971) comenta que a elevação da **PA** parece depender da avaliação pessoal que o indivíduo faz da situação. Myers (1981) encontrou alguma correlação entre exposição a situações estressantes (sobretudo negativas), avaliação subjetiva de estar em estresse e tendência a somatizar estresse com **HA.** Aqui nos reportamos aos estudos de McLean a respeito do sistema límbico e à função avaliadora do processo emocional. Para Herrmann (1976), tal função seria exercida através de "programas" intrapsíquicos de avaliação resultantes das primeiras experiências de vida, formando mesmo o seu núcleo de personalidade, a que se somariam outros fatores de natureza interna ou externa, como idade, estado de saúde, educação, crenças, suportes sociais, intensidade e tipo das experiências atuais, etc.

Averill, Opton e Lazarus (1971) alargam a compreensão do sistema intrapsíquico de avaliação introduzindo a ideia de *coping* ou enfrentamento da situação percebida como ameaçadora. Na verdade, o sistema de avaliação seria primário e secundário. O primário avaliaria o estímulo em si e o secundário avaliaria os modos possíveis de enfrentamento do estímulo ameaçante. Esses dois fenômenos seriam interdependentes e sua relação deve ser conceituada em termos de circuitos internos de *feedback*, influenciando-se mutuamente. Sobre tal sistema de avaliação atuariam, como fatores básicos, a estrutura psicológica do indivíduo e as normas culturais que o cercam.

Utilizando, pois, os modelos de Herrmann e de Lazarus, poder-se-ia sumariamente dizer que uma dada situação vivida pelo indivíduo sofre um processamento que envolve sua avaliação (quanto à possível ameaça à integridade, coesão e sobrevivência do organismo) e a escolha (ou decisão) do método para enfrentá-la, resultando, então, numa dada resposta. Fatores constitucionais e as primeiras experiências de vida (constituindo a estrutura da personalidade do indivíduo) representariam o núcleo desse sistema de avaliação a que se acrescentariam as normas e os valores introjetados e as circunstâncias atuais e passadas.

Tais modelos se coadunam com o de Selye, para quem o estresse se constitui numa tensão entre um agente que ameaça o organismo e a resistência a ele oferecida por esse organismo. Diz que o objetivo desse estado é, em última análise, adaptar-se à situação, buscando fazê-lo através da delimitação das reações à

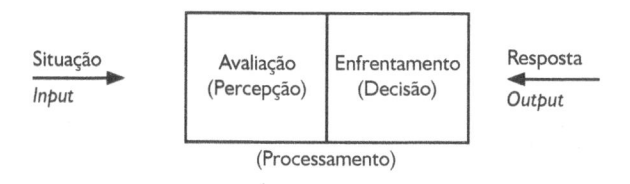

FIGURA 23.1
Situação × Resposta.

menor área suscetível de corresponder às necessidades da situação e da redução do *quantum* de energia despendida. Diz, ainda, que a "preferência" de um agente estressante por um determinado órgão ou tecido e a intensidade de sua resposta parece ser determinada por "fatores condicionantes internos e externos". Assim Selye (1965) se expressa textualmente:

> "Os fatores condicionantes internos são aqueles que se tornaram parte do corpo. A hereditariedade e as experiências pregressas deixam certos traços, certas 'lembranças tissulares' que influenciam nosso tipo de reação aos fatos".

E mais adiante:

> "por outro lado, tudo quando age sobre nós a partir de fora pode também influenciar nossa resposta a um agente simultaneamente ativo, mesmo que ele não cause lesão permanente ao corpo. A dieta que fazemos e o clima em que vivemos são fatores condicionantes externos". (p. 110)

Em outro trecho, Selye aduz a participação do sistema nervoso central no processo de avaliação dos agentes estressantes, ao mesmo tempo em que faz referência a interligações do SNC com os diversos órgãos e tecidos. Diz ele que tais interligações podem influenciar a seletividade da resposta em vários pontos. E afirma: "É essa possibilidade de condicionamento seletivo que explica a razão por que todas as pessoas reagem diversamente ao estresse, dependendo de características herdadas e adquiridas". (p. 131-132)

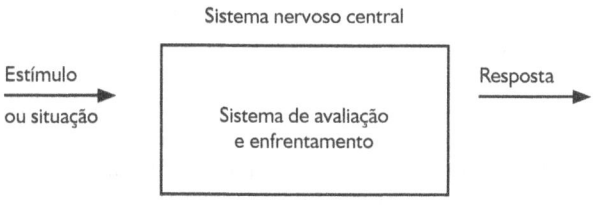

FIGURA 23.2
Sistema nervoso central no processo de avaliação dos agentes estressantes.

Simplificadamente, assim poderíamos esquematizar o processo de avaliação:

Desse modo, podemos então compreender que, face às mesmas situações, os indivíduos reagirão de forma diferente conforme seu modo peculiar de avaliar as situações, o que, por sua vez, estará na dependência direta da história e circunstâncias de suas vidas (o que é estressante para um, pode não ser para outro).

Da mesma forma ocorre em relação ao tipo de resposta (ou meio de enfrentamento) adotado por cada indivíduo, mesmo quando avaliam de forma idêntica uma dada situação. O modo de enfrentar a situação é peculiar, particular a esse indivíduo, conforme sua história e circunstâncias.

Segundo Averill, Opton e Lazarus (1971), as estratégias de enfrentamento se resumiriam em: mecanismos de respostas do *ego* (quando nenhuma ação direta fosse possível); tendência à ação direta (ou impulsos para luta ou fuga); e enfrentamento sem afeto (quando a avaliação da situação fosse não ameaçante).

Outros autores têm-se preocupado com as estratégias básicas de enfrentamento, classificando-as ou abordando-as de diversas formas (Felton, 1984; Jalowiec e Powers, 1981; Light, 1981; Melville, 1981).

Jalowiec e Powers elaboraram uma lista de estratégias de enfrentamento, dentre as quais destacamos algumas:

1. Olhar o problema objetivamente.
2. Buscar diferentes alternativas para enfrentar a situação.
3. Falar sobre o problema.
4. Ter esperança que a coisa melhore.
5. Procurar apoio com familiares e amigos.
6. Agitar-se fisicamente.
7. Fumar; beber; usar drogas.
8. Comer; dormir.
9. Adoecer fisicamente.
10. Gritar; agredir.
11. Meditar; relaxar.
12. Isolar-se; ficar só.
13. Esquecer o problema.
14. Resignar-se.
15. Sonhar; fantasiar sobre o problema.
16. Rezar.
17. Ficar nervoso.
18. Preparar-se para o pior.
19. Deprimir-se.
20. Dedicar-se ao trabalho.

A opção por esta ou aquela forma de enfrentamento depende, como dissemos, de predisposições constitucionais, das primeiras experiências de vida, de normas e valores introjetados e de circunstâncias atuais e passadas.

Se adotarmos, pois, os estudos de Selye como básicos para a compreensão biológica da somatização, acrescendo-lhes os estudos de Lazarus, poderíamos sinteticamente dizer que tal processo depende:

1. Da natureza e intensidade do agente estressante;
2. De uma avaliação interna do indivíduo que "quantifique e qualifique" esse agente;
3. De uma decisão interna quanto ao tipo de resposta a ser "oferecida" (ou modo de enfrentar o agente estressante).

É nesse sentido que a vida intrapsíquica ganha importância na compreensão do fenômeno da somatização. Não é suficiente a equação: agente estressante-estresse-resposta (inclusive somática). Isso é até certo ponto verdadeiro quando vivenciamos uma quantidade grande de estímulos estressantes e a eles reagimos fisicamente (bem de acordo com o que demonstra Selye). Mas, na grande maioria das vezes, o problema é mais complexo, pois trazemos dentro de nós o registro de experiências passadas que nos leva a avaliar as situações de modo peculiar e, de um modo também peculiar, a enfrentá-las.

As estratégias "corporais" ou somáticas são as mais primitivas, pois são as que se apresentam disponíveis ao indivíduo nos seus primeiros momentos de vida. Com o surgimento da vida mental, através da possibilidade que adquire a criança de representar psiquicamente os objetos, podendo sobre eles pensar, imaginar, fantasiar ou desejar, instaura-se um segundo nível de estratégia de enfrentamento (as cognitivas ou mentais), que vão evoluindo para o pleno desenvolvimento da capacidade de abstrair e raciocinar logicamente, propiciando ao indivíduo alcançar o terceiro (e mais maduro) nível de estratégias (que chamaríamos de reflexivo).

Diríamos, então, que a forma mais elaborada de enfrentamento é a de podermos encarar a situação conscientemente e, objetivamente, poder sobre ela falar, discutir, refletir, aceitando-a ou superando-a, conforme suas características e os recursos à nossa disposição. Quando isso não é possível, seja porque o problema não é consciente, seja porque não está podendo ser pensando ou falado, seja porque faltem recursos disponíveis, a tendência será a de lançar mão de outras formas de enfrentamento:

– Mentais: fantasiar, racionalizar, negar, rezar.
– Emocionais: deprimir-se, agredir, culpar ou culpar-se, chorar, gritar.
– Atitudinais: isolar-se, exibir-se, brincar, arriscar-se.
– Aditivas: comer, beber, "transar", fumar, trabalhar, excessivamente.
– Somáticas: adoecer.

Na verdade, aprendemos a lidar com as primeiras situações estressantes usando o próprio corpo (pois não dispúnhamos de outros recursos) e, assim, continuamos a fazer posteriormente, sempre que, por qualquer razão, os outros meios de comunicação e defesa falhem.

A criança muito pequena detém uma capacidade muito limitada de comunicação e enfrentamento. Por não falar, não andar e não raciocinar, ela depende quase que totalmente de alguém que cuide dela. É através da mãe (ou de quem exerça essa função) que a criança sobrevive. Por isso, ela necessita de um íntimo e intenso contato com a mãe. Tal como se fosse parte dela mesma. E o meio (biológico) que a criança dispõe para se comunicar com sua mãe é o próprio corpo. As respostas que a criança obtém se fazem sentir no seu corpo (através dos cuidados que a mãe lhe oferece). Certamente, tais experiências vão sendo registradas no aparelho psíquico da criança de acordo com o modo como suas necessidades foram captadas e atendidas. Quando a mãe consegue captar e atender às necessidades da criança de modo pronto e adequado, o registro dessa experiência se fará cercado de tonalidade afetiva agradável e tranquilizadora. Quando tal não ocorre, quando um desencontro se instaura na captação (comunicação) ou no atendimento (enfrentamento) de uma necessidade, a criança se sentirá ameaçada; seu sentimento de continuidade (e até de existência) fica em risco. Sobrevém uma angústia (a angústia de aniquilamento), difícil de ser absorvida pela via psíquica, constituindo-se, portanto, em ameaça biológica, como diz Joyce McDougall (1983), e a criança recorrerá ao próprio corpo para expressá-la (e, de algum modo, enfrentá-la).

A angústia primitiva, vivida de maneira onipotente e alucinatória, só pode ser expressada corporalmente. As primeiras percepções da criança não têm ainda um registro psíquico superior (simbolização) que lhe permita ter uma certa distância dos fatos. Quem lida com psicóticos pode ter uma noção do que, de um certo modo, ocorre com a criança pequena face às angústias tão primitivas. O estado de desintegração desses pacientes gera enorme ansiedade e sensação de estranheza. Os pensamentos ficam desconectados e ampliados e são sentidos como reais, o que gera pavor ante a possibilidade (vivência) de se concretizarem. Além disso, o indivíduo fica extremamente inquieto, perde o sono e o apetite, anda para um lado e para o outro, fuma desesperadamente.

Tais reações, físicas ou mentais, são, todavia, os meios que a criança encontra para enfrentar a situação angustiante. Através delas, manterá a percepção de continuar viva, de continuar existindo. Por isso, passará a "sofisticá-las", "organizá-las", "estruturá-las" para lidar com as novas situações que surjam.

O que destacamos como essencial destas observações é o fato de que a mãe deixa de ser a supridora das necessidades da criança, que passa a utilizar seu corpo, concreto e alucinado, para se bastar. E aquilo que vem do ambiente (inclusive a própria mãe, o seio, o embalo para dormir, a chupeta e o travesseiro) são apenas formas de preencher tais necessidades e parecem fazer parte da própria criança.

Em outros termos, a falta de um registro afetivo, tranquilizador, impede que a criança se individualize, sinta-se íntegra, coesa e autônoma, tornando-a dependente de pessoas ou coisas que a façam ter a sensação de continuar viva (mesmo que para isso tenha que alucinar ou somatizar).

A relação simbiótica que mantém com outras pessoas, a utilização compulsiva de sintomas físicos, o uso excessivo de cigarros, bebidas, tóxicos, atividades sexuais, trabalho e diversão, parecem todos ter o mesmo significado: um meio de se comunicar e de se defender ante angústias inimagináveis de desintegração ou aniquilamento. É a incessante busca de si mesmo, nunca completada, mas sempre ansiada face ao perigo de se perder completamente.

Retomando a ideia inicial, a expressão corporal constitui o primeiro, o mais primitivo meio de comunicação e de defesa de que o ser humano dispõe. É natural, portanto, que continue a utilizá-lo no decorrer da vida, sobretudo, nos momentos em que outras formas de comunicação e de defesa estejam bloqueadas (ou não tenham sido aprendidas). O uso constante da expressão corporal (somatização) parece depender de alguma predisposição constitucional a reagir somaticamente, por certo associada ao grau de investimento afetivo "oferecido" pela mãe ante as reações físicas da criança (só reagindo fisicamente, a criança obtinha a atenção da mãe, ou a própria mãe se comportava somaticamente como meio de "controlar" a criança, estimulando-a, por identificação, a agir da mesma maneira).

O que nos compete, tanto quanto à mãe que cuida da criança, é estarmos atentos à mensagem que essa expressão corporal veicula a fim de "atendê-la" (ou "traduzi-la") da maneira mais pronta e adequada possível. Obviamente, nossa tarefa será mais ou menos dificultada pelo nível de estruturação que tal forma de expressão (e de defesa) alcançou no indivíduo.

Em algumas ocasiões, a somatização parece depender do excesso de estímulos ambientais estressantes, superando a capacidade de o indivíduo absorvê-los psiquicamente (pensando, falando ou tomando atitudes). O "agente causal", nesses casos, está "fora" do indivíduo. De qualquer modo, naqueles com estrutura psicossomática, a forma corporal de reagir se fará sempre de maneira mais intensa e frequente.

MECANISMOS DE SOMATIZAÇÃO

A questão que se coloca é: por que uma manifestação psíquica "torna-se" corporal? Talvez esteja aqui o cerne da medicina psicossomática. O tema é desafiante, porque ao mesmo tempo em que nos parecem claras as influências psíquicas sobre o corpo, por outro, são extremamente complexos os seus mecanismos. A começar pela terminologia mais apropriada, devemos usar o mesmo termo para sintomas corporais sem substrato orgânico e para alterações corporais provocadas por mecanismos psíquicos (por vezes chamados distúrbios psicofisiológicos)?

Optaremos por utilizar o mesmo termo, somatização, para descrever toda e qualquer manifestação corporal provocada diretamente por fatores psíquicos, tenham ou não substrato orgânico. São exemplos a dor epigástrica decorrente de uma gastrite desencadeada por situação geradora de muita tensão e a mesma dor epigástrica para a qual não se encontre qualquer anormalidade fisiológica. Ou seja, as manifestações somáticas nem sempre configuram um quadro clínico ou diagnóstico propriamente dito, ficando no rol dos sinais ou sintomas (dor, dormência, náusea, tontura, falta de ar, palpitação, etc.). Outras vezes, enquadram-se em diagnósticos mais definidos, como asma brônquica, hipertensão arterial, neurodermatite, retocolite ulcerativa, úlcera péptica, etc.

Tentaremos, na medida do possível, descrever alguns dos principais mecanismos da somatização, embora eles possam estar interligados. Abordaremos os seguintes:

– Estados emocionais (incluída a depressão) e reação ao estresse;
– Fenômeno psicossomático (ou meio primitivo de comunicação e enfrentamento);
– Histeria;
– Hipocondria e Identificação.

Comentaremos, por fim, algumas alterações comportamentais que trazem, indiretamente, consequências físicas, tal como ocorre na síndrome da desistência, nos comportamentos chamados aditivos (aqui incluída a personalidade tipo A) e no apego a determinadas crenças (ou influências culturais, aqui incluída a "morte vodu").

Estados emocionais e reação ao estresse

As considerações que fizemos até aqui sobre a resposta emocional como resultante de um processo de avaliação e enfrentamento, que visa a adaptar o indivíduo ao ambiente em que vive, permitem-nos tentar uma síntese que torne mais clara a forma como entendemos essa somatização. Em primeiro lugar, e partindo da observação de animais, constatamos neles a existência de um comportamento emocional que serve, não só para sinalizar o tipo de reação (através do rosnar, eriçar os pelos, balançar o rabo), mas para, efetivamente, agir com um determinado objetivo (comer, lutar, fugir, copular). Evidenciamos então a presença de dois componentes básicos do processo emocional: o expressivo ou sinalizador e o comportamental ou de enfrentamento. O conjunto de reações que caracteriza tal processo é essencialmente psicossomático por envolver "sensações" e "ações" (fisiológicas ou somáticas e atitudinais ou comportamentais). As manifestações fisiológicas ou somáticas (somatizações) desse processo são, portanto, uma forma de falar (componente expressivo) e de agir (componente de enfrentamento). Quanto menos os mecanismos mentais ou cognitivos de falar e agir estiverem funcionando, tanto mais o somático será utilizado.

Destaque-se, dentre as reações emocionais, aquela descrita por Selye como estado de estresse (ou síndrome geral de adaptação), que se constitui num conjunto de reações psíquicas, fisiológicas e comportamentais ante qualquer agente que ameace a integridade do indivíduo. Podemos chamá-la de "síndrome ansiosa", na medida em que ela se desencadeia cada vez que o organismo se vê sob tensão. Ocorre descarga adrenérgica, com liberação de catecolaminas e corticosteroides, que predispõe o organismo ao enfrentamento. A reação é inicialmente difusa (na fase de alarme), tornando-se, em seguida, limitada à menor área e ao menor dispêndio de energia possível (na fase da resistência), para, finalmente, tornar-se outra vez difusa na fase de exaustão.

Podemos então afirmar que, se a ansiedade é um estado de tensão interna ante algo que ameaça o indivíduo, o estado de estresse é um estado de ansiedade, ou uma síndrome ansiosa, na medida em que, além da sensação subjetiva de ansiedade, ocorre uma série de reações de natureza fisiológica e comportamental.

Neste caso, de reação ao estresse, o montante de situações estressantes será fator relevante. Quanto maior a quantidade e intensidade dos agentes estressantes, maior será a possibilidade de o indivíduo responder somaticamente.

Outro estado emocional habitualmente "rico" em manifestações somáticas é a depressão. Seja ela uma reação depressiva face a situações de perda ou fracasso, seja a depressão propriamente dita (enquanto doença psiquiátrica), frequentemente vem acompanhada de manifestações físicas, como anorexia, insônia, emagrecimento, cansaço, dores, etc.

Fenômeno psicossomático

Estudos têm demonstrado (Mahler, 1977; Winnicott, 1978, 1982, 1997, 1999; Balint, 1993; Bowlby, 1984) que os primeiros relacionamentos do bebê com o ambiente à sua volta e, primordialmente, com a pessoa que diretamente cuida dela (a "função mãe"), são fundamentais para o desenvolvimento da sua personalidade e dos modos como avaliará e enfrentará as situações no decorrer da vida.

Winnicott chama de *holding* ao conjunto de cuidados que o ambiente (sobretudo representado pela mãe) oferece ao bebê nos primórdios do seu desenvolvimento e que será o responsável pela estruturação do *self* (ou núcleo da personalidade). Esse cuidar, para ser adequado, deve ser amoroso e empático. Segundo Winnicott, um bom *holding* propiciará à criança um sentimento básico de confiança (inicialmente depositado de maneira absoluta na mãe), que, posteriormente, se transformará em autoconfiança, permitindo-lhe aceitar os limites do mundo e acreditar na possibilidade de enfrentá-los. Havendo falhas significativas nesse relacionamento, a criança não se sente apoiada, cuidada, protegida e passa a lançar mão do próprio corpo para lidar com o ambiente. De certo modo, é como se a criança voltasse a reagir primitivamente, somaticamente, a qualquer situação ameaçante. Ela "aprende" a usar o corpo como meio de comunicação e de defesa.

Esse parece ser o mecanismo básico do chamado "fenômeno psicossomático", que difere da conversão por não ter sentido simbólico ou metafórico. Diz-se que é um meio de comunicação, mas como se fosse um grito, um apelo, um gesto que busca um interlocutor. Por ser um modo primitivo, emocional, de se comportar, a reação somática é vivida, pelo indivíduo, como forma de lidar com o ambiente (naquele momento percebido como hostil ou ameaçante).

Acreditamos, com base na experiência clínica, que grande parte das manifestações somáticas tenham, como um dos seus componentes básicos, essa forma primitiva de expressão e de defesa. **O indivíduo fala com o corpo e com ele se defende.** Com o corpo ele obtém atenção e cuidados; com o corpo ele exprime seus desejos e fantasias; com o corpo ele enfrenta as situações estressantes; e provavelmente com o corpo também ele se recrimina, ele também se culpa.

A utilização do corpo como meio de punição merece um destaque especial por sua característica dinâmica. O caráter punitivo ou "sofredor" da manifestação somática na verdade obedeceria à "lógica" de lidar com as situações ambientais (ou os próprios conflitos do indivíduo). Seria um meio de comunicação e enfrentamento. Tal mecanismo parece frequente na prática clínica, sobretudo em pacientes polioperados ou politraumatizados. Também em pacientes crônicos, portadores de *diabetes mellitus*, doença pulmonar obstrutiva crônica, hipertensão arterial, úlceras varicosas, muitas vezes fica evidente a conduta mórbida autodestruidora desses pacientes. Não estamos generalizando e afirmando que todos os portadores dessas afecções exibam tal comportamento. Mas as frequentes iatrogenias praticadas sobre esses pacientes e os seus frequentes "deslizes" em relação aos cuidados terapêuticos que deveriam tomar, apontam para uma forma inconsciente de perpetuar a doença, como forma de manter o "autoflagelo".

Hipocondria e Identificação

A hipocondria é caracterizada pela cronicidade e fixidez das queixas somáticas do paciente e pela sua inabalável convicção de que existe uma doença de natureza orgânica (Usdin, 1981). Embora seu mecanismo permaneça controverso, destacam-se, todavia, três aspectos pregnantes nesses pacientes: a atenção excessiva dada ao corpo, a sensação de ter algo "ruim" dentro de si e a quase absoluta intransponibilidade quanto à crença na doença orgânica. Referimo-nos aos quadros "clássicos" de hipocondria, já que graus discretos são frequentes na prática médica. Todos nós, de algum modo, tivemos ou temos momentos de hipocondria.

Um dos possíveis mecanismos da hipocondria é o da identificação. Identificar-se é sentir-se como o outro. É tornar seu algo que é do outro. Assim, sentir-se doente pode ser uma forma de identificar-se com alguém que está ou esteve doente. A esse respeito diz Julio de Mello Filho (1979):

> "Os modelos oferecidos à criança têm grande importância, pois, se são inadequados, propiciam identificações incompatíveis com o desenvolvimento emocional harmônico, ditas patológicas. Estas identificações patológicas explicam muitos traços neuróticos do caráter e podem gerar sintomas somáticos no processo de mimetizar sofrimentos e enfermidades dos modelos-padrão que foram significativos. Assim, por exemplo, uma dismenorreia pode ser consequência da identificação de uma adolescente com a mãe que apresentou este quadro por muitos anos e influenciou intimamente a filha a este respeito. Ao mesmo tempo, as identificações são processos importantíssimos na dinâmica das patologias familiares... como também em estados histéricos e hipocondríacos. A identificação pode se fazer com um órgão doente ou com todo um ser doente, mental ou fisicamente." (p. 36)

O mecanismo da identificação parece-nos, pois, estar presente na hipocondria e ser semelhante ao da crença. Define-se crença como o ato pelo qual o cérebro aceita uma ideia como verdadeira. Ao identificar-se com alguém, o indivíduo "acredita" ser como esse alguém. É um processo primitivo de aprendizagem através do qual o indivíduo incorpora "informações" sem relutância. Só depois ele consegue "processar" as informações, apreendendo-as de modo mais "maduro" e, assim, podendo refletir, abstrair, questionar tais informações. Ora, o que observamos num indivíduo com manifestação hipocondríaca (seja ela leve, transitória, intensa ou prolongada) é a aceitação sem relutância do fato de estar doente. Ele crê efetivamente que está doente. Isto acontece quando visitamos uma pessoa doente e saímos de lá "com a mesma doença", e acontece com o hipocondríaco propriamente dito que, apesar de todas as provas em contrário, continua se sentindo doente. Num ou noutro caso parecem estar ocorrendo identificações com alguém que está à nossa frente ou com alguém que está "dentro de nós".

Acompanhamos um paciente hipocondríaco que nos foi encaminhado para terapia por um pneumologista. Este paciente sentia-se frequentemente com falta de ar e já fizera uma série de exames, inclusive radiografias, broncoscopias e provas funcionais respiratórias, nada sendo encontrado de anormal. Disse-nos, na entrevista inicial, que sua falta de ar surgira dois dias após o resultado de uma coronariografia a que se submetera devido a uma dor precordial que não o abandonava. Fizera uma série de eletrocardiogramas, em repouso e com esforço, ecocardiogramas e, por fim, como a dor não cessava, apesar de nada anormal estar sendo encontrado (diga-se que o paciente tem 32 anos de idade), seus médicos optaram pela coronariografia. Com o resultado normal deste exame, sua dor precordial cessou como por encanto, mas dois dias depois surgiu a falta de ar. O paciente era de boa formação intelectual, dizia-nos saber racionalmente que sua dor não era orgânica, mas, ao mesmo tempo, não conseguia acreditar nisso. Por mais de uma vez perguntou-nos se não haveria possibilidade de ter alguma microlesão que justificasse sua falta de ar e escapasse aos exames habituais! Pesquisando sua história prévia, deparamo-nos com seu pai que vivia se queixando de estar doente e frequentemente "passava mal".

Histeria

Por fim, duas palavras sobre a conversão. Se o hipocondríaco sente estar doente, o histérico expressa a "doença". Ele desmaia, paralisa, cega. "Arma" sempre uma cena à sua volta. "Exibe" seu sintoma. Parece ter uma ação mais expressiva. E, na verdade, seus sintomas expressam algo: falam de seus conflitos reprimidos. É uma forma simbólica de falar, que utiliza o corpo como meio de comunicação. Distingue-se da forma primitiva, inespecífica, de expressão, que aludimos anteriormente. Trata-se de uma comunicação específica, com uma representação simbólica definida de um impulso que foi reprimido, ao contrário da forma primitiva, que fala mais de uma ameaça à própria existência, de uma agressão narcísica (ao *self*).

Comportamento e manifestações somáticas

Finalmente, teceremos algumas considerações sobre determinadas alterações comportamentais que trazem, indiretamente, consequências físicas.

Síndrome da desistência

Um tipo de situação que destacamos capaz de gerar ou agravar doenças físicas é a chamada "síndrome da desistência", descrita por vários autores, como Schmale e Engel (1972) e que parece representar um estado de espírito em que o indivíduo parece desistir de viver, "permitindo" então que a doença o acometa. Situações de perda familiar, perda de *status* ou outras que deem ao indivíduo a sensação de não ter saída parecem estar na base desse estado.

Poderíamos aqui incluir outro tipo de situação frequentemente encontrada (mas poucas vezes valorizada) na prática clínica que é o sentimento de desvalia (ou de baixa autoestima). Na nossa experiência, tal sentimento constitui um dos principais motivos da não adesão aos tratamentos prescritos, o que contribui, indiretamente, para a manutenção da doença.

Comportamentos "aditivos"

Certos procedimentos como comer, beber, fumar, usar drogas, manter atividade sexual ou atividade física de uma forma aditiva podem ser usados como recursos intermediários entre o corpo (enquanto reações fisiológicas) e o pensar, e exerceriam (segundo Winnicott) o papel de "objetos transicionais", substituindo a função-mãe (seriam os equivalentes da chupeta, mamadeira, atividades autoestimuladoras da criança, etc.). Tais comportamentos favorecem a emergência de doenças físicas ou mentais e constituem verdadeiros obstáculos ao seu tratamento.

Incluímos, como comportamento aditivo, aquele dos indivíduos descritos como portadores de personalidade tipo **A**: indivíduos apressados, competitivos, sequiosos de sucesso e com dificuldade de revelar "fraquezas", e que seriam mais propensos a desenvolver coronariopatia. Tais indivíduos geralmente se dedicam de forma excessiva (ou aditiva) ao trabalho (Helman, 1994)

Apego a determinadas crenças (ou influências culturais)

Um exemplo marcante de influência cultural na gênese de manifestações somáticas é a chamada "morte vodu", descrita por Benson (1980):

"O vodu é um conjunto de costumes religiosos que devem ter se originado na África como uma forma de culto dos antepassados. Tem sido muitas vezes chamado de magia negra, ou feitiçaria, e é caracterizado por rituais que apaziguam os deuses. As pessoas que praticam o vodu frequentemente acreditam nos transes como uma forma de se comunicar com os deuses. Geralmente, estas divindades são consideradas espíritos desencarnados de indivíduos, espíritos estes que exercem influências benéficas ou maléficas. O vodu é praticado principalmente entre as populações nativas da África, Haiti, América do Sul e Índias Ocidentais, enquanto que um conjunto de crenças semelhantes é encontrado na Austrália, Nova Zelândia e várias ilhas do Pacífico.

Entre as tribos aborígenes australianas, os médicos feiticeiros praticavam o ritual de "apontar o osso", por meio do qual um encanto mágico era jogado no espírito da vítima. Tais encantos tinham como objetivo perturbar o espírito da vítima a ponto de provocar doença e morte. Já foram comprovados inúmeros relatos de morte atribuídas ao vodu (p. 27-28)".

Segundo Benson "o êxito de tais rituais depende tanto do fato de a vítima estar cônscia do encanto mágico, como do fato de a vítima ser de uma lealdade fortíssima em relação aos sistemas de crenças da sociedade a que pertence. O mesmo autor inclui a síndrome da desistência como um dos "equivalentes modernos da morte vodu" e descreve vários casos.

Certamente podemos lembrar aqui inúmeras situações ligadas a crenças e superstições capazes de ocasionar sintomas físicos, como, por exemplo, a crença de que a mulher menstruada não deve lavar a cabeça. (Minayo, 1994)

A "escolha" somática parece, pois, depender de uma série de fatores ou mecanismos desde os mais "somáticos" aos mais "psíquicos". Na prática, muitas vezes eles estão superpostos. O importante será sempre questionar: de que fala este sintoma? Estará sendo usado como meio de defesa ou enfrentamento? De qual situação? E caberia perguntar: por que o coração?

A "PREFERÊNCIA" PELO CORAÇÃO

Se levarmos em conta os vários mecanismos que geram somatizações ou que, indiretamente, provocam manifestações somáticas, podemos procurar compreender a "opção pelo coração". Em primeiro lugar, há que se considerar a participação do sistema cardiovascular nas situações de estresse. Tal sistema é fundamental à manutenção do equilíbrio homeostático do organismo. A ele compete manter uma perfusão tecidual adequada às necessidades orgânicas, estando, por isso, a todo momento sujeito às influências internas e externas, aumentando, diminuindo ou redistribuindo o fluxo conforme as circunstâncias. Por tudo isto, deduz-se a profunda sensibilidade do sistema cardiovascular a qualquer agente que possa pôr em risco a integridade do organismo (ou seu equilíbrio homeostático). Quanto mais duradoura e intensa for a ação dos agentes estressantes, mais significativa será a repercussão sobre o sistema cardiovascular. Saliente-se que a existência de defeitos constitucionais na estrutura desse sistema certamente o tornará mais vulnerável à ação do estresse. Este fato parece ficar claro em relação à predisposição constitucional constatada em alguns hipertensos e coronarianos. Se considerarmos que, desde os primórdios do desenvolvimento, a criança vivenciou situações de estresse e que, em determinadas circunstâncias, "aprendeu" a reagir somaticamente (face às discrepâncias na relação mãe-criança), será razoável supor que, em sua vida atual e na falta de outros meios mais eficazes de enfrentamento, volte a lançar mão desse recurso.

Como meio primitivo de comunicação e enfrentamento, o coração (como, aliás, qualquer outro órgão) poderá ser "usado" para obter atenção ou como forma de se autoaplicar punição. Neste caso, queixas funcionais ou mesmo distúrbios orgânicos (ocasionados por outros fatores) poderão estar "a serviço dessas causas". Queremos dizer que a existência de hipertensão arterial, coronariopatia ou arritmias, mesmo causadas por agentes orgânicos, podem estar sendo "aproveitadas" para a sinalização e/ou enfrentamento de angústias ou conflitos emocionais. Ressalte-se que as queixas não são intencionais ou deliberadas, "fingidas" ou "inventadas", pois os mecanismos descritos ocorrem de modo inconsciente. Tal fato (no caso de autopunição) seria "denunciado" pelo comportamento do indivíduo ante a doença, frequentemente marcado por descuidos ou transgressões no cumprimento das prescrições terapêuticas e por "provocações" a iatrogenias sobre ele praticadas pela equipe de saúde ou por seus familiares. No caso de obter atenção, a intensificação das queixas e uma certa dramatização acerca da doença são os indícios dessa "intenção".

Ainda com relação à somatização como oriunda das fases mais primitivas do desenvolvimento, podemos aventar a possibilidade de um "reforçamento" ou "investimento afetivo" da mãe face a manifestações cardíacas ocorridas àquela época. Tal fato ocorreria, por exemplo, com a existência de sopros cardíacos funcionais na infância que teriam gerado na mãe um comportamento de preocupação e expectativa e, posteriormente, a atenção excessiva do indivíduo voltada para seu coração.

A identificação é outro dos mecanismos geradores de somatização que podem repercutir no coração, principalmente em se tratando de reações hipocondríacas (leves ou graves) e que assumem maiores proporções face à importância do coração na manutenção da vida do indivíduo. Basta saber que alguém morreu e logo o hipocondríaco sente dor precordial. Se ocorre doença cardíaca em algum parente significativo, a probabilidade de queixas hipocondríacas voltadas para o coração é grande.

A possibilidade de manifestações de caráter simbólico através do coração é grande, face ao valor a ele atribuído como fonte de vida e sede das emoções. Quer se trate de impulsos agressivos ou sexuais, o coração poderá ser a forma de o indivíduo fazer chegar à "superfície" tais impulsos, se eles foram, num dado momento, reprimidos.

Mais dramática é a situação quando se trata da síndrome da desistência. Neste caso o paciente parece não responder ao tratamento. Os procedimentos adotados não encontram eco. Não há resposta aos esforços terapêuticos. Acompanhamos, no decorrer da nossa experiência clínica, alguns hipertensos e coronarianos com esse quadro, que evoluíram para o óbito.

Ainda com relação a comprometimentos secundários, poderíamos argumentar sobre os chamados comportamentos aditivos (como beber, fumar, trabalhar excessivamente). Tais comportamentos estariam a serviço de necessidades psicológicas ocorridas pela primeira vez quando do desenvolvimento do indivíduo e atualizadas (ou revividas) face a situações atuais da vida desse indivíduo. Secundariamente, eles acabariam comprometendo o coração, seja pela ingestão excessiva de sal e de gordura, seja pela inalação da nicotina e do monóxido de carbono do cigarro; seja pelo abuso de álcool, seja ainda pelo estresse gerado a partir do trabalho excessivo.

Tudo isso nos leva a afirmar quão difícil se torna às vezes (ou muitas vezes) afiançar qual desses mecanismos estará presente num dado paciente. Acreditamos, inclusive, que, provavelmente, vários deles estarão presentes. Mas é difícil deixar de considerar, como fatores geradores do sintoma ou da doença, ou mesmo, como fatores de obstaculização ao seu tratamento, os mecanismos psíquicos. Claro está que, da mesma forma, é difícil afastar a hipótese de alguma hipersensibilidade ou fragilidade constitucional quando estamos diante de alterações como a hipertensão arterial e a aterosclerose. Como também havemos de considerar os fatores ambientais ou sociais, ligados à alimentação, ao fumo e ao álcool. Não obstante, a "energização" ou "potencialização" de todos esses fatores (constitucionais e ambientais) parece passar pelo componente psíquico, seja como fonte de avaliações estressantes processadas pelo sistema nervoso central, seja através da participação do sistema cardiovascular na resposta ao estresse; seja pelo "estímulo" àqueles procedimentos aditivos (que levam o indivíduo a comer demais, beber e fumar demais, trabalhar demais). E se considerarmos os distúrbios funcionais (extremamente frequentes na prática cardiológica), aí então os mecanismos psíquicos crescem de importância como fatores primários geradores da queixa somática que o paciente nos apresenta.

O PACIENTE FUNCIONAL

Chamamos aqui de paciente funcional àquele que procura o cardiologista com alguma queixa referida ou atribuída ao coração. Queixas como palpitação, falta de ar, dor no peito, tonteiras, desmaios, dentre outras. Queixas essas que podem ser intensas ou leves, súbitas ou constantes, passageiras ou demoradas, mas que não encontram qualquer substrato orgânico que as justifique.

Certamente tais pacientes representam cerca de 1/3 a 2/3 daqueles que demandam aos ambulatórios e serviços de emergência (Lazzaro, 2004). É um número muito grande para ficarem enquadrados tão somente na categoria dos que "não têm nada". Como não têm nada? Têm algo que não estão conseguindo expressar, a não ser somaticamente! Algo que não chega a causar danos orgânicos, mas que, nem por isso, deixa de ter sentido ou importância. É claro que não está correndo risco de vida (e daí talvez a tentativa do médico em tranquilizá-los com a afirmação "você não tem nada"). Se o distúrbio for de pouca intensidade, súbito e passageiro, a afirmação de que nada de maior está ocorrendo provavelmente será suficiente. O que sucede na prática, no entanto, não é bem assim. Essas queixas tendem a se repetir, a se perpetuarem. Muitas vezes são de grande intensidade, o que mobiliza muito os pacientes (e os médicos). A resposta habitual do médico será a de pedir exames, exames e exames. Será também a de receitar remédios (tranquilizantes ou de ação específica sobre o aparelho cardiovascular). O diagnóstico permanece o de "você não tem nada" ou passa a ser o de "problema cardíaco" ou "isso é emocional". Se houver alguma manifestação mais objetiva como taquicardia ou extrasitolia, alguma alteração inespecífica do eletrocardiograma ou do raio X, a tendência será a de "problema cardíaco". Caso nenhuma manifestação objetiva apareça, a tendência será a da "causa emocional". Em ambos os casos, a medicação costuma ser a mesma: tranquilizantes + medicamento de ação específica sobre o aparelho cardiovascular.

Procedemos muitas vezes assim em nossa prática cardiológica até que, inquietados pela afirmação "você não tem nada", começamos a nos perguntar: não tem nada? E passamos a colocar para os pacientes: "você não tem nada de orgânico, nada de cardíaco propriamente dito, mas você está sentindo e deve haver alguma razão para isso!" Habitualmente, o paciente começava a falar de sua vida e, particularmente, de alguma situação embaraçosa. Percebíamos então que alguma coisa havia e que a queixa física era a maneira que o indivíduo estava encontrando para falar dela. Em muitas ocasiões pudemos então reduzir a demanda de exames e de remédios com a simples abordagem do problema que angustiava o paciente. Sobretudo aprendemos que era importante não "alimentar" aquela queixa, ao mesmo tempo em que se fazia fundamental acolhê-la, traduzi-la, clarificá-la ou demarcá-la. Ou seja, perceber qual mecanismo de somatização estaria presente na queixa do paciente e qual o seu significado. Se a queixa era hipocondríaca, frequentemente vinha a afirmação: "meu pai morreu do coração" ou "fui antes visitar um parente que está doente do coração". Se a queixa era uma reação ao estresse, vinha o relato do fato estressante. Se era um modo de punir ou de obter atenção, enfim, se havia algo gerando aquele sintoma, essa causa muitas vezes se tornava clara e o paciente conseguia estabelecer um nexo entre eles.

É importante frisar que em nenhum momento descurávamos da necessidade de uma anamnese e um exame físico bem feito (e até mesmo de exames complementares se eram oportunos). O procedimento atento, minucioso e competente por parte do médico é de fundamental importância para estabelecer um sentimento de segurança, de confiança no paciente. E é o que permite "resistir" à repetição enfadonha de exames ou à prescrição continuada de remédios que são (para esses pacientes) meramente paliativos.

Ouvir o paciente não só sobre sua queixa física, mas sobre sua pessoa, sua vida, suas angústias, é um instrumento diagnóstico e terapêutico poderoso. É um terceiro ouvido, como diz Grinberg (1985). É como usar um outro estetoscópio. E funciona melhor que as drogas ou que os exames repetidos. Funciona melhor porque não agride o organismo. Funciona melhor porque atinge, trata a causa dos sintomas.

Basta para isso que o médico esteja sensível e disposto a entrar nessa "seara".

É claro que estamos generalizando e nos referindo às situações mais frequentes. Eventualmente ocorrem casos de pacientes cuja problemática emocional é mais complexa e que não melhoram. Ou casos em que o acesso ao emocional é mais difícil por parte dos próprios pacientes (que geralmente o negam). No primeiro caso, se a relação médico-paciente foi vincada em termos de segurança e confiança, o médico consegue êxito parcial (reduzindo a demanda de exames e remédios) e consegue encaminhar o paciente para um tratamento psicoterápico (sem se desvencilhar dele). No segundo caso, e aqui se incluem os hipocondríacos graves (que acreditam piamente ter um problema orgânico), a "solicitação" do paciente por procedimentos "físicos" é mais intensa, o que obriga o médico a, não "desacreditando" o sintoma, não "estruturar" a doença. Queremos dizer que o médico deve, com paciência, mas com firmeza, esclarecer ao paciente sobre o mecanismo dos seus sintomas e limitar a solicitação de exames e a prescrição de remédios. Não deverá, contudo, encaminhar tais pacientes a qualquer tratamento psicoterápico sem que, antes, eles reconheçam o nexo emocional dos seus sintomas.

O perigo que corremos sempre que um paciente nos traz uma queixa funcional é o de "estruturarmos" uma doença. Este foi o termo utilizado por Balint (1975) nas suas brilhantes observações sobre a relação médico-paciente ao se referir à demanda física que nos "oferece" o paciente com sua queixa e à possibilidade de "confirmarmos" tal queixa com nosso procedimento. Se pedirmos exames, prescrevermos remédios (muitas vezes específicos para distúrbios cardiovasculares) e atribuirmos algum rótulo diagnóstico, estamos configurando, para o paciente, um "problema" qualquer de natureza orgânica que ele assume como responsável por seus sintomas, "estruturando" desse modo sua "doença".

Entendemos hoje que esse proceder tem sua razão no fato de que, se o paciente usa a via somática como meio de expressão (e de defesa), é porque não está podendo utilizar outros meios. Retirar-lhe essa forma é, em princípio, algo que (inconscientemente) o assusta. Por sua vez, o médico, ao deixar um pouco de lado a linguagem e o procedimento físico, abandona, de um certo modo, um caminho conhecido e envereda por um campo que não lhe é familiar. "Melhor" seria evitar o desconhecido. Inconscientemente, médico e paciente concordam. Estabelecem, pois, um "conluio", como diz Balint, no sentido de manter o encontro de ambos no terreno físico.

Os resultados imediatos obtidos com a conduta acima geralmente são satisfatórios. O paciente melhora e o médico se sente satisfeito. O seguimento desse paciente, não obstante, revela o contrário. As queixas retornam, a necessidade de novos exames e novos remédios se acentua. Receitas e pedidos são repetidos (ou trocados) e o ciclo vicioso se estabelece. É neste momento que ocorrem os encaminhamentos a outros especialistas e, eventualmente, até a psicólogos ou psiquiatras. Mas sem que se tenha estabelecida uma relação de confiança e de acolhimento entre médico e paciente, este se sente incompreendido e rejeitado (num certo sentido está sendo mesmo) com o encaminhamento e frequentemente não consegue fazer vínculo com o especialista. Por isso, dissemos anteriormente que é fundamental que o médico, ao encaminhar seu paciente a um psicoterapeuta, não se desvencilhe dele e não o encaminhe sem antes estabelecer um vínculo de confiança e um nexo entre os sintomas físicos e sua vida emocional.

Aliás, é curioso quando pensamos na maneira como nós, médicos, habitualmente lidamos com o emocional. Parecemos reconhecer sua existência ao mesmo tempo que a negamos. Dizemos ao paciente que ele não tem nada (negando o emocional), mas prescrevemos tranquilizantes (reconhecendo o emocional). Dizemos que seu problema é emocional (reconhecendo-o), mas prescrevemos medicamentos com ação orgânica (negando-o). Tal fato pareceria uma crítica (e é num certo sentido), mas é sobretudo uma observação, uma constatação de uma atitude ambivalente que não é só do médico. Também o paciente "utiliza" uma forma ambígua ou camuflada de se expressar. Ele revela algo de maneira velada. Ele fala, por exemplo, de uma dor interna (ou subjetiva) através de uma dor externa (ou física). Ele se queixa de falta de ar quando talvez lhe falte carinho.

Ora, se o médico tem também dificuldade de contatar com o subjetivo (afinal ele é uma pessoa humana), cabe-lhe, por outro lado, procurar, no exercício de sua profissão, o aprimoramento técnico-profissional que o habilite ao exercício de um diagnóstico mais etiológico e de uma terapêutica mais abrangente (e mais específica). Questionamos, neste sentido, o diagnóstico impreciso, o uso inadequado de medicamentos de ação específica e, sobretudo, o uso indiscriminado de tranquilizantes que, longe de resolver o problema do paciente, apenas o posterga, dando-lhe uma aparente sensação de bem-estar. Como dissemos no início deste trabalho, a emoção exerce uma função sinalizadora. Ela aponta para uma experiência vivida pelo indivíduo. Chama sua atenção para algo que está ocorrendo ou para ocorrer. Mesmo a ansiedade, que é uma sensação específica de perigo iminente (e muitas vezes fantasiosa), é um sinal de que algo não vai bem com aquele indivíduo. Pode não se tratar de um perigo real, mas trata-se de um perigo vivido como real. O uso de tranquilizante não vai desfazer a estrutura que gerou tal "vivência". Ela vai continuar agindo dinamicamente, mantendo a necessidade de usar o tranquilizante como forma de atenuá-la. E o tranquilizante acabará por se tornar um problema real face à necessidade de consumi-lo. Mais sensato e apropriado será tentar identificar a causa da ansiedade, usando-a como sinal e não como vilão. Aliás, é semelhante a desligar-se o alarme de incêndio porque faz barulho ao invés de procurar o fogo do incêndio (e, aí, combatê-lo).

Poder-se-ia argumentar que a ansiedade promove danos ao organismo. Diríamos que, na verdade, o que provoca danos é a avaliação que o indivíduo faz da situação e que provoca um conjunto de reações da qual a ansiedade é apenas um sinal. Se não atuarmos sobre o agente ameaçador e/ou sobre o sistema de avaliação do indivíduo, não conseguiremos deter os efeitos desse agente ou dessa avaliação. É evidente que em situações de intensa ansiedade ou em momentos que a mesma possa colocar em risco sua vida (como num infarto agudo, por exemplo) a utilização do tranquilizante é útil e oportuna. Referimo-nos ao uso abusivo, generalizado a toda e qualquer situação de ansiedade.

O paciente "que não tem nada" merece ter um procedimento médico mais cuidadoso e mais competente. Suas queixas têm uma razão de ser. A identificação dessa razão é da competência do médico (considerando que a queixa é física). Resultados imediatos de melhora não autorizam afirmar que o problema esteja resolvido. O seguimento desses pacientes habitualmente mostra que não está. A utilização dos recursos diagnósticos e terapêuticos de maneira imprecisa e indiscriminada é, muitas vezes, procedimento iatrogênico e, como tal, deve ser evitado. A simples rotulação de "problema emocional" ou "problema cardíaco" não atinge o âmago do problema e contribui para a "estruturação" da doença. A correlação dos sintomas com suas causas habitualmente trazem melhoria consistente dos sintomas ao mesmo tempo em que propicia a redução do uso de exames e remédios (potencialmente iatrogênicos). Fazemos tal afirmação assentados no peso da experiência clínica-cardiológica, corroborada, agora, pela experiência psicoterapêutica com pacientes funcionais.

O CORONARIANO

A doença coronariana é uma das mais comuns afecções do mundo moderno, atingindo o primeiro lugar como causa de morte em vários países, inclusive no nosso. As pesquisas têm demonstrado a multifatoriedade da doença, sendo grande a lista dos possíveis fatores etiológicos (ou fatores de risco) (Gus, Fishmann e Medina, 2002; Ciorlia e Godoy, 2005). Alguns desses fatores são mais frequentemente referidos: predisposição genética, tabagismo, hipertensão arterial, elevação do colesterol sérico, estresse, vida sedentária, obesidade, *diabetes mellitus*.

A ordem de importância dos diversos agentes etiológicos da doença coronariana permanece imprecisa. Embora se admita com razoável evidência a participação de fatores constitucionais na gênese da doença, nem sempre estão presentes. Por outro lado, é clara a necessidade de fatores ambientais para desencadeá-la. Mas se fica clara a influência de fatores ambientais, mais difícil se torna determinar qual (ou quais) deles teria maior importância. Estudos, como o de Marins e Campos (1988), por exemplo, enfatizam como principais fatores de risco a hipercolestemia, o tabagismo e a hipertensão arterial. Segundo esses autores, os três fatores associados elevam em oito vezes o risco da mesma.

Se considerarmos que alguns países como Estados Unidos, Japão, Canadá, Austrália e outros têm obtido redução dos índices de coronariopatia a partir de campanhas educacionais e programas de controle visando aos fatores referidos, somos levados a concluir que, de fato, colesterol, pressão alta e cigarros aumentam sensivelmente o risco de doença coronariana. Não obstante tais dados, cerca de 50% (segundo Eliot, 1992) dos coronarianos não apresentam os clássicos fatores de risco. Quais seriam os mecanismos causadores da doença nesses pacientes?

Inúmeros estudos clínicos e experimentais têm correlacionado estresse à doença coronariana (Loures et al., 2002; Mesquita e Nóbrega, 2005). Os possíveis mecanismos fisiopatológicos já foram discutidos no início deste capítulo. A incidência de agentes estressantes envolvendo a sociedade moderna tem crescido em ritmo avassalador. Vivemos a época da velocidade, através de um fluxo cada vez maior de bens e de informações a serem consumidos em intervalos de tempo cada vez mais curtos. A quantidade de estresse é muito grande e uma das consequências seria o aumento da incidência de certas doenças, dentre elas, a coronariana. Poder-se-ia afirmar que a doença vem decaindo em alguns países apesar de o estresse continuar aumentando. Poderíamos argumentar que a coronariopatia certamente é uma doença multifatorial, engendrada pela soma de vários fatores e que o estresse seria um deles. O combate intensivo a qualquer desses fatores trará resultados positivos, e mais positivos serão os resultados quanto mais fatores puderem ser atingidos.

Infelizmente a ação dos agentes estressantes (e, em consequência, de todas as medidas destinadas ao seu combate) é difícil de ser avaliada quantitativamente, o que não impede de sobre ela buscarmos alguma forma de compreensão e ação. Assim é que os estudos sobre fatores psicossociais presentes na gênese e evolução da doença coronária já atingem grande proporção e razoável confiabilidade. A começar pela chamada personalidade tipo A descrita por Friedman e Rosenman (1959) e abordada em estudos como os de Freeman e Nixon (1987), Booth-Kewley e Friedman (1987), Reunanem e colaboradores (1987) e muitos outros. Embora persistam algumas divergências quanto a determinadas características do tipo A, um "núcleo" dessa personalidade parece claro: são indivíduos que procuram fazer mais e mais em menos tempo. Ambiciosos, competitivos, impacientes e que necessitam aparentar ser fortes. Nos estudos que mostram correlação da personalidade tipo A com a coronariopatia, a competitividade, a premência de tempo, a necessidade de realizar mais e mais parecem agir, de algum modo, favorecendo a emergência da doença.

Poderíamos discutir se a personalidade tipo A é uma forma estrutural (ou constitucional) ou, antes, é um modo de ser aprendido, ditado por circunstâncias e hábitos sociais. De fato, a época em que vivemos é a era da velocidade e das mudanças. Fazer mais e mais em menos tempo parece ser uma contingência natural dessa aceleração social, como bem descreve Toffler (1972). A sobrecarga de situações estressantes é a tônica nos ambientes urbanos onde haja grandes aglomerações, confinamento, excesso de ruídos, insegurança social (esta provocada por falta de informações adequadas ou proliferação de informações ameaçadoras; excesso de competição e falta de oportunidade para todos; falta de participação nos processos decisórios; falta de divisão de tarefas e responsabilidades; falta de solidariedade e de relacionamentos afetivos; excesso de mudanças e falta de adaptação às novas situações). Estudos de Groen (1971, 1975), Stewart Wolf (1971), Cobb (1976), dentre outros, têm enfatizado a importância do meio social, da mudança social e dos suportes psicossociais como agentes capazes de influenciar a doença coronariana. O meio social competitivo, aglomerado, poluído, apressado e de baixa coesão grupal seria o caldo de cultura ideal para o desenvolvimento da doença coronariana, gerando, além das tensões psicossociais inerentes (estresse), estímulo ao sedentarismo, ao tabagismo e aos erros alimentares que acabariam contribuindo para a extensão e gravidade da doença. Ao nosso ver, a personalidade tipo A é resultante de um somatório onde o nível de atividade (constitucional), exigências de realização (provindas das primeiras experiências de vida) e aceleração social (ditada pela velocidade das mudanças sociais, da comunicação e dos transportes e da produção de bens) se complementam.

Ambiente competitivo, responsabilidade, premência de tempo, instabilidade social e migração são alguns dos fatores (agentes) psicossociais mais frequentemente relacionados com doença coronariana e sua ação básica parece se fazer no sentido de instigar o indivíduo a realizar cada vez mais e mais em cada vez menos tempo. Esse "fazer" pode dizer respeito a trabalho propriamente dito, mas também a realizações sociais, adaptação a novas pessoas ou novos ambientes, aquisição e manutenção de bens ou de *status* X, possibilidade de gerar os recursos necessários, necessidade de trabalhar X grau de realização no referido trabalho. A incongruência entre o querer e o fazer, a defasagem entre aspiração e realização é que iria "consumindo" internamente o indivíduo e determinando a doença. Comportamentos sociais como fumar, beber, ingerir certos alimentos, não praticar exercícios físicos, facilmente são estimulados por um tipo de viver como o que acabamos de descrever. O estado interno desse indivíduo é o de expectativa, de ansiedade, de tensão, de frustração, de irritabilidade e de depressão. Claro que nem sempre de forma explícita ou revelada.

Fica fácil entender que determinadas situações ou estados de espírito sejam, afinal, os desencadeadores da crise com que habitualmente se instala a doença coronariana (angina ou infarto). Se o indivíduo vive à busca de realização (ou de ganhos) e o faz de maneira "vital", não estará psicologicamente preparado para as frustrações e perdas inevitáveis que a vida oferece. Se organicamente for predisposto ou se, em consequência desse estilo de vida, estiver muito exposto aos fatores de risco, provavelmente a resultante será a doença. Por isso: doença ou morte de familiares, conflitos conjugais, perda de emprego ou de prestígio, insatisfação pessoal ou profissional são habitualmente fatores desencadeantes de crises coronarianas, seja pelo acúmulo de estresse, seja por instalar-se, dentro do indivíduo, aquele sentimento de desilusão, de desistência ou desesperança já descrito por vários autores (como Schmale e Engels, por exemplo). Ele se sente "derrotado" e não consegue absorver a perda.

Acreditamos que o ritmo alucinante da vida de hoje, a transitoriedade das coisas, das pessoas e dos valores, a valorização do material e do tecnológico, o individualismo crescente, contribuem para o surgimento e manutenção de algumas doenças, como a hipertensão arterial e a coronariopatia, ao mesmo tempo que fazem emergir transtornos afetivos, como ansiedade, irritabilidade, depressão ou transtornos sociais, como a violência e a toxicomania.

Em síntese, os coronarianos parecem depender de fatores constitucionais ou orgânicos a que se somam os ambientais. Os agentes psicossociais, embora de difícil delimitação objetiva, exercem sua ação, potencializando ou energizando os demais.

Finalmente, assim como é difícil quantificar os agentes estressantes, é difícil quantificar as medidas destinadas a combatê-los. E é indubitável o crescimento dessas medidas ou métodos. Na área específica da psicologia multiplicam-se as terapias comportamentais e as psicoterapias das mais variadas linhas teóricas, oferecendo ao indivíduo maiores e melhores recursos para lidar com o estresse. Nesse sentido, a medicina psicossomática vem prestando inestimável colaboração na medida em que ampliou a compreensão dos fenômenos que ligam o corpo ao psiquismo e desenvolveu técnicas que permitem ao indivíduo "traduzir" sua fala somática e substituir, por outras formas de enfrentamento ou adaptação, a "velha" (primitiva) maneira corporal.

No âmbito coletivo, os suportes sociais, tal como descritos por Sidney Cobb, constituem outra forma de ação psicossocial capaz de minimizar os efeitos do estresse. Segundo Cobb (1976), suporte social é toda estrutura grupal que propicia ao indivíduo sentir-se amado e valorizado, cuidado e protegido e membro de uma rede de interações e comunicações que funciona de maneira franca, clara e solidária. Os ambientes de trabalho, bairro, igreja, clube, família e serviços de saúde podem funcionar como suportes sociais. Inúmeros trabalhos enfatizam os efeitos positivos dos suportes sociais como atenuadores de doença (Cobb, 1976; Groen, 1975; Wolf, 1971; Dressler, 1983; Jalowiec e Powers, 1982; Sleight, 1982; Streayhorn, 1980; McQueen e Celentano, 1982; etc.).

Ainda no que tange à influência da coesão grupal e social como fator protetor de infarto, Stewart Wolf (1971) narra um interessante trabalho desenvolvido junto a uma comunidade ítalo-americana vinda de Roseto Val Fortore, província de Foggia, no sul da Itália, e instalada em 1882 em Roseto, Pensilvânia. Fez-se um levantamento retrospectivo e um acompanhamento prospectivo durante 12 anos, ao mesmo tempo em que foram estudadas duas comunidades próximas: Nazareth e Bangor, além de um grupo de pessoas oriundas de Roseto, mas morando em centros urbanos e suburbanos próximos a Nova York e Filadélfia. Observou-se que a incidência de infarto em Roseto era significativamente menor que nessas outras comunidades (inclusive nas procedentes de Roseto). Os demais fatores de risco tiveram mais ou menos a mesma incidência (havia até um pouco mais de obesidade em Roseto e sua dieta era relativamente alta em calorias, incluindo gorduras animais). Poucos homens acima de 25 anos eram solteiros e não havia homossexualidade. Havia a prática de tratar os doentes mentais em casa, porém o número desses doentes era pequeno. Sua estrutura social, estudada por sociólogos que lá conviveram durante três anos, era coesa e mutuamente solidária, com forte estrutura familiar e laços comunitários. O interesse pelos vizinhos era grande, não havendo por isso pobreza e crime. A família era o centro da vida. Crianças e adolescentes ligavam-se primariamente aos parentes, mais do que a grupos de esporte ou outros tipos de grupos. Os homens eram indiscutivelmente os "cabeças" de suas casas; os mais velhos eram reverenciados e mantinham sua influência nas decisões familiares; os problemas eram resolvidos por encontros, reuniões familiares e cada pessoa assumia responsabilidades e se dispunha a fazer algum sacrifício. Menos íntimos, mas surpreendentemente intensos, eram os laços entre vizinhos da comunidade; havia um brio cívico e muita disposição para ajuda global nos casos de necessidade, inclusive a outras comunidades, especialmente da Itália.

Parece, a partir destes dados, que o apoio emocional oferecido pelos grupos de suporte social é fator de proteção contra o infarto agudo do miocárdio. As intervenções psicoterápicas, sobretudo grupais, reunindo coronarianos, podem se constituir em excelentes suportes sociais para esses pacientes.

Outro aspecto importante a se considerar no estudo dos fatores psicossociais relacionados à doença coronariana é o modo pelo qual o coronariano vive a doença. E esse modo, que é variável de pessoa para pessoa, emerge invariavelmente de um sentimento básico: ameaça de perder. Perder a vida, os familiares, o poder social ou econômico gera, no indivíduo, ansiedade, medo, culpa ou raiva conforme sua própria história de vida. Diante de tais sentimentos, o coronariano assumirá posturas características como negar a doença, tornar-se irritadiço e agressivo, deprimir-se, desenvolver queixas hipocondríacas ou aceitar e enfrentar sua doença. É possível até que a mesma pessoa apresente, em momentos diferentes, posturas diferentes. Ressalte-se que tais sentimentos ocorrem não só com o paciente, mas com seus familiares também.

Por tudo isso, é desafiante a tarefa de se sugerir medidas gerais, de cunho psicossocial, que objetivem prevenir, tratar ou reabilitar um coronariano. Uma forma abrangente de prevenir a doença coronariana seria:

1. Ampliar o nível de conscientização do indivíduo acerca de seu *modus vivendi*, sobretudo no que diz respeito ao estabelecimento de metas realisticamente alcançáveis, à necessidade de estabelecer prioridades de tal modo que possa fazer uma coisa de cada vez e à percepção de que certos hábitos de vida deterioram sua saúde.

2. Propiciar ao indivíduo (no ambiente de casa, do trabalho, da escola e dos serviços de saúde) "suportes sociais" que o façam sentir-se amado e valorizado, cuidado e protegido e membro de uma rede de interações e comunicações que funcione de maneira franca e precisa. Isto pode ser obtido, por exemplo, através de grupos de orientação e reflexão conduzidos dentro deste clima.
3. Conscientizar o indivíduo acerca dos efeitos deletérios do estresse e propor métodos para reduzi-lo.
4. Estimulá-lo a ampliar seu autoconhecimento através de técnicas psicoterápicas.
5. Informá-lo sobre os fatores de risco da doença, orientando-o e estimulando-o no sentido de combater os referidos fatores, bem como procurando identificar as situações que impeçam ou dificultem a prática de hábitos comportamentais mais saudáveis.

No tocante ao tratamento do coronariano em suas diversas fases, cabe, além das medidas clínicas, um adequado posicionamento do médico e da família do paciente e, nesse sentido, consideramos primordial:

1. A presença efetiva e afetiva do médico e da família junto ao paciente. Interessantes trabalhos citados por Cobb (1976) fazem menção aos resultados obtidos no tratamento dos pacientes em unidades coronarianas e em residência, mostrando que aqueles tratados em suas casas não difeririam, em termos de complicações ou evolução, daqueles tratados em unidades coronarianas.
2. A necessidade de o médico e a família tomarem consciência dos anseios que envolvem o paciente com sua doença e, desse modo, compreender os mecanismos que o mesmo vem utilizando para lidar com ela.
3. A necessidade de se manter o paciente adequadamente informado a respeito de sua enfermidade dentro de uma atmosfera de expectativa otimista.

Vencidas as fases agudas da doença e penetrando na fase de reabilitação, cabe conscientizar o paciente da oportunidade e da necessidade de assumir medidas preventivas, bem como promover seu retorno às atividades habituais, sejam pessoais, profissionais ou sociais.

Os recursos psicopedagógicos utilizados na prevenção, no tratamento e na reabilitação do coronariano variarão desde campanhas educativas através dos meios de divulgação ou através das escolas e locais de trabalho a grupos de orientação, reflexão ou terapia desenvolvidos nas comunidades ou nas instituições de assistência médica e/ou psicológica.

A doença coronariana era tida como "doença de rico". Hoje as estatísticas apontam para maior incidência da doença nas populações de mais baixo nível socioeconômico. Será ela, na verdade, doença dos que aspiram mudar de nível? Ou seria melhor chamada de doença da velocidade e das mudanças? De qualquer modo, seu declínio em alguns países aponta para a efetiva possibilidade de reverter seu rumo. O ritmo alucinante de hoje não precisa necessariamente nos dominar. Basta que nos aprofundemos no conhecimento de suas consequências. Segundo Arne Engstron (1971), os tantos esforços feitos no campo da pesquisa técnica podem ser feitos no campo da ciência social com o objetivo de propiciar nossa sobrevivência num mundo melhor. Engstron pergunta se não podemos dar à nossa ciência o rumo que pretendemos.

A essa questão, acrescentaríamos: afinal, que rumo pretendemos dar à nossa sociedade em geral e à nossa ciência em particular?

O HIPERTENSO

O estágio atual do nosso conhecimento tem apontado a hipertensão arterial como uma doença multifatorial. Ou ainda, tem-na revelado como resultante de um desequilíbrio no complexo conjunto de estruturas orgânicas responsáveis pela manutenção de um fluxo sanguíneo adequado às necessidades tissulares. Das hipertensões arteriais, 90% situam-se nesse grupo. Somente 10% constituem-se de causas específicas de elevação arterial.

É interessante registrar que, apesar de exaustivas pesquisas clínicas e experimentais, não se encontrou ainda um denominador comum para a etiologia da hipertensão. Nesse sentido, Page (1982) desenvolveu a teoria do mosaico, que atribui à conjunção de vários fatores a regulação da pressão arterial. São fatores fisiológicos que, de maneira integrada, se articulam para o cumprimento de tão delicada tarefa. Coração, vasos e rins, sob o comando e controle do sistema nervoso central, interferem nessa regulação. É importante salientar que tudo isso se deve à necessidade que tem o organismo de manter sempre o fluxo sanguíneo adequado às suas demandas. Demanda que varia de minuto a minuto e de região a região do corpo, conforme influências (ou solicitações) internas e externas. Portanto, a regulação da pressão arterial é uma tarefa adaptativa (Parati, 2003).

Este fato faz supor a importância do sistema nervoso central no processo de regulação da PA, pois a ele compete não só coordenar o conjunto de órgãos e aparelhos que constituem o "circuito fisiológico" dessa regulação, como processar as informações vindas do próprio organismo ou do ambiente que o cerca, com o objetivo de promover os ajustes (ou adaptações) necessárias. A este circuito maior, Hermann (1976) chamou de "circuito situacional".

Mas, afinal, onde estaria localizado o defeito primário gerador da hipertensão? Pesquisas (Abboud, 1982; Davidman e Opshal, 1984; Myers, 1982) têm apontado para um defeito genético da permeabilidade da membrana de algumas células, como glóbulos brancos e vermelhos, células tubulares renais, células da musculatura lisa dos vasos e dos neurônios adrenérgicos que promoveriam maior retenção de sódio intracelular.

Outras pesquisas têm localizado esse defeito genético, ora nos centros bulbares e hipotalâmicos, ora nos pressoceptores, no sistema nervoso simpático e suas terminações, ou, ainda, no sistema vascular renal (Abboud, 1982; Harrel, 1980; Khosla et al., 1979; Nakamoto et al., 1984).

Pesquisas mais recentes têm se voltado para o endotélio como um dos fatores mais importantes no controle do tônus vasomotor e, em consequência, como um dos fatores produtores de HA (Amodeo, 2003).

Embora não se tenha ainda definido com exatidão o sítio primário de desregulação da pressão arterial, parece haver um distúrbio genético promovendo a hipertensão. (August, 2004; Luft, 2004; Gamba, 2002). Tal fato é sugerido, antes de mais nada, pela incidência maior de HA em famílias de hipertensos (Shapiro e Goldstein, 1982). Segundo revisão feita por Herrmann e colaboradores (1976), a tendência hereditária parece estar presente em cerca de 45 a 75% de todos os pacientes. Além do mais, a disposição inata não parece ser suficiente para causar hipertensão, já que sua incidência em gêmeos univitelinos é de 50% e, em gêmeos bivitelinos, da ordem de 23%.

Por outro lado, a HA só se revela clinicamente, na maioria das vezes, entre os 20 e os 40 anos de idade, parecendo haver necessidade de um fator "acumulativo" que, no decorrer dos anos, torne a hipertensão sustentada. Haveria, pois, uma hipersensibilidade constitucional do sistema mantenedor da pressão arterial que, "bombardeado" constantemente por determinados fatores ambientais, acabaria por sofrer alterações estruturais que sustentaria a PA elevada (essas alterações ocorreriam a nível dos pressoceptores e das anteríolas).

Na verdade, dois fatores ambientais têm se destacado nas pesquisas sobre HA: a ingestão de sal e o estresse. Determinadas comunidades que não ingerem sal não desenvolvem HA nem registram elevação da PA com a idade, como ocorria com os índios Ianomani, segundo pesquisa desenvolvida por Jairo Carvalho (1983). Muitas outras pesquisas enfatizam o papel do sal na gênese da HA (Davidman e Opshal, 1984; Nakamoto et al., 1984; Shapiro e Goldstein, 1982).

Com relação ao estresse, são muitas as pesquisas em homens e animais que têm demonstrado a elevação da PA diante de variados estímulos ambientais estressantes, como podemos constatar nas excelentes revisões a respeito efetuadas por Shapiro e Goldstein (1982) e por Mann (1984).

A influência do estresse na HA está de acordo com os estudos de Selye que a apontam como doença de adaptação. Se a função da PA é manter um fluxo sanguíneo adequado às necessidades teciduais, e se estas variam conforme as solicitações internas e externas, quer dizer que o organismo vive, nesses momentos, uma situação de estresse (ou ameaça à sua integridade), o que exige uma resposta adaptativa. A elevação da pressão arterial faria parte dessa resposta. Em condições fisiológicas, cessada a ação do agente estressante, cessaria a resposta hipertensiva. Com o hipertenso, observa-se não só uma intensidade maior da resposta hipertensiva, mas também na sua duração, acabando por se manterem permanentemente elevados os níveis tensionais do indivíduo.

Caberia então perguntar: o que aumentaria a intensidade e a duração das respostas hipertensivas? A primeira condição seria a hipersensibilidade genética do sistema regulador da PA que, face à presença de quantidades médias ou altas de sal e/ou de estresse, responderia hipertensivamente. A continuidade da ação desses fatores acabaria por perpetuar a HA. Para alguns autores, como Abboud (1982) e Harrel (1980), não haveria necessidade de qualquer predisposição orgânica, bastando que houvesse uma ação intensa e continuada dos fatores ambientais (sal e estresse), determinando inicialmente redução da sensibilidade dos pressoceptores e, posteriormente, alterações na distensibilidade arterial e processo degenerativo dos próprios pressoceptores.

Enfocando agora os possíveis mecanismos geradores de estresse, constatamos que, embora os estudos demonstrem correlação entre agentes estressantes de natureza psicossocial e HA, tal correlação é variável de indivíduo para indivíduo, o que corrobora a ideia de que haja, por parte de cada indivíduo, uma espécie de filtro (seu sistema de avaliação) através do qual as situações são vistas (avaliadas) e enfrentadas. Isto implica em considerar, como geradores de estresse, não só as situações ou fatores ambientais, mas a estrutura e os conflitos intrapsíquicos do indivíduo, frutos da sua personalidade e história de vida. As situações atuais são "energizadas" ou "ampliadas" pelo "filtro" ou "lente", que constitui o sistema de avaliação do indivíduo e através do qual ele "enxerga" sua existência. De acordo com essa avaliação, as circunstâncias atuais são julgadas como mais ou menos ameaçadoras, exigindo maior ou menor esforço de adaptação e ocasionando maior ou menor intensidade (e duração) das respostas adaptativas. O mundo intrapsíquico pode, portanto, constituir-se numa fonte de ameaças ou de tranquilização para o indivíduo face ao mundo que o rodeia.

Os primeiros estudos psicanalíticos sobre a HA ganharam destaque com Alexander (1948) ao descrever a "personalidade hipertensiva". Tais indivíduos manteriam um núcleo de hostilidade reprimida e dependência que os faria reagir hipertensivamente. Subsequentes pesquisas aventaram outras hipóteses acerca de determinadas características psicológicas correlacionadas com a HA, como alexitimia, depressão, passividade, dependência e expectativas negativas face às situações. Para outros autores, a HA seria decorrente da "atualização de conflitos básicos da personalidade". Reiser (1951), por exemplo, observando pacientes em fase maligna (ou acelerada) de HA, verificou que a época em que ocorrera a "malignização" da HA coincidia com a acentuação do conflito básico ou nuclear desses indivíduos.

Pelo exposto, concluímos que apesar da tentativa de se descrever uma personalidade hipertensiva, ou mesmo de identificar determinadas características psicológicas que se correlacionem com a HA, os resultados não são confluentes. Na verdade, existiriam subgrupos de hipertensos com diferentes padrões comportamentais. Tais padrões apontariam para núcleos conflitivos básicos e particulares para cada paciente. A detecção de alexitimia, hostilidade reprimida, ansiedade, etc., não justificaria diretamente a HA, mas revelaria a presença de um "núcleo de tensão", este sim desencadeante e/ou mantenedor dos elevados níveis de PA. Tal núcleo seria estruturado a partir das primeiras experiências de vida e contendo os conflitos e as estratégias de enfrentamento básicas do indivíduo a que se somariam os conflitos atuais e os recursos de enfrentamento disponíveis. Exemplificando, se uma criança tem um relacionamento difícil com o pai autoritário e encontrou, como meio de "enfrentá-lo, reagir somaticamente", certamente em sua vida adulta e face a um chefe autoritário, sua tendência será a de reagir somaticamente (sobretudo se não dispor de outros recursos ao seu alcance).

Do ponto de vista clínico, parece-nos importante identificar o "núcleo de tensão" do hipertenso. Tivemos ocasião de vivenciar, em nossa experiência, vários casos de hipertensos que obtiveram redução de suas cifras tensionais na medida em que puderam evidenciar o seu núcleo de tensão. A probabilidade de falar e refletir sobre o mesmo, buscando outras alternativas de enfrentamento que não a resposta hipertensiva, foi suficiente para o controle tensional nesses casos. Como toda doença multifatorial, há de se considerar a influência relativa de cada um dos fatores que a compõem. Sem dúvida, em alguns pacientes o "núcleo de tensão" é fator primordial.

Numa linha mais epidemiológica ou comportamental, a ênfase recai sobre os fatores psicossociais "externos" capazes de gerar estresse e HA. Neste sentido, Henry e colaboradores (1967) fizeram interessantes observações com ratos desde o nascimento em caixas com superpopulação. Com o tempo, surgia uma sociedade estável com ratos dominantes e seus rivais e ratos inferiores. Os primeiros apresentavam os níveis tensionais mais elevados e a média dos níveis tensionais dessa caixa era ligeiramente maior que a de outros grupos criados em caixa sem superpopulação. Ratos criados isoladamente desde o nascimento exibiam os níveis tensionais mais baixos. Todavia, quando colocados, após algum tempo de vida, dentro dessas caixas superpopulosas, apresentavam elevação da PA que não desaparecia, mesmo depois de serem retirados da caixa.

Henry e Cassel (1969) compararam investigações epidemiológicas de várias culturas e concluíram que a distribuição dos níveis tensionais dependia, sobretudo, de a sociedade ou grupo estudado ter uma firme tradição baseada numa estrutura social estável.

David D'Atri e colaboradores (1981) estudaram prisioneiros tirados de celas individuais e colocados em dormitórios múltiplos. Havia elevação da PA. Se esses prisioneiros eram transferidos, após curto espaço de tempo, sua PA baixava. Também, se permaneciam mais tempo nos dormitórios, a PA tendia a baixar por possível adaptação ao ambiente.

Carvalho e colaboradores (1984) encontraram níveis de PA maiores em grupos com maior repressão (prisioneiros e soldados), além da correlação positiva da HA com situações que exigem adaptação e estresse emocional subjetivo.

A urbanização *sensu-latu* é tida como fator de elevação da PA na medida em que gera aglomeração, pobreza, crime, desemprego e ruptura dos laços de coesão grupal. A exposição continuada a esse ambiente urbano seria fator precipitante da HA com o decorrer da idade (Groen, 1971, 1975; Lovely, 1982).

Groen faz uma excelente análise das sociedades modernas ocidentais mostrando, em função das rápidas mudanças sociais ocorridas e da quebra dos valores tradicionais, a ruptura dos laços grupais, o aumento da competição e do individualismo e, em consequência, a elevação das taxas de doenças psicossomáticas, inclusive a HA. Groen analisa também a influência da migração que ocasiona rompimento dos laços de origem e choques com os valores da nova sociedade onde se insere o migrante.

Outros fatores têm sido relacionados como geradores de HA:

1. nível baixo de renda e educação (Sear, 1982);
2. desemprego (Kasl e Cobb, 1980);
3. elevado número de horas de trabalho (Ribeiro et al., 1981);
4. maior nível de responsabilidade (Mann, 1984);
5. constante exposição a ruídos elevados (Shapiro e Goldstein, 1982);
6. competitividade e interação social (Baer et al., 1979; Light, 1981; Linden e Feuerstein, 1981; Steptoe et al., 1984);
7. desajustes familiares (Hafner, 1983);
8. situações de perda e separação (Mello Filho, 1979).

Os hipertensos parecem mostrar uma quantidade maior de eventos estressantes no decorrer de suas vidas (Svensson e Theorell, 1983). É claro, também, que qualquer tipo de estresse experimental ou ambiental eleva a PA, mas, nos hipertensos, essa elevação é mais intensa e prolongada.

O contexto da urbanização favorece o aumento da quantidade de situações estressantes, além de promover ruptura dos laços sociais que oferecem apoio e suporte ao indivíduo, funcionando como moderadores ou atenuadores dos efeitos estressantes. A urbanização atua também provocando mudanças de hábitos físicos e sociais que contribuem para a elevação da PA.

Tudo isto, por sua vez, dependerá ainda da predisposição genética do indivíduo a reagir hipertensivamente e do seu sistema pessoal de avaliar e enfrentar as situações estressantes, que é pessoal e inerente à sua história de vida, ocasionando, na interação com o ambiente, núcleos de tensão que redundam em hipertensão.

Em síntese, a HA parece se dever a:

1. hipersensibilidade orgânica;
2. núcleo de tensão intrapsíquica;
3. fatores estressantes ambientais.

O primeiro seria predisponente; o segundo, energizador; e o terceiro, desencadeante.

As características da sociedade de hoje, individualista e competitiva, aglomerada nos centros urbanos, sedentária e habituada à ingestão excessiva de sal, calorias e álcool, fariam da hipertensão arterial uma doença da civilização. Qualquer abordagem do hipertenso que deixe de lado tais considerações tende a ser limitada e de resultados duvidosos. Como limitada será aquela que não levar em conta as influências intrapsíquicas a partir dos conflitos ou núcleos de tensão do indivíduo (ou do seu modo peculiar de avaliar e enfrentar as situações). Ênfase ainda deve ser dada à ruptura dos laços grupais, reduzindo a influência moderadora dos suportes sociais.

Estudos sobre a adesão dos hipertensos ao tratamento, desenvolvidos a partir da década de 1960, revelaram um elevado índice desses pacientes, sem qualquer tratamento, em tratamento irregular ou sem obter controle dos níveis tensionais (Kass, 1982; Cummings, 1982; Lenfant, 1984). Cerca de 50% dos hipertensos não sabiam ter pressão alta; cerca de 50% dos que conheciam o diagnóstico não se tratavam; e 50% dos que se tratavam não conseguiam controlar sua PA. Isto resulta em apenas 8% dos hipertensos efetivamente controlados. Dados mais recentes mostram, sobretudo graças aos programas de detecção e controle da hipertensão implantados em vários países, inclusive no Brasil, uma crescente elevação desses números, seja no percentual dos que sabem ser hipertensos até àqueles que estão com a PA controlada. Todavia, permanecem ainda elevados os percentuais daqueles efetivamente controlados. Segundo Andrade e colaboradores (2002), dados epidemiológicos da população dos Estados Unidos mostram que apenas 27% dos hipertensos têm a pressão controlada. Para Chobanian e colaboradores (2003), esse número chega a 34%.

Uma série de fatores têm sido aventados como responsáveis por sua pequena adesão e, abaixo, relacionamos alguns deles:

– evolução assintomática da doença;
– necessidade de tratamento continuado;
– custo e efeitos colaterais dos remédios;
– necessidade de fazer dieta;
– desinformação em relação à doença;
– dificuldade de obter cuidados médicos;
– relação médico-paciente insatisfatória;
– situações psicossociais estressantes;
– falta de suportes sociais;
– desmotivação, baixa autoestima;
– núcleos conflitivos não resolvidos;
– utilização da doença com "benefício" ou forma de adaptação.

Considerando a alta incidência da doença (em cerca de 10 a 20% da população adulta), sua mortalidade e morbidade (as doenças cardiovasculares representam em muitos países a maior *causa-mortis*) e a pequena adesão ao tratamento registrada, os Estados Unidos, a partir de 1972, instituíram um programa nacional de controle e detecção da HA que, após alguns anos de funcionamento, revelou resultados promissores. Assim, o índice de acidentes vasculares cerebrais, por exemplo, reduziu-se ao encontrado na população geral (Hypertension Detection...1982). O grau de adesão ao tratamento e de controle efetivo da PA modificou-se, conforme constatamos no quadro abaixo (Cummings, 1982):

	1968	1978
Não sabiam ser hipertensos	51%	20%
Detectados, mas não em tratamento	16%	11%
Em tratamento, mas não controlados	24%	51%
Controlados	9%	18%

Num outro estudo (Lenfant, 1984), compararam-se os números obtidos em 1971/72 com os obtidos no período 1976/80:

	1971/72	**1976/80**
Sabem ser hipertensos	50,9%	73,4%
Tratam-se	36,5%	56,2%
Tem a PA controlada	16,5%	34,1%

Desde então, vêm-se desenvolvendo programas de atendimento a hipertensos como estratégia para aumentar a adesão dos pacientes ao tratamento e, desse modo, obter efetivo controle dos níveis tensionais e das complicações da doença. A abordagem de pacientes hipertensos em grupo será objeto de outro capítulo deste livro.

Casos clínicos

Primeiro caso clínico

Uma mulher de 40 anos procurou-me com queixa de dor precordial atípica. Já fizera uma série de exames. Uma radiografia de estômago e duodeno mostrara hérnia diafragmática e o médico recomendou-lhe procurar um cirurgião para operar. Este se recusou a operá-la e disse-lhe: "a senhora é uma presa fácil de médico da roça". Ela ficou indignada, não aceitou o comentário e resolveu procurar um cardiologista. A dor era atípica. Exame físico normal. Disse-lhe que não estava encontrando qualquer evidência de problema orgânico, mas que, evidentemente, havia alguma razão para sua dor. Tentei averiguar a possibilidade de problemas sociais ou psicológicos que a estivessem deixando estressada, mas ela negou. Disse-lhe, então, que não fizesse uso de qualquer medicação, somente observasse as características da dor e, após uma semana, voltasse para nova consulta. Ao retornar, informou que a dor continuava, sem grande intensidade, mas praticamente contínua, de manhã à noite. Após reexaminá-la, reiterei a inexistência de problema orgânico e expliquei que situações conflitivas, geradoras de tensão, habitualmente se expressam corporalmente, quase como uma forma de falar. Insistiu que não havia qualquer problema com ela. Disse que vivia muito bem financeiramente. Seu marido era um empresário de sucesso e um ótimo marido. Sempre que saía, perguntava-lhe se precisava de alguma coisa e deixava dinheiro mais que suficiente para suas despesas. Tratava-a muito bem, presenteando-a com frequência. Disse que o marido saía muito cedo e voltava tarde, geralmente muito cansado com as tantas atribuições que sua empresa proporcionava. Comentei que talvez tivessem pouco tempo para conversar. Ela concordou e revelou que, apesar do marido tratá-la bem, na verdade sentia falta de maior atenção pessoal, sentia-se, até certo ponto, desvalorizada por ele, que só dava atenção ao trabalho. Perguntei se esse fato poderia de algum modo justificar sua dor. Ela concordou, alegando que não tinha como reclamar dele, que trabalhava muito e não deixava faltar nada em casa. Além disso, eram poucas as oportunidades de, efetivamente, conversarem e, talvez por isso, o problema já se arrastava há algum tempo. Percebi que naquele momento ela conseguira fazer um nexo entre seu sintoma e o fator que o gerava. Sem que eu dissesse mais nada, ela me perguntou se poderia trazer o marido para conversarmos juntos. Embora surpreendido com aquela solicitação, disse-lhe que sim. O marido compareceu à próxima consulta e eu lhe expus minha opinião. Ele comentou que era bem provável sim, porque também ele vinha se sentindo tenso e percebia que lhe faltava algo. Justificou-se com as responsabilidades que o trabalho lhe trazia, mas afirmou que iria rever essa situação.

Cerca de 30 dias depois recebi um cartão postal do casal dizendo: "Estamos passeando. A dor sumiu".

Três meses depois, a paciente voltou ao consultório para contar que tiveram uma excelente conversa e que o marido reformulara seus afazeres. A viagem servira para "por os pingos nos iis". A dor não voltara.

Comentários: O caso ilustra o paciente funcional. O "uso" do corpo como forma de expressão. Cabe-nos, enquanto médicos, saber "traduzir" essa fala. Ressalto a importância de valorizar a queixa (o paciente sente de fato alguma coisa) e de se certificar, através de atenta anamnese e exame físico, da falta de elementos que justifiquem a necessidade de investigar um problema orgânico.

Segundo caso clínico

Eu trabalhava como cardiologista de um hospital da rede pública. Ela era enfermeira do mesmo hospital. Procurou-me um dia para uma consulta, pois era hipertensa e sua "pressão" estava sempre muito elevada. Fazia uso de medicamentos em doses altas. Alegava falta de tempo para se exercitar e reconhecia não seguir corretamente a dieta. Embora não apresentasse ainda sinais de complicações decorrentes da hipertensão, frequentemente era atendida de urgência em função de crises hipertensivas.

Após algumas consultas esporádicas e como a pressão arterial (PA) não cedia, propus-lhe que fizéssemos uma consulta semanal (dada a facilidade que tínhamos por trabalhar no mesmo hospital, embora em setores diferentes). Meu objetivo, disse-lhe, era acompanhar as variações da PA, mas também poder investigar, com ela, sobre os possíveis fatores que poderiam estar mantendo aquela pressão tão elevada. Aos poucos ela foi contando sua vida. Disse que fora casada, mas que se separara, por iniciativa dela. Como não tinha recursos financeiros, deixou os dois filhos com o marido. Este, após algum tempo, mudou de residência (foi morar em outro estado), levou os filhos e não comunicou a ela para onde iriam. A paciente perdeu completamente o contato com os filhos. Ficou extremamente angustiada com a situação, sobretudo porque se culpava de tê-los "abandonado". Foi nessa ocasião que sua PA começou a se elevar. Cada vez que falava do assunto se emocionava e fomos percebendo como esse fato a mobilizava. Apesar de se sentir bem com as conversas ("fico mais aliviada"), a PA mantinha-se elevada, mesmo com altas doses de medicamentos. No decorrer das nossas conversas, a paciente começou a dizer que precisava descobrir o paradeiro dos filhos, embora não tivesse qualquer "pista" a respeito. Iniciou verdadeira pesquisa até que, afinal, localizou-os e por telefone falou com eles. Os filhos combinaram de vir ao Rio para vê-la e assim fizeram. O encontro, segundo ela, fora emocionante. A partir desse momento a PA foi cedendo. Pudemos reduzir progressivamente a medicação até que ficasse apenas com um diurético. A dieta e os exercícios físicos passaram a fazer parte do "esquema terapêutico".

Durante o tempo que permaneci acompanhando a paciente (cerca de cinco anos) a PA não voltou a se elevar de modo significativo.

Comentários: O caso mostra como, mesmo em doenças com componente orgânico, precisamos estar atentos para os diversos fatores que contribuem para sua evolução e para seu tratamento. A sustentação dos níveis elevados da pressão arterial daquela paciente estava num conflito interno não resolvido. Certamente, era o mesmo conflito que a "impedia" de seguir rigorosamente o tratamento, sobretudo a prática de exercícios físicos e de uma dieta adequada. Procurar investigar com o paciente os possíveis fatores que estejam obstaculizando o tratamento é tão importante, ou mais, em determinada circunstâncias, do que realizar uma "bateria" de exames. E é função precípua do médico, a quem cabe diagnosticar e prescrever.

REFERÊNCIAS

Abboud, FM. 1982. The sympathetic system in hipertension. *Hypertension*, 4, 3: 208-225.

Alexander, F; French, TM. 1948. Studies in psychosomatic medicine. Ronald Press, New York.

Amodeo, C; Heimann, JC. 2003. Endotélio e hipertensão arterial sistêmica: mecanismos de lesão / novo alvo terapêutico? *R. Soc. Cardiol. Estado de São Paulo*, 13, 1: 121-129.

Andrade, JP et al. 2002. Aspectos epidemiológicos da aderência ao tratamento da hipertensão arterial sistêmica. *Arq. Bras. Cardiol.* 79, 4: 375-9.

Arthur, RJ. 1971. A reação ao estresse. In: Usdin, G; Lewis, JM. *Psiquiatria na Prática Médica*. Guanabara Koogan, Rio de Janeiro.

August, P. 2004. Overview: mechanisms of hypertension: cells, hormones, and the kidney. *J. Am. Soc. Nephrol*, 15: 1971-1973

Averill, JR; Opton, EM.; Lazarus, RS. 1971. Cross-cultural studies of psychophysiological responses during stress emotion. In: Levi, L. *Society, Stress and Disease*. Oxford University, London.

Baer, P et al. 1979. Assessing personality factors in essential hypertension with a brief self-repot instrument. *Psychosom. Med.* 41, 4: 321-330.

Balint, M. 1975. *O médico, seu paciente e a doença*. Atheneu, Rio de Janeiro.

Balint, M. 1993. *A falha básica*. Artmed, Porto Alegre.

Benson, H. 1980. *Medicina Humanista*. Brasiliense, São Paulo.

Brandão, M.L. 1995. Psicofisiologia. Atheneu, São Paulo.

Brod, J. 1971. The influence of higher nervous processes induced by psychosocial environment on the development of essential hypertension. In: Levi, L. *Society, Stress and Disease*. Oxford University, London.

Booth-Kewley, S; Friedman, HS. 1987. Personality type A behavior and coronary heart disease: the role emotional expression. *J. Person. Soc. Psychol.* 53, 4: 783-792.

Bowlby, J. 1984. Apego. Martins Fontes, São Paulo.

Carvalho, J.J. et al. 1983. Pressão arterial e grupos sociais. Estudo epidemiológico. *Arq. Bras. Cardiol.* 40, 2: 115-120.

Carvalho, JJ et al. 1984. Aspectos epidemiológicos e preventivos da hipertensão arterial. *Rev. Bras. Clin. Terap.* 13, 6: 225-229.

Chobanian, AV et al. 2003. Seventh Report of the Joint National Committee on Prevention, Detection Evaluation, and Treatment of High Blood Pressure. *Hypertension*, 42: 1206-1252.

Ciorlia, LAS; Godoy, MF. 2005. Fatores de risco cardiovascular e mortalidade. Seguimento em longo prazo (até 20 anos) em programa preventivo realizado pela medicina ocupacional. *Arq. Bras. Cardiol.* 85, 1: 20-25.

Cobb, S. 1976. Social support as a moderator of life stress. *Psychother. Med.* 38, 5: 300-314.

Cummings, KM et al. 1982. Prevalence, awareness, treatment and control of hypertension in the inner city. *Prev Med.* 11, 5: 571-82

Darwin, C. 2000. *A expressão das emoções no Homem e nos animais*. Companhia das Letras, São Paulo.

D'Atri, DA et al. 1981. Crowding in prison: the relationship between changes in housing mode and blood pressure. *Psychosom. Med.* 43, 2: 95-104.

Davidman, M. Opsahl, J. 1984. Mechanisms of elevated blood pressure in human essential hypertension. *Med. Clin. North. Am.* 68, 2: 301-320.

Dressler, WW. 1983. Blood pressure, relative weight and psychosocial resources. *Psychosom. Med.* 45, 6: 527-536.

Eliot, RS. 1987. Stress and cardiovascular disease: mechanisms and measurement. Ann Clin. Res. 19: 88-95.

Eliot, RS. 1992. Estresse e o Coração. Revinter. Rio de Janeiro.

Engstron, A. 1971. Some general comments on society men and stress. In: Levi, L. *Society, Stress and Disease*. Oxford University, London.

Felton, BJ. Revenson, TA. 1984. Coping with chronic illness: a study of illness controllability and the influence of coping strategies on psychological adjustment. *J. Consult. Clin. Psychol.* 52, 3: 343-353.

Fitzgerald, GA. 1979. Neurogenic aspects of essential hypertension in man. *Ir. J. Med. Sci.* 148, 9: 280-289.

Fowler, G. 1986. The general practitioner's role in the prevention of coronary heart disease. *The practitioner*, 230: 859-862.

Freeman, IJ; Nixon, PGF. 1987. The effect of the type A Behaviour pattern on myocardial ischemia during daily life. *Int. J. Cardiol.* 17: 145-154.

Friedman, M et al. 1960. Excretion of catecholamines, 17 ketosteroids, 17 hidroxicorticoids and 5 hydrodyndole in men exhibiting a particular behavior pattern associated with high incidence of clinical coronary artery disease. *J. Clin. Invest.* 39: 758.

Friedman, M; Rosenman, RH. 1959. Association of specific overt behavior pattern with blood and cardiovascular findings. *J. Amer. Med. Ass.* 169: 1286.

Gamba, G. 2002. La medicina genómica y la fisiopatologia de la hipertensión arterial. *R. invest. Clin.* 54, 1: 68-76.

Grinberg, M. 1985. O terceiro ouvido. Uma revalorização da anamnese. *Arq. Bras. Card.* 45, 5: 307-308.

Groen, J.J. 1971. Social change and psychosomatic disease. In: Levi, L. Society, Stress and Disease. Oxford University, London.

Groen, J.J. 1975. Society, interhuman communication and psychosomatic disease. In: Levi, L. *Society, stress and disease.* Oxford University, London.

Groen, JJ. 1976. Psychosomatic aspects of ischemia (coronary) heart disease. In: Hill, H. *Modern trends in psychosomatic medicine.* Butterworts, London.

Gus, I; Fischmann, A; Medina, C. 2002. Prevalência dos fatores de risco da doença arterial coronariana no Estado do Rio Grande do Sul. *Arq. Bras. Cardiol.* 78, 5: 478-483.

Hafner, RJ et al. 1983. Marital interaction and adjustment in patients with essential hypertension. *Clin. Exp. Hypertens.* 5, 1: 19-31.

Harrel, JP. 1980. Psychological factors and hypertension: a status report. *Psychol. Bull.* 87, 3: 482-501.

Helman, C.G. 1994. *Cultura, Saúde e Doença.* Artmed, Porto Alegre.

Henry, J.P. Cassel, J.C. 1969. Psychological factors in essential hypertension. Recent epidemiologic and animal experimental evidence. *Am. J. Epidemiol.* 90: 171.

Henry, J.P. et al. 1967. The use of psychosocial stimuli to induce prolonged hypertension in mice. *Psychosom. Med.* 29: 408.

Herrmann, H.J.M. et al. 1976. Essential hipertension. Problems, concepts and an attempted synthesis. In: Hill, H. *Modern trends in psychosomatic medicine.* Butterworths, London.

Holmes, T.H.; Rahe, R.H. 1967. The social readjustment rating scale. *J. Psychosom. Res.* 11: 213-218.

Jalowiec, A.; Powers, M.J. 1981. Stress and coping in hypertensive and emergency room patients. *Nurs. Res.* 30, 1: 10-15.

Julius, S. 1981. The psychophysiology of borderline hypertension. *Res. Publ. Assoc. Res. Nerv. Ment. Dis.* 59: 293-303.

Kasl, S.V.; Cobb, S. 1980. The experience of losing a job; some effects on cardiovascular functioning. *Psychother psychosom.* 34, 2-3: 88-109.

Kass, E.H. 1982. Special clinics for hypertension- the role of the hypertension detection and follow-up programme. *Br. J. Clin. Pharmacol.* 13, 1: 81-6.

Khosla, M.C.; Page, I.H.; Bumpus, F.M. 1979. Interrelations between various blood pressure regulatory systems and the mosaic theory of hypertension. *Biochem Pharmacol.* 28, 19: 2867-2882.

Kubie, L.S. 1953. The central representation of the symbolic process in psychosomatic disorders. *Psychosom. Med.* 15: 1-7.

Lazzaro, C.D.S.; Ávila, L.A. 2004. Somatização na prática médica. *Arq. Cienc. Saúde*, 11, 2: 2-5.

Lenfant, C.; Roccella, E.J. 1984. Trends in hypertension control in the United States. *Chest.* 86, 3: 459-462.

Lent, R. 2001. Cem bilhões de neurônios. Atheneu, São Paulo.

Light, K.C. 1981. Cardiovascular responses to effortful active coping: implications for the role of stress in hypertension development. *Psychophysiology* G4, 18, 3: 216-225.

Light, K.C. et al. 1983. Psychological stress induces sodium and fluid retention in men at high of hypertension. Science, 220, 4595: 429-431.

Linden, W.; Feuerstein, M. 1981. Essential hypertension and social coping behavior. *J. Human stress*, 7, 1: 28-34.

Loures, D.L. et al. 2002. Estresse mental e sistema cardiovascular. *Arq. Bras. Cardiol.* 78, 5: 525-30

Lovely, R.R.H. 1982. Blood pressure and westernization. Hypotheses bearing on the control of hypertension. *Contrib. Nephrol.* 30: 19-25.

Luft, F.C. 2004. Present status of genetic mechanisms in hypertension. *Med. Clin. N. Am.* 88: 1-18.

Mahler, M.S.; Pine, F.; Bergman, A. 1977. *O nascimento psicológico da criança.* Zahar, Rio de Janeiro.

Mann, A. 1984. Hypertension psychological aspects and diagnostics impact in a clinical trial. *Psychol. Med.* 5 (suppl.): 1-35.

Marino Jr, R. 1975. *Fisiologia das emoções.* Sarvier, São Paulo.

Marins, N., Campos, G. 1988. Perspectivas na redução da mortalidade cardiovascular. *Arq. Bras. Card.* 51, 1: 3-6.

McDougall, J. 1983. *Em defesa de uma certa anormalidade.* Artmed, Porto Alegre.

McQuen, D.V.; Celentano, D.D. 1982. Social factors in the etiology of multiple outcomes: the case of blood pressure and alcohol consumption patterns. *Soc. Sci. Méd.* 16, 4: 397-418.

Mello F°, J. 1979. *Concepção psicossomática: visão atual.* Tempo Brasileiro, Rio de Janeiro.

Melville, D.I.; Raftery, E.B. 1981. Blood pressure changes during acut mental stress in hypertensive subjects using the Oxford intra-arterial system. *J. Psychosom. Res.* 25, 6: 487-497.

Mesquita, C.T. Nóbrega, A.C.L. 2005. Miocardiopatia adrenérgica: o estresse pode causar uma cardiopatia aguda? *Arq. Bras. Cardiol.* 84, 4: 283-4.

Minayo, M.C.S.; Alves, P.C. 1994. *Saúde e Doença: um olhar antropológico.* Editora Fiocruz, Rio de Janeiro.

Myers, H.F.; Miles, R.E. 1981. Life events stress, subjective appraisal and somatization in hypertension: a pilot study. *J. Human Stress*, 7, 2: 17-27.

Myers, H.F.; Miles, R.E. 1982. Biochemical response to change in the environment and the nature of essential hypertension. *Med. Hypotheses*, 9, 3: 241-257.

Morris, J. 1959. Occupation and coronary heart disease. AMA *Arch. Int. Med.* 104: 903.

Nakamoto, F. et al. 1984. Fisiopatogênese da hipertensão arterial. *Rev. Bras. Med. Cardiol.* 3, 3: 122-130.

Oliveira, J.M.A. 1982. Aterosclerose no tempo e no espaço. *Arq. Bras. Card.* 27, 3: 1974.

Page, I. 1982. The mosaic theory 32 years later. *Hypertension*, 4, 2: 177.

Raab, W. 1971. Preventive myocardiology: proposals of social action. In: Levi, L. *Society, Stress and Disease.* Oxford University, London.

Parati, G. 2003. Blood pressure variability and cardiovascular control mechanisms in hypertension. *Clinical Science*, 105:545-547.

Raab, W. 1971. Cardiotoxic biochemical of emotional environmental stressors. Fundamentals of psychocardiology. In: Levi, L. *Society, Stress and Disease.* Oxford University, London.

Reiser, M.F.; Rosenbaum, M.; Ferris, E.B. 1951. Psychologic mechanisms in malignant hypertension. *Psychosom. Med.* 13: 147.

Reunanen, A. et al. 1987. Type A behavior pattern in Finland. *Ann. Clin. Res.* 19: 114-119.

Ribeiro, M.B. et al. 1981. Hipertension and economic activities in São Paulo, *Hypertension*, 3, 6: 233-237.

Schmale, A.H.; Engel, G. 1972. Giving up as a final common pathway to changes in health. In: *Psychosocial Aspects of Physical Illness: advances in psychosomatic medicine.* New York, S. Karger, 1972.

Sear, A.M. et al. 1982. The relationships between income education and hypertension. *J.Biosoc. Sci.* 14, 2: 213-221.

Selye, H. 1965. *Stress, a tensão da vida*. Ibrasa, São Paulo.

Selye, H. 1971. The evolution of the stress concept. In: Levi, L. *Society, Stress and Disease*. Oxford University, London.

Shapiro, D.; Goldstein, I.B.; 1982. Biobehavioral perspectives on Hypertension. *J. Consult. Clin. Psychol.* 50, 6: 841-851.

Siltanen, P. 1987. Stress, coronary disease and coronary. *Ann. Clin. Res.* 19: 96-103.

Sleight, P. 1982. Environmental factors in circulatory control. *Contrib. Nephrol.* 30: 49-56.

Steptoe, A. et al. 1984. Behavioral response demands, cardiovascular reactivity, and essential hypertension. Psychosom. Med. 46, 1: 33-48.

Steptoe, A.; Melville, D. 1984. Mental health and hypertension. *Lancet*, 2, 8400: 457-458.

Streayhorn, G. 1980. Social supports, perceived stress, and health: the black experience in medical school – a preliminary study. *J. Nat. Med. Assoc.* 72, 9: 869-881.

Svensson, J.; Theorell, T. 1983. Life events and elevated blood pressure in young men. *J. Psychosom. Res.* 27, 6: 445-455.

Toffler, A. 1972. *O choque do futuro*. Artenova, São Paulo.

Usdin, G. 1981. *Psiquiatria na Prática Médica*. Guanabara, Rio de Janeiro.

Winnicott, D.W. 1978. *Textos selecionados*: da pediatria à psicanálise. Francisco Alves, Rio de Janeiro.

Winnicott, D.W. 1982. *O ambiente e os processos de maturação*. Artmed, Porto Alegre.

Winnicott, D.W. 1997. *A família e o desenvolvimento individual*. Martins Fontes, São Paulo.

Winnicott, D.W. 1999. *Os bebês e suas mães*. Martins Fontes, São Paulo.

Wolf, S. 1971. Psychosocial forces in myocardial and sudden death. In: Levi, *Society, Stress and Disease*. Oxford University, London.

24

O IMPACTO EMOCIONAL DA CIRURGIA CARDÍACA

Maria de Fátima Praça de Oliveira
Protásio Lemos da Luz

Embora o comando da vida física e a modulação do comportamento humano estejam centralizados no cérebro, é o coração que simboliza o sentimento humano. Assim não é surpreendente que afecções cardíacas exerçam forte impacto sobre sentimentos e comportamentos humanos. Amor e ódio, alegria e tristeza, coragem e medo são sentimentos que se associam tradicionalmente ao coração. Quando se perde alguém querido, fica-se com o "coração partido", como a indicar que este órgão é o centro das emoções.

Doenças cardiovasculares são a causa principal de mortalidade em todo o mundo, tanto em países desenvolvidos quanto em países pobres ou em desenvolvimento. São responsáveis por aproximadamente 30% das mortes. No estudo InterHeart, fatores psicossociais estão entre os seis grandes fatores de risco para infarto do miocárdio, junto a alterações lipídicas, hipertensão arterial, tabagismo, diabete e excesso de peso.

Alterações emocionais foram descritas em associação com doença arterial coronária como precipitantes de infarto do miocárdio, crises de angina e morte súbita e como precipitantes ou agravantes de hipertensão arterial. Demonstrou-se que isquemia aguda do mesmo grau pode ser precipitada tanto por teste de esforço convencional quanto por estresse psicológico de duração não superior a 5 minutos, este estresse psicológico pode ser constituído simplesmente de um pequeno discurso no qual o paciente é solicitado a discorrer sobre um assunto pessoal que lhe cause viva emoção ou mesmo constrangimento.

Estudos recentes demonstram que estas interações emoções-coração têm correspondentes bioquímicos bem definidos e que são medidas principalmente pelos sistemas simpático e parassimpático, além de hormônios que integram funções cerebrais cardíacas e suprarrenais. O coração é inervado por ramificações do sistema simpático e parassimpático. Estimulações do simpático, de modo geral, excitam o coração, aumentando a frequência cardíaca, a força da contração e a pressão arterial. Estimulações do parassimpático modulam estas respostas e têm direcionalmente um sentido oposto.

A cirurgia cardíaca é um grande evento na vida das pessoas. E por bons motivos. Primeiro, porque, sendo de fato um procedimento complexo e não fisiológico, tanto pode preservar a vida e melhorá-la quanto extingui-la; do ponto de vista individual, pouco importa que a grande maioria dos pacientes se saia bem – para quem opera o coração é sempre tudo ou nada. Em segundo lugar, essa cirurgia simbolicamente vai mexer com o "centro da vida", o templo dos sentimentos. Ele voltará a ser o mesmo depois? Por fim, a partir da operação o paciente conviverá com sinais físicos da cirurgia, sendo a cicatriz no peito o mais evidente. Isto o distinguirá entre os outros seres humanos; muitos a têm como um estigma de vulnerabilidade, enquanto para outros representa um ato de coragem. De qualquer modo, representa uma marca indelével de um momento decisivo que se torna público.

Nestes últimos anos, tivemos oportunidade de acompanhar um grande número de pacientes, entre adultos e crianças, que se submeteram a cirurgia cardíaca. Observamos que a maioria apresenta alto nível de ansiedade e expectativa com relação à cirurgia, dando origem a fantasias e medos ligados à morte, à violação interior, a superstições e a inseguranças que são elementos geradores de alterações emocionais. Às vezes, não levar em conta esses fatores pode prejudicar ou mesmo comprometer a evolução pós-operatória. Observamos também que as manifestações psicológicas diferem conforme a faixa etária e a cardiopatia, atingindo o paciente e sua família. Neste capítulo, analisaremos várias facetas do impacto emocional da cirurgia cardíaca sobre os pacientes, visando especificamente a caracterizar tipos de comportamento humano, procurando oferecer sugestões de atitudes médicas *e/ou* psicológicas que possam orientar o tratamento.

ASPECTOS PSICOLÓGICOS NA CIRURGIA DAS CARDIOPATIAS CONGÊNITAS

Os problemas emocionais nas cardiopatias congênitas remontam à fase da gestação e envolvem a conduta dos pais e demais familiares com relação à criança. A expectativa da família durante o período de gravidez é muito alta. A imagem que se cria da criança que vai nascer é sempre otimista. Imagina-se que terá olhos azuis ou pretos, cabelos cacheados ou lisos, que será fisicamente perfeita, além de tão inteligente, ou mais, que as outras. Quando a criança nasce, os pais têm que adaptar a imagem idealizada à realidade e, se ocorrer alguma malformação, essa adaptação torna-se mais difícil. A frustração é intensa, associada à dificuldade compreensível de se lidar com o insólito problema. Quando a malformação é no coração, assusta muito mais, devido à forte simbologia do órgão considerado centro de vida ou de morte.

Nessa fase, agressões mútuas entre os pais são comuns e representam a tentativa, consciente ou não, de diminuir o sentimento de culpa de cada um. A busca de um culpado parece aliviar a dificuldade de entender o acontecido. Na realidade, esse sentimento de culpa é, na grande maioria das vezes, desprovido de fundamento. A exceção corre por conta das raras ocasiões, nas quais, mesmo tendo ciência da probabilidade genética de o casal ter um filho defeituoso, os pais tenham decidido correr o risco e, para seu infortúnio, a genética tenha trabalhado contra eles. Em outras situações, a probabilidade de malformação é tão pequena que a culpa realmente não existe para nenhum dos pais; é uma questão de absoluto acaso da natureza, pelo qual ninguém pode ser culpado.

A rejeição é outro fato que pode ocorrer devido à atitude intrínseca dos pais, baseada em uma frustração pessoal de suas expectativas, por injunções do ambiente familiar ou por pressões sociais. O mais frequente é a rejeição do pai. A mãe tende a aceitar melhor a criança doente – como se a estreita dependência materna durante a gestação e nas fases iniciais do crescimento se prolongasse naturalmente pela ocorrência do defeito cardíaco. É frequente também que essas crianças sofram retardo no desenvolvimento físico; elas sentam e andam mais tarde. Tal retardo pode ser de fato secundário ao prejuízo da função cardíaca causado pela doença básica, mas também pode ser parcialmente causado pelo excesso de cuidados por parte dos pais, que proíbem a criança de executar exercícios necessários ao seu desenvolvimento natural. O desenvolvimento intelectual também pode ser prejudicado, pois, dependendo da cardiopatia, ela necessita de diversas internações, impedindo a frequência normal à escola. Além disso, é comum as cardiopatias estarem associadas à síndrome de Down. O reconhecimento desses fatos pelo médico e/ou psicólogo é fundamental para o bom encaminhamento do caso.

O objetivo é dimensionar realisticamente o problema da criança, compreender as inquietudes dos pais e orientá-los para que ajam com equilíbrio, sem descaso, mas também sem superproteção. Na hospitalização, a criança fica geralmente separada dos pais, o que a faz sentir-se insegura e ansiosa. Colaboram para isso o ambiente desconhecido a que terá de se adaptar, a presença de pessoas estranhas, como também os procedimentos terapêuticos necessários, que muitas vezes são agressivos. Por falta de informação adequada, muitos pais escondem do filho que ele precisa ser operado. Sem entender o que está se passando, a criança pode imaginar que está sendo castigada por alguma coisa errada que fez. A atuação do psicólogo é de grande valia nessa fase, na tentativa de diminuir a ansiedade dos pais e da criança. Material lúdico, como brinquedos (*kit* médico, *play mobil* médico), pode auxiliar na amenização da fase hospitalar. A informação médica dada aos pais deve ser completa e transmitida com clareza. A linguagem simples, simbólica às vezes, é preferível a termos técnicos que não têm sentido para leigos. Os pais precisam estar preparados para entender o quanto será importante a conduta deles para que o filho aceite o tratamento proposto, cujos objetivos são a recuperação e felicidade da criança; mas isso nem sempre é possível. Outro aspecto que deve ser observado é o pós-operatório imediato na unidade de terapia intensiva (UTI). A UTI, com seu aparato de instrumentos, sons e luzes constantes, presença de outros pacientes, cateteres venosos, arteriais e vesicais, intubação endotraqueal e procedimentos necessariamente incômodos, representa sem dúvida um ambiente gerador de grande ansiedade e medo. Procurar tornar esse ambiente mais agradável, permitindo que a criança tenha objetos de seu convívio pessoal, além de brinquedos, pode facilitar essa fase. Admitir a entrada dos pais sempre que for necessário é conduta adotada em nosso serviço com bons resultados.

O reduzido tempo disponível entre a internação e a operação dificulta o trabalho de atuação do psicólogo diretamente com a criança. O ideal seria que se fizesse o preparo da criança anteriormente à internação hospitalar e na presença dos pais. A eles devem ser explicadas as principais etapas da internação e da operação, assim como sobre a UTI, para que possam transmitir essas informações ao filho. Afinal, a criança tem como maior referencial de proteção e segurança a presença dos pais. É neles que ela acredita; e na medida em que eles transmitirem confiança e tranquilidade, ela não terá motivos para se sentir enganada ou abandonada no pós-operatório.

Quando a equipe médica não tiver a presença constante do psicólogo, é recomendável que um de seus componentes converse com os pais, procurando orientá-los durante o período de internação. Assim como a criança precisa sentir-se segura com relação aos pais, o mesmo ocorre com os pais em relação aos médicos que atendem seu filho.

ASPECTOS PSICOLÓGICOS DO PACIENTE ADULTO

Indivíduos adultos são sujeitos a estresse emocional de diversas ordens, com consequências que podem alterar profundamente sua qualidade de vida. A cirurgia cardíaca é um poderoso fator estressante por diversas razões. Na primeira fase de contato com o paciente, procuramos saber quais as expectativas que ele tem com relação à cirurgia a que vai se submeter. As entrevistas feitas demonstraram que, independentemente do sexo, idade, condição socioeconômica, ou mesmo da cardiopatia, algumas preocupações imediatas, fantasias e medos estavam presentes na grande maioria dos entrevistados. Estas incluem:

Medo da morte

Embora todos saibam que um dia vão morrer, vive-se como se a morte fosse sempre um acontecimento distante. Enfrentar uma situação real de possibilidade de morte pode representar um momento de angústia e insegurança. Por motivos religiosos, às vezes a morte pode representar um julgamento da vida pregressa. Há frequente questionamento sobre se haverá tempo para modificar erros cometidos no passado. A associação do dia da operação como data preestabelecida para morrer pode ocorrer por simples suposição individual ou por estar ligada à morte de parente próximo nas mesmas circunstâncias. Sentimentos de culpa, arrependimento por coisas não feitas, mesclados com a ansiedade de viver, ocorrem nas diversas faixas etárias. A preocupação com a família passa a ter conotações maiores e fantasias são criadas, principalmente nos pacientes em torno dos 40 anos, ao imaginar o desamparo em que vão deixá-la no caso de sua morte. Embora muitos pacientes não admitam abertamente o medo de morrer, este sentimento é muito comum. A possibilidade da morte deve ser mencionada entre as possíveis consequências da cirurgia, não para assustar o doente, mas para tranquilizá-lo. Felizmente a cirurgia cardíaca contemporânea é realizada com mortalidade muito baixa, o que deve ser dito ao paciente.

Quando o risco é maior, deve-se ainda mencionar que, mesmo nessas circunstâncias, as chances de sucesso justificam a operação.

Operar o coração

Na maioria das vezes, o paciente vê o coração na simbologia emocional que o envolve, tornando mais difícil aceitá-lo como órgão doente e que precisa ser tratado. É interessante salientar que esse medo não tem fundamento real na maioria dos casos, visto que a cirurgia cardíaca pode ser feita hoje com grande segurança e baixa mortalidade. O progresso técnico recente diminuiu a mortalidade, a morbidade, o tempo de internação e todo o desconforto associado ao procedimento, como o tempo de intubação endotraqueal, permanência na UTI, etc. Hoje operam-se pessoas bem mais idosas do que há anos, com grande sucesso. A cirurgia cardíaca pode ser mais benigna que uma operação de pâncreas, fígado, pulmão ou certos cânceres. No entanto, predomina o simbolismo do coração. É preciso então desmistificar esse procedimento.

Anestesia

A anestesia geral é naturalmente mais que bem-vinda ao mundo cirúrgico, mas carrega um pequeno risco próprio. Este risco é amplificado pela concepção que a anestesia não oferece cura e não é doença e, portanto, não deveria também oferecer riscos. Por outro lado, acidentes cirúrgicos devidos a anestesia são amplamente divulgados na imprensa com conotação depreciativa sobre a atuação médica. Por fim, o receio de não acordar mais, além de saber que será manipulado sem que possa participar ou opinar, contribui para o temor do paciente. Aqui também é preciso lembrar dos progressos recentes da anestesia, com novos medicamentos e instrumentos que permitem mais segurança ao paciente ao mesmo tempo que diminuem o desconforto. Por exemplo, o uso de anestésicos de ação mais curta que permitem a recuperação rápida da consciência e do controle respiratório e a monitorização cuidadosa de parâmetros respiratórios, bem como a fisioterapia respiratória precoce, que permitem reduzir substancialmente o tempo de intubação endotraqueal; isso evidentemente alivia muito o desconforto decorrente da anestesia.

Unidade de Terapia Intensiva

Nela predomina a imagem do isolamento e do desamparo, como anteriormente mencionado. A aceitação da UTI pelo paciente é facilitada – quando se explica que a UTI é o único meio de oferecer segurança suficiente no pós-operatório imediato e que a permanência lá será a mais rápida possível. O período de UTI é talvez o mais difícil do processo. Nele o paciente estará mais debilitado e dependente. Ele sai do sono anestésico, tomando consciência gradativa de seu estado e sobretudo de si próprio. Além de estar alterado em seu estado de consciência, percebe-se amarrado ao leito, ligado a sondas, monitores e drenos. Este é um momento marcante vivido pelo paciente, pois sente um alívio da tensão gerada pela ansiedade de enfrentar a cirurgia. A vivência do processo de recuperação, por vezes dolorido, somado à queda de suas defesas desenvolvidas para suportar a ansiedade pré-operatória, pode acarretar no pós-operatório quadros psicorreativos, como depressão, agitação e, às vezes, estados confusionais de origem psicossomática, sobretudo em pacientes coronarianos. A depressão pode se manifestar por volta do 4º ou 5º dia de pós-operatório, sendo ocasionada na maioria das vezes pelo estresse imposto pela hospitalização e rotinas de procedimentos. O paciente também pode ter alterações mais graves, como quadros psicóticos exógenos ou mesmo psicoses relacionados à inadequada oxigenação cerebral. Nesses casos, há necessidade de intervenção tanto do médico quanto do psicólogo, procurando trabalhar com o paciente na reorganização de suas vivências. O trabalho do psicólogo junto à família enquanto o paciente está na UTI serve como ponto de referência para manter o vínculo familiar que foi quebrado quando o paciente deu entrada nessa unidade.

Dor

A dor pós-operatória é um fato, mas não deve ser superdimensionado. Por exemplo, hoje consegue-se manter infusão venosa constante de analgésicos que são controlados pelo próprio paciente. Isso dá ao doente a oportunidade de automedicação, que mitiga o sofrimento objetivamente, além de oferecer ao paciente a sensação de estar com o domínio da situação.

Deve-se esclarecer que há grande variação individual quanto à tolerância à dor e que todos os esforços serão realizados para amenizá-la. Deve-se também assegurar que a dor será passageira e que a equipe médica ficará atenta para combatê-la. O respeito à dor do paciente é de grande importância psicológica e deve ser cuidadosamente observado, evitando-se manipulações intempestivas, medicações intramusculares ou venosas quando poderão ser dadas por via oral, etc.

Aumento da sensibilidade

Crises de choro e períodos de profunda tristeza são comuns. A operação representa uma fase de reflexão para a pessoa. O período pré-operatório forçosamente oferece alguns dias ao paciente para pensar, excetuadas naturalmente as cirurgias de emergência. Muitos analisam a vida pregressa e se dão conta de situações que poderiam ter sido diferentes. Alguns se entristecem porque não fizeram o que queriam, outros porque gostariam de continuar fazendo o que sempre fizeram e apreciam. É curioso que nessa fase os pacientes estão abertos a todas as sugestões: aceitam mudar dietas, fazer exercícios, tomar medicamentos, deixar de fumar, etc. Esta disposição nem sempre se confirma quando o perigo da operação passou. A emotividade continua muitas vezes, no pós-operatório, durante meses. Casos de depressão exógena são comuns e o uso de antidepressivos de ação rápida é frequentemente indicado.

A melhor maneira de lidar com esta sensibilidade é admiti-la, deixando-a manifestar-se naturalmente.

O doente coronariano

A coronariopatia apresenta algumas características que contribuem para o aparecimento de alterações psicológicas peculiares do paciente. Seu início é muitas vezes súbito, e sendo em essência um processo metabólico crônico, fará com que o paciente conviva com a doença por toda a vida, embora com períodos variáveis de remissão dos sintomas. O acometimento de grupos etários progressivamente mais jovens é também outro aspecto preocupante nos últimos anos.

Friedman e Rosenman (1959) classificaram os indivíduos em geral em dois grupos de comportamento A e B. Posteriormente, observou-se que há uma predisposição maior da doença coronária nos pacientes do grupo A e suas características dominantes incluem competitividade exagerada, necessidade constante de realizar coisas sempre no menor prazo de tempo possível e temperamento explosivo com tendência a agressividade. Poderíamos citar outras características do paciente coronariano, como incapacidade de delegar aos outros autoridade e responsabilidade, controle rígido dos que o rodeiam e de si próprio, incapacidade de aceitar angústia e consequentemente racionalizar as emoções, colocar-se sempre em situações competitivas, buscando êxito profissional e/ou social; ficar parado, descansar ou tirar férias angustia, necessidade primordial de ser amado e elogiado pelos outros. Os indivíduos do grupo A são geralmente perfeccionistas e as características aqui citadas demonstram a conduta obsessivas dessas pessoas. Admite-se que essas características de personalidade geram suficiente estresse emocional a ponto de contribuir para o surgimento da doença coronária. Por outro lado, tem-se documentado que a depressão piora significativamente a evolução clínica de pacientes infartados, e que essa influência é proporcional ao grau de depressão segundo a escala de Beck.

No que diz respeito à cirurgia, compete diferenciar a eletiva da de urgência. Na eletiva, o paciente pode ser melhor preparado, tanto do ponto de vista somático como psicológico e, portanto, o impacto emocional pode ser melhor absorvido. Observa-se que a aceitação da cirurgia pelo paciente, principalmente para o assintomático, é muito difícil, uma vez que ele não se sente doente. A atuação do psicólogo é importante, em ambos os casos, procurando conscientizá-lo da importância da cirurgia e de seus benefícios posteriores, enfatizando que a decisão final com relação ao tratamento cirúrgico é do paciente. A partir do momento em que se informa ao paciente a situação pela qual ele irá passar, aumenta seu controle sobre ela e isso ajuda a diminuir a ansiedade. Ressaltar os aspectos positivos da situação pode ajudar o paciente a avaliar os ganhos que terá depois de operado. Isso resulta em um pós-operatório imediato menos estressante, tanto para o paciente e sua família quanto para a equipe que o assiste.

Quando se inicia o processo de recuperação, o psicólogo deverá trabalhar o estado emocional do paciente, para que ele possa reestruturar-se e, gradativamente, retomar a suas atividades. Quando houver limitações, apesar das cirurgias, deve-se dar orientações adequadas ao paciente e sua família, para evitar que ele se comporte ou seja tratado como um inválido. Dependendo das condições psicológicas dos pacientes acompanhados no período de internação, às vezes justifica-se a continuidade do tratamento psicológico após alta hospitalar.

Preocupações a longo prazo

Preocupações consideradas de longo prazo dizem respeito à qualidade de vida que os pacientes terão uma vez passada a cirurgia. Estas incluem a capacidade para desempenhar trabalho. Evidentemente isso é da maior relevância para indivíduos adultos, chefes de família e líderes da comunidade. Para muitos, esta última condição é tão ou mais importante que sua função familiar. A volta ao trabalho naturalmente é condicionada pelo estado do paciente no pré-operatório e pelo resultado objetivo da cirurgia. Por exemplo, na cirurgia de revascularização miocárdica, se o paciente for operado sem sofrer infarto e a operação for bem-sucedida, espera-se recuperação física integral da função circulatória. Por outro lado, se o paciente for operado após infarto ou em insuficiência cardíaca, a recuperação não será total. No entanto, ainda assim a cirurgia oferecerá vantagens.

Uma constatação frequente a este respeito é que muitos pacientes não comparam seu estado pós-operatório ao da doença no pré-operatório, e sim ao normal. É preciso esclarecer o paciente a este respeito. Determinadas limitações de qualidade de vida, como, por exemplo, carregar peso ou praticar esportes competitivos, poderão ser necessárias no pós-operatório.

Prática de esportes

As mesmas considerações mencionadas acima aplicam-se aqui. A prática de esportes deve ser individualizada. O importante é deixar claro que a cirurgia não é por si mesma empecilho à prática de esportes. Em muitos casos, como seja a correção de estenose aórtica ou de CIA, a prática de esportes, possível antes da operação, fica inteiramente liberada após a mesma. Neste sentido, o tempo em si se encarrega de demonstrar que a operação foi benéfica. Isso terá grande importância também para crianças e adolescentes, para os quais a prática de esportes é fonte de grande alegria.

Restrições alimentares e proibição do tabagismo

Nos casos de cirurgias de coronárias, as restrições de gorduras e colesterol são mandatórias para o controle do processo arteriosclerótico, que causa insuficiência coronária e/ou para controlar a obesidade. Casos especiais são representados pelos diabéticos, nos quais o controle glicêmico correto é indispensável, implicando em dieta, medicamentos e exercícios.

Para muitos pacientes, estas restrições representam cargas emocionais consideráveis. Na verdade, a maior parte deles sente-se tolhida em sua liberdade individual. Temos notado que a informação, hoje real, que a progressão da doença coronária e mesmo sua regressão podem ser conseguidas no homem por medidas que reduzem os níveis de colesterol plasmático, o que constitui grande incentivo para adesão dos pacientes ao tratamento. A restrição bebidas alcoólicas também é motivo constante de consultas. Na grande maioria das vezes, bebidas alcoólicas em quantidade moderada não são proibidas e sua liberação parcimoniosa é festejada pelos pacientes. No caso específico de vinho tinto, existem fortes evidências de que o consumo do mesmo em quantidades moderadas é benéfico e, portanto, pode ser consentido.

A suspensão do tabagismo é classicamente uma empreitada difícil. Porém, a cirurgia cardíaca funciona como um estímulo muito forte – talvez o mais forte de que se tem notícia. Assim, embora seja uma restrição a mais, é relativamente bem aceita.

Uso crônico de medicamentos

Em muitos casos, é necessário o uso, por tempo indeterminado, após a cirurgia, de medicamentos, tais como digital, diuréticos, antianginosos. A maioria dos pacientes não aceita isso facilmente. Frequentemente contam o número de comprimidos ingeridos por dia. Talvez isso os incomode tanto porque representa uma lembrança permanente de sua doença. Uma maneira de lidar com o problema é observar que, assim como o organismo sadio precisa de alimentos o tempo todo – senão não se mantém vivo –, o doente operado pode precisar de remédios constantemente.

Outra maneira é dar uma visão positiva, como "ainda bem que eles existem", tentando fazer com que seu uso seja incorporado à rotina de vida do paciente.

Aqui também a cirurgia, quando permite a redução de medicamentos, funciona como estímulo.

Atividade sexual e reprodução

Como é de se esperar, as preocupações sobre atividades sexuais são comuns e importantes entre pacientes operados. Nos homens, a atividade sexual por si mesma pode ser o foco principal de preocupações. Do ponto de vista médico, quase nunca se deve proibir atividade sexual, a não ser nas fases imediatas à cirurgia. Quando tal atividade pode precipitar descompensação cardíaca, como em insuficiência cardíaca severa, a própria depressão circulatória inibe a libido.

Em casos de angina precipitada por atividade sexual, a cirurgia em geral alivia a dor e libera a atividade sexual. Por outro lado, o uso disseminado dos inibidores de fosfodiesterase, como viagra e outros, aumentou substancialmente a atividade sexual de pacientes mais idosos, melhorando a qualidade de vida. Seu uso deve ser prescrito, ressalvas contraindicações específicas.

Assim, de modo geral, a cirurgia cardíaca não é empecilho à vida sexual ativa; muito ao contrário. Isso é o que deve ser informado ao paciente. No caso da mulher, a capacidade reprodutiva deve ser abordada. A não ser em casos muito graves, nada impede a gravidez e o parto normal após cirurgia cardíaca.

Reperações

Sendo a cirurgia cardíaca uma operação complicada, dolorosa, com riscos –, o ideal é que fosse definitiva. Uma só e estaria tudo resolvido. Infelizmente nem sempre é assim. Cirurgias valvares congênitas ou coronárias, eventualmente precisam ser repetidas. É evidente que essa notícia tem grande impacto negativo nos pacientes. Felizmente, o número de reperações não é tão grande em percentual. Mas isso não interessa para quem vai ser reoperado; para este, é 100%.

A perspectiva que se deve oferecer é a de que, sendo necessário o procedimento, este pode ser repetido. Mesmo que custoso, ainda pode ser repetido com sucesso. Não se devem ocultar do paciente possíveis reoperações. Deve-se tentar fazê-lo compreender que, na luta pela recuperação da saúde, mais de uma tentativa pode ser necessária. Neste contexto, deve-se considerar que para muitos pacientes a repetição do estudo hemodinâmico é mais apavorante que a própria cirurgia. Para outros, a UTI amedronta mais. Mas os problemas de reoperações devem ser tratados como eventos mais distantes que deverão ser enfrentados se e quando surgirem. Nos doentes coronários, é importante salientar que o controle da evolução da doença, quando existem fatores de risco coronário, como tabagismo e hipercolesterolemia, depende em grande parte do próprio paciente. Isso o estimula a cooperar no tratamento.

Integração psicólogo/médico: uma formulação baseada na prática

A conduta dos profissionais de saúde diante de pacientes que se submetem à cirurgia cardíaca deve hoje considerar a grande disseminação dos conhecimentos médicos na imprensa leiga e, portanto, o grau de informação dos pacientes. Hoje praticamente tudo o que é descoberto aparece na mídia. Os próprios pacientes buscam na internet informações sobre suas doenças, tratamento e mesmo o perfil dos seus médicos. Isto em princípio é sadio. Porém, é preciso lembrar que a capacidade de filtrar, separar o bom do ruim ou o verdadeiro do especulativo. Além do mais, o conhecimento muda rapidamente. Nem sempre promessas aparentemente bem fundamentadas se consolidam na prática. Por exemplo, recentemente *stents* coronários recobertos com medicamentos pareciam ser uma grande solução porque diminuíam os índices de restenoses de lesões coronárias. Bastaram poucos anos de observação e seu uso disseminado em populações do chamado "mundo real" para surgirem complicações até então insuspeitas e que resultaram em rápidas mudanças de conceitos. Salienta-se isso para enfatizar a necessidade de os profissionais de saúde, psicólogos e médicos, estarem cientes dessas novas exigências de seus pacientes, e tratá-las com transparência e total honestidade.

Na fase hospitalar, nosso trabalho (M.F.P.O.) tem executado, sob a forma de dinâmica de grupo, atendimento personalizado e, no caso de crianças, com orientação aos pais e a elas. A eficiência do trabalho depende de algumas condições básicas, notoriamente:

1. Conhecimento dos problemas específicos do paciente e da operação a que irá se submeter. O psicólogo precisa ter conhecimento adequado da cirurgia, dos métodos diagnósticos e dos procedimentos a serem empregados. Tais informações técnicas, o psicólogo poderá obter facilmente junto à equipe médica.
2. Devido ao curto espaço de tempo disponível, de mais ou menos 10 dias de internação hospitalar, procurar manter o paciente no "aqui e agora" da operação. Isso contrasta nitidamente com a atividade habitual do psicólogo, que tem tempo ilimitado para trabalhar os problemas crônicos dos pacientes.
3. Nada disso é suficiente se não houver bom entrosamento do psicólogo com a equipe médica e de enfermagem. À medida que a experiência for sendo acumulada, parece-nos conveniente adotar algumas condutas até então pouco usáveis. Isso incluiu a adoção de visitas regulares na UTI e orientação ao corpo de enfermagem no sentido de dar aos pacientes um tratamento mais humano e carinhoso. Em casos de pacientes crônicos na UTI, permite-se o uso de rádio e TV e refeições com uma pessoa da família, sempre de comum acordo com a orientação médica e da enfermagem.

A orientação psicológica a longo prazo poderá ser necessária, mas dependerá de avaliação conjunta do clínico e do psicólogo. Por fim, a apreciação objetiva dos resultados desse tipo de conduta, que valoriza os aspectos emocionais do cardiopata operado, depende de estudos controlados. Porém, as respostas positivas que temos obtido apresentam tal consistência que sugerem ser esse procedimento justificado e que provavelmente deve ser mantido.

REFERÊNCIAS

Aberastury, A. *Teoria y técnica dei psicoanálisis de ninos*. Buenos Aires: Paidós, 1962.

Bersier, A.L; Bloch, A. *Le rôle du psychiatre dans une Unité de Soins Intensifs*. *Méd. et Hyg.*, Genebra, n. 34, p. 1609-1610,1976.

Becker, R.D. *Children in the hospital*. *Israel Ann Psych Rei Discip*. v. 14, n. 3, p.240-265, Sept. 1976.

Cassem, N.H.; Hackett, T.P. *Psychological aspects in myocardial infarction*. *Med. Clin. N. Amel.* n. 61, p. 711-721, 1977.

Friedman, M.; Rosenman, R.H. *Association of specific over behavior pattern with blood and cardiovascular findings*. *1. Amer. Med. Ass.*, n. 169, p. 1286-1296, 1959.

Rozanski, A; Blumenthal, JA; Davidson, KW; Saab, PG; Kubzansky, L. The epimiology, pathophysiology, and management of psychosocial risk factors in cardiac practice. The emerging field of behavioral cardiology. *J Am Coll Cardiol* n. 45, p. 637-51, 2005

Mathews, KA; Gump, BB; Harris, KF; Haneuy, TL; Bareffot, JC. Hostile behaviors predict cardiovascular mortality among men enrolled in the Multiple risk Factor Intervention Trial. *Circulation* n. 109, p. 66-70, 2004.

The ENRICHD Investigators. Effects of treating depression and low perceived social support on clinical events after a myocardial infarction: the Enhancing Recoveru in coronary Heart Disease Patients (ENRICHD) randomized trial. *JAMA* n. 289, p. 2-8, 2003.

Lesperance, F; Frasure-Smith, N; Theroux, P; Irwin, M. the association between major depression and levels of soluble intercellular adhesion molecule 1, interleukin-6, and C-reactive protein in patients with recent acute coronary syndromes. *Am J Psychiatry* n. 161, p. 271-7, 2004.

Kivimaki, M; Leino-Arjas, P; Luukkonen, R; Riihimaki, H; Vahtera, J; Kirjonen, J. Work stress and risk of cardiovascular mortality: prospective cohort study of industrial employees (erratum appears in BMJ 2002;325:1386). *BMJ* n. 325, p.857, 2002.

Rosengren, A; Hawkin, S; Ounpuu, S, et al. Association of psychosocial risk factors with risk of acute myocardial infarction in 11,119 cases and 13,648 controls from 52 countries (the INTERHEART study): case-control study. *Lancet* n. 364, v. 953– 62, 2004.

Gallo, LC; Troxel, WM; Kuller, LH, et al. Marital status, marital quality, and atherosclerotic burden in postmenopausal women. *Psychosom Med* n. 65, v. 952–62, 2003.

Batten, S; Aslan, M; Maciejewski, PK; Mazure, CM. Childhood maltreatment as a risk factor for adult cardiovascular disease and depression. *J Clin Psychiatry* n. 65, p. 249 –54, 2004.

Jones, DJ; Bromberger, JT; Sutton-Tyrrell, K; Matthews, KA. Lifetime history of depression and carotid atherosclerosis in middle-aged women. *Arch Gen Psychiatry* n. 60, p. 153– 60, 2003.

Yusuf, S; Hawkin, S; Ounpuu, S, et al. Effect of potentially modifiable risk factors associated with myocardial infarction in 52 countries (the INTERHEART study): case-control study. *Lancet* n. 364, p. 937–52, 2004.

25

O PACIENTE E SEU CIRURGIÃO

Fernando Luiz Barroso

O PACIENTE E SUAS EXPECTATIVAS

Em um determinado momento da vida, o indivíduo pode precisar de um cirurgião. As circunstâncias em que o evento se dá são extremamente complexas e variáveis. A partir de então, todo um caleidoscópio de situações se desenvolve numa relação que é, na maior parte das vezes, forte, próxima e temporária.

Pacientes com níveis elevados de comprometimento da consciência só posteriormente se dão conta da existência e extensão de atos cirúrgicos. Essa tomada de conhecimento, quando ocorre, se desenvolve em um processo complexo de entendimento, reconstrução e adaptações às novas realidades impostas pela afecção causal e pela operação.

No primeiro contato, o que o indivíduo vê e sente muito depende das expectativas formadas pelas experiencias prévias, das informações que recebeu e das fantasias que criou. Já nos primeiros diálogos de aproximação e reconhecimento, é importante que o cirurgião fique atento para o significado da doença e do tratamento para seu cliente e pessoas que o cercam. Enquanto são recolhidas informações sobre a enfermidade e o paciente vai sendo examinado, a atenção deve estar voltada paralelamente para o universo emocional que o envolve. A arte de observar, sabendo que está sendo agudamente observado, sem que isso perturbe seu desempenho, é uma aptidão de que os médicos dispõem em quantidades variáveis e que deve ser desenvolvida.

O que significa para o paciente a proposta cirúrgica e o que ele espera do seu cirurgião é geralmente tarefa simples e facilmente colocada a descoberto. No entanto, em algumas situações, isso se torna ao mesmo tempo difícil e fascinante. Muita vez a doença ou a proposta cirúrgica sofre todo um processo paralelo de utilização, consciente ou inconsciente. A identificação destes fatos permite ao cirurgião prever, contornar e entender atitudes tomadas no decurso do processo cirúrgico. Embutidas na decisão de operar-se, podemos encontrar formas de mobilização afetiva, tipos de auto ou heteroagressão, ou posturas francamente suicidas. A necessidade do "estado de doença" pode chegar a níveis capazes de inviabilizar qualquer esforço terapêutico. Esta utilização pode chegar a ser tão forte que a sua ausência obriga a valer-se da operação como sucedâneo de apoio justificatório ou reivindicatório. A presença de múltiplas incisões abdominais, sendo algumas "brancas", isto é, sem achados completamente convincentes, deve fazer lembrar a possibilidade de estar ocorrendo a chamada síndrome de Münchhausen ou doença F (fraudulenta), Nessa entidade, um comportamento psiconeurótico faz com que o paciente simule quadros abdominais alarmantes, induzindo indicações operatórias repetidas. Apesar de tudo isso, o cirurgião atento à atitude psicológica de seu doente deve lembrar-se de uma elementar regra prática no trato com o paciente, pela qual toda queixa funcional deve ser considerada como orgânica até prova em contrário. A experiência dos cirurgiões está pontilhada de observações em que, do excesso de certeza na atribuição de causa psicológica a uma queixa clínica, resultaram desastrosas consequências.

O padrão das relações entre o cirurgião e seu paciente é também decisivamente influenciado por fatores como experiências semelhantes vividas pelo cliente, forma de encaminhamento e o impacto dos primeiros contatos com o cirurgião. Na dependência de experiências prévias, ele pode apresentar-se inseguro da competência, dedicação e seriedade do cirurgião, o que torna, por vezes, difícil a reversão desta expectativa e a sua condução através do desafio da proposta cirúrgica. Essa desconfiança pode manifestar-se mais ou menos ostensivamente, mais ou menos agressivamente, e é causa frequente de um curso acidentado no relacionamento durante a internação. A firmeza e correção das atitudes iniciais são indispensáveis na minimização dos problemas futuros. Devemos lembrar que em alguns casos a atitude agressiva e suspeitosa faz parte mais de um contexto de barganha e possessividade do que de uma simples rejeição ou regressão. A maioria, entretanto, parece necessitar sobretudo uma postura solidária e atenta por parte da equipe médica e de identificar no cirurgião a competência esperada. Uma das deformações mais comuns é a que procura ver o cirurgião como um ser onipotente e fantástico capaz de evitar o sofrimento e a morte. Ceder à tentação de permitir o crescimento exagerado de sua própria imagem constitui um erro grave, comum em profissionais despreparados técnica, afetiva e moralmente para o exercício da medicina. Por outro lado, a transparência de indecisão e dúvida só é tolerada em doses muito pequenas, sob pena de afetar grandemente a segurança do paciente. Em pacientes idosos, é mais frequente observar-se um exagero da dependência do médico gerada pela própria consciência de sua fragilidade orgânica. A fixação excessiva no cirurgião não é muito diferente da que ocorre com o médico em geral. Talvez a cirurgia, pela sua imagem agressiva e mágica, se preste mais a este desvio da relação ideal. Sua ocorrência com pacientes do sexo oposto gera situações complexas e constrangedoras, que exigem equilíbrio, firmeza e delicadeza por parte do profissional.

A existência e o grau de ansiedade e insegurança causadas pela expectativa de sofrimento, morte, mutilação e castração devem ser atentamente observados e investigados. A criação de um clima que permita ao paciente, dentro do seu próprio ritmo e força, ir expondo ou deixando perceber seus temores, abre espaço para que sejam esclarecidos seus problemas e as propostas médicas, na justa medida da sua capacidade e disposição de conhecê-los. Ao observador atento, fica claro em alguns pacientes quais os limites estabelecidos para o exercício da verdade. A ultrapassagem desses limites só deve ocorrer por razões bastante consistentes. Entretanto, na ocorrência de eventos desfavoráveis, deve ser sempre lembrado que o cirurgião não se encontra ao abrigo de críticas e cobranças.

A presença física do cirurgião, com o tamanho das suas decisões e as fantasias construídas a seu redor, inibe parcial ou totalmente a comunicação adequada, sendo necessários toda uma atenção e trabalho voltados para que sejam criadas condições em que o paciente se permita mostrar-se.

No desenvolvimento do processo de avaliação e condução psicológica do paciente, a presença atual ou passada de anormalidades psiquiátricas ou desvios dos padrões aceitáveis da conduta ou da afetividade deve motivar uma atitude vigilante ou terapêutica, sempre que possível com o concurso de profissionais especializados e experientes no trato com o doente cirúrgico. Essa necessidade é maior quando a proposta cirúrgica envolve mutilações, desfiguramento, ou seria impotência funcional. As intervenções eletivas devem ser adiadas enquanto uma estabilidade emocional compatível com a programação traçada não for alcançada. Algumas vezes, a anestesia desperta angústia maior do que a operação. Em proporções variáveis, essa sensação parece ligar-se à ideia de perda do controle, ausência, desligamento, separação e morte. Neste momento, a visita do anestesista, dando corpo a uma figura abstrata, explicando, entendendo e acalmando o paciente, tem um enorme significado na redução da ansiedade e todas as suas consequências. A utilização da presença e das informações proporcionadas por outros profissionais há mais tempo envolvidos com o cliente é sempre de grande valor. Esta transferência de conhecimentos e credibilidade deve sempre ser utilizada a favor da melhor condução do caso.

Assim como o primeiro contato com o seu médico é um fator decisivo para todo o processo de relacionamento posterior, também o impacto inicial causado pelos demais componentes da equipe de saúde e pelo ambiente hospitalar é fundamental. É usual ocorrer uma observação crítica inicial capaz de notar, registrar e eventualmente ampliar toda e qualquer falha humana e material, a ponto de comprometer uma proposta de tratamento já consentida. Da mesma forma, o encontro de ambiente receptivo e solidário, eficiente nas providências iniciais e longe do contato com doentes graves e terminais, condiciona uma atitude de cooperação nas diversas etapas do tratamento programado. Até mesmo resultados abaixo da expectativa e iatrogenias são melhor entendidos e assimilados. Sob esse aspecto, a medicina das instituições públicas, no seu pouco entusiasmo pela "conquista" do paciente, mais frequentemente resvala em um atendimento abaixo do desejável à pessoa doente.

O CIRURGIÃO, SUAS PRECAUÇÕES E PROPOSTAS

O exercício continuado de tomada de grandes decisões sobre a vida, o sofrimento e a morte, estimula no médico o crescimento da sua onipotência. Essa distorção depende muito do indivíduo que existe atrás do profissional, do tipo de informação de que ele dispõe nesta área, da permissividade do sistema e é, provavelmente, maior em certas especialidades. O medo e a fragilidade do paciente são estímulos passivos e ativos a essa anomalia. Ela é a um tempo causa e consequência de graves erros do atendimento médico pessoal e institucional, respondendo, frequentemente, por condições iatrogênicas e intervenções desnecessárias. Sua atenuação e controle por certo depende de investimentos maiores na educação médica, na elevação dos níveis de exigência sobre qualificações humanas para o exercício da profissão, em todas as frentes de trabalho.

Se a hipertrofia da imagem deve ser evitada, sua deformação, descaracterização, ou apagamento, constituem falhas igualmente graves. A todo momento, no ato de conduzir ou esclarecer seu cliente, o cirurgião usa consciente ou inconscientemente sua imagem, e muitas vezes se descuida de nela fazer alguns investimentos. A composição desta imagem não passa apenas pela ostentação da competência técnica e solidariedade pessoal – inegavelmente as exigências maiores – mas também, pela atenção disponível, apresentação pessoal, linguagem, etc.

Uma norma preliminar importante é a de que, de uma maneira geral, o paciente deve merecer a atenção dos primeiros momentos e não a doença. Salvo nas situações de grande risco imediato, as prioridades do paciente também devem ser consideradas, e não apenas as médicas. Nas emergências, de modo geral, e principalmente no trauma, a necessidade de informação a terceiros e outras providências de ordem pessoal não devem, sob nenhum pretexto, ser menos valorizadas.

Como já foi dito, no primeiro contato a pessoa e sua doença são examinadas simultaneamente, enquanto o médico também é agudamente observado. Verdades muito traumatizantes devem ser adiadas até um melhor conhecimento da capacidade e disposição do paciente em absorvê-las e administrá-las. Geralmente o paciente sinaliza apontando o momento e a intensidade das verdades que deseja conhecer. O cirurgião deve evitar antecipar-se a estes sinais, salvo quando providências maiores precisam ser tomadas e a cooperação informada torna-se necessária. Devemos, também, sempre lembrar que o paciente lúcido é o único senhor das decisões finais tomadas sobre seu corpo e sua vida.

A Medicina moderna a todo momento conspira contra a relação médico-paciente ideal. Cada vez mais o indivíduo é conduzido, manipulado e invadido por inúmeros representantes da "equipe médica", nem sempre homogênea nas atenções a sua sensibilidade e a suas emoções. É importante que as pessoas lhe sejam apresentadas e seja explicada a programação da atenção medica que lhe vai ser dispensada. A definição do responsável pela condução final do caso e dos responsáveis setoriais é uma providência mais ou menos exigida, porém sempre desejável. Também deve ser prestada informação sobre a sequência de eventos que vão ocorrer no pré e no pós-operatório, num grau maior ou menor de detalhamento, conforme o caso e a pessoa. Isso é verdadeiro mesmo para pacientes mais simples e aparentemente conformados. Muitas das reações indesejáveis do pós-operatório são evitadas pelas informações e esclarecimentos prévios. Ainda sobre as informações dadas ao paciente, cabe referir uma área delicada: a das expectativas do tratamento e da operação a médio e longo prazos. Deve ser cuidadosamente buscado o equilíbrio entre as razões e benefícios da intervenção proposta e os riscos e inconveniências nela embutidos. A criação de uma expectativa fantasiosa, buscando a mobilização ou conquista do paciente para sua proposta, é muito frequentemente punida com a decepção, a censura e a desconfiança permanente do paciente.

Atenção especial deve ser tomada com as alterações do comportamento induzidas por drogas. Quadros de ansiedade, euforia, depressão ou outros francamente psicóticos podem ser causados pelo uso ou pela supressão de inúmeros medicamentos ou tóxicos usados pelo paciente. O álcool é, em nosso meio, indubitavelmente a droga mais vezes responsável por quadros de supressão. Ao crescer o número de indivíduos dependentes de drogas pesadas, mais vezes o cirurgião vai se defrontando com o problema. Entre os medicamentos, tem relevo especial o corticoide, capaz de causar diversos graus de euforia, ansiedade, depressão por supressão e psicoses maníaco-depressivas ou esquizofrenoides.

Drogas como diazepínicos, barbitúricos, anticoncepcionais, mais comumente, e uma enorme lista, eventualmente, podem responder por atitudes inesperadas no indivíduo em vias de ser operado ou após sua operação.

DEPOIS DA OPERAÇÃO

A prática correta da Medicina exige a utilização de técnicas modernas capazes de minimizar os sofrimentos que acompanham o despertar da anestesia, o aguardar a cicatrização das feridas, bem como superar as complicações. A busca do conforto do paciente no pós-operatório imediato não deve ser encarada apenas como um exercício de relações humanas, mas também, senão sobretudo, de técnica. O paciente com a ansiedade e a dor sob controle apresenta evidências claras de melhor desempenho cardiovascular e respiratório, com todas as suas demais implicações. A prática de esperar pela dor para tratá-la é descabida em situações em que ela está sabidamente presente e os inconvenientes da analgesia são pequenos. A subvalorização da ansiedade e a utilização insuficiente de analgésicos são erros comuns nestas circunstâncias. Sem isso, fica prejudicada a cooperação do paciente na tosse voluntária, nos exercícios respiratórios, na redução da deglutição de ar, no restabelecimento da micção espontânea e demais cuidados necessários à sua recuperação.

Poucas vezes ressaltada adequadamente, a identificação de pessoas amigas e do médico assistente no despertar da anestesia tem um efeito positivo. Nem sempre, entretanto, isso é possível. Ora pela lentidão do processo de recuperação da consciência, que dificulta a permanência do cirurgião, ora pelas rotinas das instituições, que em nome de um suposto melhor desempenho operacional valorizam menos estes aspectos. Após o ato cirúrgico, a palavra de tranquilidade e a informação bem dosada, dadas pelo cirurgião, são esperadas por todos os pacientes. A atenção e a atitude solidária não são substituíveis por nenhum medicamento.

Um aspecto importante que deve ser sempre lembrado é a exteriorização inicial de complicações orgânicas por alterações do comportamento. Isso é sobretudo frequente em pacientes idosos, quando graus variáveis de disfunção cerebral se constituem na primeira manifestação de intercorrências, como infecção, insuficiência circulatória, respiratória, hepática ou renal.

No curso da recuperação de uma intervenção, a presença do cirurgião é importante na medida em que o paciente o vê como o principal responsável e fiador pelos acontecimentos em curso. Sobretudo diante de situações em que equipes multidisciplinares estão atuando, é muito difícil para o enfermo entender a organização das múltiplas equipes, suas atribuições e responsabilidades. Sempre que possível, o paciente deve ser apresentado às novas pessoas e explicadas as novas manipulações e invasões a que vai ser submetido. Essa preocupação estimula a preservação da autoestima e da autodeterminação sempre muito agredidas nestas circunstâncias. No momento de decisões mais sérias, ou da necessidade de providências diagnósticas ou terapêuticas maiores, a presença do cirurgião é sempre esperada. A aceitação maior ou menor da sua ausência, muitas vezes inevitável, depende fundamentalmente da imagem de harmonia e entrosamento funcional de sua equipe.

Embora a alta hospitalar após uma operação cirúrgica seja essencialmente uma decisão do cirurgião responsável, ela deve, sempre que possível, ser transformada numa decisão compartilhada pelo paciente. O seu deslocamento do ambiente hospitalar para o ambiente doméstico por vezes traz uma sensação de insegurança que deve ser minimizada pela transmissão da certeza de que haverá continuidade na assistência médica que vinha sendo prestada. Faz-se necessário um momento de discussão, calma e programada, em que todas as alternativas mereçam orientação adequada e sobre espaço para que o enfermo, seus acompanhantes e responsáveis apresentem suas dúvidas e temores.

O PACIENTE CIRÚRGICO COM DOENÇA MENTAL

Se em indivíduos mentalmente normais a rotura do bem-estar somático causa ansiedade e insegurança em diversos graus, no paciente com doença mental a doença orgânica e o tratamento cirúrgico se apresentam como sobrecargas ameaçadoras à organização mental disponível. Outras vezes, a eclosão de quadros psiquiátricos representa manifestações sintomáticas de condições orgânicas subjacentes ou iatrogênicas, conforme já mencionado.

Situações diferentes se apresentam ao cirurgião. Alguns pacientes são portadores conhecidos de psicopatias e já dispõem de acompanhamento médico especializado. É necessária neste momento a organização de um sistema de trabalho envolvendo o médico, o psicoterapeuta, demais profissionais participantes do caso e os responsáveis pelo doente. A orientação traçada deve ser construída em conjunto e as reações observadas devem igualmente ser compartilhadas por todos. O psicoterapeuta precisa de constantes esclarecimentos sobre a doença orgânica em curso para melhor planejar sua abordagem, assim como é indispensável ao cirurgião o conhecimento do tipo de distúrbio, sua evolução provável, nível de cooperação esperado, assim como, sempre que possível, quais os riscos de uma atitude automutiladora ou autodestrutiva. Nunca é demais sublinhar a importância do acompanhamento diário dos pacientes cirúrgicos pela rapidez, variedade e complexidade com que podem evoluir quadros orgânicos ou mentais.

Outras vezes, anormalidades do comportamento ou da afetividade são identificadas pelo cirurgião e são toleradas ou assimiladas pelo ambiente que cerca o paciente. Sabemos que essas anormalidades são prenúncios de dificuldades para a condução segura do processo terapêutico. A existência, no passado, de tratamento psiquiátrico tem o mesmo significado. Nesses casos, na ausência de fatos novos que sejam grosseiramente anormais ou chocantes para os parentes ou responsáveis, fica dificultada muitas vezes a mobilização de um psicoterapeuta. O cirurgião deve estar preparado para estabelecer limites bem definidos à sua transigência nessas circunstâncias.

O padrão usual de comportamento psíquico diante das alternativas da doença e da terapêutica pode ser comprometido em qualquer fase do processo. Muitas vezes o acompanhante ou a equipe de enfermagem observam alterações, como pensamento confuso, observações ilógicas, alterações no humor e na afetividade, alucinações auditivas ou visuais, ilusões ou delírios, com diversos graus de perda de contato com a realidade e de modificações no comportamento. Esses fatos, no paciente cirúrgico, devem ser entendidos como uma complicação importante e, até segunda avaliação, como graves. Atenção especial deve ser dada às alterações que sugerem risco de danos ao próprio doente ou aos pacientes dos leitos vizinhos. Já ouvimos histórias de terror causadas por um paciente que num surto psicótico perambula pelas enfermarias à noite, causando vários problemas aos demais enfermos! Usualmente estes indivíduos já davam mostras de desorganização mental sem adequada atenção terapêutica e vigilância. É fato notório a imprevisão crônica das nossas instituições para com a emergência psiquiátrica na grande maioria dos nossos hospitais gerais.

A possibilidade de tratar-se de psicose orgânica induzida pela doença em curso ou por um dos recursos terapêuticos em uso deve ser preliminarmente considerada, investigada e, se possível, tratada. Nem sempre é possível separá-la de um quadro mental primário que eclode precipitado pelas agressões a que a situação expõe o paciente. Algumas síndromes são mais bem estudadas, como aquelas que ocorrem no puerpério, CTI, cirurgia cardíaca, mutilações e estomas abdominais, para citar apenas as mais comuns. A maneira como estas entidades se apresentam segue padrões de que o cirurgião deve ter algum conhecimento. No entanto, não está ele preparado para fazer frente a situações mais complexas, necessitando do apoio de equipes de saúde mental dentro dos hospitais gerais, integradas às demais especialidades, capazes de desenvolver trabalhos de prevenção, atendimento, interconsulta, manipulação do ambiente, avaliação e orientação das relações entre a equipe de saúde e os pacientes.

E inegável que o trabalho integrado do cirurgião com o psicoterapeuta resulta na melhor qualificação profissional de ambos. Inúmeras situações não percebidas por médicos e enfermeiras que, por diversas vezes e motivos, encontram-se pouco atentos à pessoa do paciente, podem ser identificadas, adequadamente dimensionadas e orientadas por um grupo especializado atento. Na medida em que essas experiências, por contatos diretos ou discussões de grupo, vão sendo passadas para os demais envolvidos no caso, vão se criando uma linguagem e uma postura comuns.

A maioria dos cirurgiões não dispõe de instruções básicas de como se comportar diante do surgimento de uma emergência psiquiátrica na ausência de profissionais especializados. Cabe a esses a atribuição de transferir conhecimentos e estabelecer critérios para solicitação do parecer especializado. Lindenmeyer e Kline (1979) definem situações em que a consulta especializada deve ser solicitada:

1. Condição mental que significativamente interfere com o tratamento médico ou com procedimentos cirúrgicos.
2. Pacientes com tendências suicidas ou homicidas.
3. Quadros agudos psicóticos que oferecem problemas sérios e variados aos demais pacientes e pessoal hospitalar em serviço.

Cabe também ao cirurgião preparar o paciente sob sua responsabilidade para a consulta com o psicoterapeuta, esclarecendo motivos, reduzindo preconceitos, permitindo uma eficiente aproximação e atuação.

Antes da chegada do psicoterapeuta, o cirurgião frequentemente tem que tomar providências terapêuticas. Cuidados iniciais de proteção ao paciente, às pessoas e ao ambiente são mandatórios diante de desvios importantes do comportamento, como agitação, ansiedade e agressividade. Deve ser empregado um mínimo de violência física no processo e, ao fazê-lo, convém que se preparem previamente recursos humanos capazes de desestimular a reação do paciente ou de contê-lo sem machucá-lo. Todo esforço deve ser realizado no sentido de estabelecer uma comunicação razoavelmente lógica e firme. O paciente deve ser tranquilizado de que nada o ameaça enquanto se pesquisam eventos orgânicos ou funcionais capazes de terem precipitado a crise atual.

Condições capazes de precipitar psicoses orgânicas devem ser imediatamente tratadas. Devem ser avaliadas reações a drogas, alterações gasometricas, distúrbios hidreletrolíticos, desnutrição acentuada, anemia e condições que reduzem a perfusão cerebral. Embora a insuficiência hepática, renal e tireoidiana devam ser lembradas, a causa mais frequente de psicose orgânica no paciente hospitalizando ainda é a infecção. O distúrbio mental é por vezes a primeira ou a única manifestação clínica relevante. Outras condições, como o uso de alucinógenos, opiáceos, álcool e anfetamínicos, devem ser investigadas pelas consequências de seu uso e de sua supressão. Pacientes idosos são sobremaneira sensíveis a estes agentes, apresentando precocemente diversos graus de disfunção cerebral. Diante de quadros ansiosos, com agitação importante e, eventualmente, quadros de auto ou heteroagressão, podem ser empregadas drogas como diazepam (iniciando com 2-5 mg, IM ou IV, e a seguir doses crescentes) ou haloperidol (2-5 mg IM).

Quadros psicóticos funcionais podem ser inicialmente manejados com o mesmo esquema terapêutico. Em todas essas situações é mandatária a permanente vigilância do paciente, controlando-se portas e janelas, assim como objetos e drogas que possam ser usados como instrumentos de autoagressão. A presença de assistência psiquiátrica deve ser imediatamente providenciada.

O cirurgião jovem acha fácil entender o paciente e difícil aprender a cirurgia. Na medida que os anos passam, a maturidade ensina que a cirurgia é certamente muito mais fácil do que aprender a ajudar as pessoas que operamos.

REFERÊNCIAS

Ferreira. J. R., Barbosa, H., Amâncio, A. Problemas psicologicos em cirurgia. In: *Controle clínico do paciente cirúrgico*. 3. ed. Rio de Janeiro: Atheneu, 1969.

Lindenmeyer, J.P. Kline. N. S. Emergencies in medical. surgical. Or obstetric patients who are severely ill. In: Schwartz. G. R.. Safar, P, Stone. J. H. et al. *Principles and practice of emergency medicine*. Philadelphia: Saunders, 1979, p. 1201. 1979.

Mello Filho, J. Concepção psicossomática: da teoria à prática médica. Tese de Coneurso à Livre-Docência de Psicologia Médica da Faculdade de Medicina da UFRJ. Rio de Janeiro. 1976.

Musl H. L. Acute psychoses. In: Condon. R. E., Nihus, L. M. *Manual of surgical therapeutics*, 6. ed. Boston: Little Brown, 1985.

26

ASPECTOS FILOSÓFICOS E PSICOSSOCIAIS DA CIRURGIA PLÁSTICA

Ivo Pitanguy
Francisco Salgado

A Cirurgia Plástica encerra uma finalidade transcendente, que é a tentativa da harmonização do corpo com o espírito, da emoção com o racional, visando a estabelecer um equilíbrio interno que permita ao paciente reencontrar-se, reestruturar-se, para que se sinta em harmonia com sua própria imagem e com o universo que o cerca.

A avaliação da arquitetura corporal, além de envolver a análise minuciosa de cada estrutura e o equilíbrio global de seus elementos, se complementa através de uma percepção lúdica do indivíduo e de seus anseios.

Cada raça possui seu próprio conceito de beleza, que sofre mutações com as idiossincrasias e filosofias de cada época. E, ainda dentro de uma mesma raça, cada ser humano tem seu próprio sentido de imagem, conforme seu temperamento, cultura e sensibilidade, a determinar sua forma particular de perceber, conceber, de sentir o mundo, de raciocinar e de julgar.

Mas que sentido de imagem seria este? A imagem por nós percebida ou a que a nossa empatia percebeu como o outro nos vê? Porém, qualquer que seja o tipo étnico, o fator que universalisa a imagem corporal é a procura do bem-estar íntimo, é estar feliz com sua imagem.

O cirurgião, sendo um escravo da forma e da anatomia, muitas vezes se sente frustrado, pois lidando com o ser humano, o acrescentar e o tirar estão mais sujeitos às leis do próprio corpo do que sua força criativa. Além de enfrentar essas limitações de ordem anatômica, o cirurgião encontra-se diante de um ser que pensa, que se interpreta e que escolhe seu Deus.

Como na análise do corpo político-social, também os estudiosos do indivíduo – em seu complexo psicossomático – buscam arrancar da natureza humana alguns de seus segredos. Como o pintor prepara sua tela, suas tintas, o escultor sua pedra, devemos preparar o ser, antes de nele intervirmos. O corpo lúcido toma iniciativa, inclui-se na decisão.

BELEZA

A beleza é mais profunda que a superfície da forma. Embora seja fácil reconhecê-la, na verdade conceituá-la é extremamente difícil.

Platão, em "Fedro", já afirmava que só à beleza "coube o privilégio de ser mais evidente e mais sensível".

Considera-se a beleza como a "afirmação do encontro entre a alma e a natureza, a afirmação da supremacia do bem", aproximando-se do ideal de que o belo é quase superior ao bom, porque contém o bem em si mesmo.

A beleza como perfeição sensível nasce com a estética, significando, de um lado, a "representação sensível perfeita", e, de outro, o "prazer que acompanha a atividade sensível". O belo é o que agrada universalmente e sem conceitos, formando, como queria Kant, uma trindade junto com o verdadeiro e o bem.

O que há de mais extraordinário e belo no comportamento humano é a sua diversidade e pluralidade estética. A necessidade do belo foi sem dúvida percebida pelo primeiro homem. Ao separar o dedo polegar, o antropoide partiu da apreensão pura à delicadeza do gesto e, a partir daí, para a busca da beleza.

O ser humano nunca desejou ser diferente na medida em que essa diferença implicasse no distanciamento do seu grupo. Sua conceituação de beleza, portanto, esteve sempre mais ligada à semelhança com os seus pares.

Nas características pertinentes ao seu núcleo, ele encontrava maior ou menor harmonia. Esse sentido de identidade dentro das diferentes etnias era mais fácil de ser conservado, pois vivendo afastados uns dos outros, tinham seus próprios padrões de beleza e os preservavam por falta de comparação.

Hoje, quando os meios de comunicação promovem a difusão da informação de maneira intensa e extensa, mesmo populações assentadas nos mais ermos locais são atingidas em seus núcleos, onde, antes, eram guardados intactos seus conceitos próprios de vida. E a informação, porque excessiva, infiltra-se como um elemento de ruptura das estruturas conceituais do grupo, gerando sonhos impossíveis. Tal fenômeno cria no individuo o desejo de ser semelhante não mais ao seu próximo, mais sim a este ou àquele grupo.

RAÇA

Observando-se que as chamadas "diferenças raciais" desempenham papel importante na determinação das relações interpessoais e internacionais, devemos analisar o conceito de raça.

A palavra raça, segundo Gobineau, designa um grupo de pessoas que apresentam certo parentesco por seus caracteres físicos, anatômicos ou fisiológicos, ou por seus caracteres somáticos. Trata-se de um grupo essencialmente natural, não tendo nada em comum com as noções de povo, nacionalidade, língua e costumes, mantendo suas origens em sua evolução histórica.

Evidentemente, o conceito de raça não deveria ser aplicado a indivíduos em particular, mas apenas a grupos populacionais. Ademais, ao se definir uma raça, subentende-se que os traços físicos considerados significativos devem ser tais que possam ser transmitidos aos descendentes. Aparentemente, os caracteres considerados como índices raciais não são transmitidos por um só gene, mas pela combinação de considerável número de genes, o que dificulta ainda mais uma abordagem classificatória.

Os caucasianos representam, juntamente com os bascos e os antigos etruscos, o que resta da grande família étnica que ocupou a Europa antes do desenvolvimento da grande família indo-europeia (indo-iranianos, armênios, greco-latinos, celtas, germanos, eslavos e bálticos).

Os caucasianos, de modo geral, têm pele clara, lábios finos e nariz afilado. Porém, existem negros que apresentam as mesmas características labiais e nasais que os caucasianos. Este fato leva-nos a questionar a existência de raças humanas "puras". Supõe-se que atualmente toda a população esteja muito miscigenada, o que não particulariza as comunidades modernas, pois a mesma situação já era observada há mais de 2 mil anos. Assim, toda a pretensão à existência de grupos raciais puros é, em suma, incoerente.

Pode-se até mesmo considerar que no início da história da humanidade existiram "linhagens puras" que, com o passar do tempo, se fundiram, produzindo as populações mistas hoje existentes.

Atualmente, porém, ao abordarmos as diferenças étnicas, referimo-nos a divisões gerais convencionais. Pouco se sabe a respeito da origem das raças humanas e menos ainda sobre o possível resultado de fusões raciais futuras.

Em nosso país, Gilberto Freire acentua a natureza inter-regional e transacional da formação do homem brasileiro, contrastando com o caráter monolítico de outros povos.

A coexistência de grupos raciais diferentes e a sua miscigenação não deveriam produzir nenhum conflito. Entretanto, os antagonismos existem e geralmente são devidos a diferenças socioeducacionais. As diversidades culturais étnicas constituem um fenômeno natural resultante das relações diretas ou indiretas entre as sociedades. A atitude mais antiga, e que se baseia em fundamentos psicológicos sólidos, consiste em repudiar pura e simplesmente as formas culturais, morais, religiosas, sociais e estéticas opostas às nossas. Essa atitude pode abalar a autoconfiança e a autoestima do indivíduo, inabilitando-o a uma vida social equilibrada.

IMAGEM CORPORAL

A imagem corporal é um componente importante em todo o complexo do mecanismo de identidade pessoal. De forma simplificada, a imagem que uma pessoa tem de sim mesma é formada pela inter-relação entre três informações distintas:

- a imagem idealizada ou aquela que se deseja ter;
- a imagem representada pela impressão de terceiros (informações externas);
- a imagem objetiva ou o que a pessoa vê, olhando e sentindo seu próprio corpo.

Assim, a luta pelo aprimoramento da própria imagem ou a manutenção de sua integridade é uma poderosa força de motivação.

Existem condições em que os pacientes apresentam o que Aguirre, em 1975, classifica como dismorfofobia, ou seja, uma síndrome psicopatológica que frequentemente conduz o portador a procurar um cirurgião plástico, solicitando solução cirúrgica para um defeito que, segundo ele próprio, é o "responsável por toda a sua desgraça". Coube a Morselli, em 1886, a primeira descrição desta situação. Em 1903, Janet definiu o quadro como a "obsessão da vergonha do corpo", que seria uma forma patológica da consciência do corpo.

É importante o conhecimento destas condições para que se possam analisar os casos que enquadravam na faixa da "normalidade", ou seja, os pacientes que têm uma visão real e equilibrada de si e do mundo, e que desejam, apenas, submeter-se a uma cirurgia plástica com o objetivo de elaborar ou aprimorar sua imagem. Dessa forma, estariam procurando reforçar e melhorar o conceito íntimo de sua identidade pessoal. É o caso das rinoplastias, mamaplastias ou abdominoplastias, além de cirurgias eminentemente reparadoras que proporcionam ao indivíduo uma nova força vital, levando-o a uma melhor aceitação de si próprio.

Tagliacozzi, em 1597, Roe, em 1887, e Kolles, em 1911, já haviam relatado grandes alterações psicológicas em pacientes submetidos a procedimentos cirúrgicos reparadores ou restauradores. Observaram uma evidente reintegração destes pacientes com o seu mundo interior e com a sociedade.

Segundo Schacter, em 1962, "quando e se, devido a um acidente ou doença, algo ocorre que destrói ou modifica qualquer parte do nosso corpo, nós necessitamos reorganizar completamente a nossa própria imagem e, enfim, a concepção que fazemos de nós mesmos".

A Psicanálise exerce um papel fundamental no preparo e acompanhamento de pacientes portadores de deformidades congênitas ou adquiridas que necessitam reestruturar ou resgatar sua imagem corporal.

Pick, em 1948, publicou os resultados de um trabalho pioneiro que consistiu em corrigir deformidades em presidiários. Sugeriu que tais cirurgias foram de grande auxílio na reabilitação de criminosos, relatando que as deformidades podem contribuir para a marginalização do indivíduo. Masters, em 1962, revelando fotografias de pessoas envolvidas em vários tipos de atos criminosos, reportou a incidência significativamente alta de alguns tipos de deformidades faciais.

Torna-se clara a crescente importância da Cirurgia Plástica, mas é imprescindível que o cirurgião saiba distinguir os motivos que levam um paciente ao seu consultório antes de operá-lo. Não se pode correr o risco de interpretações errôneas. Muitas vezes o paciente transporta para uma parte do corpo – comumente a face – o cerne de seus problemas emocionais. Operá-lo, sem uma visão real do motivo de suas queixas, poderá levar o paciente a eleger outra parte do corpo, agravando seu quadro psíquico.

É aí que o cirurgião necessita da colaboração do psicólogo, do psicanalista e/ou do psiquiatra, objetivando elaborar um parâmetro entre o que o paciente refere, o que ele vê e o que sua experiência lhe ensinou.

A deformidade e o grupo social

Segundo Eugene Meyer, em 1957, para compreender a representação real da deformidade deve ser analisado:

– atitude social e cultural;
– atitude e reação familiares;
– atitudes individuais e intrapsíquicas.

A deformidade afeta o comportamento do indivíduo e do grupo, que, por sua vez, com o seu comportamento interfere profundamente no senso subjetivo que o indivíduo tem da deformidade. Torna-se claro que é importante então avaliar de onde procede o paciente. Além disso, muitas vezes são "produzidos" conceitos de beleza segundo a moda vigente. Por outro lado, enquanto pessoas de determinada cultura podem considerar as cicatrizes como uma mutilação grosseira, para outras, como, por exemplo, certas tribos africanas, elas representam sinal de *status* e motivo de grande orgulho.

Na história da humanidade há vários exemplos de repúdio à deformidade. Em Esparta, os recém-nascidos imperfeitos eram atirados num precipício. Na Idade Média, crianças portadoras de deformidades congênitas eram assassinadas por serem consideradas filhas do demônio. Meyer, em 1943, estudando os povos árabes nômades observou um verdadeiro horror à deformidade, resultando em isolamento social do indivíduo e até mesmo sua eliminação.

Na cultura ocidental, há certos modelos de beleza dos quais, de um modo ou de outro, a maioria das pessoas procura se aproximar ou se enquadrar. Neumann, em 1960, publicou um trabalho a respeito do elevado número de rinoplastias em Israel. Os pacientes não queriam, sob hipótese alguma, esconder sua origem, renegar sua filiação racial e religiosa e se afastar de seu meio social. Apenas desejavam obter formas enquadráveis aos padrões de beleza da época.

Ser aceito pelo seu grupo e nele obter uma posição de destaque é o objetivo da maioria das pessoas que tenta alcançar a chamada "realização". Para os portadores de deformidades físicas desde a infância, uma adaptação social satisfatória depende, muitas vezes, mais do apoio e do afeto da família do que do próprio defeito.

MacGregor e Schaffner, em 1950, relatam que a motivação dos pais e parentes frente a uma deformidade na infância pode moldar as próprias reações desta criança.

Se o cirurgião constatar que a motivação de uma cirurgia é primariamente conduzida por terceiros, terá uma base legítima para refutar a cirurgia, ou, em último caso, adiá-la.

A CORRELAÇÃO ENTRE A CIRURGIA ESTÉTICA E A REPARADORA

A luta constante do cirurgião no sentido de conferir à Cirurgia Plástica merecida dignidade está refletida na crescente correlação entre os aspectos estéticos e reparadores da especialidade. Basicamente, a cirurgia estética objetiva melhorar a forma, enquanto que a reparadora restaura a função e restaura a forma. O tratamento de uma lesão envolve implicitamente a procura de uma harmonia estética.

A dualidade estético-reparadora está presente nas orelhas em abano, no lábio leporino e em diversas outras patologias. Nesses casos, o objetivo da cirurgia é reparar a malformação congênita ou adquirida, proporcionando uma unidade estética.

Assim sendo, a cirurgia estética e a cirurgia reparadora se complementam, sendo difícil definir o limite entre elas. Ambas almejam alcançar um equilíbrio entre a estrutura orgânica e o aspecto anímico do ser humano.

A FACE

A face é a identificação do ser com o mundo. Através dela expressamos nossas emoções. Por outro lado, muitos interpretam as características estruturais da face como indício da personalidade ou do caráter.

Os gregos antigos associavam certas feições a características da personalidade. "Um nariz largo indicaria preguiça, pontudo seria irrascibilidade, arredondado representaria orgulho e as narinas abertas, um temperamento raivoso. Olhos pequenos representariam uma alma pequena e a grande letargia. Testa pequena seria sinal de burrice e queixo pequeno, falta de determinação".

No século XVIII, Johann Kasper Lavater preconizou que certas características faciais correspondiam a traços de caráter. Embora suas teorias tenham se demonstrado falsas, percebemos que ainda hoje temos a tendência de julgar os outros pela fisionomia.

Uma universidade norte-americana fez, há alguns anos, um estudo com uma série de fotografias que foram mostradas a um grupo de estudantes para que "avaliassem" a personalidade dos retratados. Duas delas eram de um mesmo homem. A primeira tirada antes de um acidente automobilístico e a outra no pós-operatório imediato. Na segunda foto, sua face apresentava cicatrizes. Baseados na primeira, os estudantes o julgaram honesto, trabalhador e provavelmente de nível universitário. Já na segunda acharam-no pouco confiáveis, de baixo nível social e possivelmente envolvido em atividades criminosas.

Nos dias de hoje, sendo as relações interpessoais muito efêmeras, a primeira impressão física é muito importante. Por hábito social arraigado, os indivíduos costumam tratar os outros de maneira estereotipada, de acordo com aquilo que consideram mais ou menos belo.

Julgar alguém pelo comportamento, expressão, gestos, maneiras, posturas e conversação terá muito mais valor do que julgar pela aparência.

Mas é inteiramente razoável predizer, por exemplo, que um garoto com orelhas proeminentes terá uma vida difícil devido ao seu desvio do "normal" e que este isolamento afetará sua personalidade e retardará seu desenvolvimento, principalmente numa sociedade em que há uma grande cobrança quanto à beleza e à juventude.

Para o cirurgião plástico, a beleza tem um sentido amplo, ligado ao bem-estar do indivíduo, objetivando tornar normal àquilo que não é; e normal é o que não se nota.

O homem através dos tempos busca a juventude, e recordando Fausta, a juventude se confunde com a arte e a beleza. Porém, a meta da cirurgia do envelhecimento facial não é a "juventude eterna", e o cirurgião não pode ser um Mefistófeles, dando a Fausto uma poção mágica como no grande poema de Goethe. O propósito da cirurgia do envelhecimento facial é permitir ao indivíduo, nesta difícil transição entre a maturidade e a senilidade, viver esta experiência de maneira ativa e em harmonia. Os pacientes que aceitam com tranquilidade sua idade terão uma satisfação maior com o resultado da cirurgia.

A face inestética devido a defeitos congênitos ou adquiridos, mesmo que superficiais, impõe um sério "handicap" à pessoa atingida, que frequentemente destrói sua felicidade e coloca em perigo sua chance de sobrevivência social e econômica.

O trauma de face na infância, além de desfigurar o paciente, deixa graves sequelas com repercussões estéticas, funcionais e psicológicas. A alteração do desenvolvimento facial leva a atrofias, hipoplasias e desarmonia da face na idade adulta.

O aumento da violência nas grandes cidades e o maior número de acidentes de trânsito tem produzido traumas cada vez mais graves especialmente na região facial. O nariz, por sua posição proeminente, é uma das estruturas mais expostas a traumatismos.

Após o impacto, podemos verificar nos indivíduos as seguintes alterações:

- efeito imediato;
- mudança abrupta da realidade;
- visão irreal da deformidade;
- fragmentação do *ego*;
- necessidade de suporte psicológico e/ou psicoterápico.

Surge no indivíduo questões existenciais, como, por exemplo:

- Quem serei agora?

– Terei as mesmas oportunidades?

O paciente deve estar preparado para uma lenta consciência da possibilidade de recuperar-se. E neste aspecto é fundamental a presença de uma equipe multidisciplinar, composta por intensivista, cirurgião plástico, ortopedia, psicologia, psicoterapeuta e outras. Muitas vezes é difícil a compreensão da recuperação e do resultado final, uma vez que as cicatrizes resultantes podem perpetuar os sentimentos de dor e de culpa.

Os admiráveis avanços da cirurgia crânio-maxilo-facial revolucionaram e ampliaram a Cirurgia Plástica através de metodologias inovadoras que possibilitaram a correção de várias anomalias faciais congênitas e adquiridas. Por outro lado, uma série de procedimentos cirúrgicos pode ser empregada de forma isolada ou combinada na modificação do contorno da face, visando à harmonização dos vários segmentos faciais.

Mas não se altera simplesmente a face de um indivíduo, pois as incisões vão além da superfície cutânea, atingindo também a psique e acarretando, às vezes, mudanças súbitas e profundas no caráter e na personalidade.

Mas a questão fundamental desta mudança não se encontra apenas na reconstrução da imagem física. Na realidade, o retrato que cada pessoa faz de si, ou seja, sua autoimagem, é o que constitui o verdadeiro cerne da individualidade e do seu comportamento. Através da reconquista do respeito próprio e da autoconfiança, o paciente promoverá o redimensionamento do "seu eu".

O nariz

O nariz, pela situação anatômica que ocupa e pelo conteúdo simbólico que recebe, constitui o ponto central, o verdadeiro fulcro da face.

Os romanos consideravam o comprimento do nariz como indicação de masculinidade e virilidade. Quando observamos a anatomia nasal, verificamos características similares entre o nariz e os órgãos genitais, ambos inclusive apresentam tecido erétil.

A importância simbólica do nariz tem sido atribuída a diversos fatores, inclusive alguns de natureza sexual. Na Índia e no Egito, há 3.500 anos, e na Alemanha, durante a idade média, uma pessoa acusada e condenada por adultério era punida com a amputação do nariz, uma castração simbólica.

Uma aparente insatisfação quanto ao aspecto do nariz pode representar um refúgio de dificuldades ligadas ao relacionamento afetivo. A excessiva importância atribuída a uma pequena deformidade muitas vezes sublima problemas de ordem de natureza anímica.

No indivíduo bem equilibrado, independente da faixa etária, a correção de pequenas deformidades nasais, além de melhorar a harmonia facial, proporciona ao paciente uma grande satisfação pessoal. Nos mais idosos, as modificações estruturais devem ser sutis, sem romper a longa convivência do indivíduo com sua fisionomia.

A MAMA

Ao longo dos séculos a mama tem sido a característica principal da feminilidade. O conceito de beleza em relação ao tamanho e à forma ideal mamária vem sofrendo mudanças ao longo dos tempos. No final do século XX, as mamas volumosas e figuras robustas foram substituídas por figuras esbeltas com mamas menores, refletindo um conceito de harmonia corporal representado pela mulher saudável e esportista. Hoje em dia, entretanto, verifica-se um aumento significativo na procura por mamas volumosas através de próteses mamarias nem sempre condizentes com o contorno corporal.

A mulher tem uma consciência aguçada do seu corpo e, consequentemente, das imperfeições da mama. As deformidades mamárias levam a um desequilíbrio estético corporal e a possíveis alterações funcionais e psicológicas. Portanto, quando pacientes portadoras de alterações mamárias procuram o cirurgião plástico com o desejo de se submeter a uma cirurgia, não podemos interpretar o fato apenas como uma preocupação estética, mas, sobretudo, como uma necessidade de suavizar o desconforto físico e recuperar a harmonia corporal.

As principais deformidades mamárias mais frequentes são:

Hipomastia

A correção da mama pouco desenvolvida pode representar um fator fundamental no restabelecimento da satisfação íntima da mulher, o que enfatiza o papel da mama como um órgão sensual.

Os avanços da cirurgia mamária levaram esses benefícios a inúmeras pacientes portadoras de hipomastia com a inclusão de próteses cada vez mais similares com o tecido mamário e com poucas complicações.

Hipertrofia mamária

Em nosso meio, a deformidade mamária mais comum é a hipertrofia mamária. Normalmente, a paciente que irá se submeter à mamaplastia redutora está preparada para este tipo de cirurgia. No entanto, existem casos que precisam de alguma psicoterapia coadjuvante e o cirurgião plástico deve estar apto a reconhecê-los.

Na indicação de uma mamaplastia redutora, o cirurgião deve estar atento para:

– o significado das mamas e da cirurgia de redução no conceito da paciente, baseado nas vivências da infância e na maturidade de sua personalidade (fenômeno intrapessoal);
– o significado das mamas e da cirurgia de redução na visão dos pais, marido, amigos e pessoas próximas, ou seja, sob o aspecto social (fenômeno interpessoal).

Para a criança, a mama significa fonte de suprimento (busca do leite) e, posteriormente, pelo processo de erotização, transforma-se num objeto de desejo (busca do seio). A mama acumula, portanto, atenções, cuidados e investimentos libidinosos.

Quando a paciente deseja uma mamaplastia redutora está trazendo sua visão particular e a do mundo externo. Para algumas, mudar o aspecto mamário significa transformar os sentimentos negativos do mundo em que vive. A sensação de ausência de um corpo normal desenvolve muitas vezes um complexo de inferioridade.

Hipertrofia mamária não é mais uma questão de vaidade feminina, mas um sério problema de imagem corporal, constituindo-se em uma lacuna na vida dessas mulheres. Desta forma, segundo Goin, em 1977, o estado eufórico no pós-operatório pode, às vezes, ser extremo, como se essas pacientes tivessem recuperado o seu eu.

Em nossa casuística de mamaplastia redutora, observamos que cerca de um terço das pacientes apresentava no pré-operatório conflitos psicológicos relativos à sua deformidade mamária.

Em 1985, realizamos uma pesquisa em 50 pacientes que se submeteram a mamaplastia redutora no nosso Serviço de Cirurgia Plástica da 38ª Enfermaria da Santa Casa de Misericórdia do Rio de Janeiro. Foram selecionadas para essa pesquisa aquelas que possuíam documentação fotográfica completa e com um período de pós-operatório não inferior a um ano. Não se levou em consideração a faixa etária ou a época de realização da cirurgia. As pacientes foram entrevistadas individualmente por um cirurgião plástico e uma psicóloga. A pesquisa teve caráter exploratório, sem nenhuma hipótese pré-estabelecida. O objetivo foi levantar algumas suposições que ao longo das 50 entrevistas pudemos observar.

De uma forma geral, as pacientes mostraram-se satisfeitas com o resultado cirúrgico. Obviamente, existiram casos de desagrado, tanto pelo resultado cirúrgico (cicatrizes, assimetrias), quanto psicológico.

Em muitas mulheres, o efeito psicológico da cirurgia foi decisivo. Algumas relataram que não conseguiam se olhar no espelho antes de serem operadas. Outras se sentiram impulsionadas para uma nova vida sexual, afetiva e profissional. É como se, através da mudança que obtiveram com a cirurgia, tivessem resgatado a autoestima, para muitas, perdida.

Até onde pudemos analisar, não houve necessariamente uma correlação entre a satisfação ou insatisfação das pacientes com o sucesso da cirurgia. Desta forma, podemos considerar que o resultado estaria intimamente relacionado com as expectativas, fantasias e desejos de cada pessoa. O que se pode dizer é que o fator psicológico é de suma importância na aceitação ou não do resultado da cirurgia.

Deformidade mamária pós-mastectomia

Na mastectomia há uma grande agressão emocional e física, causando sofrimento à mulher, que se sente mutilada e incompleta. Não considerando o aspecto físico, mas apenas o componente psicológico, a ausência de uma ou de ambas as mamas é razão suficiente para a reconstrução.

A reconstrução da mama pós-mastectomia suscitou dúvidas e ainda continua gerando incertezas, não só em função de quais pacientes devam ser submetidas à cirurgia, mas também no que diz respeito ao momento ideal para intervir. Há quem sustente que a reconstrução pode mascarar a evolução da neoplasia, até mesmo nos casos de prognóstico mais favorável. Hoje se constata que o fato de que a paciente possa estar condenada pela neoplasia, o que não implicaria necessariamente que ela deva privar-se de uma gratificação proporcionada pela reconstrução. Há ainda escolas que preconizam a reconstrução mamária simultaneamente à mastectomia nos casos de lesões de menor gravidade.

Acreditamos que não devemos seguir regras rígidas para indicar a cirurgia da reconstrução mamária. Cada caso deve ser avaliado cuidadosamente, segundo suas características locais, oncológicas e pelos aspectos psicológicos da paciente.

Apesar disso, nem todas as mulheres se submetem à cirurgia. Algumas ficam satisfeitas com o uso de próteses externas, outras já necessitam recuperar o seu contorno corporal no sentido de estar mais adaptada ao seu relacionamento interpessoal e social.

Para o cirurgião, especialmente o plástico, a "neomama" estaria completa quando realmente possuidora de todos os seus detalhes, desde forma até aréola e mamilo. Isto ocorre de forma natural nos casos de mastectomia simples, quando o complexo areolomamilar permanece no local e uma inclusão de prótese restitui o volume mamário.

Em casos de mastectomia mais radical, há pacientes que ficam satisfeitas com a simples inclusão de uma prótese, ainda que não tenham reconstruído a aréola e o mamilo, ou realizado outros procedimentos na mama contra lateral, objetivando conseguir uma simetria adequada.

A simples presença do volume interno preenche seus anseios e as satisfaz plenamente, mesmo que o cirurgião não concorde. Outras mulheres já almejam a "devolução" da mama perdida e jamais estariam satisfeitas, independentemente de qualquer resultado. De modo geral, são pessoas que não se satisfazem com qualquer cirurgia, ainda que não relacionada com a sua deformidade. Dificilmente seriam capazes de aceitar a realidade e com ela conviver, ou apenas adaptar-se à nova situação no sentido de melhorar sua autoestima.

É inegável o benefício psicológico e o bem-estar proporcionado pela reconstrução mamária. Acreditamos que a paciente tem o direito de escolher se deseja ou não usufruir desses benefícios, uma vez informada sobre a evolução de sua patologia, limitações e riscos dos procedimentos cirúrgicos reconstrutores.

ABDOME

Quando existe uma discrepância entre o "esquema corporal" e a "imagem corporal", estabelece-se um desequilíbrio que não tem como causa única a mudança de aparência, mas toda a estrutura desse indivíduo. O abdome, como sede de sistemas orgânicos vitais, como arcabouço de sustentação à atividade reprodutora, é um fragmento de nossa história corporal e psíquica.

Na mulher, sua segurança e identidade estão apoiadas na capacidade de procriar e atrair. Senso seu corpo, sua expressão, é através dele que ela se afirma como um todo. Mas é durante a maternidade que a mulher se perpetua e se modifica.

Mas a modificação do seu esquema corporal altera todas as suas funções e relações, sendo o caráter materno muitas vezes deturpado frente a sua decadência estético-física. E o que foi glória, torna-se razão de desespero e foco de culpa.

Na gravidez, as alterações corporais ocasionam muitas vezes um desequilíbrio no relacionamento conjugal. A atração sexual masculina pode diminuir ou mesmo desaparecer pela transformação do corpo de mulher em corpo de mãe.

As pacientes que procuram a abdominoplastia ou outras cirurgias para melhorar o seu contorno corporal não estão apenas preocupadas com o aspecto estético, mas, sobretudo, com o retorno de sua imagem de mulher, feminina e atraente.

O ENVELHECIMENTO

O envelhecimento é um mecanismo do homem que compreende vários fenômenos físicos, bioquímicos, psicológicos, culturais e antropológicos. O equilíbrio entre esses vários aspectos permite ao indivíduo viver esta experiência, mantendo um bom relacionamento com o seu *ego* e com a sua própria imagem. Mas na realidade o envelhecimento é frequentemente vivenciado com ansiedade.

"A pele é um dos principais componentes da personalidade" (Juvenal Esteves). "A pele é todo um órgão sexual" (Sézary). Essas duas frases sintetizam o efeito sobre o psiquismo humano que o envelhecimento cutâneo acarreta e explicam o comportamento das pessoas diante das suas consequências.

A maturidade do *ego* é um elemento indispensável para que esta fase da vida seja aceita com serenidade. Shakespeare afirmou que a maturidade é tudo. Na realidade, maturidade significa reforçar o próprio *ego*, tornando-o mais resistente às frustrações e às dificuldades que o ser humano deve inevitavelmente enfrentar. A felicidade do homem está, portanto, no equilíbrio do próprio eu e a imagem ideal que faz do mundo e o mundo real; a capacidade de transportar o mundo real para o seu próprio mundo interior, sem que disso derive a amputação traumática da própria imagem.

Este equilíbrio muitas vezes é difícil de ser alcançado, pois o Homem, despreparado para o árduo trabalho de fortalecimento do *ego*, é frequentemente obrigado a conviver com um "*ego* frustrado" pela imagem ideal que lhe é imposta pelo ambiente cultural e debilitado pelas experiências sociais.

A Cirurgia Plástica é o instrumento que pode, muitas vezes, ajudar o indivíduo a se harmonizar consigo próprio, reencontrando um melhor equilíbrio com o seu contexto ambiental. É uma especialidade que frequentemente embasa o seu êxito na relação profunda entre o cirurgião e o paciente, sendo indispensável que o médico avalie se as necessidades da pessoa são compatíveis com o que a cirurgia possa vir a oferecer.

A RELAÇÃO MÉDICO-PACIENTE

Na Cirurgia Plástica, mais do que em qualquer ramo da Medicina, estamos expostos a pacientes com os mais variados distúrbios emocionais e frequentemente com uma ideia totalmente irreal de nossas possibilidades. É fundamental, portanto, uma análise criteriosa dos casos, avaliando-se cuidadosamente se a cirurgia poderá trazer benefícios reais ao paciente.

A maioria das pessoas hoje aceita, com tranquilidade, a necessidade de correção de deformidades congênitas ou adquiridas. Entretanto, ainda persiste certa dúvida quanto à importância da cirurgia estética, sendo muitas vezes conceituada como cirurgia da beleza.

Focalizando este tópico, Aufricht, com muita propriedade, disse: "O cirurgião plástico que lida com estas pessoas sabe que elas não se submetem à cirurgia por pura vaidade. A vaidade seria um desejo de exceder outras pessoas. No entanto, os pacientes, em sua grande maioria, desejam justamente o contrário. Querem passar despercebidos, livrando-se de características pouco atraentes".

Aqueles que consideram seu "nariz feio" nem sempre necessitam melhorá-lo. Porém, por o acharem fora de proporções, acabam desenvolvendo distúrbios psicológicos que irão influenciar não só sua expressão facial, como também a maneira de falar e agir.

O desejo, frisamos, não é de ultrapassar, é de igualar, como tão bem salientou William Mayo, na sua famosa frase: "man's divine right to look human".

Os avanços nas áreas da Psicologia e Psicanálise auxiliaram os portadores de deformidades que acabavam se isolando e, por conseguinte, não procuravam tratamento cirúrgico. Esses mesmos profissionais os encaminhavam aos Serviços de Cirurgia Plástica.

Nos casos de crianças portadoras de deformidade, a psiquiatria moderna aconselha à família não chamar atenção sobre o defeito, o que levaria ao agravamento do componente psicológico, dificultando o tratamento.

O relacionamento médico-paciente se baseia em confiança e comunicação. O médico deve procurar conhecer em profundidade a personalidade do paciente e seu desenvolvimento sociocultural. É fundamental que o paciente seja informado sobre as reais possibilidades do tratamento indicado, pois muitas vezes as expectativas do paciente excedem o que a Cirurgia Plástica pode oferecer.

Desejar um corpo harmonioso e sadio é normal. Mas, frequentemente se observa indivíduos portadores de deformidades mínimas que julgam ser responsáveis por seus insucessos afetivos ou profissionais. É necessário que, com humanidade e paciência, o cirurgião procure averiguar os motivos reais que transformaram uma pequena deformidade em um grande problema.

Evidentemente, para uma melhor avaliação de cada caso, é necessário contar com o auxílio de outros profissionais: psicólogo, psicanalista ou psiquiatra. Nos casos em que verificamos que o indivíduo exacerba uma pequena deformidade, a cirurgia traria pouco benefício. Por outro lado, outros pacientes, também portadores de pequenas deformidades, percebem que estas deformidades apesar de mínimas, interferem na sua autoconfiança e no seu desenvolvimento social. Nestes casos, quando bem selecionados, a cirurgia pode trazer grande benefício.

Quando o cirurgião percebe que o paciente necessita de orientação psiquiátrica, deve ter sensibilidade ao encaminhar o tratamento, pois muitas vezes o paciente e a família não só não aceitam, como ficam revoltados, sobretudo contra o cirurgião.

A importância da avaliação de pacientes com comprometimento psiquiátrico é determinar se a procura da cirurgia ou a percepção de sua deformidade envolve pensamentos de resultados mágicos ou ilusórios. O paciente paranóico é particularmente propenso a estas características, não devendo ser operado.

O diagnóstico psiquiátrico, no entanto, não pode ser usado isoladamente como indicação ou contraindicação para a cirurgia. Pacientes psicóticos ou neuróticos, dependendo de todos os componentes situacionais, podem se beneficiar com o tratamento cirúrgico.

O pré-operatório

É evidente que a primeira pergunta que um cirurgião plástico deve fazer a uma pessoa que o procura é "por quê?". Geralmente, nos casos de deformidades congênitas ou adquiridas, a motivação estará implícita, e a anamnese deverá enfocar, além dos aspectos gerais do paciente, seu componente funcional e psicológico. Nos casos em que se evidencia um componente fundamentalmente estético, devemos obter o máximo de dados sobre o perfil comportamental do paciente.

Existem certas atitudes que devem ser registradas como reveladoras de possíveis problemas pós-operatórios:

- maneira vaga e pouco precisa com que o paciente se refere ao defeito mencionado, ou excessiva inibição;

- pressa excessiva em operar-se, com irritação quanto à rotina pré-operatória, negando informações ao cirurgião (hábitos, motivo da cirurgia, passado clínico ou cirúrgico, etc);
- obsessão e desconfiança, questionando repetidas e minuciosas vezes quanto à técnica e ao resultado;
- segredo excessivo, exigindo confidência, com recusa de documentação fotográfica e rejeição dos cuidados pós-operatórios pelos assistentes, residentes e pessoal de enfermagem;
- indecisão excessiva;
- supervalorização de pequenos defeitos, tocando ou exibindo constantemente a área considerada "feia", tentando forçar o cirurgião a concordar com a sua opinião;
- exigência de reprodução de um modelo previamente escolhido (geralmente artistas ou pessoas famosas);
- determinação da técnica e procedimento que deverá ser adotado, ou seja, exigindo "fiel cumprimento das suas ordens";
- aspirações irreais quanto a mudanças em sua vida profissional, social, afetiva, etc., dos quais se pode esperar, mesmo com resultados excelentes, volta para cirurgias subsequentes.

Para que seja delineado o problema do paciente, deve-se considerar de início:

- o tipo de cirurgia desejada;
- a idade e o sexo;
- a história médico-cirúrgica;
- o comportamento durante a entrevista;
- o acesso do cirurgião ao estado psicológico do paciente.

Além dos itens que normalmente existem numa boa anamnese, seria de fundamental importância incluir algumas perguntas que dariam condições de avaliar o componente psicológico do paciente que procura a Cirurgia Plástica:

- Por que deseja operar-se?
- Desde quando teve a ideia?
- Alguém influenciou?
- Quando decidiu operar-se?
- Existem prejuízos funcionais, profissionais ou sociais?
- Sabe o que a cirurgia pode oferecer?
- Conhece algum resultado de Cirurgia Plástica?
- Fez ou está fazendo psicoterapia?
- Antecedentes hereditários: existência de doenças mentais na família;
- Antecedentes psiquiátricos;
- Infância: convulsões, sonambulismo, enurese noturna, terror noturno, traumas, desenvolvimento escolar, adaptação ao meio;
- Adolescência: vida sexual, nervosismo, fobias e medos, hábitos, adaptação ao meio;
- Internações prévias (clínicas, cirúrgicas);
- Fez algum procedimento prévio (toxina botulínica, preenchimento facial, enxerto de gordura, etc.)?
- Como reagiu às internações e/ou cirurgias?
- O que espera objetivamente da cirurgia?

Uma vez constatada a existência de distúrbio psicológico ou psiquiátrico, a situação que se apresenta fica incluída em uma das seguintes alternativas:

- Às vezes, a cirurgia plástica desencadeia problemas psicológicos;
- Nem toda alteração psicológica contraindica a cirurgia;
- Às vezes, a psicoterapia prévia prepara o paciente para o melhor resultado pós-operatório.

O psiquiatra Gifford (1984), analisando os aspectos emocionais do paciente de Cirurgia Plástica, chama a atenção para a dificuldade de reconhecer não o paciente psicótico, mas sim, aquele caso *bordeline*, escondido, predisposto ao resultado negativo.

O paciente de Cirurgia Plástica contrasta com o de Psicoterapia que recorre a métodos introspectivos. É o "mental *versus* a ação", é a ênfase sobre um aspecto físico como exteriorização de problemas internos.

O ato operatório

Nenhuma cirurgia é infalível, estando a Cirurgia Plástica, como qualquer outra, sujeita a uma série de complicações e acidentes que independem do cirurgião, e estão ligadas a anestesia, infecções, cicatrizes hipertróficas, etc. O ideal da forma ambicionada e a capacidade circulatória de um retalho por vezes se antagonizam. É necessária essa compreensão entre o cirurgião plástico e o paciente, para que um resultado tecnicamente bom seja apreciado pelo seu justo valor.

Na realidade, é ao cirurgião plástico que compete a decisão sobre o que é melhor para o paciente, pois tem uma correta formação técnica e visão aprimorada da anatomia funcional e estética. Mas os conceitos de ideal, de belo e de oportuno variam de pessoa para pessoa. Assim, o cirurgião deve saber escolher e atuar de modo a preencher aquilo que seu conhecimento lhe ensinou ser o melhor, mas respeitando e procurando avaliar corretamente as expectativas, as motivações e os desejos do paciente.

Muitas vezes, percebe-se que a simples correção do defeito referido pelo paciente não trará, por si só, grandes benefícios. Sente-se a necessidade de uma complementação com outra cirurgia (por exemplo: rinoplastia e mentoplastia). Entretanto, esta indicação paralela, que não foi referida pelo paciente, deve ser feita com cautela e somente após saber-se exatamente o que se pretende obter com a cirurgia. O especialista não deve se abster de indicar um procedimento associado, pois a meta é a procura dos melhores e mais completos resultados possíveis. No entanto, estas indicações podem ser a causa de problemas, despertando o paciente para um defeito que não sabia existir.

Devem-se levar em conta os possíveis erros de julgamento do cirurgião, principalmente na apreciação crítica pós-operatória. Muitas vezes ele é levado a estados de supervalorização de si próprio e excessiva autoconfiança, que nem sempre correspondem à sua real capacitação. Isso pode bloquear o relacionamento ideal entre o médico e o paciente, refletindo-se em tomadas de decisão sem a devida consideração do caso. É o complexo de Pigmalião, no qual o cirurgião-artista repete o drama do estatuário e se apaixona cegamente por sua obra. É levado a uma ideia de infalibilidade, deixando de tomar consciência de que a sua "escultura" está sendo executada num ser humano sob seus cuidados.

Assim, o cirurgião plástico deve ter perfeita noção crítica do seu paciente, de seu plano cirúrgico e de sua própria pessoa, cabendo-lhe a responsabilidade bem maior do que a programação e execução do ato operatório.

O pós-operatório

Foi John Davis o primeiro a relacionar alterações psicológicas após cirurgias plásticas.

São comuns e naturais as reações transitórias de ansiedade, apreensão ou depressão no pós-operatório, ocorrendo na grande maioria dos pacientes. É fácil entender que pessoas com deformidade de longa data, ou mesmo com deformidades congênitas ou adquiridas, quando se conscientizam da cirurgia, estão arriscando uma mudança em sua identidade.

Geralmente, estas reações ocorrem por volta do terceiro dia do pós-operatório e podem ser previstas, cabendo ao cirurgião plástico detectar as reações consideradas "normais" (*stress*) e as que requerem cuidados especiais. Aí estariam situações mais raras, como grave ansiedade, levando à despersonalização, crises de arrependimento, ideias de autodestruição, crises de agressividade contra o cirurgião, com grande agitação e excitabilidade.

Da mesma forma, reações de grande euforia, manifestações de gratidão exagerada, sugestões eróticas, devem ser percebidas com cautela, pois o que se pretende é o pós-operatório tardio, ou seja, a procura de um resultado físico e psíquico duradouro.

Mayer, em 1964, relatou que é entre os pacientes do sexo masculino que procuram a Cirurgia Plástica que se encontra a maior incidência de pacientes esquizoides e esquizofrênicos. Eles esperam resultados irreais do ato cirúrgico. Muitos tiveram dificuldade de relacionamento familiar ou desejam se libertar de quaisquer fatores que os identifiquem com o pai.

Conflitos ou desajustes sexuais e imaturidade no relacionamento com o meio social ou profissional podem levar o paciente a almejar uma cirurgia "miraculosa". Nestes casos, mesmo o mais brilhante resultado cirúrgico não trará mudanças efetivas na vida do paciente. Logo, violentas reações de desapontamento e decepção podem ser esperadas, com manifestações obsessivas de "procura de perfeição", fixando-se em mínimas cicatrizes ou imperfeições da cirurgia.

Outro fator a ser considerado no pós-operatório é que alguns pacientes podem ser influenciados pelo julgamento de outras pessoas. Por exemplo, um paciente com um resultado considerado ótimo poderá perder sua atitude positiva ao ouvir um comentário ou uma observação de pouco elogio quanto ao resultado.

Goin e colaboradores, em 1976, realizaram um estudo prospectivo de 20 pacientes do sexo feminino submetidas à ritidoplastia facial, revelando haver motivos secretos (às vezes inconscientes) que as levaram a procurar este tipo de procedimento.

Nenhuma delas apresentou qualquer distúrbio (tanto no pré ou pós-operatório). Dessas pacientes, 60% confessaram que os motivos declarados na avaliação pré-operatória eram, na verdade, insinceros, mesmo quando tinham prometido honestidade. A maioria não mentiu deliberadamente, mas somente se deram conta do real motivo após a cirurgia. Alguns destes motivos secretos foram: medo de envelhecer, problemas no casamento, desejo de conquistar uma melhor posição profissional.

Nas pacientes cuja motivação não mudou, constatou-se desde o início a intenção de alterar o relacionamento com outras pessoas (familiares, amigos, etc.). Um achado curioso é que o alto número de motivações secretas não interferiu na satisfação demonstrada com o resultado da cirurgia, mesmo quando se tratava de motivação não realista. Por exemplo, uma paciente que, no fundo, visava a reconquistar o marido, mesmo tendo sua ambição frustrada, não apresentou diminuição do grau de satisfação com a cirurgia. No entanto, os autores ressaltam que todas essas pacientes não apresentavam desvios psicológicos sérios; caso contrário, poderiam ocorrer descompensações no pós-operatório.

CONSIDERAÇÕES FINAIS

No momento em que o Homem descobriu o mundo e a si mesmo, criou o seu próprio Deus e partiu para a busca do conhecimento.

Nas últimas décadas ocorreram descobertas surpreendentes, principalmente no campo da biologia celular e molecular, que culminaram com o mapeamento genético humano através do Projeto Genoma. A compreensão de cada gene em sua complexidade confirmaria a ideia de que todo o conhecimento médico está nas ciências experimentais.

Paralelamente a este progresso, surgiram questões bioéticas, como, por exemplo: Como controlar o acesso às informações contidas no código genético de cada indivíduo? Quem será beneficiado pelas modalidades de diagnóstico e terapia genética?

Uma estimulante nova fronteira para a Cirurgia Plástica já é uma realidade em outras especialidades cirúrgicas – a criação pelo Homem de tecidos e órgãos, conhecidos como "neo-órgãos". A pesquisa genética e a manipulação de fatores do crescimento permitirão a reorganização das células, formando novos tecidos. Assim, órgãos complexos serão totalmente "construídos".

O ser humano prossegue na incessante busca da eterna juventude e da imortalidade. Compreender os processos biológicos do envelhecimento é um dos grandes desafios da Ciência. A Engenharia Genética poderá retardar esse processo, impedindo a degradação celular. A descoberta e a manipulação dos "genes do envelhecimento" representarão finalmente a realização do sonho de Fausto de juventude eterna?

O Homem, ao ingressar no terceiro milênio, tem a sensação que o mundo gira cada vez mais rapidamente com os incríveis avanços da tecnologia e dos meios de comunicação. Mesmo assim, ele está redescobrindo a importância de resgatar a autoestima, o que reflete uma profunda certeza na importância de estar em harmonia consigo mesmo e com "o admirável mundo novo".

AGRADECIMENTOS

À Assessora Geral, Sra. Luzia Ghosn, que colaborou na versão inicial e novamente na conclusão do livro "Psicossomática Hoje".

Ao Dr. Francisco Salgado, Professor-assistente da PUC e do Instituto Carlos Chagas, que realizou eficaz revisão e atualização desta nova edição.

Professor Ivo Pitanguy.

Professor Titular de Cirurgia Plástica. Pontifícia Universidade Católica do Rio de Janeiro e Instituto de Pós-Graduação Carlos Chagas – Rio de Janeiro. Visiting Professor, I.S.A.P.S. Membro Titular da Academia Nacional de Medicina. Membro Titular do Colégio Brasileiro de Cirurgiões. Patrono da Sociedade Brasileira de Cirurgia Plástica. F.I.C.S. – F.A.C.S. Membro da Academia Brasileira de Letras.

REFERÊNCIAS

Abt, V. et al. The impact of mastectomy on sexual self-image and behavior. *J. Sex. Educ. Marital The.*, v. 4, n. 2, p. 45, 1978.

Aguirre, J. O. *Dismorfofobia y cirugia estetica*. Comunicação pessoal, 1975.

Byhan, A. La civilisatin caucasiene. Paris: Payot, 1936.

Burgoyne, R. et al. Intraoperative psychological reactions in face lift patients under local anesthesia. *Plastic. Reconstr. Surg.*, n.60, p. 582, 1977.

Carlsen, L.; Slatt, B. *The naked face*. Ontario: General, 1979

Cash, T. et al. Aesthetic surgery: effects of rhinoplasty on the social perception of patients by others. *Plastic. Reconstr. Surg.*, n. 72, p. 543, 1983.

Cline, C. J. Psychological aspects of breast reduction surgery. In: Goldwyn, R. M. *Reduction mammaplasty*. Boston: Little Brown, 1984

Freyre, G. Homem, cultura e trópico. Inst. Antrop. Fac. Méd. Univ. Recife. Publ. 1, 1962.

Gallian, D. M. C. A (re)humanização da medicina. Psiquiatria na Prática Médica – Departamento de Psiquiatria – UNIFESP/EPM, 04 de julho de 2001.

Gifford, S. Cosmetic surgery and personality change: a review and some clinical observations. In: Goldwyn, R. M. *The unfavorable result in plastic surgery*. Boston: Little Brown, 1984.

Gillies, H.; Millard, D. R. *The principles and the art of plastic surgery*. Boston: Little Brown, 1957.

Gobineau, J. A. *Ensayo sobre la desigualdad de las razas humanas*. Barcelona: Apolo, 1937.

Goin, M. K. et al. Face-lift operation: the patient's secret motivations and reactions in 'informed consents'. *Plastic. Reconstr. Surg.*, n. 58, p. 273, 1976.

_____. The psychic consequences of a reduction mammaplasty. *Plastic. Reconstr. Surg.* n. 59, p. 273, 1977.

Jacobson, W. E. et al. Psychiatric evaluation of male patients seeking cosmetic surgery. Plastic. *Reconstr. Surg.* n. 26, p. 356, 1960.

Mac Gregor, F. C.; Shaffner, B. Screening patients for nasal plastic operations. Some sociologic and psychiatric considerations. *Pychosomat. Med.* n. 12, p. 277, 1950.

Maltz, M. *New faces, new futures*. New York: Richard Smith, 1936.

Mead, M. *La antropologia y el mundo conteporaneo*. Buenos Aires: Siglo Viente, 1973.

Meyer, E.; Edgerton, M. T. *Pychology of certain patients seeking plastic surgery*. Bull. Johns Hopkins Hosp., v. 11, n. 5, 1957.

_____. Psychiatric aspects of plastic surgery. In: *Converse, J. M., Reconstrutive plastic surgery*, v. 1, 1964.

Millot, J. *Biologie des races humaines*. Paris: Armand Colin, 1952.

Pennisi, V. R. Timing of breast reconstrution, after mastectomy. *Clin. Plast. Surg.*, v. 6 n. 1, p. 31, 1979.

Pitanguy, I. Cirurgia Plástica – conceito da especialidade. *Rev. Bras. Cir.*, n. 40, p. 47, 1960.

_____. Jaimovich, C. A.; Shvartz, S. Avaliação de aspectos psicológicos e psiquiátricos em cirurgia plástica. *Rev. Bras. Cir.*, n. 66, p. 115, 1976

_____. Aesthetic plastic surgery of head and body. Heildelberg: Springer, 1981.

_____. et al. Abdominoplastia – algumas considerações históricas, filosóficas e psicossociais. *Rev. Bras. Cir.*, n 72, p. 380, 1982.

_____. Caldeira, A. Aspectos filosóficos e psicológicos da cirurgia do contorno facial. *Anais do Simpósio Brasileiro do Contorno Facial*, São Paulo, 1983.

_____. "Quo Vadis Doctor". *Rev. bras. Cirurgia*, 8(6): 257-262, 1983.

_____. Direito à beleza. Rio de Janeiro: Record, 1984.

_____. et al. Perspectivas filosóficas e psicossociais do contorno corporal. *Rev. Bras. Cir.*, n. 75, p. 109, 1985.

_____. Aprendendo com a vida. São Paulo: Editora Best Seller, 1993.

_____. et al. Iatrogenia em Cirurgia Plástica. *Rev. bras. Cirurgia*, v. 87, n°. 1: 33-47, 1997.

_____. Bioética em Cirurgia Plástica. In: Urban Cícero de A. – Bioética Clínica, p.378-383. Revinter, Rio de Janeiro, 2003.

Oliveira, A. B. A Evolução da Medicina; até o início do século XX. São Paulo Pioneira/ Secretaria de Estado da Cultura, 1981.

Oliveira, S. C. Psicólogo in Formação. *Revista Científica da Faculdade de Psicologia*, Universidade Metodista de São Paulo, ano 4, n° 4, jan./dez. 2000.

Schacter S.; Singer, J. E. Cognitive, social, and physiological determinants of emotional state. *Psychol. Rev.*, n. 69, p. 379, 1962.

Vilain, R. Some considerations in surgical alteration of the feminine silhouette. *Clinics Plast. Surg.*, v. 2, n. 3, 1975.

27

OBESIDADE: UM DESAFIO

Alexandre Kahtalian

Bárbara gostava somente de pedir coisas. Pedia e engordava.

Por mais absurdo que pareça, encontrava-me sempre disposto a lhe satisfazer os caprichos. Em troca de tão constante dedicação dela, recebi frouxa ternura e pedidos que se renovavam continuamente. Não os guardei todos de memória. Preocupava-me exclusivamente em acompanhar o crescimento de seu corpo, que se avolumava à medida que lhe se ampliava a ambição. Se ao menos ela desviasse para mim parte do carinho que dispensava aos objetos que eu lhe dava, ou não engordasse tanto, pouco me teriam importado os sacrifícios que fiz para lhe contentar a mórbida mania".

(Bárbara – "Os dragões e outros contos" – Murilo Rubião – Editora Movimento – Perspectiva – 1965).

A obesidade e suas múltiplas facetas constituem um desafio em várias áreas do conhecimento humano, na Clínica, na Epidemiologia, na Nutrologia, na Sociologia, na Psicologia, assim como na área da terapêutica.

Muito se tem escrito sobre o tema e inúmeros trabalhos apareceram nas últimas décadas fazendo frente a este desafio, avançando o conhecimento sobre sua complexidade. Há várias categorizações sobre a obesidade, e junto com a bulimia e a anorexia constituem transtornos alimentares que têm aparecido mais frequentemente na clínica e nos noticiários da mídia.

Pelo fato de a obesidade constituir-se em modelo de investigação multidisciplinar, daremos ao assunto um tratamento mais voltado à área profissional que lida diretamente com ele. Esta escolha, entretanto, não pretende esgotar o assunto, mas na medida do possível, daremos destaque à experiência vivida, focalizando os aspectos emocionais envolvidos por esta problemática complexa no campo da clínica.

Circunscrever este campo implica evidentemente dar a medida dele, o que não significa desmerecer outros, como o da constituição, por exemplo, que tem peso relevante na obesidade e, portanto, não pode ser esquecido. Assim, não iremos abordar e listar todos os elementos envolvidos no estabelecimento da obesidade e matéria de preocupação da classe médica e de outros segmentos profissionais, por existir vasta literatura a respeito – balanços energéticos, atividade física, genética da obesidade, alterações endócrino-metabólicas, neuropsiquiatria, a não ser quando elementos de natureza psicológica estiverem interligados.

Devemos salientar que grande parte da preocupação com a obesidade é decorrente das consequências que acarreta no campo médico-psicológico pela invalidação relacional e social, principalmente como agravante de várias entidades clínicas, nas quais constitui-se em sobrecarga: aparelho circulatório, aparelho respiratório, locomotor (Burland, 1974; Wilson, 1969). A prevalência da obesidade vem crescendo no mundo todo e já é assunto de saúde pública em alguns países do mundo ocidental. Já existe inclusive esta preocupação com o incremento da obesidade infantil em colégios e instituições, com a chamada "junk food", que é excessivamente calórica. A OMC utiliza o IMC (índice de massa corpórea) para caracterizar os graus de obesidade, dividindo-se o peso corporal em kg pelo quadrado da altura, em m^2. A obesidade grau I é quando se tem um IMC entre 30 a 34,9 kg/m^2. Grau II é quando o IMC se situa entre 35 a 39,9 kg/m^2, e grau III é quando o IMC é maior que 40 kg/m^2 (grandes obesos). Tal critério é apenas classificatório para fins de discriminar procedimentos terapêuticos, pois não leva em consideração compleição física na avaliação do tecido adiposo excedente.

Por outro lado, a experiência universal da cura do obeso é ainda muito precária e a experiência brasileira não foge a regra. Êxito duradouro é a palavra chave, e a ciência até hoje não deu mais consistência na obtenção de resultados terapêuticos de sucesso. O fracasso e a frustração quanto aos diversos tipos de tratamentos são partilhados por todos, quer no campo clínico quer o no psicológico-comportamental. É verdade que se pode obter bons resultados com algumas técnicas e métodos, porém quando se comparam experiências e se tabulam resultados, a resposta é decepcionante quanto às pretensões científicas no processo de cura.

Congressos e mais congressos relatam experiências utilizando métodos e critérios duvidosos, particularmente presentes em grupos hospitalares conceituados, muitas vezes particulares. O empirismo que expressam salienta geralmente a ideologia de grupos profissionais sobre a concepção da obesidade e, paradoxalmente, à semelhança do comportamento leigo, mostrando as lacunas cognitivas de tal complexidade. Assim é que neste campo onde a ciência dá poucas respostas, pululam aspectos mágicos e místicos a respeito do tratamento. Vasta literatura de livros e revistas, tipo "coma e emagreça", "dieta da Lua", etc., aparelhos massageadores, próteses, poções, injeções e agulhas milagrosas infestam o imaginário do obeso e da população em geral. É o espaço da crença, da fé, da religiosidade. Afinal, qual é a diferença entre a agulha na orelha e a dieta ortodoxa que não emagrece? (Yudkin, 1974).

Neste vasto campo movediço, interdisciplinar, o presente trabalho tentará iluminar os aspectos emocionais do tema, relacionados a singularidade do ato terapêutico dentro do campo da Psicologia Médica na conjuntura atual.

CONCEITUAÇÕES

A obesidade implica abordar a fome no seu recorte psicossocial, embora a fome e a sede sejam duas da mais poderosas forças motivacionais conhecidas. As expressões populares como "sede de vingança", "insaciável desejo de riqueza", "fulano é um pão", "fome de poder", "coma feijão e apareça" mostra-nos como é tardia a percepção pela classe profissional dos aspectos emocionais envolvidos, hoje bem mais aceita com a abordagem interdisciplinar.

Na década de 1930 era usual atribuir a obesidade aos "distúrbios das glândulas endócrinas", somente a partir das décadas de 1940 e 1950 que uma aproximação de natureza psicológica passou a receber maior ênfase, graças aos trabalhos de Bruch (1943), Rascovsky (1950), Fenichel (1966) e outros.

É necessário salientar, entretanto, não ignorando o lado constitucional em que proponho conceituar a obesidade como expressão sintomática de conflitos internos e externos, que se realimentam como um mecanismo de *feedback*, levando ao acúmulo adiposo.

Perceber o distúrbio, visto pela observação integral do paciente, como conceituado pela medicina antropológica, que procura evidenciar o quanto as doenças e as disfunções se inserem na biografia do indivíduo, conferindo singularidade, é, a meu ver, a que mais se aproxima da questão da obesidade.

Vale dizer que, a quantidade de tecido adiposo conta uma história que por vezes é dramática, grave, duradoura /removível ou eterna. Mas sem dúvida alguma plena de frustrações. Podemos dizer que a quantidade de tecido adiposo e o tempo de sua existência já denotam o grau de dificuldade e, em nossa experiência, revelam desde logo as possibilidades de êxito da tarefa assistencial. Assim, obesidades de longa duração e os chamados "grandes obesos" impõe limites bem estreitos de redução ponderal, ao contrário das obesidades do tipo "reacionais", àquelas que se instalam a partir de crises existenciais recentes ou traumas (gravidez, processo de separação, lutos, etc.).

Abordar a obesidade necessariamente nos leva a aprofundar a questão da ingestão calórica excessiva e dos aspectos formais do corpo.

A QUESTÃO DA FOME E DO APETITE

Por que se tem fome? Evidentemente não podemos ignorar a necessidade do ser humano de regular o balanço energético que visa a satisfazer as necessidades fisiológicas de crescer, de desenvolver, de locomover-se e de realizar o trabalho biológico da máquina humana. Mas nem só para isso, pois a ingestão alimentar interessa, além da Fisiologia, à Psicologia, à Antropologia, à História, à Patologia, à Estética e à Culinária.

Por conseguinte, se comer um bife com fritas ou tomar um sorvete é tão complicado para os obesos, mais complicado ainda é entender a diferença do bife com fritas e do sorvete para cada um. Ou seja, quando é que comemos por *fome* ou por *desejo*? Aqui temos que introduzir e enfatizar a diferença da noção de instinto-pulsão (Trieb) com a de instinto animal (Instinkt) assinalados pela obra freudiana. Essa diferença faz toda a diferença fundamental. A fome, dita biológica, é desagradável, dolorosa, enfraquecedora, admitindo somente comida como objeto de remoção. Nesta contingência, podemos dizer que o *centro da fome* e o *centro da saciedade* (Mayer, 1972; Anand, 1974), situados no Hipotálamo, são os mecanismos biológicos reguladores e preponderantes da necessidade de produzir fome e da procura de alimentos para a saciedade. Existe farta literatura a respeito desses centros e de seus mecanismos (Jolliffe, 1952) que não cabe detalhar aqui e que servem de base para experimentações neurofisiológicas e para a farmacologia da fome. Já o *apetite* procura o prazer, a satisfação libidinosa, implica qualidades, sabores, não obedece a reservas calóricas e nem a toma como referencial. É o que no dizer de Brillat-Savarin (1960): "para a espécie humana é um privilégio comer sem ter fome e beber sem ter sede".

Já do ponto de vista do instinto animal (fora do cativeiro), a procura alimentar só se efetua quando as reservas calóricas exauridas a originam. Portanto, para o apetite, a comida é procurada como um tranquilizante prazeroso. O apetite, como sugere Miller (1966), é submetido a um múltiplo controle que envolve várias partes do cérebro que operam sob estímulos sensoriais, como gosto, olfato, distensão abdominal, processos metabólicos e fatores psicológicos.

Freud, no princípio do século passado, já vira esta diferença entre o instinto (pulsão) humano e o animal, mostrando que para o ser humano o objeto de gratificação do instinto é variável e que o homem nem sempre ingere comida *como alimento*. A pulsão no final da cadeia do *desejo* oral é aberta; em outras palavras, quando a criança busca o seio da mãe, não está envolvida apenas uma satisfação alimentar; porém, sim, existe uma significativa troca de experiências amorosas e frustradoras que vão ser vividas como prazerosas ou desprazerosas. Formam a base psicológica da aceitação e da rejeição, que em níveis psicanalíticos podem ser identificados com uma série de processos mentais complexos, que não serão especificados aqui.

Hilde Bruch (1940, 1961), ao lidar com crianças obesas, verificou que nesta troca de experiências da interação mãe-filho haveria um aprendizado, que em muitos casos por ser defeituoso, pode gerar uma uniformidade de resposta apaziguadora das ansiedades da criança pela alimentação repetitiva no primeiro ano de vida. Exemplificando, existiriam diferentes tipos de choro (comunicação), que é uma manifestação extra-verbal da criança dirigidos à mãe, e que receberiam somente como resposta o alimento, como o desconforto criado pelo frio da fralda molhada, cólicas, etc. Esta interação dos primeiros meses de vida é vivida pela região oral da criança, e é através dela que vai perceber o mundo e o ambiente relacional que a cerca. Tais vivências primitivas vão servir ao psiquismo infantil como modeladora de respostas futuras, que mais tarde ficam ampliadas pelas diversas interações do desenvolvimento infantil com as relações do seu ambiente familiar. É conhecido de todos nós a experiência da criança, que após ter aprendido a andar e mesmo a falar, coloca na boca cada novo ou antigo objeto, às vezes mastigando-o e deglutindo-o.

Assim, podemos ter distorsões desse tipo em pessoas adultas, que colocam comida onde poderia se ter uma pessoa desejada, por exemplo. Às vezes comer tem a conotação de ato sexual, frequentemente expresso em conversas sociais como "comi fulana (o)" ou em cenas cinematográficas onde sexo e comida se mesclam (Tom Jones, 9 ½ Semanas de Amor, Império dos Sentidos e muitos outros).

Nem sempre só isso é o que se passa: pode-se comer com raiva, vorazmente, mastigando torto para destruir o alimento. O sentimento é o de hostilidade e principalmente para quem se ama ou teme. Estamos diante da forma canibalística (Freud – Abraham) que procura adquirir as qualidades daquilo que é devorado, como força, exuberância física, etc. As tribos que praticavam canibalismo o faziam para incorporar sua força, poder, bravura e resquício dessa atitude pode ser observado em rituais religiosos, como, por exemplo, na ingestão ritualística católica da hóstia, como recebimento do corpo sagrado e divino, como proteção purificadora. Frequentemente se pode observar este fervor místico nos consumidores de alimentos ditos "naturais" e que criam teorias alimentares muitas vezes em desacordo com a ciência e a Nutrologia, invocando obtenção de curas, benesses, salvaguardas mágicas e grandiosas.

Porém, não se pode negar que há crianças com maior voracidade, e é notório que a satisfação dessa voracidade pode se estender por toda a vida do indivíduo. Tais pessoas não sofreram a contenção dessa voracidade por ausência de boa frustração materna, proporcionadas por mães ditas benevolentes, protetoras. Muitas vezes os profissionais ficam perplexos com pacientes que dizem não poder suportar ou resistir a um prato saboroso, uma sobremesa açucarada. É no dizer do psicanalista Fenichel (loc. cit) uma *adição* sem *droga*, comparando o comer contínuo, muitas vezes compulsivo, a uma toxicofilia do tipo alcoolismo, drogas, etc.

Podemos, simplificadamente, dizer que o mundo familiar e o ambiente externo são os modeladores da experiência fantasiosa no período da "incorporação oral" da infância e que vão se reproduzir mais tarde em vida adulta (Paiva, 1982). O vinho de hoje, a torta de nozes, foram o leite da mamãe ou a sua falta: o que entrou junto ou deixou de entrar, o paraíso e o inferno.

É, principalmente, na vivência familiar que podem ser detectados múltiplos comportamentos e fantasias quanto ao significantes comer e aumentar o peso. Como esquecer aquele misto quente quando se acompanhava mamãe às compras, o pastel de nata da cozinheira? Ou então, as recusas a comer às refeições, para provocar raivas materna ou paterna?

IDENTIFICAÇÃO E IMAGEM CORPORAL

O processo ao qual a Psicanálise deu grande significação e pelo qual a criança, de modo inconsciente e automático, elege ideais, valores, exerce comportamentos à semelhança de sua constelação familiar que admira, ama, teme, tem no seu aspecto corporal elementos importantes para a compreensão do obeso.

O corpo e a vivência do corpo fazem na mente do obeso uma imagem corporal que pode adquirir múltiplos significados. Às vezes se observa a ideia de força muscular associada ao maior aumento corporal, outras vezes a de gravidez, de pessoa adulta, etc. Existem trabalhos que demonstram nos grandes obesos que perderam grande quantidade de tecido adiposo, o aparecimento de crises psicóticas, e os achados de imagem corporal traduziam a ideia de terem se esvaziados, perdido força, parte de si mesmos (Glucksman, 1969). Uma espécie de fantasmatização do que se perdeu. O fato é que a imagem corporal em pacientes com dificuldades ponderais é em geral distorcida da realidade externa, porque tais imagens se associam a aspectos idealizados ou patológicos que refletem dificuldades internas profundas de aceitar o próprio corpo.

As imagens corporais são introjetadas, porque no processo de identificação com figuras representativas da constelação familiar, por vezes, se travam conflitos entre o que se é, o que se deseja ser e o que pode ser. Podemos observar, de modo geral, quando o paciente se identifica nos aspectos mais doentios com as figuras de pais e parentes obesos, a tarefa profissional de redução ponderal é bastante infrutífera, requerendo muita vigilância. Em terapia de grupo realizada por mim e pela Dra. Ana Maria Saraiva, pudemos verificar que o papel da gordura corpórea indicava ser uma espécie de isolamento e de proteção quanto às ansiedades vividas (Kahtalian, 1977). A ideia de retirá-la trazia ansiedade, caos, pânico. A perda de peso vivida como ser roubado, espoliado. Retirar o peso trazia implícito o aparecer de algo mais profundo, temido e indesejado. Constituía também uma forma de controlar os pais. Quem já lidou com pacientes obesos sabe que, muitas vezes, o paciente exige, requer e cobra controle do médico ou profissional sobre si mesmo. Quando o profissional exerce este controle, passa a reclamar, se autocensura e, mais adiante, abandona-o. Verificamos também que os pacientes temem a cura e é frequente que ao se aproximar a alta em pacientes que possuem algum grau de resiliência, a alta vai sendo sabotada, porque o peso de alguma forma os mantinham ligados ao terapeuta.

Já estabelecida a obesidade, o paciente passa a viver em função das dificuldades que a sobrecarga de peso lhe traz. É nesta situação que vários aspectos ligados a gordura excessiva passam a incomodar o obeso: adinamia, dificuldade de executar o ato sexual, limitações quanto a locomoção e acomodação em lugares públicos, praias, atividades sociais e esportivas. Sentimentos de vergonha, de inferioridade e grande dificuldade na comunicação pessoal.

O excesso de peso constitui-se num aleijão, em muleta que tem que se carregar para o resto da vida. Serve o excesso de peso no corpo à função de localizar toda a angústia e toda sorte de dificuldades emocionais. A localização (somatização), entretanto, para muitos traz tranquilidade ou paz. O indivíduo, ao viver e ao aceitar (internamente) a obesidade e de tê-la como fonte de todas as desgraças de sua vida, já possui as condições de exercer um controle. Ele já não precisa mais pensar em dificuldades emocionais ou conflitivas e sim em *controlar* o peso. A balança passa a ser o termômetro do contato consigo mesmo.

É importante frisar que a imagem corporal (Schilder, 1950; Lacan, 1966) só se constitui no inconsciente em presença do "outro"; é relevante conhecer este padrão para a questão terapêutica, porque, como disse, implica em significados de *ego* corporal, que quando olvidados, trazem dissabores e incompreensão para a dupla profissional-paciente. Assim, muitos tratamentos são sabotados, porque a força inconsciente que faz restaurar a imagem corporal prévia, introjetada na infância, é maior que a força da nova imagem recém adquirida (pela perda ponderal), que precisa ser incorporada na realidade psíquica destes pacientes, após tratamento exitoso.

OBESIDADE E DOENÇA MENTAL

A obesidade tem sido associada a vários tipos de psicoses e de neuroses; porém, é bom salientar que voracidade, ganhar ou perder peso é meramente uma parte do problema a ser enfrentado. No grupo das psicoses, a doença maníaco-depressiva (DMD) é a mais frequente (Berblinger, 1969) e é mister assinalar a exuberância de situações depressivas nos quadros de neuroses. Incontestavelmente, a maioria dos obesos apresentam mais traços psiconeuróticos do que a população não obesa, sobejamente demonstrado pelos trabalhos de Stunkard (1969), que chegou a determinar padrões de comportamento alimentar, aos quais denominou de "night eaters" e de "binge eaters"

Os "night eaters" seriam caracterizados por anorexia matutina, hiperfagia noturna, insônia, havendo ainda alguma ritmicidade na ingestão calórica. Os "binge eaters" seriam pessoas que teriam atos compulsivos de comer, às vezes súbitos, ingerindo grande quantidade de comida, seguidos de agitação e autocondenações. Podem estar associados hoje ao que se denomina *Bulimia*, transtorno alimentar mais severo e que não será especificado neste trabalho. Existem outros tipos de comportamento alimentar que levam à obesidade, os denominados "couch potatoes", que são pessoas que ficam sentadas vendo televisão e comendo pipocas, bolachas, salgadinhos, etc.

Mas o que podemos supor é que classificações como essas têm seu valor descritivo, porém não nos dão uma ideia da dinâmica mental dos processos envolvidos. Comer pode significar o desejo hostil de erradicar um inimigo, a necessidade de receber amor, de segurança, de medo de sofrer privações, de reação a perdas, de separações, etc.

Quem quer se aprofundar na relação médico-paciente descobre que o ato de comer se liga à sexualidade, no sentido dado por Freud, e que o paciente, ao procurar o profissional, se encontra na contradição de que conscientemente deseja emagrecer. Porém, forças antagônicas inconscientes levam-no a rejeitar qualquer tipo de proibição ou restrição que possa significar um corte no seu desejo oral de incorporação da pessoa (objeto amoroso) amada. Lida-se com ansiedades, que pela dificuldade de discriminar tanto para o médico como para o paciente, limitando-se ou proibindo-se a comida e não o objeto amoroso, sendo que ambos acabam frustrados.

Por vezes, a necessidade de posse da pessoa amada ausente só é sentida quando o indivíduo está consigo mesmo, sozinho, criando ansiedades do tipo depressivo, que é o que ocorre com muitos pacientes que "assaltam" a geladeira, que comem tarde da noite, vendo televisão ou lendo. Evidentemente esta procura alimentar se faz na tentativa de apaziguar e restaurar um equilíbrio precário dos aspectos narcísicos do *self* fragilizado, dependente e esvaziado.

> "Consequentemente não há justificativa para negar que o prazer estético entra na experiência do "gourmet" ou, então, para negar o título de artista ao que obtém satisfação em produzir seus "souflées", por delicadas e efêmeras que estas obras de arte possam ser"
> (W.R.D. Fairbairn, psicanalista inglês)

NARCISISMO E *SELF* OBJETO ALIMENTAR

É interessante destacar que o tipo de alimento procurado exerce importância na questão do nível de saciedade que a experiência de saciedade do apetite impõe. Indiscutivelmente, a sabedoria notória de que comida apazigua é bem antiga e é utilizada por babás, companhias de aviação, rituais festivos de passagem, etc. Todavia, o que quero comunicar é que o tipo de alimento e o grau de fixação a ele é relevante para indicar as dificuldades que a tarefa terapêutica coloca, como, por exemplo, a fixação a adocicados, que denota maior dificuldade, está mais primitivamente fixado à etapas do desenvolvimento emocional do que a fixação pelos salgados. Na experiência clínica, é mais difícil manejar com açucarados, diferentemente dos salgados, que entram mais tarde na alimentação infantil. Além do que, o paladar está bastante impregnado no desenvolvimento emocional infantil. Em minha experiência, esta sensibilidade dos primeiros anos de vida está associada ao gosto, ao olfato, ao brincar com o alimento e com a ingestão calórica excessiva na experiência da maternagem.

Tais aspectos aqui assinalados são muito pouco aprofundados pelos profissionais que, em geral, não investigam nas entrevistas anamnésicas os acontecimentos precoces da instalação da obesidade. Assim, podemos dizer, à guisa de ilustração, que a ingestão de refrigerantes gaseificados e calóricos, ou de cerveja ou chope, não se faz pela qualidade do doce ou do malte ou de outro cereal envolvido na fabricação. Ela se faz, em realidade, para restaurar a ingestão gasosa ocorrida durante a maternagem, pois tais bebidas sem o gás (CO_2) não se venderiam. É, portanto, a procura de um contato em nível gasoso da experiência gratificadora da relação mãe-bebê.

Consequentemente, é aqui que a gastronomia encontra seu terreno, e sem dúvida alguma deixa suas marcas culturais, que são transferidas de uma geração para outra, naquilo que distingue o que se convencionou chamar de comida italiana, libanesa, japonesa, francesa, etc. Isto é bom frisar, visto que pode ser um empecilho para tratamentos dietoterápicos, pois frequentemente os pacientes acabam por sabotar a rigidez e a fixidez das dietas hipocalóricas que são prescritas habitualmente.

PAPEL DA RELAÇÃO PROFISSIONAL-PACIENTE

A relação profissional-paciente é fundamental. Se o médico ou outro cuidador não conseguir manter um bom contato com o paciente, sem dúvida alguma, pouco ou nenhum êxito terá. Exemplo disto é a ronda de profissionais que cuidam da área, recorrendo aos mais variados tratamentos.

Sabe-se também que o obeso tem enorme dificuldade em associar a hiperfagia ou a polifagia com situações emocionais que atravessa ou que atravessou. Tem enorme dificuldade em conectar a excessiva ingestão com situações de ansiedade, depressão ou medo (Kahtalian, 1977; Quileli, 1982).

Outro fato frequente é a negação para si próprio dos atos de comer diante dos seus médicos, como aspecto maníaco de defesa. Outras vezes é a mentira que é de difícil abordagem. Se o paciente mantém o hábito de mentir sobre idas à geladeira, confeitarias, fica realmente muito difícil a abordagem, e ela, a mentira, passa a ser uma forma de controlar o profissional, imobilizando-o, o que de resto despertará raiva e descontentamento nele.

A agressividade nestes pacientes é muito reprimida; muitas vezes manifestada como forma de enganar o profissional, fazer artes, desfazer compromissos. É comum ver um profissional insatisfeito com o andamento do tratamento, pois percebe que existem nítidas transgressões alimentares, e usualmente utiliza-se da bronca, conseguindo bons resultados nas próximas consultas. Tem-se a impressão que o pito funcionou, porém essa intervenção tem um potencial muito pequeno para conter tais transgressões e, geralmente, o paciente volta a transgredir. Daí para frente o tratamento desanda e o paciente retorna a uma situação já vivida em sua vida, quando a transgressão foi necessária devido a uma necessidade situacional de transgredir. Entendo que tais momentos devam ser explorados, deixando a agressividade oculta aparecer para que o tratamento se tornasse mais efetivo. O gordo sorridente e bonachão pode estar mascarando maniacamente uma situação interna desconfortável, que desconhece psiquicamente e que nega quando apontada pelo terapeuta.

Queremos enfatizar que, nos últimos anos, (Fandino, J. et al., 2004; Vasques, F. et al., 2004) surgiu a possibilidade de cirurgia bariátrica com suas técnicas restritivas ou disabsortivas para os pacientes dito "desafios", ou seja, os chamados grandes obesos. A cirurgia, seguindo padrões já estabelecidos pela interdisciplinaridade, implica em acompanhamento psiquiátrico e psicológico antes, durante e após o ato cirúrgico. O que se pretende é estabelecer pelo processo cirúrgico *o controle* da ingestão calórica por um processo externo superegoico. A seleção tem que ser rigorosa por causa de complicações pós-cirúrgicas. São candidatos os pacientes com peso acima de 40 kg/m² ou maior de 35 kg/m² com quadros de dislipedemia, diabete, hipertensão arterial, apneia do sono, etc. Pacientes com distúrbios psiquiátricos graves devem ser recusados. São pacientes narcísicos, bastante regredidos, e a tarefa médica talvez seja deixá-los com o excesso de peso, pois foi o que conseguiram obter para si para ter alguma harmonia interna.

Numa outra vertente, todos temos notícias do sucesso relatado em jornais e revistas das chamadas clínicas de emagrecimento, algumas com credibilidade científica. Como passo inicial são benéficas, mas, sem reforço sucessivo, tais tratamentos tendem a fracassar. Algumas utilizam recursos duvidosos (bandagem, fornos, injeções, etc.), mas conseguem êxitos transitórios que, ao meu ver, se deve mais à relação enfermeira-paciente, às consultas diárias, uma vez que dietas hipocalóricas todo mundo sabe receitar, desde revistas até da amiga da amiga da cozinheira. O fato é que muitos pacientes procuram profissionais, apesar de saberem fazer dieta, porque gostariam de fazer uma verdadeira relação profissional-paciente.

Neste sentido, a biografia do indivíduo passa a ter um papel relevante no eclodir da obesidade. É comum a obesidade iniciar-se no primeiro ano de vida, início da escolaridade, da puberdade, após casamento, gravidez, menopausa, cirurgia de amígdalas, de útero e outros acontecimentos. Quero dizer que é fundamental para uma boa relação profissional-paciente a compreensão global da história que permita ao profissional exercer melhor o seu papel terapêutico. Frequentemente se observa que organizações leigas, homeopatas, curiosos têm a força terapêutica que os profissionais de saúde abdicaram, pois preferem se dedicar a estabelecer balanços energéticos e incrementar a lipólise, tão somente.

PROFILAXIA E TRATAMENTO PSICOTERÁPICO DA OBESIDADE

No panorama das possibilidades terapêuticas, o melhor caminho para não se tornar obeso é a prevenção em todas as faixas etárias da vida. Na lista dos países com mais gente gorda no mundo, oito estão no Pacífico Sul, graças a chamada "junk food" e ao sedentarismo. Estados Unidos e Brasil não escapam disso, já existindo campanhas de saúde a respeito. É tarefa que pediatras, educadores, psicólogos, fisioterapeutas, médicos, nutricionistas, que já vêm se ocupando, mas não em um nível satisfatório no terreno clínico e institucional. Tarefa hercúlea que mereceria maior atenção dos setores governamentais e também programas dedicados ao esclarecimento das classes profissionais que vão lidar mais tarde com as complicações da obesidade.

Entretanto, estabelecida a obesidade, várias formas de psicoterapia podem ser indicadas, podendo fazer parte de acompanhamento clínico ou coexistir como forma autônoma. Pode ser realizada pelo médico ou profissional cuidador; porém, deverá se habilitar para isso, procurando treinamento adequado. Há grande dificuldade em se achar profissionais que queiram tratar a obesidade pela Medicina da Pessoa, embora seja crescente o interesse, face à introdução, nos currículos das faculdades de Medicina, da disciplina de Psicologia Médica.

Assistentes sociais, psicólogos, psicanalistas, arteterapeutas são profissionais indicados para outra forma de terapia, a grupal, além da individual. Mais recentemente, a abordagem pelo tratamento de família tem ajudado muito na faixa etária de crianças e adolescentes. Nas instituições hospitalares, a forma grupoterápica é a mais indicada. Alguns trabalhos promissores têm sido apresentados em congressos e publicados (Paiva,1982; Werneck, 1979). Do ponto de vista leigo, as atividades grupoterápicas realizadas pelos chamados Vigilantes do Peso ou de Comedores Compulsivos Anônimos têm sido um importante auxiliar à classe médica e da de nutrólogos no combate persistente ao desafio da obesidade.

Caso clínico

UM CASO CLÍNICO

M, casada, mãe de 3 filhos, veio à consulta por indicação de seu médico clínico particular, porque queria emagrecer por um processo mais rápido que consistia em submeter-se a uma cirurgia bariátrica, pois ouvira falar muito bem de seus resultados. Tal se devia, pois ganhara muitos quilos, sendo considerada uma grande obesa, com o acréscimo de 50 kg e com estatura de 1,65m, que persistiam há mais de 5 anos. Era bem apessoada, culta, trabalhava em *marketing*, tinha 38 anos, teve muito sucesso na área profissional desde que deixou a faculdade, por conta de seu talento e por ser muito atraente, nos seus atributos físicos. Filha de família numerosa era com seu irmão mais velho, considerados os mais brilhantes, irmão este que se suicidou em idade adulta, qual fora muito ligada. Este fato criou um luto familiar, que coauxiliou no seu processo depressivo, instalado mais tarde, quando vários fatores traumáticos aportaram na sua vida.

O processo depressivo junto ao aumento de peso veio progressivamente a medida que várias perdas foram se instalando em sua vida. A firma que trabalhava se dissolveu, perdendo um poder de bens e influencia que repercutiram no seu *status* econômico, pois resolvera se casar para constituir família. Nas gestações, ganhava mais peso que o necessário. Veio depois a perda de uma casa muito querida, seu único bem material que dispunha no campo, por desmoronamento face ao terreno e as chuvas. Nesta mesma época, foi acometida por síndrome muco-cutâneo, uma vasculite chamada Doença de Kawasaki, com conjuntivite, *rash* cutâneo, linfonodos, edema, gengivite e febre. Tais acontecimentos levaram-na ao aumento do apetite, imobilidade e ganho de peso. Ficou muito além do seu peso ideal, perdeu a graciosidade, não mais cultivou seus aspectos estéticos, passou a se esconder sob roupas escuras, não indo mais a praia, refugiando-se no novo trabalho que arranjara, de função executiva e com remuneração menor. Passou a não se observar ao espelho e a se expor menos no trabalho em reuniões convocadas.

Procurou equipe especializada, composta de cirurgião, clínico, nutricionista e psicóloga e passou a seguir o protocolo da equipe. Ao mesmo tempo, medicação antidepressiva recente e psicoterapia de base analítica. A cirurgia foi bem sucedida, bom pós-operatório. Passou a ingerir pequenas quantidades de alimentos, em geral líquidos e pastosos. À medida que o tratamento prosseguia passou a ingerir alimentos sólidos, em pequenas proporções, orientados pela nutricionista. A perda de peso foi acontecendo e episódios de hipoglicemia e de *dumping* não foram frequentes. A psicoterapia foi importante, particularmente no sentido de ajudá-la a fazer o luto da barriga de gordura (gravidez), que foi suporte do estado de esvaziamento sentido e também para a restituição da imagem corporal anterior ao ganho de peso, pois não conseguia se enxergar ao espelho com o peso adquirido.

A paciente conseguiu se reequilibrar, foi adquirindo mais confiança narcísica e passou a lutar para atingir a restauração do seu posicionamento empresarial. Socialmente se colocou na perspectiva de se reabastecer das perdas sofridas, comprando nova residência e matriculando os filhos em bons colégios. Adelgaçou, retornou ao seu manequim de outrora e perdeu cerca de 45 kg. Foi exitosa, deixou de tomar antidepressivos, mas não conseguiu eliminar certo grau de ansiedade, em função de ameaça de sabotamento na ingestão calórica e pelo retorno do quadro de obesidade.

COMENTÁRIOS.

O caso de M, com o sucesso obtido, foi possível, pois o excesso de peso foi adquirido em fase adulta pós traumas, pela grande adesão ao tratamento. As situações traumáticas que a fizeram ganhar peso foram elaboradas, resultado progressivo de perda de peso, melhora do seu estado físico e retorno a um narcisismo sadio. Tem que se levar em consideração sempre a individualidade do atendimento, a história da pessoa. Quando tais elementos estão disponíveis, pode-se pensar em permanência de um equilíbrio saudável, na questão corporal, principalmente auxiliado por medidas pedagógicas quanto a ingestão, bem como o gasto calórico e para o resto da vida. Isto vai implicar em controle profissional, que deverá ser feito a cada 6 meses, o que em princípio pode ser bem saudável e mais bem tolerado pelos pacientes.

REFERÊNCIAS

Anand, B.K. (1974) Neurological mechanism regulation appetite. In: Obesity – Edimburgh: Churchil Livingstone.

Berblinger, K.W (1960) Obesity and psychologic stress. In: _____. Brillat-Savarin – The Phisiology of the Taste – New York.

Bruch, H. (1943) Psychiatric aspects of obesity in children – Am. J. Psychiat. – 99: p. 732

_____. (1961) Conceptual confusion in eating disorders – J. Nerv. Mental Dis. 113: p. 46.

_____. (1940) – Obesity in childhood. – Psychosomat. Med.- n. 11.

Burland, S; Yudkin. J.(1974) Obesity. Edimburgh. Churchill: Livingstone

Fenichel, O. (1966) *Teoria Psicoanalitica de las Neurosis*. Barcelona: Paidós.

Fandino, J. et al. (2004) *Cirurgia bariátrica*: aspectos clínicos-cirurgicos e psiquiátricos.

Glucksman, M.L.; Hirch, J. (1969) The response of obesity patients to weight reduction. Perception of body size. *Psychosomat. Med.* 31: 1-17.

Jolliffe, N. (1952) *Reduce and Stay Reduced*. New York: Simon & Schuster.

Kahtalian, A; Saraiva, A.M. (1977) *Algumas observações sobre a Obesidade em terapia de grupo*: I jornada de psicologia médica: Rio de Janeiro.

Lacan, J. (1966) *Écrits et Seminaires*. Paris: Seuil.

Mayer, J. (1972) – The ventromedial glucostatic mechanism as a component of society. In: *Human Nutrition*. Springfield: Charles C. Thomas.

Miller, N. E. (1966) *The nature of appetite: Food and Civilization*. Springfield: Charles C. Thomas.

Paiva, L.M. (1982) *Psicopatologia do excesso do apetite, voracidade e período de molde*. III Congresso Brasileiro de Méd. Psicossomática. Rio de Janeiro.

Quileli, C.A. et al. (1982) Considerações sobre alguns mecanismos psíquicos da Obesidade. – *Bol. SBPRJ*.

Rascovsky, A. et al. (1950) *Basic psychic structure of the obese.* – Int. J.Psychoanal. 13: p. 44.

Schilder, P. (1950) *The image and appearance of the human body.* New York: International Universities.

Stunkard, A. J. (1959) Eating patterns and obesity. *Psychiat. Quart.* 33: p. 284

Ugolev. A.M.; Kassil, V. G. (1961) Physiology of the appetite. *Usp. Sovr. Biol.* 51: 352-368.

Vasques, F. et al (2004) Aspectos psiquiátricos do tratamento da Obesidade. *Rev. Psiquiatr. Clin.* v. 31 nº 4.

Werneck, D.; Gomes, M.B. (1979) Contribuição da psicologia ao atendimento ambulatorial de obesos infanto-juvenis. *Arq. Brás. End. Met.* V. 23 nº 3.

Wilson, N.L. (1959) *Obesity*. Philadephia: F. A. Davis

28

TRANSPLANTES RENAIS

Miriam Baron

DOENÇAS CRÔNICAS: NOVOS RECURSOS

Com o avanço da Ciência, notamos uma modificação marcante no que tange às enfermidades chamadas crônicas e terminais, como a insuficiência renal e o câncer, por exemplo. O aparecimento de antibióticos eficazes, a quimioterapia e o tratamento dialítico vêm proporcionando uma sobrevida maior aos pacientes.

Nos casos de insuficiência renal crônica, encontramos atualmente algumas formas terapêuticas que visam a facilitar a integração com a doença, podendo assim proporcionar um sentimento de alívio, além de uma melhor atuação no âmbito psicossocial.

O transplante se apresenta como uma alternativa para uma melhor qualidade de vida, livrando o paciente dos tratamentos habituais, como a hemodiálise, a diálise peritoneal e o CAPD (Continuous Ambulatory Peritonial Dialysis), que geram complexas reações por terem um prognóstico obscuro e significarem uma dependência contínua.

A Psiconefrologia tem se dedicado ao estudo e ao trabalho com pacientes que se encontram neste tipo de problema crônico, com suas reações, seus envolvimentos, suas características peculiares, seus conflitos, seus medos e sua solidão.

O setor de Psicologia da Unidade de Transplante Renal (UTR) do Hospital dos Servidores do Estado (HSE), do Rio de Janeiro, avalia e acompanha todos os pacientes (doadores e receptores), familiares e colaterais que se submetem ao processo de transplante (TX), por meio de entrevistas individuais e encontros de grupos realizados no ambulatório e nas enfermarias.

A partir de atendimentos psicoterápicos focais, programados de acordo com a demanda do paciente, encaminhamentos e assistência à beira de leito, têm-se obtido bons resultados em termos de restabelecimento emocional dos pacientes em questão.

INÍCIO DO PROCESSO

Quando um paciente renal crônico, que frequenta a clínica de diálise, recebe a informação de que pode submeter-se a um transplante, passa a ter esperança idealizada de cura. Encara a cirurgia como uma chance que lhe foi dada, já que com o avançar da doença compromete-se e debilita-se física e emocionalmente dia após dia. Surge, neste momento, o sentimento onipotente de que poderá renascer. É então encaminhado, acompanhado de seu doador, à Unidade de Transplante Renal para submeter-se a um processo de avaliação feita por uma equipe multidisciplinar, da qual fazem parte médicos, psicólogos e assistentes sociais, além do corpo de enfermagem e nutricionistas que compõem o quadro.

DOADOR

"Transmitir gratuitamente a outrem." É esta a definição que aparece nos dicionários para a palavra doar.

O doador chega à Unidade de Transplante Renal (UTR) desejando, em princípio, a melhora do receptor, com a extirpação de um órgão seu, consciente de que, em termos, nada mudará em sua vida, por saber que "se vive normalmente com um só rim".

Os doadores são chamados de relacionados (parentes, onde se incluem familiares consanguíneos) e não relacionados (sem vínculo de parentesco).

Na prática diária, detectamos que o termo "gratuitamente", encontrado nos dicionários, é um tanto teórico, já que o doador tem sempre motivos latentes e manifestos para expressar o desejo de doar, que são os objetos propulsores da realização deste ato.

Os candidatos falam em afetividade, comiseração, altruísmo e generosidade. Esta última, segundo Melanie Klein, ocorre quando "o indivíduo se torna capaz de partilhar seus dons com os outros. Isso torna possível introjetar um mundo externo mais amistoso, decorrendo daí a sensação de enriquecimento. Mesmo o fato de a generosidade ser amiúde insuficientemente apreciada, não solapa necessariamente a capacidade de dar".

O sofrimento do doente renal crônico é intenso e o doador propõe-se a ajudá-lo. A generosidade, unida aos demais fatores, encobre motivações reais e decisórias que, quando frustradas, podem trazer grandes insatisfações.

Melanie Klein afirma, ainda, em relação à generosidade: "Se esta sensação não está suficientemente estabelecida, há necessidade de apreciação e gratidão, e há ansiedades persecutórias de haverem sido empobrecidos e roubados".

No trabalho com doadores, encontramos importantes fatores de motivação da oferta. Alguns deles são:

A reparação, quando o doador busca expiar alguma culpa, sentindo-se compensado ao ajudar alguém.

Quando procuramos explicações sobre o desejo de doar por sentimento de culpa, encontramos a resposta nos mecanismos de defesa, o mecanismo de projeção.

Anna Freud diz que podemos usar o mecanismo de projeção como "rendição altruísta" dos nossos impulsos instintivos em favor de outras pessoas, habilitando-nos a formar valiosos vínculos positivos e a consolidar nossas relações mútuas.

Pode-se também encontrar situações de fuga, em que o doador, ao sentir-se impotente perante alguma situação que lhe ocorre, incapaz de resolver seus problemas, desvia-se do alvo da sua questão, mirando outro objeto e satisfazendo-se momentaneamente.

Quando há conflito entre cônjuges, sendo um deles acometido de insuficiência renal crônica (IRC), a doação feita pelo sadio pode funcionar como um processo de reconquista do doente, na tentativa de torná-lo potente e participante novamente, recebendo uma recompensa pelo seu ato. Não ocorrendo, porém, o esperado, o doador se frustra e pode ter uma reação negativa depois da cirurgia.

Um exemplo de motivação frustrada é o de uma esposa de 60 anos, histérica e arrependida, que pensou poder reconquistar seu marido com a doação, já que a relação do casal estava deteriorada. Apareceu na Unidade de Transplante mobilizando a equipe e queixando-se de fortes dores e inchação no local onde se encontrava o rim que havia sido retirado. Reclamou que seu marido não a gratificou, rejeitando-a sexualmente. Sentiu-se menosprezada e desvalorizada como mulher, sem recompensa pelo seu sacrifício.

Existem casos em que há pressão familiar, isto é, elege-se um membro entre vários familiares a quem se impõe o papel de doador. O resultado, frequentemente, é de complicações posteriores para o escolhido, que aceitou o papel, porém não pôde suportar o fato de lhe ter sido de certo modo "roubado um rim". Apesar de saber o destino deste órgão e o motivo pelo qual foi levado a doar, reage com agressividade, depressão, impotência, raiva, etc.

Há indivíduos que desejam doar em troca de ganhos financeiros (saldar dívidas, má-fé, etc.), fato que é caracterizado como comércio de órgãos. Como a legislação brasileira veda essa prática, procuramos detectar se há este tipo de favorecimento contra-indicando o transplante.

Para discutir os casos de doadores não relacionados, quando aparece este ou outro tipo de motivação proibida (grupo de risco, por exemplo), realiza-se uma reunião específica, na qual uma comissão, representada por membros da equipe, o chefe da Divisão Médica do Hospital, o assistente social e o psicólogo que entrevistou o par decide, aprovando ou desaprovando o transplante em questão.

Casos existem em que a motivação do doador é suicida. Para exemplificar, há o caso de um homem de aproximadamente 35 anos, ex-presidiário, que nos procurou pedindo para ser internado naquele momento a fim de doar todos os seus órgãos. Aos poucos, contou que saíra há 7 dias da prisão e não conseguindo empregar-se, sentia fome e ímpetos de roubar para sobreviver. Explicamos, com cautela, que só podemos aceitar doadores que acompanham os receptores, formando um par, e que o que ele queria realizar era impossível. Relutou, a princípio, e depois se foi.

Em um telefonema, uma jovem senhora, dizendo-se de nível sócio-econômico alto e bem-sucedida profissionalmente, desejava saber a que horas poderia ser recebida na UTR para doar todos os seus órgãos. Contou que estava em estado depressivo e que havia ingerido grande quantidade de tranquilizantes, porém sem obter resultado. Passava por uma crise emocional de difícil controle e queria morrer. Tentamos acalmá-la, esclarecendo que seu desejo era impossível de realizar. Pedimos seu nome e endereço, ao que desligou o aparelho.

Após a avaliação dos doadores pelos médicos, psicólogos e assistentes sociais, iniciam-se os inúmeros exames preparatórios para a cirurgia. O recebimento da aprovação final significa que o doador foi considerado saudável e que é chegado o momento esperado. De modo geral, todos temem a cirurgia, a anestesia, a cicatriz, a mutilação corporal, a invalidez, o sofrimento e a morte.

Há aqueles que não superam o medo, entram em pânico e não se sentem capazes de ir adiante, desistindo no meio da jornada. Algumas vezes, conseguimos minimizar a tensão dos doadores; outras, os ajudamos a desistir e então sentem-se aliviados e agradecidos.

Atendemos no ambulatório uma família da qual um filho, de 25 anos, recém-casado, era candidato a doador de sua mãe. Durante o processo de avaliação, mostrou-se inseguro: trouxe sua esposa para incentivá-lo, porém não se sentia capaz de prosseguir, principalmente quando soube que iria ser pai. Tivemos uma participação ativa nesta delicada situação. O rapaz pediu uma sessão para um "encontro familiar". pois não tinha coragem de revelar a sua mãe que havia desistido e poderia ter nossa ajuda nesta questão. Fomos apenas veículo de auxílio. pois se formou um *setting* em que ele se sentiu incentivado e pôde, sozinho, dar a notícia à mãe, ao pai e à irmã. Houve decepção, revolta e choro, porém aos poucos os familiares se conscientizaram de que o transplante não poderia se realizar a não ser que ambos estivessem de acordo.

GRUPOS TERAPÊUTICOS COM DOADORES

Para dar apoio a estas pessoas que decidiram doar um pedaço de si a alguém necessitado, abrindo mão de um órgão vital, organizamos os Grupos Terapêuticos com Doadores. São chamados 10 doadores de cada vez, e a proposta é de três encontros de lh 15min de duração, em que podem trocar experiências, refletir, viver os medos, as ansiedades e as fantasias, para poder enfrentar a cirurgia e o que advém dela, a partir de nossos esclarecimentos.

Fantasias de castração são vividas ali. Também relatam seus medos de morte, de não acordarem da anestesia, de ficarem com cicatrizes horríveis, de não suportarem a dor e de ficarem com o corpo deformado. Contam seus sonhos, predominando os pesadelos.

Amedrontados, alguns não voltam para o segundo encontro. Os que comparecem, têm a oportunidade de desabafar, já que dizem não ter coragem de falar sobre estes assuntos com ninguém.

Em um dos grupos havia um homem que se preparava para doar para sua esposa e sentiu-se tão ansioso com revelações vivenciais dos demais que reagiu com intensos tremores pelo corpo e sudorese. Os participantes se assustaram. O coordenador ofereceu-lhe um café forte, ouvindo-o dizer que apesar desta reação havia sido interessante poder manifestar seu medo e ser ouvido, sentindo-se, então, mais tranquilo e protegido.

Em outro grupo, constituído em sua maioria de esposas, uma jovem e atraente senhora veio aconselhar-se por sentir culpa por manter uma relação extraconjugal quando seu marido ficou impotente. Pensou em separação, porém comovida com a situação, buscou satisfazer-se sexualmente fora do casamento. Pudemos, então, discutir sobre o tema da impotência e suas consequências, que aparece tão comumente entre os doentes renais crônicos. Os membros do grupo encontravam-se insatisfeitos sexualmente e esperavam que a situação revertesse após o transplante.

Em um terceiro grupo, quando falávamos em internação, uma doadora referiu-se ao medo de ficar presa, incomunicável, em seu quarto, sem ver seu irmão, o receptor. A partir deste comentário, passamos a incluir no último encontro uma visita à enfermaria fazendo contato com doadores ali presentes, diminuindo as fantasias de prisão e claustro.

Muitos são os doadores que nunca frequentaram ou estiveram internados em um hospital. Tal fato favorece o aparecimento de fantasias claustrofóbicas, assim como podem desenvolver angústias por estarem isolados, sentindo-se aprisionados e solitários.

Durante os encontros dos grupos, notamos como as pessoas se ajudam mutuamente, já que têm um objetivo comum. Cria-se um clima de confiança e solidariedade.

Mesmo com toda a preocupação no preparo dos doadores, há desistências. As razões mais comuns são: incapacidade de superar temores, imaturidade e insegurança.

Há alguns doadores que voltam à Unidade de Transplante, tempos depois, com queixas diversas. Elaboramos um protocolo para verificar as causas mais comuns e tratá-las. Procuramos fazer o *follow-up* a cada seis meses. Uma das conclusões a que chegamos foi a de que quando o relacionamento com o receptor era e continua sendo comprometido, o doador reage e cria situações conflituosas.

Um rapaz que doou o rim para seu primo veio nos procurar com queixa de impotência sexual pós-doação. Dizia-se infeliz, deprimido, sem vontade de trabalhar e sua mulher o havia abandonado. Ao conversarmos, descobrimos que o início da impotência se deu quando o receptor faleceu. A doação havia sido por imposição familiar. A morte do primo significou a perda real do rim, e o doador sentiu-se frágil e impotente.

Além do doador vivo – conhecido do receptor – há um doador especial *sui generis* que, apesar dos esforços, ainda é visto em pequena escala: os doadores cadáveres. São os pacientes que se encontram em "morte encefálica" nos CTIS dos hospitais.

No caso de não haver um doador vivo, o receptor inscreve-se numa lista de candidatos a receber um rim de um doador em potencial. Fazemos parte de um programa, R.l-TX (RJ-Transplante), por meio do qual nos dirigimos às famílias desses pacientes, após comprovação clínica e gráfica (EEG, arteriografia cerebral e potencial evocado) desse estado, e perguntamos sobre o consentimento de doação de órgãos.

No trabalho com estas famílias, percebemos reações interessantes em relação à morte destes entes queridos, como sentimento de culpa, não aceitação da perda, com fantasias de imortalidade, insegurança e choque emocional.

Já outras famílias são receptivas (cerca de 55%) e, ao doarem, têm um sentimento compensatório e altruísta.

Há também as que são inabordáveis, quando observamos uma conduta histérica e ausência de condições para qualquer aproximação.

RECEPTOR

Concluída a etapa de identificação e avaliação, iniciam-se os exames preparatórios do par (doador e receptor), cujos resultados definem a internação e a cirurgia.

Os pares devem passar pela "prova cruzada" (*Crossmatch*), que consiste em um exame de sangue específico para verificar a que nível se da a compatibilidade entre eles. Há uma grande expectativa neste momento, pois o resultado é decisivo para a realização ou veto do transplante.

A questão da compatibilidade sanguínea costuma suscitar dúvidas e angústias nos pacientes. Buscam respostas coerentes sobre o porquê de não terem células idênticas correndo em seus corpos, e o risco iminente de rejeição, mesmo no caso de estreito grau de parentesco, como entre pais e filhos e entre irmãos. "Há desejo de poder viver com uma parte de um ente querido", dizem os pacientes.

Os receptores, quando notificados de que não há compatibilidade, se frustram, pois terão de reiniciar o processo de busca de um doador. A decepção é grande e desfaz-se a idealização em torno do transplante e do candidato. Referem-se a esta fase como a da traição de seus parceiros.

É ainda neste período que lhes são dadas orientações e informações sobre possíveis intercorrências no decorrer do processo. O psicólogo faz um acompanhamento de seus estados emocionais, assim como o de suas famílias, dando-lhes subsídios para enfrentar este momento e o que virá após a cirurgia.

São discutidos assuntos como o medo da dor e da morte, que quando compreendidos e aceitos não desaparecem, porém perdem parte de sua força. Confessam que a despeito da restrição imposta de líquidos, chegam a beber água do chuveiro ao se banharem, e da pia, quando lavam as mãos ou estão na cozinha. Fazem declarações importantes sobre o desejo de se ausentar das sessões de diálise. Os que ousam se arrependem, pois voltam sentindo-se mal e até pioram. Na tentativa de reverter o quadro. Alguns pacientes recorrem a cultos religiosos, cirurgias espirituais, medicina alternativa, dietas especiais e simpatias. Em sua grande maioria, queixam-se da perda ou troca de papel familiar que ocupavam antes de adoecer, sentindo-se relegados a uma posição menos importante no meio em que vivem. Por outro lado, há aqueles que temem mudar seu estado patológico, pois obtiveram ganhos secundários com a doença. Se melhorarem, terão que voltar a trabalhar normalmente, terão mais obrigações em casa, terão ainda uma atuação mais intensa de maneira geral.

Quando o nefrologista informa que o transplante é uma alternativa e não uma solução definitiva, alguns pacientes reagem através de "audição seletiva", escutando o que lhes convém e negando-se a acreditar. O médico encontra-se numa posição incômoda. Tenta fazer revelações de uma maneira apropriada, porém muitos são os que nada querem saber sobre sua doença, nem tomam parte nas decisões a respeito do tratamento. Pensam que após a cirurgia poderão esquecer o hospital e toda a historia crônica de sua doença.

A negação onipotente corresponde a defesa psicológica, a busca de redução do sofrimento.

Outros entendem que há vantagens e riscos e que realmente podem ter uma melhor qualidade de vida se o enxerto (rim) funcionar bem. Para que isso ocorra, devem fazer uma boa manutenção, seguindo à risca todas as prescrições da equipe multidisciplinar.

Logo após a alta na enfermaria, o paciente deve frequentar o ambulatório algumas vezes por semana e realizar exames para verificação da função renal. Essa rotina é amenizada à medida que o período de perigo maior da rejeição, que ronda seu corpo todo o tempo, é afastado.

O psicólogo atua sistematicamente no ambulatório junto aos médicos. Estes encaminham os pacientes que continuam ansiosos e deprimidos, que não se medicam corretamente e reagem com euforia excessiva após a cirurgia, exagerando na alimentação, com aumento de peso. Neste caso, por exemplo, procuramos o Setor de Nutrição para realizar um trabalho em conjunto, investigando as causas e combatendo as consequências, para evitar que fiquem obesos.

REJEIÇÃO

Apesar de todos os cuidados, alguns não aceitam bem o novo rim e são submetidos a tratamentos na tentativa de evitar a rejeição do órgão. Esses tratamentos incluem o uso de medicamentos com múltiplos efeitos colaterais. Mesmo assim, não ocorrendo resposta adequada e sendo a rejeição inevitável, o paciente retorna à diálise, deprimindo-se, "despedaçando-se", e por vezes, arrependendo-se de haver feito o transplante.

A volta para a hemodiálise é encarada como um processo traumático regressivo. Inicialmente, há reações de recusa e revolta, que quando bem trabalhadas dão lugar à aceitação.

Este fato pode ser observado no caso de M., 36 anos, com transplante realizado há dois anos. Aguardava os resultados de alguns exames na esperança de estar melhor após mais uma internação que visava a prolongar a sobrevida do órgão recebido. Ao ser avisada do retorno à diálise, quis fugir, voltar para casa e abraçar sua filha temporã, com quem se refugia, brincando e esquecendo os problemas. Praguejou, chorou, fez acusações, sentindo a doença como objeto persecutório. Após o desabafo, enfrentou a situação, pois queria viver e temia a morte.

A rejeição, temida por todos, é encarada como um tabu e acompanha a trajetória do processo do transplante, englobando os períodos pré, trans e pós-cirúrgico. A ênfase maior é dada aos primeiros dias e meses que se seguem, quando o rim começa a dar sinais de atividade. Segundo palavras de um paciente: "É como uma grande máquina de uma grande fábrica, que está quebrada e inutilizada durante um tempo, e foi reparada, voltando a funcionar, produzir, dar lucro, porém ameaçada de emperrar outra vez".

O desânimo ocorre quando não há sinais de função renal, tendo o paciente de fazer algumas sessões de diálise. Tranquilizamo-lo explicando: "É como um relógio parado. Tem que se dar corda para que volte a funcionar". Existem várias razões para este fato, como, por exemplo, necrose tubular aguda (NTA) ou trombose arterial e podem ser solucionadas com o tempo.

A rejeição do rim é vista como se o indivíduo carregasse um fardo perpétuo, fosse destinado a ser doente e não pudesse nunca melhorar, sentindo-se culpado por isso, embora não haja sustentação real para tal reação.

Ao lidar com pacientes transplantados, somos levados a fazer uma reflexão de como os fatos concretos do processo de transplante, como a rejeição do órgão implantado, têm um paralelo na esfera psicodinâmica, como o sentimento de rejeição que experimenta o doente no contato com as pessoas mais próximas. Lidar com a rejeição significa não só defrontar-se com a realidade da incompatibilidade de um órgão. Mais do que isso, é defrontar-se com uma problemática muito mais abrangente, qual seja a de suportar o sentimento de "ser diferente", agravado, às vezes, por situações de abandono real.

Há pacientes que são realmente abandonados por seus familiares. Seus maridos ou suas esposas cansam-se de cuidar, de dar remédios, de preparar dietas alimentares, das restrições de líquidos, de levá-los para fazer transfusões de sangue. Também se cansam das suas queixas de dores musculares e ósseas, do hálito desagradável – hálito urêmico – proveniente da elevação das taxas de ureia, da astenia, de não poder viajar, de não conseguir relacionar-se sexualmente (impotência física por medicação e psíquica por insegurança), de sua decadência física e psíquica como parceiro.

Há também queixas de que, por serem hipertensos, estão constantemente com cefaleia, enjôos e tonteiras. Até mesmo a alta taxa de uréia causa, por vezes, alterações de consciência e crises de agressividade.

O paciente, por sua vez, sente-se invadido pela solidão. Retornamos a Melanie Klein: "Este estado de solidão interna, eu acredito, resulta do anseio onipresente de um estado interno perfeito inatingível. Tal solidão, experimentada até certo ponto por todos, brota de ansiedades. Porém, são excessivamente intensas na doença. A solidão também faz parte da doença". Ela explica que o doente tem seu *ego* fragmentado, tornando-se mais vulnerável.

Podemos relatar uma experiência de atendimento a uma paciente de 35 anos, de transplante recente, ainda internada. Fomos informados pela equipe de que estava muito deprimida, apresentando suspeita de rejeição do órgão, com estado febril, cólicas, náuseas e astenia. Desanimada, conta que se sente exageradamente só. Sua história familiar á rodeada de episódios de separações; casou-se com um homem autoritário e controlador, como seu pai. Tiveram dois filhos. Mudara de cidade em função do trabalho do marido. Não suportou ficar em um lugar estranho, sentindo-se só e com uma péssima relação conjugal. Voltou para sua cidade e adoeceu de lupo eritematoso sistêmico, doença que agride imunologicamente o rim. Sempre procurou trabalhar e estudar, esforçando-se para melhorar seu estado geral e poder cuidar dos filhos. Porém, alguns anos depois iniciou-se o problema renal. Relata que sempre mostrou-se forte, como "supermulher", afastando a tentativa de ajuda dos familiares. No momento o que mais a incomoda é o sentimento de solidão, intensificado pela doença, além da falta de solidariedade de seus familiares, que não mais oferecem ajuda. Com o acompanhamento, pôde perceber que sempre quis esconder suas fragilidades físicas e emocionais, afastando seus entes queridos, e agora necessitava ceder. Assim foi feito. Teve uma boa recuperação e logo veio a alta hospitalar. Passou a alimentar-se melhor, voltou a ler, a ter mais ânimo para cuidar da casa, ajudada pelos seus familiares, a brincar com seus filhos e aos poucos a voltar à rotina de sua vida.

Esse tipo de paciente se sente mais aliviado quando pode ser útil de alguma maneira, quando pode exercer alguma atividade que lhe dê prazer, fazer planos, mesmo projetar algo para os próximos dias.

REAÇÕES EMOCIONAIS DECORRENTES DO TRANSPLANTE

A perspectiva de mudanças, após o transplante, gera insegurança e traz à tona sentimentos contraditórios de dúvida, medo da morte, da dor, da anestesia, das complicações clínicas dos primeiros dias e meses, da presença de um órgão estranho começando a funcionar dentro de si, representando um possível renascimento, de não ser mais dependente, de alterar seu esquema corporal e da incompatibilidade sanguínea com o doador. Em contraposição, há fé e esperança, desejo de livrar-se da diálise, sentimentos que, bem conduzidos, superam os temores.

O receptor traz um doador vivo para ser avaliado e, ao ser aprovado, passa a ser também um paciente em nossa Unidade. Este doador tem características próprias, um corpo e sentimentos. O recebimento do rim envolve uma série de fantasias, muitas vezes persecutórias, variando de acordo com o tipo de relação que o receptor mantém com o doador, surgindo crises de identidade no primeiro, principalmente entre pares que não mantém boa relação.

– Tenho medo de ficar com os defeitos horríveis de minha irmã.
– Será que vou virar mulher? Terei trejeitos femininos'?
– Vou engordar até ficar do tamanho do meu irmão.
– Vou perder meu senso de humor!

Frases desse tipo são muito frequentes.

Estas crises, como quaisquer outras, ameaçam a estabilidade emocional do receptor, temeroso de sofrer uma alteração de sua identidade, já que tem um órgão de outro dentro de si.

Joyce McDougall tece comentários a respeito das reações do ser humano, dizendo que "todos visam aos mesmos objetivos: o desejo de se manter vivo, de realizar-se nos planos pulsional e narcísico, de conservar intacta a identidade assim constituída e de defender-se contra tudo o que ameaça esses propósitos. A força do sujeito reside nessa continuidade e nessa monotonia. Contudo, é aí também que encontramos a fonte do seu sofrimento e até mesmo a causa de sua morte".

Podemos também encontrar crises de identidade nos pacientes que recebem rins de "doadores cadáveres". Neste caso, aflora o medo do desconhecido (ansiedade), e sentem, por vezes, dificuldades de aceitação do órgão, podendo chegar até a um estágio regressivo profundo, atuando como um bebê, como no caso seguinte.

Recebemos para fazer este tipo de transplante uma receptora de 50 anos, há três anos em programa de diálise. Quando soube, casualmente, que o rim recebido era de uma criança falecida em consequência de atropelamento, entrou em processo regressivo, pedindo boneca, mamadeira, com uma linguagem comprometida, de difícil entendimento. Aos poucos, com a ajuda do psicólogo e de todos da equipe, foi elaborando a situação. Explicou-nos que este novo rim que a fez renascer representa a criança que levará para casa e que cuidará para que fique bem.

Encontramos, ainda, reações interessantes, quando o receptor está afetivamente envolvido com o doador. Os papéis que representam tendem a se misturar e o rim implantado passa a significar continuidade, podendo gerar uma relação simbiótica no par.

Caso clínico

A seguir, descreveremos um caso clínico para ilustrar o que ocorre numa relação entre mãe e filha, quando a primeira é a doadora.

F., 36 anos, solteira, transplantada há dois anos, foi internada, pois não se sentiu bem ao ir ao hospital para submeter-se a exame para investigação do sangue que apareceu na urina (hematúria). F. andava com dores no peito também. Foi-lhe dito que seu rim não funcionava bem, e que deveria manter sua fístula (via de acesso para a hemodiálise, situada no antebraço) em atividade, para o caso de voltar para a diálise. Porém, negava-se a ouvir.

O psicólogo foi chamado, pois estava tensa, irrequieta, com dores. Deram-lhe um tranquilizante e ela adormeceu. Um tempo depois, ainda sonolenta, me olhou, pôs suas mãos sobre as minhas, Contou-me que tinha medo de perder o rim. Já sentia gosto de urina na boca e não tinha apetite. Disse que precisava desabafar. Está com 36 anos, não se casou, não teve filhos, só "casos", de que sua mãe nem sabe. Chegou a engravidar, mas teve de abortar, pois o parceiro era casado, "Um homem importante". "Era uma menina", disse. Desejava ser mãe.

F. recebeu o rim de sua mãe, com quem tem uma relação de grande dependência. O pai faleceu há alguns anos. Era separado de sua mãe, bebia muito. Um sobrinho que mora com ela é tratado como filho. A mãe de F. tem 65 anos, é aposentada e dedica-se inteiramente à filha. Essa mãe descreveu-me um episódio de internação em clínica psiquiátrica, após ser abandonada pelo marido que a maltratava. No momento, está assustada com a possibilidade de a filha perder o enxerto (rim). Sente-se intensamente angustiada, presa e só, e não pode ter o homem que ama, pois sua filha não permite, Em consequência da doação, refere fortes dores nas costas e no local da cirurgia. F. foi liberada mais tarde.

Após alguns dias, voltaram ao hospital e procuraram por mim. F. tinha tentado ingerir grande quantidade de tranquilizantes, que sua mãe lhe arrancou da boca. Não satisfeita, mordeu sua fístula e desnudou-se perante os vizinhos, ameaçando jogar-se pela janela.

A mãe contou que F. andava com um comportamento estranho, inapetente, impaciente, agressiva, isolada, arrumando a casa obsessivamente até a madrugada, incansável.

Comecei a acompanhá-la no ambulatório, ao que pediu-me para sua mãe participar, pois não conseguia ir às consultas sozinha.

F. explicou como adoeceu. Houve explosão de um botijão de gás na casa do vizinho, seguida de incêndio. F. salvou uma criança, entrando e aspirando o material tóxico. Desde então teve inchações e infecções urinárias de repetição.

Recorda-se da época em que desfilava em escolas de samba nos carnavais. Era uma negra vistosa, os seios à mostra, fotos nas revistas. Era namoradeira, vaidosa e alegre. Trabalhou como caixa e fez muitos amigos.

Sua mãe a interrompe constantemente para contar fatos de quando era diarista, de como era querida pela patroa e família, de quando era jovem, de como dançava bem e atraía os rapazes da vizinhança.

Fiz alguns atendimentos com a dupla, tive auxílio do psiquiatra e interconsultas com o nefrologista.

F. queixava-se de não entender suas próprias reações emocionais. Sabia que não estava bem fisicamente, urinava pouco, mesmo com diuréticos, e sofria de complicações cardíacas e urológicas.

Comentou, num encontro a sós comigo, que seu rim mexe dentro de si, parece querer sair e quanto mais tensa está, mais ele se mexe. Tem também o local da fístula quente e roxo nessas ocasiões. Às vezes pensa em devolver o órgão à mãe, tirá-lo, livrar-se dele, para que sua mãe não reclame mais de dor.

Observamos, neste caso, a relação mãe-filha, doadora-receptora, gerando uma rede de fatores que desencadeiam conflitos de difícil trato.

A mãe de F. amamentou-a até os 5 anos. Os anos se passaram e novamente "alimentou-a", dando-lhe um rim, tirando-a da diálise e oferecendo-lhe vida.

F. sente-se agradecida e ao mesmo tempo oprimida, carregando um órgão da mãe, acentuando a relação, que deveria ser simbiótica, e que se tornou parasitaria.

O conflito se dá na medida em que F. quer mais autonomia, porém tem sua mãe presente dentro e fora, "mexendo", incomodando, doendo, perseguindo e controlando.

Formou-se, portanto, uma relação em que a mãe ocupou dois lugares, o feminino e o masculino, procriando, protegendo, mantendo e reprimindo.

O rim aparece simbolizando uma criança que é gerada pelo amor da mãe e da filha, talvez como o bebê abortado.

O medo da rejeição do órgão é agravado pelo significado de perda, de abandono e até de abortamento, com o sentido de conter algo proibido.

F. tem inveja da mãe enquanto mulher, enquanto produtora de bebês de verdade, receptora do pênis paterno, dando à luz e amamentando, tudo isto sob a égide de uma certidão de casamento.

A partir do atendimento ambulatorial, F. começou a ver e a trabalhar todas as questões acima descritas. Referiu-se ao psicólogo como a um "anjo bom". Aos poucos passou a alimentar-se, a investigar as dores que sentia e a fazer exames clínicos. Queria melhorar, apesar de saber ter um prognóstico duvidoso.

Seguimos com algumas considerações a respeito dos pares que têm boa relação entre si. Concluímos que são mais receptivos e elaboram melhor os efeitos da cirurgia e da internação. As fantasias se transformam, dando lugar a respostas positivas de reconhecimento, gratidão e carinho.

A gratidão, segundo Melanie Klein, "acha-se estreitamente vinculada à confiança em figuras boas. É um dos principais derivados da capacidade de amar. A satisfação forma a base da gratidão". O bebê, sendo alimentado, fica satisfeito. O receptor tem o doador como alguém que o "alimenta" e, se saciado, reconhece e aprecia a bondade no outro e em si próprio.

Isso pode ser visto, também, no caso de receptores de rim de doadores cadáveres. Daremos o exemplo de uma senhora que se encontrava deprimida com a perda recente de seu filho e internou-se muito a contragosto para receber um transplante. Sua recuperação e aceitação do órgão foi rápida e, passado o período de tensão, agradeceu à equipe que a fez sentir-se "renovada". superando o estado depressivo. O luto foi substituído pela esperança de vida.

AIDS NO TRANSPLANTADO

Os receptores de TX renal são intencionalmente imunossuprimidos em consequência da ingestão de drogas antirrejeição do enxerto. Isso significa que podem desenvolver as mesmas infecções oportunistas e doenças neoplásicas que têm sido vistas em outros pacientes, como os acometidos de AIDS. Por isso, o efeito da infecção do HIV em receptores de TX renal é incerto. Os leucócitos T, que são os responsáveis pela resposta imunológica aos vírus, fungos e talvez antígenos relacionados a tumor, são o alvo da terapia imunossupressora e do HIV, porém a detecção do anticorpo anti-HIV é diagnóstica. Tem sido bem documentado o desenvolvimento de anticorpos contra HIV que receptores de enxerto renal podem adquirir no contato sexual, transfusão de sangue (maioria) ou via enxerto. Convém esclarecer que a maior parte dos casos de contaminação ocorreu num período em que não era rotina nos hospitais do país a pesquisa de HIV.

Há um cuidadoso acompanhamento, na Unidade de Transplante Renal, dos pacientes transplantados com HIV +, que se intensifica quando se iniciam as infecções oportunistas. A observação dos pacientes vai ajudar a esclarecer os efeitos da imunossupressão no desenvolvimento da AIDS.

Os pacientes chegam ao Setor de Psicologia negando o diagnóstico de HIV +. Este mecanismo de defesa ocorre para que possam aceitar outro trauma em suas vidas, já que se sentem pertencendo a uma categoria especial, a de transplantados. Com muita cautela e perseverança, conseguimos fazê-los ultrapassar a fase de revolta e possibilitar a chegada a uma situação da acomodação, isto é, aceitação relativa da condição tão estigmatizante.

O TRANSPLANTE EM CRIANÇAS E ADOLESCENTES

Não podemos deixar de fazer referência ao sofrimento da criança que chega à Unidade com insuficiência renal crônica e de sua família, especialmente seus pais. Decepcionam-se ao notar a defasagem no crescimento desde a infância, entrando em pânico com a aproximação da puberdade e a chegada da adolescência, quando deveriam modificar todo o seu esquema corporal e apresentar sinais visíveis como o aparecimento de pêlos, aumento do tamanho dos órgãos sexuais, alteração na voz do menino, a menarca nas meninas, etc. Há esperança de bons resultados depois do transplante, com o equilíbrio hormonal.

A mãe de N. descontrolou-se quando soube que seu filho não seria nunca aquele homem de 1,85 metro com quem tanto sonhara. Chorou, revoltada, mesmo sabendo que ele cresceria, porém devagar, e só mais alguns centímetros.

É difícil para os pais aceitar que seu filho não terá um desenvolvimento satisfatório, que sua filha não conceberá tão facilmente. Esse fato trágico gera conflitos familiares intensos e dificulta a relação entre seus membros.

O irmão saudável, por exemplo, quer mais atenção, quer ser menos requisitado para ajudar nos afazeres domésticos e no trato para com o doente. Sente-se esquecido e pode tornar-se rebelde, por ser mal compreendido quando clama por atenção e carinho. Pode de certa maneira querer ganhar maior notoriedade e não desejar crescer também

O pai, por sua vez, não tem também a atenção que deseja de sua esposa, às voltas com o filho "deficiente".

Mas nem só de desentendimentos vivem as famílias com elementos doentes. Existem pais que sabem como distribuir atenção e afeto, que discutem os problemas com todos e conseguem, a partir daí, maior harmonia, apesar da situação traumática existente.

Muitos são os que pedem ajuda para ultrapassar os momentos de crise. Muitos são também os adolescentes transplantados que têm um desenvolvimento e uma vida sexual satisfatória, namorando, casando e tendo filhos. Vale salientar que há muitos casos com evolução feliz, a despeito das limitações.

CONSIDERAÇÕES FINAIS

Procurou-se, no desenvolvimento deste trabalho, enfocar os efeitos emocionais dos doadores de rim, dos receptores e da equipe multidisciplinar, todos envolvidos no processo pré, trans e pós-operatório.

No que se refere ao receptor, percebeu-se que seu restabelecimento costuma ser mais rápido quando tem um bom relacionamento com o doador. Por outro lado, quanto recebe um rim doado por um morto (desnecessário lembrar o conceito contemporâneo de "morte encefálica"), tende, a princípio, a encará-lo como um objeto estranho e de doador desconhecido dentro de seu corpo, o que pode levá-lo a apresentar reações psíquicas diversas e até mesmo chegar a um estágio regressivo profundo.

Notamos ainda que, de forma geral, os receptores que antes de adoecer tiveram uma participação social e profissional ativa, com gratificações e reconhecimentos, restabelecem-se com menor dificuldade. Voltam a seus afazeres e retomam o seu papel anterior, reintegrando-se após o período de adaptação pós-transplante. Os que não tinham projeto de vida bem arquitetado, eram desinteressados, improdutivos, tinham o *ego* fragilizado e baixa autoestima, com ganhos secundários na doença, tendem a dificultar sua volta, aproveitando-se do estado patológico e das regalias adquiridas enquanto doentes.

A partir da análise dos dados obtidos na observação do doador, pode-se notar que atitudes de pressão, no sentido de fornecimento do órgão, frequentemente ocasionam desistências durante o período de entrevistas e exames, ocasião em que a pressão é mais intensamente pesquisada e esclarecida.

O doador que leva adiante o processo de transplante, via de regra apresenta, após a cirurgia, elevada autoestima e um sentimento de estreita união com o receptor. Este quadro pode, entretanto, ser invertido, quando se observam reações de frustração e depressão, além do recrudescimento da sensação de castração.

Com o objetivo de acompanhar, avaliar e ajudar a vivenciar e elaborar da melhor forma possível os processos a que esses pacientes estão submetidos, é que temos desenvolvido todo um trabalho em Psiconefrologia no HSE.

Este tipo de trabalho exige da equipe um alto nível de tolerância à frustração. O próprio fato de nos termos detido na análise das principais dificuldades com que nos deparamos evidencia que os percalços são muitos. A avaliação do bom resultado do acompanhamento psicológico é relativa e, talvez, nem mesmo possa estar atrelada à do sucesso do transplante. Mesmo em casos de mau êxito da cirurgia, deve-se procurar levar a bom termo a tarefa de fazer com que o paciente suporte e se adapte a esta realidade e leve adiante sua vida, apesar do incômodo de sua doença.

O transplante, como processo, envolve constantemente certa complexidade. Várias dimensões chamam a atenção, a começar pela doença até há pouco letal, e passando pela decisão da terapêutica heróica, que substituirá a dependência da máquina pela espera angustiante de um órgão, pela eleição e preparo de um doador, pelas esperanças e frustrações do paciente renal (receptor) e chegando até um resultado vitorioso ou fracassado. Mesmo assim, parece compensadora tal atividade, pois o que se busca é prolongar vidas a serem usufruídas sem sofrimento, o que se faz enfrentando morte e triunfando sobre ela.

REFERÊNCIAS

Ardid, R. R. *Psicología médica*. 2. ed. Barcelona: Espaxs, 1974.

Basch, S. H. Emotional dehiscence after sucessful renal transplantation. *Kidney- Internat.*, v. 17, p. 388-396, 1980.

Chiattoni, H. B. C., Camon, V. A. A., Meleti, M. R. et al. *Psicoterapias alternativas*. v. VII, São Paulo: Traço, 1977

Cramond, W. A. Some observations on recipients and donors in kidney homotransplantation. *Brit. J. Psychiat.*, v. 136, p. 1223-1230, 1967.

Fellner, C. I., Marsahall, J. R. Kidney donors. The myth of informed consent. *Amer. J. Psychiar.*, v. 9, p. 79-85, 1970.

Freud, A. *O Ego e os mecanismos de defesa*. 8. ed. Rio de Janeiro: Civilização Brasileira, 1986.

Kemph, J. P. Renal failure, artificial kidney and kidney transplant. *Amer. J. Psychiat.*, v. 122, p. 1270-1274, 1966.

_____. Psychotherapy with patients receiving kidney transplant. *Amer. J. Psychiat.*, v. 127, p. 623-629, 1967.

_____. Klein, M. *Inveja e gratidão*. Estudo das fontes do inconsciente. 2 ed. Rio de Janeiro: Imago, 1984.

_____. *O sentimento de solidão*. Nosso mundo adulto e outros ensaios. 2. ed. Rio de Janeiro: Imago, 1975.

Laplanche, J., Pontalis, J. B. *Vocabulário da psicanálise*. 10. ed. São Paulo: Fontes, 1988.

Levy, N. B. Psychonephrology 1. New York: Plenum, 1983.

_____. Psychonephrology 2. _____.

Lima, M. G., Lima, A. C. L. *Pacientes renais crônicos e transplantados*. J. B. M., v. 45, p. 24-27, 1983.

Lopez, M. *Quatro gigantes da alma*. Rio de Janeiro: Olympio, 1983.

MCDougall, J. *Em defesa de uma certa anormalidade. Teoria e clínica psicanalítica*. 10. ed. Pono Alegre: Artes Médicas, 1989.

_____. *Teatros do eu*. Rio de Janeiro: Francisco Alves, 1982.

Mello Filho, J. *Concepção psicossomática: visão atual*. 3. ed. Rio de Janeiro: Tempo Brasileiro, 1983.

Nordberg, M. When patients die: handling grief in the dialysis unit. Dialysis and transplantation. *Amer. J. Psychiat.*, v. 19,p. 164-169, 1990.

Osório, L. C. et al. *Grupoterapia hoje*. Porto Alegre: Artes Médicas, 1986.

Perestrello, D. *A medicina da pessoa*. 3. ed. São Paulo: Ateneu, 1982.

Sadler, A. M., Sadler, B. M., Sterson, E. B. *The uniform anatomical gift act*. JAMA, v. 206, p. 2501-2506, 1968.

Sierra, M. R. *Fundamentos doctrinales para una psicologia médica*. Barcelona: Toray, 1978.

Siemmons, R. G., Hennen, L. K. The living related kidney donor. Psychological reaction when the kidney fails. Dialysis and Transplantation. *Amer. J. Psychiat.* v. 8, p. 572-574, 1979.

Sontag, S. *Aids e suas metáforas*. São Paulo: Companhia de Letras, 1989.

Spital, A., Spital, M. Kidney donation. Reflextions. *Amer. J. Nephrol.*, v. 7, p. 49-54, 1987.

Stedeford, A. *Encarando a Morte*. Porto Alegre: Artmed, 1986.

Sulaiman, M. A., Khader, A. A. Impact of HIV infection on dilysis and renal transplantation. Transplantation ProCeedings, v. 21, p. 1970-1971,1989.

Zaidhaft. S. *Mone e formação médica*. Rio de Janeiro: Francisco Alves, 1990.

29

TRANSPLANTES DE MEDULA ÓSSEA ENTRE DOADORES E RECEPTORES NÃO APARENTADOS: AVANÇOS BIOPSICOLÓGICOS

Miriam Baron

Trabalhar em hospital geral implica em pensamentos e questionamentos sobre como fazer psicanálise quando a dor física se envolve com a psíquica, e como se pode organizar, manter e ter resultados assertivos no cuidado com a população que se encontra dentro da estrutura hospitalar, a mercê de uma equipe responsável por sua melhora, alterando sua rotina, penetrando interna e externamente, invadindo muitas vezes sem pedir licença. As respostas vão aparecendo ao longo do tempo, tomando forma, com a real melhora dos pacientes tratados em contraposição aos que não são acompanhados.

Uma entre infinitas questões refere-se à doença como um movimento corporal a partir de que? Resultado de várias figuras que introjetou vários fatores ambientais, genéticos, comportamentais, acúmulo de experiências e de emoções? O que é possível responder, certamente corresponde a: há uma história para cada um. O corpo terá de se adaptar, criando mecanismos que passam a ser a sua realidade.

Para os que adoecem de enfermidades denominadas crônicas e terminais, há várias formas de terapêuticas clínicas que visam a facilitar a integração com a doença, podendo, assim, proporcionar um sentimento de alívio. Podemos incluir os transplantes de órgãos e tecidos, que se apresentam como tratamentos alternativos, abrindo espaço para a regeneração de células e de tecidos, para uma possibilidade de reaberturas, de transformação, de renascimento. Proporciona aos candidatos maior sobrevida com melhor qualidade de vida, e até a cura.

O transplante não é um procedimento simples. Envolve coragem, sacrifício na preparação, no ato propriamente dito, e depois. Trata-se de uma "operação casada", onde doador e receptor formam um par, em uníssono, em prol de um objetivo comum: a melhora do paciente.

Nos dicionários, transplantar significa: arrancar (planta, árvore) de um lugar e plantar em outro; substituir (um órgão do corpo humano) por outro; fazer passar (costumes, instituições, etc.) de um país para outro. Um dos significados para a palavra órgão, é: uma parte do corpo de um ser vivo determinada a cumprir uma função vital. Sabemos que quando nossos órgãos funcionam a contento, parecem até nem existir. Torna-se difícil aceitar que algo não cumpre sua função dentro de nós, e que se nada for feito, não há conserto.

O transplante de medula óssea é a esperança de cura para portadores de leucemias e doenças do sangue. O objetivo é restabelecer a hematopoese após aplasia medular.

A medula óssea é um tecido localizado dentro dos ossos, principalmente os da bacia. É onde se originam os componentes do sangue. É também onde estão os glóbulos vermelhos, brancos e plaquetas. São os elementos fundamentais para transportar oxigênio, controlar os processos de hemorragia (com as plaquetas) e as defesas do organismo.

O paciente que necessita de um transplante de medula óssea sabe que a existência de um doador geneticamente compatível é imprescindível, para tentar reativar o funcionamento do que está lesado, dominando um mal que parece invencível. Este sofre muitas transformações físicas e emocionais, e muitas vezes sente-se incapaz, com sintomas causados por múltiplos fatores que vão desde efeitos colaterais das medicações, dores físicas a sensações psicológicas de dependência e privação, e de despersonalização.

A expectativa da compatibilidade com um doador gera angústia e suscita dúvidas sobre quem será seu provável salvador no seio da família. O paciente vai viver com uma parte de alguém que lhe é familiar.

Há, no entanto, uma rede estruturada pelo Ministério da Saúde, com respaldo da Legislação, para que o transplante de medula óssea entre não aparentados transcorra a contento quando não há um parente geneticamente compatível com o portador de doenças do sangue. Mais de 60% encontram-se nesta situação. A população brasileira é heterogênea, complexa e variada, fruto de grande miscigenação. Estima-se que a chance de se encontrar um doador voluntário compatível é de 1 para 100.000. O REDOME (Registro Nacional de Doadores de Medula Óssea) é responsável por cadastrá-lo através dos hemocentros de todo o país. Utiliza um sistema que avalia a compatibilidade genética (HLA), identificando os potenciais candidatos para os pacientes inscritos no REREME (Registro Nacional de Receptores de Medula Óssea). Estes dois órgãos estão em funcionamento no Instituto Nacional de Câncer (INCA), sob a supervisão técnica do Centro de Transplantes de Medula Óssea (CEMO).

Os pacientes preparam-se para receber dentro de seu corpo um tecido de um doador voluntário, o que gera diversas reações.

O doador, por sua vez, que altera sua rotina e se propõe a tentar salvar uma vida, merece toda a atenção, pois vai ser retirada uma parte do que é seu em favor de um desconhecido, já que ao se cadastrar preenche um "Termo de Consentimento", comprometendo-se a manter o anonimato durante todo o processo.

O ser humano costuma fazer permutas quando se trata de ofertas. Pode-se, então, doar algo sem receber nada em troca, nem mesmo saber com quem se troca? Qual o simbolismo contido em um ato no qual há um impedimento real?

Neste momento afloram questões éticas, bem como fenômenos psicológicos, que podem ocorrer antes (fantasias), durante (expectativas) e depois (encontros e desencontros), na vigência do anonimato do par.

A dificuldade de lidarmos com o invisível nos faz desistir de certos atos, de evitarmos outros, ou mesmo de nem experimentarmos. Ao invés de imaginar ou intuir, negamos, dando lugar ao medo de vivenciar algo novo, desconhecido e incerto. "O essencial é invisível aos olhos", é a ideia de Antoine de Saint-Exupéry, no livro *O Pequeno Príncipe*. Como é complexo não podermos tocar, apalpar. Parece que o que é concreto dá menos medo, porque estamos olhando, supostamente controlando. Por mais que não haja identificação física entre o par, paira no ar uma sensação de que se estabelece um contrato não verbal, um contato não no plano físico, porém inconsciente entre os dois. Há um sentimento de igualdade, de relativa simbiose, de aliança, onde não é possível separar as partes. Por isso, o doador precisa estar bastante informado, de corpo e coração aberto para poder ajudar no momento da transferência de sua medula óssea saudável e compatível ser introduzida no interior do seu par.

O que se trabalha efetivamente com o paciente na preparação para o transplante são os sentimentos mais comuns de abandono, os medos da dor, da morte, das mudanças extra e intracorpóreas, da rejeição, amparados pela esperança do sucesso do procedimento.

Nos doadores voluntários, encontramos sentimentos contraditórios: medo de tirarem algo que é seu, sem volta, das perdas, da castração, lidando, então, com a falta relativa. Por outro lado há curiosidade, autoestima elevada, sentindo-se fortalecido e recompensado pelo seu gesto de generosidade. Ao ser avaliado psicoclinicamente no pré-transplante, tem a oportunidade de fazer uma autoavaliação, observando a importância de sua saúde física e mental, entrar em contato consigo próprio, num *check up* duplo, o seu e o realizado pela equipe especializada do centro de transplante.

O doador não aparentado tem aparentemente mais motivos para desistir. Não tem muito a perder, nem mesmo conhece pessoalmente o sujeito responsável (objeto alvo) a ser salvo por ele, não tem vínculos afetivos diretos, não é pressionado pela família ou pelos amigos. É livre para decidir sobre os prós e os contras, se quer estar disponível para se ausentar no trabalho por alguns dias, interromper a rotina, sentir incômodos, pequenas dores, enfrentar possíveis medos, de ser anestesiado, puncionado, hospitalizado, remexer sua identidade, da morte.

Estudos sobre doação de órgãos e tecidos indicam que o TX é visto como "um presente de abertura de um novo ciclo de trocas". A doação de um órgão recria uma relação de parentesco simbólico entre o par doador e receptor, cuja categoria mediadora é o corpo. As representações sobre transplante de órgãos e tecidos dão conta de que "o que se dá é vida", ou seja, doar significa estabelecer uma relação de reciprocidade. Aceitar algo de alguém é aceitar algo de sua essência. Por isso, não é tarefa fácil retribuir. Trata-se de uma questão que ultrapassa procedimentos clínicos e cirúrgicos.

Os psicanalistas Leon e Rebeca Grinberg, escreveram sobre a dificuldade de enfrentar mudanças, e como elas são geradoras de desintegrações. A capacidade de seguir sendo o mesmo após sucessivas ocorrências de mudanças, aceitando a perda dos vínculos antigos, forma a base da experiência emocional da identidade, enfrentando o medo da perda. A dinâmica do transplante impõe ruptura de hábitos anteriores. É necessária adaptação à nova rotina de vida.

A experiência no preparo, planejamento e acompanhamento dos transplantes entre não aparentados, revela que um percentual razoável de doadores e a maior parte dos receptores e familiares, em especial de crianças, desejam se conhecer. A Legislação Brasileira determina, porém, manter o anonimato entre ambos.

Psicólogo e assistente social são os intermediários no recebimento de telefonemas, *e-mails*, e pedidos, vindos de todo o país, para que seja permitida a revelação. Querem pelo menos enviar correspondências, desenhos (crianças), fotos, algo que pertença a ele e que chegue às mãos do outro, fazendo trocas, conectando-se, identificando-o de alguma maneira. Segue partes de algumas cartas enviadas por pacientes a seus doadores anônimos, quando o transplante foi bem-sucedido:

- "Eu, receptor de medula óssea, agradeço a D's todos os dias por você existir. Gostaria de te conhecer e ter a oportunidade de dizer o quanto você foi importante em minha vida. A medula pegou 100%, vai completar um ano. Você é parte da minha história".
- "Oi, tudo bem? Eu sou o garoto que recebeu a sua medula. Agora eu já faço tudo. Já vou para escola, já faço de tudo e não preciso mais ir para o hospital por causa dessa medula. Com essa medula eu já sou um menino normal e melhor".
- "Meu grande amigo: Não tenho palavras para te dizer o quanto estou feliz por você ter aparecido na minha vida".
- De uma mãe: ..."A sua generosidade de se colocar em nossas vidas teve um efeito de transformação"... "Hoje é o seu sangue que corre nas veias do nosso filho. A nossa ligação é fraterna".
- "Venho por meio desta, agradecer seu coração bondoso, por ter me proporcionado a oportunidade de continuar a viver, podendo compartilhar sua vida com a minha. Somos irmãos por parte de D's, e agora somos irmãos de sangue".

Os doadores se interessam em saber se os receptores estão vivos, se houve pega do enxerto, se estão bem de saúde, sem rejeição ou intercorrências graves. Percebe-se o quanto se sentem diferenciados por terem realizado um grande ato de bondade. Alguns se aquietam, e se dizem "abastecidos", não necessitando da presença física do outro para completar o sentimento de paz interior por ter tido um gesto ímpar e compensador, seguindo sua vida normalmente. Parecem ter feito um investimento que deu lucro, ter realizado um desejo especial, ou ter vivido a fantasia do "herói anônimo". Uma frase conhecida é lema de muitos: "Fazer o bem sem saber a quem!"

Os pacientes com o passar do tempo, e o transplante bem-sucedido, sentem sua identidade reforçada e melhoram nos aspectos sócio-psico-físico. Parece natural ver a "cara" do responsável pela sua recuperação.

Após relato da dinâmica deste trabalho, espera-se que esteja bastante evidente a importância de cuidar, em igual medida e proporção, das duas partes em questão: doador/receptor, respeitando sempre suas peculiaridades.

Pode-se supor, no entanto, que devido à tendência de apoiarmos quem aparentemente nos parece mais frágil, a prioridade seria nos dedicarmos ao paciente, que se encontra em posição delicada, de dependência total.

Após estudos teóricos, análise de casos e principalmente através da prática institucional e da compreensão dos fenômenos existentes no processo de transplante de medula óssea entre não aparentados, aliado a integração entre os envolvidos neste procedimento, reunimos uma série de casos e vivenciamos variadas situações entre doadores, que permitem ratificar o descrito até o momento.

- A seguir, vale comentar o desfecho de um transplante bem-sucedido quase não realizado, em função da candidata à doação tratar-se de uma jovem universitária (cadastrou-se em campanha na universidade), de 19 anos, receptiva, participante, interessada, cuja mãe colocou-se contra, não permitindo que preparássemos sua filha, questionando o programa e duvidando da seriedade da equipe e do destino da medula de sua filha. Foram necessárias algumas sessões para esclarecimentos e trabalho terapêutico com ambas. Entendermos, em meio a choro e desabafo, que houve um problema sério de doença na família, cujo paciente, com diagnóstico de câncer, veio a falecer, sem a chance de tentar um transplante de medula óssea, indicado para o mesmo.
- Ao ser contatado para marcação de data para a coleta de medula, o candidato reagiu ao confirmar que não conheceria seu par, apesar de já lhe ter sido informado sobre a questão da confidencialidade. Tal fato tende a ocorrer próximo ao ápice do processo, quando o doador efetivamente constrói para si próprio uma figura que deseja conferir fisicamente. Algumas sessões de psicoterapia são necessárias, neste contexto, para elaboração da situação de conflito e separação da possibilidade de uma simbiose virtual unilateral.
- Um doador resistiu durante um tempo até compreender que realmente não lhe seria retirado um órgão sólido, mas sim apenas uma quantidade de sua medula óssea, o suficiente, minimizando, assim, ansiedade e sentimento de castração. Referia muito medo de se tornar deficiente.
- M., sexo feminino, casada, sem filhos, desejosa de ser mãe. Considera-se uma pessoa rígida, responsável, tranquila, decidida, religiosa. Trabalha numa igreja com crianças carentes. Durante anamnese, relatou alguns sonhos ocorridos des-

de nosso primeiro contato telefônico. Neles, está sempre doando uma parte de si para uma criança doente, salvando-a.

Vale ressaltar que certos doadores, durante a espera para a hora da doação propriamente dita, sentem-se especialmente ansiosos, temendo pela vida do seu receptor. Este tempo varia de caso para caso. No exemplo a seguir, mostraremos a reação de um doador nesta fase. É nítido o desejo inconsciente de não haver mais o transplante, já que o paciente pode ter superado a doença:

"Estou enviando esta mensagem, pois fui procurado por vocês aí do REDOME, para fazer novo teste de compatibilidade, que foi confirmado. A partir disto recebi uma carta. Queria saber de vocês como anda o processo de tratamento deste paciente que sou compatível, já que sei da necessidade deste transplante para ele, e das dificuldades de se encontrar um doador. Há também a preocupação da minha parte em relação a este paciente, claro que gostaria de ter notícias que não precisará do transplante devido a melhora clínica do mesmo, inclusive estou na torcida por isso".

O transplante, como processo, envolve constantemente certa complexidade. Percebemos que há um aumento substancial de doadores voluntários, e que o cuidado no preparo dos mesmos, quando selecionados, evita suspensão, adiamentos e desistências, multiplicando o número de compatibilidade entre os pares cadastrados no programa REDOME/REREME, gerando mais possibilidades, mais transplantes bem-sucedidos, com resultados vitoriosos, ajudando o paciente a reorganizar sua vida, no presente e no possível futuro.

REFERÊNCIAS

Atié, K.S. *A clínica do sujeito transplantado: uma reflexão sobre os artifícios utilizados pelo paciente oncológico no enfrentamento do transplante de células tronco hematopoiéticas.*

Baron, M. (1992). Transplantes Renais. In: Mello Filho, J. *Psicossomática Hoje*. Porto Alegre: Artmed.

Blood. A Special Report: Bone Marrow Transplants Using Volunteer Donors- Recommendations and Requirements for a Standardized Practice Throughout the World- 1994 Update. The Journal of American Society of Hematology. November 1, 1994, vol. 84, number 9.

Borges, Z.N. (1995). A Construção Social da Doença: Um Estudo das Representações Sobre o Transplante Renal. In: Leal, O. (org). *Corpo e Significado: Ensaios de Antropologia Social*. Porto Alegre; Ed. Da UFRGS.

Epelman, Claudia L. Quimioterapia em Altas Doses e Transplante de Medula Óssea – Aspectos Psicológicos. Acta oncológico Brás., Vol. 17- número 2, 67-69, Abril-Maio, 1997.

Grinberg, L. e Rebeca. (1971). Identidad Y Cambio. Buenos Aires: Ediciones Kargieman.

Klein, M. (1975). *O Sentimento de Solidão. Nosso Mundo Adulto e Outros Ensaios*, 2ª ed. Rio de Janeiro; Imago.

Lamb, D. Transplantes de Órgãos e Ética. Ed. Soc. Bras. De Vigilância de Medicamentos, São Paulo, 2000.

Mello Filho, J. (1983). Concepção Psicossomática: Visão Atual. 3ª ed. Rio de Janeiro: Tempo Brasileiro.

Perestrello, D. Trabalhos Escolhidos, Psicologia Médica, Psicossomática, Psicanálise.

30

A MORTE E O MORRER: A ASSISTÊNCIA AO DOENTE TERMINAL

Francisco José Trindade de Barreto

> "O vínculo da vida com o tempo
> Diz o começo e o fim da nossa sorte
> Da vida diz do nascimento a morte
> Da duração de cada vão momento.
> Mas, o poeta ao refazer instantes
> Cria eternos, cria infinitos
> Traz vida à sombra e da cor ao grito
> Transcende ao que jaz ao fio cortante
> Do tempo, criador de finitudes.
> Desfaz as ilusões, sonhos recria.
> Num bailado real de fantasia
> No compromisso sutil das atitudes."

O vínculo da vida com o tempo cria pares de opostos temporais, como início e fim, nascimento e morte, começo e término. A dinâmica da vida e da consciência dela nos traz um aprendizado pessoal de morte e de renascimento ao longo do seu curso e desenvolvimento. Um certo ensinamento do poder da vida de superar a morte e o vínculo desta com o tempo. Ao mesmo tempo, a nossa tradição judaico-cristã nos faz conviver com uma divindade que nos fala da graça e virtude sobrenaturais, como se ela, a nossa tradição, fosse contra a vida. "A vida se torna algo desprezado em vez de celebrado, e o corpo, algo horrível em vez de fantástico" (Fraser, 2004).

Evoluímos nesta série temporal, do nascimento à morte, atravessando estações epigeneticamente determinadas em que o nosso corpo físico começa e tem uma história, na qual, em seu início, a identidade do indivíduo é mais aquela do corpo e se encaminha para um outro polo ao longo do qual o indivíduo se identifica mais com a consciência que anima o corpo. A consciência de ser e de ter sido, bem como a consciência de não ser. Conhecemos o sagrado e vivemos uma participação, também alegre, com as tristezas do mundo.

Erik Erikson (1976) pontua com enorme precisão, quando descreve a velhice, a fase do crescimento em que a polaridade é de integridade ou desespero e o objetivo, a conquista da fase, é a sabedoria, que você só pode encarar o não ser (o término, a morte, o fim) pelo ter sido. A aquisição de uma consciência sobre o sentido e o significado da própria existência.

As ciências jurídicas e a justiça não consideram legal que se morra porque a vida chegou a um fim, por maior que seja a noção de que a vida acaba, que nascemos, crescemos, amadurecemos, envelhecemos e morremos. Morrer de velhice em todas as culturas contemporâneas é uma coisa ilegal. Tem que haver uma *causa mortis* definida no atestado de óbito, ou de outra forma haverá a necessidade de uma necropsia para que esta *causa mortis* seja definida. Morrer simplesmente porque a vida chegou ao fim não é possível do ponto de vista legal.

Os avanços tecnológicos não apenas trouxeram um razoável controle sobre as doenças degenerativas, prolongando a nossa longevidade, bem como disponibilizaram avanços na manutenção de vida, cuja utilização de forma inapropriada provocaram e continuam provocando movimentos sociais pró-eutanásicos sobre a dignidade e o direito de morrer. O custo destas futilidades (uso inapropriado destas tecnologias) trouxe pesquisas sobre o comportamento de médicos e pacientes em condições de terminalidade afim de que pudessem ser criados protocolos de manutenção de vida, de não iniciação de determinados tratamentos, de suspensão de tratamentos já iniciados, bem como a regulamentação legal destas condutas. Em consequência destes estudos, na Holanda foi regulamentada a eutanásia em 1995 e nos Estados

Unidos não foram possíveis de passar os projetos de lei sobre o suicídio assistido, mas se legislou *advanced directive act* em 1992 e o *living bill*, que permitem ao doente escolher suas preferências de tratamento e aos médicos serem consoantes com isso em relação à prescrição de ordens médicas contra os procedimentos de ressuscitação (*DNR – do not ressucitate; CMO – comfort measures only*), iniciação ou suspensão de ventilação mecânica e alimentação por sonda.

A medicina em si vive uma época de grandes mudanças. Tornou-se um grande mercado, no qual a eternidade é quase possível de ser comprada e a morte é quase também uma opção. O aspecto de prevenção tem sido superenfatisado. A doença e a saúde passaram a ser mercadorias de consumo e a seguir leis de mercado. Mudou o paciente que passou a ser um consumidor, um usuário e, eventualmente, uma pessoa que sofre. A relação médico-paciente também se modificou. Os reflexos disso sobre os cuidados com os pacientes terminais trouxeram duas novas especializações. A primeira é a do especialista em cuidados paliativos. Uma outra, em caminho, é a dos *Hospitalistas*, uma especialização em cuidados dos doentes que necessitam de hospitalização. Os hospitais aos poucos vão se tornando facilidades somente para doentes agudos, e os médicos de hospital vão se aperfeiçoando no cuidado das condições agudas. Os doentes crônicos vão assumindo uma posição de mais autonomia e assistidos na *web* por *sites* governamentais, dos sistemas de saúde e assistência telemédica. Houve uma grande explosão em todo o mundo nos últimos 15 anos de um novo tipo de hospital que abriga e rege os cuidados dos doentes terminais, que são os *Hospices*. Entre outras coisas, oferece a possibilidade de mortes com dignidade sem muita medicalização, mas com um programa, sobretudo de assistência aos doentes terminais em casa. Eles passaram a ser o quartel general da medicina paliativa e a liderança do movimento da boa morte. Que tipo de informações estes profissionais deveriam ter quando seus doentes tornam-se terminais? Que tipo de formação capacitariam estes profissionais para cuidar dos seus pacientes terminais? Que tipo de cuidados?

Como toca ao médico, a equipe de saúde, a morte do outro? Como ele sente a morte do seu doente? Como vive isso? A intensidade com que se vive depende da experiência com o que se vive. Esta intimidade é diferente entre as diversas especialidades médicas. De um modo geral, o médico tem mais intimidade com a morte, tantas mortes, vê ao longo da sua carreira profissional tantos óbitos, atestando que a intensidade com que vive a morte do outro é mais atenuada. Ao longo da carreira, quando olha para trás, e a cada nova vivência, ele vai descobrindo neste seu cemitério pessoal que nenhuma das mortes foi igual à outra. Os cenários podiam ser os mesmos, a UTI do Hospital, a enfermaria, a casa do doente, a emergência, o ambiente do trauma, a catástrofe como o terremoto e uma certa coletividade de mortes, mas cada uma é única. Cada uma tem uma assinatura diferente, uma singularidade que se torna difícil falar de um modo "geral" da morte do outro, mas também do sentimento de si próprio, a vivencia daquela morte em si. Os seus mecanismos de defesa, com frequência, os levam a uma extrema e quase histriônica frieza, uma bela indiferença diante da morte do outro que, ao espectador alheio, chega a ser vista quase como um certo modelo pertinente a certas culturas médicas, donde há necessidade de um melhor preparo da equipe de saúde para otimizar os cuidados de assistência ao doente terminal.

Os cenários também oferecem uma plasticidade ao processo, bem como traçam os enredos dos protagonistas, da equipe e dos doentes. Nada mais desolador que o término de uma ressuscitação cárdio-pulmonar do doente que chega à emergência em parada cardíaca. O esforço e o trabalho coordenado da equipe de ressuscitação, capazes de dar a sua última gota de sangue por aquela vida. A guerra perdida. Aquele desconhecido é deixado no campo da batalha extinta, devolvido aos seus familiares, também desconhecidos e já sem vida. É um cenário de desolação dos mais profundos.

A possibilidade de retornar à vida, contornar a crise biológica nos pacientes de UTI, traz o sentimento de perda, confortado pela certeza da utilização do que se dispõe de tecnologia para a preservação da vida. A utilização destas tecnologias de ponta nos faz conhecer situações que são piores que a morte. A sobrevivência em vida vegetativa de pessoas que levavam a vida em sua inteireza. A coisificação do outro.

A observação deste enorme repertório nos permite classificar os pacientes terminais de conformidade com algumas característica que não simplesmente definem os grupos, mas que também nos ajudam a definir o tipo de atenção e cuidado de que eles são merecedores. A grande importância disto é o reconhecimento de que algumas terminalidades são reversíveis, visto que os condicionantes dela podem ser modificadas.

QUEM É TERMINAL?

1. **Pacientes verdadeiramente terminais.** Eles são portadores de alguma condição letal que os levará definitivamente à morte. Sua tratabilidade com intenção de cura foi esgotada. Não existem tratamentos disponíveis que permitam mudar, reverter ou parar o curso da terminalidade. Este largo gru-

po de pacientes até relativamente recente eram deixados ao léu. Eram casos de grande atenção e interesse, belíssimos casos, quando em fase de elaboração diagnóstica, apresentados nas rondas médicas, mas que se tornavam desinteressantes, não despertando mais a atenção da equipe médica quando não tinham mais expectativa de cura. Este vazio e o desumano desse comportamento vêm sendo sanados nos últimos anos, criando-se, inclusive, uma nova especialidade médica para preenchimento deste espaço. Pertencem a este grupo todos os cancerosos destinados aos cuidados paliativos.

2. **Potencialmente terminais.** Todos nós somos, mas, por aspectos peculiares a este grupo, pertencem, sobretudo, os doentes de UTI. Eles têm este espaço especial onde se concentra uma aparelhagem sofisticada e um pessoal treinado nos segredos da manutenção da vida em situações complexas, difíceis, multisistêmicas em sua maioria, pelo fato da coexistência real da possibilidade de vencerem a tormenta. São ao mesmo tempo pacientes potencialmente recuperáveis e potencialmente terminais. O investimento para a sobrevivência deles é todo. Tudo disponível e possível de ser feito será feito. Às vezes, até mesmo o impossível se constrói ali. Contudo, potencialmente terminais somos todos nós. Nascemos, mas já nascemos com um programa ligado à longevidade, possível de existirmos, e ainda que nada de mal nos aconteça durante toda a nossa vida, um dia ela vai chegar ao fim. É verdade também que do ponto de vista legal isso não é possível em nenhum rincão da terra. Quem morre, tem de morrer de alguma coisa. Não existe morte sem causa na forma da lei. Temos, ao atestar uma morte, dizer da *causa mortis*, do tempo da sua existência e a duração desta desde o seu aparecimento até o êxito letal. Impossível perante a lei entender que o nascer e o morrer pertencem à vida. Olhando a existência desde o seu nascimento até a sua morte, aos poucos a gente vai descobrindo que levamos tanto tempo para morrer quanto para crescer e ser adultos. Este declínio, após um certo *plateaux* na vida adulta, vai mostrando e deixando as suas marcas nas pequenas visitas que a morte nos faz. As crises hipertensivas, a isquemia transitória, a lesão isquêmica com alguma sequela motora ou cognitiva, a prostatectomia pelo câncer de próstata, a mastectomia pelo câncer de mama, a incontinência urinária, as falhas de memória, etc. Enfim, começamos a acumular perdas, ao mesmo tempo que, duramente, começamos também a aprender que a vida vai perdendo o seu sentido mercantilista, utilitário, seu valor de troca. Começamos a aprender que somos apreciados, rejeitados, detestados ou queridos pelo que somos e não pelo bem ou pelo mal que possamos fazer aos outros. Já não podemos mais mudar os filhos que temos, os amigos, o companheiro ou companheira, e temos que estar quites com eles para podermos partir. Eles, os outros que nos são significativos, também têm de ter essa oportunidade para que não fique neles uma dívida existencial difícil de ser resgatada após a nossa morte. Isso nos coloca diante de um tremendo e delicado universo de trabalho com o doente terminal e nos faz confrontar a necessidade profunda. Compreendê-lo. É de interesse lembrar a esta altura dois pontos merecedores de destaque:

a) Que todo o processo de cura é também um processo de mudança da história da vida pessoal. Muitos dos nossos clientes não querem, não podem ou se sentem incapazes de mudar o rumo da sua história pessoal. A morte é uma escolha. Morre-se por covardia;

b) Você só pode encarar o não ser pelo fato de ter sido (Erik Erikson). Em outras palavras, você só pode encarar morrer se você viveu. A angústia de morrer é um equivalente à angústia existencial de não ter vivido. A vida de lado. As escolhas convenientes. A não distinção entre um chamado e um apelo. A não separação entre o essencial e o supérfluo. A morte não vem como a companheira desejada, a coroa é conferir a legitimidade da vida.

3. **Pseudoterminais e mentalmente terminais.** São grupos de pacientes em que o processo de terminalidade começa na mente. Pseudoterminais são aqueles que interpretam de modo errôneo a sua realidade. Julgam-se incuráveis e se tornam incuráveis porque se pensam assim. No fundo, há uma antecipada impossibilidade de suportar o sofrimento vindouro ou um déficit de aprendizado para lidar com o sofrimento. Suas fantasias sobre sua realidade estão no mesmo patamar das coisas sagradas; têm o mesmo valor de uma crença, ou uma fé, e não necessitam de provas. Guardam-nas para si. Muitas vezes, pelo preconceito que tem sobre os profissionais de saúde, sobretudo os médicos, que, piedosamente, assim suspeitam, ocultam verdades maiores. Às vezes, há um profundo estoicismo pelas coisas às quais se dá à vida, porque também não se oferta a morte. A natureza criou mecanismos de misericórdia para aqueles que estão condenados a um sofrimento que são incapazes de suportar. Certa fisiologia da morte. Em um trabalho clássico da psiconeuroimunologia, dos mais clássicos e contundentes, o

dos dois ratos em jaulas diferentes submetidos a choques elétricos com certa periodicidade. Somente em uma das grades havia uma pedaleira que desligava a corrente e eles paravam de sofrer. A avaliação da resposta imune dos linfócitos (transformação blástica, produção de imunoglobulinas), a sobrevivência, a implantação de câncer em peritônio, permaneceu normal no animal que tinha a pedaleira em sua grade.

Quando começa a terminalidade? O quê, o como e o quanto comunicar? Como viver a terminalidade? Questões simples e importantes e que requerem respostas honestas e bem fundamentadas ao fim da vida.

Kastenbaun (1981) traz uma excelente revisão sobre as definições pragmáticas de onde começa a morte, em sua perspectiva psicossocial. Há um momento em que a pessoa não está morrendo e um outro momento em que se instala o processo biológico que o levará à morte. É, contudo, ao nível do pensar e sentir, da comunicação interpessoal, que o início do processo se define a si mesmo. O momento ou os vários momentos em que o processo se instala podem então ser melhor discriminados.

1. A morte começa no reconhecimento dos fatos;
2. A morte começa quando os fatos são comunicados. O prognóstico do médico e a tomada de consciência pelo paciente ocorrem em tempos diferentes. Com frequência, ocorre um intervalo de tempo razoável antes que o médico revele com clareza e precisão ao paciente sobre os achados que obteve e o real significado;
3. A morte começa quando o paciente toma consciência ou aceita os fatos;
4. A morte começa quando nada mais poderá ser feito para a preservação da vida. Há quem julgue que a vivência da terminalidade começa a partir da comunicação, colocando uma carga extremamente pesada no ato de dizer, que soa como uma sentença, ou uma condenação instituída por aquele que proferiu o julgamento da nossa condição de saúde. Há uma competência a ser adquirida. Habilidades em comunicar notícias ruins, prognósticos e redefinição de esperança ao longo do tratamento. A comunicação tem que ser profissional, mas mantendo o equilíbrio com a compaixão e a empatia. Vezes há em que não existe unanimidade em relação ao diagnóstico, ao prognóstico e até mesmo ao tratamento dentre os profissionais de uma mesma equipe. Como consequência os familiares ouvem diferentes pontos de vistas dos cuidadores, e com frequência isso adiciona confusão, hostilidade, raiva e frustração por parte deles. Os preconceitos pessoais sobre a morte e o morrer interferem na nossa habilidade de uma comunicação efetiva com familiares e pacientes. Estes preconceitos, muitas vezes culturais, levantam barreiras entre o indivíduo e a sua doença, sua condição de terminalidade. Estas barreiras constroem uma das mais frequentes formas de indignidade ao fim da vida, que é o isolamento do paciente ao morrer. Não se restringe ao isolamento dos pacientes em UTI para uso de uma tecnologia sofisticada, mas ao mundo íntimo. O compartilhamento dos conflitos existenciais, das despedidas, das últimas palavras, do aconselhamento aos que ficam. O não dito é o grande mentor deste isolamento. Isso nos levou a uma exploração não verbal desta situação em que os jogos predominam e ao mesmo tempo nos livrou da condição de ser o mensageiro do fim da vida e anunciador da morte.

A SÍNTESE DE OPOSTOS

A síntese de opostos é um trabalho não verbal realizado com desenhos. É de uma extrema simplicidade e de fácil aplicação, de riqueza indescritível. Com os desenhos da síntese de opostos pedimos ao paciente para fazer uma sequência de desenhos. Instruções simples. Pedimos inicialmente que faça um desenho do que seja para ele o seu problema, conforme ele o percebe e sente. Ao acabar o primeiro desenho, pedimos a ele que faça um novo desenho que represente o que seja para ele o oposto ao problema. Por vezes, alguns pacientes têm dificuldade de criar uma imagem gráfica do problema, mas são capazes de desenhar o oposto ao problema, quando então retornam para fazer o primeiro desenho. Após a execução do segundo desenho, pedimos a ele mais um desenho. Um desenho que tenha o problema e o oposto. Um desenho síntese. A grande maioria dos pacientes oncológicos foi incapaz de fazer um desenho síntese. Ao cabo do terceiro desenho, voltamos aos desenhos com o paciente. Apontamos os desenhos e indagamos o que representam um a um. No primeiro desenho, lembramos que havíamos solicitado que ele fizesse um desenho que representasse o que para ele era o seu problema. Pedimos para ele falar sobre o desenho, o que ele quis dizer e o que ele representa. Sucessivamente, voltamos ao segundo e ao terceiro desenho. Na grande maioria das vezes, com os doentes oncológicos, o terceiro desenho inexiste. Comentamos sobre a falta de imagem, o branco e inquirimos sobre o que representa aquele branco. Do que se constitui, o que o compõe? Do que ele é feito? A falta de imagem invariavelmente representa o mundo dos aspectos controversos que temos sobre o tratamento a ser estabelecido, ao mesmo tempo que nos põe em contato com o mundo de valores dos pacientes, permitindo-nos a este ponto estabelecer um contrato ético, conhecendo os limites dele e os limites que impõe ao nosso desejo de ajudá-lo, estabelecendo o mapa da nossa caminhada juntos. Os desenhos podem ser classificados em três modelos, exemplificados nas Figuras 30.1, 30.2 e 30.3. Duas outras grandes revelações vieram do trabalho com os desenhos.

A primeira e surpreendente REVELAÇÃO dos trabalhos com desenho é que todos os pacientes oncológicos que viviam o jogo, a mentira piedosa, sem exceção, sabiam que tinham câncer. Jogavam o jogo da proteção dos seus familiares por sabê-los incapazes de suportar a realidade – o mesmo jogo que os familiares jogavam para protegê-lo, o que impedia que eles vivessem o âmago dos sentimentos mais íntimos, mais significativos para a qualidade do tempo que viviam.

A segunda e igualmente surpreendente revelação é que os pacientes tinham também os mesmos conflitos, os mesmos dramas e dilemas da equipe médica sob os aspectos controversos do tratamento deles.

Os desenhos poderiam ser classificados em três grupos:

1. Falta de síntese.
2. Síntese lógica.
3. Síntese mística.

Falta de síntese

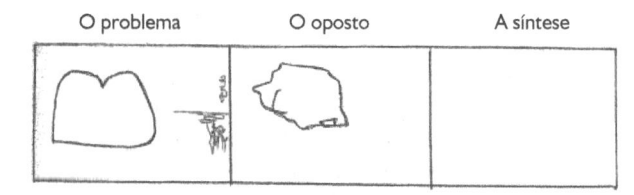

FIGURA 30.1
Falta de síntese.

Os desenhos da figura acima são de uma senhora de 67 anos de idade, diabética e hipertensa, que já na primeira entrevista apresentava metástases ósseas e hepáticas de um tumor primitivo de rim.

O primeiro desenho é de uma representação dos pontos dolorosos no corpo com expressão no tórax e no quadrante superior esquerdo do abdome. Representa o espalhamento da doença acima e abaixo do diafragma.

O oposto, o segundo desenho, é o de um rosto, o rosto dela. Sadio, na condição de vida anterior a doença, olhando a vida de frente, de cabeça erguida.

O terceiro desenho, um não desenho, uma ausência de imagem, um branco, constituía-se das dúvidas ao seu tratamento. Se a doença estivesse tão espalhada, como ela poderia operar tudo? Ou sofrer irradiação, que possivelmente iria apenas piorar a qualidade de vida dela. Se a doença não estivesse tão espalhada talvez não valesse a pena. Será que ela iria suportar tanto tratamento? Era diabética, doente do coração, com insuficiência cardíaca, anginosa, já tendo enfartado alguns anos antes. Para que viver tanto com tanto sofrimento? Estava feliz com o quanto tinha realizado na vida. Talvez um filho precisasse ainda de uns conselhos, pois estava se afastando dos valores espirituais e medindo a vida pelos seus valores materiais. Estava ambicioso. Ela era católica e não iria se negar a um tratamento para não faltar nas suas obrigações com Deus. Só não queria sofrer muito.

Síntese lógica

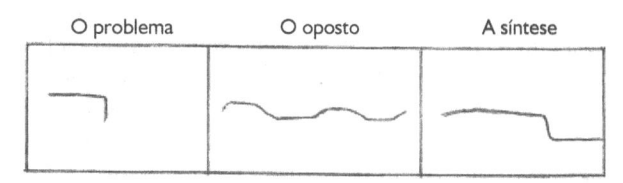

FIGURA 30.2
Síntese lógica.

O segundo conjunto de desenhos representa uma síntese lógica.

O primeiro desenho, o problema, é o câncer de pulmão. O oposto, o segundo desenho, é representativo da saúde, e o terceiro, o tratamento.

O primeiro desenho representa o problema em que ele estava. O traço é a linha da vida e aquela queda representa o abismo em que ele se encontrava. A verticalidade da linha é representativa do abismo, é o seu câncer de pulmão. É de interesse que se diga que até aquele momento, ninguém, absolutamente ninguém, lhe havia falado do seu diagnóstico.

O segundo, o desenho do oposto, é a linha da vida no cotidiano, com seus altos e baixos.

O terceiro desenho representa a ameaça que o câncer traz à sua vida e o tratamento. A vida cai em qualidade, mas ela tem tratamento e prossegue. Continua em um de menor qualidade, suportável. Grosseiramente, este modelo diz da energia interior do paciente para encarar o problema. Diz da tolerância à diminuição da qualidade da vida e talvez diga de um prognóstico melhor pela qualidade da energia vital.

Síntese mística

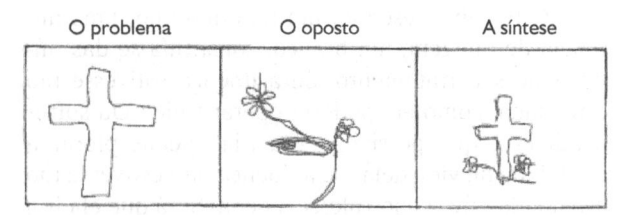

FIGURA 30.3
Síntese mística.

É bem menos frequente. Este terceiro conjunto de desenhos foi realizado por uma senhora de 53 anos de idade com um colangio-carcinoma intra-hepático, recém diagnosticado, disseminado por todo o fígado. Até aquele momento ela não tinha sido informada que tinha um câncer. No primeiro desenho de uma cruz, ela se diz em uma situação de vida e morte, que é a forma como ela sente a sua doença. Sabe que tem uma doença grave e que as pessoas não dão notícias, são reticentes nas informações e ela não tem nenhuma informação sobre a sua tratabilidade, apesar de tantos exames sofisticados realizados. No segundo desenho, o do oposto, a flor representa a vida sadia dela – bela e viçosa. O terceiro desenho é uma representação no quanto a vida pode ressurgir da morte. Um outro plano. Uma nova vida. Uma nova dimensão quaisquer que sejam os planos de Deus para a vida dela. Até mesmo renascer, permanecendo viva, vencendo esta batalha, ou voltando à casa dele.

A MORTE NA VELHICE

Muitos dos aspectos da morte na velhice são colocados em diferentes partes deste texto. Mas definir um tópico para isto vem da necessidade de sublinhar alguns aspectos marcantes, distintivos, se bem que seja ilegal morrer de velhice. A morte decorrente do envelhecimento em sua grande maioria e vai se dando aos bocados. Os idosos são lentamente sobrepujados pelos defeitos cumulativos do seu processo de desmame da vida, o que levou a William Osler (1990) a escrever que as pessoas levam tanto tempo para morrer quanto levaram para crescer. A citação de uma paciente idosa do Doutor Alvarez, de Chicago, é quase legendária quando ela reportava a ele dizendo que "a morte continua me dando pequenas mordidinhas". A cada ataque de tonturas, quedas, desmaios, confusão mental, ela se tornava mais velha, mais hesitante, menos confiante em sua memória, com uma escrita bem menos legível e seu interesse na vida bem menor. Há um somatório de perdas, de diminuição da qualidade de vida, além da qual a vida não tem mais sentido. Evidentemente, estes limites são diferentes em diferentes pessoas e, à medida que as perdas vão se acumulando, tomando assento, cresce também certo tipo de esperança que eles possam deixar o mundo quando a oportunidade chegar, sem bips de aparelhos eletrônicos, *flashes* multicoloridos, colchões especiais, barulhos de ventiladores, monitores sofisticados de mil funções que nos tiram a tranquilidade e nos separam daqueles poucos que não nos deixariam morrer sozinhos, isolados. O credo de resgate da medicina de alta tecnologia prevalece e, na maioria das vezes, vence.

Na década de 1990, dois extraordinários estudos marcaram os cuidados ao fim da vida e começaram a redefinir uma prática pelos seus resultados. O primeiro deles, encomendado pelo Estado, na Holanda, entre 1990 e 1995, consistiu numa avaliação dos procedimentos e condutas de médicos e clientes em fase terminal, e trouxe como resultado a legislação sobre a eutanásia e sua implementação legal naquele país em 1995.

O segundo estudo, realizado nos Estados Unidos, em duas fases, e que visava em última análise a dar suporte ao suicídio assistido, que teria a sua legislação elaborada, começou em 1989 e foi até 1997. Era um estudo multicêntrico, envolvendo mais de 9.000 pacientes em estado grave. Na primeira fase, dita observacional, foi feita uma avaliação da disponibilização de procedimentos, desejos e recusas de tratamentos pelos pacientes, solicitação aos médicos de procedimentos eutanásicos e sua distribuição por patologias, manutenção ou iniciação de procedimentos terapêuticos injustificados pelos prognósticos oferecidos pelos médicos e que resultavam na indignidade do morrer e na elevação dos custos. Em uma segunda fase, ia se verificar a influência dos conhecimentos adquiridos na primeira fase na mudança do comportamento médico. A essa altura, já se havia legislado sobre o *advanced directive act*. A comparação entre as duas fases do estudo resultou na não mudança do comportamento médico, mas na consolidação do ato do governo, criando a emenda do *advanced directive act*, em que as pessoas que tivessem definido os seus valores e direitos previamente e tivessem seus desejos respeitados. Desse modo, respaldava-se juridicamente os desejos dos doentes de não serem colocados em ventilação mecânica artificial, de não serem ressuscitadas em caso de parada cárdio-respiratória, de terem sonda nasoenteral para nutrição colocada. O estudo em si tinha o nome de SUPPORT (*Study to Understand Prognoses and Preferences for Outcomes and Risk of Treatments*, 1955).

Assim, a partir destes estudos, foi criado o conceito vigente da boa morte (do ponto de vista humanitário e médico legal), bem como foi aberto o espaço para a conceituação dos Cuidados Paliativos. Rapidamente tudo ganhou forma na definição disso como especialidade ou subespecialidade, sobretudo dentro da oncologia.

Sete domínios foram estabelecidos como pertinentes aos cuidados paliativos de doentes ao fim da vida:

1. Decisão centrada na família e no paciente.
2. Comunicação dentro da equipe com o paciente e com os familiares.
3. Continuidade dos cuidados.
4. Suporte emocional e prático dos familiares e dos pacientes.
5. Tratamento dos sintomas e medidas de conforto.
6. Suporte espiritual dos pacientes e da família.
7. Suporte organizacional e emocional para a equipe.

Na formação e preparo da equipe que vai lidar com doentes terminais, nossa atitude atual tem uma ênfase, ou um interesse maior em grupos de sensibilização, como, por exemplo, a citação abaixo de um dos nossos protocolos de vivência sobre a terminalidade. Trabalhamos com grupos de menos de 20 pessoas e a dinâmica segue em conformidade com o tema. No exemplo abaixo de uma das vivências, solicitamos que cada um dos participantes ao se apresentar apresente também a sua lista de prioridades no momento atual da vida.

1. Discutir no grupo as prioridades de cada um no aqui e agora.
2. Estabelecer para cada um dos participantes uma condição terminal.
3. Redesenhar as prioridades neste novo agora.
4. Rediscutir no grupo.

O tema da morte ideal de cada um no grupo:

1. Como cada um gostaria de morrer.
2. O que seria uma boa morte.
3. Expor no grupo as ideias particulares que cada um tem sobre o que seria o seu ideal de morte.

Estes grupos são profundamente ricos e trazem consciência da necessidade de conhecimento sobre a própria terminalidade; abre horizontes sobre a impossibilidade de decidir pelo outro como deveria ser a morte dele, qual o melhor lugar para morrer, quais os requisitos deste lugar, como a possibilidade de trocas entre o paciente e as pessoas queridas, conforto, respeito, suporte emocional, informação, cuidado ordenado. Podemos divagar sobre o como se morre hoje e onde se morre hoje, e identificar alguns subgrupos de doentes terminais que tem especial possibilidade de morrer em instituições e que necessitam de uma especial atenção, posto que algumas destas formas poderiam ser evitadas ou prevenidas. Refiro-me aos doentes cirúrgicos. Com frequência morrem em instituições, nas UTIs ou de forma inesperada. Os cirurgiões não apenas guardam uma pesada carga de expectativas. "Eles devem chegar e resolver". São extremamente receptivos a estas expectativas e ainda se vestem dela como se eles próprios fossem a expectativa desejada. Habitualmente são pragmáticos. Além da comunicação perturbada, que com muita frequência parece uma estrada de mão única, em que um fala e o outro escuta, e *ipsofacto* o diálogo fica perturbado, a metalinguagem fica também comprometida, pois ele nunca sabe se o que ele disse foi o que o paciente escutou e nunca sabe se o que ele ouviu foi o que o paciente quis dizer. Por mais claro que possamos ser com o outro nas nossas comunicações, é fundamental ter acesso a como isso chegou a ele. Perguntar o que foi contado para ele, qual a compreensão do que foi dito, o que eles fazem do que foi comunicado. Como eles se colocam diante do enunciado. Como bate na emoção deles. É fundamental, do mesmo modo, ter esclarecimentos sobre os desejos do paciente e suas emoções. Respeitar o desejo dos pacientes de não quererem ter informações e transferirem as decisões aos seus familiares, mas não fazê-lo sem que isto seja um desejo expresso deles e estas razões e emoções subjacentes também tenham se tornado claras. Usar questões abertas para se assenhorear da dimensão do mundo de valores deles, sobretudo no que diz respeito à qualidade de vida, e colocar suas fantasias sobre o que eles falam. "O senhor(a) esta me dizendo que...". Prover informações simples e honestas.

Algumas mortes, que poderiam ser evitadas, são decorrentes dessas falhas. Abaixo, listo algumas dicas sobre a prevenção destas mortes em pacientes cirúrgicos:

1. Trabalhar a barganha do tempo.
2. Criar uma reserva mental de energia.
3. Reconstruir a fé e a esperança.
4. Acessibilidade às fantasias do paciente.

A barganha do tempo é a primeira manifestação das qualidades especiais daquele tempo em que se inseriu a necessidade cirúrgica. Que qualidades compõem aquele tempo? Porque a cirurgia tem de ser feita naquele tempo, ou porque se está pedindo o adiamento dela? Com alguma frequência há um projeto inconsciente na relação, uma proposta não explicitada, e o acordo na relação consciente, a que foi explicitada, é o aval solicitado para a proposta inconsciente e que não foi explicitada.

Boa parte das vezes, na realidade na sua grande maioria, a cirurgia é proposta como um ato singular e único. Resolutivo. Quando elas complicam, a reserva emocional que o cliente havia feito para tal evento vai se esgotando. Os riscos de crise de confiança vão naturalmente tomando assento. Eles crescem com o surgimento de novas complicações, necessidades de reintervenções, e o passo seguinte é o estabelecimento de um quadro depressivo, de uma crise de confiança mascarada em boa parte das vezes, alimentada pelos comportamentos inadequados. Diante de toda uma perspectiva de processos complexos e complicados, a melhor imagem para a criação de um saldo emocional é a de uma corrida de obstáculos e não uma corrida de fundo. Que uma cirurgia para uma peritonite pode necessitar reintervenções para drenagem de abcessos, às vezes punções dirigidas por imagens, para o desfazimento de aderências e quadros semioclusivos, sepsis, insuficiência renal por drogas ou associada a infecção, etc., e essas coisas têm que caber na emoção dele que se hospitalizou apenas para tirar uma vesícula, e isso seria uma cirurgia simples; em dois dias no máximo ele estaria em casa de volta.

A reconstrução da fé faz parte do atendimento às necessidades emocionais e espirituais do paciente, sejam elas de qualquer ordem: afetivas (medo, temor, sofrimento, abandono), cognitivas (compreensão dos programas terapêuticos) ou espirituais (fé, esperança, amparo, desamparo, desesperança). Este tipo de apoio tanto ajuda a evitar a morte nestes doentes cirúrgicos, evitando o *burnout* psicológico deles, bem como possibilita a eliminação do desespero, a introdução da paz nos pacientes verdadeiramente terminais como nos casos ilustrativos abaixo.

Caso clínico

F.J., 57 anos, sexo masculino, casado, úlcera perfurada, gastroentero-anastomose, sepsis, fístula entero-cutânea, reoperação, 15 dias de hospitalização e uma semana na UTI cirúrgica.

"– Eu acho que eu não escapo dessa, não é doutor?"

Foi a questão introdutória ao tema da perda da fé. A fé, discutida neste contexto, não é simplesmente a dimensão religiosa do indivíduo, mas as suas convicções, tudo o que representa a verdade sem prova. Mas eu respondi para a minha própria surpresa:

"– Eu também acho."

Ele surpreendeu-se e comentou perguntando:

"– O senhor quer dizer que eu vou morrer?"; ao que respondi também de imediato:

"– Não senhor. O que eu quero lhe dizer é que nestas duas semanas em que estamos convivendo juntos eu nunca percebi no senhor o desejo de voltar ao palco, a vontade de voltar a vida. Sinto-me como se estivesse trabalhando sozinho neste caminho, contra a sua vontade, e eu não acredito nisso, se não é isto o que o senhor quer".

Esta era a mais legítima expressão da minha percepção dele. Ele começou a chorar e a falar pausadamente da tristeza da vida naquele instante, do sentimento de destruição do mundo dele. A realidade dele em seus diferentes ângulos que definiam o contexto em que vivia e pudemos começar a conversar sobre a doença da sua alma. Ele pode ter alta poucos dias depois desta conversa e com projetos de vida retraçados. É importante salientar o que foi dito em outra parte deste texto: que todo processo de cura implica uma mudança na história pessoal.

Caso clínico

R.M, 26 anos, masculino, solteiro. Químico industrial. Tumor de parótida direita, aparentemente secundário. Primário desconhecido. Bastante anaplásico, com o qual já vinha batalhando há uns quatro anos. Dois anos antes, tinha tido metástases cerebrais que foram bem resolvidas com radioterapia. Há cerca de seis meses antes da data em que o vimos pela primeira vez, ele vinha cuidando sem muito sucesso das novas metástases que vinham surgindo, sobretudo no mediastino e abdome.

Contemporaneamente, como comorbidade apresentava uma tuberculose que vinha sendo bem controlada. Ele estabelece parâmetros para mim (clínico geral), para o seu oncologista e para os seus familiares (as suas preferências) em relação aos tratamentos que poderíamos oferecer. Não via sentido em se tratar se não pudéssemos mudar o esquema corporal dele, sua magreza, seu definhamento. Segundo, não acreditava no atual esquema terapêutico que aos seus olhos não vinha surtindo efeito. Conseguimos definir um plano de tratamento e estamos três meses adiante, confrontando o nosso fracasso quando ele aborda a futilidade de continuar se tratando.

"– Doutor, nós sabemos que isto não está levando a lugar nenhum. Tudo fracassou. Como eu posso viver sem esperança? Ajude-me." Este é um ponto crucial no cuidado dos pacientes terminais. Momento em que os sentimentos de amparo e desamparo, esperança e desesperança se segregam por caminhos diferentes. Habitualmente, a segregação do sentimento de amparo e esperança, quando o objetivo é a sobrevivência, é conjunta. As duas coisas vêm juntas. Neste ponto em que se definem os cuidados paliativos, é a desesperança que se segrega sozinha e não conhecemos de ordinário qual o sentimento de amparo que a acompanha. Esperança é um sentimento que dá ponto futuro, cria imagens. A desesperança, não. Voltamos ao nosso diálogo, onde eu me sentia extremamente pequeno, mas igualmente empático e desejoso de ajudá-lo. Não sabia como.

"– Feche os olhos. Respire lentamente. Tome consciência de sua respiração e deixe este sentimento de desesperança tomar conta de você. Deixe-o entrar com o ar que você respira. E ele vai ser distribuído pelo seu corpo. Não tenha medo. Nada vai lhe acontecer agora. Deixe-o chegar à sua cabeça. Veja se ele lhe traz alguma imagem". "Meu pai. Ele não consegue me ver. Ele não vem ao meu quarto." Nisto a sua mãe que também estava no quarto interrompe. "Meu filho, seu pai é um homem doente. Já enfartou. Ele pode passar mal. Não podemos perdê-lo também". "Mãe, estou apenas dizendo das minhas necessidades. Eu não vou ter mais saúde, ser um homem forte e sadio para poder desfrutá-lo. E eu preciso dele agora. Também temo por ele. Mas é o que eu preciso". O destaque deste diálogo é para a desesperança que de fato não cria imagens no futuro, mas aponta as imagens do presente. Não cria um ponto futuro, mas dá a pontuação do tempo real. Por este fato, quando esta necessidade ocorre, negar ao doente o conhecimento da sua realidade é abandoná-lo.

A outra escuridão que este diálogo ilumina é o atendimento da família nas suas necessidades múltiplas: emocionais e espirituais. Atender ao doente terminal é atender a família. Todo o participante que emita algum juízo de valor tem um assento na mesa sob os riscos de pagarmos as penas por esta falta. O passo seguinte na condição do caso foi a entrevista com o pai, no qual ele argumentava da sua necessidade de não ver a miséria física e o sofrimento do filho, o único dentro da numerosa família que tinha, que havia escolhido a mesma profissão dele, que era o naturalmente eleito para sucedê-lo, para dar continuidade aos seus passos nas empresas da família. Refletimos juntos sobre o que ele dizia. O amor ao filho lhe impossibilitava cuidar da dor e do sofrimento dele. Quem poderia, então, fazer isto, cuidar da dor do filho, com amor? Estas reflexões o levaram de volta ao lado do filho, e eles puderam se desfrutar novamente, conversar, ficar calados juntos, sorrirem, trocarem o adeus. Trocaram um adeus, que acredito ainda que deva perdurar hoje, porque naquela altura o tempo já havia parado para o filho. Poucos dias depois, ao visitá-lo pela manhã, ele me questiona sobre as modificações do tempo. "O que estava se passando com o tempo?" O tempo parecia estar parando. Ele acordava sem pressa, como as 06h30min da manhã; fazia tudo bem devagar. Tomava o seu banho matinal, fazia a higiene oral e corporal que demorava uma eternidade, olhava para o relógio e eram dez para sete. Ouvia música, tomava uma massagem, demorava outra eternidade. Olhava para o relógio, eram sete e trinta. Fazia o seu desjejum, conversava com as pessoas, olhava o relógio, eram oito horas. Lia o jornal, voltava a ouvir música e o tempo parecia continuar parando. Filosofamos sobre o tempo. Como o experimentamos com o lado direito ou esquerdo do nosso cérebro. Isto diz como viveremos os nossos momentos, seja de uma forma mecânica, racional e lógica, segundo por segundo, seja de uma forma vetorial, atemporal, conhecendo o eterno."

Ele morreu naquela mesma noite, dormindo um sono tranquilo, sereno e calmo.

Simplesmente não acordou. Ele passou e todos nós nos sentimos confortados. Uma certa consciência de que a velha senhora, às vezes, sabe a hora, que não é só na vida que ninguém chega antes; na morte também.

Uma das mudanças mais importantes do envelhecimento que dizem da chegada da terminalidade é a mudança progressiva da experiência do tempo. Temos com a chegada da maturidade a possibilidade de viver melhor os nossos momentos. Degustá-los. Tomar intimidades. Os momentos são mais apreciados. A terminalidade é anunciada no indivíduo que envelhece pela sensação de que o tempo parou. O sentimento de que o amanhã já não traz nenhuma novidade. Isso esteve bem claro e presente na maioria dos meus pacientes que explicitaram uma solicitação de eutanásia, ou que anteciparam suas preferências sobre a não utilização de certos tratamentos ou procedimentos ao fim da vida. Incluídos nisso, a ventilação mecânica, a traqueotomia e a hemodiálise.

Um dos momentos mais cruciais dos cuidados são os pontos de mudança, quando as intenções e os objetivos dos tratamentos mudam. O momento em que a recuperação não é mais possível e um novo plano deve ser criado, um novo objetivo do tratamento deve ser elaborado. O tratamento será paliativo, os tratamentos de manutenção da vida deverão ser suspensos ou retirados. Aparelhos desligados. Nenhum procedimento para manter ou prolongar a vida. O desgaste da doença e a morte caminham juntas de braços dados. Discute-se o fim da vida e se implementam as diretivas avançadas, definidas previamente ou atualmente acordadas. Desde o ano de 1990, a decisão da Suprema Corte dos Estados Unidos, que atendia a atenção para os tratamentos de manutenção de vida aos que estão incapazes de tomar as suas decisões, afirma o direito do estado de ter uma evidência clara e convincente dos desejos relacionados aos cuidados médicos dirigidos à sustentação de vida. Foi criado o PSDA – *Patient self determination act*. O PSDA requer que os hospitais, *nursing hormes*, hospícios, programas de saúde, perguntem aos doentes sobre as diretivas avançadas – *advanced directives* – e incorporem estes dados nos prontuários médicos. Neste tipo de documento (American Family Physician, 2005), uma diretiva antecipada por uma pessoa competente indica as preferências de cuidados, enquanto cognitiva e fisicamente intacta. Uma vontade de viver especifica as instruções relacionadas aos cuidados (alimentação por sonda, ventilação mecânica, cirurgias e situações de prolongamento da vida). Ordens e circunstâncias, como DNR – *do not ressuscitate* – não ressuscitar; CMO – apenas medidas de conforto (*confort measures only*).

Caso clínico

FB, 36 anos, masculino, casado, sem filhos, engenheiro de pesca. Linfoma não Hodgkin desde os 16 anos.
Linfoma agressivo; novamente muito agressivo nos últimos dois anos.
Terminal; sem resposta a qualquer forma de tratamento.
Falência medular.
Duas entradas na UTI no mesmo internamento. A primeira em choque séptico secundário à aplasia medular. Severamente plaquetopênico, com menos de 5.000 plaquetas. A segunda decorrente de uma grande hemorragia cerebral intraparenquimatosa, hemisférica.

"Prefiro sair carregado do hospital, no paletó de madeira, do que andando nos meus pés, se perder a consciência"; foi a forma como ele introduziu o tema das suas preferências em relação aos cuidados do fim da vida entre uma admissão na UTI e a outra. A tomada de consciência, quando da entrada no hospital, o esforço para a manutenção da vigília e a impossibilidade de qualquer controle cognitivo sob o que estava se passando consigo quando estava entrando em estado de choque. O dirigir a vida e o se perder no vazio. Difícil imaginar se poderia chamar de vida a este tipo de condição. Havia coisas piores que a morte, e este tipo de sobrevivência era uma delas. Quando do AVC hemorrágico, ele estava em um quarto do hospital; rapidamente entrou em coma, em parada respiratória e em ventilação mecânica, e foi rapidamente removido à UTI. Após vê-lo na UTI em morte cerebral, conversamos com a família de um modo aberto sobre a condição e os cuidados, a suspensão da ventilação mecânica, a não ressuscitação, medidas apenas de conforto, solicitando deles ao mesmo tempo um *feedback* sobre como tocava a cada um cada medida que poderia ser ou não tomada. Conversa que não foi nem muito longa, nem muito tensa, apesar do grande sofrimento. Naquela altura da vida dele, disse a mãe, quem melhor conhecia a alma dele e melhor poderia decidir por ele naquele momento de incapacidade era eu, seu médico de quase 20 anos de acompanhamento clínico. Nenhum deles que o amavam tanto e o queriam tanto; não o conheciam tanto para uma decisão tão isenta. Que eu o fizesse e eles respeitariam. Todos concordaram e concordaram novamente com a decisão de tirá-lo da UTI, trazê-lo de volta ao quarto sem nenhuma intenção de prolongar a vida. Se eles suportassem! Assim, foi implementado.

Todas estas mudanças dos últimos anos ampliaram o repertório das tensões e conflitos nos cuidadores dos doentes graves, sobretudo os de trauma ou cirurgia, levando a um desgaste emocional e afetivo. Listamos abaixo algumas "Áreas – motivos" geradores de tensões sobre as quais há necessidade de melhor educar os cuidadores e a equipe de saúde, numa tentativa de evitar um desgaste emocional e afetivo.

1. Quando não iniciar tratamento.
2. Quando suspender tratamentos iniciados.
3. Reconhecimento da futilidade médica. Limites da tecnologia. Quando parar e como fazê-lo.
4. Integração do tratamento do trauma e do tratamento paliativo. Mudança de um para o outro. Protocolos. Treinamento.
5. Envolvimento da equipe e da família.
6. Assegurar conforto e o não abandono.

Algumas dificuldades adicionais:

1. Vem da inconsistência sobre como funciona esta prática idealizada e os sistemas de suporte, SUS, seguros de saúde, Hospital Residência. Evidentemente de tudo que falamos acima estamos assumindo opções de tratamento e quem detém os direitos de escolhas. E ainda que o nosso sistema de saúde ofereça excelentes opções de cuidados, essas opções são viabilizadas apenas para aqueles que têm dinheiro ou são assegurados de algum seguro de saúde. Os indivíduos sem dinheiro ou não assegurados têm uma assistência pobre, insuficiente ou inadequada.
2. Manter um balanço entre a empatia com que enfocamos o nosso paciente e o compromisso com a ética.
3. O respeito e a compaixão para a diversidade cultural do gênero e da incapacidade.
4. Manter os padrões clínicos da não introdução ou da retirada das medidas de suporte.
5. Os familiares ouvem diferentes pontos de vista dos cuidadores e isto leva à confusão, à hostilidade, à raiva e à frustração.

A BOA MORTE

O conceito da boa morte sofreu uma profunda evolução da época de 1990 e continua apresentando modificações. É interessante a edificação do que seria uma boa morte quando trabalhamos nos grupos de sensibilização. A morte ideal de cada um dos participantes. Os antagonismos surgem espontaneamente e eles se confrontam. As unanimidades também. O não sofrimento, o controle da dor, o recolhimento e o isolamento para alguns por proteção do desfiguramento, a festa para outros, uma despedida de arromba com os amigos. A viagem, como uma realização de algum desejo de satisfação guardado, antes de sentir-se invalidado e se entregar vencido à falta de energia dos momentos finais. O lado psicopático. Burlar um seguro de saúde para proteger quem fica. Transar com todo mundo por vingança, por ter pego AIDS.

Discutem-se os fatores impeditivos de se tomar decisões claras: as verdades, as incertezas, os sentimentos e as emoções, a esperança, a relação com a equipe de saúde, os provedores, os múltiplos provedores, o respeito às diretivas dadas antecipadamente sobre os gostos e as preferências em relação ao uso de máquinas; a sedação terminal, as sondas para nutrição enteral, os tubos de gastrostomia, etc. Na hora H, por maior que seja a possibilidade de controle que se quer ter sobre a hora final, é a resposta às nossas emoções e às da família que se cuida, que são mais importantes quando se define bem os objetivos do tratamento. Estes são mais importantes que os tratamentos específicos. E que nos diz a literatura? Até o início da década de 1990, a boa morte confundia-se com a evitação do morrer, ligada às máquinas, o tinha uma conotação eutanásica. Na publicação "End of life care", do IOM (Institute of Medicine, 1997), uma morte decente é livre de desconforto e sofrimento evitáveis para o paciente, os familiares e os cuidadores. Morte decente ou boa morte são termos semelhantes. Durante a década de

1990 o termo boa morte foi se ampliando, mas já na época de 1980 ela tinha adquirido uma conotação importante, feita por O' Neil, quando observa o tempo de morrer. A morte é boa quando ocorre num tempo apropriado; o processo permite controlabilidade por quem morre; os que participam da situação observam princípios morais básicos e o estilo da pessoa é lógico. Ele vem tomando forma como um conceito separado, embora relacionado à eutanásia, e hoje toma abrigo no campo dos cuidados paliativos e no domínio dos modernos *hospices*.

OS CUIDADOS PALIATIVOS

Karen Kehl (2005) destaca em um excelente artigo a evolução do conceito pela revisão da literatura:

O conceito de boa morte é altamente individual e dinâmico, da mesma forma que a morte em si não é a mesma em todas as pessoas. É tão diferente como diferentes são as formas de pensá-la. O que seja uma boa morte para um, não é a mesma coisa para outra pessoa. É importante, contudo, que o nosso cliente saiba que a forma como nós cuidadores percebemos a morte não nos fará tendenciosos de modificar os desejos dele, não nos impedirá de atender os seus últimos desejos e as suas preferências serão perseguidas (morrer dormindo, ou alerta, em casa, no hospital, no *hospice*), não importa se a consideremos um processo ou um evento. É possível, contudo, reconhecer, apesar desta grande variabilidade do que sejam a morte e o repertório do morrer, os atributos pertinentes a uma boa morte.

1. Controle. Sentir que estão honrados os desejos e as escolhas, que as decisões são claras, com o local, o tempo, a presença ou a ausência dos outros. Aquele que faltava para que eu pudesse morrer. A presença dele. A espera por um evento que dirá o tempo da minha morte, seja o casamento, a formatura da neta, algo que em minha vida e a do outro se ungissem de um significado e uma benção, firmadas e afirmadas no ato de morrer.
2. Conforto. Estar confortável. É também multidimensional e inclui (1) a falta de dor ou sofrimento; (2) o tratamento dos sintomas físicos como dor, falta de ar; tratamento dos sintomas emocionais e psicossociais; medo ou ansiedade; sintomas cognitivos como permanecer alerta. O abraço, o carinho, o alisado, o buscar uma posição e sentimentos como os de amparo, ou esperança. Reconhecer que até o minuto final em que estivermos juntos, podemos também sorrir, confraternizar, achar graça, viver o que a vida permitir viver e não excluir as outras dimensões do que somos por sermos terminais; podemos também falar da nossa terminalidade.
3. Senso de fechamento, de acabamento, conclusão das coisas não findas; dizer adeus. O adeus é extremamente pertinente. As pessoas ficam quites nas suas relações, ajustam as contas, saldam os débitos; porque o débito com o morto nos acompanhará até a nossa morte. É nossa tarefa identificar cada uma destas pessoas na intervenção que cada um deles faz. Familiares, os que estão em débitos, que não são capazes de chegar, tocar, alisar, compartir, às vezes com medo de desregular uma máquina, um daqueles aparelhos, mudar o som tecnológico, e reclamam de tudo o que acontece, o que é feito ou deixado de fazer com o seu ente querido. O travesseiro que faltou, a hora de trocar a fralda, o riso que pareceu desrespeitoso e vai por aí.
4. Afirmação/valor da pessoa reconhecido. Também multifacetada, inclui dignidade, a totalidade de ser uma pessoa inteira em seus aspectos físicos, emocionais, sociais e espirituais; qualidade de vida que inclui uma vida plena. Individualidade. Como se morre por covardia para se manter uma imagem, uma representação.
5. Confiança nos provedores. Isso implica em um atributo importante da boa morte. Inclui boa comunicação entre os provedores de cuidados com a família.
6. Reconhecimento da eminência da morte. Isto inclui tanto o reconhecimento da sua chegada, como a sua aceitação. Evidente que este atributo somente pode ser nas mortes que podem ser antecipadas, aquelas decorrentes de doenças crônicas terminais. Não nas mortes súbitas. Questiona-se se os demenciados, os pacientes com Alzheimer, que não podem ter consciência, *ipso fato*, não podem aceitar se poderiam ter uma boa morte.
7. Crenças e valores são honrados, sobretudo importantes, nas pessoas que podem ter desejos diferentes da cultura dominante.
8. Minimizar os desgastes. O custo do morrer. Ser financeiramente e fisicamente independente é importante para uma boa morte. Uma das cenas mais chocantes que assisti foi a intervenção da esposa de um doente recém admitido no hospital, que tentou impedir o processo de tratamento de uma parada cardíaca na enfermaria. O paciente era um adulto relativamente jovem, de 44 anos, que havia sido admitido no hospital cerca de dois dias antes por uma dor de coluna, uma fratura osteoporótica por afundamento de vértebra. O diagnóstico havia sido feito naquele momento. Ele tinha um mieloma múltiplo e a parada era por conta de uma hipercalcemia. Ela levou de volta um safanão da

residente e foi contida; o marido foi ressuscitado com sucesso. Difícil entender o que o gesto daquela mulher significava; era um gesto de amor. Ele e a mulher eram a única força de trabalho na família, com mais seis pessoas. Sobreviviam no limite da miséria. Com a doença dele, não simplesmente se reduzia a força produtiva da família, mas ele passava a ser um peso, e a queda da sua qualidade de vida, sua condição física, passava a exigir mais cuidados que ele não poderia ter, e iria viver uma forma de abandono involuntária que não merecia. Esta era uma decisão dos dois. Algo que eles já vinham conversando, mesmo sem ter um diagnóstico firmado. A minha residente, uma das maiores promessas que tinha passado na minha condição de educador, um talento clínico, a partir deste vento desistiu de fazer medicina interna e derivou para uma outra especialização; fez nova residência em imagens, fora do país, e hoje é uma grande radiologista no campo da ressonância magnética e tomografia computadorizada. O estudo *Support* mencionado em várias partes deste texto, trouxe luz a esta dimensão. O lado econômico, como dado isolado, era tão importante como a dor no grupo de doentes que solicitavam eutanásia. Mesmo nos Estados Unidos, 1/3 dos que morrem gastam o que levaram a vida para acumular em bens. Isto aponta um grande buraco no nosso sistema de saúde e, ao mesmo tempo, o grande espaço de crescimento que teve não apenas no surgimento dos *hospices*, mas no seu crescimento nos últimos 15 anos no mundo todo.

9. Otimização das relações. O crivo da morte repassa a vida (o significante e o não significante); o tempo de convivência com as pessoas significativas aumenta; de um modo geral, as comunicações são melhoradas, as ideias de reconciliação e perdão são florescentes. Aprende-se que o perdão é também uma moeda de duas faces e beneficia tanto ou mais a quem dá como a quem recebe.
10. Apropriabilidade da morte. A conveniência dela. A idade e o sofrimento das pessoas que morrem, o uso adequado ou inadequado da tecnologia como ventiladores mecânicos; diálise; os aspectos da doença com sua natureza terminal, tudo isto implica na apropriabilidade da morte. Não é incomum verificar a impaciência do que está sobrevivendo com uma doença terminal após ter se dado conta disso. Suas preces a Deus para que não se esqueça dele ou os reclamos que está sendo esquecido. Os comentários de familiares "come ele é resistente"; "doutor, não podia fazer alguma coisa para abreviar este sofrimento?". As solicitações de eutanásia dos pacientes com esclerose lateral amiotrófica, AIDS, câncer, etc.

Publicações mais recentes sumarizam em seis os temas que constituem uma boa morte:

1. Tratamento da dor e dos sintomas. Os cuidados paliativos refletem uma ampliada, atualizada e modificada versão do CMO (*Comfort Measures Only* – Somente Medidas de Conforto). Tirou-se o apenas. As medidas de conforto abrangem cuidados físicos, psicológicos, sociais e espirituais. Envolve um time multidisciplinar. Os cuidados físicos, que em seu início dirigiam-se ao tratamento da dor, tomaram corpo no tratamento dos sintomas que podem ser os mais variados. A dispneia, a incontinência, a constipação, etc. A fadiga, o cansaço do doente terminal que deixa um sentimento de que a alma está saindo do corpo, passaram a ter um reconhecimento e um destaque de peso, visto ser um dos sintomas que mais frequentemente estão associados às solicitações de eutanásia, ou suicídio assistido, à manutenção do nível de consciência ou à sedação terminal, à confusão mental, aos estados alterados de consciência, a insuficiência cardíaca, enfim, tudo o que possa representar desconforto e que possa ser medicalizado. Em um extremo interpretativo: nossa rejeição ao morrer é trocada pelo controle do processo.
2. Processo decisório claro. Os pacientes e familiares desejam uma boa comunicação com os seus clínicos, e existem clínicos que são temerosos de falar sobre a morte implícita. A grande maioria deseja também deixar sua marca no processo decisório e saber que a sua participação é importante e valorizada. Raros preferem o oposto e se colocam como recipientes passivos das nossas decisões, confiantes de que fazemos a melhor escolha para eles sem ter que passar por este lado ingrato e até mórbido de discutir as suas preferências sobre o morrer. A boa maioria dos médicos gostaria de que os pacientes tivessem preferências de tratamento claras e que estas decisões fossem tomadas antecipadamente, antes da ocorrência das crises. Por outro lado, desafortunadamente, usualmente não facilitamos esse tipo de conversa. Considerando uma cultura que denega a morte, isso nos traz a ideia de que a morte é algo sobre o qual nós podemos ter algum controle e que a fantasia última que este sistema de cuidados paliativos nos indulge a pensar de um modo cínico é que morrer seria algo opcional. A denegação da morte tem um custo: os conflitos entre os *living will* dos pacientes e o dos doutores sobre os prognósticos e qualidade de vida esperada para os seus doentes. Os cuidados paliativos que compõem a boa morte dizem respeito aos quantos tipos de intervenções que podemos receber. Algo como um até quando?

Quanto alívio de dor nós desejamos? Qual o cenário? Em casa ou no hospital? Quem desejamos que esteja ao nosso lado.
3. Preparação para a morte. Será possível? Os paciente e os membros da família desejam conhecer o que eles esperam e o que se espera deles? Quais seriam suas reações emocionais? Eles também desejam ajuda para um planejamento prévio? Como seria o morrer com insuficiência cardíaca, com doença pulmonar crônica, com insuficiência renal? Qual o melhor local para viver isso? Alguns pensam e de fato deixam pronto até o funeral em todos os seus detalhes. Os aspectos legais após a sua morte, como o testamento. Muitas vezes, estes pensares estão na barganha do tempo em relação à cirurgia perigosa, o temor do diagnóstico que virá (já discutido em outra parte deste texto nos doentes mentalmente ou pseudoterminais), etc. Existe uma necessidade de maior treinamento dos médicos para discussão desses aspectos e, na verdade, eles não podem ajudar seus pacientes, a menos que tenham explorado seus próprios sentimentos sobre a morte e o morrer. Uma dificuldade grande, e necessária de se aprender, é o temor da destruição do sentimento de esperança. Um dos grandes paradigmas a ser mantido e que dificulta o *timing* da discussão. O delicado balanço de ter esperanças pelo melhor (cura e recuperação – algumas pessoas morrem em campo de batalha, lutando pelo melhor) e preparar o paciente e os familiares para o que eles pensam ser o pior – a morte. Essa mudança também está dentro de nós e no doente, como um trauma, no pós-operatório complicado, quando a intenção do tratamento já não vai mais ser de cura, mas de medidas de conforto. Como passar isso neste tipo de doente sem passar também um sentimento de abandono?
4. Finitude. "Morreu em paz". É como gostaríamos de sentir e pode-se dizer aos nossos entes queridos. De ver, em nossos pacientes, por maior que tenha sido a nossa luta e por maior que tenha sido o nosso investimento na sua recuperação e na sua cura. A consciência tranquila, o dever cumprido. O exemplo dado. O último. E que já tece as amarras ao nosso modo de lembrá-lo, de cuidar da sua memória. Cumprir os ritos, atender as crenças religiosas.
5. Contribuição para os outros. Difícil enxergar, porque não fica na vitrine do doente terminal. Tudo passa com certa discrição, com simplicidade e de uma forma espontânea. O repassar da vida com os olhos da terminalidade, o prisma da finitude, permite uma reordenação dos valores da vida e não é mais o sucesso profissional, tão pouco os ganhos monetários que se destacam na nova ordem. Os erros e os acertos da vida repassam; o balanço feito permite saber o que valeu a pena e o resultado disto foi a vida que ainda se tem, saldo positivo. É, portanto, muito além natural que uma via de expressão, um encantado canal de comunicação, se estabeleça com os que estão por perto. Alguns pacientes tornam-se luminosos sobre determinados temas de suas vidas, as verdades legítimas e são os que melhor podem confortar aos que ficam. As despedidas são memoráveis e simplesmente inesquecíveis. Muitas vezes dirigidas a nós médicos que aprendemos a vida pelo seu avesso, pelo sofrimento, pelo sacrifício do tempo pessoal, da nossa vida íntima. Alguns conselhos, opiniões não solicitadas são extremamente oportunas num *timing* único em nossas vidas. Tudo isso torna bastante rico este aspecto da boa morte. Lições que só aprendemos diante dela. É interessante lembrar que um dos significados de curar é de salvar e, eventualmente, reencontrarmos este *script* em que a morte vem como salvação do pesadelo do que foi a vida.
6. A afirmação da totalidade da pessoa. O sentimento que fica cai por gravidade. O de que todos nós, paciente, médico, enfermeira, assistente social, fomos, não unicamente o papel que desempenhamos, pelo que representamos profissionalmente, mas que representamos o que somos como pessoa, e que assim fomos, todos nós, quando vivemos e compartilhamos da morte do nosso outro.

REFERÊNCIAS

End of Life care" do IOM (Institute of Medicine), 1997.

Erickson, E. *Identidade, Juventude e Crise*. RJ: Zahar Editores, 2ª. ed., 1976.

Euthanasia in Netherlands – good and bad news. *Euthanasia, Physician – Assisted Suicide, and Other Medical Practices Involving the End of Life in the Netherlands, 1990-1995*. Vol. 335; 1699-1705.

Fraser B. *Conversas com Joseph Campbell*. São Paulo: Editora Verus, 2004.

JAMA (1955), SUPPORT – *Study to Understand Prognoses and Preferences for Outcomes and Risk of Treatments: controlled trial to improve care for seriously ill hospitalized patients*. The study to understand prognoses and preferences for outcome and risks of treatment, 274, 1591-8.

Kastenbaun, R.J. *Death society and human experience*. 2 ed. St. Louis: Mosby, 1981.

Kehl, KA. Moving towards peace: An analysis of the concept of a good death. American Journal of Hospice & Palliative Medicine. (In review, submitted June, 2005).

Marsh, M.C. Respecting end of life treatment preferences. *American Family Physician*, vol. 73, nº. 7, 2005.

Monica Crane Marsh with within American Family Physician, vol. 72, nº. 7, 2005, respecting end of life treatment preferences.

PARTE 5

AIDS

PART 5

AIDS

31

AIDS: O DOENTE, O MÉDICO E O PSICOTERAPEUTA

Julio de Mello Filho

Como integrante de uma equipe, estamos trabalhando com pacientes de AIDS desde inícios de 1985. É um trabalho feito pelo Setor de Psicologia Médica do Serviço de Psicologia Médica e Psiquiatria do Hospital Universitário Pedro Ernesto (HUPE), da UERJ. Temos uma equipe que atende especificamente pacientes de AIDS chefiada por Lizete Macario Costa e composta por mais quatro pessoas (psicólogos e psiquiatras). Lizete foi a pessoa que enfrentou inicialmente este enorme desafio que é fazer psicoterapia com esse tipo de pacientes, ajudá-los nesta difícil caminhada até a morte, acompanhá-los, se eles assim necessitarem, no ambulatório, na enfermaria ou mesmo eventualmente em suas casas. É um trabalho conjunto com o Serviço de Doenças Infecciosas e Parasitarias do hospital, que já atendeu até o momento 160 pacientes, com 53 óbitos. Deste total, nosso Setor acompanhou 48 pacientes e tivemos 15 óbitos dentro desse grupo. Não atendemos diretamente esses pacientes; fazemos a supervisão e participamos da coordenação do trabalho.

OS ATENDIMENTOS AOS PACIENTES E À EQUIPE

Lidar com pacientes de AIDS é uma tarefa que exige um grande desprendimento, capaz de suportar frustrações e dor, a dor no entrechoque constante entre a vida e morte que se passa no corpo e na mente desses pacientes. Esse e um dos trabalhos mais difíceis que já acompanhamos, pois nunca nos deparamos antes com tal conjunto de situações dramáticas, do ponto de vista médico, psicológico, familiar e social. Qualquer médico com alguma experiência em acompanhar o resultado de autópsias fica perplexo diante dos pacientes, frente ao número, extensão e fórmulas anômalas de infecções intercorrentes que costumam apresentar.

Nosso trabalho tomou-se possível graças ao interesse demonstrado por Dyrce Bonfim, que é o membro do *staff* do Serviço de Doenças Infecciosas e Parasitárias (DIP) do hospital que enfrentou mais diretamente o problema da AIDS. Inclusive numa fase em que o temor ao contágio e os preconceitos em relação à enfermidade entre a equipe médico-auxiliar eram tantos que praticamente não se contava com recursos laboratoriais mais sofisticados e os médicos se negavam a fazer biópsias, autópsias e todo tipo de exames em pacientes suspeitos de AIDS. Além disso, os doentes eram por vezes francamente hostilizados por membros da equipe médico-hospitalar ou ainda rejeitados por serem homossexuais, pois este é ainda um problema presente em nosso meio, a estigmatização e o preconceito em relação ao homossexual. Um exemplo disso tivemos recentemente, quando um enfermeiro homossexual do *staff* do próprio hospital foi internado e, numa manifestação de curiosidade mórbida, houve uma verdadeira romaria de visitas de outros enfermeiros e funcionários em geral, ocasionando um tipo de iatropatogenia que acredito tenha contribuído para antecipar a morte do paciente.

Esse fato exemplifica o tipo de situações mórbidas várias que costumam ocorrer na evolução de um caso de AIDS e, ao mesmo tempo, nos reporta ao problema dos temores hipocondríacos que assolam os médicos e os paramédicos em relação à AIDS neste momento. A hipocondria, em nossa experiência, é um elemento presente em todo aquele que trabalha com a saúde de um modo geral e particularmente importante na pessoa do médico, por vezes mesmo como um dos elementos básicos estruturantes de sua vida mental. Assim sendo, os profissionais de saúde que lidam com pacientes de AIDS podem passar por uma fase em que temem ser contagiados, já que estão dominados por poderosas fantasias inconscientes decorrentes das condições particulares dessa enfermidade. Esse temor era agravado pelas inúmeras dúvidas sobre as formas de contágio que acometeram a comunidade científica até recentemente, quando veio a se saber mais sobre a doença. Por outro lado, antigas fantasias de nosso inconsciente arcaico sofreram um reforço com o advento da AIDS: a intimidade entre as pessoas – a sexualidade sobretudo – é muito perigosa e pode mesmo ser fonte de um mal que mata.

Em nossa rotina, o paciente é inicialmente atendido pela DIP, em ambulatório ou enfermaria. Feito o diagnóstico, é-lhe sempre oferecida a possibilidade de ter um tipo especial de assistência psicológica. Especial porque, de um modo ou de outro, ele receberá alguma forma de assistência psicológica, pelo modo com que a equipe da DIP o atende, através da orientação prestada pela Psicologia Médica. Esse tipo de atenção explica porque parte dos pacientes com AIDS atendidos pela DIP permanecem vinculados ao hospital até seu desenlace. E também porque cerca de 30% deles aceitam a ajuda psicoterápica oferecida pela equipe médica no início de seus tratamentos. Na literatura mundial, há registro de que apenas 6% dos pacientes, por ocasião do diagnóstico, aceitam tal tipo de auxílio.

Tal é o desespero que um diagnóstico de AIDS costuma trazer que é necessário oferecer um vínculo muito especial a esses pacientes. Isso inclui a possibilidade de telefonar para o clínico ou o psiquiatra que os atenda a qualquer hora em que sentirem necessidade. É preciso, portanto, que o psicoterapeuta que se propõe a ajudar tais pacientes se disponha a acompanhá-los em qualquer situação clínica que se apresenta, como é o caso das frequentes internações hospitalares. É necessária, assim, muita flexibilidade de *setting* e de adaptação às demandas do *self* do paciente como, de resto, é o caso no que costumamos chamar de psicoterapia do paciente somático.

A grande maioria dos pacientes atendidos por nossa equipe é de homossexuais. Via de regra esse tipo de pacientes, por toda sua condição especial que será discutida a seguir, e o que apresenta as situações psicológicas e familiares mais dramáticas, o que faz com que nos sejam encaminhados em maior número que os demais pacientes. Particularmente, quadros histéricos ou reações depressivas desnorteiam ou irritam os médicos, levando-os ao encaminhamento. Os hemofílicos são atendidos num serviço especializado que cobre toda a cidade, enquanto os toxicômanos são assistidos pelo NEPAD, Núcleo para o Ensino, Prevenção e Assistência a Drogas, vinculado à UERJ.

Há alguns anos, um colega de nossa equipe, Kenneth Camargo Júnior, trabalhou diretamente com hemofílicos no Hospital Santa Catarina. Naquela época, o grande problema psicológico desses pacientes era o estigma de uma doença hereditária que atingia apenas homens, fragilizando-os na época da adolescência, através de uma artropatia condicionada por frequentes hemorragias traumáticas intra-articulares. Na fase inicial deste trabalho, vimos surgir os primeiros casos de AIDS naquela população, passando a ser o grande fantasma desses pacientes.

Como a doença só ocorre em homens – as mulheres são apenas transmissoras do traço genético – e vem acompanhada do estigma do receio de hemorragias que podem ser até mesmo fatais, a imagem do homem é habitualmente sentida como fraca, enquanto as mulheres são vividas como fortes, quase imortais. Por esse motivo, situações de homossexualidade latente são comuns nestes pacientes. No fundo, porém, as mulheres são geralmente odiadas por transmitirem um mal que nunca as atinge.

Por solicitação do Centro Hematológico Santa Catarina, atendemos alguns hemofílicos contaminados por AIDS. Para ilustrar o drama desses pacientes e da comunidade de hemofílicos diante dessa doença, relataremos um destes casos. Trata-se de Pedro, com 9 anos, que já tinha perdido dois tios maternos, recentemente, por AIDS. Sua mãe tinha uma posição de liderança no seio de sua família e havia se empenhado muito na luta pela preservação dos irmãos. Além da perda deles, estava vivendo uma difícil situação conjugal, pois soubera recentemente que o marido tinha uma amante. Durante uma violenta discussão com o esposo, apanhou seu revólver e diante dele se matou com um tiro na cabeça. O sogro, vizinho, veio e levou Pedro e a irmã, de 7 anos, que estavam dormindo, para sua casa. Ele contou ao neto, durante o funeral, que "Papai do céu veio buscar sua mãe". As crianças ficaram na casa deste avô, pois o pai de Pedro a partir daí praticamente desapareceu de casa, quase abandonando de todo os filhos.

Durante uma fase em que as duas famílias disputavam a posse das crianças – a família da mãe dizia que o pai a tinha matado –, Pedro começou a apresentar enterorragias na decorrência de um quadro de colite ulcerativa por citomegalovírus, como primeira manifestação da AIDS. O agravamento das hemorragias e a persistência deste conflito familiar levaram a equipe a interná-lo e a solicitar ajuda do nosso Serviço. Quando Lizete foi vê-lo pela primeira vez, encontrou-o internado junto a um primo da mesma idade, também acometido por AIDS, com um quadro mais clássico de pneumonia e grande acometimento do estado geral. Pedro estava deprimido e mostrou de início pouco interesse no contato com ela. Só falava de coisas gerais demonstrando muito receio de que viessem à baila os intensos traumas que tinha vivido. A expectativa da equipe hematológica era muito grande, e o caso foi levado à reunião geral da Psicologia Médica, como de resto foi feito nos primeiros pacientes de AIDS que atendemos, numa necessidade de dividir nossas dúvidas e ansiedades com todo o grupo.

Através de jogos e desenhos, estabeleceu-se uma maior comunicação entre a dupla. Numa sessão, Pedro montou um poste de luz e depois um pequeno revólver e o apontou para a cabeça de Lizete. Ficou a seguir muito emocionado, e ela lhe disse que entendia que ele estava revivendo o que havia acontecido com a mãe. Nesse momento, Pedro começou a se queixar de fortes cólicas e precisou ser medicado. Lizete permaneceu com ele, porém o tema não foi retomado. As hemorragias, entrementes, continuavam e Pedro era mantido vivo por sucessivas transfusões de sangue. A equipe permanecia intensamente mobilizada, principalmente um médico também portador de hemofilia. Optou-se por uma cirurgia em que foi retirada parte do intestino grosso. Nessa fase, foi muito difícil fazer o acompanhamento, pois os cirurgiões interrompiam as sessões a qualquer momento, fazendo Lizete se sentir desanimada e posta de lado. Um cirurgião disse a Pedro que ele ficaria inteiramente bom com a operação e que no dia seguinte já estaria comendo *hamburger*.

Pedro mostrava interesse em estar com Lizete, porém se mantinha silencioso e retraído durante as entrevistas. Numa oportunidade, desenhou uma casa com cores pretas e amarelas, de aparência lúgubre e com uma criança dentro. Lizete lhe disse que ele estava se sentindo assim, sozinho, no hospital. De fato, apenas o avô vinha visitá-lo; o pai prometia por telefone, porém nunca apareceu. Nas sessões em que se conseguia algum tipo de elaboração, Pedro começava a se queixar de cólicas, e o contato era interrompido. O seu estado nitidamente se agravou quando ele tomou conhecimento da morte do primo. Neste período, teve um sonho em que dizia "eu não quero ficar no lugar dele". Depois, contou a uma enfermeira que tinha sonhado com um trem que vinha buscá-lo. Lizete permaneceu junto a ele, em silêncio, todos os dias, enquanto seu estado geral se deteriorava, entrando em coma e vindo a falecer. Num dos últimos jogos que fez com Lizete, ele descobriu que ela iria casar, ter três filhos, que moraria em Curitiba e que seria feliz, porém não muito rica. Este foi o presente que Pedro deixou para Lizete. Aliás, os pacientes terminais costumam dar significativos presentes para esse tipo de terapeutas. O mais comum: preservá-los de assistirem a hora de sua morte. Voltaremos a este ponto adiante.

Atualmente, estamos começando a atender casos de pacientes politransfundidos, outros que não hemofílicos. São doentes que fizeram transfusões por motivos vários e que não apresentam nenhum tipo de psicopatologia em especial, sendo, portanto, bem diferentes do grupo dos homossexuais. Também estamos começando a atender mulheres que tiveram relações com bissexuais. São mulheres que, em virtude de suas dificuldades sexuais, procuram, de forma inconsciente, um vínculo com bissexuais, geralmente sem perceber sequer que têm tal tipo de parceiro.

OS PACIENTES HOMOSSEXUAIS

A casuística que temos estudado é, portanto, basicamente de homossexuais; incluímos aqui os bissexuais que, a nosso ver, constituem um tipo particular de homossexuais. Como já temos quase 40 pacientes acompanhados, pretendemos fazer um trabalho sobre a questão da homossexualidade, do ponto de vista psicanalítico e, como um problema mais amplo, psicossocial e médico. É importante comentar que a questão da constituição na homossexualidade continua sendo estudada. Trabalhos muito recentes de Ellis e Ames têm demonstrado várias anomalias imunológicas em homossexuais representados por fenômenos de histoincompatibilidade. Essas anomalias poderiam tornar certas partes sexuais do corpo e o cérebro insensíveis à ação de hormônios masculinizantes durante fases do desenvolvimento. Outros autores têm descrito alterações do perfil imunológico no homossexual, predispondo-os a fenômenos de imunodeficiência, antes da instalação da AIDS. O próprio Roberto Gallo, com toda sua autoridade mundial em relação à AIDS, cita a relativamente alta incidência de sarcoma de Kaposi em homossexuais, independentemente de contraírem AIDS.

Um primeiro aspecto que nos chama a atenção diz respeito à gravidade da estrutura psicológica desses pacientes. São pessoas, quase sem exceção, profundamente enfermas e oriundas de famílias com uma estruturação francamente patológica, é importante frizar estes dados, pois vivemos numa época em que, principalmente depois que a homossexualidade foi excluída da DSM-IV, é quase um pecado e uma blasfêmia ousar dizer numa comunidade psiquiátrica que a homossexualidade é, via de regra, uma condição patológica. Obviamente, sabemos de todo o mal que o rótulo de patologia causou à psiquiatria. Todavia, parece que necessitamos continuar a utilizá-lo como um conceito de utilidade abrangente, pluridimensional e nunca reducionista. A dificuldade, principalmente para pessoas de nossa geração, é conviver com a condição do homossexual sem preconceitos ou apriorismos. Sabemos que como analistas temos essa possibilidade, porém é sempre difícil uma equidistância entre a condenação inconsciente e a tolerância excessiva, que, no fundo, é uma formação reativa contra tal repúdio. Em resumo, é fundamental podermos nos identificar com as angústias e vissicitudes de um homossexual diante da realidade da AIDS. Todavia, a habitual negação do paciente deste diagnóstico pode perturbar nossa contratransferência, assim como as habituais reações de associações de *gay* que fazem uma negação quase frontal dessa realidade e desse risco. Bem recentemente a comunidade homossexual como um todo vem tentando abordar de forma realista este problema. A constituição de grupos de reflexão entre homossexuais, buscando pensar os múltiplos problemas vinculados à vida do homossexual, parece ser um passo importante de algumas associações de homossexuais nesse sentido.

Quase como rotina, as mães desses pacientes são simbióticas, invasivas e superprotetoras. São geralmente narcísicas e amam os filhos como prolongamentos assexuados de si mesmas. Essas mães costumam ter uma relação francamente hostil com os pais dos pacientes e, inconscientemente, sempre repudiam a masculinidade, o falo e seu próprio casamento. Os pais costumam ser distantes, ausentes ou temidos por serem autoritários. Há geralmente uma ligação incestuosa franca com as mães, que faz com que os filhos passem a temer enormemente a possibilidade de serem viris.

Os homossexuais que inicialmente apresentaram AIDS em nosso meio eram de vida sexual mais promíscua, frequentadores de saunas e outros redutos *gays* onde mantinham relações do tipo parcial e indiferenciado. Podemos compreender tal conduta como uma forma de tentar uma experiência de excitação que alivie o tédio e a apatia que habita o cerne de um *self* de alguém tentar compensar deste modo, através da sensação da conquista e da multiplicidade de práticas, as feridas fundas que habitam sua autoestima. Vemos assim o narcisismo do homossexual, que o impele na busca do igual, como uma consequência de lesões básicas em sua autoestima, na busca de uma nova identidade que nunca resolve de todo a questão das faltas básicas e os conflitos sobre os quais se estruturam suas personalidades. Da mesma forma, podemos entender o modo maníaco de viver e a suposta felicidade implícita na busca de uma forma *gay* de enfrentar a vida.

Assim, em relação à homossexualidade, podemos dizer que a AIDS irrompeu em personalidades frágeis, com traços masoquistas e tendências depressivas. Geralmente há um duplo impacto do diagnóstico, sobre o paciente e sobre sua família. Esta quase sempre nega a realidade da presença de um homossexual. Vale-se de vários subterfúgios, como as relações frequentes do homossexual com mulheres, para deixar essa dolorosa realidade como uma dúvida que vem se desmanchar diante da dura prova da presença da AIDS. São, portanto, múltiplas crises vividas ao mesmo tempo: intrapessoais, intrafamiliares e no seio das relações do homossexual com a sua comunidade. Os membros da equipe médica então se debatem com questões, dúvidas e tensões que emergem do paciente, dos parceiros, amigos e familiares. Tais situações de pânico e desespero são foco de múltiplas identificações projetivas sobre os elementos da equipe, exigindo permanentes reuniões de discussão para que o espaço e a função de cada um possa ser mantido, ao mesmo tempo em que certas tarefas devam ser intercambiadas numa necessidade de se adaptar às demandas do paciente e de seu universo relacional.

O momento do diagnóstico é sempre difícil para o clínico e para o paciente. A possibilidade de este fato poder provocar um profundo estado depressivo no paciente, com todas as repercussões que isso pode ter na evolução da enfermidade, deve ser levada em conta. Em certos casos, somente durante a psicoterapia o paciente consegue conscientizar-se de todo dessa dura realidade. O fato é que a presença da AIDS representa para o homossexual começar a tomar real conhecimento de todo um modo inadequado de viver, das múltiplas frustrações existenciais e da falência dos modelos com os quais vivia a se iludir, como a aparente superioridade do homossexual em virtude de uma multiplicidade de práticas e de parceiros. Essa condição é mesmo apregoada como uma das vantagens do modo de viver do homossexual, em relação aos heterossexuais, em trabalhos escritos por sociólogos de renome que, todavia, por serem homossexuais, perdem a necessária isenção científica e se põem a legislar em causa própria.

Pessoas que passaram suas vidas usando, como mecanismo básico de defesa, a negação, assim se comportam, como seria de esperar, diante do diagnóstico. João é um travesti com seios de silicone internado atualmente no Hospital com um quadro de astenia, dores generalizadas e emagrecimento, com teste positivo, que permanece jogado no leito e isolado de todos, negando-se a ser visitado, embora ninguém o procure para tal. Diz, todavia, que não tem nada, que não está doente e que não vê o porquê da internação.

Obviamente, a questão da culpa, inserida no próprio âmago da condição do homossexual, é um fardo muito pesado para esses doentes e um aspecto a ser permanentemente trabalhado no acompanhamento psicológico deles. Assim, a AIDS como irremediável castigo bíblico é uma vivência muito arraigada entre eles, como foi o caso de Wagner, bissexual, que dizia que entrou na homossexualidade por ter caído nas tentações do demônio. Em franco misticismo quando foi atendido por Lizete, ora dizia que a enfermidade atual era a punição, ora afirmava que era a salvação enviada por Jesus.

A forma do atendimento, as temáticas abordadas e o estabelecimento do *setting* variam muito conforme o estágio da enfemiidade. Nos pacientes ambulatoriais, as consultas psicoterápicas são semanais e de 40 minutos de duração, versando sobre preocupações várias com a evolução da enfermidade, sobre a vida sexual, as relações com a família, com o trabalho, as possibilidades de uma cura futura, etc.

Durante as internações, as consultas são geralmente diárias. É sempre fundamental um máximo de flexibilidade por parte do psicoterapeuta e um exercício constante e paciente de empatia, tentando compreender e se colocar na posição do doente para poder ter um entendimento profundo de suas motivações, vicissitudes e reações.

A ansiedade que vivem muitos destes pacientes é avassaladora e torna a tarefa psicoterápica sempre difícil pelas múltiplas queixas, dúvidas e fantasias que trazem e que precisam depositar como um fardo sobre seus terapeutas. Aluns doentes vivem permanentemente numa situação histérica e hipocondríaca, apresentando sintomas como dor de garganta, dores no corpo, astenia e diarreia que ameaçam ser um agravamento da enfermidade ou uma infecção intercorrente. E, de fato, uma diarreia em um paciente com AIDS é sempre um risco de estar em presença de uma complicação, de uma infestação por isospora, por exemplo. Deste modo, o psicoterapeuta também partilha as dúvidas e angústias vividas pelo clínico que os acompanha e não poderia ser de outra forma, pois o paciente é um só em seu todo psicossomático. Há pacientes que só revelam importantes detalhes de sua evolução ao psiquiatra, com receio de levá-la ao clínico que, certamente, diante desses fatos, pediria determinados exames. Aliás, os exames complementares feitos regularmente, tais como um hemograma ou as investigações sobre a resposta imunológica, são motivo de enorme ansiedade e expectativa. Aqui se misturam as realidades trazidas pela presença da doença e os eternos problemas que povoam a mente de pacientes, em geral *borderlines*, como a permanente flutuação entre realidade e fantasia, dor e prazer, vida e morte.

As notícias veiculadas pela imprensa e televisão, frequentemente de forma sensacionalista, têm uma repercussão muito intensa sobre o estado de espírito dos pacientes. Tivemos muitas provas disso no período em que, por exemplo, Darcy Penteado dizia a uma emissora de televisão que "a AIDS mata". Constatamos atualmente, quando este sensacionalismo e dramaticidade diminuíram, que esses pacientes, de modo geral, estão tolerando melhor a realidade de suas doenças. Um maior conhecimento sobre a enfermidade e sobre as formas de contágio também vem contribuindo para um menor grau de desespero frente à AIDS, seja por parte dos profissionais de saúde, seja dos pacientes.

A questão de como lidar com a vida sexual é um tema fundamental neste acompanhamento. E por vezes é muito difícil para o profissional de saúde lidar com situações práticas, tais como a informação do parceiro por parte do paciente. Um paciente contaminado por transfusão negava-se a informar seu diagnóstico à companheira, com medo de "apavorá-la" e continuava a ter relações sexuais, sem preservativo, com ela. Nos homossexuais, há sempre o temor de que, ao dizer a verdade a um parceiro, este o abandone, ou que a própria comunidade *gay* na qual convive o rejeite ao saber da realidade. Francisco, professor, desquitado, de meia idade, predominantemente ativo, negava-se a usar preservativo com qualquer novo parceiro que encontrava. Numa oportunidade, envolveu-se amorosamente com um jovem parceiro, muito frágil e inexperiente diante da homossexualidade, trazendo um incômodo problema contratransferencial para Lizete, ao partilhar dessa experiência. Quando Francisco resolveu revelar o fato, o parceiro, em pânico, o abandonou, deixando-o intensamente deprimido. O trabalho psicoterápico, entretanto, possibilitou a este lidar melhor com o problema da verdade e, numa nova relação mais estável que fez, esta pôde ser comunicada de uma forma diferente ao atual parceiro, mantendo-se a relação.

Outro problema quase sempre presente durante a internação destes pacientes é a questão do relacionamento difícil, conflituoso, entre o parceiro e os familiares. Parceiros e família buscam não se encontrar durante as visitas, ou sentem-se constrangidos ou desafiados quando se defrontam. Os pacientes obviamente vivem tal situação com muita ansiedade, medo e culpa, agravando os conflitos internos existentes. Os membros da equipe de saúde colocam-se emocionalmente a favor de uma ou outra das partes, de forma silenciosa ou por vezes aberta, agravando as tensões. Um trabalho de atendimento especial à família e aos parceiros, portanto, impõe-se.

Certas famílias enfrentam o agravamento da doença e a morte com muito mais dificuldade do que os próprios pacientes. Raimundo, adulto jovem, teve seu diagnóstico positivo quando estava fazendo um concurso para seleção em sua carreira de profissional de Saúde. Três meses depois, surgiram as primeiras lesões de um sarcoma de Kaposi na face. Com resignação e coragem, atendido por Cesar Queiroz Lima, ex-integrante de nossa equipe, maquiava-se para sair de casa e enfrentar o contato com os outros. Acometido por uma pneumonia, foi internado e, durante uma entrevista com Cesar, se conscientizou da necessidade de uma respiração assistida, pedindo que lhe colocassem um *Bird*, ao qual ficou ligado até falecer. Apesar da luta de Raimundo para se adaptar ao sofrimento que enfrentava – que incluía até sorrir para tentar estimular os que o assistiam – seus familiares se mostravam desesperados, sem condição de auxiliá-lo, precisando até serem mantidos afastados para não influenciá-lo negativamente. Este foi o caso de um irmão que chorava copiosamente durante o momento da internação, enquanto Raimundo o consolava. Sua mãe, em função do nível de ansiedade que apresentava, também precisou, com o agravamento do quadro, ser afastada. Só o pai mostrava alguma serenidade diante da doença.

Um adolescente de 19 anos é internado no Hospital. Ao visitá-lo, sua mãe o trata como um bebê, dizendo: "Coitado do meu filho, aqui sozinho neste lugar. Com quem eu vou dormir na minha cama agora?" Esta cena provoca enfurecimento e revolta por parte dos residentes que atendem o paciente, necessitando uma intermediação de Lizete para que não hostilizassem essa mãe, fazendo-a de bode expiatório de toda a dolorosa situação vivida pelo filho.

Carlos, de meia idade, internado com uma síndrome do lobo frontal, é um militante político que viveu por muitos anos fora do país, quase sem contato com a família, Conhecido como líder, vem perdendo progressivamente seu juízo crítico, fazendo perguntas absurdas, comendo "como se fosse um animal". Os irmãos, desgarrados, vêm de súbito de várias partes do país para assistirem, perplexos, o desenrolar desses fatos. Lizete e Cesar passam a se reunir com eles para ajudá-los a lidar com a ansiedade e desorientação decorrentes da situação e permitir-lhes dar algum tipo de apoio ao irmão, diminuindo a culpa de se sentirem omissos diante da vida pregressa de Carlos e do seu adoecer.

O diagnóstico diferencial destes quadros é por vezes muito difícil e requer conhecimentos psiquiátricos por parte do profissional de Psicologia Médica que atende o paciente. Por outro lado, a presença do psiquiatra pode se fazer necessária para interpretar dados de exames complementares ou para diagnosticar precocemente o acometimento cerebral próprio da enfermidade. Sabendo-se que cerca de 40% dos pacientes apresentam lesões cerebrais próprias do vírus da AIDS em suas autópsias, faz-se mister que estas sejam diagnosticadas em seu início e diferenciadas de condições psíquicas outras que podem sugerir o começo de um quadro demencial: apatia, desinteresse, distúrbios da memória, estados depressivos. Desse modo, a diferenciação entre um estado demencial, depressivo ou regressivo, pode ser difícil, inclusive porque estas condições podem se apresentar associadas.

Se levarmos em conta que o paciente de AIDS pode apresentar, combinadamente ou não, quadros próprios da doença (encefalopatia, lesões neurológicas várias), infecções associadas (meningoencefalite por criptococos, encefalopatia por toxoplasmose, etc.) e reações psicológicas as mais diversas (histéricas, psicóticas, depressivas), poderemos entender melhor a complexa tarefa de diagnosticarmos adequadamente essas situações e de bem encaminhá-las terapeuticamente. Assim, a criptococose e a toxoplasmose, por exemplo, são passíveis de tratamento por antibióticos ou por quimioterápicos.

Não só os quadros de apatia ou de depressão podem ser de difícil diagnóstico e conclusão. Também as reações psicóticas agudas, os quadros de agitação psicomotora ou estados confusionais colocam complexas questões de diagnóstico diferencial e requerem um manejo especial por parte do psicoterapeuta e de toda a equipe que assiste o paciente. Assim, a medicação psiquiátrica requererá um cuidado especial por estar sendo ministrada a um paciente que, além de todas as tensões psicológicas a que está submetido, poderá ser portador de dano cerebral orgânico.

O quadro demencial costuma evoluir de forma sorrateira, de difícil detecção. O psicoterapeuta pode percebê-lo em seus primórdios se detectar precocemente distúrbios de memória, atenção ou concentração. Dirce Bonfim, clínica, costuma dizer que há uma modificação da relação médico-paciente que se torna mais pobre e retraída, frustrando o médico naquilo que está acostumado a obter daquele paciente. Sem dúvida, ela está falando da apatia e desinteresse que vão progressivamente acometendo o paciente até levá-lo a um estado demencial propriamente dito.

Em nossa experiência, a presença desse estado irá interferir de modo significativo na fase final da enfermidade e na morte do paciente, como veremos a seguir e está expresso no caso de Luiz, que igualmente será descrito.

As reações psicológicas e psiquiátricas tendem a provocar intensa mobilização na equipe assistencial e podem motivar respostas iatrogênicas. Temos testemunhado, por exemplo, dificuldades de tolerância em médicos a comportamentos histéricos de pacientes homossexuais. Nesses casos, somam-se duas causas de rejeição e preconceito num mesmo paciente: a homossexualidade e a histeria. E visão médica muito comum de que histeria é algo premeditado que só cessa diante de uma reação autoritária e agressiva.

Por vezes, se a mobilização por parte da equipe é muito intensa, pode até redundar na alta do paciente. Obviamente, todas estas angústias e expectativas se acentuam por parte de médicos e enfermeiros – principalmente nos mais jovens, menos experientes e que mais se identificam com o sofrimento do paciente aidético – se o caso tomar o rumo inexorável para o agravamento e para a morte.

Cenas como as descritas na família de Carlos são vividas diariamente pela equipe e seria extenuante descrevê-las ainda mais. O importante é frizar a necessidade de um atendimento à família desses pacientes e, ao mesmo tempo, salientar as dificuldades decorrentes do fato de o psicoterapeuta atender simultaneamente o paciente e sua família – em sessões separadas –, pois nem sempre há tempo, oportunidade ou condições de fazer um encaminhando a outro profissional, e nem o Serviço Social tem sempre possibilidades de lidar com situações tão complexas. Ademais, é inevitável que a família tenha contato com vários dos profissionais de saúde que atendem o paciente, incluindo assistente social e o psicoterapeuta. Trata-se, sobretudo, de situações de desespero, provocando respostas que poderíamos chamar de atuação por parte da família ou da própria equipe. Uma estratégia usada nas situações mais difíceis é o atendimento da família por um casal de terapeutas que, desse modo, auxiliam-se mutuamente e oferecem um modelo de pais harmônicos, coesos e integrados. Atualmente, estamos encaminhando para um atendimento em grupo de várias famílias, numa estratégia de economia assistencial que se impõe à medida que a doença vem se alastrando.

Um papel muito importante cabe nestes casos ao enfermeiro, que é o profissional que fica junto ao paciente de modo mais íntimo, partilhando de suas dores, sofrimentos e cuidados. Um fator de complicação diz respeito ao grande número de enfermeiros (masculinos) que são homossexuais, tal como é a realidade do nosso Hospital, revelada agora através da AIDS. Ao mesmo tempo, por questões de *status* e poder dentro da equipe de saúde, cabe ao enfermeiro – principalmente aos menos classificados profissionalmente, os atendentes de enfermagem – o papel de bode expiatório de acompanhar o paciente na hora de sua morte.

Marcos, internado com pneumonia, gritava com dores pelo corpo, enquanto enfermeiras conversavam e brincavam próximas ao leito. Cesar, presente, ficou tão angustiado com esse estado de coisas que chegou a ter uma lipotimia. Depois, recuperado, aproximou-se do paciente que pôde lhe dizer:..."eu sinto a morte correndo pelo meu corpo... sinto meus membros ficando dormentes... eu vou morrer". E pedia a Cesar para pegá-lo, para aquecê-lo. E ele pegava, aquecia, cobria o paciente, até ele morrer. Na supervisão, eu disse a Cesar: "Coube a você exercer o papel de mãe, fonte de vida, até na hora da morte, e você o assumiu". Em reunião com a equipe de enfermagem, pôde ser abordado, de forma não acusatória, a atitude de negação e descaso, como defesa contra o horror do contato com o processo da morte em sua evolução inexorável.

Infelizmente, a maioria dos pacientes em nossos hospitais morrem solitários e desassistidos pela falta de preparo dos profissionais de saúde para lidar com a questão da morte. Nesse sentido, cabe ressaltar a consciência que a enfermagem vem adquirindo diante dessa realidade. Assim, neste momento, vemos os enfermeiros aceitando muito mais que os médicos a realização de grupos de reflexão sobre sua prática profissional. Em relação ao presente trabalho, foi de fundamental importância o funcionamento, durante mais de um ano, de um grupo desse tipo, coordenado por Lizete, prática que foi retomada mais recentemente. Já em relação aos médicos, só bem mais recentemente conseguimos participar de suas reuniões de discussão de casos.

Como podemos ver, há uma integração de recursos médicos, de enfermagem e de serviço social no atendimento a esses pacientes. Normalmente, essas pessoas deveriam se relacionar de forma coesa e harmônica, reunindo-se e trocando experiência de modo sistemático. Em nossa prática, porém, isso é uma utopia. De regra, cada uma dessas equipes se reúne de modo isolado, e três tipos de integrantes trocam informações com os demais quando se encontram no atendimento de determinado paciente.

Nós, da Psicologia Médica, como grupo, fomos convidados a participar dessa experiência através da equipe médica. Porém, em certos momentos temos encontrado mais receptividade para o nosso trabalho por parte da enfermagem ou do serviço social. Assim, já nos reunimos em duas fases com a enfermagem em um trabalho de grupo de reflexão e estamos em permanente contato com o serviço social. Quanto aos médicos, atendemos conjuntamente casos ambulatoriais ou de internação, trocando ideias e experiência. A equipe é heterogênea, composta desde *staffs* de grande experiência a internos e residentes naturalmente angustiados diante da tarefa de assistir a um paciente com AIDS. Os últimos, diante da magnitude dos problemas psicossociais presentes em certos casos, podem defender-se com atitudes que se tornam iatrogênicas para os pacientes: autoritarismo, rejeição, frieza, preconceito, agressividade.

As dificuldades de entendimento e entrosamento entre uma equipe médica e a da Psicologia Médica são múltiplas e de dupla direção. Nesse sentido, apesar de preconizar, há tempos, em nossa supervisão, que a equipe frequentasse as reuniões de discussão de casos clínicos dos médicos da DIP, só muito recentemente conseguimos que isso fosse feito. Por outro lado, nós, da Psicologia Médica, nunca conseguimos que a equipe médica concordasse em fazer grupos de reflexão, prática que, estamos certos, em muito contribuiria para a melhoria do atendimento como um todo aos pacientes e para o próprio funcionamento da equipe em si.*

Todavia, o trabalho em comum desenvolve-se e cresce se o *staff* da Psicologia Médica está presente

---

* Ver a este respeito o trabalho de Alicia Navarro, "Grupo de reflexão multiprofissional em AIDS: uma estratégia em Psicologia Médica", Capítulo 31 deste livro.

quando um elemento da equipe médica tem necessidade de discutir determinada peculiaridade psicológica de um paciente. Se é realizada uma prática do tipo interconsulta, uma maior integração se desenvolve entre os dois participantes.

Temos tido muita dificuldade em manter uma equipe fixa por parte da Psicologia Médica. Por um lado, o trabalho é difícil, mobilizador e desgastante, exigindo muita experiência por parte dos que dele participam. Assim, a seleção é árdua, e um grande número de candidatos não têm reais condições de participar do programa de atendimento. Ao mesmo tempo, parte dos que se iniciam neste trabalho percebem com o tempo que não têm condições de prosseguir, seja por dificuldades de atender homossexuais, seja, principalmente, em razão da problemática, tão presente, da morte.

Por tudo isso, nossa equipe tem sido flutuante ao longo destes anos, o que traz reais dificuldades a seu funcionamento como grupo uniforme e coeso. A prática de supervisões regulares e contínuas, entretanto, tem permitido que essas dificuldades venham sendo discutidas e que o funcionamento da equipe como um todo tenha se mantido com um razoável nível técnico e possibilidade de um bom desempenho nas crises psicológicas dos pacientes, incluindo-se o problema da morte. Todavia, em nenhum trabalho de Psicologia Médica de que temos participado, deparamo-nos com tal número de desistências e abandono por parte de uma equipe como é o caso do presente trabalho com pacientes portadores de AIDS.

Um problema em especial, reconhecido por todos, diz respeito a como lidar com os chamados portadores sãos, com os pacientes soropositivos, ou do grupo 1, o clínico, ao comunicar o diagnóstico, de forma adequada ou inadequada, abre a perspectiva de um atendimento psicoterápico. Cabe ao paciente aceitar ou não essa opção, com suas vantagens, porém sempre acompanhada de inevitáveis ansiedades.

Cresce dia a dia o número de pacientes aidéticos em análise e a proporção desses casos em nossa prática psicanalítica tende a aumentar cada vez mais. Há múltiplas situações a considerar a esse respeito. Uma delas diz respeito a pacientes em análise que ficam sobressaltados com a perspectiva de serem portadores de AIDS. De um lado, estão os fenômenos hipocondríacos; de outro, os casos dos pacientes com risco real de terem a enfermidade. Uma questão básica pela qual passam todos os pacientes deste segundo grupo é a dúvida: "Faço ou não faço um exame diagnóstico?" A pergunta que fazem os pacientes e por vezes mesmo os próprios terapeutas é: "Que adianta saber que estou com uma enfermidade que não tem cura? Isso não pode mesmo piorar as coisas?" Deve ser fundamental, neste sentido, nossa segurança, como terapeutas, sobre a certeza de que a enfermidade pode não ter cura, porém sempre há um tratamento e é melhor passar por ele, apesar dos inconvenientes e das iatropatogenias que possa propiciar. Tal é o caso do AZT e de outras drogas antivirais que estão sendo utilizadas neste momento. Além da ação medicamentosa da substância – que pode ser mesmo questionada em certos casos –, joga um importante papel o fato de o paciente sentir que há algo a ser feito, bem como o clima de apoio e *holding* proporcionado pela equipe durante as internações para aplicação do medicamento.

Parece oportuno lembrar que a questão do diagnóstico está inserida numa questão maior, que interessa, sobretudo, a nós, profissionais de saúde mental, ou seja, a questão da verdade, de como se conscientizar e lidar com as verdades próprias de nossa condição de humanos. E recordar que cada uma dessas questões é de particular elaboração, de desdobramento de um microprocesso dentro do processo geral de um desenvolvimento analítico. Nesse processo, há uma permanente dialética entre, por um lado, nosso respeito à pessoa do paciente, suas buscas e suas verdades, seu *Self*, suas opções e, por outro, nossa posição como profissionais de saúde, sabedores dos riscos de uma enfermidade para o paciente e também para os outros, como forma de contágio.

Feito o diagnóstico, depara-se com o problema de como ajudar o paciente em uma caminhada existencial, na qual ele poderá se defrontar com a evolução inexorável da doença. Esta é outra encruzilhada dialética na qual precisamos nos posicionar frente a esses pacientes. Por um lado, mostrar-lhes que a doença não irá fatalmente atingi-los; por outro, poder ajudá-los a reconhecer a presença da enfermidade quando ela surgir. Portanto, um exercício permanente de lidar com paradoxos, como o é em última instância toda prática psicoterapica e a própria vida, conforme nos mostra tão bem Donald Winnicott.

Nos casos mais avançados da doença, frente à imposição de modificações técnicas e de *setting*, cabe perguntar se continuamos dentro de um processo psicanalítico ou se nos situamos numa psicoterapia de condição especial.

O ATENDIMENTO GRUPAL

Diante da demanda cada vez maior de casos do grupo 1, optamos por iniciar um atendimento grupal. Esta experiência vem nos trazendo grandes ensinamentos.

Seria muito extenso discutir se este é um grupo analítico ou não. Todo o nosso trabalho é obviamente um trabalho de referencial analítico, de psicanálise aplicada. Porém, chamaríamos esse grupo, em princípio, de grupo de reflexão. Reflexão feita conjugadamente, pelos coordenadores e pelo grupo, sobre os fatos que se passam na dinâmica grupal e no jogo das relações e transferências múltiplas. Portanto, baseado numa compreensão analítica do contexto grupal. Esse grupo vem se reunindo semanalmente, há três anos, tendo de início Cesar e Lizete como coterapeutas. Esta estratégia, do casal, tem sido muito vantajosa terapeuticamente e, ao mesmo tempo, fonte de muito dados a serem pensados.

O grupo se iniciou com quatro pacientes, três homossexuais e um bissexual. Os homossexuais. predominantemente passivos, traziam histórias de vida impressionantes. Um deles foi iniciado na homossexualidade por um tio, que o levou a frequentar prostíbulos de homossexuais. Outro teve a sua primeira relação sexual com um caseiro de uma das múltiplas casas em que viveu com sua mãe. O bissexual é um bailarino, muito narcísico e com defesas predominantemente maníacas.

O primeiro grande conflito do grupo foi homossexualidade x bissexualidade. O bissexual, de inicio, tentou tripudiar sobre os outros, apresentando-se como capaz de "fazer amor a qualquer preço" e, portanto, superior a eles, vistos como "pobres bichas". O conflito ativo x passivo, nunca de todo resolvido pelos homossexuais – embora tentem habitualmente negá-lo ou dissimulá-lo –, apresentava-se com toda sua nitidez. Os homossexuais, por sua vez, reagiram mostrando que o bissexual no fundo era um ser "em cima do muro", indefinido, enquanto eles, pelo menos se afirmavam como verdadeiros homossexuais. Tal colocação atingiu em cheio a questão da indiferenciação do bissexual de tal forma que, em meio a uma enorme angústia e a vários *acting-ins* e *acting-outs*, ele abandonou o grupo. Este cresceu para oito participantes (todos homossexuais) e logo surgiu outra antinomia, a questão (homos) sexualidade x morte. Ou seja, o grupo passou a falar tão somente da homossexualidade para evitar enfrentar o temor, real, da fragilidade corporal e da morte. Da mesma forma, o comportamento hipersexual frequente desses pacientes é uma maneira de se defender, entre outras razões, desta angústia básica fundamental.

De vários modos, o grupo tem reagido diante dos pais-terapeutas. De início, Lizete entrou em férias e, de imediato, o grupo também se cindiu: dos quatro, passaram a vir habitualmente apenas dois. Constituido o casal, pôde-se testemunhar uma série de interessantes reações diante dele. Durante o Natal, por exemplo, o grupo deu um creme de barbear de presente ao Cesar e uma pequena boneca a Lizete. Esse gesto foi visto, junto com outros emergentes, como expressão do desejo de ter um pai realmente másculo, porém, uma mãe criança, frágil e assexuada, em face dos ciúmes incestuosos e do peso representado pela força de suas mães diante dos seus pais e deles mesmos. Por outro lado, os pacientes praticamente só falavam de temas sexuais, dirigindo-se diretamente a Cesar, tentando corrigir a omissão dos país reais a este respeito e evidenciando, mais uma vez, a necessidade da exclusão sexual da figura materna. A certa altura, o grupo pôde mesmo expressar que se tivessem tido pais como Cesar e Lizete não seriam homossexuais e não teriam adquirido AIDS. Essa afirmação, com todo conteúdo de idealização e racionalização que apresenta, encerra, entretanto, à luz da experiência que estamos tendo com tais pacientes, um fundo de realidade.

Ao mesmo tempo, os pacientes – o que é mais importante – estão podendo questionar suas vidas e suas aparentes opções. Estão conseguindo perceber, ao lado da instabilidade dos parceiros, toda uma instabilidade de vida, de empregos, de relações outras, de sentimentos. Como no caso dos pacientes atendidos individualmente, estão começando a abandonar vidas e relações promíscuas, a buscar ter os mesmos parceiros, a colocar a questão do afeto, do amor, acima dos prazeres tão somente da sexualidade. Esta é, aliás, uma questão muito importante para nós, heterossexuais, ao tratarmos de homossexuais. Poder admitir, dentro desta complexidade de afetos e sentimentos que estão presentes no que se pode chamar de amor, neste *continuum* que vai de um amor basicamente narcísico a um amor mais genuinamente objetal, que o homossexual possa, como os demais seres humanos, também amar. O que vemos, habitualmente, é que as relações afetivas e sexuais entre os homossexuais estão eivadas de aspectos simbióticos, de relações de poder e submissão, de rivalidade, ciúme e agressividade; de aspectos, afinal, consequentes de uma sexualidade que Freud chamou de perversa, em oposição a uma sexualidade sadia, genital. Este termo, com todas as conotações que possui, vem a ser, todavia, um estigma a mais para o homossexual. E a partir de Freud, sabemos cada vez mais da participação da pregenitalidade na sexualidade genital e das dificuldades de muitos heterossexuais em ter uma vida que se possa chamar de normal ou, pelo menos, saudável. Do mesmo modo, penso que devemos ter nossas mentes e espíritos abertos para admitir o que poderia ser a normalidade dentro da homossexualidade, ou seja, a melhor possibilidade adaptativa em termos de realização sexual e de vida afetiva num indivíduo homossexual. Esse é um tema que pode trazer dificuldades para a questão da rigidez de nossos superegos.

Nos pacientes que estão sendo acompanhados individualmente ou em grupo, podemos constatar mudanças de comportamento, tornando-se homossexuais menos compulsivos e mantendo relações não somente parciais e indiscriminadas. Mudanças que se devem a uma personalidade em crescimento e a uma elaboração psíquica e não apenas a soluções adaptativas em relação à convivência com a AIDS (risco de transmissão ou de exacerbação da infecção).

Mesmo nos bissexuais, a questão de uma possível modificação da orientação da sexualidade não tem sido questionada pelos pacientes nem por nós. Foi-se o tempo em que os homossexuais procuravam analistas ou psicoterapeutas para tentar a busca de uma solução heterossexual. Estes pacientes são definitivamente homossexuais, não tiveram inclusive a real possibilidade de outra forma de realização sexual, como diz muito bem Joyce MacDougall. A própria bissexualidade, quando existe, parece ser apenas uma questão a mais dentro da problemática geral da homossexualidade.*

Do grupo atual, apenas um paciente pertence ao estágio III, por apresentar uma mononucleose crônica recidivante. A presença desse paciente tem sido difícil para os outros, como difícil será a instalação mais cedo ou mais tarde de infecções oportunísticas nos demais. Como também costuma ser difícil para um paciente ambulatorial comparecer a uma consulta e encontrar na sala de espera outro doente numa fase mais avançada da enfermidade. É ainda mais difícil para outros, durante uma internação, assistir um vizinho de leito morrer de AIDS. Esta é, aliás, uma forma de iatrogenia inevitavelmente presente em qualquer instituição de saúde. Pretendemos, todavia, dar consciência a esses pacientes de suas possibilidades de viver, de adoecer e de morrer, para que possam, talvez, adiar suas mortes, ou pelos menos se preparar melhor para elas.

A MULHER COM AIDS

Em praticamente todas as estatísticas sobre a doença, as mulheres vêm aparecendo em números progressivamente maiores, configurando um problema de saúde pública junto com a questão dos bebês aidéticos, filhos de mães contaminadas. Há aquelas que já constituem um grupo de risco, as prostitutas, outras que também foram contaminadas por homens (homossexuais ou drogadictos). Também estão dentro desse grupo as que contraíram a doença por transfusão de sangue.

O comportamento desses grupos constuma ser muito diferente, pois enquanto as mulheres de homossexuais e drogadictos costumam ter ligações tumultuadas e uma situação de conflito frente a um companheiro que as infectou, as mulheres que contraíram a doença por transfusão não costumam ter tais tipos de conflitos. Podem sentir-se vítimas do destino, de más condições de saúde pública, porém o lado mau não está dentro de suas casas.

As mulheres com AIDS, depois dos toxicômanos, são o grupo que mais oferece problemas num atendimento psicoterápico. Têm dificuldades de se conscientizar da doença e temem muito ver a fragilidade ou a deterioração dos seus casamentos. São muito feridas, por terem sido contaminadas pelos maridos, traídas. Outras já tinham sido contaminadas e estavam separadas quando souberam da realidade de serem portadoras da doença, criando-se também uma situação difícil, pessoal e familiarmente.

Via de regra, essas pacientes negam as evidências de que são casadas com um bissexual e – como no caso da família dos homossexuais – só admitem esta realidade quando estes adquirem a AIDS ou quando são, finalmente, infectadas por eles. Então, precisam defrontar-se com várias duras realidades ao mesmo tempo: meu marido e homossexual, tem AIDS, eu também tenho AIDS, etc.

Beatriz é uma mulher de 40 anos, obesa, que se apresentava vestida de forma grotesca ("parecia uma Wilza Carla de óculos gigantes", no dizer de sua psicoterapeuta), tentando se mostrar bem e exuberante, porém conseguindo ser apenas "chocante e brutal". Teve um primeiro casamento do qual tem uma filha de 22 anos, porém se separou do esposo "porque ele não me dava afeto". Teve então um companheiro com quem vive até hoje e com quem tem um filho de 20 anos. Conheceu esse companheiro quando estava fazendo um "festival" de terapias alternativas (ioga, terapias corporais, etc,). Diz que gostava muito do corpo dele e que ele era muito bom para ela – foi o grande amor de sua vida. Hoje, estão "separados geograficamente", porem ainda se encontram. "Mas ele está acabado pela AIDS." Enquanto ele tem uma forma mais avançada da doença, ela está ainda nos primórdios. Beatriz deve ter um enorme conflito com esse companheiro e consigo mesma, embora não o deixasse aparecer durante as três sessões de psico-

---

* Obviamente, sabemos que os bissexuais podem ter uma forma de viver familiar e socialmente bem distante do homossexual. Todavia, baseados sempre na experiência clínica, entendemos que a problemática básica desses pacientes é a homossexualidade. Por terem encontrado soluções diferentes do homossexual comum, podem os bissexuais ter uma história de vida aparentemente muito diversa dos "assumidos", e ter mesmo sua condição de homossexuais relegada a um plano secundário e supostamente ocasional. A frequente contaminação por AIDS dessas pessoas mostra, entretanto, que a realidade é outra.

terapia a que compareceu. Como se pode perceber, ela abusa de negações e de defesas maníacas, o que é frequente neste tipo de estrutura, principalmente diante de um problema como a AIDS. Diz que ele se contaminou porque era doador de sangue, "de agulha em agulha". Porem, na realidade, ela parece estar inconscientemente falando de como um toxicômano se contamina com AIDS, isto é, literalmente, de agulha em agulha.

A paciente chorou muito quando falou sobre isto, sobre todos os planos que fizeram. Agora, ela está contaminada e ele quase morrendo. Após a terceira consulta, na qual mais se expôs, disse que voltaria, porém não mais apareceu. A psicoterapeuta sentiu desde o primeiro momento que a relação era frouxa.

Uma situação não tão difícil psicopatologicamente é a de Joana, uma mulher de 35 anos que esteve em psicoterapia com Lizete durante quase dois anos. Natural da Baixada Fluminense, era filha mais velha, com um irmão epilético e uma trágica história de vida. Foi criada por uma tia e sempre se sentiu "feia e pequenininha".

Fez um casamento "apático" e como não conseguisse engravidar, o marido arranjou outra. Tornou-se manicura, veio para Zona Sul do Rio de Janeiro e começou a trabalhar num salão de beleza. Saía de vez em quando com um dos cabeleireiros, com quem mantinha um namoro eventual e ficou gostando dele. Tiveram relações sexuais umas seis vezes durante quatro anos. Quando soube que um amigo dele tinha morrido de AIDS, pediu para fazer exame. Constatou-se que Joana é soro positivo, não tendo apresentado sintomas da doença no tempo em que se tratou neste hospital.

Durante a psicoterapia, revelaram-se sobremodo mecanismos de formação reativa para encobrir a intensa raiva e decepção que sentia do namorado. Ao invés desses sentimentos, surgia piedade e preocupação para que ele se tratasse.

Joana vivia situações de intensa humilhação. Estava sempre atrás dele, que fingia que não a reconhecia. Mandava-lhe então cartas, recados. Ele chegou a deixar o emprego no salão, fugindo dela. A paciente contava tudo isso na psicoterapia e chorava: "Eu só quero o bem dele, que ele se trate. Mas pode acontecer tudo a ele". Deixava assim antever a raiva e a ambivalência escondidas na relação.

Joana falou no salão que era soropositivo: perdeu o emprego. Podemos ver esta como mais uma das manifestações do seu masoquismo, exuberante nas duas relações afetivas, principalmente na forma como perdeu o casamento ou no modo como buscava desesperadamente o amante. Na psicoterapia, foram trabalhados de modo focal o masoquismo e a baixa autoestima, correlatos, principalmente na relação atual e aflitiva com o ex-namorado. Numa oportunidade, trouxe fotos de mulheres quase nuas tomando banhos de sol, que sugeriram ligações homossexuais à terapeuta. Isso não foi trabalhado, porém era dito a ela que o cabeleireiro representava todo seu lado feminino, exuberante, que ela não se permitia exibir, por em prática.

Parecia haver em Joana um temor muito grande da sexualidade masculina e de ter filhos, consubstanciados na forma como terminou seu casamento. Já os homossexuais são menos perigosos e mais permitidos, e ela faz a trajetória típica das mulheres que "escolhem" este tipo de homens híbridos. Assim, no ambulatório da Psicologia Médica conheceu homossexuais do grupo terapêutico citado neste trabalho e logo se ligou a eles, tomando-se mesmo amiga de alguns.

USUÁRIOS DE DROGAS: UM PROBLEMA MUITO ESPECIAL

Este é o grupo que mais vem crescendo, proporcionalmente, nas estatísticas sobre AIDS. É um dos grupos menos representado em nossa estatística, já que estes pacientes são normalmente drenados pelo Hospital para o Núcleo para o Ensino, Prevenção e Assistência a Drogas do Estado do Rio de Janeiro (NEPAD). Porém, atendemos os casos internados antes de serem encaminhados ao Núcleo e estamos elaborando um trabalho em comum entre os dois centros, pois há necessidade de que também prestemos assistência em virtude do grande aumento destes casos em nosso meio.

São normalmente os pacientes que mais problemas trazem em uma internação. Via de regra, são muito onipotentes – por trás do medo e da fragilidade – e rebeldes, podendo mesmo se tornar sociopatas. A perícia em mentir como meio ao mesmo tempo de obter a droga e de esconder que a usam é parte de uma escalada que os leva à convivência com a marginalidade ou mesmo ao ingresso nesta condição. Os traficantes estão sempre atrás dos dependentes e os obrigam a traficar, principalmente se não têm dinheiro. É o que poderíamos chamar de o circuito da droga.

Como é fácil de deduzir, esses pacientes usam abusivamente de mecanismos de negação e são os mais difíceis de se envolver numa psicoterapia. Habitualmente, iniciam e interrompem um sem número de vezes. Lutam muito para não se acercar da realidade da presença da AIDS e se mantêm continuamente voltados para sua condição de drogadictos, isto é, para a possibilidade, dia após dia, do consumo da droga. Obviamente, casos iniciais, menos graves, têm ainda outra psicopatologia e outro comportamento. Porém, o usuário de drogas que adquiriu AIDS é aquele que já está no estágio endovenoso da aplicação da droga, que não mais se cuida e usa seringas não esterilizadas ou as que são utilizadas para diluir a droga num *pool* de sangue de viciados.

Como podemos deduzir, são pacientes muito carentes, ansiosos e propensos à atuação, lembrando algo os homossexuais compulsivos referidos neste capítulo como os primeiros pacientes que adquiriram AIDS.

Enquanto os homossexuais têm sua doença vinculada à sua identidade, à sexualidade e muitas vezes a uma figura amorosa (parceiro) identificável, no toxicômano a doença tem um caráter impessoal, é apenas um acidente ocorrido no uso da droga, não recordável ou sequer identificável. Tudo isso talvez explique porque o homossexual aceita mais a psicoterapia, falar de sentimentos, refletir, pensar, que o drogadicto. Este, via de regra, não consegue incorporar a AIDS ao seu universo referencial, a não ser que a doença seja muito avançada e então já não há mais nada a fazer.

Estes pacientes, que por vezes são também homossexuais, criam vários problemas que frequentemente irritam médicos e enfermeiros. Um paciente, por exemplo, pede licença para sair e receber seu pagamento. Seu médico assistente constata que foi uma manobra utilizada para que pudesse ir ao encontro da droga, enganando-o.

Por outro lado, pacientes drogadictos graves ou que já estão no nível da sociopatia começam a adquirir AIDS e criar uma serie de complicações a mais em suas vidas já turbulentas. Ou para a sociedade na qual convivem. Deste modo, por exemplo, pacientes homens, com facilidade e sem culpa, irão contaminar mulheres ou outros homens – se homossexuais – principalmente através das relações promíscuas que frequentemente ocorrem com pessoas tão regredidas.

C. é uma paciente adulta, jovem, drogadicta e delinquente que já se envolveu em conflitos armados em várias ocasiões. Esteve alguns anos em psicoterapia no Serviço de Psiquiatria do Hospital, sendo seu caso supervisionado pela Psicologia Médica. Teve dois episódios de endocardite bacteriana. Costumava vir armada para as consultas. Há um ano, tornou-se soropositivo para AIDS. Tem sido então por várias vezes encaminhada para nosso atendimento especializado. Numa das vezes, compareceu um tia de C. para dizer que ela havia fugido de casa. Contou que C. tinha entrado numa seita e que passou muito tempo sem usar drogas. Acha que sua sobrinha aqui no Hospital não vai deixar de usar drogas, traduzindo sua confiança na seita e sua descrença em nosso tipo de atendimento.

Este caso, ao mesmo tempo que nos dá esperanças quanto ao atendimento de uma paciente deste tipo – pois se não fosse a boa ligação com sua psicoterapeuta, C. já não estaria nem viva tal o seu envolvimento com a marginalidade – mostra nossas limitações, principalmente diante da presença agora da AIDS. De início, há uma droga que pode ser abandonada, agora não há uma doença a ser descartada. E isso ocorre no *background* já tão comprometido do toxicômano, invadindo sua vida pessoal, familiar, seu trabalho, suas relações pessoais, sua sexualidade, etc.

A princípio, não havia saúde mental, mas a saúde física estava apenas relativamente comprometida. Agora, esta está irremediavelmente comprometida e a saúde mental ainda mais baqueada para poder fortalecê-la. E os profissionais de saúde, por uma série de razões, não são percebidos como confiáveis para desempenhar um ou outro papel.

O PACIENTE TERMINAL E A MORTE

As fantasias que fazemos sobre nossa própria morte estão inevitavelmente presentes no acompanhamento destes pacientes. Inclui-se aqui a ideia da morte e de todo o sofrimento ligado a ela. Jorge, um enfermeiro do grupo II, assistiu um paciente ser intubado antes de morrer e hipocondriacamente ficou apavorado de ter de passar pelo mesmo sofrimento. Este e um temordefesa invarialvelmente apresentado diante da perspectiva da morte. Fantasiamos. por várias razões, uma forma de sofrer e de morrer, entre outras razões para termos a sensação onipotente de controlar, ou pelo menos conhecer o terrível inimigo e a hora mais temida. A emenda é sempre pior que o soneto, sempre sofreremos antecipadamente com tais fantasias que nunca se realizarão, pelo menos na forma e nos detalhes que costumamos elaborar. Poder renunciar a confecção psíquica destas fantasias, ou pelo menos atenuar sua força, conseguir admitir que a morte é um momento sobre o qual jamais teremos controle, é uma das metas mais importantes na terapia de um paciente somático e, ao mesmo tempo, uma das conquistas mais difíceis, como postura de um ser humano diante da morte.

Como se pode deduzir de tudo que foi dito até aqui, muitas condições diferentes e múltiplas enfermidades podem coexistir por trás do rótulo diagnóstico da AIDS. O caso de Luiz, que foi um dos primeiros pacientes acompanhados por Lizete, ilustra-nos sobre alguns desses problemas. Ela o atendeu durante dez meses, o contato se iniciou quando ele foi internado no Hospital Pedro Hernesto devido a uma pneumonia. Luiz se comparava à personagem do livro e do filme *Looking for Mr. Goodbar*, que durante o dia era professora e levava uma vida aparentemente normal, porém, à noite, tinha uma vida inteiramente desregrada, com álcool, tóxicos e ligações com parceiros sádicos e violentos, terminando assassinada por um deles. Durante alguns anos, Luiz frequentou saunas e relacionou-se de múltiplas formas com parceiros vários até que, na época em que surgiram os sintomas, já como numa espécie de premonição do que viria a se passar depois, tentou se adaptar a um único parceiro e a ter uma vida menos desestruturada. Era ostensivamente o filho preferido da mãe, que mantinha um vínculo simbiótico com ele diante de uma única irmã, um ano mais velha, casada. O pai, alcoolista, violento, sempre foi distante e temido por Luiz. Nada foi dito a este sobre a doença de Luiz pela mãe e pela irmã, "para não abatê-lo", pois estava velho e enfraquecido. A mãe, ao saber da enfermidade do filho, ficou profundamente deprimida e fez três tentativas de suicídio. Não visitou o filho durante as internações, não ia à casa dele em seus períodos de licença e saiu de sua própria casa quando Luiz foi residir lá, no período final de sua enfermidade. Durante a internação de Luiz, o pai não apareceu, o que o deixou muito ressentido. Meses depois, o próprio pai é internado num quadro de cirrose hepática descompensada e Luiz, num revide, resolve não visitá-lo. Quando se dispôs a vê-lo, em virtude do trabalho realizado com sua psicoterapeuta, já o encontrou em coma e inconsciente; no dia seguinte veio a falecer. Uma semana após a morte do pai, Luiz começou a apresentar um quadro de sarcoma de Kaposi que em poucos meses se generalizou de forma nunca vista pelo *staff* da DIP, impedindo-o de se locomover e quase até de ver. Morreu em caquexia com um agravamento progressivo de seu estado geral.

Luiz já havia se submetido a uma psicoterapia de base analítica durante alguns anos. Ao iniciar seu relacionamento com Lizete, dizia de forma intelectualizada que precisava solucionar "um complexo de Édipo mal resolvido". Tentava, assim, evitar se defrontar com a realidade cruel de sua enfermidade que foi, todavia, apresentando-se de forma cada vez mais nítida, por último através do sarcoma de Kaposi, herdeiro do luto patológico que se seguiu à morte do pai. Aos poucos, Luiz foi se ligando mais a Lizete, passando a falar sobre a revolta causada pela doença, sobre o sofrimento decorrente do uso dos medicamentos, das biópsias e de outros exames invasivos e finalmente sobre a morte que se aproximava. Numa ocasião, Lizete o encontrou cambaleante no corredor de uma enfermaria e o amparou. Ambos se emocionaram e ela sentiu que este foi um momento importante na relação. Depois, durante uma sessão de muitos silêncios, ele disse que ela estava fazendo aquilo que sua mãe deveria fazer por ele. A seguir, chorou muito, e ela ficou emocionada, num silêncio a dois. Por vezes, ele dormia durante o atendimento e numa dessas oportunidades teve um sonho em que via seus sapatos pendurados na parede. Passou a solicitar mais contatos físicos com ela, a propósito de mudar sua posição no leito. A princípio, falava da morte de modo indireto, depois dizendo que "sei que está cada vez mais próximo" para finalmente conseguir dizer "Lizete, eu vou morrer". Ela comentou na supervisão que ora ficava em silêncio, "procurando abraçá-lo com meu conforto", ora lhe dizia que entendia o que estava sentindo. A morte de Luiz foi calma e ele nos dias finais não mais requereu a presença de sua psicoterapeuta.

Desde o início do atendimento, Luiz tinha um mesmo parceiro, que veio a ser uma das pessoas mais importantes nesta fase de sua vida. Com muita dedicação, ele o acompanhou em todas as suas crises, assumindo seus cuidados, mesmo como uma mãe. Trocava até fraldas descartáveis que Luiz precisou usar, tal foi a intensidade da diarreia que o acometeu no final de sua doença. Neste processo, foi de importância que o companheiro, após saber ser soropositivo, também tivesse um acompanhamento, realizado por outro psicoterapeuta.

Há muitos anos, vimos nos interessando pelo trabalho com pacientes terminais, de início atendendo-os pessoalmente, depois através de supervisões.

Esta forma de atendimento se desenvolveu muito nos últimos anos com a divulgação e difusão das ideias de Elizabeth Kübler-Ross, pioneira neste tipo de trabalho. Entre varias contribuições, ela sintetizou o estudo das fases por que passaria um doente final: uma fase inicial de revolta; um período de tentativa de encontrar uma saída com o médico, durante a qual poderia tentar todo tipo de barganha; uma fase de depressão e desistência por não ter encontrado uma solução; uma fase final, na qual finalmente haveria uma aceitação da morte.

Tal sistematização nos parece muito útil no atendimento a qualquer paciente terminal. Descreve fases e fenômenos que ocorrem com esses doentes, excluídos os casos agudos em que não há tempo de estruturar defesas, estratégias ou de expressar certos sentimentos. Essas fases, todavia, em nossa experiência se sucedem, as mais das vezes, fora da sequência mencionada. Assim, a barganha pode ser tentada em outro momento, ou a fase de revolta pode manifestar-se no período final. Do mesmo modo, quadros depressivos podem surgir em qualquer das fases. Por outro lado, só alguns poucos casos conseguem atingir a etapa de aceitação, segundo pudemos observar. Pacientes religiosos costumam, com maior frequência, atingir esse estado. O que está em concordância com trabalhos de Ikemi, notável pesquisador de Psicossomática no Japão, que descreveu recentemente cinco casos de cura espontânea de câncer em que o fator mais chamativo eram situações de grande apego à religião ou mesmo episódios recentes de conversão religiosa.

No paciente com AIDS, estas fases se diluem, imbricam-se e se modificam ainda mais. São pacientes que vêm geralmente de crises múltiplas (diarreias, pneumonias, meningites) durante as quais já viveram as etapas de um paciente terminal, pois houve perigo real de morte – ou o forte pressentimento dela – as mais das vezes. A história natural da doença também predispõe a sentimentos de revolta, ao uso de técnicas de barganha, ou ao surgimento de crises depressivas várias, principalmente se tivermos em conta que entre os casos mais numerosos estão pacientes homossexuais, drogadictos, prostitutas ou hemofílicos.

Ao acompanhar os primeiros casos de AIDS, sempre nos surpreendia a qualidade das mortes. Apesar da evolução tumultuada de suas doenças, os pacientes morriam sem a dramaticidade que se costuma ver em outros casos. Isso provocou muitas dúvidas e reflexões. Seria o tipo de atendimento prestado pela psicoterapeuta (Lizete) em sua forma de enfrentar o problema da morte? Atingiriam estes pacientes a fase de aceitação, descrita por Kübler-Ross, que já havíamos presenciado em outros casos? Seria decorrente do esgotamento produzido por uma longa enfermidade e, portanto, um misto de resignação e depressão? Por que estes pacientes não davam os presentes finais que eu me habituara a ver em outros pacientes terminais?*

Estas dúvidas foram sendo respondidas quando tomamos conhecimento dos primeiros relatos de encefalopatia nestes pacientes. De fato, só através da literatura médica foi possível para nossa equipe poder interpretar melhor o que a princípio parecia ser uma apatia e um desinteresse depressivo ou mesmo um quadro mental decorrente do estado geral do paciente. Só a autópsia ou as tomografias permitiram con-

---

* Percebemos este fato pela primeira vez quando um paciente renal disse à sua terapeuta, uma residente: "Dr., não deixe de não vir me visitar amanhã!". Ela percebeu o ato falho, ou a comunicação ambígua, e foi dormir intrigada com o fato. No dia seguinte, acordou assustada e observou que o relógio marcava oito e meia; às oito em ponto ela sempre o atendia. Quando chegou ao hospital, soube que ele havia falecido exatamente às oito. Desde então tenho observado que os pacientes terminais, muitas vezes, como forma derradeira de preservar alguém por quem se sentem tão ajudados, "escolhem" horas de morrer em que este alguém não esteja presente. Ou expressam essa gratidão através de presentes derradeiros, como no caso do pequeno hemofílico.

firmar esse tipo de acometimento, que é frequentemente difícil de diferenciar das condições citadas. De fato, a maioria desses pacientes morre sem apresentar alterações da consciência ou do juízo crítico que façam suspeitar clinicamente de um quadro demencial. Porém, na decorrência dessa apatia que se instala aos poucos, há uma diminuição progressiva dos vínculos emocionais, como acreditamos que aconteceu no final com Luiz. Como já comentamos, isso levou Dirce Bonfim a dizer que o clínico sente, com uma certa tristeza, que a força da relação médico-paciente, a partir de um certo momento, já não é a mesma. E, capricho do destino, em consequência disso, o paciente aidético, tão injustiçado pela vida, tão marcado pela severidade e atrocidade de sua doença, graças a essa lesão neurológica, num significativo número de casos, morre em paz.

Para ilustrar com mais um caso as inúmeras dificuldades e vicissitudes do atendimento psicoterápico a esses pacientes quando nas etapas finais, vamos falar de Sérgio, que foi atendido durante mais de um ano no Hospital Pedro Ernesto por Rejane Azevedo, psicóloga de nossa equipe. Homossexual, com inúmeros conflitos familiares, na decorrência principalmente de ter sido um filho francamente preferido pela mãe, mostrou-se durante quase todo o período do atendimento muito ansioso, por vezes deprimido, principalmente diante do quadro progressivo da doença. Suas reações tinham frequentemente um colorido histérico, o que trazia muitas dificuldades para o relacionamento dos profissionais da equipe de saúde com ele.

Tudo isso se transformou em sua segunda internação, quando apresentou um quadro de meningite por criptococos. Desde então, seu comportamento modificou-se muito em decorrência dessa infecção, apresentando ainda uma profunda magreza, levando-o a caquexia e quadro demencial. Surgiu incontinência de esfíncteres, paraplegia dos membros inferiores e fases de desorientação alternadas com momentos de lucidez. Configurava-se assim o quadro de um paciente entrando na fase final a cujo respeito escreveu Rejane:

> "Afastado da família e numa total dependência do hospital, o paciente restringe-se ao leito da enfermaria, onde não tem mais forças e coordenação motora suficientes para pequenos movimentos como, por exemplo, mudar de posição na cama e alimentar-se sem o auxílio de outrem.
>
> Sua forma de se fazer vivo e presente nos momentos em que está acordado, dá-se através do olhar, que acompanha todos os movimentos e acontecimentos da enfermaria, ou através dos seus constantes e inúmeros pedidos à enfermagem para que o troque da posição ao leito, lhe dê algum alimento ou lhe faça a higiene. Tal

estado incomoda profundamente as enfermeiras, que se sentem irritadas e sobrecarregadas, por considerarem que este tipo de trabalho deveria ficar mais a cargo da família ou de uma casa de repouso especializada.

Minha intervenção neste período vem se tornando cada vez mais peculiar, pois à medida que o paciente e suas capacidades de entendimento diminuem, meu trabalho tem se moldado às suas necessidades e possibilidades.

Inicialmeme, quando seu estado de saúde ainda permitia uma conversa de 20 a 30 minutos, conversávamos da sua profunda tristeza pelo gradativo afastamento familiar em momento tão difícil como este.

Com o passar dos dias, o paciente passou a falar cada vez menos, correspondendo a uma grande necessidade de não falar mais da dor, da solidão ou do seu próprio estado. Assim, ele apenas me requisitava para cuidados como trocá-lo de posição, ajudá-lo na alimentação, etc.

Sérgio passou a sempre me pedir ajuda para comer alguma coisa ou a fazer algo mais por si. Num desses dias chegou a me perguntar: "Isso aqui é uma sessão ou uma enfermagem?" Respondi como uma pergunta: "O que é para você?" E ele disse: "você é minha psicóloga!"

Esta resposta para mim soou como uma confirmação de que neste período terminal ninguém melhor do que o próprio paciente para servir de bússola para indicar a melhor forma de ajudá-lo, devendo ser respeitado em suas defesas e possibilidades".

Muito teríamos a discutir em relação a este complexo problema da psicoterapia do paciente terminal. Desde questionar o termo em si, vê-lo como possível fonte de iatropatogenia ou estudar a posição de cada elemento da equipe de saúde – ou dos vizinhos do leito, ou dos familiares – como outros terapeutas do paciente terminal. Gostaríamos apenas de transmitir a sensação que fica após uma experiência deste tipo para aqueles que dela partilharam. É sempre uma sensação de que valeu a pena, de que a morte, apesar de ter chegado, foi mais uma experiência de vida, que encerrou algo de belo e digno, mesmo dentro de sua aparente injustiça. É que talvez pudéssemos alcançar a máxima de Sócrates: "O importante não é evitar a morte; é evitar que ela seja um acontecimento injusto".

Vida e morte coexistem e se continuam, numa permanente dialética, como está na dualidade pulsional de Freud. Há várias formas de morrer, como há vários modos de viver. Muitas vezes, para suportar o morrer, o homem precisa voltar ao nascer. Esta é talvez a missão maior do psicoterapeuta que ousa participar destes momentos tão difíceis, em que coexistem o viver e o desaparecer: proporcionar um permanente vínculo simbiótico que reproduza a unidade dual, a fusão eu-outro, os primórdios da vida, a sensação do sem fim da quietude uterina. Isso é feito através de um olhar, de um silêncio compartilhado, da palavra adequada que acolhe e abraça, do gota-a-gota dos líquidos e soros que representam quase concretamente a ligação fluida umbelical. Certos pacientes só atingem esse estágio através do contato corporal, numa comunhão-fusão de corpos também concreta. Isso é realizado através de uma comunhão de mentes que nos permita penetrar nos abismos psíquicos onde se aloja o fantasma da morte dentro de cada um de nós. E destas profundezas do existir que iremos retirar a sapiência, a lucidez e o senso de realidade que irão nos ajudar neste trabalho.

Apresentam-se assim a nós, na medida em que aprendemos mais sobre esta doença, fatos sempre novos, por vezes alentadores, por vezes paradoxais. Sem negar a gravidade intrínseca da AIDS, mesmo antes da perspectiva de uma cura da infecção, talvez se possa, portanto, pensar que ela não é lobo final da espécie humana, a besta do Apocalipse, como também não o foram a tuberculose, a lepra e o câncer.

E, reflexão final: não teria sido talvez necessária uma doença como a AIDS para que as pessoas possam de fato tomar consciência de múltiplas verdades sobre a sexualidade humana, sobre a questão das práticas de saúde (como o problema das transfusões), sobre a realidade dos tóxicos e sobre o problema das viroses que de várias formas vem extirpando parte da nossa existência'?

POST-SCRIPTUM

Este comentário se impõe, pois a doença AIDS, descrita em detalhes no presente capítulo, modificou-se de uma enfermidade praticamente mortal, a "peste *gay*", para a evolução de uma doença crônica, compatível com a vida, desde a introdução da influente terapia com antirretrovirais a partir de meados de 1996.

Obviamente, esta não é a solução definitiva de cura para a AIDS, mas colocou estes casos numa situação semelhante ao diabete e a hipertensão arterial, isto é, doenças que se submetidas a uma terapêutica adequada podem ter uma razoável sobrevida.

Então a realidade agora é diferentemente outra, nada de sarcoma de Karposi, de graves infecções intercorrentes, de acometimentos orgânicos neuropsiquiátricos, de quadros demenciais como forma inicial de apresentação do mal.

Mas nem tudo são flores. O diagnóstico surge geralmente durante uma pesquisa de diagnóstico laboratorial (um *check-up*, um exame pré-nupcial, um exame pré-gravídico), quando aparece a bomba, um HIV positivo, e tudo que se segue à trágica revelação (exame do cônjuge, dos filhos, etc.)

Ou o paciente já sabia que era portador de AIDS e estava mentindo ou foi pego desprevenido com o teste positivo. De qualquer forma está desencadeada uma situação de crise. Uma doença incurável, transmitida geralmente por via sexual.

Assim, uma boa parte da consulta é gasta, nas fases iniciais, para desarmar o paciente de que apesar de todas as suas defesas psicológicas ele tem AIDS, mas essa é uma enfermidade tratável, principalmente se forem seguidas as manobras terapêuticas indicadas.

Apesar destas palavras tranquilizadoras, há pacientes que não entram em tratamento alegando que se a AIDS é coisa do demônio, o tratamento deve ser espiritual.

As iatrogenias ocasionadas pela medicação – ou pelo autoritarismo do médico – também dificultam o bom seguimento do tratamento, principalmente se há lipodistrofia que confirma a presença da doença para o seu meio.

As consultas clínicas quase se singem – quando o acompanhamento é tranquilo a averiguar se há sintomas e se a medicação está sendo tomada corretamente. Contudo, muitos pacientes, rebeldes ativos ou passivos, costumam tomar apenas parte da medicação, na crença de que isso diminui para-efeitos ou intoxicações, principalmente na fase inicial ou nas formas graves de terem de tomar 30 comprimidos ao dia. Isso mobiliza muitos pacientes hipocondríacos ou narcísicos que não admitem que doenças os acometam e confundem número de comprimidos ingeridos com a gravidade da doença.

O fato é que hoje em dia, com o progresso farmacológico, as drogas se tornaram mais potentes, o que diminui em muito o número delas a ser ingerido, ou se combinando mais de uma substância numa só pílula. Então, esse problema já foi superado, porém, surgiu outro mais desagradável. É o que se chama de lipodistrofia, o grande temor dos pacientes atualmente. A gordura por ação dos medicamentos migra para a região da nuca e do abdome. Os braços e pernas ficam finos, assim como a face, diminuindo as bochechas. O paciente fica com um aspecto característico, denunciando que está se tratando de AIDS.

Têm sido feitas cirurgias plásticas, principalmente de face, com poucos resultados.

Assim, a adesão ao tratamento, tratando-se de uma doença crônica sujeita a recidivas e recaídas, é um fator importantíssimo, daí a indicação cabal das terapias de grupo, onde os pacientes juntos podem abordar estes problemas e fazer identificações positivas e terapêuticas.

Porém, vários problemas continuam, embora mais atenuados, conforme os grupos de risco. Os homossexuais, que já foram mesmo identificados como os grandes disseminadores da doença, modificaram muito esta condição nas últimas décadas. Usaram mesmo a crise e os debates sobre AIDS para serem vistos como pessoas comuns, apenas com uma opção sexual diferente. Negaram o caráter narcísico – já apontado por Freud –, a instabilidade de suas ligações afetivas, o masoquismo e até a extrema crueldade de certos crimes homossexuais.

Beneficiaram-se muito dos amplos debates gerados na sociedade sobre a tema, envolvendo a já famosa exclusão no DSM-IV do mundo das patologias mentais e conseguiram com que quase todas as críticas feitas ao universo *gay* fossem apenas consideradas meros preconceitos. Também aderiram maciçamente aos preservativos, conseguindo, deste modo, atenuar a epidemia *gay*.

Já entre as mulheres, o número de casos positivos vem aumentando dia a dia. São geralmente ligações com bissexuais que escondem sua condição de base, infectando-as. Daí podemos considerar os bissexuais mais patológicos que os homos, porque nem conseguem fazer uma escolha de gênero. Porém, hoje, com um maior conhecimento da doença, já se sabe que nem todas as mulheres são contaminadas por homo ou bissexuais. Uma parte delas foi contaminada por heterossexuais que por circunstâncias várias adquiriram AIDS.

Um drama maior ainda é a contaminação do feto pela mãe, gerando intensa culpa na genitora, mesmo quando não sabia ser portadora do mal.

As famílias dos pacientes se constituem um problema a parte, pois se os apoiam e consolam durante as crises, podem rejeitá-los e mesmo hostilizá-los, principalmente se são homossexuais ou drogaditos.

O grupo dos transfundidos praticamente desapareceu com um controle eficiente do Ministério da Saúde sobre os bancos de sangue. Felizmente, pois era uma fonte importante de contaminação em nosso meio. A trágica e comovente experiência vivida por Virginia Fontenelle e equipe, relatada neste livro, é um testemunho eloquente dessa situação.

As prostitutas, assustadas com a morte de algumas delas há tempos atrás e influenciadas pelas campanhas maciças Antiaids, deixaram de ser há muito um grupo de risco, demonstrando um notável espírito de classe.

O mais grave grupo de risco continua a ser o dos drogaditos, que, além dessa grave psicopatologia, passam a conviver com a AIDS. São geralmente estruturas mentais gravíssimas, *borderlines*, esquizoafetivos, antissociais que respondem mal às técnicas psicoterápicas e psiquiátricas comuns, casos indicados para uma psicanálise winnicottiana moderna conjugada com medicação; mas são tratamentos caríssimos, pois envolvem além da psicanálise, grupos e fármacos, recursos dispendiosos, internações hospitalares e terapia familiar. As técnicas grupais coadjuvantes têm aí também uma indicação.

Com os novos movimentos e tendências da sociedade, os perfis da AIDS também vão se modificando. Assim, com o início da vida sexual cada vez mais precoce, vão aparecendo casos de AIDS em adolescentes. No outro extremo, entre os idosos, com uma vida sexual cada vez mais livre, com um número cada vez maior de divorciados e descasados, uma pequena epidemia de AIDS vai se instalando aos poucos. O uso de Viagra, Levitra e Cialis estimula muito a sexualidade do homem idoso.

A abordagem atual da AIDS deve ser feita por profissionais de clínica médica tarimbados em lidarem com problemas familiares e psicossociais – o ideal seria um médico do Programa de Saúde da Família. Lá ele poderá atender um(a) paciente em crise frente ao diagnóstico da AIDS. Por vezes, este está em franca depressão e terá que ser medicado. Um profissional de saúde mental poderá ser convocado, dependendo da gravidade do caso. Se for um casal de vida monogâmica, estará instalada uma crise: quem contaminou quem? Quem mentiu? Geralmente a chance de o homem contaminar a mulher é muito maior; já foi de 16 x 1, mas hoje a chance das mulheres casadas se envolverem em aventuras extraconjugais, com a experiência acumulada pelas equipes de saúde, se considera 1 x 1. Se o casal já estava em crise anteriormente, é conveniente convocar um terapeuta de casal. Ou de família, se a crise envolver o(s) cônjuge(s) e demais componentes da família nuclear. O ideal é que o tratamento as AIDS seja conduzido por uma equipe de saúde, onde estejam representados, no mínimo, um médico clínico, um psiquiatra, um psicólogo e um assistente social.

Vencida(s) a(s) crise(s) inicial(is), o paciente entra no tratamento da doença crônica propriamente dita, ficando a parte clínica a cargo deste mesmo médico e a parte psicoterápica a ser feita individualmente ou em grupo, preferencialmente, segundo o modelo proposto pela psicóloga Lia da Silveira no Capítulo 35.

Caso clínico

João, um homem de 45 anos, professor universitário, foi-me trazido ao consultório por sua esposa devido a atritos conjugais. Ele queria ter relações com ela sem o preservativo, porém, ela se negava, pois ele já havia tido um casamento anterior cuja mulher havia morrido de AIDS. Ele alegava que ela havia adquirido AIDS numa transfusão de sangue e que não passara a doença para ele.

Alegava que tinha feito um HIV que foi negativo, porém, não estava com o exame no momento.

Ela tinha outras queixas dele – trabalhava muito e praticamente não dava atenção a ela, nem as duas filhas do casal.

Propus uma psicoterapia de casal; porém, exigi antes que ambos fizessem testes HIV (Western Blot).

Os testes foram positivos e o tratamento iniciado, visando uma adequação psicossexual do casal. Também foi realizada terapia antirretroviral. Ele tinha um CD4 baixo, o que indicava doença ativa, embora sem sintomas.

Logo percebi em João traços hipomaníacos: tendência à negação, um certo superficialismo de conduta, frequente uso de racionalização. A esposa funcionava mais como mãe, o lado consciente do casal.

Resolvidos os conflitos mais imediatos, João permaneceu comigo, em psicoterapia individual. Contou-me então entre idas e vindas que sempre se sentiu atraído por travestis e que a noite em Copacabana costumava lhes dar carona para que lhe fizessem felácio ou coito anal. Indagado sobre se fora passivo alguma vez, admitiu, com muita relutância que "por duas ou três vezes"...

O caso João se esclarecia "au grand complet". Ele era bissexual e com seus traços maníacos negava para todos sua real condição.

Contaminou sua ex-mulher e inventou a farsa da transfusão de sangue.

João teve contudo um fim trágico. Um de seus maiores sonhos era passar um inverno em Paris. O período em que ele escolheu para viajar era, contudo, particularmente frio. E assim o fez apesar das contraindicações minhas e de seu clínico assistente. Lá contraiu uma pneumonia dupla e voltou às pressas para o Brasil, para morrer entre os seus.

Suponho que nem a medicação ele deve ter tomado durante a viagem. No seu sentir maníaco, aquela viagem era a vida, a cura, Paris, e, no entanto, mantinha escondida traiçoeiramente a própria morte.

REFERÊNCIAS

Balint, M. *La falta básica*. Buenos Aires: Paidós, 1982.

Costa, L. M., Mello Filho, J. Assistência psicológica ao paciente com AIDS. *Informação Psiquiátrica*, v. 6, n. 2, p. 41, 1987.

Costa, L. M., Lima, C. O., Mello Filho, J. *Grupoterapia com pacientes HIV positivos*. Gradiva, v. 42, n. 5, Set. 1988.

Costa, L. M., Mello Filho, J. Atendimento psicoterápico em um caso de AIDS. *Informação Psiquiátrica*, v. 7, n. 1, p. 20, 1988.

Cooney, T. G., Wand, T. T. *AIDS e outros problemas médicos no homossexualismo masculino*. Rio de Janeiro: Interlivros, 1987.

Faerchtein, L. Homossexualidade masculina, *J. Bras. Psiquiatria*, v. 31, n. 3, p. 151, 1982.

Figueiroa, L. O diagnóstico de homossexualidadez modificações ocorridas no novo código. *J. Bras. Psiquiatria*, v. 31, n. 1, p. 19, 1982.

Fiuza, H. *AIDS a doença do medo*. Radis. p. 51, out. 1987.

Freud, S. *Três ensaios sobre a sexualidade*. Rio de Janeiro: Imago, 1986.

Gleiser, J. K. K., Gleiser, R. Psychologicalinfluencesinimmumty – implications for AIDS. *Am. Psychol.*, n. 43, p. 892, 1988.

Holand, 1. C., Tross, S. The psychosocial and neuropsychiatric sequelae of the acquired immune deficiency syndrome related disorders, *Ann. Int. Medicine*, n. 103, p. 710, 1985.

Isay, R. A. A homossexualidade em homens homossexuais e heterossexuais: algumas distinções e implicações para o tratamento.

In: Fogel, G. I., Lane, F. M., Liebert, R. S. *Psicologia Masculina*. Porto Alegre: Artes Médicas, 1989.

Kohut, H. *A restauração do self*. Rio de Janeiro: Imago, 1990. J. A análise do self. Rio de Janeiro: Imago, 1989.

Kübler-ROSS, E. Sobre a morte e o morrer. São Paulo: Martins Fontes, 1981.

Leite, o. S. Homossexualidade masculina, lateralidade cere~ bral, imunologia e AIDS. Instituto de Psicologia da UFRJ, datilografado.

Liebert, R. S. A história da homossexualidade masculina da Grécia Antiga até a Renascença: implicações para a teoria psicanalítica. In: Fogel, G. L., Lane, F. M., Liebert, R. S. *Psicologia Masculina*, Porto Alegre: Artmed, 1989.

Mamior, J. *A inversão sexual*. Rio de Janeiro: Imago, 1983.

Mello Filho, J., Gomers, C. P. *Assistência psicológica ao paciente teminal*. IV Congresso Brasileiro de Medicina Psicossomática, UERJ, Rio de Janeiro, 1984.

Mello Filho, J., Costa, L. M. *O fantasma da AIDS no hospital geral*. Semana de Aniversário do HUPE, agosto, 1986.

_____. A experiência com pacientes de AIDS num hospital de ensino. Boletim do Departamento de Pesquisas da Sociedade Brasileira de Psicanálise, Rio de Janeiro, setembro, 1989.

_____. *O ser e o viver: uma visão da obra de Winnicott*. Porto Alegre: Artmed, 1989.

McDougall, J. Em defesa de uma certa anormalidade. Porto Alegre: Artmed, 1987.

Nicholls, S. F. Psychosocial reaetions of persons with the acquired immunodeficiency syndrome. *Annals of Internal Medicine*, n. 103, p.765,1985.

Oliveira Neto, M. X. O paciente homossexual HIV positivo (AIDS) e a morte. *J. Bras. Psiquiatria*, v. 39, n. 5, p. 244, 1990.

Oversey, L. *Homosexualidad en el hombre y en la mujer*. Buenos Aires: Paidós, 1967.

Queiroz, A. O., Mello Filho, J. O médico diante do doente crônico e da morte. J. Bras. Medicina, v. 31, n. 15, 1976.

Silva Jr., G. M. N., Mello Filho, J. O estudante de medicina e o paciente terminal. *Informação Psiquiatrica*, v. 4, n, 85, 1984.

Solomon, G. F. Psychoneuroimmunologic approaches research on AIDS. *Ann. Acad. Science*, n. 496, p. 628, 1987.

Stedford, A. *Encarando a morte*. Porto Alegre: Artmed, 1986.

Stoller, R. J. *The transexual experiment*. London: Hogart, 1975.

Temochock, L. Psychoimmunology and AIDS. In: Bridge, P. P. *Psychologieal neuropsychiatric and substance abuse aspects of AIDS*. New York: Haven, 1988.

32

AIDS: ASPECTOS PSICOSSOMÁTICOS*

Amaury Queiroz

Este trabalho é fruto de nossa experiência de dois anos como coordenador da equipe de Saúde Mental do Hospital Universitário Clementino Fraga Filho, da UFRJ, que presta assistência a pacientes com síndrome da imunodeficiência adquirida.

Os primeiros casos de AIDS internados no Hospital ocorreram no início de 1985. Naquela ocasião, o Serviço de Psicologia Medica e Saúde Mental começou a ser solicitado a prestar atendimento a esses pacientes. Quando iniciamos nossa participação, ainda pouco familiarizados com os problemas referentes à AIDS, às vezes ficávamos perplexos, não só pela grande variabilidade dos sintomas psicológicos e psiquiátricos que observávamos, como também pelas amplas consequências médicas, sociais, familiares, epidemiológicas e éticas, além das tensões que frequentemente estavam presentes quando cuidávamos de pacientes em estágio terminal. Pela complexidade do atendimento, sentimos uma particular dificuldade no exercício da nossa tarefa assistencial, ficando flagrante uma tendência a evitá-la, sobretudo, pelo medo do contágio. Verificamos também que vários outros profissionais de reconhecida competência reagiam como se não tivessem qualquer informação científica a respeito da AIDS. O fato de a grande maioria desses pacientes pertencerem aos chamados grupos de risco, como homossexuais, travestis e usuários de drogas endovenosas, certamente dificultava mais ainda a relação entre equipe de saúde-paciente. Embora tais atitudes tenham diminuído acentuadamente, o problema permanece na ordem do dia, em extensão social, e somente será solucionado gradativamente através de um amplo trabalho que consiga vencer preconceitos em relação a esses pacientes.

Ainda com referência a essa situação, verificamos que ela também se traduz em outra dificuldade na clínica particular: o problema da subnotificação. Alguns médicos, atendendo a apelos da família e dos próprios pacientes, sensibilizam-se pela dramaticidade da situação, não notificando casos que acompanham às autoridades sanitárias. O paciente alvo de discriminação social tende a isolar-se e, às vezes, demovê-lo desta posição torna-se um desafio ao médico que o trata, sendo necessário estimulá-lo para que volte a participar socialmente, seja no trabalho, na família, nas relações afetivas que mantinha antes.

Citaremos como exemplo o caso de um jovem que foi infectado através de transfusão de sangue, durante uma cirurgia de urgência, devido a um acidente de motocicleta. Queixava-se muito de ter sido abandonado pelos amigos e, ao mesmo tempo, mantinha-se isolado. Repetia quase compulsivamente a forma como havia adquirido a infecção. Não suportava a ideia de, por equívoco, ser incluído no grupo de pacientes homossexuais, era casado e tinha um filho. Neste caso, podemos perceber tanto o sofrimento do paciente por sentir-se discriminado por amigos, parentes, etc., como também pelo preconceito que ele próprio demonstrava em relação aos homossexuais. Esse paciente foi muito beneficiado pela psicoterapia, conseguindo retornar a suas atividades anteriores mais ajustado com sua realidade.

Quanto a nós, profissionais de saúde, devemos estar suficientemente preparados para lidar com os pacientes e seus familiares da forma mais acolhedora possível, independentemente do grupo de risco a que pertencem. Devemos tentar superar possíveis dificuldades para nos aproximarmos dos pacientes de difícil

---

* Agradeço pela inestimável participação dos membros da equipe, não só através do trabalho assistencial, como também pelo diálogo enriquecedor, expresso meus agradecimentos a Alécia Navarro de Souza, psicanalista, Professora da Disciplina de Psicologia Médica e atual Coordenadora da equipe, a Maurício de Assis Tostes, psiquiatra do Instituto de Psiquiatria da UFRJ, lotado em nosso Serviço, e às psicólogas Gisela Cardoso Câmara e Marlene Zornitta, ambas lotadas no Centro de Referência em AIDS, do Hospital Universitário Clementino Fraga Filho, da UFRJ.

manejo e tentar elaborar possíveis resíduos preconceituosos em nós mesmos.

O fato é que estamos diante de uma grave epidemia, não tanto pelo número de pessoas que até agora morreram de AIDS, mas porque teme-se pelo futuro quando se examinam os dados de expansão da doença. Através de informações da Divisão de Doenças Sexualmente Transmissíveis DST/AIDS, do Ministério da Saúde, podemos verificar na Tabela 32.1 o número de casos de AIDS, segundo categoria de transmissão e sexo, entre 1980 e 1990.

ALGUMAS REPERCUSSÕES SOCIOPOLÍTICAS

A epidemia de AIDS, no Brasil e no mundo, tem suscitado uma grande mobilização não só dos governantes e profissionais de saúde, mas também da população em geral e, principalmente, de lideranças que emergiram sobretudo dos chamados grupos de risco e tenderam a se instituir em organizações não governamentais de solidariedade e defesa dos direitos de pacientes HIV positivos ou com AIDS. Essas organizações não governamentais constituem, sem dúvida, um fato sociopolítico novo da mais alta importância. Algumas delas, além de apoiar ou criticar as campanhas de esclarecimento público, também exercem fiscalização no trabalho hospitalar, acrescentando um fato inusitado ao exercício da medicina contemporânea.

No caso do Brasil, devido à grande discriminação que se seguiu à divulgação do problema AIDS, muitos hospitais, tanto da rede pública como particular, começaram a recusar internação a estes pacientes. O Governo Federal viu-se obrigado a intervir, e começou a incentivar e promover convênios interinstitucionais através do Ministério da Saúde, INAMPS, Secretarias Estaduais e Municipais de Saúde, Hospitais Universitários e Centros de Pesquisa, principalmente no eixo Rio/São Paulo. Foram criados Centros de Referência Nacional em AIDS, com os objetivos de assistência, pesquisa e treinamento de profissionais de saúde.

Em julho de 1987, o Hospital Universitário Clementino Fraga Filho (HUCFF) passou a constituir um desses Centros de Referência no Rio de Janeiro. A partir de então, aumentou significativamente o número de internações e também a procura de atendimento ambulatorial, pois o hospital passou a contar com 15 leitos para internações e com uma equipe especializada, ligada ao Serviço de Doenças Infecciosas e Parasitárias, para viabilizar o programa SIDA/AIDS.

Inicialmente, houve uma tendência a psiquiatrizar o atendimento a esses pacientes. Por acreditar-se serem muito complicados emocionalmente, deveriam ser inevitavelmente assistidos por psicólogos, psiquiatras ou psicanalistas.

A correlação sexualidade/morte também conduzia à ideia de que a abordagem de problemas sexuais – os primeiros casos referiam-se a homossexuais – pertencia à esfera dos profissionais de saúde mental. Entretanto, o que ficava evidente era a dificuldade dos médicos de lidar, na relação médico-paciente, com o tema sexualidade, tão natural e de interesse geral, mas repleto de tabus. Sem dúvida, as repercussões poderiam abalar seriamente as conquistas de liberdade sexual, adquirida nas últimas décadas, e poderiam dar margem a que grupos reacionários viessem a utilizar aspectos relacionados com as formas de contágio em discursos moralizadores e normatizadores do comportamento sexual.

Felizmente, os médicos em geral e as autoridades sanitárias não se deixaram envolver por essa posição impregnada de preconceitos, embora possamos observar ainda hoje a existência de uma certa timidez no lidar com o desafiante problema da produção de material publicitário para campanhas públicas voltadas à prevenção da doença. O fato é que nem mesmo as organizações religiosas sectárias puderam permanecer omissas diante dessa grave epidemia.

PARTIÇIPAÇÃO DOS PROFISSIONAIS DA SAÚDE MENTAL

Os trabalhos de psicanálise aplicada à medicina entre nós são desenvolvidos por profissionais de

TABELA 32.1

Número acumulado e percentual de casos de AIDS. Segundo categoria de exposição e sexo – Brasil, 1980-1990

Categoria de exposição/ condição do paciente	Masculino N°	%	Feminino N°	%	Razão M/F	Total N°	%
Sexual	7752	69	353	30	22/1	8105	65
Homossexual	4583	41	–	–	4583/-	4583	37
Bissexual	2167	19	–	–	2167/-	2167	17
Heterossexual	1002	9	353	30	3/1	1355	11
Sangüínea	2272	20	654	55	3/1	2926	24
Usuário de drogas EV	1580	14	395	33	4/1	1975	16
Hemofílico	313	3	–	–	313/-	313	3
Receptor de Sangue/ comp.	379	3	259	22	1/1	638	5
Perinatal	109	9	102	9	1/1	211	2
Detinida/outra	1089	10	74	6	15/1	1163	9
Total	11222	90	1183	10	9/1	12405	100

saúde mental, principalmente psicanalistas que dedicam parte de sua jornada exercendo atividades em hospitais universitários ou hospitais da rede assistencial oficial. Ao participar da equipe de saúde ou do ensino médico, introduzem noções advindas tanto da teoria como da prática psicanalítica e psiquiátrica, enriquecendo conceitos diagnósticos ao valorizar aspectos emocionais envolvidos no processo clínico, bem como ajudando na compreensão de problemas relativos à dinâmica da relação médico-paciente.

A contribuição dos profissionais de saúde mental refere-se à tarefa assistencial, mas relaciona-se também com o treinamento de pessoal, partindo-se do princípio de que são profissionais suficientemente preparados para lidar com os mais dolorosos dramas íntimos do ser humano.

A opção feita em nosso Serviço foi a de participar ativamente da equipe de saúde. Por isso, sentimos a necessidade de nos organizar para fazer face àquela demanda. A equipe foi gradativamente aumentando, e na medida em que se ampliava nossa experiência, ficava evidente também a necessidade de sistematizar nosso trabalho para que ele se tornasse mais eficaz.

SISTEMATIZAÇÃO ASSISTENCIAL

Atendimento individual

Fazemos o atendimento individual, obedecendo aos seguintes princípios gerais:

1. quando solicitado por um médico da equipe clínica, que conclui por esta necessidade;
2. quando o paciente expressa o desejo de ser atendido por um profissional da equipe de saúde mental;
3. nas entrevistas sempre asseguramos privacidade e sigilo, para possibilitar que o paciente se permita falar particularidades de sua vida e de seus problemas;
4. o terapeuta terá que lidar com os valores e o estilo de vida que o paciente escolheu para si próprio, devendo manter-se numa posição de neutralidade, sem introduzir qualquer julgamento de valor.

O objetivo básico é a realização de terapia de apoio, visando restabelecer o estado de ânimo do paciente, seu vínculo com a equipe de saúde e a esperança quanto às suas possibilidades terapêuticas. A terapia focal é uma consequência natural e se impõe principalmente quando os pacientes estão vivendo situações conflituais agudas, relacionadas com diferentes momentos evolutivos da doença. Por exemplo, por ocasião da revelação da soropositividade, do surgimento dos primeiros sintomas de AIDS, ou em momentos em que se torna necessária internação hospitalar devido ao agravamento da doença.

Atendimento à família

A terapia individual pode mostrar-se insuficiente e exigir ajuda à família, sendo em alguns casos de fundamental importância.

Recentemente, tivemos um paciente que obteve alta e a família ficou omissa. Era filho de um casal separado há muitos anos. Nenhuma das partes queria assumir a responsabilidade do paciente, até que o assunto foi levado à reunião da equipe por iniciativa da assistente social, que estava orientando o caso. Dias após a obtenção da alta, ele simulou uma paralisia na perna direita e dizia tê-la adquirido após uma injeção intramuscular, administrada durante a internação hospitalar. Tentava com essa atitude permanecer internado, evidentemente devido a grandes conflitos familiares. Dessa reunião, saíram sugestões que sem dúvida ajudaram em muito a solução do caso.

Cabe, na entrevista com a família, dar apoio psicológico, como também tirar dúvidas a respeito da doença, dar esclarecimentos quanto ao contágio e reforçar a importância de sua participação ativa na aceitação da continuidade do tratamento. Frequentemente, as famílias sentem-se inseguras quando os pacientes recebem alta, não só porque exigirão muito em cuidados especiais e grande dedicação, como também terem dúvidas sobre se conseguirão vaga para uma nova internação hospitalar em períodos de agravamento.

O Serviço Social desenvolve um importante trabalho junto às famílias, possibilitando que muitas delas, antes refratárias, terminem se comprometendo a cuidar de seus pacientes. Este atendimento estende-se também aos parceiros ou amigos dos pacientes, não só através de entrevistas individuais, como também de reuniões grupais que são realizadas no hospital, sob coordenação das assistentes sociais.

O TRABALHO COM A EQUIPE DE SAÚDE

Interconsulta

Acontece em geral como uma sequência natural às respostas aos pedidos de parecer. Sempre procuramos discutir com os membros da equipe as possíveis dificuldades que estão em jogo, determinando alguma crise no atendimento. É uma abordagem desafiadora para os profissionais envolvidos neste trabalho, de vez que, geralmente, rompem-se os limites assistenciais formais, ampliando-se para discussões de problemas que tanto podem pertencer à área institucional, como também decorrentes de dificuldades da relação equipe-paciente.

Com relativa frequência, ocorrem discussões psicodinâmicas com um ou mais membros da equipe, com a finalidade de se compreender as causas das tensões geradas na assistência, sobretudo a pacientes considerados difíceis. Uma reflexão mais profunda pode favorecer mudanças de atitudes que, sem uma razoável elaboração, tendem a permanecer estereotipadas na relação equipe de saúde-paciente.

Grupo de reflexão

Quando da implantação do Centro de Referência, propusemos à equipe de saúde reuniões semanais, abertas a médicos, enfermeiros, auxiliares de enfermagem, assistentes sociais, nutricionistas e dentistas, visando ampliar a comunicação entre os vários profissionais. Este grupo, inicialmente programado para durar seis meses, permaneceu funcionando por um ano e mostrou-se como uma experiência muito enriquecedora para todos os que dela participaram.

Este grupo, que foi denominado GREM (Grupo de Reflexão da Equipe Multiprofissional), reunia-se semanalmente numa sala anexa à enfermaria, com duração de uma hora e meia. Os problemas trazidos pelos componentes do grupo eram discutidos com a máxima franqueza, proporcionando um bom nível de troca de opiniões entre os vários membros da própria equipe em relação a pacientes, cujo código de valores e comportamento eram novidade para grande parte da equipe, que assim familiarizava-se e aprendia a respeito de drogas, pacientes homossexuais, bissexuais, travestis e usuários de drogas, muitos dos quais organizam-se em verdadeiras subculturas no meio em que vivem. Os profissionais que trabalham com estes pacientes não podem desconhecer a realidade do *underground*.

Em nossa opinião, essas reuniões possibilitaram que o profissional, principalmente aqueles menos experientes, conseguisse adequar sua conduta frente a situações tão difíceis e atingir, mais rapidamente, o ponto de equilíbrio necessário a uma boa relação de saúde paciente.

Como resultado dessas reuniões, observamos uma melhor compreensão dos casos em estudo, dando oportunidade à equipe de ter uma visão mais global do paciente, também do ponto de vista psicológico e social.

As frustrações frequentes no lidar com uma alta incidência de morte, fazem-se acompanhar muitas vezes de desânimo e sentimentos de impotência. Tratar de pacientes com uma doença considerada, até o presente momento, incurável, conflita com a postura de alguns profissionais que são movidos pelo desejo de sempre obter a cura completa. A elaboração para ultrapassar esse princípio e poder sentir-se útil e valorizar seu trabalho, ainda que somente diminuindo o sofrimento dos pacientes, é algo que demanda uma boa dose de renúncia da onipotência que a miúde nutrimos, como parte de nossa idealização profissional. Parece que as reflexões surgidas no grupo a respeito dos limites a que estavam submetidos ajudavam bastante o encaminhamento dessa difícil tarefa.

É possível que ao darmos conta de nossos limites e de tantas mortes a nosso redor, tivéssemos que lidar inevitavelmente com ideias relacionadas com o limite máximo, que é representado pela nossa própria morte. Entretanto, esta e outras elucubrações parecem estar limitadas por defesas intelectuais. Freud (1974) em seu trabalho *Reflexões para os tempos de guerra e morte* afirma:

> Qual, perguntamos, é a atitude de nosso inconsciente para com os problemas da morte? A resposta deve ser: quase exatamente a mesma do homem primevo. Nesse ponto, como em muitos outros, o homem das épocas pré-históricas sobrevive inalterado em nosso inconsciente. Nosso inconsciente, portanto, não crê em sua própria morte; comporta-se como se fosse imortal. O que chamamos de nosso inconsciente – as camadas mais profundas de nossas mentes compostas de impulsos instintuais – desconhece o que é negação; nele, as contradições coincidem. Por esse motivo, não conhece sua própria morte, pois a isso só podemos dar um conteúdo negativo. Assim, não existe nada de instintual em nós que reaja a uma crença na morte. Talvez, inclusive, isso seja o segredo do heroísmo.

Conviver tão proximamente e cotidianamente com a realidade da morte obriga os membros da equipe de saúde a mobilizar as defesas protetoras do *ego*, mas com certa frequência sentem-se ansiosos e tristes, denunciando momentos críticos em relação ao próprio trabalho. Para termos ideia da extensão do problema enfrentado pela equipe clínica, basta citar alguns dados: nos 15 leitos do Centro de Referência do HUCFF – UFRJ, de 15 de julho de 1987 até 30 de setembro de 1988, foram internados 226 pacientes, e morreram durante este mesmo período 146. Se incluirmos os pacientes desde 1985, teremos o total de 329 internações com 206 óbitos.

Embora o grupo de reflexão não pretendesse ser terapêutico, ao estimular a coesão e a solidariedade grupal na verdade diminuía o nível de ansiedade e promovia a saúde mental da própria equipe. Por outro lado, possibilitava a seus membros o desenvolvimento das potencialidades de cada um e o aperfeiçoamento da capacidade de comunicação com os pacientes e seus familiares.

DEMANDA JUNTO AOS PROFISSIONAIS DE SAÚDE MENTAL

Através de um estudo estatístico realizado entre julho de 1987 (data do início do Programa SIDA/AIDS) e janeiro de 1989, por Gisela Cardoso Câmara, Maurício Tostes e Marlene Zomitta, componentes de nossa equipe, foram levantados os dados que mencionaremos a seguir: dos 439 pacientes registrados no período, 124 deles, correspondendo a 28% do total, foram atendidos pelos profissionais de saúde mental. As solicitações mais frequentes foram relacionadas como: ansiedade do paciente; ajuda do médico na comunicação do diagnóstico ao paciente; realização de diagnóstico diferencial entre quadros clínicos psiquiátricos reacionais e psico-orgânicos.

Atualmente, observamos que a solicitação de ajuda do clínico para a comunicação do diagnóstico ao paciente, bastante frequente no início do Programa SIDA/AIDS, hoje praticamente inexiste. Parece que essa mudança está diretamente relacionada com uma maior experiência e amadurecimento da equipe no lidar com situações emocionalmente delicadas e angustiantes.

A consulta inicial é de fundamental importância para o estabelecimento do clima de confiança, necessário para que o paciente possa receber o diagnóstico e a orientação médica. O diálogo sincero e acolhedor deverá ser a base para um bom relacionamento médico-paciente. Estabelecido um diálogo adequado, o clínico poderá trabalhar os temores do paciente e dar-lhe alguma esperança. Cada vez fica mais claro para a nossa equipe que o médico deve colocar o paciente a par dos resultados dos exames e falar sinceramente dos recursos de que dispõe para ajudá-lo. Essa conduta contrasta com a tendência cultural predominante entre nós, e defendida por muitos médicos, que tendem a esconder o diagnóstico de doenças consideradas incuráveis, apoiando-se na suposição de que agindo assim poderiam diminuir o sofrimento do paciente, o qual *a priori* não estaria preparado para receber tal notícia. Entretanto, no caso da AIDS, essa conduta pode trazer graves prejuízos ao paciente, à comunidade e à relação médico-paciente, por impedir o cuidadoso trabalho para obter do paciente o compromisso de contribuir para a não disseminação da doença. Porém, o momento adequado para a comunicação do diagnóstico deve ser cuidadosamente avaliado pelo médico assistente.

O diagnóstico de sorologia HIV positiva ou de AIDS, coloca uma incerteza quanto ao futuro do paciente e mobiliza com frequência bastante ansiedade. No caso da AIDS, a ansiedade ou angústia provém de um perigo real. O paciente, ao ter conhecimento de seu diagnóstico, com frequencia utiliza intensamente mecanismos de defesa protetores do *ego*, em especial o de negação. Entretanto, sempre há um registro, ainda que inconsciente, da situação que enfrenta. Quando falamos em ansiedade ou angústia, estamos considerando desde sintomas de opressão torácica (precordial), até manifestações de inquietação motora, e frequentemente insônia, Pode manifestar-se, também, através de sentimento definidos, como medo, revolta, agressividade, impaciência, etc.

Os acréscimos da ansiedade podem dever-se não só a conflitos e ameaças sediadas no mundo interno, como também a dificuldades com o mundo externo, tendo como base, por exemplo, perda de parceiros e amigos, perda de trabalho, abandono da família, ameaça de transfiguração física e temor à morte.

Leon Grinberg (1978), em seu livro *Culpa y Depresión*, faz referência ao luto pelas partes perdidas do *self*, no qual o indivíduo deve enfrentar como verdades dolorosas e angustiantes o problema do envelhecimento e da morte. Toma como paradigma o que ocorre na denominada crise da meia idade, "O luto pelas partes perdidas do *self*, que se estende ao corpo, dá lugar a diferentes atitudes que configuram o processo de elaboração. A base das fantasias estão conectadas com crises da identidade e com o profundo temor a mudanças." No caso da AIDS, isso ocorre de forma catastrófica, principalmente em pacientes com sérios transtornos narcísicos da personalidade. A tentativa de elaboração é um processo doloroso e frequentemente carregado de culpas persecutórias. O agravamento da doença e as repercussões físicas, como o emagrecimento, palidez da pele, queda dos cabelos, lesões dermatológicas, etc., que são bastante transfigurantes, podem vir acompanhadas de transtornos da identidade e sentimentos de despersonalização.

NOSOGRAFIA PSICOLÓGICA – PSIQUIÁTRICA

Além do quadro clínico de ansiedade aguda, os acréscimos de ansiedade ou angústia podem determinar a eclosão de reações psicológicas e/ou psiquiátricas, que na Classificação Internacional de Doenças – CID-9, estão catalogadas no tópico 308, como Reação Aguda ao Estresse, e no 309, como Reação de Ajustamento. As mais comuns em relação à AIDS são as seguintes: reação depressiva (breve ou prolongada); reação com distúrbios predominantes de conduta; e reação com distúrbios mistos das emoções e da conduta. As que relacionamos a seguir foram assim denominadas para dar ênfase aos sintomas predominantes observados quando do atendimento aos pacientes em crise.

Reações depressivas

As mais frequentes são as reações depressivas. O paciente apresenta intensa tristeza, autoestima baixa, pessimismo, vivência de perda e abandono, frequentemente sentindo-se sem qualquer esperança.

É neste momento que a relação clínico-paciente será da maior importância, pois é o clínico que está em condições de desenvolver-lhe algumas esperanças e procurar aliar o paciente ao tratamento. Esses pacientes muitas vezes apresentam intensos sentimentos de culpa, autorecriminação, desânimo e insônia. Nessas situações, são mais frequentes as ideias suicidas, passando a ser necessária a intervenção de um profissional de saúde mental para atendimento especializado. As ideias suicidas tendem a desaparecer quando é assegurado aos pacientes apoio social e atendimento médico adequado. Frequentemente, ao sentirem-se aceitos e compreendidos, aliam-se ao plano de tratamento proposto e passam a colaborar com a equipe médica. Entretanto, em alguns casos mais graves, tal situação tende a permanecer, exigindo dos membros da equipe grande dedicação. Mesmo assim, alguns suicídios são inevitáveis. As reações depressivas devem ser cuidadosamente acompanhadas em suas manifestações. Quando além da apatia, que comumente faz parte da evolução da AIDS, constatamos distúrbios de memórias de fixação, diminuição da concentração, da atenção, e de outras funções cognitivas, estamos diante do quadro clínico denominado complexo demencial da AIDS, que representa o acometimento direto do sistema nervoso central pelo HIV. Existe na literatura registro de casos de AIDS cujo quadro clínico iniciou-se com sintomas demenciais.

Reações paranoides

Alguns pacientes de AIDS exteriorizam intensos sentimentos persecutórios, sentindo-se alvo de maldições, azares, castigos, etc., e justificando a pergunta que comumente fazem a si próprios: Por que eu? Por que isso aconteceu comigo?

Um paciente, após receber telefonema de um ex-parceiro sexual que lhe revelou estar com AIDS, ficou muito temeroso e ameaçado com aquela notícia. Alguns dias mais tarde, resolveu fazer o teste para pesquisa de anticorpos HIV, pois estava muito atormentado pela dúvida. Quando soube que o resultado fora positivo, e após sua confirmação, apresentou crise de ansiedade aguda seguida de insônia, deambulação pelas ruas e procura de vários amigos, diante dos quais sentia-se confuso e não conseguia falar de seus temores. Posteriormente, foi tomado por intensos sentimentos persccutórios, achando que queriam matá-lo. Foi internado num hospital de emergência psiquiátrica da rede pública, mas ao saberem que era HIV positivo, o colocaram em isolamento, possivelmente dificultanto ainda mais sua atuação. Ao ser transferido para nosso hospital, estava medicado com neurolépticos e outros psicofármacos. Neste novo ambiente, mantidas as mesmas doses dos medicamentos, pelo acolhimento que recebeu sentiu-se encorajado a revelar seus problemas. Sua reação psicológica paranoide cedeu em poucos dias, passando a tratar-se ambulatoriamente após a alta.

Reações maniformes

Estes pacientes tendem a negar a realidade e podem adotar uma atitude arrogante, ou de desprezo e indiferença com relação à sua enfermidade e aos cuidados médicos. Estas reações podem ser trabalhadas dentro da própria relação clínico-paciente. Entretanto, com certa frequência, somente a intervenção psiquiátrica consegue reverter esse quadro.

Reações histeriformes

Observamos não só manifestações dissociativas e conversivas, como também raras vezes estados crepusculares, sendo também necessária a intervenção do psiquiatra.

Devemos estar atentos para a possibilidade dos sintomas mentais virem acompanhados de síndromes neurológicas, apontando para quadros clínicos psico--orgânicos ou organocerebrais que ocorrem em cerca de 30% dos pacientes e são relacionados com encefalopatias, lesões focais ou infecções oportunistas, tais como meningite criptocócica, toxoplasmose cerebral. Com o desenvolvimento de exames complementares cada vez mais sofisticados e resultados de necropsias, admite-se que a incidência de quadros organocerebrais tendem a aumentar nas estatísticas. Esses quadros expressam-se por sintomas confuso-oníricos (*delirium*), havendo comprometimento do nível de consciência. Outras vezes, parecem quadros psicóticos atípicos, em geral de breve duração. Embora exijam a intervenção psiquiátrica, a melhora sintomatológica advém com a resolução das lesões situadas no sistema nervoso central.

Pelo que foi exposto, podemos verificar a importância do diagnóstico diferencial entre manifestações emocionais, psiquiátricas e organocerebrais para a escolha adequada da conduta a ser seguida. Por outro lado, não podemos minimizar a importância da história pregressa, pois cada paciente possui sua particularidade em termos de personalidade e endogenicidade psiquiátrica, antes de ser atingido pela AIDS. Devemos assinalar que em qualquer grupamento humano podemos encontrar pessoas psicopatas: tanto entre os toxicômanos e homossexuais/bissexuais, como na população em geral, e em qualquer classe social. O termo psicopata não se refere ao psicótico, ao louco, e sim ao indivíduo com distúrbio de caráter (personalidade psicopática). Essas pessoas, por não desenvolverem uma consciência ética adequada, nem um superego suficiente, tendem a atitudes delinquentes e antissociais. Ao não respeitar o outro, nem desenvolver sentimentos de culpa, frequentemente não se comprometem com as orientações médico-preventivas, podendo provocar problemas muito sérios do ponto de vista epidemiológico. Às vezes, surgem situações que exigem delicados debates em torno dos limites dos direitos e deveres da pessoa infectada pelo HIV.

Em qualquer fase da evolução e do encaminhamento do tratamento, poderá ser necessário o uso de ansiolíticos, neurolépticos, hipnóticos, antidepressivos, etc. Cabe ao clínico liderar a assistência aos pacientes e mobilizar os recursos disponíveis na instituição, conforme as necessidades forem surgindo. Os clínicos frequentemente estão em melhores condições para dar esperança aos pacientes. A cada momento, descobre-se um novo medicamento, e a esperança deve ser mantida até mesmo por ser uma possibilidade real, embora não a curto prazo.

Não podemos deixar de assinalar que, do ponto de vista da história da Medicina, nunca uma doença nova e ameaçadora como é a AIDS foi tão rapidamente identificada e descrita em detalhes em seus aspectos etiológicos, fisiopatológicos e formas de contágio. As esperanças continuam voltadas para os pesquisadores, que lutam por conseguir recursos imunológicos, quimioterápicos, antibióticos ou progressos no campo da engenharia genética que possam deter o avanço da doença.

O TRABALHO COM O PACIENTE TERMINAL

Na maioria das vezes, o acompanhamento segue sem que o paciente sinta necessidade de falar explicitamente da morte. Sente-se confortado quando um profissional da equipe de saúde tenta restabelecer seu estado de ânimo, dando-lhe apoio, principalmente quando observa melhora de algum sintoma incômodo ou ameaçador. Outros falam abertamente da morte, dos seus temores; quando estão sofrendo muito, pedem que a morte aconteça rapidamente. O importante é que o dialogo seja estabelecido e mantido.

Frente à experiência da proximidade da morte, muitas vezes os pacientes contam com os profissionais de saúde. Por vezes, a comunicação não se dá de forma verbal, mas sim extraverbal, de maneira que gestos e olhares são trocados, quando, inclusive, o paciente busca saber se o profissional é ou não capaz de lidar com os sentimentos de desespero, horror da morte, revolta, etc., que eventualmente inundam seu mundo interno. São muito ávidos, mas também desconfiados e percebem quando alguém está com medo de se aproximar. Os profissionais que trabalham mais próximos desses pacientes sabem a importância de ser rompida a barreira do medo. Às vezes, um simples contato físico, como, por exemplo, um aperto de mão, pode ser muito significativo, principalmente quando há sinceridade naquele gesto.

Alguns deles sentem-se muito humilhados por estarem numa situação de extrema dependência e Comumente regridem para poder suportar a realidade na qual se encontram.

Quando as esperanças diminuem é comum surgir a fé com muita intensidade, buscando conforto em religiões e seitas. Isso é expressado não só pelo paciente, como também pela família, que frequentemente recorre a curandeiros quando observa que a Medicina tem limites.

Com relação à religião, não há qualquer interferência da equipe, desde que não prejudique o tratamento instituído ou coloque o paciente em risco. Em nosso hospital, numa reunião com representantes de várias religiões e seitas, com a colaboração do ARA (Apoio Religioso Frente à AIDS), organização não governamental ecumênica que presta assistência religiosa e apoio aos doentes, ficou estabelecido que o paciente só seria visitado por um sacerdote ou agente religioso de sua escolha, quando ele solicitasse, não sendo permitida a entrada para atos de proselitismo. Antes desse acordo, alguns religiosos, na pressuposição de que levariam alívio e conforto, na verdade invadiam a privacidade e a liberdade de escolha deles, às vezes ocasionando verdadeiras crises de exasperação.

É comum que no estágio terminal os pacientes entrem em estado de coma, para alívio deles próprios.

Os doentes e seus familiares enfrentam grandes dificuldades na fase terminal da doença. Uma das principais tarefas da equipe de saúde é compartilhar esses momentos, auxiliando-os a lidar com situações de grande sofrimento da melhor forma possível.

Esses pacientes devem preferencialmente estar ligados a uma instituição, mas o fato é que alguns procuram ajuda psicoterápica particular, sobretudo devido a estarem HIV positivos sem terem desenvolvido ainda sintomas de AIDS. O psicoterapeuta deve posicionar com clareza de que forma poderá contribuir com o seu trabalho e só deve comprometer-se se estiver disposto a acompanhá-los em possíveis circunstâncias especiais.

Alguns colegas que estiveram ou estão acompanhando doentes com AIDS foram obrigados a abandonar os habituais preceitos técnicos e de *setting*, para atendê-los em situações de crise, em sucessivas internações hospitalares, ou em suas residências, quando não podiam mais se locomover. Assim, o compromisso do psicoterapeuta deve incluir a ideia de acompanhá-los até a morte, não só pelo dever ético, como também humanitário.

Finalmente, cumpre dizer que a AIDS não é apenas um problema médico, e sim desafio à sociedade em geral. Todos devem estar informados e comprometidos não só com a prevenção, como também com a aceitação da pessoa atingida pela doença. Isso passa por um trabalho de alargamento social junto às famílias, às empresas, às escolas, às organizações religiosas, etc., devendo abranger todas as camadas sociais. Os pacientes rejeitados podem representar potencialmente uma ameaça à própria sociedade, pois são os que menos se comprometem com o dever de evitar a propagação da infecção.

REFERÊNCIAS

Cardoso, G. et al. *Request for intervention of mental health workers in AIDS*, Fith Internacional Conference on AIDS. Montreal, 1989.

Costa, L. P. M. et al., AIDS: grupoterapia com pacientes HIV positivos, *Gracliva*, p. 5-9, ago./set, 1988.

Costa, L. M., Mello Filho, J. Assistência psicológica ao paciente com AIDS, *Inf Psiquiát.*, v. 6, n. 27, p. 41, 1987.

Dickens, B. M. Legal rights and duties in the AIDS epidemic. *Science*, v. 239, n. 5, p. 580-585. Feb. 1988.

Fenton. T. W. AIDS-related psychiatric disordes. *Br. J. Psychiatry*, n. 151, p. 579-588, 1987.

Fineberg, H. V. Education to preverit AIDS: prospects and obstacles. *Science*, v. 239, n. 5, p. 592-596, Feb., 1988.

Freud, S. *Sobre o narcisismo: uma introdução* (1914). Edição Standart Brasileira das Obras Completas de Sigmund Freud, v. XlV. Rio de Janeiro: Imago, 1974.

_____. Reflexões para os tempos de guerra e de morte (1915).

_____. *Luto e melancolia* (1917). _____. v. XIX. _____.

Grinberg, L. *Culpa y depresión*. Buenos Aires: Paidós, 1978.

Gerbert, B., Maquire, B., Badner., V. et al. Why fear persistsz health care professionals and AIDS. *JAMA*, v. 260, n. 23, Dec. 1988.

Galvão, J. A., Lima, D. B., Mello Filho, J. et al. Aspectos psicossociais do paciente com AIDS. *JBM*, v. 59, n. 3, 1990.

Lomax, G. L., Sandler,.l. Psychotherapy and eonsultation with persons with AIDS. *Psych. Annals*, v. 18, n. 4, p. 253-259, Apr. 1988.

Maj, M. Psychiatric aspects of HIV-1 infection and AIDS. *Psychol. Medicine*, v. 20, p. 547-563, 1990.

Mello Filho, J. Comentário ao trabalho "The social psychology of AIDS". *Boletim Científico da Sociedade Brasileira de Psicanálise* do Rio de Janeiro, n. 9, 1989.

_____. Experiências com pacientes de AIDS num hospital de ensino. *Boletim do Departamento de Pesquisas da Sociedade Brasileira de Psicanálise* do Rio de Janeiro, Set. 1989.

Navia, B. A., Jordari, B. D., Price, R. W. The AIDS dementia complex: l clinical feactures. *Annals of Neurology*, v. 19, n. 6, June, 1986.

_____. Price, R. W. The required immune deficiency Syndrome dementia complex as the presentirig or sole manifestation of hum an immunodeficiency virus infection. *Archives of Neurology*, n. 44, p. 65-69, 1987.

Parker, R. Adquired immunodefiency syndrome in urban Brazil. *Med. Antrop. Ouart.*, v. 1, n. 2, June 1987.

Perry, S., Jacobseri, P. Neuropsychiatric manifestation of AIDS – Spectmm disorders. *Hosp. Comm. Psychiatry*, v. 37, n. 2, Feb. 1986.

Piot, P., Plummer, F. A., Mhalu, F. S. et al. AIDS: an international perspective. *Science*, v. 239, n. 5, p. 573-579, Feb. 1988.

Price, R. W. et al. The hrain in AIDS: central nervous system HIV-1 infection and AIDS demeritia complex. *Science*, v. 239, n. 5, p. 586-592, Feb. 1988.

Queiroz, A. O., Mello Filho, J. O médico diante do doente crônico e da morte. JBM, p. 15-21, ago. 1976.

Souza, A. R. N. *A reflexão do saber sobre a impotência – SIDA/AIDS, uma experiência em psicologia médica*. Dissertação de Mestraclo, lnstituto de Psiquiatria, UFRJ, 1988.

Tostes, M. A. Psychiatric emergeucies in HIV disease and AIDS. *Sixth International Conference ou AIDS*. San Francisco, 1990.

_____. *Aspectos psiquiátricos da infecção pelo vírus da imunodeficiência humana do tipo I*. Dissertaçao de Mestrado, lristituto de Psiquiatria, UFRJ, 1990.

World Health Organization. *Report of the consultation on the neuropsychiatric aspects of HIV infection*, Geneva, March 1988.

Wolcott, D. L. Psychosocial aspects of adquired immune deficiency Syndrome and the primary care physician. *Annals of Allergy*, v. 57, Aug. 1986.

Zaidhaft, S. *Morte e formação médica*. Rio de Janeiro: Francisco Alves, 1990.

33

ASPECTOS PSICOSSOMÁTICOS E SOCIAIS DA AIDS: 20 ANOS DE EXPERIÊNCIA

Amaury Queiroz
Gisela Cardoso
Marlene Zornitta
Maurício Tostes

Nossa proposta neste capítulo é descrever a experiência da equipe de saúde mental que presta assistência aos pacientes com HIV/AIDS em acompanhamento clínico no Hospital Universitário Clementino Fraga Filho (HUCFF) da Universidade Federal do Rio de Janeiro (UFRJ), que teve início em 1985. O capítulo foi revisado em vários aspectos da obra, dando destaque às modificações que ocorreram com a introdução da terapia antirretroviral altamente potente.

Desde o início da epidemia da AIDS, as manifestações psicológicas e psiquiátricas relacionadas à infecção pelo HIV têm sido objeto de enorme interesse para os profissionais de saúde mental. Esse interesse surgiu em função de duas razões predominantes: por um lado, o impacto psicológico do diagnóstico e da evolução da doença, e, por outro, o tropismo do vírus pelo sistema nervoso central (Malbergier, 1999). Deste modo, psicólogos e psiquiatras se viram envolvidos na assistência aos pacientes com HIV/AIDS desde que os primeiros casos começaram a ser atendidos nos serviços de saúde no Brasil. A assistência em saúde mental aos pacientes infectados pelo HIV sofreu uma enorme transformação ao longo destes mais de 20 anos de epidemia. Paralelamente à introdução da terapia antirretroviral altamente potente (*HAART: Highly Active Antiretroviral Therapy*), a epidemia de AIDS foi sofrendo, a partir da década de 1990, uma forte mudança em seu perfil epidemiológico no Brasil. Passamos a observar uma heterossexualização da doença, com uma consequente feminização da mesma, uma interiorização da AIDS para regiões do país antes não atingidas e um avanço da epidemia entre indivíduos de baixa renda (Brasil, Ministério da Saúde, 2001). A introdução da terapia antirretroviral altamente potente, disponibilizada no Brasil a partir de 1997 na rede pública de saúde (Lei Federal nº 9313, de 1996), tornou possível a interrupção da progressão da infecção pelo HIV, a recuperação da imunidade e a reversão da imunossupressão (Palella, 1998), com importantes repercussões na área de saúde mental que serão analisadas neste artigo.

O COMEÇO DA ASSISTÊNCIA

Antes mesmo da implantação do Programa de AIDS do HUCFF/UFRJ, o Serviço de Psicologia Médica e Saúde Mental começou a ser solicitado para prestar assistência psicológica/psiquiátrica aos pacientes com AIDS quando estes eram internados. Naquela época (1985), ainda pouco familiarizados com todas as questões envolvidas no atendimento relacionado ao paciente com essa doença, ficávamos bastante perplexos com a grande variabilidade de sintomas que observávamos na esfera mental, assim como as diferentes repercussões que a AIDS trazia no nível social, familiar, ético e epidemiológico (Queiroz et al., 1991). Dentro da equipe de saúde eram inúmeras as situações novas e de alguma maneira desconcertantes, como lidar com grupos marginalizados e temas relacionados diretamente à morte, à sexualidade e ao abuso de drogas.

Quando o Programa de AIDS do HUCFF/UFRJ estava sendo implantado, em 1987, foi solicitado por parte do Serviço de Doenças Infecciosas e Parasitárias que profissionais da área de saúde mental fizessem parte da equipe que prestaria assistência direta a esses pacientes. A inclusão destes profissionais se fez necessária pela complexidade de situações que a doença suscitava. A doença rompia com o modelo tradicional de cura, até então predominante na área de doenças infecciosas, mobilizando intensamente não só as pessoas diretamente afetadas, como os próprios profissionais de saúde em termos dos limites de sua atuação clínica. Na medida em que não havia uma cura para AIDS, nem a perspectiva de um tratamento eficaz, os profissionais das áreas psicossociais se viam muito mais solicitados para participar da rotina assistencial.

Os profissionais de saúde mental começaram a atuar em função das seguintes situações:

– Alta morbidade e mortalidade da AIDS: não havia um tratamento específico para a doença, somente a possibilidade de tratamento das infecções oportunistas e/ou outras enfermidades;
– Grande frequência de quadros mentais: reações de ajustamento, quadros depressivos, manifestações psicológicas diversas (negação do diagnóstico, *acting-out*) e quadros psico-orgânicos desencadeados por diferentes infecções do sistema nervoso central (neurotoxoplasmose cerebral e meningite criptocócica, por exemplo) ou pela própria ação do vírus no cérebro (quadros de demência pelo HIV);
– Importante impacto social: doença nova, de evolução relativamente rápida, atingindo pessoas de uma faixa etária jovem, principalmente dos grupos homossexuais ou de usuários de drogas endovenosas, o que aumentava o grau de discriminação e estigmatização desses grupos mais fortemente atingidos pela doença;
– Forte impacto nos profissionais de saúde: medo de contaminação, intenso sofrimento físico e psíquico dos pacientes com HIV, contato próximo e frequente com a morte e o morrer, falta de formação e de experiência profissional em lidar com temas relacionados à vida sexual do paciente (Mello Filho, 1992). Estas questões geravam fortes sentimentos ambivalentes relacionados com os pacientes com HIV, já que faziam parte dos desafios impostos pela prática clínica, mobilizando intensamente vivências de impotência e onipotência (eram os profissionais que haviam tido a coragem de enfrentar uma doença nova, contagiosa e com alto estigma social).

Devido a estas peculiaridades, dois psicólogos e um psiquiatra foram inseridos na equipe do Programa de AIDS desde sua criação. Além disso, durante os dois primeiros anos de atuação (1987-1989), dois psiquiatras com formação psicanalítica, vinculados à disciplina de Psicologia Médica da Faculdade de Medicina da UFRJ, coordenaram um grupo de reflexão semanal com a equipe multidisciplinar. O objetivo do grupo era o de promover a integração do trabalho entre os diferentes profissionais de saúde e ajudar no manejo das reações emocionais suscitadas na assistência aos pacientes com HIV/AIDS, através da possibilidade de compartilhar as experiências, as frustrações e as angústias. Embora o grupo de reflexão não pretendesse ser terapêutico, diminuía o nível de ansiedade e estimulava a coesão grupal (Queiroz et al., 1991).

DEMANDAS MAIS FREQUENTES NA ERA PRÉ-HAART

As mais frequentes demandas aos profissionais de saúde mental por parte da equipe assistencial durante os primeiros anos foram (Cardoso et al., 1989):

1. Quadros ansiosos agudos: diante da ameaça real de adoecer e de morrer (principalmente na hora de receber o resultado do diagnóstico ou na 1ª internação), devido a conflitos sediados no mundo interno do paciente (sentimentos de culpa, estigma da doença) e dificuldades e temores ligados ao mundo externo, como, por exemplo: a rejeição da família ou a discriminação no trabalho;
2. Dificuldades dos médicos em comunicar o diagnóstico ao paciente: devido ao estigma associado à doença e a repercussão no paciente e em sua família;
3. Auxílio no diagnóstico diferencial dos quadros mentais: reações emocionais à doença e/ou ao tratamento, quadros psicóticos orgânicos, distúrbios cognitivos associados ao HIV e quadros depressivos de variável intensidade, entre outros.

É importante destacar que nos primeiros anos da epidemia de HIV/AIDS havia uma diferença expressiva entre o paciente HIV positivo assintomático e o paciente já doente. A fase assintomática se caracterizava por um período de grande expectativa, principalmente em relação ao aparecimento dos primeiros sintomas. Qualquer gripe, febre ou emagrecimento frequentemente era interpretado pelo paciente como manifestação da doença. Era extremamente difícil manter o mesmo nível de interesse pelas atividades ligadas ao trabalho, às pessoas, ao meio circundante de um modo geral, porque grande parte da atenção estava logicamente voltada para si mesmo e para sua sobrevivência. Na fase sintomática, novas dificuldades surgiam, pois a doença se tornava evidente para o paciente (mudanças corporais, restrições físicas) como para os outros. A vida social e profissional restringia-se consideravelmente. As manifestações depressivas se tornavam mais presentes, sendo comum a apresentação de intensa tristeza, sentimentos de perda e de desvalorização, desânimo e pessimismo. Muitas vezes, essas manifestações vinham acompanhadas de fortes sentimentos de culpa e de autorrecriminação. Atendemos nessa época vários pacientes que haviam optado por morar no Rio de Janeiro, pois, sendo um grande centro urbano, poderiam assumir sua opção sexual, sem desconfiança da família. Ao adoecerem, as mesmas tomavam conhecimento da AIDS e da opção homossexual, sendo essa situação extremamente constrangedora para a maioria. Era importante mostrar para o paciente que a manifestação da doença AIDS não representava um declínio inexorável e que podia haver uma estabilização da doença. Contudo, as perspectivas terapêuticas naquele momento eram bastante limitadas.

Os objetivos do trabalho psicoterápico se centravam em:

1. Tentar auxiliar os pacientes e suas famílias em lidar com a angústia diante de perspectivas tão limitadas de vida, principalmente àquelas relacionadas a um futuro incerto e a uma morte inexorável;
2. Procurar apoiar o paciente e sua família a se reorganizarem, buscando alternativas viáveis dentro da nova condição de vida;
3. Ajudar a manter a esperança e a capacidade de luta;
4. Acompanhar o paciente e sua família nas fases mais avançadas da doença.

Era a intensidade das reações emocionais ou dos mecanismos psicológicos utilizados o que iria determinar uma melhor avaliação e posterior acompanhamento psicológico/psiquiátrico do paciente. Dentro de determinados parâmetros, considerávamos absolutamente previsível que o paciente pudesse apresentar reações ansiosas e/ou depressivas, viesse a negar a doença ou projetar a culpa ou a responsabilidade sobre outros. Quando isso ocorria, as situações normalmente exigiam uma intervenção imediata. As intervenções psicológicas e/ou psiquiátricas variavam desde uma breve abordagem em um momento mais agudo, como suporte ao trabalho do médico assistente (esclarecendo, orientando, reforçando o que era por ele falado), até abordagens de natureza psicodinâmicas (psicoterapias focais e de apoio), sempre avaliando a pertinência ou não do uso de medicações psiquiátricas, conforme o tipo e a gravidade dos sintomas. Observávamos nos pacientes com HIV uma intensa vulnerabilidade emocional, talvez pela ameaça constante do sofrimento físico e psíquico.

A intervenção do profissional de saúde mental obedecia aos seguintes princípios:

1. quando solicitado por um membro da equipe assistencial;
2. quando o próprio paciente expressava o desejo de ser atendido.

O trabalho de interconsulta com a equipe assistencial acontecia como um desdobramento natural às respostas aos pedidos de parecer. A equipe de saúde mental procurava sempre discutir em conjunto os casos com os diferentes membros da equipe (médicos residentes, *staff*, equipe de enfermagem e serviço social), de forma a tentar identificar não só questões relacionadas ao paciente propriamente dito, como também, dificuldades da relação médico-paciente ou equipe-paciente (Queiroz et al., 1991; Queiroz et al., 1992).

Ao longo dos primeiros anos de trabalho, a equipe passou por diferentes fases de maior e menor entusiasmo. Vários profissionais se queixavam do desgaste em lidar com situações tão frustrantes do ponto de vista terapêutico e da proximidade com os doentes terminais. Relatos de que não estariam preparados para lidar com este tipo de situações eram bastante frequentes. Apesar do investimento do Programa Nacional de DST/AIDS do Ministério da Saúde em cursos de treinamento (para médicos, enfermeiros, psicólogos, assistentes sociais), em campanhas de prevenção da doença, em estímulo às parcerias com entidades da sociedade civil, os profissionais de saúde do hospital se sentiam, muitas vezes, desestimulados e impotentes. Podemos dizer que muitos de nós vivemos um período de desgaste (*burnout*), devido principalmente à falta de perspectivas curativas e à precária qualidade de vida que observávamos nos pacientes com HIV/AIDS. Como consequência, alguns colegas mudaram de especialidade ou saíram do setor e outros verbalizavam o desejo de mudar.

Em 1996, com o surgimento da terapia antirretroviral altamente potente (*HAART*), novas perspectivas começaram a surgir no horizonte. A partir de 1997, esse tratamento foi disponibilizado pela rede pública de saúde brasileira.

A INTRODUÇÃO DA TERAPIA ANTIRRETROVIRAL ALTAMENTE POTENTE NO BRASIL

Com a introdução da terapia antirretroviral altamente potente, uma importante diminuição na morbi-mortalidade da doença foi rapidamente observada e uma melhor qualidade de vida tornou-se possível entre os pacientes com HIV/AIDS no Brasil. A infecção pelo HIV passou a ser vista como uma doença de caráter evolutivo crônico, sendo potencialmente controlável (Vitória, 2000). Embora isso esteja relacionado com outros fatores, como a melhoria dos cuidados clínicos e a evolução epidemiológica da doença, o papel da terapia antirretroviral combinada foi fundamental nesse novo cenário terapêutico (Vitória, 2000). Este novo tratamento trouxe uma grande esperança, mas junto com ela novos desafios para todos: a adesão ao tratamento.

A adesão ao tratamento é um tema complexo tanto para os pacientes, quanto para os profissionais de saúde, devido aos múltiplos fatores envolvidos relacionados: ao paciente e seu entorno, à doença e ao tratamento, assim como a qualidade do serviço de saúde.

No Brasil, todas as pessoas infectadas pelo HIV têm por lei acesso livre e gratuito ao uso da terapia antirretroviral (Brasil, PN-DST/AIDS/MS, 2004). Em junho de 2005, estimava-se que 166.000 pacientes com HIV estivessem tomando antirretrovirais (Chequer, 2005).

Podemos afirmar que com a introdução da terapia antirretroviral altamente potente, começamos a observar uma atitude de maior aceitação da doença, o que, consequentemente, auxiliava na adesão terapêutica e a uma melhora na qualidade de vida (Tostes et al., 2004). Essa melhora na qualidade de vida parece estar relacionada também ao fato de o governo brasileiro defender o direito ao tratamento dos pacientes com HIV/AIDS, possibilitando um reconhecimento do seu valor para a sociedade (Galvão, 2002).

Alguns estudos sobre a adesão passaram a ser conduzidos em nosso país. Nemes e colaboradores (2004) e May e colaboradores (2003) demonstraram que a adesão ao tratamento em nosso meio pode ser comparável com a dos países mais desenvolvidos, principalmente pela distribuição gratuita e universal dos medicamentos, assim como pela qualidade da assistência. Contudo, podemos identificar alguns desafios relacionados à não adesão ao tratamento no Brasil: o baixo nível educacional (Nemes et al., 2004; May et al., 2003) e falta de renda pessoal (Nemes et al., 2004).

Poderíamos acrescentar, a partir de dois estudos conduzidos em nossa instituição, outras particularidades:

1. Diferenças na forma de adesão entre homens e mulheres: em estudo qualitativo por nós realizado, observamos diferenças expressivas entre homens e mulheres (Cardoso e Arruda, 2003). Entre as mulheres pudemos observar: falta de percepção de risco para aquisição do HIV, uma maior preocupação voltada para o bem-estar de marido/filhos do que em relação a elas mesmas, percepção de um suporte social frágil por parte do meio onde estavam inseridas;

2. Comorbidade de sintomas psiquiátricos associados à qualidade de vida de mulheres com HIV/AIDS: Vários estudos sinalizam que os distúrbios psiquiátricos não tratados (depressão, abuso de substâncias psicoativas) interferem não só na adesão ao tratamento, como na não utilização das medidas preventivas (Hader et al., 2001; Treisman et al., 2001; Cournos et al., 2005; Tostes, 2006). O impacto dos sintomas mentais na piora da qualidade de vida dos pacientes com HIV é expressivo, podendo levar a dificuldades de adesão ao tratamento ARV (Tostes et al., 2004; Dubé et al., 2005; Moraes et al., 2006).

Quais seriam, então, as características do trabalho dos profissionais de saúde mental a partir destas mudanças introduzidas a partir do uso dos antirretrovirais altamente potentes?

Consideramos que o impacto da utilização da terapia *HAART* é extremamente positivo do ponto de vista da saúde mental dos pacientes, principalmente para aqueles que conseguem aderir ao esquema terapêutico. Os pacientes que aderem ao tratamento conseguem adaptar-se a sua nova condição, a de ser soropositivo. Ter HIV passa a ser parte integrante da constituição de uma nova identidade (Cardoso e Arruda, 2005). Observamos nesses pacientes uma nova perspectiva de viver uma vida mais saudável, mais longa e com mais qualidade, podendo manter-se ativos: trabalhando, estudando e relacionando-se afetivamente.

Para os pacientes que não aderem ou oscilam em sua adesão, o diagnóstico de HIV ainda tende a ser algo que mobiliza intensamente. Aparece como uma situação a qual não conseguem tolerar e adaptar-se.

Os profissionais de saúde mental precisam levar em consideração os seguintes aspectos no manejo do paciente com HIV/AIDS a partir da era *HAART*:

1. A AIDS como uma doença crônica: principalmente no que se refere ao impacto do diagnóstico e às possibilidades de reorganização da vida quotidiana;
2. A adesão ao tratamento: a complexidade e a adaptação aos esquemas terapêuticos e os efeitos adversos das drogas a curto, médio e longo prazo;
3. O manejo das relações afetivas: comunicação do diagnóstico aos novos parceiros(as), revitalização da vida sexual, a possibilidade de gravidez;
4. Os grupos mais vulneráveis à doença: população pobre com menor grau de suporte/apoio familiar e social, baixo nível educacional, pacientes com

transtornos mentais ou com história de abuso de álcool e/ou drogas.

Nos últimos anos, temos observado uma mudança no perfil dos pacientes hospitalizados. Ao mesmo tempo em que se internam pacientes que desconhecem sua condição, tomando contato com a mesma durante a própria internação (em função de terem adoecido), como nos primeiros tempos da AIDS (fase pré-*HAART*), também observamos pacientes que se internam porque não conseguiram aderir ao tratamento antirretroviral, sendo esse o motivo mais comum. Entre os indivíduos que se internam com AIDS, podemos identificar uma maior precariedade dos vínculos sociofamiliares e uma maior vulnerabilidade mental que parecem estar associadas a uma menor adesão ao tratamento. Observamos que o deslocamento da epidemia de AIDS para populações mais vulneráveis da sociedade também acontece em outros países, como nos Estados Unidos, por exemplo (Treisman et al., 2001).

Outro dado que merece destaque é o aumento da transmissão do HIV entre a população de faixa etária mais avançada (Boletim Epidemiológico AIDS, 2006). Este é um fenômeno que vem ocorrendo em todo o mundo devido à melhoria na expectativa e na qualidade de vida, um maior controle na prevenção de doenças comuns à terceira idade, juntamente com a reposição hormonal em ambos os sexos, o advento das pílulas efetivas para o tratamento da disfunção erétil e próteses penianas, entre outros. O comportamento de risco predominante neste grupo são as relações sexuais heterossexuais (Brasil-PN-DST/AIDS, MS, 2004).

Os profissionais de saúde, de um modo geral, não investigam a vida sexual dos idosos, sendo que a infecção pelo HIV muitas vezes só é detectada nas fases mais avançadas da doença. Além disso, os transtornos cognitivos e a demência associada a AIDS podem ser confundidos com a Demência tipo Alzheimer, e mesmo sintomas precoces do HIV – como fadiga, perda de memória, falta de ar, insônia e perda de peso, podem ser confundidas com queixas próprias do envelhecimento. As coinfecções com outras doenças podem também acarretar um diagnóstico tardio e apressar a progressão da AIDS, assim como as interações medicamentosas e os antirretrovirais podem dificultar a adesão ao tratamento. Os profissionais de saúde mental podem colaborar, seja na detecção mais precoce desses quadros, seja na abordagem terapêutica.

Dentro desse novo contexto da AIDS, ganharam relevância a utilização de grupos de suporte psicossocial, tanto no ambulatório quanto no hospital-dia, voltados para grupos específicos ou homogêneos (pacientes adolescentes soropositivos, casais soropositivos ou sorodiscordantes); os grupos de educação em saúde com o objetivo de promover a adesão ao tratamento; o trabalho em conjunto com professores de educação física para os pacientes com lipodistrofia corporal; a utilização de material educativo impresso criado pela própria equipe ou por ONGs (como a revista "Saber Viver", por exemplo).

Além das mudanças relatadas no perfil dos pacientes e nas estratégias de intervenção junto ao paciente, podemos identificar algumas diferenças no modo de relação dos psicólogos e psiquiatras com a equipe assistencial. Nossa relação com a equipe clínica foi passando de um modelo de interconsulta e de resposta a pedidos de parecer para um modelo mais integrado (ou de ligação). Observamos que a equipe de saúde mental que presta assistência aos pacientes portadores de HIV/AIDS é parte integrante da equipe clínica através de sua presença direta no dia a dia das enfermarias, no encaminhamento ágil para o ambulatório e na discussão rotineira dos casos clínicos.

CONSIDERAÇÕES FINAIS

No início da assistência aos pacientes infectados pelo HIV/AIDS, nosso grande desafio, enquanto profissionais da área de saúde mental, foi lidar com a temática da morte (e o processo de morrer) junto ao paciente, à sua família e à equipe de saúde, mesmo quando não restava qualquer esperança. O medo do contágio, as vivências de discriminação e o estigma da doença, por estar diretamente vinculada à sexualidade, estavam também permanentemente presentes. Mais de duas décadas se passaram, sendo que, atualmente, estamos lidando com uma doença que, apesar de grave, tem um tratamento eficaz e permite uma qualidade de vida bastante adequada para aqueles que conseguem adaptar-se ao mesmo. Outras questões começaram a surgir como a feminização da doença, o impacto nas camadas com menor escolaridade e suporte social, assim como a expansão para grupos como idosos e adolescentes (Brasil, 2006). São inúmeras as situações com as quais nos defrontamos no momento atual e múltiplas as estratégias às quais precisamos recorrer. Nossos maiores desafios no momento se relacionam à abordagem dos pacientes com dificuldades de adesão ao tratamento e com um suporte social mais frágil.

O trabalho integrado com a equipe assistencial foi sendo construído ao longo dos anos, tendo hoje a equipe de saúde mental um papel ativo na condução do tratamento do paciente e sendo parte integrante da equipe assistencial como um todo.

Dentro do processo que vivenciamos, gostaríamos de destacar o pioneirismo de alguns centros universitários que abraçaram a causa da AIDS desde o início da epidemia. Foi a partir do comprometimento dessas Instituições que o Governo Federal começou a tomar suas primeiras providências nos diversos níveis de assistência. Num segundo momento, através dos chamados, naquela ocasião, Centros de Referência em AIDS, iniciou-se um investimento importante no treinamento de profissionais da área de saúde, envolvendo Secretarias Estaduais e Municipais de Saúde, com o objetivo de, através de cursos estruturados por equipes interdisciplinares, formar agentes multiplicadores que levavam o que aprendiam para suas Instituições de origem.

Por outro lado, algumas ONGs pioneiras, personalidades dos meios intelectuais e artísticos e da imprensa em geral, uniram-se em uma eficiente campanha contra a discriminação e pelos direitos dos doentes de AIDS que, sem dúvida, não só pressionaram e criticaram mas também apoiaram bastante o Ministério da Saúde em suas campanhas públicas de prevenção.

Queremos destacar ainda a importância das várias equipes de saúde que atuaram e continuam atuando na assistência aos portadores de HIV/AIDS de forma integrada, sempre abertos a aprender juntamente com os pacientes a enfrentar suas dificuldades, seus medos e os preconceitos que ainda existem ligados à doença, embora em menor escala.

Neste momento, podemos evocar uma frase de Betinho, um dos grandes líderes das campanhas de esclarecimento público, quando disse: *"a medicina jamais será a mesma depois da AIDS"*.

CASOS CLÍNICOS

Achamos muito importante como finalização deste artigo, apresentarmos alguns resumos extraídos de casos clínicos por nós atendidos na assistência a pacientes portadores de HIV/AIDS.

Caso clínico

M.A.S., 35 anos, solteira, comerciária licenciada, 2º grau completo, tem dois irmãos mais novos, mora com os pais. M. foi encaminhada para avaliação por estar muito deprimida e sem estímulo para prosseguir seu tratamento. Não compareceu às últimas consultas e interrompeu o uso dos medicamentos nos últimos três meses. M. apresenta-se muito tensa e irritável. Dizia sentir-se muito revoltada com tudo e com todos. Queixava-se que sua vida se modificara totalmente com a doença e que seu corpo não era mais o mesmo. Sentia que suas pernas estavam mais finas e seu abdome muito proeminente. Desde que soube estar HIV+, isolou-se das pessoas conhecidas e sua vida social se limitava ao contato com os familiares. Relutou muito antes de aceitar o encaminhamento para uma consulta com a psicóloga da equipe. M. denota grande dificuldade para enfrentar a doença. Um dos focos de seu tratamento será lhe auxiliar a conviver melhor com as vicissitudes que a doença e seu tratamento trazem.

Caso clínico

J.V.S., 64 anos, engenheiro, viúvo, autônomo, heterossexual, mora com uma irmã. Sabe ser HIV+ há cinco anos. Apesar de ter informações sobre HIV/AIDS, não praticava sexo seguro na maioria das ocasiões. Sentia-se sem motivação para a vida, mas segundo disse, sempre tinha sido assim. Não conseguia dar sequência em nada do que planejava fazer. Queixa-se de cansaço e interrogou se tal fato poderia estar relacionado aos ARV. Já procurou diversos tipos de tratamentos na área de saúde mental, aparentemente sem sucesso. Tinha alguns amigos e parecia ser querido por eles. Sua médica receava que viesse a se suicidar. Um dos maiores desafios no atendimento de um paciente como J. é persuadi-lo a adotar medidas para evitar a disseminação da doença. Deve ser avaliado se existe um quadro depressivo subjacente e se ele pode beneficiar-se com tratamento específico. Os motivos dos insucessos em seus tratamentos anteriores devem ser cuidadosamente avaliados. Devemos também destacar a faixa etária do paciente que, cada vez mais, vem crescendo em importância na epidemia.

Caso clínico

V.L., 18 anos, estudante, tem uma irmã mais nova, mora com os pais. V. foi trazida para atendimento devido aos conflitos com seus pais e tratamento irregular. Sua mãe informou que ela própria é HIV+, e soube que estava contaminada quando grávida de V., durante o tratamento pré-natal. Relatou ainda, que o relacionamento conjugal era muito conflituoso devido ao fato do marido ser alcoolista e muito agressivo com ela e as filhas. As filhas, por sua vez, tiveram grande dificuldade de aceitar limites. V., apesar de ser uma jovem bastante inteligente e gostar muito de ler, com frequência deixava de ir a escola. Relatou também que V, tem grande dificuldade de usar os medicamentos antirretrovirais, principalmente nos fins de semana, quando tende a beber muito. A mãe de V. parecia muito desanimada e impotente para lidar com os problemas em sua família. V. por sua vez parecia muito contrariada de comparecer a uma consulta com um psiquiatra alegando "não ser louca". Muitas vezes nos deparamos com demandas de vários tipos num determinado atendimento como esse de contaminação vertical. Talvez num primeiro momento tenhamos que nos aproximar dessa família e avaliar cuidadosamente a melhor estratégia para abordá-la.

> **Caso clínico**
>
> R.L.A, 34 anos, casada há 10 anos, ensino fundamental, um filho com 8 anos, marido comerciário, autônoma. R., cerca de três semanas antes da consulta vinha se mostrando mais irritável e com dificuldade de dormir. Relatara 15 dias antes, estar ouvindo vozes que lhe davam ordens. Iniciou na ocasião tratamento com psiquiatra tendo obtido uma melhora parcial dos sintomas. Já conseguia dormir um pouco melhor e as vozes diminuíram. Parecia ainda muito assustada. Em uma das ocasiões, a voz lhe disse para matar seu filho e a si mesma. Mostrou-se apática durante a entrevista. Só falava quando solicitada. Seus familiares disseram que ela nunca se comportara daquela forma. A colega que a acompanhava informou que ela se submeteu a exames para investigação de sífilis e HIV e sua sorologia para o HIV revelou-se positiva. Sua irmã informou que um ex-namorado dela faleceu com AIDS em 2002, mas na ocasião ela preferiu não fazer o teste. Desde ontem vem se queixando de dormências e dificuldade de movimentar o braço e a perna esquerda, além de apresentar um quadro de mudança do comportamento somadas a outras queixas clínicas. Em um caso como este, os sintomas neurológicos devem ser investigados com urgência, já que podem estar associados a complicações relacionadas ao HIV.

> **Caso clínico**
>
> M.B.S., 25 anos, ensino fundamental incompleto, desempregado, fazia alguns biscates quando se sentia bem, vivia com a mãe, que trabalhava como diarista, e mais quatro irmãos mais novos, não conheceu o pai. Já estivera diversas vezes internado devido à esquizofrenia paranoide. Não seguia tratamento ambulatorial. Queixava-se que os remédios psiquiátricos lhe "tiravam a potência". Sabia ser HIV+ há pelo menos dois anos, referindo que a médica do posto de saúde disse-lhe que ainda não estava na hora de tomar os remédios contra o vírus. Disse que não gostava de usar camisinha. Foi encaminhado para atendimento porque foi visto tendo relações com outro paciente durante à noite, na enfermaria de psiquiatria, pela segunda vez nessa semana. Esse caso nos mostra o desafio que representa a abordagem da AIDS e de outras doenças sexualmente transmissíveis entre os pacientes com transtornos mentais graves, que demandam estratégias adaptadas para sua realidade.

> **Caso clínico**
>
> M.D., 33 anos, solteira, secretária, ensino fundamental, católica, vive com os pais. Encaminhada para atendimento por se recusar a submeter-se ao teste sorológico para o HIV. Um ex-namorado comunicou-lhe que está infectado pelo HIV. Diz que prefere morrer a ter AIDS. Teme que ninguém lhe aceite se estiver contaminada. Relata que nunca poderá revelar a nenhum "pretendente" sua condição de soropositiva, afirmando que será rejeitada caso venha a se confirmar que foi contaminada. Receia que não conseguirá mais "se entregar a ninguém" só pela dúvida de estar ou não contaminada. Diz que sua vida só tem problemas. Acha que não suportará a ideia de ter "AIDS". Comenta: "Prefiro não saber de nada pelo menos vivo melhor". Muitos pacientes chegam para atendimento com concepções muito errôneas sobre a doença e seu tratamento. Muitas vezes associam AIDS a morte apesar de todos os avanços nessa área. Uma boa estratégia em um caso como esse é começar abordando as concepções que a paciente tem da doença. Outro aspecto que parece estar presente nesse caso é que a AIDS vem se somar a condições muitas vezes já desfavoráveis de vida, e que já requeririam algum tipo de abordagem psiquiátrica ou psicológica.

REFERÊNCIAS

Brasil. *Boletim Epidemiológico AIDS/DST* – Janeiro a Junho de 2006 – Data de Publicação 21/11/06 – Descrição ano III nº 01 – 01ª à 26ª semanas epidemiológicas – janeiro a julho de 2006 – www.aids.gov.br).

Brasil. Ministério da Saúde. *AIDS II*: relatório de implementação e avaliação-dezembro de 1998 a maio de 2001. Brasília: Coordenação Nacional de DST/AIDS, 2001.

Brasil, Ministério da Saúde. *Recomendações para tratamento Antirretroviral em adultos e adolescentes com infecção pelo HIV*: www.aids.gov.br, 2004.

Brasil. PN-DST/AIDS/MS. *Pesquisa de Conhecimentos, Atitudes e Práticas na População Brasileira*. Comportamento da População de 60 anos e mais sexualmente ativa nos últimos 6 meses – maio, 2004.

Cardoso, GCP; Tostes, MA; Zornitta, M; Souza, ARN; Queiroz, AO. Requests for Intervention of Mental Health Workers in AIDS. *5th International Conference on AIDS*. Montreal, Junho, 1989.

Cardoso, G; Arruda, A. As representações sociais da soropositividade entre as mulheres e a adesão ao tratamento. *Cadernos de Saúde Coletiva* (NESC/UFRJ). Vol. XI, n.2, jul-dez. 2003.

Chequer, P. Apresentação: "Access to Treatment and Prevention". *3rd IAS Conference on HIV Pathogenesis and Treatment*. 25/07/2005. Rio de Janeiro, Brazil (acessado online: aids.gov.br).

Cournos, F; McKinnon, K; Wainberg, M. What can mental health interventions contribute to the global struggle against HIV/AIDS? *World Psychiatry* 4:3, October, 2005.

Dubé e cols. Neuropsychiatric manifestations of HIV infection and AIDS. *J Psychiatry Neuroscience* 30(4):237-46, 2005.

Hader, SL; Smith, DK; Moore, JS; Holmberg, SD. HIV Infection in Women in the United States. *JAMA*, 205:9, March, 2001.

Galvão, J. *Access to antiretroviral drugs in Brazil*. Published online: http://image.thelancet.com. November 5, 2002.

Malbergier, A. Transtornos psiquiátricos em indivíduos infectados pelo HIV: revisão da literatura. *Jornal Brasileiro de Psiquiatria*; 6(48):253-262. Junho, 1999.

May, SB; Cardoso, GCP; Costa, ER; Barroso, PF. High Adherence Rates to Antiretrovirals in a Resource-Poor Setting. *The 2nd IAS*

Conference on HIV Pathogenesis and Treatment. Abstract Book, p. 5394. Paris, France, 13-16 July, 2003.

Mello Filho, J. AIDS: o doente, o médico e o psicoterapeuta. *Psicossomática Hoje*, 299-309, Porto Alegre, Artes Médicas, 1992.

Moraes, MJ; Oliveira, AC; Tostes, MA. AIDS e Psiquiatria. 373-394. In: Prática Psiquiátrica no Hospital Geral. Ed.: Neury Botega. 2ª Edição. ArtMed Editora, Porto Alegre, 2006.

Nemes, MIB; Carvalho, HB; Souza, MFM. Antiretroviral therapy adherence in Brasil. *AIDS* (London), London, v. 18, p. S 15-S 20, 2004.

Palella, FJ; Delaney, KM; Moorman, MO et al. Declining morbidity and mortality with advanced human immunodeficiency virus infection. *New England Journal of Medicine*;338(13):853-60, 1998.

Queiroz, AO; Souza, ARN; Tostes, MA; Cardoso, G; Zornitta, M. Contribuições do Serviço de Psicologia Médica e Saúde Mental ao Programa SIDA/AIDS. *Revista Acadêmica*, 3:1, jan-mar, 1991.

Queiroz, AO. AIDS: aspectos psicossomáticos. *Psicossomática Hoje*, 313-319, Porto Alegre, Artes Médicas, março, 1992.

Tostes, MA; Chalub, M; Botega, NJ. The quality of life of HIV-infected women is associated with psychiatric morbidity. *AIDS CARE*, vol.16, n.2, 177-186, February, 2004.

Tostes, MA. Aspectos Psiquiátricos da Infecção pelo HIV/AIDS. Programa de Educação Continuada da Associação Brasileira de Psiquiatria. www.abpbrasil.org.br, 2006.

Treisman, GJ; Angelino, AF; Hutton, HE. Psychiatric Issues in the Management of Patients With HIV Infection. *JAMA,* 286:22, December, 2001.

Vitória, MAA. Adesão ao Tratamento Antirretroviral. *Manual de Assistência Psiquiátrica em HIV/AIDS*. Ministério da Saúde, Brasília, 2000.

34

GRUPO DE REFLEXÃO MULTIPROFISSIONAL EM AIDS: UMA ESTRATÉGIA EM PSICOLOGIA MÉDICA

Alícia Navarro Dias de Souza

Este trabalho analisa a questão da contribuição que a Psicanálise pode dar no campo dinâmico da relação profissionais de saúde-paciente num contexto institucional, qual seja um hospital geral.

A pesquisa foi realizada no Hospital Universitário Clementino Fraga Filho – UFRJ que, em 1987, foi uma das quatro primeiras instituições a serem credenciadas como Centro de Referência Nacional para SIDA/AIDS. O Serviço de Doenças Infecciosas e Parasitárias (DIP) desse hospital coordena um programa direcionado para assistência, treinamento e pesquisa em AIDS e, antes mesmo de sua implantação, solicitou a participação do Serviço de Psicologia Médica para um trabalho multidisciplinar. O Serviço de Psicologia Médica estabeleceu sua participação principalmente através de interconsultas, de assistência psiquiátrica e psicoterápica a pacientes quando necessária e da formação de um grupo multiprofissional. Esse grupo multiprofissional foi constituído por médicos, enfermeiros, assistentes sociais, nutricionistas, psicólogos – membros da equipe de saúde responsável pelo tratamento de pacientes com AIDS – e coordenado por dois psicanalistas.

Os dados obtidos baseiam-se na experiência desse grupo, cujos elementos estão todos vinculados à mesma instituição e que, durante um ano, reuniu-se semanalmente, visando à reflexão da prática clínica. Restringem-se, portanto, estritamente ao campo da Psicologia Médica, que em sua prática não tem leitos, não tem doentes, mas sim demandas referidas a vicissitudes, limitações e ansiedades da relação assistencial profissionais de saúde-paciente.

Há cerca de 10 anos trabalhando no Serviço de Psicologia Médica de um hospital geral – Hospital Universitário Clementino Fraga Filho – identificamos, logo de início, como excepcional a demanda do Serviço de DIP. A AIDS, com seus significados, exigindo uma demanda excepcional de serviços da DIP, rompe com o rotineiro funcionamento assistencial, e cria uma oportunidade privilegiada para a prática de Psicologia Médica.

A própria formação de um grupo – prática bem menos habitual do que os recursos de interconsulta e assistência direta psiquiátrica ou psicoterápica quando necessária já de *per si* é uma resposta expressiva à excepcionalidade da demanda.

O grupo proposto e coordenado pelo Prof. Amaury Queiroz e pela autora está referenciado principalmente nas propostas de Michael Balint e Isaac Luchina e, também, nas contribuições de Danilo Perestrello e Julio de Mello Filho. Consoante esses autores, o plano de trabalho proposto se volta para a função psicoterápica diferenciada na relação profissionais de saúde-paciente, o que se apoia na compreensão dinâmica da dimensão transferência-contratransferência.

Em relação à experiência de Balint com grupos de médicos generalistas, a proposta se diferencia por constituir um grupo multiprofissional e sem a exigência de formação psicoterápica para os seus membros.

Há também uma diferença entre essa experiência, que se refere a uma equipe de saúde pré-formada e a de Luchina, cujos grupos multidisciplinares são constituídos por profissionais de diferentes categorias, necessariamente pertencentes a equipes diversas, não podendo, portanto, ter um objetivo de integração através da prática do grupo. Outra diferença é que todos os participantes, inclusive os coordenadores, pertencem a uma mesma instituição. E ainda, o grupo está referido a profissionais que prestam assistência a pacientes de uma única patologia – AIDS.

Essas diferenças marcam uma originalidade nesta experiência que valoriza uma estratégia na investigação das funções psicoterápicas diferenciadas dos diversos profissionais, na integração de profissionais de saúde mental em uma equipe de saúde num hospital geral, nos momentos de integração conseguida nesta equipe de saúde e nas repercussões possíveis na rede de relações dos profissionais de um hospital geral.

Esta prática de grupo se apoia em conceitos psicanalíticos que permeiam todas as experiências de grupos no campo da Psicologia Médica, partindo desse parâmetro geral para se constituir, em função de uma demanda específica, numa experiência particular.

Este grupo é, portanto, um grupo experimental e, nesse sentido, resolveu-se chamá-lo de Grupo de Reflexão Multiprofissional.

A pesquisa partiu basicamente de uma dupla pergunta que ansiedades estariam sendo antecipadas ou já experimentadas pelos profissionais de saúde que prestam assistência a pacientes com AIDS? Uma vez que essas ansiedades chegaram a originar uma demanda excepcional aos profissionais de Psicologia Médica, que resposta a Psicologia Médica poderia dar a essa demanda? Criou-se assim mais uma oportunidade – privilegiada pela intensidade da demanda – de reflexão sobre a prática da Psicologia Médica.

Em termos metodológicos, escolheu-se realizar a observação participante neste grupo de reflexão multiprofissional por considerar que essa experiência compartilhada – a reflexão que pôde se dar no aqui a agora do grupo –, a fala deste grupo, constitui uma expressão de um processo vivo, onde observador e observados são diferenciados pelas categorias conceituais, que informam a sua participação neste contexto multidisciplinar. O encontro entre observador e observados leva ambos à produção de significações numa estrutura de relações – o grupo –, cuja existência é uma tentativa de resposta às demandas de seus participantes. A produção de significações que se dá no grupo é, portanto, o que está se constituindo e constitui o objeto da pesquisa. Num segundo momento, ao realizar a leitura interpretativa das falas do grupo registradas, expande-se a reflexão possível sobre as associações produzidas na livre discussão do grupo. Valemo-nos, neste momento, sobretudo da contribuição de Bion em dinâmica de grupo. Esta leitura interpretativa não é única, e o registro do material produzido pelo grupo é oferecido de forma a possibilitar, com maior rigor, a produção de conhecimentos a todos que venham a interpretá-lo.

Voltemos, agora, à nossa primeira pergunta sobre as ansiedades vivenciadas pelos profissionais de saúde na sua relação com pacientes com AIDS.

A experiência central desse grupo é a vivência de impotência terapêutica, de limite de conhecimento, que aproxima os vários profissionais de saúde e estes dos pacientes com AIDS.

Na leitura interpretativa da discussão livre dos grupos, pôde-se evidenciar como a AIDS, por suas repercussões na dimensão psicossocial, determina uma maior intensidade conflitiva na relação profissionais de saúde-paciente.

Já na anamnese, um primeiro momento especial na relação médico-paciente, coloca-se a investigação da sexualidade em associação à morte. A investigação da sexualidade antes do surgimento da AIDS, com exceção dos casos em que se supunha uma patologia venérea, em geral não era realizada, sendo considerada, não raro, invasão da intimidade do paciente, dita até desnecessária.

A comunicação do diagnóstico de AIDS ao paciente, compulsória pelo aspecto preventivo, não possibilita que o profissional de saúde, em especial o médico, preserve-se deste momento difícil da relação, em que estão colocados a ameaça de morte para o paciente e a impotência terapêutica do profissional, o que não pode evitar a problemática de culpa na relação médico-paciente.

A necessidade de participação do paciente no controle preventivo da AIDS cria mais uma exigência na relação assistencial, confrontando toda a equipe de saúde com a sua responsabilidade social.

Na segunda reunião do grupo de reflexão, uma médica nos diz:

"Há uma tendência a esquecer a história prévia da pessoa. Entra, interna-se e o médico faz o que quer com o paciente".

Não é sem conflito que os profissionais de saúde podem se aproximar do paciente enquanto sujeito, dono de uma biografia, alguém que participa ativamente dos processos diagnóstico, terapêutico e preventivo na relação assistencial, o que implica a função psicoterápica dessa relação.

Em certos momentos, os profissionais de saúde, ao se recusarem a sofrer o impacto da demanda transferencial, bem mais exigente nos pacientes com AIDS, dirigem essa demanda ao psiquiatra ou ao psicólogo, racionalizando que a estes cabe, por formação, toda a compreensão da dimensão psicossocial.

Por vezes, defensivamente, o grupo sugere medidas administrativas para evitar a consideração da singularidade da situação clínica, da dimensão transferencial contratransferencial na relação profissionais de saúde-paciente, da intersubjetividade não regulamentável. Neste sentido, o seguinte fragmento retirado da quinta reunião do grupo é exemplar:

Psicóloga: o pai do paciente trouxe, parece, coisas de macumba para pôr no soro, que ele dizia que podiam salvar o filho.
Enfermeiro: Ele quis pôr uma "garrafada" no soro.
Psicóloga: Mas, ao mesmo tempo, estava o terno dentro do armário.
Enfermeiro: Estavam querendo que ele morresse e não morresse, ao mesmo tempo.(...)
Médico: Eu sou até a favor de ter isso escrito, para a prevenção dessas situações: "E proibido trazer substâncias, alimentos, etc."

Enfermeiro: Pode-se aproveitar e colocar: "brigas, conflitos familiares..."
Coordenador: Calma.... (nome do enfermeiro). Isso não se resolve com normas!
(o grupo ri)

No entanto, em uma dinâmica conflitiva permanente, o grupo mostra como é capaz, por exemplo, de compartilhar a ambivalência em relação à morte próxima de um determinado paciente, cuja história de relação com a equipe é relembrada, está viva, como estão vivos estes últimos momentos difíceis, quando ainda é possível – no dizer do grupo – "dar alguma coisa" na relação clínica entre paciente e profissionais e na relação entre profissionais no grupo.

Outro aspecto que se pode retirar na dinâmica deste grupo refere-se à agressividade e à culpa, quando os profissionais se sentem confrontados com a impotência terapêutica. Na terceira reunião do grupo, isso aparece claramente quando um médico diz:

"A doença é multissistêmica e as drogas que a gente usa não são muito tóxicas. Nós mesmos é que estamos fazendo biópsia pós-óbito de pulmão, fígado para tentar fazer diagnóstico".

A culpa ao se fazer diagnóstico – não só de infecção pelo HIV, como de doenças indicativas de AIDS – transparece frequentemente no grupo também em associação à impotência terapêutica, expressando o conflito entre a capacidade terapêutica possível e a desejada onipotentemente. Isso pode ser evidenciado no seguinte fragmento do grupo, quando falam dois médicos.

Médico 1: Eu acho que para alguns doentes fica difícil só ser portador. A maioria acha que o teste é positivo, não adianta, é AIDS.
Médico 2: Porque nós jogamos a própria dúvida... porque na própria pessoa que deveria dar a segurança a ele, que seria o médico, ele encontra justamente a interrogação... Eu acho que a única coisa que da para nós acentuarmos no ambulatório, como existe a dúvida, é de se apegar na dúvida no seu lado positivo, e não no seu lado negativo. Se é que isso é alguma coisa.

Centrado no tema do encontro fatal, inicialmente colocado em termos de enunciar o diagnóstico como equivalente a condenar à morte, passa o grupo a descrever o encontro dos pacientes com seus parceiros, deslocando, no manifesto, o conflito da relação médico-paciente para a relação paciente-parceiro. Ao examinar como "estão mantendo a relação, apesar de um saber que é positivo e o outro é negativo", um determinado paciente é o primeiro a ser apresentado e o que mais mobiliza o grupo. As defesas maníacas, de negação da ameaça de morte são relatadas no paciente e vividas pelo grupo:

Médico 3: ...ele nos falou que ia colocar um anúncio no jornal: "Paciente aidético procura moça aidética para relacionamento sexual".
Médico 2: isso é que é saber viver.

E na fala dos médicos que se pode notar que na assimetria da relação médico-paciente a AIDS intensifica conflitos. O médico não detém um saber onipotente – a certeza – e o seu desejo de tê-lo é frequentemente visto como desejo do paciente, sendo esta superposição de desejos uma questão central na relação médico-paciente. O médico, ao se conhecer vivendo o desconhecimento – a dúvida – pergunta-se se o seu conhecimento "é alguma coisa".

Destacaremos um outro momento, igualmente conflitivo no processo clínico, quando se dá a passagem do estágio de infecção pelo HIV para AIDS propriamente. O médico se apega na possibilidade de tratamento das infecções oportunísticas e processos neoplásicos, mas esse tratamento não salvará a vida do paciente nem livrará o médico de sua angústia. A culpa vivida pelos médicos é claramente expressa:

Médico 4: Falei com ele, não sei se é criticável ou não, nos seguintes termos: "...(nome do paciente), agora a gente descobriu alguma coisa em você", e que agora, eu falei abertamente, ele estava rotulado teoricamente como AIDS, mas que o objetivo seria tratar.

O diagnosticar segue o sopro da morte e da impotência terapêutica. O grupo, desta vez, defende-se buscando localizar a falha em alguém. O médico da internação, que não estava presente neste grupo, teria falhado. Falhou no diagnóstico – "HIV assintomático". Com aquela esplenomegalia!"? Falhou na terapêutica – "a endocardite mal tratada, ou tratada por um tempo insuficiente, ou um germe resistente, não sei".? Falhou na relação médico-paciente:

Médico 4: Não foi colocada a possibilidade dele estar agora fazendo qualquer coisa oportunística. Isso foi falha... uma visão muito otimista.
Médico 5: ...(nome do paciente) desconfiava de alguma coisa, ele indagava...

Médico 4: ...Ele explorou a equipe inteira... Ele estava mentalizando a ideia de que ele já estava numa fase mais avançada, e isso não foi trabalhado e, de repente, o carrasco do ambulatório"., não sei. Eu tinha uma boa relação médico-paciente com ele.

Outro aspecto que se ressalta no grupo está referido à associação da impotência ao prazer do desafio e do controle da própria ameaça de morte que os profissionais de saúde vivem no risco da contaminação. A declaração de um dos membros do grupo – "Eu sou do grupo de arrisco!" – nos dá a medida dessa vivência maníaca de desafio.

A discriminação e o isolamento de que são alvo, não só os pacientes com AIDS, mas também os profissionais que os assistem, ficam aparentes no grupo quando ocorre uma crise institucional, no caso uma greve. Torna-se evidente, então, a tendência a negar a gravidade e o potencial destrutivo da doença que só são lembrados na medida em que se reconhece que a doença ameaça os próprios profissionais de saúde, experimentando o grupo uma ansiedade intensa que associa morte à loucura. Identifica-se o profissional, no discurso livre do grupo, com o paciente discriminado possuidor da morte contagiosa e podendo ser alvo de outros estigmas associados à AIDS como, por exemplo, a homossexualidade. É o que encontramos na fala de um dos médicos:

"São colegas diferentes e todos fazem a mesma brincadeira. Telefonam lá para casa: 'Alô, Dr..., tudo bem? Aqui quem está falando é um paciente seu aidético'. Quando você saca, você começa a brincar: 'Meu parceiro!"

A relação do grupo com respeito à instituição hospitalar como um todo é claramente ambivalente. O grupo deseja um reconhecimento e essa demanda de um reconhecimento institucional é particularmente intensificada pela AIDS num conflito entre prestígio institucional e impotência terapêutica. O grupo aponta a pesquisa, o prestígio acadêmico, a coesão grupal como necessários para alcançar o reconhecimento desejado num hospital que é universitário.

O lidar com os escolhidos da peste do século, o confrontar-se frequentemente com o limite de seu conhecimento, propicia ao grupo um momento particularmente rico. Um paciente em tratamento ambulatorial se encontra na enfermaria auxiliando outros pacientes como representante de um grupo de ajuda a pacientes com AIDS organizado pela sociedade. Um médico pede que ele se retire da enfermaria dizendo que há algum "equívoco". Uma nutricionista tenta retirar esse "paciente com AIDS" do refeitório, do hospital, enquanto uma assistente social lhe dá o direito a uma refeição no hospital pelo seu intenso "trabalho" como representante do grupo referido. Num primeiro momento, portanto, ele sai da enfermaria, sai do refeitório, e se despede da assistente social dizendo "eu não quero trazer problemas". Num segundo momento, ele entra pela porta do grupo através da fala das assistentes sociais. Os preconceitos são problematizados, as atitudes refletidas e o conflito tem lugar para alguma elaboração. Mais de uma reunião do grupo foi necessária. Chama-se o médico que o retirou da enfermaria, chama-se o médico assistente que o trata, a nutricionista está presente e a assistente social, enfim quase toda a equipe de saúde está representada.

O grupo de reflexão, como está proposto para uma prática institucional, cria um espaço multiprofissional e multidisciplinar que, mantendo a liderança do médico clínico na equipe de saúde, possibilita a maior integração dessa equipe. É para essa integração que o profissional de Psicologia Médica pode contribuir, focalizando a relação profissionais da saúde-paciente, mantendo a livre discussão do grupo de modo a limitar efetivamente a ilusão narcísica do poder médico, que pretenderia dirigir toda a ação de saúde em termos de prescrições e proscrições. A focalização que a Psicologia Médica pode dar à relação profissionais de saúde-paciente valoriza a função psicoterápica que se pode realizar em qualquer relação interpessoal, mas que adquire uma especificidade na discussão do grupo, quando os diferentes profissionais podem definir os limites dos seus respectivos saberes. A psicoterapia, desde o uso da "palavra de consolo", quando é uma simples psicoterapia de apoio, até o valor da interpretação, passando pelo uso criterioso dos efeitos da sugestão, pode-se distribuir pelos diferentes profissionais da equipe de saúde, dando um máximo de valor terapêutico à relação equipe de saúde-paciente.

É assim que a AIDS, em um espaço social, mostra-nos o impacto de um doença, que além dos problemas epidemiológicos de sua disseminação, nos traz a dimensão conflitiva com implicações no tratamento individual. Neste conflito, em termos psicossociais, podemos facilmente mostrar a oposição entre individual e coletivo quando a coletividade que discrimina é a mesma que tem de criar as condições para o atendimento terapêutico. A AIDS, referida à morte transmissível, cria especificamente uma solicitação para se considerar essa dimensão psicossocial, que coloca um desafio para o conhecimento médico, tocando numa dimensão existencial, como nos diz o sociólogo e cientista político, vítima da AIDS, Herbert de Souza (1988):

"Para mim, a medicina hoje tem que tratar da vida e da morte. Um bom médico é o sujeito que sabe cuidar da minha saúde e da minha morte. Que seja capaz de me dar as duas coisas: uma boa saúde e uma boa morte. Isso está fora do pensamento médico".

É esta palavra de Herbert de Souza, que nos mostra mais claramente como a AIDS é um desafio que se coloca além do modelo médico restrito, impondo às instituições a consideração da dimensão social maior onde a doença incide. A resposta institucional que cria equipes multidisciplinares atende à complexidade maior da problemática psicossocial onde se inserem os pacientes. A resposta da instituição em que foi realizada a pesquisa de criar um grupo de reflexão multiprofissional talvez tenha alguma originalidade ao preservar o conhecimento médico, dando-lhe maior extensão, ao instigar uma equipe de saúde a considerar as limitações de sua prática habitual e convencional, ao mesmo tempo possibilitando o levantamento de questões que chegam a tocar numa dimensão existencial, implicando a ética do atendimento médico.

A experiência com este grupo de reflexão, que foi denominado muito propriamente por um de seus integrantes como "o grupo de arrisco", representou uma contribuição para o estudo e a elaboração não só da intensidade conflitiva na tarefa assistencial a pacientes com AIDS, como das relações conflitivas entre os diferentes profissionais que integram a equipe de saúde. Ampliando o espaço institucional em que a Psicologia Médica pode se inserir, ela deu sua contribuição à melhora no atendimento hospitalar, ao considerar a produção de significações em uma estratégia interpretativa – grupo de reflexão – que possibilita maior integração nas trocas simbólicas de um grupo multiprofissional.

REFERÊNCIAS

Balint, M. *O médico, seu paciente e a doença*. Rio de Janeiro: Atheneu, 1975.

Bion, W, R. *Experiências com grupos: os fundamentos da psicoterapia de grupo*. 2. ed. Rio de Janeiro: Imago/São Paulo: Ed. da Universidade de São Paulo, 1975.

Bleger, J. *Temas de Psicologia: entrevista e grupos*. 2.ed. São Paulo: Martins Fontes. 1985.

Carrara, S., Moraes, C. Um vírus só não faz doença. *Cad. IMS.* v. 1, n. 1, p. 96-123, mar.-abr., 1987.

Conates, T. J. et al. Psychosocial research is essential to understanding and treating AIDS. *Am. Psychol*, v. 39, n, 11,p. 1309-1314, Nov. 1984.

Dellarossa, A. *Grupos de retlexión: entrenamiento institucional de coordinadores y terapeutas de grupos*. Buenos Aires: Paidós, 1979.

Freud, S. Psicologia de grupo e a análise do Ego. In: *Além do princípio de prazer*, Psicologia de grupo e outros trabalhos. Rio de Janeiro: Imago, 1976. Edição Standart Brasileira das Obras Psicológicas Completas, v. 18.

Holland, J. C., Tross, S. The psychosocial and neuropsychiatric sequelae of the acquired immunodeficiency syndrome and related disorders. *Ann. Intern. Med.*, v. 103, n. 5, p. 760-766, Nov. 1985.

Lapassade, G. *Grupos, organizações e instituições*. Rio de Janeiro: Francisco Alves, 1977.

Luchina, L, et al. *El grupo Balint: hacía un modelo clinico situacional*. Buenos Aires: Paidós, 1982.

Mello Filho, J. *Concepção psicossomática: visão atual*. 2.ed, Rio de Janeiro: Tempo Brasileiro, 1979.

Osorio, L. C. et al. *Grupoterapia hoje*. Porto Alegre: Artmed, 1986.

Paine, L. (ed). AIDS – Psychiatric and Psychosocial Perspectives. London: Croom Helm, 1988.

Perestrello, D. *A medicina da pessoa*. Rio de Janeiro: Atheneu, 1974.

Souza, A. *A reflexão do saber sobre a impotência: SIDAI. AIDS, uma experiência em psicologia médica*. Rio de Janeiro. 1988. Tese de mestrado. Insiitutd de Psiquiatria UFRJ.

Souza, H. de. A AIDS, porque é mortal criminalizou o sangue. *Tema*, v. 6, n. 10, p. 14, jun. 1988. Reunião, Análise e Difusão sobre Saúde de (RADIS) Projeto desenvolvido pela Escola Nacional de Saúde Pública e pelo Centro de Informações para Saúde Fundação Oswaldo Cruz.

35

GRUPO COM VIDA: A ADESÃO À VIDA FRENTE À AMEAÇA DE MORTE

Lia Silveira

A AMEAÇA

Na década de 1980, a AIDS chegou trazendo perplexidade e sentimento de impotência frente à evolução da doença, às perdas quase que imediatas das pessoas que a contraíam e o desconhecimento do manejo, por parte dos profissionais, que se expressava no medo da contaminação ao tratar. Isto fica muito flagrante no capítulo **AIDS: o doente, o médico e psicoterapeuta**, de autoria do professor Julio de Mello, na primeira edição do livro *Psicossomática Hoje*, onde narra que nos idos de 1985 que *"lidar com pacientes de AIDS é uma tarefa que exige um grande desprendimento, capaz de suportar frustrações e dor, a dor no entrechoque constante entre a vida e a morte que se passa no corpo e nas mentes destes pacientes"*. Aquele era um momento da epidemia de extremo preconceito, temor de contágio, poucos recursos terapêuticos e grupos de risco.

O tempo passou, a AIDS já não é circunscrita a grupos de risco, as pessoas soropositivas não morrem tão precocemente, os profissionais dominam grande conhecimento sobre como lidar com a doença, há um grande arsenal terapêutico de exames e medicamentos para serem usados; mas ainda vivemos assombrados com a AIDS. Por tratar-se de uma doença sexualmente transmissível, de forte estigma, com consequências emocionais e corporais importantes. Por não existir um medicamento que erradique o vírus, pela necessidade de um tratamento com monitoramento contínuo, que tem fortes efeitos colaterais e uma necessidade de alta adesão terapêutica.

Diante do múltiplo desafio tanto do controle da epidemia quanto do tratamento das pessoas que vivem com HIV/AIDS, entendemos ser verdadeiramente necessário que os pacientes sejam incluídos nos planos terapêuticos para que assumam o cuidado consigo e também com os outros, pois se tratando de uma doença cujo contágio se dá na interação, é necessário que sejam ativos no autocuidado e tornem-se agentes das ações que barram o curso da epidemia. Nessa linha de pensamento, é oportuna a construção de espaços nas unidades de saúde que a eles possibilite trazer o contexto e o impacto do diagnóstico e/ou adoecimento em suas vidas.

Espaços terapêuticos e formas de cuidar que não trabalhem somente com a lógica da doença, adesão medicamentosa ou medidas imediatistas que criam expectativas no paciente soropositivo para além do que é possível em termos de assistência e perspectiva de cura neste momento da epidemia. Espaços de encontro onde se possa falar e escutar para produzir sentido sobre a experiência de conviver com uma doença transmissível, crônica e estigmatizante que requer cuidado contínuo e permanente.

Para lidar com a magnitude desse problema, em 3 de julho de 1996, o Departamento de Medicina Integral Familiar e Comunitária do Hospital Universitário Pedro Ernesto, da Universidade do Estado do Rio de Janeiro (HUPE/UERJ), em parceria com a Disciplina de Psicologia Médica e o Serviço Social, frente ao cuidado dos pacientes atendidos por seus profissionais, avaliou ser necessário ampliar seus conceitos e práticas de saúde. Para tal, planejou e implementou uma estratégia complementar ao atendimento individual dos pacientes soropositivos, criando o grupo terapêutico COM VIDA.

O COM VIDA é um grupo de informação, reflexão e suporte. E desde a sua criação, compartilhar experiências e trocar informações são objetivos que visam reforçar a solidariedade e estimular o sentimento de responsabilidade individual e coletiva dos envolvidos na questão do HIV/AIDS. Este grupo, que inicialmente começou funcionando com periodicidade quinzenal e hoje acontece por duas vezes na semana, é coordenado por uma equipe multidisciplinar que inclui médicos, psicólogos, assistentes sociais, nutricionista e enfermeira.

Ao longo de seus 12 anos, o COM VIDA funciona como um grupo aberto aos pacientes atendidos no Hospital Universitário Pedro Ernesto (HUPE/UERJ) e, há 4 anos, a cada primeira semana do mês, abriu-se para os pacientes e profissionais de outras unidades de saúde. Desde 2003 recebe também, de forma ordenada e sistemática, alunos da graduação de Medicina e de pós-graduação de diferentes áreas da saúde. A necessidade da participação e entrada dos alunos foi uma proposta discutida pelos diferentes integrantes do grupo como uma ação para a melhoria da formação, o que resulta em atenção de qualidade a esses próprios pacientes, uma vez que estamos em um hospital de ensino.

Neste espaço grupal, discute-se a adaptação ao diagnóstico, difundem-se informações necessárias para o entendimento de situações de adoecimento e risco, disponibiliza-se suporte emocional; promove-se reflexão sobre condições de saúde; adesão aos medicamentos e prevenção aos agravos; reflete-se sobre a importância da participação do paciente no cuidado à saúde; reforça-se a relação médico-paciente, estimula-se a participação institucional; problematiza-se sobre políticas e modelos de atenção à saúde, preconceitos, deveres e direitos, entre outros. Tudo isso acontece por meio de diálogos e dinâmicas que possibilitam falar, escutar, sentir, indagar.

Esse movimento contínuo e solidário faz do Grupo COM VIDA um ambiente de *holding* que funciona como rede de suporte e de motivação para o tratamento, pelo compartilhar de dificuldades e busca de alternativas para superá-las. Ambiente de construção de vínculos, acolhida, respeito à diferença e de reforço da autoestima, onde se busca estimular a pessoa a encontrar recursos para lidar com as questões do adoecer, da doença e dos seus efeitos sobre a vida.

Caso clínico*

"Meu nome é Jaime, tenho 45 anos e estou no Grupo COM VIDA desde 2001. Para mim o grupo significa aprendizado, ajudar as pessoas, significa tudo para mim. Não tenho outras palavras para expressar... quando tive o diagnóstico eu achava que ia morrer logo. Quando cheguei aqui, vi pessoas convivendo com o vírus há anos e vi que não era bem como eu pensava. A contagem de sobrevida das pessoas já me deu uma força. Hoje eu já me imagino com 60 anos.

Comecei meu tratamento em outro hospital, mas não fiquei satisfeito e consegui uma transferência para cá. Costumo participar do grupo as segundas e quartas, mas de vez em quando fico algumas semanas sem vir. Mas sempre volto, porque isso aqui me ocupa, é melhor do que ficar em casa pensando besteira. Acabo aprendendo com outras pessoas, tenho informação sobre outras doenças, aprendi a lidar com as atitudes das pessoas, sendo elas soropositivas ou não. Hoje em dia, quando não concordo com alguma coisa, me coloco no lugar da pessoa para ver se agiria igual. Porque antes de saber que era soropositivo eu também tinha preconceito e me afastava. Todos acham que o HIV está bem distante, mas ele está muito próximo. Tão próximo que a gente não o enxerga. Eu era informado, trabalhava em unidade de saúde, mas achava que só quem pegava era garota de programa e homossexual... achava que olhando para a pessoa poderia saber se ela tinha AIDS ou não. Hoje em dia vejo que não é nada disso."

O PERCURSO

Ao longo desses 12 anos, percorremos diversas etapas. Inicialmente, trabalhamos nossa capacitação profissional para compor a equipe de coordenação que denominamos facilitadores. Discutimos e aprendemos sobre teorias de grupo, trabalho em equipe, modelos de atenção, princípios da integralidade, concepções pedagógicas que respaldam ações de educação em saúde. Apoiamo-nos em autores como Pichon-Riviere, Bleger, Julio de Mello Filho, Zimerman, Madel Luz, Ricardo Donato, Leonardo Boff, Paulo Freire, entre outros.

Nosso processo de trabalho, desde então, conta com um espaço de supervisão, onde inicialmente pactuamos os objetivos da atividade, discutimos a busca pelo espaço físico, a institucionalização da prática grupal, formas de divulgação entre os outros profissionais e os usuários. Discutimos sobre a insegurança desencadeada pelos imprevistos deste tipo de prática, dúvidas de condução, falta de reconhecimento institucional, perdas de pacientes.

No início, a incerteza sobre a efetividade dessa proposta, o medo do preconceito, a necessidade de estabelecimento de confiança mútua entre profissionais e usuários, eram temas recorrentes nas supervisões e nas conversas dos profissionais da equipe. Concomitante a isso, nas reuniões do grupo, o interesse dos pacientes era por informação de como sobreviver à doença, continuar no anonimato, conhecer e garantir direitos, a disponibilidade dos ainda novos e desconhecidos medicamentos e seus efeitos colaterais, como lidar com o preconceito; falas sempre perpassadas pelo medo do preconceito e pela ameaça da morte.

Com o tempo, a apropriação da técnica, a institucionalização do projeto, a vinculação dos pacientes ao grupo, o reconhecimento do trabalho no HUPE e, para além dele, da equipe de facilitadores até então muito unida e solidária, passou a ter divergências que

---
* Os depoimentos apresentados neste artigo foram colhidos em entrevista individual, com pacientes que participam do Grupo COM VIDA, em maio de 2006.

resultavam em conflitos e se expressava na condução do grupo e nos créditos sobre a autoria do trabalho. Neste momento, foi de extrema importância a intervenção do coordenador da então Disciplina de Medicina Integral* mediando as discussões com os profissionais de modo a redirecionar o foco para o mais primordial da proposta: o cuidado aos pacientes.

Este foi um momento de vulnerabilidade e desestruturação da equipe de profissionais, que em muito se assemelhava à forma como os pacientes chegavam, e ainda chegam, ao Grupo COM VIDA, após receberem o diagnóstico de soropositividade para o HIV. Vivemos situações de conflitos, de rupturas, de perdas de profissionais, de sofrimento e tensões que colocaram o grupo em risco.

Foram importantes também nesse momento as supervisões, onde as intervenções do supervisor* clarificaram movimentos inconscientes, provocaram reflexões que sustentaram o objetivo maior que era permanecer cuidando dos pacientes em detrimento do nosso narcisismo, dos facilitadores.

Perdemos importantes integrantes de nossa equipe inicial, outros chegaram, e, enquanto nos reorganizávamos, os pacientes estavam em movimento de busca para melhor conhecer o tratamento, as novas medicações, os exames de CD4 e carga viral, políticas públicas que legitimavam direitos e benefícios. Tinham-se apropriado de algo que era primordial em nossa proposta desde o início: interagir, serem ativos, não paralisar frente à ameaça de morte.

A ADESÃO À VIDA

Com o passar do tempo, as pessoas e os temas trabalhados no e pelo Grupo COM VIDA sofreram transformações: do foco individual e de ameaça da morte para a preocupação com o coletivo e com a vida; da negação da doença para a difícil negociação dos cuidados com a transmissão; o desconhecimento para esclarecimentos sobre medidas de prevenção; o (re) conhecimento de preconceitos próprios, a conscientização sobre necessidade de parceria na relação médico-paciente; a necessidade da busca pela adesão terapêutica difícil, porém necessária.

---

* Naquela ocasião, o coordenador da Disciplina de Medicina Integral, atualmente Departamento de Medicina Integral Familiar e Comunitária, era o Professor Michael Deveza. Médico que desde 2003, atua como um dos facilitadores do Grupo COM VIDA

Ao longo desses 12 anos, temos sempre, durante as reuniões do grupo, uma população contínua e outra flutuante que torna o trabalho dinâmico e sempre renovado. Temos por semana em média 15 pacientes por encontro. A frequência se divide em pacientes que são assíduos e participam desde as reuniões iniciais há 12 anos, e pacientes recém diagnosticados, que chegam a cada dia e que após se estabilizar, vêm de forma irregular. Há também aqueles pacientes que participam de forma pontual. A característica dessa frequência se por um lado sinaliza o quanto o cuidado ao paciente portador do HIV evoluiu, ao mesmo tempo sinaliza o quanto a epidemia permanece ativa.

Desde o seu início o supervisor deste trabalho é o profissional da Psicologia Médica, Professor Luiz Fernando Chazan.

> **Caso clínico**
>
> "Estou no grupo desde 2000. quando tive o diagnóstico a médica comentou do grupo. No começo eu não queria vir porque achava que ia ver gente morrendo. Não tinha noção de que eles estavam bem e fiquei com medo de vir. Mas a médica falou que não era assim, aí eu vim. Na segunda vez eu vi uma pessoa que estava internada, aí fiquei um pouco chocado. Até hoje a gente fica meio assustado, mas eu consegui separar as coisas.
>
> Eu não tenho uma palavra que possa definir o que o grupo significa pra mim. A gente faz um esforço para manter isso aqui, porque às vezes dá vontade de largar tudo. Mas a cada dia aparecem pessoas novas, que nós podemos ajudar, dar o nosso exemplo, o que nos dá força. Porque se nós, que já estamos no grupo há mais tempo, pararmos de vir, o grupo acaba. E assim como foi importante para mim chegar aqui, também vai ser para outras pessoas. O diagnóstico é uma pancada. Então nós temos que estar aqui para podermos receber as pessoas, dar uma força. É fundamental a gente multiplicar a informação. Na consulta não dá tempo de falar tudo que a gente quer, e às vezes a gente esquece de perguntar alguma coisa na consulta e pergunta aqui. Também me incomoda demorar na consulta enquanto tem um monte de gente esperando."
>
> Mariano, empresário, solteiro, 43 anos.

Os que participam de forma regular desenvolveram uma compreensão mais clara do que é ser soropositivo e do compromisso com o seu tratamento; têm uma atitude crítica perante a sociedade, o sistema de saúde e a Instituição na qual se tratam. Costumam ter um número baixo de interocorrências com relação a agravos à saúde e, de forma recorrente, suas falas trazem o valor do Grupo COM VIDA como espaço de segurança, da informação, como fator de ampliação da consciência e da solidariedade como dispositivo de fortalecimento da resiliência. Alguns desses pacientes hoje atuam como multiplicadores de informação em nossa própria instituição, em consultas conjuntas para acolher quem chega recém diagnosticado nos ambulatórios, visitando pacientes internados nas enfermarias do hospital, participando de atividades educativas ou inseridos em outros grupos e em outras instituições de saúde.

Hoje, com o advento da terapia antirretroviral, cada vez mais consolidada, a expectativa de vida aumentada, a AIDS com *status* de doença crônica, além das questões apresentadas acima, há uma que é recorrente e aparece sob diferentes formas no grupo: a adesão à vida.

Estar aderido à vida significa ser participante ativo do processo de cuidado, tendo como perspectiva de vida um projeto de felicidade. Faz parte do processo de adesão à vida questionar a necessidade da fidelidade e continuidade do tratamento, que traz a pessoa portadora do vírus HIV à unidade de cuidado e à saúde com frequência; discutir a tomada rigorosa de medicamentos que têm efeitos colaterais, que vão desde a náusea que fragiliza até a lipodistrofia, que denuncia no corpo a soropositividade sobre a qual se quer confidencialidade; entrar em contato com a ameaça de adoecimento a cada baixa no CD4 ou subida da carga viral.

O paciente aderido à vida, compara a vida atual com a de antes do diagnóstico e a valoriza, vive a experiência da convivência com o HIV como oportunidade de crescimento e de mudança de valores e atitudes. Ser aderido à vida é estar em movimento e buscar resposta para o questionamento "será que vale a pena continuar?", que nos momentos difíceis, de falência terapêutica, frustração afetiva, perda de trabalho ou de companheiros, insiste em ocupar o espaço mental. É não paralisar ao viver situações de preconceito em ambientes que deveriam ser amistosos e fraternos, como a família e o trabalho; é ampliar a consciência para a necessidade do uso do preservativo mesmo com parceiro de igual sorologia em uma sociedade que tem como lema "toda forma de amor vale à pena", e é também viver o desafio continuado de incluir o preservativo na relação sexual sem interromper o prazer e sem perder a confiança no e do parceiro.

O Grupo COM VIDA é um espaço de cuidado que acolhe a pessoa soropositiva e fomenta a adesão à vida. Como profissional de psicologia integrante da equipe de facilitadores do Grupo COM VIDA, nesses 12 anos, pude perceber questões que eram trazidas com sofrimento pelo risco e ameaça de morte iminente e que foram se transformando e tornaram-se ameaças que podem vulnerabilizar a pessoa que vive com HIV/AIDS, tornando-se ameaça à sua vida. Ameaça a não sentir alegria, não ter esperança e viver com serenidade a consciência da invulnerabilidade; porque nos dizeres da coordenadora, uma das idealizadoras e pessoa de referência, que personifica o cuidado para pacientes e profissionais do Grupo COM VIDA, a médica Denise Herdy, o importante é ser feliz.

Este é, hoje, o desafio com que nos deparamos. Nós, coordenadores e pacientes do Grupo COM VIDA: viver e ser feliz!

REFERÊNCIAS

Bleger, J. *Temas de Psicologia: entrevista e grupos*. São Paulo: Martins Fontes, 1998.

Boff, L. Opinião. Saber Cuidar: ética do humano – compaixão pela terra. Petrópolis, RJ: Vozes, 1999.

Camargo Jr, K.R. As muitas vozes da integralidade. In: *Os Sentidos da Integralidade na atenção e no cuidado à saúde*. Org: Pinheiro, R. e Mattos, R.A. Rio de Janeiro: IMS – UERJ – ABRASCO, 2001.

Chazan, L.F. Grupos homogêneos interdisciplinares. In. Grupo e Corpo: Psicoterapia de Grupo com Pacientes somáticos. Org: Mello Filho, J. Porto Alegre: Artes Médicas, 2000.

Deveza, M. Saúde para todos: médicos para o ano 2000? Dissertação de Mestrado. Rio de Janeiro: IMS/UERJ, 1978.

Folkes, S.H. et al. Psicoterapia de grupo, São Paulo: IBRASA, 1972.

Freire, P. Pedagogia do Oprimido. Rio de Janeiro, São Paulo: Paz e Terra, 1979.

_____. Pedagogia da Autonomia: Saberes Necessários à Prática Educativa. São Paulo: Paz e Terra, 1996.

Grinberg, L.; Langer, M.; Rodrigué, E. Psicoterapia de grupo. Rio de Janeiro: Forense, 1971.

Júnior, J.F.O. Grupoterapia Teoria e Prática. São Paulo: SPAG-CAMP, 1997.

Kaplan, H. E Sadock, B.J. Compêndio de Psiquiatria. Porto Alegre: Artes Médicas, 1993.

Luz, M.T. Políticas de Descentralização e Cidadania: novas práticas de saúde no Brasil atual. In: Os Sentidos da Integralidade na atenção e no cuidado à saúde. Org: Pinheiro, R. E; Mattos, R.A. Rio de Janeiro: IMS – UERJ – ABRASCO, 2001.

Mello Filho, J. Psicossomática Hoje.Porto Alegre: Artes Médicas, 1992.

_____. Prefácio. In: Grupoterapia Teoria e Prática. Org: Júnior, J.F.O. São Paulo, SPAG-CAMP, 1997.

_____. Grupo e Corpo: Psicoterapia de Grupo com Pacientes somáticos. Porto Alegre: Artes Médicas, 2000.

Peguin, R.C. Concepção operativa de grupos. In: Grupoterapia Teoria e Prática. Org: Júnior, J.F.O. São Paulo: SPAG-CAMP, 1997.

Pichon-Rivière, E. O processo grupal. São Paulo: Martins Fontes, 1982.

Rezende, A.L.M. Saúde, dialética do pensar e do fazer. São Paulo: Cortez, 1989.

Rodrigues, R.D. A crise da medicina: prática e saber – alguns aspectos. Dissertação de Mestrado. Rio de Janeiro: IMS/UERJ, 1979.

Rovere, M.R. Planificacion Estrategica de Recursos Humanos en Salud (terceira version) Programa de Desarrollo de Recursos Humanos de Salud. OPAS, 1992.

Santos. D.F. Vivendo com HIV/AIDS: cuidado, tratamento e adesão na experiência do grupo Com Vida. Dissertação de Mestrado. Rio de Janeiro: IMS/UERJ, 2001.

Smek, E.L.M.; Oliveira, N.L.S. Educação em Saúde e Concepções de Sujeito. In: A Saúde nas Palavras e nos Gestos: Reflexões da Rede Educação Popular e Saúde. Org: Vasconcelos, E.M. São Paulo: Hucitec, 2001.

Schön, D.A. Educando o Profissional Reflexivo: um novo design para o ensino e a aprendizagem. Porto Alegre: Artes Médicas Sul, 2000.

Vasconcelos, E.M. Educação popular e a atenção à saúde da família. São Paulo: Hucitec, 2001.

Zimerman, D.E. Fundamentos básicos das grupoterapias. Porto Alegre: Artes Médicas, 1993.

Zimerman, D.E.; Ozório, L.C. Como Trabalhamos com Grupos. Porto Alegre: Artes Médicas Sul, 1997.

36

HEMOFILIA E AIDS

Virgínia Fontenelle Eksterman
Ana Cristina M. Procaci
Lisandre F. Oliveira
Marcia Pinto Fontenelle Mello
Patrícia Corina Rocha

Este trabalho é resultado da experiência de uma equipe de psicólogas, durante o período de três anos, numa instituição que atende exclusivamente a pacientes hemofílicos. Após a avaliação das necessidades da instituição e de seus pacientes, foi possível organizar alguns tipos de atendimento baseados nos modelos psicossomáticos.

ASPECTOS CLÍNICOS DA HEMOFILIA

A hemofilia é uma doença crônica e se caracteriza por uma deficiência genética no cromossomo X, que tem como efeito a carência de proteínas fundamentais para o processo de coagulação do sangue.

O hemofílico transmite a suas filhas o gene com tal característica hereditária e estas, portadoras, o transmitirão ou não a seus descendentes diretos, conforme a combinação cromossômica. No caso de filhos homens que recebam essa carga genética, a doença será manifesta, o mesmo não acontecendo com as filhas, que continuarão sendo portadoras, pois um dos cromossomos X compensa a deficiência do outro. Um casal, em que ambos possuam a deficiência genética, tem a probabilidade de vir a ter filhas nas quais a doença será manifesta.

Existe um grande número de casos em que não se tem conhecimento de antecedentes familiares, o que pode ser explicado porque a doença tenha permanecido latente durante várias gerações de portadoras do gene, ou por mutação genética.

Manifestações clínicas são frequentes e se caracterizam principalmente por hemorragias cerebrais e intra-articulares deformantes, que dificultam a marcha e podem levar à invalidez total. Pequenos traumatismos ou cortes podem provocar sangramentos prolongados, tornando-se até mesmo fatais se não tratados a tempo.

Um número determinado de fatores é necessário para a coagulação sanguínea e sua carência vai causar os diversos tipos de hemofilia, classificada de acordo com a proteína ausente no sangue e com a porcentagem que este possui de fatores de coagulação. Pode ser grave, leve e moderada. Os sintomas variam frequentemente, de acordo com a classificação.

A descoberta do concentrado do fator ausente no sangue dos hemoffiicos, através da crioprecipitação (centrifugação do sangue humano sob o frio), foi a redenção desses pacientes, possibilitando retirar o fator coagulante (denominado CRIO), para salvar vidas e possibilitar um tratamento.

Infelizmente, a evolução no tratamento coincide com o aparecimento do vírus da AIDS e, por serem os preparados do sangue produto de muitas doações, até 1984 sem controle, o vírus foi transmitido em grande escala.

UMA GRANDE FAMÍLIA

É importante que discutamos alguns aspectos institucionais devido às transformações ocorridas com a introdução de aidéticos em um local que tratava apenas de pacientes hemofílicos e que, como outras instituições semelhantes, teve que se adaptar à nova condição. Consideremos então dois momentos – antes e depois da AIDS.

Antes da AIDS, o atendimento ao paciente hemofílico voltava-se apenas para os problemas hemorrágicos e suas consequências, além do tratamento profilático. Esse trabalho envolvia profissionais das áreas de hematologia, odontologia, ortopedia, fisioterapia e enfermagem.

A instituição em que trabalhamos possui um albergue criado com o intuito de receber pacientes que residam em locais afastados, principalmente outros municípios ou Estados, como também aqueles que se encontrem em dificuldades físicas ou financeiras de se deslocar para um acampamento regular. Esses muitas vezes, requer sessões diárias de fisioterapia, além de sucessivas aplicações do CRIO.

Essas entidades de assistência a pacientes hemofílicos tinham um funcionamento harmônico, até que começaram a surgir repetidos quadros de infecção, tornando-se muitos deles fatais. A princípio, não se tinha confirmação de um diagnóstico, até que se chegasse à síndrome da imunodeficiência adquirida. A partir de então, todas as instituições tiveram que se adaptar às novas circunstâncias.

Os pacientes que eram atendidos como hemofílicos, passíveis de tratamento e melhora de qualidade de vida, ao serem contaminados pelo vírus passaram a necessitar de outros cuidados clínicos. Ocorreu então, nesses locais, a necessidade de reformulações no atendimento.

O trabalho com o paciente hemofílico antes do surgimento da AIDS deixava os funcionários gratificados. As equipes, principalmente a enfermagem, se achavam orgulhosas e responsáveis pelo alívio que proporcionavam através da terapêutica. Predominava um sentimento em que todos se viam como uma família, dada a frequência com que se encontravam e a confiança que os pacientes e seus familiares neles depositavam. Alguns funcionários chegavam mesmo a frequentar residências e festas, acompanhando o crescimento dos meninos, que era como se referiam a eles.

Para se compreender o momento atual, é necessário que se fale desse anterior, dos sentimentos de satisfação, orgulho e confiança que predominavam.

A RUPTURA: O ANTES E O DEPOIS

A partir do instante em que se começa a tomar consciência da vulnerabilidade dos pacientes, inicia-se um processo de desorganização da equipe, que também se torna vulnerável frente à nova ameaça e às perdas. O sentimento de responsabilidade é agora deslocado para a nova doença.

É no relato de algumas pessoas da enfermagem que percebemos a angústia do hoje, frente aos pacientes e à experiência do passado, que era de satisfação pela pronta recuperação.

Todos os portadores de hemofilia tiveram as mesmas possibilidades de contaminação – o CRIO ou as transfusões de sangue, em algum momento, fizeram-se necessários para aliviar uma dor ou mesmo salvar suas vidas.

O CRIO, a partir do momento de sua descoberta, passa a ser a solução para a prevenção e tratamento dos episódios hemorrágicos e também um veículo para uma possível contaminação, por necessitar de um grande número de doadores (*pool* de 2.000 doadores para 50 frascos de CRIO), o que torna difícil seu controle.

A instituição reproduz o modelo que foi vivenciado na relação materno-infantil: a mãe o contaminou com hemofilia e a instituição com AIDS.

Os pacientes vivem uma dualidade – o CRIO cura e os faz adoecer; ao aparecerem os primeiros sintomas, têm que recorrer ao mesmo local que responsabilizam por sua contaminação. Um novo jogo acusatório surge, necessitando de novas elaborações. A relação com a instituição, como a relação com a mãe, torna-se ambivalente – "a mãe faz adoecer e cuida de sua pessoa; a instituição cura e faz adoecer o hemofílico". Pela extrema dependência que essas pessoas têm dos outros (mãe, insituição, doadores), acabam aceitando passivamente a situação.

Os funcionários vivenciavam também os sentimentos em forma de culpa, acusação e luto por terem participado da prescrição e aplicação do CRIO nos pacientes contaminados. Tornou-se difícil para muitos suportar a situação, havendo pedidos de demissão e de transferência.

Os pacientes, que já carregavam a bagagem de uma doença crônica grave como a hemofilia, passaram a carregar "uma bomba de efeito retardado" – vista dessa maneira pelas enfermeiras, médicos e pacientes, a AIDS com sua característica de doença desintegradora da pessoa física e mental.

Nosso trabalho se inicia com o contato direto com os membros da equipe e seus pacientes, sem nos atermos a técnicas ou teorias, visando a compreender os aspectos biopsicossociais, para assim definir as necessidades surgidas com as intensas mudanças verificadas em função da contaminação de pacientes pelo vírus.

De início, reunimos os funcionários dos vários setores para discutir o que representavam essas mudanças. Os grupos tiveram duração de alguns meses e nos revelaram o medo de contaminação e o luto pelas perdas.

As pessoas diretamente ligadas aos cuidados com o paciente viviam momentos de grande ansiedade, visto que aqueles que consideravam como irmãos e filhos adoeciam e morriam por sintomas vários, independente de sua dedicação e cuidados. O relato de um grupo de enfermeiras mostra que a angústia era grande ao se depararem com a desintegração dos pacientes infectados e as possibilidades de serem também contaminadas, provocando um afastamento físico: – "agora a enfermagem tem que usar luvas e capotes".

Enfermeira 1: antes era resolver a dor da hemorragia... tomavam o CRIO e saíam bem. Agora internam-se, ficam mal e morrem.

Enfermeira 2: antes eram rapidamente resolvidos os problemas, agora é um tal de internar, ter alta e internar, até que eles ficam sem condições de sobreviver.

Enfermeira 3: eu não quero mais me ligar a nenhum... sofro como se fossem meus filhos.

Enfermeira 4: eu não me ligo mais... brinco, trato, mas procuro não me envolver... fico fria.

Outra situação semelhante foi trazida num grupo que se realizou após uma semana em que faleceram quatro pacientes.

Enfermeira 1: quando fiz faculdade, pensava em cuidar dos pacientes e vê-los melhorar... agora só faço tamponar e empacotar. Às vezes penso que trabalho num necrotério.

Enfermeira 2: chorei quando soube da morte de Z... deixei-o melhor no fim do plantão e quando voltei estava morto.

Enfermeira 1: aqui existe o antes e o depois. Antes éramos unidos, uma grande família...

Enfermeira 2: ...durante 15 anos acompanhamos estas pessoas... agora estão morrendo... (chora).

Compreendemos as mudanças e a angústia frente a uma nova realidade.

Quando iniciamos, não pudemos deixar de considerar só os problemas de uma doença como hemofilia, porque a grande maioria dos pacientes estava contaminada e muitos já apresentavam sintomas ou morriam de infecções diversas.

A AIDS é uma realidade como a hemofilia e há que conviver com a ideia de morte. "Morte difícil de situar dentro da pessoa, fica fora, no medo do CRIO – 'ela', morte, está nos outros."

O PACIENTE: – "MINHA MÃE QUERIA TER FILHOS HOMENS, E EU SOU HEMOFÍLICO"

Nossos primeiros contatos com os pacientes foram através de grupos experimentais, que se realizavam semanalmente e cujos componentes eram encaminhados pelas equipes.

Os grupos, conduzidos por duas psicólogas, eram formados no seu início por pacientes que estavam acessíveis, sem relação de idade ou de situação clínica.

Esses, em sua grande maioria, eram provenientes de famílias de baixo poder aquisitivo, com pouco acesso a informações e muitos residindo distante, principalmente em outros municípios, carentes de infraestrutura. A maior parte dessas famílias ignorava a razão de repetidas mortes de figuras masculinas durante várias gerações. Faltava o conhecimento sobre hemofilia. Um paciente proveniente do interior relatou, num dos grupos iniciais, que eram em sua cidade ninguém sabia nada sobre hemofilia, inclusive sua mãe, que teve 15 filhos homens, perdendo 14 desses. O paciente diz que sofreu muito durante sua infância e adolescência, só sendo diagnosticada a enfermidade quando esta já havia provocado sequelas irreversíveis.

O indivíduo hemofílico está, a todo momento, defrontando-se com os desafios inerentes a sua doença. Esses pacientes, por serem portadores dessa deficiência que, pelas sucessivas hemorragias intra-articulares, os leva, muitas vezes, a deformidades dos membros, têm a relação com o corpo prejudicada. Desde muito pequenos, é mostrada sua fragilidade física e, na relação com seus pais, aprendem que seus movimentos têm que ser controlados para não se ferirem.

Alguns dos pacientes que atendemos apresentavam deformidades articulares que prejudicavam seus movimentos. Nesses, observamos uma gravidade maior na relação com sua autoimagem. Sentiam-se lesados por sua condição de serem hemofílicos e pelas restrições físicas e sociais que lhes eram impostas. Acreditamos que esses fatos influenciavam todo o curso natural de desenvolvimento físico e emocional. Percebiam-se diferentes, à medida que eram impedidos de uma série de atividades comuns à sua faixa etária, as quais podiam causar dor física e danos corporais.

M, 14 anos: tenho raiva quando me chamam de Zico. Como hemofílico sou discriminado pelos colegas... preferia não ter as duas pernas a ser hemofílico. Não gosto que minha mãe diga no colégio que sou hemofílico.

J, 12 anos: fico com raiva de minha irmã, quando brigamos, e ela diz que não vai me bater, porque eu não aguento.

Os limites, necessários à sua preservação, passam a ser vivenciados como privação. O sentimento de liberdade física, inerente ao ser humano, transforma-se em impotência e dependência, reforçadas pelos cuidados das pessoas que os rodeiam, que acabam cerceando sua conduta. Ocorrem dificuldades escolares, por conta das repetidas faltas ao colégio, decorrentes dos episódios hemorrágicos, extremamente dolorosos.

Essas crianças vão até a vida adulta com dificuldade na área afetiva. Sua sexualidade também é comprometida. Nascem com o estigma – é na relação sexual dos pais que se "contaminam" com hemofilia.

As deformações e sua fragilidade física, por conta de sua doença, causam uma baixa autoestima.

O sentimento de "ser diferente, não ser homem e sim hemofílico", já é sinalizado desde a meninice e vai se agravando na adolescência e na vida adulta.

Aspectos homossexuais são evidenciados em alguns casos. Em suas histórias aparece o sentimento de abandono, onde a falta da figura paterna é comum, associada a uma relação intensa com a mãe, que tenta compensar a doença.

A transmissão da hemofilia também limita seus relacionamentos sexuais e afetivos.

Poucos elementos da sexualidade foram investigados, pois nosso trabalho não tinha esse objetivo como principal e sim a pessoa do hemofílico como um todo.

Concluímos que, devido aos aspectos mencionados, de não se aceitarem e se sentirem indivíduos à parte, passam a ter atitude de negação e ocultação da hemofilia, por pensarem que assim serão aceitos nos grupos, empregos e relacionamentos amorosos. Ocorrem grandes dificuldades de integração social sentem-se pessoas hemofílicas diferenciadas, vivendo à margem.

Nos primeiros contatos, quando nossos grupos eram mais de coleta de dados e um espaço de fala e escuta, registramos o que segue:

Z, 20 anos: hoje em dia não me preocupo com problemas com o joelho, sei que vai e volta, já acostumei. No início ficava com medo de não poder mais andar. Acho que, às vezes, a pessoa está tão desligada do problema, que se machuca e nem percebeu, sente a dor e não sabe como foi...

F, 18 anos: acho que quanto mais a pessoa fica pensando no problema é pior. Procuro esquecer que tenho problema... se ficar pensando nisso, acabo não podendo fazer nada.

Z: faço coisas que as pessoas dizem que não posso fazer. O hemofílico sabe que não pode fazer muitas coisas, porque os outros estão sempre avisando... mesmo assim faz.

Terapeuta: Vocês estão preocupados em saber se nós vamos entendê-los: Tantas limitações! Tantas dores!

F: As pessoas não sabem direito o que é hemofilia. Ficam perguntando se vamos morrer, não dão emprego... mesmo que o hemofílico seja bom profissional, vão escolher o que não é hemofílico.

Z: estão sempre proibindo nossos movimentos, até os que podemos fazer".

Terapeuta: Vocês precisam provar que são pessoas iguais a todos...

B, 14 anos: vi uma propaganda na televisão, onde o hemofílico mostrava que poderia sangrar até fazendo a barba... O hemofílico pode ferir-se até com o espinho da rosa...

Z: uma mulher nunca vai gostar de alguém hemofílico... vai escolher alguém que tenha saúde, seja fisicamente perfeito e tenha emprego.

Terapeuta: Vocês falam do cuidado que temos que ter com vocês para que não sejam feridos ainda mais...

Compreendemos que a comunicação girava em torno da fragilidade sentida em relação ao corpo, desde a infância, e as queixas com os limites que lhes são impostos.

O comportamento geral do paciente hemofílico é de se "adaptar" ao tratamento, às repetidas transfusões ou crioterapia. Seu corpo é entregue à instituição – é a submissão por questão de sobrevivência.

Em grupos com crianças e adolescentes, observamos que sua passividade era representada em desenhos e também verbalizada, como a identificação com Cristo em seu calvário – eles são como Cristo, têm que entregar os braços para a Cruz-CRIO.

Alguns se rebelam e se colocam em situações de risco, negando a doença e as frustrações pelas limitações:

H, 12 anos: me sinto mais calmo, porque tenho alguém para conversar e que me explica as coisas... às vezes tenho raiva de meus pais... eles não me compreendem, mas cuidam de mim... esta semana apertei o pescoço do cachorro...

B, 14 anos: sinto raiva de meus pais. Liguei para meu pai e reclamei que ele não vem me visitar...

H: tenho raiva de minha irmã que me impede de brincar!

B: as pessoas não sabem o que é hemofilia... sinto que meus colegas me discriminam. Outro dia, ficaram me perturbando com a história de que eu sangraria até a morte.., me cortei de propósito e mostrei que não era bem assim... hemofilia pra mim é nos joelhos., gostaria de esconder que sou hemofílico.., mas o joelho não deixa.

H: eu jogo bola quando tenho vontade...
B: Gostaria que descobrissem a cura da hemofilia!...

Nosso objetivo era compreender a psicodinâmica do funcionamento mental do paciente hemofílico, suas relações familiares, institucionais e com a própria doença. Tentávamos não rotular essas pessoas, pois percebíamos que sua identidade já era comprometida. Elas se colocavam sempre como hemofílicas, não se sentindo homens, pessoas. Dependiam do sangue dos outros para serem inteiros. Junto a outros pacientes hemofílicos, a fusão da pessoa com a doença era reforçada – não havia eu, havia um eu hemofílico. "Ser hemofílico é viver apartado dos normais" – isso era expresso nos relatos das crianças, adolescentes e até adultos com hemofilia.

Em nossos encontros, ouvíamos suas histórias, que nos revelavam sentimentos vividos desde a mais tenra infância. Vivenciamos juntos suas limitações, ressentimentos e reivindicações por serem doentes, diferenciados pela carência de fator.

Tentaremos, a seguir, caracterizar a situação acima com um grupo de 8 adolescentes, na faixa etária entre 12 e 15 anos.

Ao iniciarmos o grupo, era rotina anotar os nomes dos elementos novos que estavam presentes. Nesse grupo, havia um jovem de 15 anos, não hemofílico, que acompanhava um irmão menor. Ao perguntamos seu nome, um dos componentes, (G), diz imediatamente: "ele não é hemofílico...", antes de o rapaz se identificar.

No início do grupo, os garotos se organizaram em torno da mesa, voltados para um painel com figuras desenhadas do Pato Donald, Minnie e outros.

H: hoje está mais cheio de gente... (após algum tempo) – Tem algo de errado!...
Terapeuta: Algo de errado?
H: Não estou conseguindo fazer o desenho.
N: Eu vou copiar o desenho... pode copiar?
Terapeuta: Pode.
N: Está tudo torto... Olha só! Enquanto isso, o acompanhante copiava um desenho que todos admiravam.
G: pede-lhe que faça um desenho.
H: Ele desenha bem... trabalha em madeira, faz muitas coisas...
Terapeuta: Ele não é hemofílico!...
H: Minha mãe queria ter filhos homens,..
Terapeuta: Você não se sente homem?
H: Eu sou hemofílico!...

RELAÇÃO FAMILIAR

Com referência às mães atendidas, observamos que, com o nascimento e a confirmação da doença, é como se houvesse uma concretização da fantasia de levar dentro de si algo estragado e destruído.

Muitas mães, mesmo não havendo casos na família, sentem-se responsáveis pela doença do filho. Passam a vivenciar inconscientemente uma culpa, experimentando também ambivalências, aceitação e rejeição com relação à criança.

A família se estrutura em torno de conflitos que dificultam a relação entre seus membros. Nas que observamos, muitas vezes a reação do pai era de omissão ou até de abandono do lar, reforçando na mãe o sentimento de culpa.

B, 29 anos, mãe de dois filhos hemofílicos de 4 e 5 anos, diagnóstico de hemofilia quando o filho mais velho tinha pouco mais de 1 ano e o segundo filho já havia nascido. Fez o teste, confirmando a doença. Quando o marido soube que os filhos eram hemofílicos, começou a acusá-la, dizendo que ela não se tratara quando devia. Começou a se impacientar com as crianças, acusando-as de estarem podres por dentro, como a mãe, vindo a abandonar a família, quando foi diagnosticada AIDS em ambos os filhos.

Quando o diagnóstico é precoce, a relação mãe-bebê fica mais vulnerável, porque até os cuidados maternos poderiam machucá-lo, provocando hematomas.

P, mãe de um paciente de 5 anos, conta que várias vezes ao levantá-lo do berço, quando bebê, notava a formação de manchas roxas no local onde o segurara.

Em outros relatos, aparecem fatos semelhantes, como também o surgimento de hematomas nos joelhos, cotovelos e pés ao engatinhar, e sangramentos nasais ou de gengivas, na época do rompimento dos dentes.

Observamos vários tipos de conduta reacional. A mãe que, tendo um filho lesado, tenta ter outros sãos, com o objetivo de provar a si mesma que é capaz de gerar filhos bons, já que vê seu filho doente como algo mau. Nessas mães, há uma atitude ambivalente de superproteção ao filho doente, em detrimento dos outros, "vivendo" para esse filho. Muitas vezes, o sentimento de impotência levava as famílias a entregar seus filhos à instituição, por se sentirem incapazes de cuidar deles, já que outros poderiam fazê-lo melhor.

A, 32 anos, teve dois filhos homens, não tendo conhecimento de casos de hemofilia na família, até ser diagnosticada a doença no primeiro filho. Mesmo assim, resolveu, de comum acordo com o marido, ter uma segunda criança, pois achava que poderia ser uma menina e que, devido ao problema do primeiro filho, algo poderia lhe acontecer. Quando nasceu o segundo menino, a reação imediata do marido foi de abandoná-lo no hospital, pela possibilidade de ser portador da deficiência, que foi confirmada posteriormente.

Alguns pais tentavam dar a seus filhos todas as compensações, por se sentirem responsáveis por sua doença.

No discurso dos pacientes, era comum a exaltação da figura materna, e um grande medo de perdê-la era verbalizado compulsivamente, deixando implícitas suas fantasias destrutivas.

SINAL VERDE PARA O INFERNO

Durante algum tempo, tentamos ver os pacientes apenas como portadores de hemofilia, porém deparamonos com a impossibilidade de separar hemofilia de AIDS.

Os pacientes nos revelavam que, apesar desses sentimentos, era muito difícil tomar conhecimento das probabilidades reais de estarem ou não contaminados. Isso não era vivido só por eles – os médicos também tinham dificuldade de comunicar-lhes o resultado de seus exames.

Os pacientes tentavam resolver em nossos encontros as questões referentes à contaminação. Muitas dúvidas eram trazidas sobre a qualidade atual do tratamento e o medo do diagnóstico aparecia com frequência. Diriam que "a vida do hemofílico era uma constante luta e agora, um desafio maior".

T, 20 anos: a senhora viu o programa que falava sobre hemofilia e AIDS?
J, 23 anos: esse tema me incomoda". Agora, ser hemofílico é dizer que somos de um grupo de risco.
W, 18 anos: todos os lugares só falam sobre isso...
R, 25 anos: já sabia de tudo que iam dizer e resolvi dormir cedo para não me atormentar. AIDS para o hemofílico é o sinal verde para o inferno.
T: acabou a esperança que havia no CRIO... agora ele significa AIDS.

A todo instante, o medo de serem discriminados e abandonados era tema em nossos encontros.

S, 25 anos: as pessoas, quando descobrem que somos hemofílicos, se afastam.
F, 14 anos: gostaria que houvesse mais informações sobre as doenças como a AIDS... acho que se as pessoas souberem que sou portador do vírus, irão se afastar de mim.
H, 15 anos: já escutei comentário de colegas na escola dizendo para se afastarem de mim porque sou hemofílico, logo, tenho AIDS.
C, 23 anos: além do preconceito social, agora até os médicos e hospitais estão discriminando.

ESTAR ALI

Percebemos a necessidade de se sentirem compreendidos e aceitos, enquanto hemofílicos e prováveis portadores do vírus, e que esse seria um dos aspectos mais importantes a serem trabalhados. Víamos aí uma permissão para vivenciarmos com eles os sentimentos de medo, discriminação e luto, experimentados com a ameaça do vírus da AIDS, já que poderíamos ser também contaminadas pelas representações de seus afetos.

Compreendemos, após algum tempo, que, para o paciente e sua família, a AIDS representava a reedição da hemofilia, tal a intensidade da fusão. O adoecer e conviver com a hemofilia era revivido quando se sentiam contaminados pela AIDS. Todas as experiências primitivas de abandono, rejeição, limitações físicas e afetivas são reacendidas.

Após alguns meses, modificamos a organização do atendimento, numa tentativa de sistematizar melhor o trabalho. Os atendimentos passaram a ser em vários locais – na enfermaria, num consultório na própria instituição (ambulatório) e na casa-albergue. Nossa preocupação principal era "estar ali", disponíveis para ouvir e acompanhar.

No ambulatório, tínhamos como objetivo aproveitar o atendimento médico ao paciente para incluir nossa consulta, pois achávamos importante que houvesse um contato com cada um.

Sentíamos-nos apreensivas quanto a qualidade e validade desses atendimentos, pois alguns compareciam apenas uma vez. A maioria dos casos que nos eram encaminhados expressava a angústia do paciente e a do médico de lidarem com a nova situação. Após a descoberta de que o vírus estava vinculado ao CRIO, muitos abandonaram a rotina de tratamento, só aparecendo quando a situação era muito grave. Algumas vezes, o médico encaminhava o paciente para nosso setor quando ele relutava em aceitar o tratamento – ambos tinham dificuldade de entrar em contato com o diagnóstico. Em outras ocasiões, éramos solicitadas quando havia ameaça de suicídio.

Recebíamos, na maioria das vezes, o paciente deprimido e desesperado, não aceitando mais os cuidados médicos. O diagnóstico era vivido como uma sentença de morte para esses pacientes que acompanhavam o adoecer e a desintegração dos amigos. Ao contemplá-los sentiam seu destino determinado.

Os familiares também relutavam em frequentar a instituição. Nosso trabalho de apoio aos membros da família visava a diminuir a ansiedade frente à situação de perda iminente e tentávamos ajudá-los a ficar junto ao paciente. Acreditamos que a situação, já vivenciada por essas pessoas com a doença de base era um fator agravante, impedindo uma aproximação, por envolver sentimentos de culpa e ansiedade persecutória, desde os primórdios da relação.

Atendíamos principalmente mães cujos filhos se encontravam internados na enfermaria, pela disponibilidade e grau de angústia em que elas se encontravam.

Os cuidados que essas mães tinham com os filhos, que antes eram só hemofílicos, agora, com o advento da AIDS, são reforçados. As mães sentiam-se responsáveis pela doença primeira e agora também pela contaminação e morte. O sentimento de culpa é agravado e vivido muito mais intensamente. Algumas mães voltavam-se exclusivamente para esse filho doente, abandonando todas as suas outras atividades e também a família.

R, 35 anos, tinha três filhos, sendo o mais novo, J, 10 anos, portador de hemofilia e com vários casos da deficiência registrados na família. J estava internado na enfermaria com um quadro avançado de infecção no SNC, apresentando hemiplegia e afasia. R encontrava-se "internada" juntamente com o filho há mais de 30 dias, durante os quais permanecia, quase ininterruptamente a sua cabeceira. Sentia-se muito culpada pelo "abandono" de seus dois outros filhos de 15 e 12 anos. Relatava que eles cobravam sua presença, principalmente o mais novo, que estaria começando a apresentar dificuldades escolares. Falava também do quanto era intenso o sofrimento na enfermaria. R não conseguia afastar-se do filho, mesmo tendo uma pessoa da família com quem, segundo a mãe, ele ficava tranquilo. Dizia em seu relato: "... sou eu quem tenho que ficar com ele... eu é que sou a mãe dele... eu é que tenho que sofrer com ele..."

Esse comportamento era comum. Muitas mães pediam para serem atendidas na própria enfermaria, pela dificuldade de se separarem do filho.

Em outros casos, mães sentiam dificuldade de acompanhar o filho doente e até mesmo de visitá-lo com frequência, deixando-o abandonado na enfermaria. Ver o filho emagrecido e consumido era doloroso para essa mãe. Ela revive a culpa por "tê-lo feito" doente e não suporta ver sua morte.

F, 38 anos, teve 8 filhos, sendo 6 homens, dos quais 4 faleceram bebês. Sobreviveram o mais velho e C, 11 anos, portador de hemofilia.

F não conseguiu assistir o filho, quando nos períodos de internação, fazendo visitas rápidas e esporádicas e reafirmando que não suportava vê-lo sofrendo tanto. Dizia: "... eu não suporto vê-lo morrendo... as pessoas não entendem e ficam me cobrando..."

Em sua primeira entrevista, F demonstrava visivelmente seu sentimento de culpa por tantos filhos falecidos. Num momento de grande ansiedade, relatou: "... eu não tive culpa por meus filhos serem hemofílicos e terem morrido", eu não sabia dessa doença. Se soubesse, não teria tido tantos filhos... perdia um, tentava outro..."

Também era comum encontrar o leito da criança repleto de presentes não condizentes com a realidade econômica da família. Compreendíamos que representavam não só uma compensação, mas também uma forma de a mãe apaziguar sua própria culpa.

Em alguns momentos, esposas de pacientes procuravam nosso setor em busca de apoio, por terem conhecimento do diagnóstico do marido e de possibilidades de contaminação, sobretudo as que haviam sido informadas do resultado soropositivo de seus próprios exames. Atendimento a casal era raro, em função do clima acusatório existente.

A ANGÚSTIA DO "VIR A MORRER"

Nossa equipe vivenciou um dos momentos mais difíceis em nossa trajetória na instituição ao transpor a porta da enfermaria.

Sabíamos que esse local havia sido criado com a finalidade de atender à demanda que emergia frente à nova realidade, passando a ter a representação da morte. A necessidade de internação era vivenciada pelo paciente como a confirmação da AIDS. Certa vez, um paciente comparou a enfermidade a Alcatraz, quando disse: "é difícil entrar". Ficou claro seu ato falho e sua alusão inconsciente à fantasia que faziam de que aquele que é internado não tem mais retorno.

Perguntávamos a nós mesmos que fazer naquele espaço de 20 leitos muito próximos, que revelava a cada paciente a situação ao lado e que fazia com que juntos vivessem todas as situações de emergência que ocorriam a sua volta.

Em determinado momento, quando duas psicólogas estavam atendendo dois pacientes individualmente na enfermaria, ocorreu uma emergência. V, 40 anos, havia feito uma cirurgia de amputação do membro inferior esquerdo até a altura da coxa. Quando estava sendo atendido, a enfermeira pede licença para fazer o curativo diário. O paciente, ao ser manipulado, tem uma hemorragia grave e, às pressas, ocorre o atendimento de emergência. A terapeuta permanece no local e pelo olhar do paciente é percebido como é importante que a psicóloga possa estar presente naquele momento. Nada é possível dizer, mas tudo é dito através do olhar.

Não foi fácil vivermos aqueles momentos. O sofrimento que nos causavam era muito intenso, mas a necessidade dos pacientes era maior e nos fazia dominar o pânico e o medo de sermos contaminados pela AIDS para dar a eles mais afeto.

A cada instante, nos questionávamos sobre o que dizer para o paciente internado na enfermaria, que vivenciava sentimentos de luto e perda dos companheiros e sofria a mesma desintegração do corpo que caracteriza o estigma da AIDS. A angústia do vir a morrer ou estar morrendo sobrepõe-se a do como morrer. Era a permanente convivência com a morte que estava no paciente, nos exames, na internação e na medicação. Há que se evadir do "frasco negro" (Fujizon – medicação que vinha envolvida em plástico preto e que era um dos últimos recursos tentados).

À medida que o tempo passava, envolvíamos-nos cada vez mais com o trabalho e percebíamos que, para aquela pessoa deitada no leito, o mais importante era saber que estávamos ali, partilhando até do silêncio – silêncio que se nos infiltrava e provocava sentimentos de impotência e inutilidade. Percebemos que estávamos juntos no silêncio ou no discurso, para aplacar os sentimentos de solidão e abandono que nesse momento eram vivenciados mais intensamente.

L, 16 anos, que fora acompanhado por uma psicóloga da equipe desde suas primeiras internações, já em seus últimos dias de vida que expirava visivelmente, às vezes parecia não perceber a psicóloga que chegava próximo a seu leito e trocava algumas palavras com sua mãe ou simplesmente ali permanecia por algum tempo, durante o qual L praticamente não se manifestava. No momento em que a terapeuta comunicava que iria se retirar, L lamentava e solicitava que permanecesse mais um pouco.

A necessidade de um isolamento por parte de alguns pacientes se mostrava através de seu silêncio. Em várias situações, repetiu-se o fato de eles silenciarem poucos momentos antes de morrer, como se nos dissessem que nada mais tinham a falar – só o silêncio fala.

Z, 28 anos, internado na enfermaria, em seu último encontro com a psicóloga tentava sintonizar, sem conseguir, seu rádio e após algum tempo diz: "... Não adianta... ele não quer mais falar...,"

B, 11 anos, deitado em seu leito, pede à psicóloga que o cubra. A terapeuta atende a seu pedido e se despede. Ao chegar à porta, ele solicita que retome e quando ela se aproxima, ele diz: "... Tia, cobre até a minha boca, por favor..."

Em ambos os casos, os pacientes permaneceram calados até seu momento final, que ocorreu num curto espaço de tempo.

A "PSICOLA" – A CASA DO "HEMOFICO"

Ao iniciamos o trabalho com os pacientes que viviam na casa-albergue, sentíamos-nos como observadoras e recreadoras. Resolvemos utilizar material como lápis, papel, cola, etc., com as seguintes finalidades:

1. permitir nossa aproximação dos pacientes de forma menos ameaçadora (pois era assim que nos sentíamos);
2. aplacar nossa ansiedade ante a possibilidade de encontrar em alguns dias a mesa vazia;
3. facilitar a relação pacienteterapeuta. Os dias em que não compareciam eram "vazios" a acreditávamos que eles estavam nos testando.

O material que nos traziam nesses primeiros momentos eram desenhos representados por minúsculos corações, flores, casinhas sobre finas palafitas, bonecos com os membros superiores ou inferiores atrofiados. As figuras eram vazias, apresentando só o contorno. Os bonecos, feitos com argila, eram pequenos e frágeis e quebravam-se ao serem manuseados. O silêncio predominava no grupo e a comunicação se dava praticamente através dos trabalhos. Compreendíamos o quanto essa fragilidade e o vazio representavam seus próprios sentimentos e a percepção de si mesmos. Esse período foi longo e com o tempo as faltas foram se espaçando e os testes pelos quais passávamos iam mudando.

Durante alguns meses, os pacientes foram atendidos no refeitório. Porém, ocorreu, por acaso, uma mudança para uma sala mais reservada, onde se sentiram mais à vontade. Solicitaram, então, que os encontros passassem a se realizar ali.

A mudança facilitou o relacionamento com os pacientes, que passaram a se revelar mais, permitindo maior intimidade.

Alguns tinham hemorragias, outros traziam seringas usadas, brincando com elas à mesa. Traziam concretamente suas representações do que era hemofilia e AIDS.

Sentíamos a ameaça que pairava sobre nós e os pacientes quando as seringas e as hemorragias traziam o sangue contaminado. Não desconhecíamos os riscos reais, tendo muitas vezes que estipular limites para eles, dar explicações sobre os cuidados que deveriam ter e lidar com os nossos próprios medos e fantasias.

Percebíamos que o paciente nos mostrava como era perigoso se ligar a ele, como esse afeto-AIDS era arriscado. Vivíamos o drama juntos e muitas vezes o paciente era medicado diante de nós. Trabalhávamos dentro de nossos limites ou não suportaríamos dar continuidade à nossa relação e; ao mesmo tempo, éramos cautelosas com os sentimentos dos pacientes ao falarmos dos riscos de contaminação.

A proporção que o vínculo terapêutico ia se consolidando, os pacientes (crianças e adolescentes) começaram a se colocar verbalmente, contando e desenhando histórias assustadoras de monstros que os aterrorizavam, de morcegos que muitas vezes vinham representados por figuras de vampiros, de super-heróis e finalmente, de caveiras.

As caveiras e os morcegos são os vilões de uma história de terror e representam a ameaça de morte ou de final trágico. É com os super-heróis que eles nos solicitam a força para combater o inimigo: hemofilia, AIDS e morte.

Em determinados momentos, os desenhos representavam árvores chorando e pedindo S.O.S. para que não deixassem a natureza morrer, vitimada pela poluição. Outras vezes, caricaturas nos transmitiam uma ideia de desintegrações, coincidindo com a morte de algum colega.

Nos desenhos, os pacientes falam de suas vivências internas, do medo e das perdas. Mais do que isso, do sofrimento que é morrer de AIDS, de como são difíceis o emagrecimento, a queda dos cabelos, e como são dolorosas as transformações em seus corpos, que já vêm se modificando ao longo de suas vidas, por conta da hemofilia.

Através dos desenhos, do discurso e dramatizações com forma e cores diferentes, juntos, vimos muitas vezes a morte se anunciar.

B, 5 anos, paciente de repetidas entradas na enfermaria, com toxoplasmose, albergado na casa, certa vez estava com as duas psicólogas na sala de atendimento. Pediu-nos permissão para fechar a porta a chave, fechar as janelas e apagar a luz. Executou essas ações rapidamente e assim ficamos no escuro. B diz então: "... está vendo alguma coisa?..."

Quando traziam situações muito ameaçadoras, como que para suavizar, o grupo seguinte falava do belo, do luminoso, de alegrias e esperança de vida, em desenhos de estrela, sol e figuras da Disney.

Falavam de algo que cintilava no céu.

Compreendíamos também que nos mostravam a outra face da morte, o que se tornou possível por estarmos juntos. Eram crianças, eram jovens, também tinham direito ao sonho e à vida.

A interrupção do trabalho se deu após três anos, em consequência de questões institucionais. Era difícil para esses pacientes lidarem com os sentimentos de abandono e perda. Devido a isso, a separação foi trabalhada durante três meses.

Foi um momento difícil tanto para os pacientes quanto para a equipe, composta de quatro psicólogas e uma supervisora.

Tivemos a oportunidade de atender entre ambulatório, casa-albergue e enfermaria, cerca de 200 pacientes e familiares.

CONSIDERAÇÕES FINAIS

Como relatamos de início, o trabalho se deu numa instituição que atende exclusivamente a pacientes hemofílicos, em sua grande maioria de baixo poder aquisitivo. É uma amostragem específica e nossas conclusões são baseadas nesta experiência. Descrevê-la foi muito difícil, por termos de reviver momentos dramáticos e dolorosos.

Observamos, durante a evolução do nosso trabalho, que o processo de adoecer de AIDS revivia todo o processo da hemofilia.

O hemofílico, antes da contaminação do vírus da AIDS, já convivia com uma deficiência crônica.

Já precocemente lhe são impostos limites que, ao longo de seu crescimento, o fazem sentir-se incapacitado e não dono de si próprio. Sente-se à parte até dentro da própria família. Seu corpo é comprometido com as repetidas intervenções que sofre por conta da carência de fator.

A fantasia é de um corpo vazio preenchido pelo sangue de outros, seu "eu" é hemofílico, não se sente pessoa.

A partir do momento em que toma consciência de pertencer a um grupo de risco, passa a viver um estar contaminado pelo vírus. É a comunidade em identificação onde todos são iguais e têm inscrito o mesmo passado, presente e futuro. A AIDS reedita a dor, as limitações, as ameaças, as perdas, o isolamento e a morte.

Com a evolução de nosso trabalho, fomos percebendo as semelhanças e as diferenças existentes entre ser hemofílico apenas e sê-lo com AIDS. Descobrimos muito mais semelhanças que diferenças. A nova doença vem selar todas as deficiências e dificuldades existentes na vida do paciente. A ameaça de morte, que sempre esteve presente na vida do hemofílico, toma uma forma mais concreta.

Mergulhamos juntas, buscando os significados de ser hemofílico, de ter AIDS. Muita angústia em cada contato com estes seres, com sua humanidade comprometida desde a infância, dependentes do sangue de outros, não podendo ter existência própria. A mesma dependência que os tomou portadores do vírus da AIDS.

Sofremos juntos buscando integrá-los dentro de uma realidade impossível. Lidamos o tempo inteiro com nossa onipotência, descobrimos a dor, as perdas e nossas limitações de pacientes-psicólogas, dentro de um universo de absurdos.

Como conviver com a morte sem ver a própria? No ambulatório, enfermaria e "casa do hemofico" (como era designada pelos adolescentes), partilhamos e acreditamos que nossa presença ("psicola" como por vezes nos chamaram), era conforto, porto, ouvido e colo.

Fomos juntas ao fundo do poço, partilhando do silêncio frente ao irremediável e buscando juntas a esperança de mais um dia, e de menos sofrimento, dando-nos como companhia nessa jornada.

Somos muito gratas à instituição, aos pacientes e a seus familiares, por nos terem permitido essa vivência.

POST-SCRIPTUM

Virgínia Fontenelle

O ano foi 1988. O Centro de Medicina Psicossomática me designou, junto com quatro psicólogas, para dar suporte a uma Instituição que tratava de hemofílicos, a pedido de seu Diretor.

No capítulo temos o relato do que foi desenvolvido em aproximadamente três anos.

Ao me reportar a este período, pareceu-me que não estava muito claro o fato de termos trabalhado a Instituição como um todo, trabalho que envolveu médicos, enfermeiros, técnicos, e até pessoas que detinham ofícios mais simples.

O sentimento presente era de desolação e luto ao se colocarem como responsáveis pela contaminação e desenvolvimento da doença. E mesmo que já houvesse certo controle sobre as doações e preparo do "CRIO", muitos foram contaminados, desenvolveram a doença e estavam morrendo.

O Diretor da Instituição disse certa vez:

"– É o Titanic e o iceberg a AIDS".

Neste período, a morte era constante.

Com o advento de novas tecnologias, o hemofílico voltou a poder ver o tratamento como uma possibilidade de uma melhor qualidade de vida e não o pesadelo que aconteceu há 20 anos.

REFERÊNCIAS

Aberastury, A. et al. Adolescencia. Buenos Aires: Kargieman, 1971.

Kreisler, L., Fain, M., Soulé, M. A criança e seu corpo – Psicossomática da primeira infância. Rio de Janeiro: Zahar, 1981.

Mannoni, M. A criança, sua doença e outros. Rio de Janeiro: Zahar, 1971.

Kühler-Ross, E. AIDS, o desaûo tînal. São Paulo: Best Seller, 1988.

_____. Sobre a morte e o morrer. São Paulo: Martins Fontes, 1987.

Mello Filho, J. Concepção psicossomática: visão atual. Rio de Janeiro: Tempo Brasileiro, 1979.

Osório, L. C. et al. Grupoterapia hoje. Porto Alegre: Artes Médicas, 1986.

Perestrello, D. A Medicina da pessoa. Rio de Janeiro: Atheneu, 1982.

Rivière, P. O Processo grupal. São Paulo: Martins Fontes. 1986.

PARTE 6
Trabalhos originais

REGÊNESIS: O MITO DA FÊNIX EM PSICOSSOMÁTICA

Samuel Hulak
George Lederman

O MITO DA FÊNIX

O medo da morte e a impotente rendição do homem ante a inexorabilidade da sua condição estabelecem, no indivíduo, o reforço das fantasias de suporte à negação promordial: sua finitude.

Torna-se necessário que o indivíduo não morra, busque a juventude eterna: se isso falha, parte para a ressurreição de uma nova vida, ainda que sob novas formas ou em outras épocas. Até que, vencido pela realidade, descubra que sua angústia só se aplaca quando encontra o resgate de sua história pessoal, da consciência de sua identidade e que a ideia de sua continuidade – passado, presente e a ideia sobre si mesmo – pode atrevê-lo ao projeto de um futuro e à aceitação da morte como uma completação.

A história do pensamento do Homem, ao longo dos séculos, está povoada de fantasias de ressurreição. Desde as deusas da fertilização, adoradas pelo mistério da gravidez e da fertilidade dos solos pelas marés, aos adoradores do Sol, sempre ressurgente, aos ritos de sacrifícios canibalísticos e de fecundação do solo com o sangue e os genitais das vítimas para o alcance da ressurreição, aos mitos criogênicos atuais, o Homem persegue o renascer e tenta transformar a morte num novo começo de si mesmo.

Das descobertas arqueológicas, ainda proto-históricas, de tumbas contendo utensílios da vida diária; dos registros da Antiguidade pré-clássica sobre a vida após a morte, mostra-se o Homem preocupado com a ressurreição, a transmigração e a transmutação da alma.

Assim nos ensinam os Vedas, em que a luta de Vishnu contra Siva busca a paz interior e a conquista de uma vida melhor após a morte; assim registram os egípcios desde o período pré-dinástico no seu culto da morte. Foi entre os egípcios, de seitas de adoradores do Sol, que surgiu o mito da Fênix, ave fantástica, que após a morte renascia das cinzas e, posteriormente, como símbolo, representava o deus Osíris; além de ser o emblema dos que regressavam de viagens longas, decorava monumentos erigidos por monarcas do Egito que voltaram vitoriosos ao pais. Existem, também, registros sobre a Fênix na China, cujo mito parece ter surgido ali cerca de 4.000 anos a.C. no ciclo dos imperadores celestes. Na Creta antiga, a miscigenação cultural das influências persas, chinesas e egípcias fez migrar a ave fantástica, através dos gregos, à nossa civilização. Existem também descrições detalhadas da Fênix no livro II da História de Heródoto, na História Natural de Plínio e nos escritos do romano Manillo. O pássaro é retratado como semelhante à águia, com pescoço e asas douradas, com penacho rubro e que de 570 em 570 anos morre e de seus ossos nasce o embrião da nova Fênix, que envolve os restos mortais em incenso e canela e voa até Pancail, a cidade do Sol, onde deposita seus despojos e retorna para mais meio milênio de vida.

"Morrer, dormir, talvez sonhar", despindo a mortalha perecivel do corpo, como recita Shakespeare.

Na impossibilidade de derrotar a morte, o Homem a ela se alia como meio de alcançar o sonho da ressurreição.

O encontro dos mitos e a cosmovisão da regênesis

Sob a ótica da nossa compreensão, Narciso e Fênix se completam.

Quando Liríope, ninfa das águas, engravida de Narciso, indesejado filho, esta o amaldiçoa, antes do agouro de Tirésias: "aquele que só viveria enquanto não se conhecesse". Depois ele é amaldiçoado com esta mesma profecia pela ninfa Eco, cujo amor desprezou.

Quando se vê refletido no lago, entra em profunda depressão e, desistindo de comer e de beber, tenta, anoreticamente, destruir, não sua vida, mas a imagem que vislumbrou. Porém, e este ponto é fundamental, não busca a morte; pois, voltando à água (líquido amniótico ou as forças primitivas do inconsciente), tenta uma nova chance, renascendo das próprias águas e se encantando em flor.

O encontro dos mitos e a observação clínica dos autores lhes permitem a introdução do conceito da Regênesis como a fantasia da busca da regeneração, cuja intensidade é tão fortemente desejada que pode mobilizar as ordens destrutivas do organismo, permitindo a produção de doenças psicossomáticas severas com intenção letal, mas visando à construção de um novo ser.

A procura da regeneração parece ser um tactismo universal. Desde as Supernovas que se formam a partir da energia resultante da morte de estrelas até, em nível microcósmico, no âmbito da vida celular, podemos observar esse fenômeno. Os mais recentes estudos sobre Genética e Imunologia têm sido feitos a partir das teorias sobre recombinação somática. No cromossomo, a informação genética não viria pronta, acabada; resultaria de múltiplas tentativas de acerto, com eliminação de erros, até que a combinação correta se estabelecesse. O alfabeto da vida, único e o mesmo, na sua mistura de letras, se vê combinado e recombinado sucessivamente até serem escritas as palavras certas. Assim, as células se diferenciam e se especializam; assim são maturados os linfócitos B e escritos os anticorpos; assim, são compreendidos os papéis dos proto-oncogenes e dos oncogenes e, assim, se processa a vida num contínuo destruir de ordens perversas, com volta ao caos da indiferenciação e reaproveitamento do material genético para uma nova chance à vida, presidida, portanto, pela égide de Eros.

CONSIDERAÇÕES TEÓRICAS

A partir da discussão de casos clínicos acompanhados nos últimos cinco anos, observam os autores que certos pacientes apresentam, por sua patologia peculiar, suas histórias clínicas e pelo decurso terapêutico, características comuns que, genericamente, configuram o seguinte perfil:

- inaceitação do próprio esquema corporal com a fantasia de não habitarem o próprio corpo;
- fantasia de serem outra pessoa que nunca conheceram e de estarem carregando uma falsa existência que lhes foi imposta;
- falta de criatividade e presença de discurso reprodutivo (por exemplo: citação de provérbios, etc.)
- existência de somatizações severas com risco letal, apesar de, paradoxalmente, desejarem o tratamento e a vida;
- sentimentos de distanciamento físico do corpo da mãe (por exemplo: "não me lembro de minha mãe ter-me posto no colo");
- história de mães superprotetoras, mas pouco afetuosas;
- história de terem sido gerados indesejadamente ou por acidente.

Nestes pacientes, a existência de uma patologia muito destrutiva, compreensível em patologia narcísica se contrapunha ao intenso desejo de viver, de se cuidarem terapeuticamente e de virem a ser, finalmente, uma nova pessoa.

O presente trabalho, refletindo as conclusões a que, até o momento, chegaram os autores, visa a oferecer uma tentativa de compreensão psicodinâmica e de abordagem terapêutica desses pacientes.

Os casos estudados e discutidos fizeram e fazem parte da clientela privada de cada um dos autores. Esses pacientes apresentam uma peculiaridade que lhes é comum: mesmo com patologias graves, em que, desde o suicídio psíquico da negação de si mesmo, que pode conduzir à despersonalização psicótica, aos quadros de somatizações severas (doenças autoimunes, tais como doença de Wegener, lupo, artrite reumatoide, infertilidade por anticorpos, tumores malignos da mama e da tireoide e dois casos de anorexia nervosa), que poderiam levar ao óbito, esses pacientes, no decorrer do tratamento, transmitiam claramente seu desejo de viver. Diziam frequentemente: "Eu não quero morrer; desejo ser outra pessoa" ou "Eu quero é matar esta pessoa que odeio dentro de mim". Entretanto, a anamnese desses pacientes também apresentava outra similitude: foram filhos de mães secas de afeto, pouco amorosas, insuficientes na compreensão de suas necessidades e que, mesmo quando se desvelavam em cuidados, o faziam como governantas ou babás e não como mães; substituíam a maternagem pela governança. Foram, ademais, crianças tímidas, retraídas, "certinhas" e bem comportadas; uma das pacientes relembra, com muito ódio, os vestidinhos brancos de babados e os cachinhos bem cuidados nos cabelos e de como tinha de se comportar para não se "desarrumar". Poucos apresentaram somatizações importantes na infância. Um dos pacientes teve asma brônquica dos 2 aos 15 anos, e, posteriormente, rinite e cistite recorrentes que o acompanham até os 34 anos de idade; outro provoca mutilações na pele desde os 5 anos e outro reabre uma lesão eczematosa, surgida aos 8 anos, toda vez que tenta se libertar da mãe. Fora essas exceções, as somatizações e os distúrbios de conduta eclodiram na adolescência. Em todos os casos, a relação ambivalente com a mãe é intensa. Mesmo numa das pacientes que foi abandonada pela mãe quando tinha menos de 2 anos de idade, ao lado de um ódio profundo, persiste a melancólica cobrança pelo débito irreparável; Costuma, essa paciente, hoje com 32 anos, ainda passar disfarçadamente de carro pelo prédio onde mora a mãe ou telefonar para ela desligando após o primeiro "alô"; recentemente, no meio de uma sessão, essa paciente, sob intenso choro convulso, com um misto de ódio, dor e profunda tristeza, esmurrando seu próprio peito, gritava: "Estou sentindo uma dor muito grande, a maior dor que existe, a dor de saber que perdi o que nunca tive".

A compreensão diagnóstica dos autores sobre esses pacientes foi e continua sendo a de que eles apresentam uma patologia narcísica e têm um falso *self*.

Cabe agora uma breve digressão para facilitar a exposição posterior. Referimo-nos à sumarização de dois conceitos de Winnicott, de importância para a conpreensão deste trabalho; os conceitos de espaço potencial e de falso *self*.

Existe uma área entre a mãe e seu bebê que representa um espaço que Winnicott denominou de potencial. Segundo esse autor, nesse parêntese da existência humana ocorrem fenômenos e experiências transicionais indispensáveis à sadia individuação da pessoa. A mãe suficientemente boa, que é capaz de compreender o filho lactente e de tolerar sua individuação, também é capaz de distinguir entre "sozinhez", solidão e abandono, permitindo que a criança fique sozinha sem se sentir nem abandonada, nem solitária, e possa preencher essa "sozinhez" com consolos substitutivos da ausência/presença da mãe que por ela vela, mas não abafa. A comunicação verbal e subverbal, os afagos, a demonstração de amor, o atendimento e o entendimento na hora e na dose certa, a chupeta, os primeiros brinquedos vão substituir a mãe, diminuir a angústia da separação e permitir que, nesse espaço subjetivo, transformado em laboratório do ser, a criança construa seus primeiros símbolos, as primeiras distinções entre o eu e o não eu, as vivências de objetos internos e externos e, o que nos parece muito importante, a vivência da existência de um outro espaço, determinando a fronteira mãe/bebê, que é o espaço potencial. Esse espaço, à medida que se preenche e se alarga, num crescimento sem fronteiras, possibilita o exercício do universo que abrigará a criatividade, a liberdade, a capacidade de fantasiar e de amar.

Essa mãe suficientemente boa também reforça o *ego* ainda débil do filho, alimentando sua onipotência, permitindo que a criança desenvolva um *self* próprio e verdadeiro. A mãe que falha em satisfazer essas necessidades psicológicas básicas do bebê substitui as necessidades da criança pela manifestação de seus próprios desejos, dando início à construção de um falso *self* que se submete a aceitar um não-eu e não consegue diferenciar aquilo que lhe seja próprio. Entretanto, depreendem os autores, através de suas observações, que merecem distinção duas condições clínicas de falso *self* que, para efeito de melhor exposição, passam, doravante, a ser denominadas de falso *self* suposto e falso *self* imposto, ambas como subdivisões do conceito genérico de falso *self*. A noção de pertinência e territorialidade é fundamental para a compreensão dessas duas condições.

A identidade humana passa pela capacidade global e integrada de reconhecimento do espaço do indivíduo (seu conteúdo e seu continente pessoal) e da relação dele com o mundo; passa pela aptidão de reconhecer o que lhe é e o que não lhe é pertinente, e, nessa consciência, a distinção do que, mesmo não lhe sendo próprio, poderá vir a sê-lo por adoção, de acordo com a sua necessidade (por exemplo: na incorporação de proteínas dos alimentos ou na incorporação psíquica de objetos externos, os quais aceita e passam a ser seus).

A mãe que não deseja ou não tolera a individuação do seu filho colaba o espaço potencial; nestes casos, não ocorre um estado fusional mas um colabamento e é neste estreito limite que, e sem adoção por parte da criança, as necessidades e desejos da mãe são impostos. Forçada a uma identificação sem identidade, a criança, ou assume a personagem que lhe é oferecida ou, pelo medo de ser desamada e destruída, sucumbe e se submete. Ocorre, portanto, não a aceitação e sim a submissão a um papel que passará a desempenhar. Alguns indivíduos conseguem ir se equilibrando na vida com a assunção desse desempenho que, supostamente, demonstram aceitar; outros não, vivem essa condição com ódio e revolta, contrapondo-se a uma falsa pessoa que lhes foi imposta e contra a qual reagem com o mesmo rancor que têm pela mãe. Enquanto o falso *self* suposto corresponde ao indivíduo que sacrificou sua pessoa em favor de uma personagem (alguém que buscou a identidade mas permaneceu na identificação, mimeticamente, imitando e investindo numa personagem através da qual se comunica com o mundo referencial), o falso *self* imposto vive a tragédia de não ser ele mesmo por não lhe terem permitido a construção do seu *self* e a dor dessa inaceitação com o aturdimento de não saber como elaborar essa reparação. Não só os conflitos não resolvidos da mãe, mas também outras variáveis já existentes na pré-história da criança, determinam um papel, uma expectativa e a inexorável imposição de ter que ser aquele que sua família nuclear precisou que fosse, instrumentando uma mãe suficientemente boa para tal mister. Existem famílias ou indivíduos que, por atendimento de suas necessidades psicóticas, carecem forrar, por antecipação, o berço de um *self* imposto. Há os que precisam de um "salvador"; há os que necessitam de um "unificador" que venha para juntar separações ou negociar contendas; outros desejam se agarrar a "reparadores" que venham para substituir mortos importantes, cujos lutos nunca foram elaborados: e existem os "continuadores", que nascem para tentar realizar *egos* idealizados cujas frustrações nunca foram suportadas.

Estes *selves* impostos, verdadeiros Dibuks incorporados, são instrumentados. Já entram em cena com *script* e personagens compostos. O colabamento do seu espaço potencial não permite a realização da individuação, enquanto, pouco a pouco, eficazmente, lhes são transmitidas as instruções de como se espera que eles sejam. São mães que cuidam, vigiam e atendem como mordomos competentes e sem afeto; cuidam, mas não abastecem de amor a pessoa de seus filhos, aos quais exibem a imago da sua personagem; substituem a função especular pela projeção do objeto imposto. Resta a criança a psicótica relação com um objeto fora de seu universo. Ao indivíduo com fragilidade egóica (genética) sobrará o caminho do autismo ou da psicose e, aos de melhor condição de defesa, a estratégia de tolerar o jogo até o desencadeamento posterior das dramáticas batalhas para a rejeição do implante e as tentativas de conquistar sua própria identidade.

Chamamos também a atenção para as diferenças clínicas, marcantes, entre as duas situações descritas. O falso *self* suposto necessita manter esta situação pelos ganhos secundários dela advindos, sente sua pessoa tão fragilizada que o escudo da personagem, mesmo frustrando na obtenção do afeto real, de autoestima e respeito próprio, promove a proteção requerida e o brilho ilusório do sucesso em suas relações circundantes. Já o imposto, por sua vez, luta com desespero para rejeitar o implante impertinente da criatura que não escolheu ser, mesmo que tenha que ordenar a suas forças biológicas de destruição para ferir o corpo que sente como não sendo seu. No primeiro caso, do *self* suposto, o indivíduo não se permite abrir mão da defesa, e, no segundo caso, o indivíduo luta para ser outra pessoa, a pessoa dele que, talvez, nunca tenha conhecido. No falso *self* suposto, as somatizações são de menor monta e a busca de ajuda especializada não se faz ou, quando ocorre, o tratamento será abandonado ou sabotado sedutoramente; o falso *self* imposto, por sua vez, deseja ser ajudado e é mais frequentemente alvo de somatizações graves através das quais tenta expulsar o objeto mau imposto, ainda que nesta destruição tente voltar ao caos com a fantasia de regeneração de outra pessoa.

Como Freud já ensinou que nas situações de indiferenciamento Eros e Tânatos se confundem, parece-nos que tal fusão deve ser vista como a expressão mais forte de energia geradora, e numa situação que permite seja entendida a dialética da vida e do próprio gênesis que surgiu do caos.

Destacamos, entretanto, que os autores não consideram esta busca de uma nova pessoa nem como uma idealização do *ego*, nem como a procura de soluções através da morte, numa tentativa de regressão fusional. Na Regênesis o caminho nos parece ser outro: o indivíduo busca realocar a libido de volta para o *id* a fim de obter chance de outra tentativa para renascer. Existe o sacrifício do *ego* para a recombinação que resulte num novo *self*.

CONSIDERAÇÕES TÉCNICAS

Entendem os autores que há necessidade de modificações na abordagem técnica no tratamento de pacientes com patologias narcísicas.

Considerando que o objetivo do tratamento desses pacientes é conseguir ajudá-los a encontrar um verdadeiro *self*, pensam constituir o *setting* como espaço potencial onde se daria o resgate de uma relação didática suficientemente boa para tal fim. Julgam ser de grande importância o cuidado para que esse *setting* não se constitua numa reprodução do frustrante espaço colabado que não permite o direito à individuação. Propõem, para tal mister, que taticamente seria ruinosa a utilização de interpretações precoces. Sugerem sejam utilizadas, nestas situações, inicialmente, as técnicas de clarificação e de eco para, posteriormente, com o paciente egoicamente mais reforçado, suportar confrontações que ajudariam seu processo de reconhecimento do eu e do não eu, para só conseguirem absorver, então, o material interpretado.

Os autores centram as modificações técnicas no terapeutae na relação. Cabe ao terapeuta, com esses pacientes, aceitar, durante algum tempo, a admiração e a idealização de seu paciente, interpretações precoces dessa transferência poderiam ocasionar entraves ao processo terapêutico. O terapeuta constitui, para o paciente, um objeto transacional, do qual, ele, paciente, precisará utilizar-se à medida que construir seu próprio *self*, para poder, um dia, separar-se no seu processo de individuação. Observam os autores que frequentemente esses pacientes tendem a discordar, com veemência, das interpretações dadas pelo terapeuta e não aceitá-las. Essas atitudes nem sempre traduzem resistência ao tratamento, mas, sim, fazem parte das necessidades desses pacientes de se diferenciarem dos seus terapeutas, objetivando suas individualidades. Na experiência dos autores, torna-se de extrema importância que o terapeuta se dê conta de sua contratransferência, pois no início do tratamento esses pacientes se sentem colabados com o terapeuta numa relação *self*-objeto. Isso pode despertar, por vezes, sentimentos de angústia, inquietação e irritação nos terapeutas; este estado de fusão pode promover vivências primitivas de sua própria infância, ocasionando interpretações que obstaculizariam o desenvolvimento do tratamento.

Pelo exposto, seria recomendada, para estas patologias, a abordagem terapêutica através de psicoterapia de base analítica, ou de análise que possibilite, na sua fase inicial, aceitar transferência especulares e idealizadoras.

CONSIDERAÇÕES FINAIS

Apresentam os autores como resultado de suas observações clínicas e estudos entre si, mantidos nos últimos anos, as seguintes conclusões: parece que certos pacientes, portadores de patologias narcísicas, agem com um tipo peculiar de falso *self*, que denominam de falso *self* imposto e que se diferencia do conceito genérico de falso *self* descrito por Winnicott. Para efeito de distinção, propõem que os falsos *selves* se classifiquem como supostos e impostos e estabeleçam diferenças clínicas e psicodinâmicas entre eles.

Sustentam, também, que uma das características mais marcantes do falso *self* imposto é a sua tendência para somatizações severas, buscando êxito letal como forma de, em suas fantasias, renascerem com o direito a um verdadeiro *self* propõem ainda que, nestes casos, os mecanismos de autodestruição mobilizariam as ordens tanáticas do organismo, via imune, apoiados na compreensão da recombinação somática e das atuais teorias sobre doenças autoimunes. Neste caso, Tânatos seria um mero instrumento de Eros e certas condições mórbidas seriam compreendidas como um apelo à vida e ao direito de viver. Chamam esse mecanismo de Regênesis.

Sugerem a releitura do mito de Narciso como complementação do mito da Fênix e uma modificação técnica na abordagem destes casos, que consistiria em terapias que possibilitem a aceitação de transferências especulares e idealizadoras.

Finalmente, deixam o tema em aberto para futuros estudos.

REFERÊNCIAS

Bacal, H. A. British objetcs relations theorics and self psychology: Some criticai reflection. In: *J. Psychoanal.*, Toronto, v, 68, n. 81, 1987.

Bona, C. A. (Edit,) Molecular basis of the immune response, *Annals of the New York Academy of Sciences*, New York, v. 546, 1968.

Davis, M., Wallbridge, D. *Limite e espaço*, Rio de Janeiro: lmago. 1982.

Doin, C. Reflexões sobre o espelho. Bol. Cient, Soc: Psicanal. do Rio de Janeiro, n. 16,p, 1-37, 1985.

Will, D. *História da civilização*. 2: ed., tomos 1/2, Rio de Janeiro: Record, 1973.

_____. *Enciclopedia universal ilustrada*. v. 23, Madrid: Europeo-americana, 1924.

Etchegoyen, H. R. *Fundamentos da técnica psicanalitica*. Porto Alegre: Artmed, 1982.

Freud. S. *Sobre o narcisismo*: uma introdução. Edição Standard Brasileira, v. 14, Rio de Janeiro: Imago, 1976.

_____. *A dinâmica da transferência*.

_____. *Construções em análise*.

_____. *Além do princípio do prazer*.

Green, A. *Sobre a loucura pessoal*, Rio de Janeiro: Imago, 1988.

Honigsztejn, H. identificação e identidade na moderna psicologia do self. *Rev. Bras. Psicanal*, São Paulo, v. 19, p. 377, 1985.

Kohut, H. Análise do self. Rio de Janeiro: Imago, 1988.

_____. *A restauração do self*. Rio de Janeiro: Imago, 1988.

_____. Selfe narcisismo. Rio de Janeiro: Zahar, 1984.

_____. Como cura el anãlysis? Buenos Aires: Paidós, 1986.

Leão, L. C. Identificação e suas vicissitudes conforme observada na adolescência. *Rev. Bras. Psicanal*., São Paulo, n. 21, p. 157,1987.

Mahler, M. *O processo de separação/individuação*. Porto Alegre: Artmed, 1982.

MacDougall, J. Teatros do eu. Rio de Janeiro: Francisco Alves, 1984.

Mello Filho, J. O ser e o viver. Porto Alegre: Artmed, 1989.

_____. Miros. Barcelona: Labor, 1976.

Paiva, L. M. Archaizdisease of the ego. Concepts and psychoanalitical treatme of narcisistic and psychotic States. Divergence of technique. In: *Psychosomatic psychiatry*, v. 2. São Paulo: Garatuja, 1990.

Prado, M. P. A. *Narcisismo e estados de entranhamento*. Rio de Janeiro: lmago, 1988.

Sauberman, P. R. Minha experiência com pacientes ditos narcísicos. *Rev. Bras. Psicanal*., São Paulo, v. 18, p. 319, 1984.

Segre, C. D. Problemas encontrados na análise de "EstruturaS narcisicas". Relat. Oficial da Mesa do 10. Congresso Bras. de Psicanálise.

Spitz, R. *O primeiro ano de vida*. 4. ed., São Paulo: Martins Fontes, 1987.

Stolorow, R. D., Lachmann, F. *Psicanálise da parada do desenvolvimento*. Rio de Janeiro: Imago, 1983.

Vilete, E. P. O mal da lua; um estudo sobre as fronteiras do Self. *Bol. Cient. da Soc. Psicanal. do Rio de Janeiro*, n. 314, p.55-67, 1989.

_____. O corpo relicário do Self perdido. 11. Congresso Brasileiro de Psicanálise, 1987.

Winnioott, D. O ambiente e os processos de maturação. Porto Alegre: Artmed, 1983.

T. *El ninó y El mundo externo*. Buenos Aires: Hormé, 1965.

ANEXO

Samuel Hulak

Dedico este adendo ao saudoso amigo George Lederman, coautor de "Regênesis", que deste mecanismo não precisará, pois que eterno na memória de todos que o amam. O prematuro falecimento do Dr. Lederman, apesar da interrupção temporária das nossas observações, não tem impedido o prosseguimento dos trabalhos que venho dedicando ao estudo de casos sob a ótica do "Regênesis".

Como acréscimo atualizante a este capítulo, apresento um resumo ilustrativo de caso clínico comentado. A escolha de Renata deve-se a universalidade de sua história e sua característica condição de falso *self* imposto com somatização grave.

Quando atendi Renata – como a chamarei a partir de agora – pela primeira vez, ela contava com 35 anos de idade; esguia, alta e loura, trazia nas feições aquilinas um penetrante olhar suplicante de socorro. Deu-me a impressão que procurava, com desespero, algo perdido em um onde desconhecido. Somente mais tarde entendi que ela buscava o que nunca achara; Renata esforçava-se a encontrar a pessoa dela e para isso teria que ser renata.

Até então não havia consultado psiquiatras ou outros da área *psi*. Veio encaminhada por um oncologista que a diagnosticara um câncer ductal na sua mama esquerda.

Renata, fora os cuidados com pediatras, não era de ir a médicos, salvo quando frequentava, irregularmente, desde os 14 anos, uma ginecologista que a encaminhou ao oncologista. Este último indicara uma mastectomia radical, apesar de não existir, aparentemente, nas varreduras realizadas, evidências de metástases. Na nossa entrevista inicial, estava com três meses de pós-operada. Trazia ao lado de um enorme envelope com exames a desculpa de não ter marcado antes nossa consulta, conforme sugerido tanto pela ginecologista quanto pelo oncologista, devido à sobrecarga de afazeres acumulados pelas providências decorrentes da doença e da cirurgia.

– *"Dr. Não sei mais que dizer. Nunca me consultei com psiquiatras nem psicólogos."*
– *"A senhora me falou que veio por indicação de dois médicos, trouxe os exames e relatou alguns dados sobre sua doença; que acha de falar sobre sua pessoa?"*

Resumirei a história de Renata obtida em várias sessões que foram interrompidas pela série de seis quimioterapias, as quais se submeteu.

O pai de Renata é um imigrante, sem família no Brasil; veio pobre e aqui se tornou um bem-sucedido comerciante. Austero, rígido e seco afetivamente, casou com uma jovem 15 anos mais moça que ele e herdeira de um abastado conterrâneo estabelecido no Recife. A mãe de Renata tem atualmente 53 anos; casou aos 17 anos, poucos meses antes da morte do pai e entrou em depressão, da qual não mais saiu até agora. Aconselhados por amigos, estimularam uma gravidez que resultou em aborto espontâneo. O agravamento da depressão da mãe de Renata serviu para o ansioso intento de nova gestação para "curar" a depressão e gerar um herdeiro. Foi assim, neste contexto, que nasceu Renata, filha única de um pai severo que sempre foi por ela percebido como inquestionável chefe e uma mãe imobilizada pela depressão.

Desde criança, Renata cuidou, a exemplo do que ainda faz, da mãe; o pai, sem esconder a decepção pelo casamento e ausência de herdeiro homem, atribuiu para nossa paciente o papel de cuidadora da mãe enquanto se dedicava a sua vida empresarial e de relacionamentos extraconjugais. A mãe de Renata abandonara os estudos quando casou; nunca exerceu atividade profissional, e as domésticas eram realizadas por um *entourage* de empregadas; imatura, infantilizada, nunca conseguiu desempenhar papel de mãe, e sim de filha de Renata.

Renata foi uma criança sadia; suas idas ao pediatra foram mais consultas ditadas pela praxe e pelos calendários de vacinações. Não tinha, talvez, "autorização" de ficar doente, exceto quando teve a menarca tormentosa aos 10 anos; desde então, é vitimada por dolorosa TPM, com enxaqueca e fortes cólicas ovarianas. Sua insípida adolescência foi coroada por excelente desempenho escolar e pobre vida de relacionamentos interpessoais. Renata é solteira e ainda virgem. Formou-se em administração, nunca exerceu atividade profissional e sua vida social limita-se a eventuais saídas com a mãe, algumas de caráter social, com os pais e com duas amigas de colégio com as quais ainda mantém contato.

Um ano antes do diagnóstico do tumor, o pai de Renata teve um infarto do miocárdio e foi revascularizado com três pontes de safena. A doença e as limitações do pai mudaram o panorama doméstico da família e da paciente.

O tumor, quando descoberto, tinha seis centímetros; dependendo do tipo de células e, portanto, da velocidade mitótica, poderia se calcular que o tumor já estava com cerca de três a quatro anos de desenvolvimento. Segundo nossa experiência clínica, a indiferença à percepção da nodulação mamária faz parte de todo um conluio de indiferenças. O descaso à presença do nódulo se soma ao relaxamento de procura de tratamento e a indiferença de identidade pessoal. O câncer pode ser visto como sintoma de uma doença caracterizada pelo distúrbio de identidade; pelo não reconhecimento do que é próprio do indivíduo. " Mim-não-mim". Assim, operam os oncogenes, que abrem/fecham a ordem de destruir células "não-mim". A grande maioria dos tumores não ocorre com ou por imunodeficiência, e sim por imunoindiferença, por um descuido de reconhecimento do que é próprio da pessoa.

Renata, quando com 32 anos, descobriu através da ginecologista que suas queixas e exames eram sugestivos de uma perimenopausa; durante a terapia pôde examinar os ódios acumulados pela vida negada que teve, pela revolta contra o *self* imposto e pelo aturdimento de um *ego* angustiado em busca de um *self* perdido, tão bem espelhado pelo primeiro olhar de Renata quando nos conhecemos. A ambivalência dela entre morrer e tentar ser renata atinge o auge quando vê o pai em decadência e fantasia a morte dele e o fim de sua escravidão.

Renata continua em psicoterapia; apesar de ainda se submeter a varreduras, atualmente anuais, o câncer não produziu metástases; seus pais continuam vivos e a vida da paciente não mudou muito. Tenho procurado ajudá-la a se desfazer dos papéis que lhe foram impostos e sempre que possível recheando os buracos esvaziados com as pertinências descobertas; ela e eu temos sofrido juntos as batalhas de uma guerra, cuja conclusão desconhecemos. Uma coisa, entretanto, sabemos, ela e eu: estamos em busca de Renata, ela mesma, e quando sofre ela me diz:

– *"Dói, mas não faz mal, pois sinto que esta dor é minha; só minha".*

38

DESORDENS FICTÍCIAS
Therezinha Lucy Monteiro Penna

DESORDENS FICTÍCIAS

Os pacientes com desordens fictícias

Existe uma interessante categoria de pacientes que procura os ambulatórios médicos e os hospitais trazendo um distúrbio mental de difícil diagnóstico e ainda mais difícil tratamento. Trata-se de pessoas que fabricam conscientemente sintomas físicos ou que fingem tê-los, com a intenção única de iludir os médicos, levando-os a pensar que estão realmente doentes e assim obter atenção médica. Ao contrário de pacientes somatizadores, nos quais a produção de sintomas não é voluntária, e de pessoas simuladoras cuja produção de doenças visa a compensações financeiras, obtenção de licenças médicas, etc., os pacientes com desordem fictícia se caracterizam pela necessidade psicológica de assumir o papel de doente.

OS RECURSOS UTILIZADOS

Os recursos que utilizam para alcançar sua meta são variados e extremados, podendo ser agrupados em: autoindução de infecções, produção de feridas crônicas, automedicação e simulação de doenças.

Autoindução de infecções

O objetivo é se infectar voluntariamente, injetando no corpo substâncias ou objetos contaminados, de modo a produzir abscessos e quadros infecciosos variados, Reich (1983) relata o caso de um rapaz de 15 anos que contaminava a urina introduzindo fezes na bexiga através de uma sonda; isso levou os médicos a vários procedimentos diagnósticos que culminaram em cirurgia exploratória, na tentativa de encontrar a explicação para sua infecção urinária persistente.

Produção de feridas crônicas

Pacientes deste tipo aparecem com certa frequência em consultórios de dermatologistas, apresentando lesões cutâneas de misteriosa etiologia, que levantam a suspeita de serem artificialmente provocadas; esse tipo de paciente também pode impedir a cicatrização de feridas e ulcerações, colocando substâncias irritativas sobre a pele, retirando crostas cicatriciais ou escarificando as lesões. Através da cronificação de lesões dermatológicas esses pacientes ganham acesso a clínicas e ambulatórios especializados.

Automedicação

É um tipo de recurso no qual as pessoas fazem uso proposital de determinadas substâncias capazes de gerar alterações no organismo, como hemorragias, desequilíbrios metabólicos e hormonais, hipotensões e até mesmo comas. Um paciente atendido por nós, frequentador assíduo de CTIs em diversas cidades do Estado do Rio de Janeiro, garantia suas admissões criando estados de coma de natureza obscura; mesmo internado, "entrava em coma" sem que os médicos chegassem a uma conclusão diagnóstica de seu caso; finalmente foi descoberto que ele trazia, escondidos entre seus pertences, barbitúricos que ingeria com a finalidade de provocar alterações de seu estado de consciência.

Neste grupo de pacientes, é comum encontrar profissionais da área biomédica que conhecem os efeitos de drogas medicamentosas e têm fácil acesso às mesmas.

Simulação de doenças

Trata-se de pessoas que mentem sobre seus dados pessoais e seus sintomas, construindo quadros clínicos fictícios e induzindo os médicos a suspeitar de doenças para as quais uma hospitalização se torna necessária. No começo, é comum essas pessoas apresentarem uma alteração orgânica ou laboratorial, não necessariamente patológica, que serve como salvo-conduto para a entrada no sistema de saúde. Daí em diante, argutos observadores do meio hospitalar, aprendem novos sintomas, que vão progressivamente se sofisticando, abrindo as portas para novas internações. Não raro ostentam cicatrizes de cirurgias e dissecções venosas que sinalizam "perigo-gravidade" para os médicos.

J. M. S., de 32 anos, deu entrada na Emergência do Hospital dos Servidores do Estado com queixas compatíveis com infarto agudo do miocárdio; apresentava uma cicatriz de cineangiocoronariografia no braço. O ECG mostrava alterações do segmento ST e da onda T em parede anterior. Como as dores se intensificaram, foi removido para o CTI e, após dois dias, transferido para a enfermaria de cardiologia. Lá, devido à informação de que aguardava vaga em São Paulo para cirurgia de revascularização, os médicos continuaram os exames e o mantiveram em observação. Nisto, foi reconhecido por um plantonista que o havia tratado em outro hospital com as mesmas queixas e que rastreou sua passagem por mais 11 hospitais, nos quais, assim que ficava comprovado que não havia nenhuma patologia orgânica verdadeira, o paciente solicitava a alta.

Eventualmente, alguns pacientes são desmascarados e confrontados com sua simulação, podendo admiti-la ou não. Quando a admitem e se engajam num tratamento psicoterápico, transparecem por detrás do desejo de obter atenção e gratificações ligadas aos cuidados médicos, alterações graves de personalidade (*borderline*), estados depressivos, preocupações hipocondríacas e comportamento passivo-agressivo.

Os casos mais graves dentro das desordens fictícias recebem uma denominação especial – síndrome de Münchausen. Esses pacientes merecem um estudo mais detalhado, primeiro por serem passíveis de adoecer verdadeiramente e até mesmo morrer em consequência de complicações advindas de suas infindáveis permanências em hospitais (por exemplo: infecções hospitalares), e, segundo, devido a frequência com que passam despercebidos e sem diagnóstico, onerando os serviços médicos com suas internações fúteis.

O nome de Münchausen foi dado a esses pacientes por Asher (1951) em referência ao Barão Karl Friedrich von Münchhausen cujas peregrinações incessantes e historias fantásticas de difícil credibilidade foram narradas em um livro escrito em 1785 por Rudolf Raspe. Assim como o barão, esses pacientes também são peregrinos, viajando de hospital em hospital, contando suas histórias fantásticas sobre doenças, e inventando sintomas com que captam a atenção dos médicos, exibindo a arte de verdadeiros mágicos ilusionistas.

Objetivando sempre a internação hospitalar, não hesitam em recorrer a recursos extremos e bizarros, como enfiar agulha nos seios, reabrir feridas cirúrgicas recentes e provocar abscessos injetando fezes sob a pele. Sua busca de atenção médica é compulsiva e infatigável. Maur descreve um paciente que aos 52 anos de idade já havia obtido 423 hospitalizações médicas documentadas!

A insistência com que produzem sintomas mais e mais elaborados ou variados leva os médicos a aprofundar a pesquisa de seu quadro clínico, requisitando paralelamente mais e mais exames, progressivamente mais e mais sofisticados. Após a primeira hospitalização, as seguintes são mais fáceis de obter, pois o fato de já haver sido hospitalizado funciona como um indicador de gravidade.

Quando os Münchausen são desmascarados, quando perdem credibilidade ou sentem que seus sintomas não mais são valorizados, ficam aborrecidos e hostis. Mudam, então, para outro médico, outro serviço, outro hospital e até mesmo outra cidade, reiniciando sua jornada de enganos e mentiras. A. C. P., padeiro de 54 anos, durante os quatro anos em que frequentou nosso hospital, obteve internações clínicas e cirúrgicas em seis serviços diferentes, frequentando concomitantemente vários ambulatórios de outros hospitais. Suas queixas oscilavam: tanto eram cardiológicas como neurológicas, vasculares, proctológicas ou otorrinolaringológicas, dependendo da credibilidade que mantinha ou perdia diante de diferentes médicos.

Estes exímios impostores apresentam algumas outras características que podem auxiliar na elucidação de seu diagnóstico:

1. Pseudologia fantástica. A necessidade incontrolável e patológica de mentir os leva a inventar histórias de vida mirabolantes onde aparecem enaltecidos como figura de destaque.
2. Sofisticação médica. A frequência contínua e prolongada nos hospitais, acrescida de sua psicopatologia peculiar, faculta-lhes o aprendizado de termos médicos e um conhecimento relativamente sofisticado sobre doenças, o que lhes permite referir sintomas coerentes com determinadas patologias médicas. S. M., atraente mulher de 34 anos, buscou internação pela terceira vez, apresentando uma nova queixa: paralisia da perna. Suas queixas e os achados neurológicos de anestesia e paralisia eram coerentes; até que um dia,

após ser examinada, como de hábito, em decúbito dorsal, o médico lhe solicitou que deitasse de bruços; repetindo o exame neurológico, obteve a mesma resposta de anestesia e paralisia, só que desta vez na perna E.! É que ao trocar de decúbito a paciente enganou-se de perna!
3. Estilo patológico de vida. Frequentar hospitais é o sentido de suas vidas. Se necessário for, viajam para outras cidades em busca de novos estabelecimentos médicos. Isso inviabiliza uma atividade profissional estável.
4. Pedidos de medicação analgésica. Existem relatos desses pacientes solicitando com frequência medicação para dor contendo opiáceos.
5. Hospitalizações tumultuadas. Mudanças abruptas de comportamento podem surgir quando não recebem a atenção desejada, passando então de dóceis e passivos a hostis e indisciplinados.

PSICODINÂMICA

Uma vez descrito o quadro de Münchausen, apresenta-se a questão intrigante: que mecanismos inconscientes levariam uma pessoa a adotar tal distorção de procedimento? Qual a expressão simbólica desta estranha patologia?

O acesso ao mundo psíquico destes pacientes tem sido precário devido à própria essência da desordem fictícia – mentir e iludir o médico. No entanto, algumas postulações básicas logo ressaltam: privação afetiva e/ou rejeição por parte dos pais nos primeiros anos de vida; sentimentos de desvalorização e inferioridade; defesas mal estruturadas e primitivas contra sentimentos de agressividade; incapacidade de desenvolver relações objetais satisfatórias. Na literatura científica, desde que este quadro foi descrito pela primeira vez, em 1893, por Meige, várias formulações psicopatológicas surgiram. Para Kaplan (1980), existe nas desordens fictícias uma compulsão de repetição, na qual o paciente repete o conflito básico de desejo de amor e aceitação *versus* a antecipação da frustração desse desejo. Usa o *fac símile* de uma doença verdadeira para recriar a interação original com suas figuras primitivas, colocando o médico como fonte potencial do amor desejado e nunca obtido. Manipula o médico para que este supra transferencialmente sua necessidade latente de dependência, ao mesmo tempo em que, através da atuação, transforma o médico em figura frustrante e rejeitadora.

Já Menninger analisa o aspecto autodestrutivo e mutilador do comportamento destes pacientes, vendo-o como ato de suicídio parcial, em que são agredidos os pais rejeitadores internalizados. Através de suas mentiras, essas pessoas manipulam o médico para que este pratique sobre elas manobras técnicas e diagnósticas agressivas, de puncionar, cortar, introduzir sondas, provocar dor, etc., às quais se submetem sem queixas. Isso sugere uma dinâmica sadomasoquista inconsciente em que ficam projetados sentimentos de raiva e de culpa.

Esse aspecto de culpa inconsciente é retomado por Todd, que vê na submissão às intervenções médicas desencadeadas a partir do próprio paciente uma tentativa masoquista de apaziguamento de culpa.

Como muitos destes indivíduos têm em sua infância uma história de doença acrescida da privação emocional, pode-se ver em seu comportamento bizarro uma tentativa de controlar a ansiedade latente, advinda do medo e do sofrimento que sentiram em criança. Ao assumir ativamente o papel de doente e reviver repetidamente a experiência dolorosa reprimida no contexto de hospitalizações múltiplas, adquirem na fantasia um controle e domínio mágico sobre as doenças em geral (Spiro, 1968).

Quanto às necessidades de dependência, o ambiente hospitalar oferece-lhes a oportunidade de satisfação parcial, ao serem alimentados, banhados, cuidados e "protegidos" do mundo exterior.

Um último ponto a ser focalizado diz respeito à impostura – sendo impostores, eles se defendem da ansiedade gerada por sentimentos de inferioridade, fraqueza e inadequação; sentem-se mais espertos do que os profisSionais a quem enganam e assim se valorizam perversamente.

DIAGNÓSTICO DIFERENCIAL

Desordens somatoformes

Os somatizadores (mesmo os que apresentam conversão histérica) não produzem sintomas propositalmente nem têm compulsão a iludir os médicos, como também não fazem da busca hospitalar um estilo de vida. Na hipocondria existe uma supervalorização de sintomas banais e de sensações corpóreas corriqueiras; o hipocondríaco procura o médico numa tentativa de diminuir a ansiedade e o medo que tem de doenças.

Simulação

Os simuladores produzem sintomas conscientemente, visando ganhos concretos facilmente identificáveis, como obtenção de licenças médicas para faltar ao trabalho, aposentadorias indevidas, evasão do Serviço Militar, benefícios fraudulentos, etc.

Distúrbios graves de personalidade

Nos casos de distúrbios graves de personalidade, como a histriônica, a antissocial e as *borderline*, não existe um estilo de vida centrado na busca de hospitalizações repetidas nem o aspecto compulsivo da produção de sintomas.

Psicose

Aparecem alucinações, delírios e pensamentos delirantes de conteúdo somatoforme.

TRATAMENTO

A compulsão em obter gratificação emocional através de um comportamento mentiroso e o *modus operandi* da mentira não admitida tornam evidente a razão pela qual esses pacientes não são usuários de consultórios e instituições de saúde mental.

Ao abordar esses doentes, percebemos uma impossibilidade de estabelecer um vínculo interpessoal. É até possível que nos narrem fatos de suas vidas, mas falta uma afetividade verdadeira em seus relatos. O psicoterapeuta para eles é apenas mais um médico a ser enganado. Não admitem que mentem e não demonstram interesse em dominar seus impulsos autodestrutivos e mal-adaptativos.

Os raros casos relatados de êxito terapêutico foram com pacientes institucionalizados para a aplicação de técnicas de terapia comportamental.

Todavia podemos auxiliar estes pacientes intratáveis agindo junto à equipe hospitalar e à família. À medida que o médico fica alertado sobre a etiologia psiquiátrica, evita-se que continuem sendo realizados procedimentos diagnósticos inúteis. Ao ficar esclarecido o caráter compulsivo da doença, diminuem as reações de raiva e hostilidade da equipe de saúde para com o paciente, que advêm da percepção de ter sido enganada e usada. Quando a família pode ser localizada, torna-se possível alertá-la para a natureza psicológica dos sintomas, tentando mobilizá-la para deter os impulsos patológicos do enfermo.

Assim agindo, auxiliamos profissionas e familiares a não se tornarem cúmplices inocentes da perpetuação do drama desses infelizes peregrinos da mentira.

REFERÊNCIAS

Aduan. R. P., Fauci. A. Si, Dale, D C. et al. Factitious fever and self-induced infectionz a report of 32 cases and review of literature. Ann. Intern. Med., n. 90, p. 230-242, 1979.

Altman, N. I-lypocondriasis. In: Strain, J..l.. Grosman_ S. Psychological Care of lhe medically ill. New York: AppletOn-Century-Crofts, 1979.

Asher. Rl Munchausen's syndrome. Lancet, n. 1. p. 339-341, l951. Diagnosric and statistical manual of mental disorders. 3. cd.. rev: New York: Amcrican Psychiatric Association, 1987.

Hamclsky, M. W. Truth 1S Stranger than factiticus. N. Engl.]. Med., n. 307, p. 436-437, 1982.

Hyler, S. E., Sussman, N. Chronic factíticus disorders with physical Symptoms (The Munchausen Syndmme) Psych. Clin. North Amer., v. 4,:1. 2, p. 365-377, Aug. 1981.

Ireland, P., Sapira, 1. D., Templetøn, B. MunchauSen'S Syndmmc: revicw and report of an additional case. Am. J. Mcd.. rn. 43, p. 579-592, 1967.

Pallis. C. A., Bamji, A. A. MacIlroy was here. Or was he? Br. Med. J., n. 1, p. 973-975, 1979.

Reich, P., Gottfríed, L. A. Factitious dísorders in a teaching hospital. Ann. Intcm. Med., n. 99, p. 240-247, 1983.

Shapim, E. Psychcdinamics Of bOrder–1inc patients. Amer. J. PsyCh.. n. 135, p. 1305-1309, 1978.

Sneddon. 1., Sneddon, J. Self-inflicted injury: a follow-up Study of 43 patients. Br. Mcd. J., n. 3, p. 527-530, 1975.

Spim, A. Chmnic factitious illness. Arch. Gen. Psych., n. 18, p. 569-574, 1968.

Sussman, N. Hyler, S. Facticicus disordcrs. 1n: Kaplan, M. Frecdman, A., Saddock, B. Cumprehensivc lextbook of psychialry. Baltimorcr Williams and Wilkins, 1980.

39

O MÉDICO, O PACIENTE E O ATENDIMENTO DE EMERGÊNCIA NO BRASIL

José Galvão Alves

Durante muitos anos compartilhando das ideias e ideais psicossomáticos, onde o ser humano é visto de maneira individualizada, cheguei a temer o futuro desta filosofia ao me deparar com uma prática médica voltada para o organicismo e distante do homem. Homem que pela essência e pelo viver determina a necessidade do outro da compreensão, da solidariedade e do amor. Homem que ao vislumbrar-se interiormente tenta buscar a perfeição e o acerto.

Como entender que estes mesmos homens poderiam agir com descaso, despreocupação e até mesmo desprezo com seus semelhantes?

Após muitos anos de exercício profissional numa instituição pública voltada ao atendimento de emergência, pude entender que, muito além da vontade, da ética e do humanismo, encontra-se a dignidade de um profissional esquecido e negligenciado pela sociedade e pelos responsáveis pela saúde.

Durante anos cobrei uma atitude mais humanizada da equipe de saúde sem perceber que não se pode oferecer o bem sem dele também se beneficiar.

Critiquei arduamente muitos colegas, não entendendo o distanciamento e a frieza com os pacientes. Não via a distância e "frieza" com que os pacientes os encaravam.

Aprendi a analisar a simbiose necessária a um bom relacionamento médico-paciente. Aprendi a perceber que antes dos conceitos humanistas existem verdades institucionais, sociais e profissionais que devem ser computadas, sem o que estaremos no mundo do teórico e da fantasia.

Infelizmente, a verdade é que médicos e pacientes, envoltos por uma instituição perversa, distanciam-se a cada dia, e, ao invés de um lugar-comum, agridem-se e deterioram suas relações.

Assim, nossa avaliação do setor de atendimento de emergência e do doente de emergência será baseada nesta triste realidade.

Idealizado para o atendimento de pacientes agudamente doentes, o setor de emergência nos hospitais públicos do Brasil tem-se caracterizado por um aglomerado de pessoas carentes, num local inadequado ao mínimo necessário e tendo à frente uma equipe cansada, desmotivada e muitas vezes despreparada.

Dominado por médicos jovens, entusiastas da medicina intervencionista, porém ainda imaturos para os percalços da profissão, para os riscos do insucesso e a decepção das perdas, tornam-se presas fáceis da angústia e da ansiedade.

Nos livros clássicos e até nos seriados de TV, orgulhosos da sensação de salvadores, emocionamo-nos com o quanto um bom médico-socorrista sente-se valorizado ao reanimar um paciente em parada cardiorespiratória.

Quantas vezes sonhamos com o momento de gratidão do doente e seus familiares pelo atendimento correto e honesto.

A instituição misturava-se conosco; éramos inseparáveis, "vestíamos a camisa" de nosso hospital; orgulhávamo-nos dele.

Infelizmente o momento é outro; os pronto-socorros (PSs) de nossos hospitais tornaram-se verdadeiras arenas, onde a equipe de saúde não mais se preocupa com a excelência do atendimento e sim com o alívio de suas tensões e o expirar de suas horas de plantão.

Bode expiatório de um sistema de saúde falido, tem a imprensa leiga feito referência constante ao mau atendimento do pronto-socorro no Brasil.

"Médicos negligentes, hospitais carentes e um povo desprezado" parece traduzir-se no assunto preferido de nossos informantes. Esquecem-se do essencial; continuam na parte visível do *iceberg*.

Em nossas universidades apenas iniciam-se os cursos de Emergências Médicas – especialidade em pleno desenvolvimento em todo o mundo – e não nos é ensinado como lidar com a agressividade, com a desconfiança e temores do paciente agudo e seus acompanhantes. Ensinam a diagnosticar e a medicar, mas esquecem de mostrar a realidade, e ao nos depararmos com a mesma, inicia-se o processo de desamor e de decepção com a tão sonhada Medicina.

A falta de gaze, a maca quebrada, o equipamento radiográfico que não funciona, o péssimo salário da equipe de saúde não podem ser atribuídos ao médico.

No momento, o médico no PS assemelha-se a um guerreiro sem arma.

Como humanizar? Como transmitir e ensinar aos mais jovens?

Por que tanto se sabe e tão pouco se muda? Por que expor uma classe tão essencial à sociedade a críticas tão perversas? Por quê?

É preciso que se descubra o papel real do médico e da equipe de saúde na sociedade.

Não basta a constatação da existência da falta de material e de maus profissionais; é fundamental o investimento na formação humanística, onde a técnica e a ética se unam para o bem-estar social.

É o momento de idealizarmos uma realidade e buscá-la arduamente. A prática médica no PS necessita acima de tudo de liderança ético-científica e de organização institucional. Médicos que respeitem o saber, o humanismo e os locais condizentes com a realização de uma boa prática profissional.

O setor de emergência, dentre outras qualidades, deve ter um ambiente tranquilo, com materiais de fácil acesso, equipes preparadas técnica e emocionalmente para o convívio com o doente grave, com famílias aflitas e mesmo com a morte, por vezes prematura. É necessário, pois, um clima de solidariedade, respeito e amizade entre os plantonistas. Isso ameniza o alto grau de tensão, demonstra seriedade e atrai o respeito e admiração dos que sofrem.

A Medicina lida com o povo, suas dores, seus medos e angústias; apenas um médico bom pode transformar-se num bom médico.

A relação médico-paciente nos hospitais públicos – e especialmente no setor de pronto-socorro – tem como característica principal o anonimato; médico e paciente encontram-se pela primeira vez e, na imensa maioria das vezes, não sabem sequer os seus nomes.

É pois a instituição o grande referencial, ou quando muito a equipe de plantão.

Assim refere-se o paciente: "Fui atendido pela equipe de Segunda-feira do Hospital Estadual Carlos Chagas – RJ".

Esta falta de identidade tem permitido uma conduta menos comprometida do profissional de saúde e tem também diluído os eventuais ganhos e acertos do mesmo.

Num momento de urgência, tenso e temeroso pelo que se passa, o doente geralmente se depara com os desconhecidos médico e hospital e sente-se profundamente impotente ou mesmo, em alguns casos, perseguido, e reage muitas vezes com grande agressividade.

O simples ato de estender as mãos, cumprimentar o paciente, recomendar que se assente e identificá-lo nominalmente já traz consigo uma melhor acolhida, quebrando muitas vezes o "gelo" e o anseio de ser mal atendido.

Embora o tempo para o atendimento seja por demais escasso, nada nos impede de utilizá-lo com educação e cortesia. Mais do que nos queixarmos da falta de condições, o doente entenderá e a nós se unirá caso o atendamos com o cuidado, o respeito e a cordialidade que merecem os agudamente enfermos.

Outra preocupação constante é a de valorizarmos o sofrimento da pessoa que nos procura e não apenas a doença que consideramos mais ou menos grave. Exemplificando: um paciente politraumatizado costuma obter apoio de toda equipe; o contrário se dando com os portadores de distúrbios agudos da esfera emocional.

Embora consiga entender que na primeira situação o risco de vida possa conduzir a maior preocupação, não me parece oportuno o descaso e a desvalia destinados ao doente psicológico. Se seu conflito interior é tão grande que o impede de exteriorizá-lo sob a forma consciente, a somatização deve ser vista como uma expressão de imensa dor da alma e ser encarada com o respeito e o carinho tão terapêutico àqueles que sofrem. É pois conhecido o papel do médico no "alívio do sofrimento", visto que a cura talvez esteja distante de suas possibilidades.

Recordo-me da indignação expressa na face de um médico quando percebeu que sua paciente não estava "realmente" hemiplégica e que era "apenas" uma "histeria de conversão". Revoltado, sentindo-se enganado, forçava-a a levantar-se e caminhar com ameaças e gritos, também de histeria. Sobrou-lhe ciência, mas faltou-lhe equilíbrio.

O equilíbrio necessário para atender a gama de situações clínicas de pronto-socorro se adquire com o tempo, a dedicação, o respeito e a arte de unir ciência e humanismo. Infelizmente desconheço em nosso país um treinamento que coloque como também essencial a assistência à emoção e a busca da harmonia do homem que sofre.

Os concursos para médicos plantonistas abordam a psiquiatria mas esquecem-se da psicologia, da antropologia, da sociologia e da interdisciplinaridade.

O exame clínico deve ser rápido, porém cuidadoso, adequando-se às queixas principais. O doente geralmente percebe da seriedade profissional, mesmo desconhecendo o seu grau real de domínio científico.

Condeno radicalmente aqueles que se aproveitam da ignorância do nosso povo para divertir-se em momento tão sério. Recordo-me de um "médico" que, ao examinar uma senhora idosa, colocou o estetoscópio sobre sua cabeça e pediu-lhe que repetisse inúmeras vezes "trinta e três", provocando risos nos mais jovens que o acompanhavam. Acredito ter se realizado como humorista, mas jamais como médico.

A maneira como ouvimos a anamnese, o interesse em conhecer o "mínimo" daquela pessoa, bem como o exame detalhado e atento, são mais convincentes das boas intenções do médico do que qualquer discurso.

A maneira respeitosa ao despir uma mulher para examinar seu tórax, o palpar suave de um abdome doloroso, a calma em recostar um ancião hemiplégico, a consulta cuidadosa de um dispneico, são tão ou mais terapêuticos que drogas e bisturis. Uma parcela significativa do sucesso de um médico-socorrista repousa em sua atitude humanista.

São fundamentais a astúcia, a rapidez de raciocínio, o conhecimento científico, mas estes não invalidam a preservação de uma boa relação humana.

É, pois, o setor de emergência um local estressante para a equipe de saúde, onde o inesperado constitui rotina e apenas o bem atender pode recompensar tal angústia.

O clima festivo e de piadas que caracterizam muitos de nossos prontos-socorros esconde a angústia, a apreensão e os sentimentos de medo que costumam envolver os estudantes e médicos menos experientes.

Os politraumatizados, os baleados, os suicidas, os alcoolistas, os "histéricos" transformam este ambiente num clima de alta tensão, necessitando muitas vezes de brincadeiras para descontrair. Não as condeno, apenas recomendo que se respeite a presença do paciente e não se perca gratuitamente sua confiança.

Não se justifica uma atitude de deboche com um travesti, um "bêbado" ou uma prostituta. Estes já são alvos de desrespeito de nossa sociedade preconceituosa, e o médico deve abster-se de tal julgamento; não lhe cabe, no exercício da profissão. Buscam nos médicos o apoio e a compreensão. Depreende-se pois como devemos investir no preparo psicológico do médico-plantonista.

Urge uma nova atitude, um investimento profundo no Setor de Emergências, local de grandes perdas, moral, ética e humana, e onde a violência urbana e as tragédias já são por demais dolorosas.

SITUAÇÕES CLÍNICAS

"Piti"

Os distúrbios neurovegetativos, de origem emocional, vulgarmente denominados "piti", são uma das mais comuns situações clínicas observadas no pronto-socorro. Trata-se de um paciente que mobiliza muito a equipe de saúde. Treinados e preparados para depararem-se com as mais variadas patologias orgânicas, o acadêmico e principalmente o médico reagem agressivamente quando se defrontam com problemas psicossomáticos.

Sentem-se como que ludibriados pelos pacientes e, na imensa maioria das vezes, agridem física e moralmente tais pacientes.

Ao comportar-se agressivamente, o médico mostra sua dificuldade em lidar com as emoções e gera um sentimento de desprezo e desvalia no paciente. Constitui este um dos mais sérios problemas da classe médica no momento. Não se recupera o respeito com o desrespeito. Não se realiza com atos destrutivos e perversos.

O homossexual

Há alguns anos o travesti, quando procurava o setor de emergência, era recebido com piadas, provocações, risos e deboches, mas sempre resignado, reagia com um certo ar de superioridade e acabava "bem atendido". A partir de 1981, com o surgimento da síndrome de imunodeficiência adquirida (SIDA), a receptividade ao homossexual tornou-se um problema de Saúde Pública. Médicos e enfermeiros, despreparados e ignorando os reais meios de contaminação do HIV (vírus da imunodeficiência humana), negavam-se a atender esse tipo de paciente e com isto provocavam situações extremamente drásticas no pronto-socorro.

Há poucos meses, em visita a um dos maiores hospitais de emergência deste país, presenciei um homossexual com seus punhos cortados gritando "Venham me pegar, eu tenho AIDS". Embora estivesse se esvaindo em sangue, apenas os policiais procuravam convencê-lo a ser atendido.

Tão perigoso quanto, ou até pior do que a AIDS, é o desconhecimento e o despreparo da equipe de saúde em lidar com tais situações. Jamais poderemos ter total domínio dos riscos de contaminações físicas de um médico; o que se poderia é tentar impedir de contaminarmos nossas mentes com atos de descaso e desamor.

O bandido

Uma das situações mais dramáticas a ser vivida em um pronto-socorro é o atendimento a um paciente trazido por policiais. Na maioria das vezes ele foi ferido durante uma troca de tiros com as autoridades, e estas, revoltadas e temerosas, muitas vezes sugerem ou mesmo solicitam que abreviemos a vida do marginal.

No início de minha carreira, encontrei-me em tal situação por várias vezes e confesso que em algumas tive vontade de ser o "juízo final". Neste momento, cabe ressaltar o papel terapêutico do médico, não se permitindo envolver ou ser envolvido em situações alheias à prática médica. Ele deve agir, portanto, com profissionalismo, não identificando a quem salva.

Lembro-me perfeitamente de um maníaco sexual que foi levado ao PS do Hospital Carlos Chagas após ter sido espancado por vizinhos em razão de ter estuprado uma criança "excepcional" de 4 anos de idade. A equipe médica se revoltou, alguns queriam fazer justiça pelas próprias mãos.

O alcoolista

Existem basicamente dois tipos de alcoolistas frequentadores do PS. O primeiro é aquele que busca o socorro médico em razão de uma doença orgânica ou em função de um acidente; o outro é atendido em função dos efeitos psíquicos do etilismo.

Na primeira situação, existe uma tentativa de negação do alcoolismo, buscando-se inúmeras explicações para aquela situação clínica. São adequadamente tratados pela equipe de saúde e até despertam um certo sentimento de pesar.

Já os do segundo grupo, geralmente são levados ao PS em situações de coma ou pré-coma alcoólico ou em agitação psicomotora, ou numa crise de agressividade. Para estes pacientes gostaria de chamar a atenção, pois, geralmente, são tratados de forma agressiva e muitas vezes interpretados como psicopatas e encaminhados a hospitais psiquiátricos. Alguns trabalhos têm demonstrado que cerca de 50% dos pacientes psiquiátricos internados nos serviços públicos são, na realidade, alcoolistas.

Deixá-los cair da maca, amarrar seus punhos e mãos até feri-los não resolve a revolta social que há em cada um de nós.

Devemos interná-lo no Hospital Geral, medicá-lo, estarmos atentos a suas carências nutricionais e, então, após ganharmos sua confiança, encaminhá-los a grupos especializados em alcoolismo e a Associação de Alcoólicos Anônimos (AAA).

O toxicômano

Estes pacientes despertam um sentimento de rejeição da equipe médica. Geralmente estão em estado de alucinação, agitados, verborreicos e exigindo tratamento especial. A maneira mais adequada de lidar com eles é procurar angariar sua confiança, penetrando de uma maneira positiva no seu mundo de fantasia.

Interrogações do porquê usam drogas e conselhos formais são por demais superficiais para encontrar respostas.

A capacidade de ouvir, a paciência no relacionamento com estes pacientes e, quando necessário, a sedação, constituem conduta mais adequada.

Não devemos permitir a intervenção de policiais a não ser em casos extremos de agitação psicomotora.

Quem busca um hospital espera encontrar um médico e não um repressor.

O politraumatizado

Considerando que na cidade do Rio de Janeiro a principal causa de óbito entre 5 e 45 anos é a violência, podemos entender a importância da abordagem deste paciente no PS.

Originários da via pública, trazidos por desconhecidos e pegos subitamente por uma situação de doença aguda, são os politraumatizados o exemplo maior da importância de um bom sistema de atendimento de emergência. Desde o socorro extra-hospitalar, o transporte de ambulância, a equipe e o hospital, todos são novos e ameaçadores.

Há de se entender como deve ser difícil passar, de repente, de um estado de saúde plena a um risco de vida iminente.

Pelo exposto, devemos dedicar um tratamento médico e psicológico todo especial ao politraumatizado e também aos seus familiares.

São momentos de muitas ansiedades, onde perdas e ressentimentos se misturam profundamente. São situações dramáticas que, por vezes, envolvem o uso abusivo de drogas e/ou álcool, descortinando graves problemas pessoais e familiares.

São culpas pelo carro emprestado, pelo papo esquecido, pela orientação afrouxada. São momentos de silêncio profundo e crença imensurável.

O traumatismo craniencefálico, a perda de um braço, a cirurgia de urgência, são situações tão alarmantes que o médico-socorrista, habituado com o PS, terá que viver diariamente, mas deverá entender que cada paciente e cada família geralmente as vive uma única vez.

Pais desesperados, amargando culpas, a implorar por milagres, são situações dramáticas para equipe médica e familiares. Não existe consolo, mas a "mão sobre os ombros", o olhar solidário e as atitudes objetivas transmitem segurança e respeito.

O velho

Um dos momentos mais difíceis na vida do idoso é a sensação de perda súbita da saúde e a preocupação em não se tornar um "peso" para seus familiares. Exemplo maior constitui a angústia em não mais poder executar suas necessidades básicas sozinho.

Existem dois tipos de velho: o trambolho e o relíquia. Este último é preservado e amado por seus familiares, que ao menor sinal de doença o levam ao médico ou ao hospital e permanecem atentos a sua evolução, participando efetivamente de sua melhora. No entanto, o que temos observado mais frequentemente no PS é o "velho trambolho", aquele que a família quer se livrar e o interna ou abandona na sala de emergência, aparecendo somente dias depois.

Embora já com idade avançada, eles percebem a rejeição de seus familiares e frequentemente entregam-se à doença ou mesmo à morte.

Os médicos, na imensa maioria das vezes, depositam sobre os idosos a insatisfação com seus familiares e assim aumentam o sentimento de rejeição e desprezo com os velhos. Temos presenciado cenas dramáticas no PS, quando pacientes idosos são ali "depositados" sem ao menos serem adequadamente identificados. Situação difícil e que traduz o nosso grave problema social. São nestes momentos que podemos aquilatar o valor do trabalho desenvolvido por uma assistente social no PS.

A criança

Ao contrário dos velhos, as crianças frequentemente são trazidas ao PS por familiares preocupados, ansiosos por um bom atendimento; mas, muitas vezes, culpando-se por não terem tomado as devidas providências em tempo hábil. Este temor os leva a ser por vezes muito duros e agressivos com a equipe de saúde. O médico experiente há de entender tal situação e, ao invés de reagir às agressões, passa a dedicar-se ao atendimento da criança e a dispensar-lhe todas as atenções. A meu ver, constitui a única maneira de silenciar os familiares e adequá-los à realidade.

Envolver-se na discussão, mostrando aos pais ou acompanhantes que a criança demorou a ser trazida ao hospital, só tumultua e agrava a difícil relação.

Momento delicado é o da criança com crise convulsiva e que na maioria das vezes se deve a estados de hipertermia. Medicá-la, tranquilizar os familiares e orientá-los para uma investigação posterior constitui uma preocupação médica e social.

Por outro lado, devemos considerar sempre a relação com a "criança doente" e suas fantasias e medos de estar num hospital com pessoas tão estranhas ao seu mundo.

Devemos tratá-las com respeito e dignidade, mas jamais dar-lhes o sentido de piedade e desvalia. São momentos em que o médico pode contribuir positivamente para o crescimento psicossocial de uma criança ou adolescente.

É também no contato com a criança que podemos criar uma imagem mais verdadeira e boa da equipe de saúde.

O suicida

A equipe médica costuma reagir muito mal aos pacientes suicidas e, na maioria das vezes, os agride, perguntando-lhes por que não procuraram métodos mais eficazes. Alguns chegam a sugerir maneiras mais adequadas de morrer, como, por exemplo:

– "Pule embaixo de um trem".
– "Salte do décimo andar".
– "Não tome apenas cinco comprimidos, mas umas duas caixas de sedativos."

Espero que a tristeza e a melancolia do paciente sejam capazes de despertar uma atitude de solidariedade com aquele que não suporte a própria dor.

O paciente clínico

O paciente com patologias clínicas constitui a maioria dos atendimentos de PS no Brasil. Emergências hipertensivas, crise asmática, acidente vascular cerebral, doenças infecciosas e tantas outras devem ser tratadas adequadamente e os pacientes sempre orientados para buscarem nos ambulatórios a continuidade de sua terapêutica.

Em função da grave crise no atendimento médico-ambulatorial no nosso país, muitas vezes os doentes buscam o setor de emergência como forma de serem mais rapidamente atendidos. Este fato gera um acúmulo de pacientes neste setor, o que é extremamente deletério à rotina assistencial, prejudicando os profissionais da área de saúde e os doentes.

Gostaria de chamar a atenção para esta que é uma conduta dos pacientes em função do erro do sistema e não pode ser vista pelo médico como forma de agredi-los.

Em relação a este assunto, cabe ressaltar que excepcionalmente a equipe de saúde, prestativa, é conscientemente agredida pelo paciente.

Transfusão sanguínea

Problema bastante comum atualmente é o medo que assola nossa sociedade de ter a necessidade de submeter-se a uma transfusão sanguínea.

Compreensível, dado o risco de doenças adquiridas em nosso meio por sangue contaminado. Não bastasse o risco conhecido de adquirirmos malária, hepatites, sífilis, surge a síndrome da imunodeficiência adquirida (AIDS), que assombra ainda mais ao leigo.

Além das campanhas de prevenção e esclarecimento da população, devemos estar atentos à origem do sangue a ser transfundido e usar grande rigor na indicação do mesmo.

A hemotransfusão tem indicações absolutas a serem respeitadas e o sangue hoje aparentemente isento de risco, pode conter o risco de amanhã.

Nas décadas de 1970 e 1980, muitos adquiriram HIV e Vírus C através de transfusões sanguíneas administradas nos melhores e maiores centros do mundo. Não sabíamos da existência dessas viroses e, desta forma, não tínhamos marcadores sorológicos para identificá-las. Logo, transfusão sanguínea só em caso de extrema necessidade.

O estudante (estagiário) no PS

Durante muitos anos temos convivido com o estudante em treinamento no PS e, infelizmente, os problemas se cronificaram, dado o descaso dos responsáveis pela saúde pública em nosso país. Ainda hoje, estudantes recém-ingressos nas faculdades de Medicina são sacrificados nos plantões, tendo que assumir saídas de ambulância, horários noturnos e até mesmo auxílio a grandes cirurgias.

O despreparo técnico e emocional destes jovens acadêmicos são por vezes responsáveis por situações extremamente graves e tumultuantes no PS.

Uma saída de ambulância pode colocar o acadêmico em contato com a morte, com a violência dos pedestres, com sérios acidentes automobilísticos, o que certamente seria angustiante até para um médico experiente.

É o PS um dos mais importantes locais de treinamento de um jovem médico ou enfermeiro, onde eles terão contato com inúmeras situações clínicas e com a realidade; porém, o aprendizado deve vir através de uma prática correta e feita por quem já a executa.

O jovem médico necessita da mão experiente do cirurgião, das ideias afetivas do pediatra e das histórias reconfortantes dos clínicos.

Um hospital de emergência deve ter a liderança da experiência e o dinamismo bem conduzido do jovem, unindo-se conhecimento e vitalidade profissionais.

Gostaria de ressaltar que médicos com experiência em atendimento de emergência são fontes de grande segurança, pois aqui se encontra a maior escola, a academia da prática, onde a teoria emerge do bem assistir.

PARTE 7
Tratamento

# PSICOTERAPIA PSICANALÍTICA DO PACIENTE SOMÁTICO

Otelo Corrêa dos Santos Filho

DELIMITANDO O CAMPO

A ação de "mecanismos" psicológicos sobre os pacientes que sofrem de transtornos somáticos ou orgânicos exige, de início, uma caracterização de objetivos. Inclui-se ou não o fenômeno somático (manifestação ou doença propriamente dita) como ponto principal a ser atingido pela psicoterapia?

Face a esta questão, vemo-nos diante de duas grandes possibilidades de atenção psicológica aos pacientes orgânicos. Na primeira, a atenção faz-se necessária para minimizar os efeitos de determinada manifestação somática sobre o sujeito. Teríamos todo o campo da reabilitação, readaptação ao trabalho, retomo à vida, à família, ao uso afetivo e sexual do corpo, reestruturação da imagem corporal, enfim, a procura de um novo equilíbrio emocional, principalmente narcísico, na busca da cicatrização das feridas abertas no sujeito pela doença orgânica, por acidentes ou por procedimentos médicos comprometedores, como os cirúrgicos.

Neste campo muitos são os exemplos e também diversas são as metas psicoterápicas. A guisa de ilustração, enumeramos algumas: psicoprofilaxia cirúrgica; atenção às famílias de crianças em pré e pós-operatório; grupos operativos de enfermaria; psicoterapia breve do paciente internado; psicoterapia do paciente gravemente enfermo (terminal) e grupos homogêneos de pacientes (de mulheres mastectomizadas, por exemplo).

Na segunda, o próprio fenômeno somático está incluído na psicoterapia. Trata-se do atendimento a pessoas com determinadas manifestações corporais (as chamadas doenças psicossomáticas) nas quais se admite uma correlação de tal forma íntima entre a vida emocional, determinados acontecimentos vitais e a manifestação somática, que torna-se possível permitir um acesso por via psicológica a sua própria essência estruturante.

Por via psicológica não entendemos apenas o acesso ao sujeito através da palavra, mas também, e muitas vezes principalmente, a comunicação íntima, sem palavras, que uma relação humana intensa e próxima como a psicoterápica pode admitir.

Neste texto, trataremos desta segunda possibilidade. Tentaremos marcar, sempre amparados conceitualmente pela psicanálise, a diferença entre os fenômenos corporais histéricos, que se estruturam por uma via simbólica e podem ser decodificados pela palavra, das manifestações psicossomáticas e propor alternativas técnicas para uma possível psicoterapia que as atinja.

VIA SIMBÓLICA E VIA BIOLÓGICA

Certas manifestações corporais admitem uma leitura. Expressam um discurso. Tomam presente, através do sintoma, uma ausência necessária para a manutenção do equilíbrio psíquico do sujeito, evitando a irrupção da angústia. Deixam, porém, um rastro, deixam pegadas que, sendo seguidas por um interlocutor privilegiado como o psicanalista, formam um sentido claro que, evidenciado ao sujeito, o liberta do sintoma. Esta via de formação de sintomas no corpo, "este salto do psíquico ao somático", como nos diz Freud, dá-se primordialmente através do processo de recalcamento, que em seu terceiro momento, o retomo do recalcado, exterioriza de maneira deformada determinada representação que, apesar de manter-se inconsciente, pode ser denotada por seu derivado consciente. A relação entre a representação recalcada e o produto consciente, o sintoma, por exemplo, é uma relação simbólica. E a via de expressão desta determinada representação é a simbólica, que tanto inquietou os neurologistas do fim do século passado, por não encontrarem lesões orgânicas, nervosas, que a justificassem. Portanto, não é uma via anatômica, biológica, de formação de sintomas. As manifestações que assim se formam são as manifestações neuróticas, histéricas, e fazem parte do "corpo neurótico" como nos conceituou Joyce McDougall (1983).

Enumeramos algumas de suas características:

1. (Já mencionada) não se encontra uma "explicação" física, anatômica, biológica para o sintoma. Uma paralisia, por exemplo, não supõe uma lesão nervosa que a justifique anatomicamente.
2. Expressa representações que não podem ser conscientes devido ao afeto (angústia) que produziriam. Isso dá-se através do recalcamento da porção ideativa da representação.
3. Expressa um discurso – no sintoma neurótico, histérico, o corpo "fala", narra uma história significante, que pode ser "lida" e "ouvida".
4. Admite uma relação dupla com a representação. Uma relação plástica, concreta, e outra abstrata, conceitual.
5. Relaciona-se com a vida e a história sexual do sujeito. Articula um aspecto da pulsão sexual.
6. Expressa uma determinada "identificação" com um objeto ou com parte dele. Nesta identificação pode estar implícita a ideia de um "destino" totalmente desconhecido sob o ponto de vista da consciência do sujeito.
7. Expressa uma comunicação desconhecida do sujeito. O sintoma neurótico dirige-se a alguém. Admite além das questões por que e para que, também a pergunta para quem?
8. Relaciona-se essencial e constitutivamente com algo que a psicanálise conceitua como "o inconsciente", como um lugar dentro de uma tópica que o prórpio sintoma neurótico denuncia e funda.
9. Inclui-se numa perspectiva metapsicológica dinâmica; ou seja, como solução para conflitos de forças que se opõem no interior do psiquismo do sujeito.
10. Pode ser pensado em termos da segunda tópica, *id-ego-superego*, como resultado de interações e conflitos.
11. Como expressa um discurso simbólico, tem como pré-condição a existência de um sujeito primeiramente constituído como tal e com uma capacidade simbólica suficiente para que assim uma história possa se expressar. Isso quer dizer que psicogeneticamente estamos lidando com uma criança que fala e que se inclui numa perspectiva edípica, em que a diferenciação eu-outro e a constituição dos limites egóicos e corporais e o sentimento de identidade está estabelecida.
12. Pode ser revertido através da palavra. Este fato relaciona-se intimamente ao conceito de "interpretação psicanalítica" e aos efeitos da associação livre e da interpretação sobre o sintoma neurótico.
13. Relaciona-se com a "transferência", ou seja, a história ou cena contida nas representações recalcadas se atualiza na relação com o terapeuta e, através desta atualização, se denuncia ao próprio terapeuta, dando-lhe um essencial instrumento de trabalho. No tempo, se inclui no fenômeno conceituado por Freud como "neurose de transferência".
14. Relaciona-se a um discurso típico, o histérico, que é elemento diagnóstico, desde Freud (1973) no "Caso Dora", diferencial do discurso do doente neurológico, sifilítico, ou seja, orgânico. Trata-se de um discurso povoado de equívocos, contradições, atos falhos, evidenciadores da neurose.

E as manifestações psicossomáticas? Podemos reduzi-las à histeria? Creio que não. E é interessante notar que mesmo em autores como Alexander, que buscavam uma teoria que desse um caráter específico a cada doença psicossomática, não havia claramente uma proposta de decodificação interpretativa de um conflito e sim de modificação de uma relação com o ambiente e com as pessoas e acontecimentos significativos.

Em quase todos os autores está presente, na manifestação psicossomática, um acontecimento, uma cena da realidade, um fato, uma mudança nas relações com as pessoas e/ou com o ambiente, mais que uma representação ou cena imaginária, ou fantasia, por assim dizer.

Na vida biológica, o próprio funcionamento humoral e nervoso autônomo impõe-se ao sujeito, sem expectativa ou pedido de decodificação. Diz Joyce McDougall (op. cit.) a esse respeito: "Essa explosão no corpo que não é uma comunicação (neurótica) nem uma restituição (psicótica) tem uma função de ato, de descarga, que provoca um curto-circuito no trabalho psíquico".

A afirmação "curto-circuito no trabalho psíquico" é sutilmente esclarecedora. A formação de sintomas neuróticos implica a existência, como no sonho, de um "trabalho psíquico", trabalho esse que, seguindo a primeira tópica freudiana, é possível pela mediação pré-consciente. Essa mediação, ao articular representações de palavra, possibilita a existência de um sintoma possivel de ser decifrado simbolicamente e interpretado em seu sentido oculto. O "curto-circuito" implica dizer que justamente este trabalho é impossível. Assim, segundo MacDougall, o fenômeno psicossomático surge onde não pode surgir o trabalho psíquico, a elaboração, e formação, portanto, de sintomas mentais.

Há certa unanimidade em diversos autores franceses, com cujas propostas nos identificamos, quanto à questão da oposição via biológica X via simbólica no estudo dos fenômenos psicossomáticos. Também se vê um caminho de conceituação teórica que parte da observação empírica de pessoas com doenças somáticas e de pacientes que no decorrer de suas análises evidenciam sintomas somáticos. O conceito de "pacientes somatizantes" descrito pelos autores franceses não é mera criação teórica mas, muito pelo contrário, uma tentativa de solução para dificuldades especiais no manejo psicoterápico e psicanalítico dessas pessoas e a busca de uma articulação com os conceitos da psicanálise.

Ainda nesta direção clínica → teoria, diz-nos McDougall (op. cit.): "Descobrimos nestes casos uma carência na elaboração psíquica e uma falha na simbolização, as quais são compensadas por um agir de caráter compulsório, procurando desta forma reduzir a intensidade da dor psíquica pelo caminho mais curto. Todo ato-sintoma ocupa um lugar de um sonho nunca sonhado, de um drama em potencial... Ora, o drama sombrio do soma (delirante) é uma história sem palavras. A expressão psicossomática é o horizonte derradeiro desses atos que tomam o lugar do imaginário e da capacidade de sentir; trata-se da regressão mais profunda e primária do ser".

Vai-se traçando um marco diferencial importantíssimo entre o paciente "somatizante" e o neurótico ou psicótico. Esse marco diz respeito à utilização ou a impossibilidade de utilização da capacidade simbólica. É possível que algumas manifestações somáticas admitam uma analogia com processos identificatórios e/ou comunicativos, mas são exemplos isolados e não a regra, e mesmo assim não se revertem com a "conscientização" do processo. Um exemplo deste caso seria dado por alguém que tem um descolamento de retina diante de um acontecimento existencial difícil de ser aceito, como se pudesse haver um discurso do tipo "não quero ver isso ou aquilo" embutido na afecção ocular. Outro exemplo: o de um pai que alguns anos após um acidente que cegou seu filho desenvolveu um câncer ocular em um olho. Pode-se falar em autêntico processo identificatório? Uma questão difícil.

Voltando à direção clínica → teoria, recebemos nos consultórios de psicanálise e nos ambulatórios de psicoterapia ou de "psicossomática" pacientes com uma demanda de tratamento mal definida, que em geral não buscaram ajuda psicoterápica de maneira espontânea mas foram orientados por um clínico ou pediatra ou especialista cuidadoso, e nos quais em grande proporção encontram-se características comuns diferentes da caracterização do paciente "mental", seja neurótico ou psicótico.

A observação desses pacientes nas entrevistas e na psicoterápica sugere, como nos diz McDougall (op. cit.), uma carência na elaboração psíquica, uma falha na simbolização e uma noção de *ato-sintoma*. Seguindo essa linha de pensamento, não poderíamos deixar de observar que enquanto o fenômeno neurótico nos faz pensar em uma relação de qualidade, mediada pela representação significante, o fenômeno psicossomático, com seu caráter de descarga, de ato, nos sugere uma relação econômica. Nessa relação importa a quantidade, como no conceito de neurose atual descrito por Freud e citado por McDougall no trabalho já referido. Os próprios teóricos do estresse, como Selye (1965), propõem para doença psicossomática um modelo de acúmulo de humores no interior do organismo dados por uma secreção ininterrupta e inadequada que acaba por desenvolver a doença e/ou os sintomas. A teoria corrente da etiologia da úlcera péptica admite uma hipersecreção de ácido clorídrico, que conseguindo, por seu caráter contínuo, romper a barreira mucosa duodenal, termina por criar o processo ulceroso. Essa hipersecreção imediatamente nos faz pensar em fome, carência, voracidade, fase oral, insatisfação, e vai por aí... Mas, por outro lado, o que vemos é uma palavra, um significante, uma articulação simbólica, uma interpretação, não conseguir dar conta da interrupção da secreção de ácido clorídrico, embora às vezes um ato concreto, como uma internação hospitalar, por exemplo, possa como por magia fazê-la desaparecer.

Outro achado muito importante nas manifestações psicossomáticas é sua correlação temporal com determinados acontecimentos e datas. Os acontecimentos se referem, ou a uma perda real como a morte de um ente querido, ou a situações equivalentes como mudanças, migrações, desemprego, divórcio, separações de casa, crises vitais, etc. As datas, ou são datas de significação universal como Natal, Ano Novo, ou específicas, como o dia de aniversário, ou, ainda, uma data que marca repetidamente uma situação traumática ocorrida anteriormente.

Esse achado reforça a ideia do fenômeno psicossomático como surgido de uma impossibilidade de acercamento emocional a situações de perda e à dor que estas implicariam. Tal consideração apoia McDougall em sua afirmação de que o corpo biológico reage frente à ameaça de dor psíquica como se estivesse diante de um perigo físico. Apoia suas convicções na indiferenciação corpo-psique, e portanto dor física-dor psíquica, existente no bebê. Diz McDougall (op. cit.):" Por outro lado, é certo que o lactente não faz a menor distinção entre dor física e afetiva. Por lhe faltar capacidade de representar simbolicamente suas vivências, o bebê não pode pensar o próprio corpo e as sensações que dele emanam, nem reconhecer os próprios sentimentos dolorosos como seus".

Dito de outra forma, a impossibilidade precoce de inclusão da dor psíquica numa cadeia simbólica, nomeadora e articuladora, que a tornaria possível de ser vivenciada, cria uma desintegração potencial na unidade psicossomática. Esta, ao ver-se ameaçada por uma perda, por exemplo, propicia o surgimento no corpo da manifestação de descarga-ato, que são os sintomas psicossomáticos. Propusemos no capitulo "Histeria, hipocondria e fenômeno psicossomático", a relação do conceito de supressão (Unterdrückung), emitido por Freud em 1915, com esta impossibilidade de vivenciar afetos de perda ou equivalente e a eclosão do fato somático.

Vigorosa fonte de reflexão e desenvolvimento do estudo do fenômeno psicossomático, o Instituto de Psicossomática de Paris, dirigido por Pierre Marty, tem produzido inúmeros trabalhos sobre a psicologia do paciente somático, o processo de somatização e a psicoterapia do paciente somático. Duas noções, dentre as muitas que este grupo propõe em seus trabalhos, nos são extremamente úteis na compreensão da via biológica e no possível acesso à psicoterapia das pessoas que a utilizam. A primeira, a noção de pensamento operatório, que se caracteriza por uma pobreza da vida da fantasia, da vida imaginativa, do devaneio e por uma particular ligação com a "realidade", onde o sujeito é "realista", concreto, e até seus sonhos são repetições da realidade. Este conceito envolve um outro, a segunda noção, de "funcionamento insuficiente do pré-consciente". Pierre Marty relaciona o processo de somatização à primeira tópica freudiana e as neuroses à segunda; a insuficiência do pré-consciente é responsabilizada pela concretude do pensamento operatório em oposição à riqueza associativa que a capacidade simbólica plena possibilita.

Também o relaciona a falhas de defesas organizadas em torno do caráter e do comportamento. Quando a relação real com o mundo dada pelo comportamento sofre um traumatismo importante, a falha ou má formação do pré-consciente anuncia sua presença através do sintoma somático. Cito de Marty sua descrição das possibilidades de organização do processo de somatização: "Eu considero atualmente como principais formas dos processos de somatização:

a) a inadaptação de respostas somáticas às excitações do inconsciente pela intermediação de uma inibição ou de uma supressão prolongada de representações de diversas ordens;
b) as más formações do pré-consciente nas neuroses de comportamento;
c) as falhas pós-traumáticas do *ego* e do pré-consciente nas neuroses de caráter;
d) as regressões psicossomáticas."

Deve-se notar que o termo regressão implica mecanismos biológicos capazes de conter processo de desorganização. O fenômeno somático surge não como a própria desorganização, mas como uma tentativa através de sistemas de fixação de dar conta dela.

Christophe Dejours aprofunda questões ligadas às somatizações e ao pensamento operatório e constrói a hipótese da terceira tópica apoiado na ideia de uma dupla clivagem do sujeito, na qual, por um lado, se desenvolveria uma relação mediada pelo recalcamento e pelo pré-consciente e, por outra, uma relação entre o "inconsciente primitivo" contido pela própria consciência e pelo pensamento lógico-conceitual.

Diz Dejours (1988), sobre os pacientes psicossomáticos: "(...) Até um certo ponto... nos mostram um funcionamento pré-consciente. Mas somente até um certo ponto, pois sua vida mental parece às vezes muito acanhada, entre um inconsciente e um pré-consciente muito pobres, quando se consegue percebê-los através dos retornos do recalcado. Somos levados a admitir, portanto, que, face ao inconsciente primitivo, opõe-se um sistema que pode contê-lo de maneira eficaz. A observação clínica mostra que (...) esses pacientes se mantêm graças a comportamentos e um modo de pensamento corretamente articulados à realidade. Esse modo de pensamento é um modo eficiente, realista, que não tem nada a ver com o processo secundário que reina no pré-consciente, caracterizado pelo que se chama associações. (...) Trata-se, portanto, de um pensamento lógico, resultado de uma aprendizagem. (...) Trata-se de uma interpretação da realidade, mas lógica, fornecida do exterior, aprendida, e não uma interpretação fantasmática pelo sujeito".

Para uma sintetização dessa sequência argumentativa ligada à via biológica, poderíamos enumerar suas principais características, que nos nortearão nos aspectos técnicos da psicoterapia:

1. Admite uma diferença da manifestação histérica na medida em que no fenômeno somático não se consegue, pelos mesmos meios de acesso (sonhos, atos falhos, associação livre), construir e decodificar um discurso que não só determine mas constitua simbolicamente o sintoma.
2. A via biológica admite uma história, mas esta história é ligada a vivências traumáticas, cujo protótipo é a perda do objeto ou algo que imaginariamente lhe corresponda.
3. É uma via anatômica, ou seja, se houve uma paralisia, por exemplo, encontra-se também o seu substrato fisiopatológico.
4. Relaciona-se intimamente com as noções de retenção, descarga, ato, fazendo-nos encará-la sob o ponto de vista metapsicológico econômico, mais que dinâmico.
5. Tem como correlato, no assim chamado "paciente somatizante", o pensamento operatório e a aprendizagem como meios de ligação e controle das

possíveis desorganizações internas e externas, no lugar da articulação associativa simbólica.
6. É possível de ser pensada como curto-circuito, como processos imediato de descarga, semelhante ao ato, devido à insuficiência mediadora do pré-consciente.
7. Como consequência, é melhor equacionada na primeira tópica, enquanto os procesos neuróticos o são pela segunda tópica.
8. Relaciona-se à supressão (Unterdrückung) e à clivagem do *ego*.
9. É desencadeada por um acontecimento, da ordem da perda ou equivalente.
10. Esta perda não é relacionada pelo sujeito ao fenômeno somático e em geral é minimizada e "bem tolerada".
11. É uma via estabelecida precocemente, geneticamente antes do advento da palavra como organizador simbólico, ou seja, se estabelece em um período pré-verbal, relacionando-se à diferenciação eu-outro, à organização do sentimento de ser e de existir. Pode ser pensada como uma via que protege, anacronicamente, o sujeito de angústias dessa época, portanto angústias de aniquilamento ou psicóticas.
12. Constitui-se sobre falhas nas relações primordiais, notadamente com a mãe ou substituto.

PSICOTERAPIA DO PACIENTE SOMÁTICO

A Psicoterapia psicanalítica e a Psicanálise, enquanto método terapêutico, organizam-se tecnicamente em torno de quatro pontos básicos: entrevistas preliminares, diagnóstico e indicação; contrato; *setting* e sessões propriamente ditas, com a associação livre como regra fundamental para o analisando e a atenção flutuante (uniforme) para o analista. Feita a indicação, é realizado um contrato verbal no qual se determina o número de sessões semanais (3 a 5 geralmente) e se estipulam os horários (45 a 50 minutos) e a forma de pagá-los. O ambiente deve ser tranquilo, relativamente isolado de estímulos externos. Há um divã à disposição do analisando, sugerindo, quando não dito explicitamente, a posição deitada. O analista senta-se atrás do analisando, que em geral não deve vê-lo. Comunica-se a regra fundamental (associação livre) ou de alguma forma, através de intervenções, conduz-se o cliente a ela. Espera-se o desenvolvimento de um processo, a neurose de transferência, cujo manejo e solução representam a própria solução da demanda analítica.

Muito simplificadamente, eis uma síntese de análise-tipo. E com os pacientes psicossomáticos? Comecemos pelas entrevistas preliminares e o contrato.

Os pacientes somáticos raramente procuram a análise espontaneamente. Quase sempre são derivados por médicos que os atendem clínica ou cirurgicamente. Exceção deve ser feita a pessoas que buscam ajuda não pela doença somática em si, mas por uma eclosão de sintomas de outra ordem, em geral angústias ligadas à falência do sentimento de integração, de identidade, que surgem em seguida a um acontecimento traumático. Descobre-se na entrevista tratar-se de alguém que sofre de transtornos psicossomáticos. Mas, ainda assim, vê-se nesses pacientes não uma busca de subjetivação, mas uma desesperada necessidade de uma relação humana próxima, de função imaginária, que consiga minimizar a intensidade das angústias e das ameaças de desintegração.

Mas voltemos ao paciente psicossomático e a sua entrevista através de dois pequenos exemplos típicos. Heloísa, profissional liberal, bem-sucedida, chega ao consultório dizendo ter sido encaminhada pelo Dr. Fulano, cirurgião que a operou. Traz seus últimos exames e uma série de radiografias para que as examinemos. Diz: "Dr. Fulano acha que eu preciso de análise. E o Sr.?" Outro exemplo: Paulo, engenheiro de uma estatal, chega ao consultório dizendo ter sido encaminhado pelo clínico que o trata de úlcera duodenal há 4 anos. Após dizer isso, silencia. Pergunto sobre sua vida, sua história e diz-me estar tudo bem. É casado, é feliz com a mulher e um filho e está bem no trabalho, apesar de achar-se excessivamente exigente. Perguntando muito, mas muito mesmo, conseguimos descobrir que quando o processo ulceroso iniciou Paulo havia recém se formado, começara o seu primeiro emprego, recém havia se casado, e um acidente havia acontecido com o irmão.

O que há de singular nessas entrevistas? Inicialmente a demanda, que é fornecida por um outro e é aceita ou "aprendida" pelo paciente, funciona como se fosse uma receita ou pedido de exame complementar. Heloísa traz-me suas radiografias. Paulo sua indicação clínica. Há um pedido inicial de algo concreto, objetivo, algo que possa ser aprendido, ensinado e não desvendado, descoberto. Não há, podemos dizer, o que descobrir e sim o que cobrir, fazendo um jogo de palavras. Também notamos uma dissociação absoluta entre o acontecimento traumático e os sintomas corporais. E aí reside nossa tarefa primeira: a reconstituição histórica, a cronológica e a integração entre datas, acontecimentos e eclosões somáticas. Isso pode dar ao paciente uma primeira consciência da relação de seus sintomas com algo maior, de caráter existencial, e ajudar a criar um sentido inicial e uma noção da razão de ser do tratamento. Mas esta é uma construção cuidadosa, arrancada a sacarolhas pelo terapeuta, que dá a medida do lugar por onde vamos caminhar e do ativo trabalho do psicanalista. Se o analista fica em silêncio, esperando o sentido brotar das associações livres, tem uma amarga surpresa. Não brota sentido. Há também o silêncio, forma-se um clima de incompreensão, de surpresa, decepção e comumente interrompe-se o tratamento. Admitida essa presença viva, falante, questionadora e ativa do analista como algo necessário, é fácil imaginar que esta psicoterapia deve ser conduzida face a face e não com o paciente na posição deitada. A visão permanente do analista, de suas expressões, de uma presença física, concreta, permite uma relação pessoal que reputamos fundamental. O paciente psicossomático não está em Tebas, à beira de um oráculo, à espera de uma decifração. Ele está em busca de uma relação humana, interpessoal, que possa ajudá-lo a constituir-se mais plenamente como sujeito e, quem sabe, um dia possa até desejar buscar um oráculo. Pierre Marty, citando Catherine Parat, diz a esse respeito: "... a regra fundamental não é editada como uma regra: o terapeuta está na necessidade de verbalizar, de propor assuntos, de colocar questões e de responder às do paciente, de abrir vias, caminhos lá onde o paciente não as pode construir. O laço positivo sustenta esta relação por elementos de identificação sublinhados e fornecidos. A idealização frequente, repetida por um longo tempo e manejada com delicadeza, pode servir à elaboração de 'introjetos' muito úteis. A interpretação, quando é necessária, é mais explicativa que lapidar".

Partindo-se da ideia da impossibilidade de vivenciar plenamente estados afetivos e da ameaça que estes representam para o sujeito, o estabelecimento de uma relação coloquial e viva com o analista é não só objetivo buscado como secretamente festejado. Assim, as manifestações "transferências" são bem-vindas e devem ser vividas e não interpretadas. A interpretação, quando houver, deve tratar de promover uma maior aproximação do paciente a estas vivências que surgem, mesmo muito idealizadas.

Ainda sobre a interpretação psicanalítica clássica, penso que, além de equivocada técnica e teoricamente, é vivida como invasão ou sugestão e como ferida narcísica. Marty diz a respeito algo interessante: "Uma interpretação terá toda a chance de produzir uma dupla ferida narcísica ao mostrar ao paciente a estranheza do terapeuta, de uma parte, e a insuficiência do seu próprio pensar de outra".

Nos pacientes neuróticos, a "interpretação simbólica" tem o sutil efeito de desvelar um sentido oculto pela semelhança de uma metáfora, enquanto no paciente "somatizante" ela terá mero efeito de analogia. Exemplificamos: se a uma pessoa neurótica que passa uma sessão de braços cruzados, ao interpretar-se essa expressão corporal, é possível que surjam associações do tipo "é verdade, ando meio parado na vida, de braços cruzados, como você me apontou..." No paciente somatizante a mesma interpretação talvez provocasse algo como "Estou cansado, tive ontem uma dor no braço, assim está mais confortável..." o que para o neurótico é um campo lúdico, associativo, metafórico, para o "somatizante" é um campo da analogia pura, assim como num dicionário de sinônimos.

Ou seja, devem ser evitadas as interpretações "simbólicas", que não encontrarão eco ou serão vividas como invasão ou algo engraçado, podendo ao cabo de algum tempo o paciente até "aprender" a formulá-las e nos surpreender com essa aprendizagem. Mas certamente estará "aprendendo" psicanálise e não sendo psicanalisado. Não havendo um funcionamento suficiente do pré-consciente, não haverá campo para a eficácia dessas interpretações.

Como o fenômeno somático se estabelece numa fase pré-verbal, é fácil imaginar com que fragilidade pessoal estaremos lidando na análise destes pacientes. Assemelham-se muito aos chamados pacientes narcísicos, embora no caso destes sejamos frequentemente alertados sobre nossos equívocos e falhas através das mágoas, ressentimentos, silêncios ou mesmo crises de fúria narcísica.

Nos pacientes somáticos, muitas vezes os sintomas somáticos substituem estas manifestações, deixando-nos bastante atônitos e impotentes. Citamos dois pequenos exemplos, já publicados em trabalho anterior (Santos Filho, 1987), mas bastante esclarecedores. O primeiro, de Antônia, 46 anos, solteira. Sofria de doença de Crohn, uma doença intestinal de natureza imunológica, razão pela qual já havia sido operada uma vez. Certa feita, em seu segundo ano de tratamento, falávamos sobre os homens em sua vida e sobre um namorado com quem estava saindo. Discorria sobre suas dificuldades em aproximar-se sexualmente desse homem, o que sugeria algo de natureza histérica. Interpretamos essa situação como decorrente de uma relação com um pai analista idealizado, que a aprisionava impedindo a aproximação com outro homem e criando uma área de proibição pulsional. Vinhamos há tempo falando sobre seu pai, realmente idealizado e proibidor. Concordou e saiu com o namorado. No dia seguinte, ligava-me de um hospital onde estava internada com crise intestinal séria, que quase lhe valeu outra cirurgia. O que aconteceu? Antônia tomou emprestada minha suposta genitalidade, acreditou que queríamos que ela tivesse relações sexuais com o namorado (e realmente queríamos, vemos hoje), o que seria uma vitória para nós dois e partiu para a ação. Após o encontro, a crise e a internação. Alguém poderia lembrar reação terapêutica negativa por intensos sentimentos de culpabilidade. Talvez, mas o principal, o que não reconhecemos na ocasião, foi o caráter da aproximação de nós e do namorado.

O que Antônia realmente precisava era que reconhecêssemos sua enorme necessidade de aproximar-se de alguém e sua imensa dificuldade face às ameaças de fusão e separação. Falamos a uma mulher, quando a demanda era que cuidássemos de um bebê. Não nos demos conta de como éramos, nós e o namorado, vitais para ela naquele momento. Como essa, outras crises aconteceram. Mais tarde pudemos estabelecer algumas correlações e descobrimos que não se pode adiantar esse processo.

O segundo exemplo: Paula, uma mulher de 40 anos, asmática. Procurou-nos após uma psicoterapia em que havia se apaixonado pelo médico, criando uma situação de aparente impasse. Noutra psicoterapia anterior, também havia se apaixonado pelo terapeuta, tendo ambos resolvido terminar a terapia e ficado amigos. Essas duas paixões muito intensas já dizem das necessidades de Paula. Numa ocasião, no início do tratamento, tentava relacionar uma piora no quadro asmático à ansiedade de separação surgida por ocasião de uma briga conjugal. Nessa mesma época, Paula contou várias experiências extraconjugais, todas com homens casados, em sua maioria médicos. Preocupados (contratransferencialmente) com o seu casamento, tentamos buscar correlações inconscientes que motivassem a busca de relações com homens casados e nos afastamos um pouco do cuidado de nossa relação. No dia seguinte à sessão em questão, Paula interna-se num Pronto Socorro com uma crise séria de asma. Na sessão seguinte, diz-me que tomou tantos remédios para a crise e usou tanto (por conta própria) um vaporizador (broncodilatador) que seu médico disse que mais uma bombada poderia tê-la matado. Mesmo, concretamente, matado. Só então compreendemos que dizia ser a nossa relação tão importante para ela como uma questão de vida ou morte. Só se estivesse muito gravemente enferma, ou mesmo à morte, seríamos capazes de entender suas necessidades e nos aproximar mais dela, de seu sofrimento, de suas crises, do risco de vida que corria, em vez de ficarmos preocupados com seu casamento. Essa compreensão trouxe grande alívio e sensação de encontro entre nós. Esses exemplos mostram a delicadeza e a sutileza que estes pacientes exigem de nós. E o que é mais curioso é que, aparentemente, "operatoriamente", entendem nossas falhas, aceitam nossos erros e equívocos exatamente da mesma maneira que atravessariam uma situação de perda. Tudo bem! Sem sentimentos, sem afetos, com entendimento e compreensão "maduros" e racionais. Momentos ou dias depois, a doença somática eclode, podendo colocar em risco a relação analítica pelo perigo de reações contratransferenciais, tais como "interpretações", devido à impotência e ameaça narcísica do analista.

Estas psicoterapias exigem tempo, paciência e muito do analista como pessoa. Os pacientes relacionam-se mais com as disposições verdadeiras, interiores, do analista do que com as palavras que diz, embora muitas vezes as palavras possam ter efeito sugestivo temporariamente aliviador. Como o que se busca é a construção (se possível) de uma possibilidade elaborativa, esta se contituirá às custas de um vínculo intenso e duradouro e, o que é muito importante, contínuo e confiável. Estes pacientes, frequentemente por serem tão "compreensivos" e "racionais", são justamente aqueles que, em momentos de dificuldades nossas, tenderíamos a deixar de atender um dia, ou trocar uma hora, ou atrasar. Tudo será aceito, mas... há o risco de quebrar a única possibilidade que eles têm de saída: a relação real com o analista, duradoura e confiável.

Será através do pré-consciente do analista que se orgarizará a capacidade simbólica do analisando somatizante. Isso requer um trabalho lento e cuidadoso, no qual a intuição e os afetos do analista serão melhor bússola do que sua inteligente capacidade interpretativa, o que requer uma mudança na atitude habitual "neutra" e "passiva".

Duas palavras finais, uma sobre o *setting* e outra sobre o tratamento de crianças. Esses pacientes parecem muitas vezes desconhecer a noção de *setting*, o que nos desnorteia frequentemente. Trazem exames, são capazes de trazer um amigo para a sessão, fotografias, objetos, dar presentes, enfim, não tratam o *setting* com o "respeito" com que os neuróticos costumam tratá-lo, principalmente aqueles que já conhecem psicanálise por informação. O *setting* deve ser a pessoa do analista e só. Em momentos de maior encontro, são capazes de comportar-se como crianças, sentar no chão e brincar com algo em vez de falar disso, tentando refazer um vínculo perdido. Os limites e contornos vão se constituindo aos poucos, enquanto se organizam também outras funções do pensamento e o processo criativo.

Sobre as crianças: tudo que aqui foi dito é válido para a psicoterapia das crianças, com algumas diferenças.

Essas diferenças dizem respeito ao uso dos brinquedos e dos desenhos e esculturas de massa como objetos intermediários. Nessas psicoterapias, deve ser buscada a possibilidade de brincar, desenhar e jogar como encontro do objeto intermediário.* Às vezes,

---

* Remetemos o leitor aos trabalhos de D. W. Winnicott sobre psicoterapia infantil. Por exemplo, O ambiente e os processos de maturação, Porto Alegre: Artes Gráficas, 1990.

o próprio corpo do analista pode envolver-se nesse processo. No mais, teremos a chance invulgar de ver, ali, aos nossos olhos, desenvolver-se o processo de criação simbólica e, o que é também muito importante, com um caráter preventivo, já que reside no tratamento da criança com fenômenos psicossomáticos a possibilidade de prevenção e profilaxia de serios acidentes corporais na idade adulta.

PSICOTERAPIA DO PACIENTE SOMÁTICO NO AMBULATÓRIO DAS INSTITUIÇÕES

O ambulatório institucional admite algumas diferenças do consultório privado em sua prática psicoterápica, com consequência sobre a atuação do psicoterapeuta.

Embora algumas vezes negada, é importante que se situe a relação instituição-profissional de saúde como elemento diferenciador, muitas vezes contribuindo para o estabelecimento de uma prática bem diversa da prática privada. Os baixos salários, as más condições de trabalho, o desprestígio da categoria médica são fatores que em nossa realidade institucional brasileira (com diferenças regionais, é claro) afetam de forma negativa o trabalho ambulatorial, podendo contribuir, de forma consciente ou inconsciente, para a constituição de identificações dos profissionais com a instituição, que são sempre, se não forem arduamente discutidas e refletidas, iatrogênicas.

Descreveremos as características principais da psicoterapia em um ambulatório de pacientes "somáticos", tentando evidenciar algumas tipicidades dessa prática. Em termos teóricos e clínicos, são válidas todas as afirmações anteriores deste capítulo.

Sobre a seleção de pacientes

Tentamos, nos últimos sete anos, estabelecer critérios de seleção para a admissão de pacientes em psicoterapia em um ambulatório* que não está ligado nem a um serviço de psiquiatria, nem a um setor de psicoterapia. Corremos em várias direções teóricas em nossas reuniões de discussão de casos clínicos (semanais), buscando encontrar um amparo que justificasse este ou aquele critério de seleção. Ao cabo de muita busca, definimos o critério sintomático como o melhor, em oposição a um critério diagnóstico (estrutural, nosológico) muito mais complexo, difícil e frequentemente equivocado.

Em outras palavras, admitimos como elemento suficiente e necessário para a seleção a existência de um sintoma corporal, de uma queixa somática, qualquer que seja.

O diagnóstico e a orientação psicoterápica surgirão no decorrer da própria psicoterapia. Achamos ser o melhor critério, por razões várias. Inicialmente, esta é uma área do conhecimento psicanalítico, psicológico e médico ainda insuficientemente estudada, sujeita a modificações e novas descobertas que a consolidem. Por outro lado, os psicoterapeutas não apresentam uma homogeneidade de conhecimento, amparando-se em diversas correntes teóricas, algumas delas opostas em relação ao fenômeno somático, para a realização de seu trabalho. Demanda e demandará muita discussão clínica e teórica a construção de uma homogeneidade conceitual e de princípios técnicos claros, que sejam pouco refutáveis em relação ao paciente psicossomático.

Outra razão deste critério é a busca do alívio sintomático, tão presente nas psicoterapias institucionais, como elemento muitas vezes chave e fundamental. Para a instituição, tão articulada ao saber médico e aos poderes públicos, importa mais a remissão dos sintomas, o que é garantia de sucesso para o psicoterapeuta, além do benefício inequívoco ao paciente.

A seleção é realizada através de entrevistas que podem ser feitas especificamente por um ou alguns dos profissionais do serviço – criando-se um setor de triagem e seleção ou pelo próprio profissional que atenderá o paciente.

É importante que haja um espaço para discussão destas triagens, com todos os elementos envolvidos na tarefa. O ideal é a reunião clínica com frequência semanal ou quinzenal, em que, em sistema de rodízio, sejam apresentados e discutidos os casos clínicos envolvendo a seleção, a indicação e a evolução da psicoterapia.

Quando existirem estagiários ou uma diferença muito grande de experiência e conhecimento entre os profissionais do ambulatório, as entrevistas de seleção deverão ser feitas pelos psicoterapeutas mais experientes, que também deverão dar supervisão aos menos experientes e aos estagiários.

Características da psicoterapia

Os pacientes atendidos no ambulatório de Psicossomática raramente, assim como no consultório particular, procuram espontaneamente a psicoterapia. São ou egressos do hospital de referência ou vêm indicados por médicos das diversas clínicas do

---

* Ambulatório do Serviço de Medicina Psicossomática do Hospital Central do IASERJ.

ambulatório geral. Atualmente, também vêm indicados por outros profissionais de saúde da instituição, como assistentes sociais, enfermeiras e nutricionistas. Essa característica reforça a necessidade da articulação entre o ambulatório e as práticas de Psicologia Médica e Medicina Psicossomática do hospital geral, como a interconsulta, os grupos Balint e os trabalhos psicoterápicos de enfermaria. É fácil supor que, se a demanda psicoterápica do paciente psicossomático é construída pelo profissional de saúde e na maior parte das vezes pelo médico que o atende, faz-se fundamental que uma boa relação interprofissional seja construída precocemente e não tardiamente, após, em geral, longos períodos de fracasso terapêutico e/ou iatrogenias diversas. Citamos dois exemplos para ilustrar a necessidade de uma relação permanente entre os profissionais do ambulatório e as diversas clínicas do hospital geral. O primeiro, de D. Florinda, 50 anos, atendida inicialmente na enfermaria e em seguida no ambulatório. O profissional do serviço foi chamado à enfermaria por uma residente que estava preocupada, pois D. Florinda seria reoperada pela segunda vez em 15 dias por "vômitos pós-operatórios". O diagnóstico era de gastrite biliar grave após cirurgia de úlcera duodenal, que persistia depois de uma segunda cirurgia realizada para minimizar as causas mecânicas da gastrite. Com a residente, colhemos a seguinte história: D. Florinda sofria há nove anos de úlcera duodenal, "resistente" ao tratamento clínico, "resistência" essa que levou à indicação cirúrgica. Foi operada e no pós-operatório imediato surgiram vômitos incoercíveis, o que levou ao diagnóstico de obstrução mecânica e gastrite por suco biliar. Foi novamente operada e no pós-operatório imediato, de novo os vômitos e a gastrite. Desesperada, a residente colheu sua história pessoal e descobriu que há nove anos, no início dos sintomas digestivos de úlcera duodenal, Florinda havia perdido por morte súbita seu marido e seu pai com um intervalo de um mês. Foi iniciada uma psicoterapia e Florinda não necessitou ser reoperada com um resultado muito bom em termos da elaboração deste luto duplo congelado, digamos assim, em termos sintomáticos. O segundo exemplo é o de Maria Lícia, já extensamente estudado em trabalho anterior (Santos Filho, 1986) que, com uma dor vulvar, histérica, iniciada após a morte de seu marido por insuficiência cardíaca, agudizada pelo esforço de uma relação sexual em que sentiu dor, percorreu por dois anos diversos ambulatórios e hospitais de nossa cidade, sendo submetida a seis exames ginecológicos, um exame proctológico com retossigmoidoscopia, um exame contrastado do trato urinário (urografia excretora), seis citoscopias, uma flebografia, um clister opaco, radiografias da coluna vertebral, uma laparotomia exploradora, dois "bloqueios de coluna" e 24 bloqueios anestésicos suprapubianos. Após sua entrada no Setor de Emergência, foi chamado um profissional do serviço que a entrevistou, indicou e realizou uma psicoterapia de cerca de um ano com excelentes resultados. Esses exemplos dão conta da importância da correta divulgação entre os médicos das possibilidades do trabalho psicoterápico.

Após as entrevistas de seleção, são indicados para psicoterapia os casos de neurose e os pacientes somatizantes. Os pacientes psicóticos são encaminhados ao ambulatório de psiquiatria, exceto aqueles em que o diagnóstico só for feito no decorrer da psicoterapia, quando então se prossegue com ela. Em nosso ambulatório, após diversas experiências, optamos por um mínimo de uma sessão semanal, com duração mínima de 30 minutos, e embora tenhamos convicção do caráter arbitrário dessa frequência, ela tem se mostrado suficiente na maioria dos casos. No início, pensamos em limitar o tempo da psicoterapia em seis meses, mas a própria prática tratou de derrubar esse limite, deixando a psicoterapia seguir seu próprio curso. Não temos uma avaliação estatística, mas a grosso modo a grande maioria dos pacientes pertence aos diagnósticos de neurose e de doenças universalmente aceitas como psicossomáticas, como úlcera, retocolite, asma, coronariopatia e hipertensão. Há um grau de abandono de tratamento relativamente grande, maior do que na clínica privada. Não temos uma explicação satisfatória para esse fato, crendo dever-se a uma causalidade multifatorial.

O modelo psicoterápico é a psicanálise e a psicoterapia psicanalítica tal como ela é praticada no consultório, não se utilizando das noções de foco, por exemplo, o que diferenciaria mais a técnica. Uma observação pessoal dá conta da proximidade (como vimos nos exemplos anteriores) entre o desencadeamento de sintomas somáticos após situações de perda e o aparecimento de sintomas neuróticos relacionados à não elaboração do luto. Embora por caminhos diferentes, apresentam uma certa semelhança causal, contida na tríade perda – impossibilidade do luto – sintoma corporal. Logo, algumas psicoterapias seguem um caminho de reencontro do trabalho do luto.

Como lida-se com uma camada menos favorecida da população, menos intelectualizada e mais "primitiva", vemos com maior frequência manifestações histéricas bastante ruidosas, nas quais as interpretações adequadas são relativamente eficazes, por haver um mínimo de racionalizações "intelectualizadas".

No mais, respeitando-se os critérios de número de sessões e tempo delas, as psicoterapias ambulatoriais institucionais seguem os mesmos parâmetros técnicos e teóricos da psicoterapia psicanalítica de consultório, o que aliás pensamos ser fundamental como marco norteador do comportamento dos profissionais em termos do manejo do contrato e das situações de férias e ausências às sessões. Assim penso que cada profissional deve ter plena consciência dos efeitos nocivos da mediação da instituição, devendo assumir diretamente com seus pacientes a responsabilidade por remarcações, desmarcações, férias, organização dos horários, etc., tal como o faz no consultório. Quando há estagiários, é importantíssima a reflexão conjunta sobre este modelo de atendimento e sua diferença do modelo aluno-faculdade.

Há frequentemente a tendência a identificar a tarefa como universitária, tal como aulas ou trabalhos escritos, o que pode conduzir a atitudes iatrogênicas. Também deve ser levado em conta o período do estágio que condicionará naturalmente a psicoterapia a ser breve e de tempo limitado (o do estágio).

Sistematizando, as características principais da psicoterapia psicanalítica do paciente somático no ambulatório das instituições podem ser enumeradas:

1. São práticas onde há a mediação, em vários níveis. desde o mais concreto ao imaginário, da instituição. Esta mediação deve ser levada em conta em todos os aspectos da psicoterapia, notadamente no contrato e no seu cumprimento.
2. Modela-se na psicoterapia psicanalítica de consultório e, em última instância, na psicanálise enquanto prática clínica psicoterápica maior, por excelência.
3. Tem características formais, como número de sessões e tempo de duração, manejáveis, segundo critérios mínimos adequados à situação institucional, para atender simultaneamente às necessidades singulares de cada paciente e à demanda numérica de clientes, evitando filas e esperas prolongadas. Também depende da relação número de psicoterapeutas/procura do ambulatório.
4. Modela-se, enquanto técnica e tática, nos pressupostos teórico-clínicos referentes aos pacientes somáticos, exigindo uma atitude ativa, empática e pouco interpretativa do terapeuta, como já descrito anteriormente neste texto.
5. Exige do grupo que a pratica uma reflexão constante, através de reuniões de discussão de casos clínicos semanais, em que devem ser discutidos sistematicamente os casos, desde a seleção até a evolução.
6. É uma prática que deve estar articulada a outras de Psicologia Médica, principalmente ligadas ao hospital e ao ambulatório geral. Nas atividades de enfermaria, podem-se conseguir encaminhamentos logo após a alta hospitalar, o que evita iatrogenias e reinternações. Nas atividades de ambulatório (interconsultas, por exemplo), pode-se conseguir evitar o "conluio no anonimato", tão comum nos pacientes psicossomáticos, bem como cronificações e complicações orgânicas mais graves.
7. Finalmente, representa uma prática do futuro, em especial quando se trata de crianças, residindo aí uma esperança de minimização de algumas doenças orgânicas posteriores. Isso, por si só, justifica um forte investimento institucional nesta área da prática assistencial e um compromisso maior dos psicanalistas e instituições psicanalíticas envolvidos com as questões mais amplas de saúde.

REFERÊNCIAS

Dejours, C. *O corpo entre biologia e psicanálise*. Porto Alegre: Artmed, 1988.

Freud, S. Fragmento de un caso de histeria. In: *Obras completas*. Buenos Aires: Amorrortu, 1973.

McDougall, I. Três corpos, três cabeças. In: *Em defesa de certa anormalidade*. Porto Alegre: Artmed, 1983.

Santos Filho, o.C.Iatrogenia e relação médico-paciente. Recife, *Revista de Psicossomática*, n. 1986.

_____. Psicanálise de pessoas com estmturas psicossomáticas. Algumas ideias. *Boletim da Soc. Psican. Rio de Jan.*,1987. Selye, H. Le Stress de la vie. Paris: Gallimard, 1965.

41

PSICOTERAPIA EM INSTITUIÇÕES MÉDICAS

Therezinha Lucy Monteiro Penna

As psicoterapias em instituições médicas para pacientes hospitalizados ou ambulatoriais têm como objetivo proporcionar auxílio àqueles pacientes que não estejam conseguindo lidar com o impacto da realidade de sua doença e/ou com o estresse provocado pelas vivências e reações ao âmbito médico-hospitalar. A resolução favorável do ponto de vista emocional ou o adoecimento psicológico resultante da experiência de estar enfermo dependerá de forças homeostáticas entre a estrutura emocional – recursos adaptativos – e a realidade externa.

Na interconsultoria, a demanda para um atendimento psicológico não parte do paciente; é oriunda de um membro de outro Setor ou Serviço que não o de Psicologia Médica, e o terapeuta designado para fazer o atendimento não é escolhido pelo paciente. Portanto, a especificidade desta forma de psicoterapia torna-se óbvia, assim como a necessidade de modificações nas técnicas desse atendimento.

Por ser o local de atendimento dentro de uma enfermaria ou de um ambulatório, é importante que o terapeuta possua uma visão sistêmica: o paciente no seu "aqui e agora", inserido no contexto hospitalar e sob a ação de vetores complexos, tais como ser obrigado a conviver em um ambiente inusitado, cercado por pessoas desconhecidas; ter que se submeter a rotinas estranhas; precisar confiar o corpo para ser manuseado por pessoas não familiares; não ter privacidade nem autonomia, etc.

O primeiro passo ao atender a um pedido de consultoria deve ser o de comunicar ao paciente o motivo pelo qual foi requisitada uma avaliação psicológica ou um atendimento psicoterápico. É importante transmitir que, embora a avaliação seja necessária por ter sido requisitada, NÃO É MANDATÓRIO que ele aceite a proposta psicoterápica: ele pode não desejar um atendimento psicológico ou pode não concordar com a razão exposta para o atendimento. Como tudo o mais a que o paciente se submete no decurso de sua hospitalização, são obrigatórios (os procedimentos, as coletas de material, os exames, a alimentação, os horários, etc.); mas o simples fato de lhe ser permitido fazer uma escolha já favorece a formação de um vínculo positivo com o terapeuta, evita a aceitação apenas educada da presença do terapeuta e é uma forma de respeito à privacidade e individualidade da pessoa. A permissão, portanto, para recusar a psicoterapia é igual à permissão para fazer uma escolha. A possibilidade de "poder optar" introduz assim um elemento salutar de resgate de sensações de poder e de controle, que, na maioria destes pacientes, encontram-se abaladas em decorrência da doença e de seus desdobramentos.

A elucidação para o paciente sobre o propósito do atendimento tem também uma importância fundamental – que é transmitir a compreensão de que o atendimento psicológico vai além de um simples "vim aqui conversar com você". Pode ser bastante adverso um terapeuta referir-se a seu trabalho como uma "conversa": isso dificulta ao paciente a percepção de uma ação profissional especializada e de uma meta de trabalho/atendimento e, além do mais, conduz a divagações pouco produtivas. Vemos horas preciosas serem gastas em atendimentos onde um terapeuta menos experiente pode ficar "controlado" pelo paciente, conversando sobre amenidades sem nenhum efeito terapêutico verdadeiro. Empatia, apenas, com o sofrimento do paciente tem efeito fugaz e pode ser fornecido por profissionais de profissões diversas ao seu redor, assim como por amigos e familiares.

É importante avaliar sucintamente a capacidade cognitiva do paciente: quadros discretos e não detectados de comprometimento cognitivo (*delirium* e demência) são mais frequentes do que se imagina em pacientes hospitalizados, podendo levar a cognições e comportamentos mal adaptativos que, por sua vez, exigirão intervenções psicológicas específicas e adequadas ao déficit cognitivo em questão, além do uso de medicação psicotrópica apropriada.

Em uma entrevista inicial, pode acontecer que o psicoterapeuta conclua que não há indicação para um atendimento psicológico. O ideal nesta situação é, além de anotar esta observação na papeleta do paciente, que se fale pessoalmente com quem solicitou o parecer. Se houver necessidade de mais de um contato com o paciente para esclarecer melhor a procedência ou não da solicitação de atendimento, o mesmo deverá ser devidamente informado.

Uma grande maioria dos pacientes tem condições de tolerar os traumas de uma cirurgia, de procedimentos diagnósticos, de tratamentos desconfortáveis ou dolorosos, etc., sem precisar da ajuda profissional de um psicólogo ou de um psiquiatra. Daí a necessidade de se avaliar se o pedido de atendimento psicológico solicitado pelo médico não encobre na realidade uma dificuldade na relação médico/paciente, ou dificuldades do médico na comunicação com o paciente a respeito de temas potencialmente ameaçadores e aflitivos.

Nem sempre o paciente reconhece a necessidade de ser ajudado psicologicamente – seja devido a fatores culturais, seja devido a fatores emocionais. Sua atenção e preocupação estão voltadas para seu corpo, para as transformações ou deteriorações que possam estar ocorrendo neste corpo, para as consequências reais ou fantasiosas da doença, assim como para as ações terapêuticas praticadas sobre seu corpo. Isto pode dificultar o acesso aos aspectos psicológicos da situação em curso e também à formação de uma aliança necessária para a realização de uma terapia psicológica.

Por outro lado, a aquiescência do paciente em falar com o terapeuta não implica necessariamente numa possibilidade de engajamento em uma psicoterapia. Para pacientes sem exposição anterior à psicologia, é comum achar que aquilo que o terapeuta vai fazer é apenas conversar com ele – e não que isso seja um tratamento psicológico. Não compreendem que não basta "falar" sobre seus problemas e angústias sem paralelamente ter um "olhar para dentro de si mesmos". Despertar a curiosidade do paciente para conhecer a si mesmo, para refletir sobre suas questões, é o primeiro passo para um trabalho "a dois", uma parceria sem a qual nenhuma transformação, emocional, cognitiva ou comportamental, poderá ser alcançada.

No tocante ao terapeuta, um erro grave no atendimento a esse tipo de pacientes é a pressuposição de que qualquer ajuda verbal é benéfica – isto não tem base científica e denota uma autocracia onipotente por parte do terapeuta.

O conjunto desses fatores aponta para a dificuldade de se conseguir alcançar uma compreensão psicodinâmica rápida, e não superficial do paciente, essencial para permitir uma formulação do problema (ou queixa) que o mesmo apresenta em relação à gestalt do momento atual. Como fazer?

A forma de se resolver esta dificuldade é através de uma atuação mais "ativa" por parte do terapeuta, com um planejamento de abordagens que facilitem a obtenção de dados relevantes para o atendimento (Lemgruber, 1984). Essa "atividade" se traduz na colocação de perguntas objetivas e pertinentes para o paciente sobre assuntos específicos ao caso, além de uma "escuta". A sensibilidade e a experiência do profissional são fundamentais para o encadeamento dessas perguntas, de modo a não ser dada uma conotação de um interrogatório ou de um "questionário".

Uma escuta de atenção flutuante que busca associações inconscientes na fala do paciente é menos eficaz do que uma "escuta atenta ao que não é dito", paralela à colocação de perguntas que endereçam questões ligadas ao pedido de parecer e também às alterações psicológicas mais comuns em pacientes nestas situações.

Ao solicitarmos que o paciente nos relate a "sua história" sobre a doença que o acomete, coletamos informações sobre o que ele sabe, sobre o que não sabe, o que omite, o que teme, o que imagina para o futuro, como lida com a situação e até mesmo sobre como as pessoas significativas de sua vida interagem com as modificações causadas pelo seu adoecer. Também indagar sobre experiências pregressas com doenças, com médicos e com hospitalizações é útil, pois fornece dados importantes para esclarecer questões atuais. Finalmente precisamos saber se o paciente tem ou já teve eficácia para lidar com situações de estresse de um modo geral.

Buscar entender o que motivou a solicitação do parecer psicológico ou do atendimento é essencial, pois nem sempre o que consta no pedido do parecer é compatível com o que elucidamos ao estar com o paciente.

Além de "dados", estas perguntas também podem nos alertar sobre certos mecanismos emocionais específicos, que são os da representação simbólica que a doença tem para a pessoa: punição? Perda de controle? Injúria narcísica? Medo de dependência a terceiros?; e que podem estar na gênese de seu sofrimento emocional atual, não sendo, no entanto, conscientes para o paciente (Strain, 1975).

Saber de antemão quais são as alterações psicológicas mais comuns em pessoas com determinadas patologias clínicas ou cirúrgicas nos auxilia a estar atentos à ocorrência das mesmas. O medo da morte, por exemplo, é quase sempre universal, assim como o são certos temores ligados à sensação de deterioração do corpo.

Ao contrário do que possa parecer, perguntas não são uma forma intrusiva de interação e sim um interesse sincero em compreender os anseios e temores de quem necessita de uma ajuda para se compreender melhor; portanto, ajudam a formar um vínculo positivo com o paciente. E também não impedem que o paciente, ao respondê-las, amplie sua fala para assuntos paralelos que, no momento, o estejam preocupando ou afligindo. Pode-se até mesmo dizer que funcionam como um facilitador para que o doente se sinta mais à vontade com um profissional que perceba demonstrar empenho em compreender suas preocupações e desventuras.

Além do mais, este tipo de planejamento de abordagens e busca de informações facilita e acelera o atendimento psicoterápico sem prejudicar a espontaneidade ou a livre associação do paciente (processos do inconsciente), auxiliando o terapeuta a escolher um foco de trabalho mais premente e vital. A colheita de informações serve também para nos dar uma ideia a respeito da capacidade que o doente tem para lidar com o momento em que se encontra: seja a existência de uma doença crônica que o leve a manter visitas regulares a um ambulatório, seja o acometimento de uma doença grave que o tenha levado a uma hospitalização.

Aliviar a dor emocional não deve ser o único objetivo de um atendimento psicológico; isso será de efeito efêmero se não for acompanhado de intervenções que auxiliem o doente a por em ação recursos próprios para buscar soluções melhores no enfrentamento a uma situação indesejável, como a de uma doença física.

Em uma terapia com pessoas portadoras de doenças graves ou crônicas, uma boa adaptação e eficácia para lidar com as limitações, perdas e sofrimentos impostos pela doença implica na diferença entre uma vida mais ou menos feliz, ou uma melhor ou pior qualidade de vida na vigência da enfermidade. A resolução favorável do ponto de vista emocional ou o adoecimento psicológico resultante da experiência de estar enfermo depende de forças homeostáticas entre a estrutura emocional – recursos adaptativos – e a realidade externa.

"Adaptação" e "eficácia" são conceitos que medem a capacidade de se obter a melhor resposta possível diante de um estressor, levando-se em consideração as limitações da pessoa e da situação. Anteriormente estigmatizados pela psicanálise, atualmente são conceitos considerados valiosos devido à gama de estudos que comprovam sua importância no papel que desempenham para a capacitação de um indivíduo diante de adversidades e dificuldades. (Schein et al. 2003)

A adaptação, de uma maneira geral, depende de recursos interpessoais (apoio familiar e social, vínculos de confiança com médicos e cuidadores) e de recursos intrapessoais (autoconfiança, flexibilidade, temperamento, tolerância à frustração e vulnerabilidade ao estresse). A capacidade de adaptação tem influência sobre a recuperação, a tolerância à dor e ao desconforto físico, sobre a aceitação de próteses e ostomias, sobre o abuso de analgésicos, ansiolíticos e bebidas alcoólicas e sobre a forma de lidar com a perda de determinadas funções, como visão, audição, marcha, etc. Portanto, influi na qualidade de sobrevida do ser humano.

Outros conceitos importantes são o de resiliência (em oposição ao conceito de vulnerabilidade), que é a capacidade de uma pessoa para adaptar-se a eventos negativos sem que isso lhe cause maiores danos, e o conceito de *coping* (lidar com). Estas características psicológicas são essenciais para a avaliação do potencial de um indivíduo no enfrentamento a eventos adversos e indesejáveis. A resiliência do paciente, acrescida de sua forma de lidar com a doença (*coping*), determinam a capacidade de "resolução"; ou seja, o potencial que uma pessoa possui para agir positivamente nos desdobramentos emocionais e comportamentais de seu sofrimento.

Toda modificação do funcionamento corporal ou da imagem corporal exige uma adaptação a esse "novo não desejado nem buscado". Esta aceitação forçada gera uma gama de possibilidades emocionais, tais como desespero, raiva, medo, irritação e angústia, que, em grande parte, não são relatados a terceiros; estas emoções vêm à tona mascaradas de impaciência, intolerância, " rabugice", comportamentos de dependência, etc.

A estrutura emocional de um indivíduo não é passível de ser mudada em curto prazo, ainda mais quando a realidade externa desfavorável está sujeita a fatores fora de seu controle. No caso de pacientes hospitalizados, isto é ainda mais óbvio. Portanto, uma psicoterapia tem o propósito de instrumentalizá-lo para lidar da melhor maneira possível com sua situação atual e, quando possível, para utilizar a oportunidade no sentido de obter ganhos psicológicos em outras áreas de sua vida. É justamente entendendo onde residem as fraquezas e as forças emocionais e cognitivas do paciente e suas capacitações para resolver suas questões que um terapeuta terá a oportunidade de agir junto ao paciente, estimulando aquilo que for positivo e levando-o a compreender onde residem suas vulnerabilidades e o porquê delas (Watson e Greer, s/d).

Obviamente a busca de informações sobre o psiquismo dos pacientes corre paralelamente a uma escuta não estruturada, atenta e empática para "além" do que está sendo relatado, para a forma como é dito e para o que é evitado de ser dito. Tem também o objetivo de ajudar o terapeuta a determinar uma questão central prioritária a ser trabalhada com o paciente e, quando possível, um foco psicodinâmico de trabalho. Entende-se como foco a questão central, escolhida entre os demais relatos abrangentes feitos pelo paciente a respeito de seus problemas e sentimentos, que possa ser compreendida como resultante do impacto da realidade atual sobre conflitos emocionais inconscientes; seria como uma "ativação" de conflitos psicológicos latentes anteriores às vivências de estar com uma enfermidade. Ou seja, seriam as queixas relatadas pelo paciente sobre o processo da doença, moldadas pelo somatório de registros mnêmicos do passado. Segundo Strain (1975), estas questões estariam na ordem de conflitos gerados durante a infância, tais como medo de separação, de abandono, de punição, de estar nas mãos de estranhos, medo de danos ao corpo e necessidades de dependência.

É através do trabalho com um foco psicodinâmico que o atendimento pode ter um efeito transformador e não meramente um efeito paliativo transitório.

Para esse tipo de abordagem psicoterápica, é fundamental um outro conceito, que é o de meta terapêutica.

O trabalho com o paciente, desde seu início, deve ter um ou mais propósitos definidos através da avaliação do foco: qual o fator que se sobressai dentre tudo o que ouvimos e observamos no relato e atitudes do paciente e que poderia ser trazido à tona com o objetivo de tornar o paciente consciente das consequências negativas que isso lhe gera, e que levam a uma limitação de sua capacitação para conviver com a realidade presente?

É possível diminuir a sua vulnerabilidade aos estressores? Aumentar sua tolerância à frustração? Desmistificar alguns medos ou percepções distorcidas? Melhorar sua capacidade de lidar com a realidade atual? Auxiliá-lo a maximizar sua rede de apoio familiar e social? Ajudá-lo a alcançar uma adaptação "ativa e competente"?

Estas são metas ambiciosas, porém possíveis de serem atingidas. Irão depender por um lado das limitações psicológicas de cada paciente, da magnitude de perdas sofridas por ele e da adversidade de sua situação; e, por outro lado, da habilidade e experiência do terapeuta.

Um planejamento de abordagens também facilita a obtenção de uma eficácia terapêutica em um espaço mais curto de tempo; tempo este sujeito a fatores fora do controle do terapeuta e do próprio paciente, como uma alta hospitalar, um agravamento do estado clínico, uma transferência para outra unidade, etc.

Na área médica, o conceito de eficácia de procedimentos é de fácil comprovação, o que já não ocorre com as terapias psicológicas nas quais a aferição de eficácia é avaliada subjetivamente pelo terapeuta e pelo paciente, com *follow-ups* raros e precários do ponto de vista metodológico. Uma melhora momentânea do mal-estar emocional pode ser considerada eficaz para aquele momento, mas se não promover uma mudança na estrutura psicológica do paciente, uma permanência, será que poderá ser considerada como realmente eficaz ou meramente paliativa?

Entramos aí na conceituação do que define uma psicoterapia *versus* intervenções de efeito psicológico benéfico, conceituação esta que também pode ser compreendida como: modificar o conflito gerador do problema ou atenuar o problema contido no conflito. Na psicoterapia dinâmica breve de tempo limitado, almeja-se obter uma compreensão psicodinâmica do conflito psicológico reprimido e inconsciente usando-se técnicas de planejamento, foco e atividade do terapeuta. Quando bem-sucedida, esta forma de trabalho leva a uma reestruturação (novas conexões interneurais) de processos mentais, que se reflete sobre a percepção de "si mesmo" e de outras pessoas significativas para o paciente, e, consequentemente, geram uma melhora da autoestima acompanhada de uma diminuição dos entraves interpessoais.

Portanto, a meta do trabalho não se restringe apenas a uma autocompreensão, e sim almeja alcançar uma melhor adequação do paciente à sua doença e ao hospital, com efeitos resultantes sobre a sua qualidade de vida e sobre seus possíveis entraves interpessoais. Pode-se dizer que um efeito "bônus" disto é que, melhorando esses fatores emocionais, pode ocorrer paralelamente uma melhoria da sensação de bem-estar físico em alguns pacientes.

As intervenções de efeito psicoterápico benéfico trabalham com o consciente, havendo quem as considere intervenções paliativas. Constam de intervenções de esclarecimento, de informação, de sugestões, de correção de distorções cognitivas, de fantasias nocivas e de medos irracionais; visam a dar estímulo, a facilitar a expressão de emoções reprimidas, a restaurar a autoestima, etc. São mais afeitas às terapias cognitivas e a atendimentos de aconselhamento.

A opção por uma ou outra forma de atendimento dependerá de fatores variados, como condições propícias do paciente, período disponível para realizar um tratamento psicológico e a formação teórica do terapeuta. Muitas vezes, o que é possível num atendimento psicológico é um aconselhamento; eu diria até que o mais comum são intervenções de esclarecimento, de ventilação de afetos e de sugestões (Fletcher, 1980). Seja uma ou outra forma que se escolha, ou que se possa fazer, a capacidade do terapeuta de fornecer ao paciente uma sensação de *holding* é fundamental para o bom desfecho do atendimento.

Como tanto um tipo de intervenção como outro fazem parte das terapias consignadas como terapias breves, isso nos traz para a questão de tempo.

No Brasil, não temos o costume de trabalhar com o conceito de tempo limite ou número pré-determinado de consultas, mantendo-se com frequência o atendimento por períodos prolongados que se estendem enquanto o paciente permanecer internado ou desejoso de comparecer ao ambulatório. Talvez por não haver um costume de se definir a forma de terapia que está sendo empregada e nem a determinação de uma meta de trabalho – deixa-se fluir o tempo. Uma das consequências desse tempo não limitado é a expansão das questões a serem trabalhadas para áreas não relacionadas à demanda central da terapia: isso pode levar a um reforço de defesas emocionais encobridoras dos conflitos mais pontuais que estão gerando as dificuldades atuais do paciente e o seu sofrimento emocional, e, consequentemente, podem levar a um resultado terapêutico apenas "cosmético", transitório e pouco consistente.

Quando o tempo que se tem para trabalhar com o paciente é indeterminado, isso afeta também a questão da resolutividade: não há premência em se alcançar objetivos. É até possível que nem se cogite de um objetivo/meta, presumindo que isso "engessaria" o paciente dentro de um molde pré-determinado pela pessoa do terapeuta. Ou, que uma meta significaria um desejo do terapeuta – o que não deveria ser imposto ao paciente. No entanto, as metas supõem uma preocupação com a eficácia do atendimento, respeitando as limitações da pessoa e supõem que o tempo dedicado ao trabalho com o paciente tem uma importância efetiva e transformadora.

Além do mais, um "tempo sem limites" favorece a tendência a acreditar que "estar junto", " ouvir" ou "desabafar" é em si " terapêutico" e suficiente. É indiscutível que quando as pessoas podem falar de suas angústias e medos e podem sentir que estão sendo ouvidas com respeito e acolhimento, isso é bom e faz bem; porém, isso não é psicoterapia e não tem efeito duradouro nem transformador, podendo ser feito por outras pessoas empáticas que trabalham na enfermaria (pessoas sem qualificação psicológica) ou por um familiar ou um amigo e até mesmo por um paciente do leito vizinho. Como sabemos, a compaixão em si só não basta, embora alivie momentaneamente o sofrimento.

Outra consequência de se trabalhar sem o conceito de tempo limite é a sobrecarga de trabalho que isso gera, levando à necessidade de se manter um corpo de terapeutas grande o suficiente para atender a todas as solicitações, ou ao uso de estagiários e alunos sem a possibilidade correspondente de um número adequado de supervisores para a demanda gerada.

A Psicologia Hospitalar alcançou, nas últimas décadas, uma posição de vanguarda dentro das instituições, e é inconteste o espaço de valorização alcançado pela especialidade.

O desafio que está à frente é firmar esta posição em um mundo de economia de mercados, onde a alocação de recursos financeiros é determinada por avaliações de produtividade, relação custo/benefício e aferição através de *hard-core data* (comprovação mensurável de resultados).

Nesse mundo novo, nossas intervenções irão precisar de protocolos ou de instrumentos de avaliação que meçam resultados tangíveis de eficácia em uma área onde a subjetividade é o objeto e o instrumento de nossa observação.

Será um desafio que antes terá de derrubar certos conceitos (e preconceitos) arraigados e que precisará introduzir metas novas ao trabalho, como adaptação, *coping* e resolutividade.

Caso clínico

Paciente de 71 anos, divorciada, aposentada, economicamente independente, apresentou uma recorrência de câncer de língua para a qual já havia se operado anos atrás e posteriormente a uma intervenção para a retirada de gânglios cervicais metastáticos.

O acesso cirúrgico para esta cirurgia atual implicava em retirada de parte da mandíbula, de metade da língua, de uma traqueotomia de longa permanência e de enxertos para recompor as partes excisadas. Tudo isso levaria a um período de recuperação longo e sem garantias de sucesso cirúrgico total.

Apesar de tudo isso, a paciente desejava submeter-se à cirurgia uma vez que se não o fizesse era certo que o tumor continuaria a se alastrar e a morte seria inevitável.

A família da paciente, por razões diversas, era contrária à cirurgia e fazia pressão contínua sobre a paciente a esse respeito. Esta, no entanto, adequadamente informada pela equipe médica de todo o procedimento médico cirúrgico e dos riscos decorrentes, consciente do que a aguardava, insistia em desejar se operar, gerando um clima de desavenças e discussões com os familiares que acabava incidindo de forma negativa no estado emocional da paciente.

A psiquiatra foi acionada pela equipe médica para fazer um atendimento à paciente e a seus familiares (separadamente) com o objetivo de ajudar a resolver o impasse.

No atendimento ficou claro que a razão que a paciente citava para desejar a cirurgia – querer continuar vivendo para poder proteger seus filhos (ambos com mais de 40 anos e independentes) era uma racionalização de seus conflitos emocionais inconscientes em torno de separação.

Na história de vida da paciente, esta relatou que seu pai separou-se de sua mãe quando ela tinha 2 anos e foi morar em outra cidade, deixando de ver a filha. Posteriormente a mãe voltou a se casar e teve outros filhos. A paciente então, precocemente, assumiu a tarefa de cuidar dos irmãos menores e com isso foi "amadurecida" para desempenhar o papel de adulta. Obviamente "perdeu" a fase de criança e assumiu o papel de cuidadora.

A psicoterapeuta que tinha um prazo muito curto (poucos dias) para atender à paciente antes da cirurgia, optou por não interpretar a esta altura a motivação inconsciente da decisão da paciente de desejar se operar (conflitos em torno de separação e abandono, necessidade para sua autoestima de ser "cuidadora"), e trabalhou no sentido de um reforço de *ego* que permitisse à mesma obter um estado emocional sem conflitos e confiante de que sua escolha, seja por que motivos fossem, seria respeitada, e que a decisão cabia a ela inteiramente e seria respeitada pelos familiares. Com isso houve uma significativa redução dos níveis de ansiedade da paciente.

No período pós-operatório, a paciente arrependeu-se da decisão tomada devido às dificuldades decorrentes da intervenção cirúrgica e à descoberta de nova metástase. Passou a encarar um possível desfecho de morte não mais com o temor da separação e sim como um alívio para seus sofrimentos e limitações.

REFERÊNCIAS

Angerami, V.A. et al. E a Psicologia Entrou No Hospital. Ed. Pioneira. São Paulo, 1998.

Armstrong, D. What do patients want? Brit. Med. J. vol 303, August 3, 1991, pg 623-27.

Botega, N. Serviços de Saúde Mental no Hospital Geral. Papirus. Campinas, 1995.

Cordioli, VC. Psicoterapia de apoio. Em Psicoterapias – Abordagens Atuais. Porto Alegre. Artes Médicas 1998.

Druss, RG. The Psychology of Illness. American Psychiatric Press. Washington D.C. 1995.

Fletcher, C. Listening and talking to patients. Brit. Med J. vol 281, Oct 11, 1980.

Goldberg, D.; Bridges, K.; Duncan-Jones, P.; Grayson, D. Detecting anxiety and depression in general medical settings. Brit. Med J. vol 297, Oct 8, 1988 pg 897-899.

Lemgruber, V. Psicoterapia breve. A técnica focal. Porto Alegre. Artes Médicas. 1984.

Maguire, P. Barriers to the psychological care of the dying. British Med. J. vol 291, Dec 14 1985 pg 1711-13.

Miguel Filho, EC. et al. Interconsulta Psiquiátrica no Brasil. Astúrias. São Paulo. 1990.

Schatzberg, AF. Anxiety and Adjustment Disorder: a treatment approach. Journal of Clinical Psychiatry p.51S, 20. 1990.

Schein, LA, Bernard, HS, Spitz, HI, Muskin, PR. Psychosocial Treatment for Medical Conditions. Brunner-Routlegde. New York 2003.

Strain, JJ. Psychological Care of the Medically III. Appleton-Century-Croft. New York. 1975.

Strauss, D.M.; Muskin, P.R. Maladaptive Denial of Physical Illness. The American J. Of Psychiatry v.31, p 426-433. 1990.

Watson, M.; Greer, S. Personality and Coping. In: J.C. Holland, ed. Psycho-Oncology. p 91-09 Oxford University Press. New York.

Weissman, AD. Coping with Illness. p.25-34 In: Cassem, NH. Handbook of General Hospital Psychiatry. Mosby. Saint Louis. 1997.

42

O PACIENTE SOMÁTICO NO GRUPO TERAPÊUTICO

Eugenio Paes Campos

Nosso interesse pela Psicologia nasceu da prática médica. Inúmeras vezes nos deparávamos com situações de angústia e conflito permeando as manifestações clínicas dos pacientes. Intrigava-nos, sobretudo, a "utilização" do sintoma físico como forma de expressar tais angústias e conflitos. Como cardiologista, frequentemente lidávamos com pessoas portadoras de queixa somática que não apresentavam quaisquer indícios de doença orgânica. Invariavelmente, a pessoa falava de si, de sua vida e de seus conflitos. Ali parecia estar o nexo. Alguns não relatavam ou não aceitavam qualquer vinculação de seus sintomas com sua vida emocional. Outros até exibiam alterações orgânicas, como os hipertensos e coronarianos. Mas também nestes, frequentemente a oscilação dos sintomas parecia estar na dependência de situações emocionais.

Atualmente trabalhando no campo da psicoterapia, reencontramos aqueles pacientes, vendo-os agora de outro ângulo. O presente trabalho tem como objetivo discutir a inserção do paciente somático num grupo psicoterapêutico. Tomamos como base nossa experiência de grupoterapia desenvolvida num ambulatório do INAMPS, em duas frentes: como psicoterapeuta de grupo (de base analítica) e como coordenador de grupo de hipertensos que fazem parte de um programa específico de atendimento a portadores dessa patologia, implantado nesse ambulatório.

Pretendemos, mais do que afirmar conclusões, levantar considerações sobre tal vivência. Discutir, à luz dos conceitos psicanalíticos, sobretudo dos conceitos de Winnicott, como uma abordagem grupal pode, de algum modo, auxiliar o paciente somático a lidar com suas queixas numa área que lhe é, em princípio, desconhecida: a área psíquica.

Pretendemos, de antemão, distinguir dois tipos de pacientes: os que reconhecem e os que não reconhecem nexo entre seus sintomas físicos e sua vida emocional. A partir daí, distinguir duas formas de abordagem grupal: aquela que tem como objetivo a vida intrapsíquica do paciente, sua história de vida e seus conflitos, atuais e passados, e aquela que tem, como objetivo, a própria manifestação (ou doença) física, embora buscando nela os aspectos subjetivos.

O PACIENTE SOMÁTICO

Paciente somático é aquele que descreve ou apresenta uma alteração de sua estrutura anatômica ou de funções fisiológicas. Queixa-se do corpo através de dor, dormência, cansaço, náuseas, vômitos, dispneia, edemas, etc. A origem dos sintomas depende de agentes de natureza diversa: agentes orgânicos, psíquicos ou sociais. Se a origem dos sintomas é psíquica, dizemos que o paciente apresenta uma somatização.

Na prática médica, frequentemente encontramos pessoas que trazem queixas físicas sem que se evidencie qualquer anomalia orgânica. Dizem as estatísticas que de um a dois terços dos pacientes que procuram ambulatórios médicos ou serviços de emergência encontram-se nessa categoria (Lazzaro e Ávila, 2004). Afinal, o que têm? De que padecem? Parece que as razões psicológicas ocupam lugar de destaque. São manifestações hipocondríacas, histéricas ou, genericamente, somatizações (remetemos o leitor ao capítulo sobre "aspectos psicossomáticos em cardiologia").

Mesmo aqueles que tenham, como origem dos seus sintomas, agentes orgânicos, podem ter razões psicológicas influenciando seu estado físico, seja agravando o curso da doença, seja obstaculizando o tratamento. A própria relação com a doença (o sentir-se doente) é um estado subjetivo e vivenciado por cada um de forma diversa. Ao falar em "sentir-se doente", fazemos uma distinção com "estar doente". Estar doente seria constatar a existência de uma lesão ou disfunção evidenciável pelos meios habituais de diagnóstico. Sentir-se doente seria queixar-se de algo sem que qualquer lesão ou disfunção seja evidenciada. Paradoxalmente, algumas pessoas estão doentes sem se sentirem doentes, enquanto outras se sentem doentes sem estarem doentes. Há os que supervalorizam a doença e sentem-se mais doentes do que estão e há os que a minimizam e deixam de tomar os cuidados necessários. Este é o caso de muitos hipertensos, como veremos adiante.

Concluímos que todo paciente somático tem, de alguma forma, um comprometimento psíquico de maior ou menor relevância, merecendo, pois, uma abordagem psicológica. E aqui cabe esclarecer o tipo de abordagem psicológica a que nos referimos. Se o componente psíquico é predominante e se o paciente tem consciência da influência dos fatores emocionais, talvez o mais indicado, ao lado do acompanhamento médico propriamente dito, seja encaminhá-lo a uma psicoterapia. Quando o componente orgânico prevalece e o emocional age como desencadeante ou agravante, o melhor será uma abordagem psicológica de apoio ou suporte, focada na queixa física. Poderíamos denominá-la psicoterapia do paciente somático. Este é o caso dos hipertensos.

PSICOTERAPIA DO PACIENTE SOMÁTICO

A abordagem de pacientes somáticos em grupos parece remontar a 1905 com Pratt (tisiologista) atendendo tuberculosos (Mello Filho, 2000a). A técnica grupal era então altamente sugestiva e reforçadora, incluindo aulas ou conferências, destaque aos pacientes mais interessados e melhorados, que tinham direito a se sentar nos primeiros lugares; aconselhamentos e mensagens de esperança na cura. Pratt reunia cerca de 20 a 50 pacientes.

O advento da psicanálise e o estudo da histeria de conversão abriram caminho para a compreensão de fenômenos somáticos, cuja gênese estaria na dinâmica inconsciente, inaugurando técnicas mais persuasivas ou de compreensão como a de livre associação (ou livre conversação, em se tratando de grupo).

Trabalhos mais recentes, como os de Winnicott (1982, 1997, 1999), enfatizam a importância da relação mãe-criança (uma relação grupal) em suas fases mais precoces, destacando-se o *holding* ou conjunto de cuidados ou sustentação que a mãe oferece à criança, propiciando a ampliação desses conceitos às técnicas grupais e ao entendimento dos processos de somatização.

O incremento da psicoterapia analítica de grupo levou algumas pessoas a tentar reunir pacientes somáticos dentro de uma perspectiva psicanalítica. Num painel de discussão sobre problemas de psicoterapia realizado no decurso do 11º Congresso Europeu de Medicina Psicossomática em Heidelberg (1977), o tema central da discussão foi a possibilidade de se abordar psicoterapicamente (mais especificamente, com orientação psicanalítica) pacientes psicossomáticos. Embora a opinião geral fosse a de que alguma forma de psicoterapia possa ajudar tais pacientes, questionou-se o tipo de terapia mais adequada.

A abordagem dos pacientes psicossomáticos esbarra, em princípio, na motivação para o tratamento. A demanda se faz habitualmente para cuidados médicos, antes que para cuidados psicológicos. O sofrimento físico exige intervenção que alivie prontamente o paciente e somente com a percepção de que drogas e outros recursos objetivos não são suficientes é que ele se dispõe a aceitar outras formas de tratamento (como o psicológico). Se considerarmos, ainda, que a somatização pode ser vista como uma forma distorcida de comunicação e defesa utilizada pela criança nos primeiros anos de vida, não é fácil de ser "abandonada" pela pessoa. Talvez por essas razões, Sifneos, que desenvolveu o conceito de alexitimia (ou dificuldade de expressar sentimentos por palavras), publicou trabalho, citado por Appel-Savitz (1977), contraindicando a terapia psicodinâmica em pacientes psicossomáticos e sugerindo técnicas que reduzissem a ansiedade.

Ford e Long (1977) descrevem sua experiência com um grupo de pacientes psicossomáticos. Os grupos eram de 8 a 12 pessoas. Haviam três ou quatro sessões de entrevista individual para remetê-los ao grupo. Era dito que o grupo se compunha de pessoas com problemas físicos e emocionais e nenhuma promessa de melhoria física se fazia. Os cuidados pelo médico clínico eram estimulados a continuar. O terapeuta evitava usar interpretações de conflitos infantis e tão somente estimulava a expressão de afetos, o que já não era fácil. Sentimentos de raiva habitualmente eram negados e, se mobilizados, o paciente tendia a faltar. Os conflitos sexuais eram em geral evitados, só aparecendo após longo tempo de atendimento ou em encontros com membros do mesmo sexo. Os autores observaram que a maioria dos pacientes rejeitava a associação de conflitos emocionais com suas queixas. Sentiam-se, em geral, maltratados pelo médico e pela família. Buscavam frequentemente soluções mágicas para seus problemas. Faltavam muito às sessões. O aumento de entrevistas iniciais individuais (de três ou quatro para 10) melhorava a aderência. Alguns pacientes pareciam usar os resultados negativos da psicoterapia como prova de que seus problemas não eram psicológicos. Ford e Long concluíram que é preciso ser bastante condescendente com esses pacientes, facilitando gradativamente a expressão de afetos e o desmonte de defesas somáticas. Isso implica, muitas vezes, trabalho prolongado (por períodos de três ou quatro anos).

Roberts (1977) relata as observações com dois grupos heterogêneos de pacientes psicossomáticos durante quatro anos. Os grupos eram abertos, em torno de oito pacientes. Havia uma sessão de entrevista inicial e as reuniões eram semanais com uma hora e meia de duração. A seleção objetivava: ser o paciente psicossomático; manifestar desejo e possibilidade de se tratar em grupo; não ter evidência de psicose; ter entre 20 e 50 anos; não ser marcadamente esquizoide ou paranoide. A técnica foi a psicanalítica, com uso de interpretações, sobretudo, grupais. O grupo pareceu manter uma expectativa irrealista, onipotente, em relação ao terapeuta. Quando este interpretava tal situação, havia tendência a se formarem subgrupos dependentes. Os pacientes evitavam situações de perda ou desconforto, não verbalizando, por exemplo, sentimentos com a entrada ou saída de algum membro. O terapeuta frequentemente tinha sonolência e sensação de inutilidade que atribuía à negação de sentimentos e pouca coesividade por par parte do grupo. Havia grande incidência de abandono (cerca de 75% após um ano de tratamento, para 40% observado nos outros grupos). Constatava-se forte relação entre as situações de vida dos pacientes e seu estado físico. Essas pessoas mostravam muita dificuldade em transformar seus papéis de pacientes somáticos em pacientes psicológicos. Roberts, face a esses resultados, propôs:

1. O terapeuta tornar-se mais ativo;
2. Reduzir as interpretações;
3. Utilizar métodos que envolvam ação, como o psicodrama e técnicas de encontro;
4. Formar grupos homogêneos (observação semelhante a esse respeito é feita por Cabral, 1981).

Não obstante todas essas dificuldades, a psicoterapia parece ocupar algum lugar no tratamento dos pacientes psicossomáticos. Conte e Karasu (1981) fizeram revisão de 18 estudos controlados sobre psicoterapia a pacientes psicossomáticos, considerando 13 desses estudos adequados e, dentre eles, 8 mostrando resultados positivos com a psicoterapia.

Tudo isso leva a supor que a psicoterapia tem alguma eficácia no tratamento de pacientes psicossomáticos. A questão, portanto, é a da técnica mais efetiva para tal abordagem. À semelhança do que faz Dewald (1981), descrevendo as técnicas psicoterápicas num *continuum* – desde as diretivas ou de apoio às de *insight*, também os pacientes psicossomáticos se situam num *continuum* que vai desde aqueles que, embora apresentando manifestações físicas, conseguem correlacioná-las à sua vida emocional, até aqueles que não fazem qualquer nexo entre soma e psique. Os últimos seriam os verdadeiramente alexitímicos, incapazes de expressar sentimentos por palavras, "atuando" corporalmente suas emoções.

Nossa experiência tem mostrado que grande número de pacientes psicossomáticos consegue perceber o nexo dos seus sintomas com sua vida emocional, constituindo-se, pois, em pacientes neuróticos que utilizam a via somática como forma de comunicação e defesa. Outros, todavia, ou não percebem tal correlação, ou simplesmente não se dispõem a investigá-la de forma mais direta. Estes, é óbvio, não aceitam ser encaminhados à psicoterapia. Alguns, não obstante, chegam a entrevistar-se com o psicoterapeuta, mas não aderem ao tratamento. Recentemente recebemos uma paciente encaminhada por um ginecologista. Apresentava corrimento vaginal e desconforto pélvico que o médico atribuiu a distúrbios emocionais. De fato, sua história era de maus tratos na infância (passada com muita dificuldade de ordem material) e rejeição por parte dos pais; dois casamentos; ascensão profissional acentuada e surgimento de um amante. A paciente me disse que viera tão somente por insistência do seu médico, mas estava convencida de que sua situação não podia ser mudada e queria apenas livrar-se dos sintomas físicos. Eu aventei que os sintomas talvez estivessem ligados a essa situação e questionei a "impossibilidade" de mudança. Propus uma segunda entrevista que a paciente aceitou, mas à qual não compareceu. Outra paciente procurou-me por insistência do seu cardiologista. É hipertensa há cerca de quatro anos, não conhecendo as possíveis causas. Contou que há quatro anos sofreu um estupro por parte de um colega de faculdade que habitualmente lhe dava carona. Desde então, vem tendo dificuldade de relacionamento sexual com seu marido, a quem, na época, contou o episódio. Comentei que talvez esse fato tivesse ligação com a hipertensão. Ela, no entanto, parecia resistir à ideia. Mesmo assim, veio a mais duas ou três entrevistas e depois não voltou mais.

Quando, ao contrário, o paciente nos procura aceitando o nexo de seus sintomas físicos com suas situações de vida e dispondo-se a investigá-lo, seu engajamento na psicoterapia se faz com relativa facilidade. Ou com as dificuldades habitualmente encontradas em quaisquer outras pessoas. Assim aconteceu com uma paciente encaminhada por um clínico devido à úlcera péptica e hipertensão arterial. Contou-me que estava se separando do marido e admitia que seus sintomas tinham a ver com essa situação. Aceitou imediatamente a sugestão de ingressar na psicoterapia.

O tipo de psicoterapia oferecido a um paciente somático depende em grande parte da sua possibilidade ou disposição em reconhecer e investigar o nexo de seus sintomas físicos com sua vida emocional. Quanto menos motivada estiver a pessoa ao psicológico, mais ativa deverá ser a postura do terapeuta e de mais recursos objetivos deverá ele (ou a equipe de saúde) lançar mão no trato com essa pessoa. É o que ocorre, por exemplo, com os grupos homogêneos de pacientes somáticos, formados a partir de um programa integrado de atendimento a determinadas patologias, como a hipertensão arterial.

OS GRUPOS DE HIPERTENSOS

Os grupos de hipertensos começaram, a proliferar na década de 1970, nos Estados Unidos através de um programa nacional de detecção e controle da hipertensão arterial (Hypertension Detection and Follow-up Program, 1982), face aos elevados índices de morbidade e mortalidade que a doença apresentava e ao elevado número de pessoas atingidas (na proporção de 10 a 20% da população adulta). Buscava-se, com esse programa, aumentar a aderência dos pacientes ao tratamento e o efetivo controle dos seus níveis tensionais. Melhoria da relação médico-paciente, acesso aos medicamentos, maior grau de informação sobre a doença, aquisição de técnicas de relaxamento ou *biofeedback* para controle da pressão arterial (PA) faziam parte do referido programa.

Para muitos autores, como Egan (1983), Mandriota (1980), Enlund (2001), Marin-Reyes (2001), Sarquis e colaboradores (1998), Jardim, Monego e Reis (2004), tais medidas não são suficientes para alcançar os objetivos desejados, pois se faz mister modificar hábitos de vida e elaborar situações psicossociais que contribuam para a manutenção e para o agravamento da doença. A utilização da via somática como meio de expressão da vida psíquica pressupõe uma dificuldade em abordar o paciente por tal ângulo. Nesse sentido, torna-se essencial a adoção de atitudes e técnicas que facilitem a expressão de sentimentos e a reflexão sobre circunstâncias de vida atuais ou passadas que possam estar, de algum modo, interagindo com a doença. A reunião de pessoas portadoras da mesma doença parece cumprir esse papel, pois propicia a troca de experiências comuns e funciona como suporte para os membros do grupo.

Em outros termos, faz-se necessário oferecer a esses pacientes um clima de acolhimento, suporte ou apoio, que lhes permita pensar sobre a doença, expressar sentimentos que em torno dela estejam ocorrendo, conscientizar-se da correlação ou nexo entre sua doença e sua vida.

Gaus, Klingenburg e Kohle (1983) comentam que os hipertensos habitualmente não são motivados para abordagens psicoterapêuticas propriamente ditas, mas que necessitam e se beneficiam de medidas integradas que levem em conta, além do atendimento clínico habitual, técnicas de relaxamento e grupos de orientação e reflexão. Também Mitchell (1981) recomenda o tratamento integrado, enfatizando a necessidade que a equipe de saúde trabalhe coesamente.

Democker e Zimpfer (1981), após selecionar 15 estudos sobre técnicas grupais aplicadas a pacientes somáticos, concluíram que a intervenção do terapeuta, nesses casos, deve visar a:

1. Facilitar a expressão de sentimentos.
2. Promover adaptação às novas condições geradas pela doença.
3. Promover reforço da autoimagem.
4. Oferecer apoio e atenção.
5. Veicular informações adequadas.
6. Estimular a recuperação física e emocional.
7. Facilitar a comunicação médico-paciente.

Alguns autores (Mello Filho, 2000b; Campos, 2000) observam ainda que a troca de experiências entre os membros do grupo, identificados pela condição comum que é a doença, exerce considerável efeito terapêutico sobre eles.

Baseados nessas observações é que implantamos o "Programa de Atendimento Integrado ao Hipertenso" no Posto de Assistência Médica (PAM) do INAMPS em Teresópolis (RJ) e que, a seguir, descrevemos.

O referido programa contava com uma equipe multidisciplinar composta por quatro médicos, dois psicólogos, um nutricionista e uma enfermeira. Aos médicos competia encaminhar os pacientes ao programa, bem como assisti-los tecnicamente, participar das reuniões de grupo e atender aos pacientes após as reuniões. Para isso, eram reunidos em cada grupo os pacientes de um mesmo médico. Desse modo, garantia-se o acesso à consulta, sempre pelo mesmo médico, evitando ainda que entrassem em filas ou esperassem muito tempo pelo atendimento.

O controle das marcações para as reuniões de grupo, a verificação da PA antes de cada reunião e o contato com aqueles que estavam faltando às consultas e/ou reuniões era feito pela enfermeira, que ficava também à disposição do paciente diariamente pela manhã para controle da PA sempre que os mesmos solicitassem, ou para eventuais orientações.

O nutricionista comparecia às reuniões de grupo (sobretudo quando o tema era dieta) e ficava à disposição dos pacientes (ou dos seus familiares) que necessitassem de orientação sobre a dieta.

O controle e distribuição dos remédios aos pacientes eram feitos pela enfermeira. Tal distribuição era feita somente nos dias de reunião, mediante receita do médico e em quantidade suficiente para 30 dias (que é o prazo entre cada reunião).

Os pacientes que não estavam no programa recebiam o atendimento médico convencional oferecido pelo posto que era feito mediante a distribuição de fichas ao início do dia, em número limitado para cada médico, sendo atendidos os primeiros a receberem essas fichas. Cada paciente possuía um prontuário (do arquivo geral do posto), onde eram registrados os dados de cada consulta. Os médicos orientavam quanto ao tempo médio em que deviam voltar à consulta. Não havia controle sobre a regularidade das mesmas. As instruções sobre a natureza da doença, cuidados gerais a serem observados, como dieta, exercícios, etc., eram dados pelo médico que também se incumbia de verificar e registrar a PA.

Os grupos (chamados de suporte) eram formados por 10 a 12 pacientes (todos do mesmo médico). Se alguém fosse excluído do programa (o que só ocorria depois de várias tentativas sem êxito para que retornasse), outra pessoa era admitida, mantendo-se, portanto, o limite de 12 pacientes por grupo. Chegamos a manter 10 grupos funcionando.

Não havia tempo estabelecido para a participação de cada paciente, sendo-lhes proposto que frequentassem regularmente as reuniões com o intuito de garantir a continuidade do seu tratamento.

Na primeira reunião (de apresentação), expúnhamos a estrutura e os objetivos do programa; enfatizávamos a importância da presença de todos e fazíamos um debate sobre o que vem a ser "pressão alta". Esclarecíamos também que cada um deveria, antes do início das reuniões, medir sua PA e saber em que nível estava, de tal modo que pudéssemos discutir em grupo as oscilações registradas (essa verificação da PA era feita pela enfermeira antes de cada reunião). Nas reuniões subsequentes, propúnhamos um tema a cada dia (dieta; uso de remédios; atividade física e HA; tensão emocional e HA), solicitando que falassem sobre ele e estimulando a discussão. Evitávamos "dar aula" sobre os assuntos. Nossa intervenção ia se fazendo no sentido de retificar, clarificar ou esclarecer o que estivesse sendo debatido.

Após essas primeiras reuniões, não propúnhamos mais qualquer tema e sim perguntávamos aos pacientes sobre o que íamos conversar (ou ainda procurávamos saber em que nível estava sua PA e daí iniciávamos a discussão). O clima da reunião era o de informar e refletir. O foco era sempre a doença hipertensiva e sobre ela conversávamos, refletíamos, esclarecíamos. Nossa postura era ativa, animando o grupo a falar das suas experiências em relação à doença: sintomas, fatores que a influenciavam, meios de tratamento. Evitávamos conteúdos pessoais que não tivessem a ver com a doença; evitávamos qualquer tipo de interpretação e não estimulávamos a relação transferencial. Procurávamos criar um clima de suporte ou *holding* dentro do grupo, estimulando-os ao tratamento e facilitando a expressão de sentimentos.

Relatamos a seguir duas reuniões em que atuamos como coordenadores. Na primeira, haviam seis mulheres e três homens (com idades variando de 26 a 65 anos). Este grupo já funcionava há cerca de três anos.

C: Bom dia! Como é que estão passando?
Maria: No mês passado, eu quase fiquei internada. Tive uma gripe forte. Botei até sangue pela boca. Senti muita falta de ar. A médica queria me internar, mas eu disse que não. Pedi que ela receitasse os remédios que eu tomaria em casa. Então ela me deixou em observação, fez injeção na veia e nebulização e, à noite, meus filhos me levaram. Agora eu estou melhor, mas a pressão foi a 21.
C: Agora a senhora está melhor?
Maria: Estou, a pressão está em 15. Só estou sentindo dor no ombro. Já tive que fazer infiltração uma vez.
C: Parece que o fato de ter ido ao hospital fez subir sua pressão!?
Maria: É.
(O grupo ficou em silêncio alguns instantes).
C: Bem, e vocês como estão?
Ana: Minha pressão está em 16. Eu estou bem. Só estou sentindo muito frio.
(A manhã estava muito fria mesmo).
Lúcia: Minha pressão está em 15, mas eu tenho me sentido insatisfeita. Não tenho vontade de fazer nada. Não acho graça nas coisas e não sei por que estou assim. Tenho dormido pouco. Eu não queria me sentir assim.
C: Como está seu apetite?
Lúcia: Está ruim. Não tenho vontade de comer. Acho que estou com depressão.
C: Há alguém com depressão na sua família?
Lúcia: Várias pessoas. Minha filha, minha irmã. Eu mesma já me senti assim outras vezes. O senhor lembra, doutor, daquela vez em que eu só chorava?
Médico: É verdade!
C: Estará havendo alguma coisa que justifique isso?
Lúcia: Não. Está tudo bem. É por isso que eu não entendo.
Médico: Da outra vez eu prescrevi Tofranil e ela melhorou.
C: Bem, talvez tenha que usar algum remédio. O doutor Fulano vai avaliar isso. O importante é que essa depressão vem, mas vai embora.

Ana:	Minha filha também está com depressão. Ela foi ao médico e a pressão dela estava alta. Ele pediu uns exames.
Médico:	É bom que ela se cuide logo, porque quanto mais cedo controlar a pressão melhor.
C:	E parece que a depressão pode estar ligada à pressão alta!
Ana:	Minha pressão está 18 x 10.
C:	Será que essa pressão alta tem a haver com a depressão?
Ana:	Não sei.
Tiago:	A senhora está tomando os remédios?
Ana:	Estou. Eu tenho comprado os remédios. (Durante um certo período, estivemos sem os remédios para distribuir).
Médico:	Mas é preciso, também, termos os outros cuidados com a dieta, os exercícios, os problemas... para tentar usar menos remédio.
Júlia:	Eu tenho modificado muito a comida lá de casa. Com nossas reuniões eu aprendi muita coisa e, como todo mundo lá tem pressão alta, a gente já diminuiu muito o sal.
Lúcia:	Lá em casa é diferente, porque só eu tenho pressão alta. Mas eu não tenho possibilidade de fazer comida para cada um. Então, eu mando que eles ponham sal e faço tudo sem sal.
Maria:	Lá em casa todo mundo tem pressão alta. Minha mãe morreu de derrame. Nós já nos acostumamos a comer com pouco sal e a pressão está melhorando.
Lúcia:	A minha hoje está em 15. (Todos ficam em silêncio).
C:	E a de vocês, como anda? (Voltando-me para os homens, que estavam juntos; haviam três).
Tiago:	A minha está em 13x10.
C:	Está boa!
Pedro:	A minha está 13 x 9.
C:	Está melhor ainda. Acho que vamos fazer um campeonato entre os grupos para ver quem fica com a pressão mais baixa! (Todo riem).
Lúcia:	Hoje, tem bastante gente no grupo. Só faltaram duas.
Maria:	Eu só faltei na reunião de aniversário. Assim mesmo porque quebrei a perna. (Todo ano comemoramos o funcionamento do programa reunindo a equipe e todos os grupos).
C:	Aquela reunião foi ótima em todos os sentidos: conseguimos sensibilizar o doutor...(Chefe da Divisão Médica do INAMPS), que inclusive nos autorizou a ampliar o programa para outros postos; os remédios também já chegaram. (Convidamos para essa reunião de aniversário o chefe da Divisão Médica com intuito de sensibilizá-lo em relação ao programa que enfrentava, na época, algumas dificuldades, como a falta de remédios. Tínhamos por hábito informar aos pacientes sobre as questões de organização do programa).
Lúcia:	E isso é bom, porque os remédios estão tão caros... mesmo assim está todo mundo com a pressão boa.
Rosa:	Menos eu e aquela senhora.
Rita:	Engraçado que minha pressão um dia desses veio a 14, mas hoje está novamente em 20.
C:	O que a senhora acha que aconteceu?
Rita:	Não sei. Acho que é por causa da coluna. Estive com Dr..... que me deu uns remédios para coluna e para os nervos. Uma vez ele receitou massagens para a coluna e eu melhorei. Mas agora voltou a doer.
C:	E o que está havendo com seus nervos?
Rita:	É que eles repuxam. Minha perna fica encolhida e eu não posso andar. Isso já me aconteceu há 20 anos e precisei ficar internada.
C:	Como estava sua vida naquela ocasião?
Rita:	Péssima.
C:	Péssima em que sentido?
Rita:	Falta de dinheiro. Não tinha dinheiro nem para comer.
C:	Era só falta de dinheiro?
Rita:	Minha filha tinha dado acidentalmente um tiro nela mesmo. Nós éramos caseiros e ela pegou o revólver e atirou. Ficou entre a vida e a morte. Foi um sufoco. Logo em seguida, minha sogra morreu. Quando a gente estava no velório, meus parentes que iam para lá sofreram um acidente de carro. Eu fui ajudar. Fiquei com a roupa toda suja de sangue... eu sou assim: na hora eu não senti nada. Cuidei da minha filha, ajudei aquelas pessoas...mas, depois, fiquei doente. A perna repuxou. Eu não podia andar. Fiquei internada. A pressão foi lá em cima.

C:	A senhora acumula as tensões e depois reage com seu corpo: a pressão subindo, a perna repuxando...
Rita:	É! Eu acumulo mesmo!
C:	E agora, está havendo alguma coisa que lembre aquela época?
Rita:	Não...não...só estou preocupada com minha filha...aquela que tem problema de cabeça... a senhora viu como ela está acabada, não é?
Rosa:	É! Ela parece bem nervosa!
Rita:	Eu fico preocupada com ela. Preocupo-me com todo mundo. Tem uma vizinha que também está com problema de nervos e de cabeça e eu dou muito apoio a ela. Infelizmente, num lugar pequeno, as pessoas comentam que está maluca. Por isso, eu nem falo nada. Só estou falando aqui no grupo porque aqui a gente pode falar à vontade.
C:	E é importante que a senhora possa falar, porque já vimos como a senhora tende a acumular as coisas e aí o seu corpo é que fala pela pressão, pela perna. Além disso, a questão que a senhora levanta acerca da doença mental ou nervosa impede que muitas vezes a gente consiga falar dos nossos problemas com receio de sermos chamados de malucos. Mas lembre-se de que o simples fato de uma pessoa estar se tratando já significa que ela não está tão mal assim. Pior é quem não busca se tratar.
João:	Isso que a senhora está falando tem muito a ver. Em 1972, um médico me disse que eu só tinha seis meses de vida. Aí resolvi fazer de tudo que eu tinha direito. Já que eu ia morrer e as pessoas corriam de mim (o problema era, na verdade, alcoolismo), saí aí pela vida. Viajei, bebi muita cachaça. Levava três meses para ver a família.
Médico:	O colega naturalmente queria sensibilizar você a se tratar. Mas pelo jeito, o tiro saiu pela culatra.
João:	Ele foi dizer que eu ia morrer... aí eu achei que não valia a pena fazer nada. Só em 1983 é que eu resolvi voltar a ver como estava...; eu não tinha morrido até então!!... e aí o senhor me disse que eu estava com a pressão muito alta (25) e resolvi me tratar. Depois então que entrei para o grupo, com os conselhos que vocês nos dão, eu deixei de lado muitas extravagâncias, e agora a pressão está em 13. (Ele parou de beber e voltou a conviver com a família).
Ana:	Você se voltou para a vida!
João:	Eu não sei. Eu achei que se não tinha morrido, estava na hora de me cuidar. (Ou achou um ambiente "cuidador"?).
Médico:	Você deve ter encontrado um sentido para a vida..., mas você me fez lembrar de um caso que eu atendi e que a pessoa estava com câncer de esôfago. Chamei a família e comuniquei o fato. Como ele tinha também tuberculose pulmonar, resolvi tratar primeiro a tuberculose. Seis meses depois, ele estava curado do câncer. Na verdade, a lesão esofagiana era também tuberculose e o laudo da biópsia naturalmente viera errado. Esse paciente deve estar dizendo que o médico deu seis meses de vida para ele e, no entanto, ele está vivo até hoje... é muito difícil a tarefa médica... Você quase se matou porque o médico foi dizer que você só tinha seis meses de vida.
C:	Bem, o que importa é que você deu a volta por cima e hoje está aí lutando pela vida...; vamos ficar por aqui?!

A reunião que transcrevemos a seguir evidencia um dos momentos em que precisamos "interpretar" o que o grupo quer dizer. O programa atravessava algumas dificuldades de organização, como falta de remédios, transferência e férias de médicos. Os pacientes ressentiam-se disso, mas tinham dificuldades em expor seus sentimentos. Vejamos a reunião. Havia cinco mulheres e um homem. O grupo se reunia há quase dois anos.

C:	Bom dia! (Algumas pessoas respondem ao cumprimento, mas logo ficam em silêncio).
Laura:	Está todo mundo desanimado hoje!
C:	É! Por que será?
Antônio:	É o frio! (Todos riem concordando; ficamos em silêncio).
Rute:	Sobre o que nós vamos falar hoje, doutor Eugenio?
C:	Não sei; vocês é que sabem.
Tereza:	Bem, vamos resolver sobre o que vamos falar.
Médico:	Seu exame já está comigo; depois a senhora passa lá para pegar. (O médico dirigia-se à Rute).

Rute:	O "quilo" está a 180 (referia-se à glicemia)
C:	Está caro, hein!!
Tereza:	O meu está mais caro ainda; está a 220.
Rute:	Eu acho que é do frio... lá perto de casa tem uma vizinha que está com o açúcar alto e o lugar lá é muito frio.
Antônio:	Hoje, quando eu saí de casa, estava muito frio. Eu peguei o ônibus das 5:45.
Laura:	Mas é muito cedo, seu Antônio.
Antônio:	O outro passa às 7:15 e não dá tempo. Eu moro em Venda Nova... Vocês sabem onde é?
Dalva:	Eu sei. Já morei por aquelas bandas. Eu morei em Vargem Grande. Agora eu moro aqui no Perpétuo. Desde os 15 anos que eu me mudei.
	(Todos ficam em silêncio)
C:	É..., mas vocês continuam sem saber o porquê do desânimo!?
Rute:	Hoje, está faltando muita gente.
Tereza:	Eu venho sempre. Só faltei das últimas vezes porque estava internada. Fiquei com uma raiva daquela doutora. Ela não foi sincera comigo. Disse-me que eu ia fazer só um curativo e quando vi já estava anestesiada; e ela me cortou. Ainda por cima me disse para ir para casa porque não tinha vaga. Que raiva que eu fiquei! Isso não se faz! Além de me enganar, não teve nenhuma consideração comigo. Fiquei naquela maca até de noite. O Dr... passou por mim e nem me olhou. O senhor não acha que está errado? Ele devia ter me visto. Não podia ter me deixado largada daquele jeito.
Rute:	Tem um vizinho meu que sofreu um acidente e machucou o pé. Foi internado e lá ele pegou uma infecção hospitalar. Ficou entre a vida e a morte. Aí a família tirou-o do hospital e agora ele está melhorando. Aquele hospital não está cuidando bem da higiene.
Tereza:	Eu estava tão chateada que resolvi pedir alta por conta própria. Acho que foi vingança. A doutora não queria que eu fosse embora, mas eu disse que ia de qualquer maneira. Ela disse que eu teria que assinar um termo, e eu disse que assinava qualquer coisa. Agora estou fazendo os curativos, mas os pontos estão sendo rejeitados. De vez em quando sai um ponto.
Médico:	A senhora não devia estar fazendo os curativos. Deve procurar um serviço médico para fazer esses curativos.
Tereza:	Eu vou procurar o Hospital das Clínicas.
	(Novo silêncio).
C:	Bem, vocês estão trazendo reclamações do serviço médico: é a médica que não tratou bem; que deixou vocês sozinhos; o hospital sem higiene... será que vocês têm alguma reclamação a fazer de nós aqui do programa?
Rute:	Eu não; está tudo bem.
Antônio:	Eu também não. Não vim da outra vez porque estava chovendo muito. Depois eu vim aqui, mas o Dr... estava de férias.
C:	O Dr... deixou vocês sozinhos.
	(O grupo fica em silêncio)
Rute:	Eu tenho sentido muita dor no ombro. Não sei se ainda é da gripe, porque eu fiquei muito gripada. Tem uma vizinha que pegou até pneumonia. Teve que tomar uma porção de remédios.
C:	Nós estávamos falando de reclamações...; Os remédios também andaram faltando!
Rute:	Eu não tenho o que reclamar... com tudo isso eu continuo vindo..., mas está faltando muita gente hoje.
Tereza:	Falta aquele casal...
Médico:	Falta aquela que tem medo de tirar a pressão... Tem também aquela senhora que quebrou a perna..., e aquela que morreu...; no momento, ao todo somos 10.
Tereza:	Morreu de derrame, não foi?
Laura:	Não! Morreu de câncer.
Tereza:	Não estou lembrando bem dela.
Rute:	Era uma que era muito brincalhona. Eu tenho uma vizinha que está querendo entrar no grupo. Seria bom que ela viesse. Talvez animasse mais o grupo. Será que não tem vaga pra ela?
Médico:	Tem que falar com Dona Íris (que é a enfermeira do programa).
C:	Aliás, este grupo é o mesmo já há bastante tempo..., só tem a Dalva que entrou agora.
Antônio:	Tem uma, aquela magrinha de óculos, que eu encontrei na rua e ela disse que não vem mais. Ela queria uma receita especial para a perícia e o Dr...não deu. Então ela disse que não vem mais.
Tereza:	É a Joana. A Dalva entrou no lugar dela. Ela foi procurar o Dr...

Rute:	Então tem interesse político nisso.
Tereza:	Eu não quero me meter..., acho que é por causa da perícia.
C:	Vejam, então, que há duas questões aqui: em primeiro lugar o fato dela ter saído sem conversar conosco; sem reclamar aqui no grupo...; como é importante que vocês possam reclamar da gente..., afinal nós temos falhas e vocês precisam se sentir à vontade para apontá-las. Do contrário, acabam saindo do programa e isso em princípio não é bom. Por outro lado, há a questão da perícia. Eu tenho observado que fica um dilema: baixar a pressão no programa e ter a pressão alta na hora da perícia. Isso acaba atrapalhando o tratamento.
Tereza:	Eu acho que nós devíamos levar daqui um comprovante que estamos nos tratando.
Médico:	Olha, você deu uma excelente ideia: um comprovante que estão se tratando regularmente e isso garantiria o benefício mesmo que a pressão estivesse normal; estaria normal exatamente porque vocês estão se tratando.
C:	Nós podemos conversar com os médicos da perícia a respeito..., bem, ficamos por aqui.

(Os médicos da perícia, por constatarem, em alguns pacientes, normalização da PA, cortavam o benefício e muitos não tinham outra fonte de renda. O assunto já havia sido trazido, mas não encontráramos ainda uma solução).

Em síntese, nossa postura à frente do grupo de hipertensos é ativa e apoiadora. No início da sessão, propomos um tema ou perguntas sobre os valores de sua pressão arterial. No decorrer da mesma, procuramos estimulá-los ao tratamento e ao efetivo controle dos níveis tensionais, evitando silêncios prolongados que possam gerar ansiedade maior no grupo e prestando esclarecimentos acerca da doença. Por outro lado, assumimos postura reflexiva ao questionarmos sobre as possíveis causas de elevação da pressão arterial, buscando correlacioná-la com as situações vividas pelo paciente. Nosso objetivo, nesse momento, é conscientizá-los acerca dos fatos que interferem com a doença e como ela vem sendo usada como meio de comunicação e enfrentamento. Procuramos facilitar a expressão de sentimentos, estimulando um clima acolhedor a tais manifestações. Procuramos, ainda, favorecer a troca de experiência entre os membros do grupo.

A evitação de interpretações transferenciais e do aprofundamento de questões pessoais, mantendo a verbalização do grupo em torno do foco (a doença hipertensiva), tem um efeito protetor àqueles que não se sentem preparados (ou dispostos) a investir em seu mundo mais íntimo. Em momentos especiais, como na segunda reunião que descrevemos, em que o grupo não conseguia produzir (ou agir operativamente) face a sentimentos não expressados em relação ao programa e à equipe, procuramos, de algum modo, propiciar a emergência de temas que eles sintam como mais difíceis de serem abordados (como, por exemplo, reclamar do nosso atendimento).

Eventualmente surgem situações que exigem atenção especial. Assim aconteceu com Manoela, que era hipertensa há cerca de 15 anos e foi encaminhada ao programa há três anos porque sua PA era permanentemente muito alta. Era frequentadora assídua do grupo. Viúva duas vezes, vivia com o terceiro marido e com uma filha solteira que não se relacionava bem com o padrasto. Após um ano de grupo, um de seus filhos (de 21 anos) foi assassinado. A paciente se deprimiu bastante e o grupo tentou ajudá-la. Seu desespero era grande; propusemos atendê-la individualmente uma vez por semana, além do grupo. Ela veio quatro vezes. Começamos a ver que a perda do filho havia reativado outras perdas (como as dos maridos anteriores) que não estavam suficientemente elaboradas. Sugerimos psicoterapia. Mas ela, que àquela altura já se sentia melhor, alegando dificuldades de tempo, pediu para continuar vindo somente ao grupo. Este fato, aliás, mostra bem o nível de reconhecimento do psicológico e da disposição em investigá-lo. Manoela vinha regularmente ao grupo de hipertensos. Chegava a aceitar uma ajuda individual numa situação de crise. Mas, tão logo melhorava, pedia para suspender os atendimentos. A correlação psicossomática parecia até existir. Ela admitia que seus problemas emocionais elevavam a PA, mas não se dispunha a investigá-los de maneira mais aprofundada. E, sem dúvida, o grupo de hipertensos não aprofunda o exame dos conflitos do indivíduo. Não devassa sua intimidade (o que faz no grupo psicanalítico).

Este aspecto parece-nos ser o divisor principal no que tange à psicoterapia do paciente somático. Quando o objetivo do paciente é investigar seu mundo intrapsíquico, dizemos que sobre ele fazemos psicoterapia. Mas quando seu objetivo é tratar a doença física da qual padece, a que tipo de intervenção psicológica estamos procedendo?

O grupo de hipertensos, nós o vemos não no sentido de grupo psicoterapêutico propriamente dito (cujo foco é a vida do paciente), mas como grupo de suporte (cujo foco é a doença). Tal distinção não é nítida na medida em que esses processos se confundem, mas delimita diferenças técnicas essenciais, como a evitação da transferência para o terapeuta ou a abordagem de problemas pessoais que não tenham a ver diretamente com a hipertensão. Ao mesmo tempo, visualizamos nesse tipo de grupo um efeito terapêutico (ou psicoterapêutico) claro enquanto suporte social, na medida em que os pacientes estão reunidos em torno de um problema comum (a HA) e sustentados por uma equipe que os apoia.

Tal suporte parece se assemelhar àquele oferecido pela mãe à criança nas fases precoces do seu desenvolvimento. Na verdade, os cuidados médicos, tendo em vista seus procedimentos físicos (como examinar, prescrever remédios, internar, fazer cirurgia) parecem identificar-se melhor com os cuidados maternos (amamentar, dar banho, botar para dormir, etc). A necessidade de intervir imediatamente e concretamente revive com maior nitidez a relação mãe-criança. Os grupos homogêneos (de preferência com a presença do médico), com a postura ativa do coordenador apoiando, informando, esclarecendo, também se aproximam desse modelo. A linguagem é objetiva. O foco é a doença física. A transferência predominante é para um "objeto que cuida" (objeto-mãe). O efeito mais nitidamente observado é sobre a autoestima. O paciente se sente cuidado, valorizado, amado, protegido. E sentir-se melhor consigo mesmo, sentir-se mais apoiado e ter consciência mais ampla do que consigo acontece, empresta ao indivíduo força para buscar outras alternativas de enfrentamento e adaptação à vida do que aquela propiciada pela doença.

Diríamos então que para os pacientes somáticos, insensíveis à dimensão psíquica, incapazes de correlacionar seus sintomas físicos às vivências emocionais que as determinam (ou influenciam), o *setting* dos grupos homogêneos é melhor indicado. A dinâmica desses grupos, não obstante, transcende a mera "sensibilização", alcançando efeitos psicoterápicos *sensu latu* através da elevação da autoestima e da promoção de um sentido maior de personalização, que torna o paciente mais sujeito de si mesmo.

Analisando nossa experiência em dois anos de funcionamento e comparando as curvas de pressão dos pacientes do programa com aqueles em atendimento convencional, verificamos controle efetivo da **PA** em 63,2% dos pacientes, contra 42,8% daqueles atendidos no mesmo PAM, mas fora do programa (Campos e Leite, 1981). Tais resultados correspondem aos obtidos em outros trabalhos e apontam para a eficácia de um programa integrado e continuado de atendimento ao hipertenso.

O êxito desses programas parece estar no atendimento aos vários fatores que dificultam a aderência dos pacientes, desde a garantia de acesso ao médico e aos remédios, passando pela orientação e conscientização acerca da doença, até a promoção de um clima que aumente a motivação do paciente ao seu tratamento. Aliás, dentre as várias razões de não aderência, a desmotivação do paciente parece-nos ser uma das principais. Desmotivação decorrente da sua configuração psíquica interna, que coloca a resposta hipertensiva como meio de expressão ou de defesa, não "devendo", pois, ser abolida ou abandonada. Desmotivação, porque não encontra o paciente, em seu ambiente, suportes sociais capazes de se constituírem em alternativa para seu habitual meio de enfrentamento. Por isso, acreditamos ser fundamental que o programa funcione com uma equipe interessada e coesa, disposta a se relacionar de modo mais próximo, mais afetivo e comunicativo entre si e com os pacientes. Quando isso ocorre, o paciente encontra razões para aderir, porque se sente protegido, acolhido e estimulado a conhecer-se e a buscar outras formas de lidar com seu mundo. A equipe funciona como suporte social. Mas não só a equipe. Também as reuniões de grupo, na medida em que instituem um clima de solidariedade e franqueza entre seus membros. Tal ambiente suportivo (e informativo) parece elevar a autoestima do paciente, ampliar sua faixa de conscientização acerca da doença, "fortalecendo-o" no combate à mesma.

O atendimento agendado pelo médico, a existência de uma sala própria do programa, o contato em caso de faltas, a possibilidade de controlarem a qualquer momento sua **PA**, a realização de uma anamnese detalhada e particularizada, a garantia de continuidade no tratamento, o conhecimento de seus atuais níveis de pressão e a possibilidade de discuti-los em grupo, todos esses são fatores que aumentam, no paciente, o sentimento de estar sendo cuidado, valorizado e estimado.

A distribuição de remédios é fator econômico importante para a aderência e para o efetivo controle dos níveis tensionais, embora seja também um fator de desvirtuamento do programa se os pacientes a ele são mandados ou a ele se filiam com essa única finalidade. Por isso, consideramos fundamental condicionarmos sua distribuição à presença às reuniões e à consulta médica.

Tais são os fatores "terapêuticos" presentes nos programas integrados e continuados de atendimento ao hipertenso e que parecem justificar sua implantação e ampliação quando comparamos seus resultados aos obtidos a partir do atendimento convencional.

Obviamente uma boa relação médico-paciente, exercida através de consultas com tempo suficiente para se prestarem as devidas informações sobre a doença e para se discutirem aspectos relacionados à vida do paciente, certamente é capaz de obter resultados semelhantes aos dos programas de atendimento ao hipertenso. Sobretudo se o paciente não se defronta com dificuldades financeiras que lhe reduzam o acesso aos remédios e ao próprio médico. Infelizmente, em nosso meio, não é esta a realidade para o contingente maior de hipertensos que buscam (ou nem buscam) os serviços médicos.

Daí a importância de se incrementarem tais programas, principalmente no âmbito das Instituições Públicas, como forma eficiente e abrangente de se tratar uma afecção eminentemente psicossociossomática como a hipertensão arterial.

CONSIDERAÇÕES FINAIS

A morbidade e a mortalidade da doença hipertensiva e a pequena aderência dos hipertensos ao tratamento motivou a criação do "Programa Nacional de Detecção e Controle da Hipertensão Arterial" nos Estados Unidos. Estudos comparativos (Moser, 1983; Yosefi et al., 2003) de pacientes do programa com outros atendidos convencionalmente apontam favoravelmente para o primeiro, seja em termos de aderência, seja em termos de efetivo controle da pressão arterial. Dentre os procedimentos do programa, incluem-se os grupos de hipertensos. Isso quer dizer que a aceitação por esse tipo de grupo é grande (Souza, 2004).

Poder-se-ia argumentar, é certo, que as outras medidas estimulam a aderência e, dentre elas, a distribuição de remédios (Mallion e Schmitt, 2001). Mas a verdade é que os pacientes participam (e se beneficiam) do grupo. E isso ocorre, a nosso ver, porque a dinâmica do grupo também favorece a aderência: a frequência mensal das reuniões; a presença do médico; as trocas de experiências comuns; o nível de informação e discussão; o clima favorável à expressão de sentimentos (ao mesmo tempo protegido de invasões maiores à intimidade da pessoa).

E, sobretudo, a oportunidade de se discutirem os problemas que possam estar sustentando a PA elevada ou desmotivando o paciente a se tratar. Destaque-se a importância das mudanças do estilo de vida (exercícios, dieta, manejo do estresse), que não acontecem tão somente porque o paciente recebe informações a respeito. As mudanças do estilo de vida demandam tempo e espaço apropriado para serem "elaboradas" e passam necessariamente por uma "revisão crítica" sobre as circunstâncias atuais de vida do paciente.

A técnica dos grupos de hipertensos, em alguns aspectos, parece semelhante à de Pratt em 1905. E, se considerarmos os estudos apresentados em 1977 em Heidelberg, verificamos que suas conclusões caminharam muito nesse sentido. O paciente somático não está motivado a abordagens subjetivas. O mérito de Pratt foi ter intuído que, não obstante estar lidando com uma doença física, algo mais influía no resultado de sua terapêutica (física), e que algo podia ser feito para lidar com essa variável.

Sem dúvida, a psicanálise avançou no conhecimento psicossomático (diríamos mesmo que ela se estruturou a partir de pacientes psicossomáticos: os histéricos). A teoria da sexualidade emergiu em grande parte da compreensão do que ocorria com a manifestação histérica. Foi através dessa percepção que Freud chegou aos impulsos reprimidos no inconsciente e à necessidade desses impulsos se realizarem de qualquer maneira, obedecendo ao princípio do prazer. A porta de entrada somática permitiu vislumbrar o interior do edifício psíquico, e a psicanálise tornou-se uma teoria e uma técnica da subjetividade. Subjetividade que atinge o somático e que atemoriza o sujeito. Permanecer no somático é, de algum modo, realizar o psíquico sem se dar conta dele. É como sair sem abrir a porta.

Tudo se resumiria, a essa altura, em abrir acesso ao intrapsíquico e a somatização estaria resolvida. Não está. Primeiro, porque, queiramos ou não, a doença física tem outras vertentes além da psicológica. Ela é o resultado de uma interação de fatores orgânicos, sociais, ambientais... e psíquicos. Até um certo ponto, a doença física se cura (ou se detém) sem a intervenção psicológica. Constatamos isso, por exemplo, em relação a alguns hipertensos. Como constatamos que hipertensos submetidos a anos de psicoterapia continuam hipertensos.

Em segundo lugar, o próprio mecanismo psíquico da somatização não parece estar restringido à histeria de conversão. Dentro da psicanálise, os estudos de Winnicott (1978, 1982, 1997, 1999), Kohut (1984) e outros evidenciaram a importância da relação primária mãe-criança e abriram a compreensão de formas narcísicas de expressão somática. Kohut chega a dizer que ao Homem Culpado (do complexo de Édipo) se contrapõe o Homem Trágico (do *self* em desespero). As angústias da fase primitiva situam-se "além do princípio do prazer", como diz Kohut. A somatização aqui é vista como um limiar psicobiológico do ser ante angústias inimagináveis (ou não representáveis psiquicamente), bem próximas do conceito de estresse tal como descrito por Selye. Reagir somaticamente é vital para o indivíduo. Usando a analogia anterior, diríamos que o sujeito teme abrir a porta nem tanto pelo que possa encontrar lá dentro, mas pelo fato de que abrir a porta pode significar ruir o edifício.

Talvez por isso as técnicas suportivas ou apoiadoras funcionem como "escoras". Aqui nos parece existir uma marcada diferença na utilização dessas técnicas. Funcionar como escora significa criar um ambiente de *holding* que empreste ao indivíduo a possibilidade de reintegrar seu *self,* de sentir-se mais coeso e firme consigo mesmo. De elevar sua autoestima e autoconfiança. E isso é diferente de funcionar como muleta, que consiste habitualmente em manter a passividade do indivíduo, oferecendo-lhes substitutivos ilusórios (como conselhos ou placebos).

Do mesmo modo, traduzir a fala somática é um pouco diferente de interpretar o significado simbólico (de um conteúdo reprimido) expressado somaticamente. A primeira é mais primitiva e indiferenciada. Refere-se mais ao sentimento do que ao conflito. Expressa mais o "trágico" do que o "culpado".

Novamente lançando mão de Kohut, diríamos que tais processos (ou fases) estão interligados e interdependem, podendo mesmo se confundir. Assim, diz Kohut que o relacionamento entre o foco do desenvolvimento de impulsos instintivos objetais (o complexo de Édipo) e o foco do desenvolvimento no terreno narcísico (a fase de formação do *self*) ficará mais claro se compararmos duas formas-padrão de psicopatologia: a psicopatologia edípica e aquela proveniente de perturbações narcísicas, algumas vezes uma ocultada pela outra.

Resumindo, queremos dizer que lidar psicologicamente com o paciente somático implica levar em consideração aspectos não psíquicos (orgânicos, ambientais, sociais) e aspectos psíquicos de origem diversa, no mínimo representados pelo modelo edipiano e pelo modelo narcísico. Isso dificulta a avaliação dos resultados decorrentes dessa intervenção (psicológica), mas justifica, a nosso ver, a utilização de técnicas (suportivas e empáticas) que fogem ao padrão clássico da técnica psicanalítica neutra e interpretativa.

Por outro lado, a postura clássica continua útil, principalmente nos momentos em que lidamos com os conteúdos reprimidos. Como dissemos, os grupos homogêneos não conseguem, por si, acesso à intimidade do paciente e, em consequência, à emergência das fantasias e do lado "proibido".

Na verdade, cabe ao paciente "dar o tom" da estratégia a ser utilizada. Se ele reconhece o nexo de seus sintomas com suas situações de vida e se dispõe a investigá-lo, tal tarefa parece ser melhor exercida através das técnicas interpretativas. Em caso contrário, devemos ser mais suportivos e apoiadores, sendo que, em qualquer circunstância, a "fala" somática deve ser sempre "traduzida", ora como meio primitivo de expressão e de defesa (uma forma narcísica), ora como meio simbólico de expressar impulsos reprimidos (forma edipiana).

REFERÊNCIAS

Appel Savitz, R.; Silverman, D.; Bennet, M.I. 1977. Group psychotherapy of patients with somatic illnesses and alexithymia. Psychother. Psychosom., v.28, n. 1/4, p. 323-329.

Cabral, R.J. et al. 1981. The psychotherapeutic value of a more homogeneous group composition. Int.J.Soc.Psychiatry. 27; 1; 43-6.

Campos, EP; Leite, ISC. 1981. Fatores terapêuticos de um programa continuado e integrado de atendimento ao hipertenso. Folha Médica; 101; 1; 9-14.

Campos, EP. 2000. Grupos de suporte. In: Mello Fº, J e cols. Grupo e Corpo. Artmed, Porto Alegre.

11º Congresso Europeu de Medicina Psicossomática, 1977. Psychotherapeutic problems with psychosomatic patients. Psychother. Psychosom. v.28, n. 1/4. p. 361-375.

Conte, H. R.; Karasu, T.B. 1981. Psychotherapy for medically ill patients: review and critique of controlled studies. Psychosomatics, v. 22, n. 4, p. 285-315.

Democker, J.D; Zimpfer, DG. 1981. Group approaches to psychosocial intervention in medical care: a synthesis. Int. J. Group Psychotherapy, 31, 2, 247-260.

Dewald, P. 1981. Psicoterapia: uma abordagem dinâmica. Artes Médicas, Porto Alegre.

Egan, K.J. et al. 1983. The impact of psychological distress on the control of hypertension. J. Human Stress, v. 9, n. 4, p. 4-10.

Enlund, H et al. 2001. Patient-perceived problems, compliance, and the outcome of hypertension treatment. Pharmacy World & Science, 23, 2, 60-64.

Ford, C.V; Long, K.D. 1977. Group psychotherapy of somatizing patients. Psychother, Psychosom., v. 28, n. 1/4, p.294-304.

Gaus, E; Klingenburg. M; Kohle, K. 1983. Psychosomatic aspects un the treatment of hypertension patients possibilities for an... Psychother. Psychosom., 33, 53-60.

Hypertension Detection and follow up program, 1982. Five-year findings of the hypertension detection and follow-up program. Jama. 247; 5; 633-8.

Jardim, PCBV; Monego, ET; Reis, MAC. 2004. A abordagem não medicamentosa do paciente com hipertensão arterial. In: Pierin, AMG. Hipertensão Arterial, Manole, São Paulo.

Kohut, H. 1984. Self e narcisismo. Zahar, Rio de Janeiro.

Lazzaro, CDS; Ávila, LA. 2004. Somatização na prática médica. Arq Cienc Saúde, 11, 2, 2-5.

Mallion, JM; Schmitt, D. 2001. Patient compliance in the treatment of arterial hypertension. J Hypertens. 19, 12, 2281-2283.

Mandriotta, R.; Bunkers, B; Wilcox, ME. 1980. Nutrition intervention strategies in the multiple risk factor intervention trial (MRFIT). J. Of the American Dietetic Association, 77; 138-40.

Marin-Reyes, F; Rodriguez-Morán, M. 2001. Apoyo familiar em el apego al tratamiento de la hipertensión arterial esencial. Salud Pública de México, 43, 4, 336-39.

Mello Fº, J. 2000 a. Histórico e evolução da psicoterapia de grupo. In: Mello Fº, J e cols. Grupo e Corpo. Artmed, Porto Alegre.

Mello Fº, J. 2000 b. Grupos no hospital geral, ambulatório e serviços especializados. In: Mello Fº, J e cols. Grupo e Corpo. Artmed, Porto Alegre.

Moser, M. 1983. A decade of progress in the management of hypertension – Hypertension. 5; 6; 808- 13.

Roberts, JP. 1977. The problem of group psychotherapy for psychomatic patients. Psychother Psychosom. 28; 1-4; 305-15.

Sarquis, LMM et al. 1998. A adesão ao tratamento na hipertensão arterial: análise da produção científica. Ver Esc. Enf. USP, 32, 4, 335-53.

Souza, ALL. 2004. Educando a pessoa hipertensa. In: Pierin, AMG. Hipertensão Arterial, Manole, São Paulo.

Winnicott, DW. 1978. Da pediatria à psicanálise. Francisco Alves, Rio de Janeiro.

Winnicott, DW. 1982. O ambiente e os processos de maturação. Artes Médicas, Porto Alegre.

Winnicott, DW. 1997. A família e o desenvolvimento individual. 2ª ed. Martins Fontes, São Paulo.

Winnicott, DW. 1999. Os bebês e suaS mães. 2ª ed. Martins Fontes, São Paulo.

Yosefi, C et al. 2003. The Ashkelon Hypertension Detection and Control Program (AHDC Program): a community approach to reducing cardiovascular mortality. Preventive Medicine, 37, 571-576.

43

PSICOSSOMÁTICA E NEUROCIÊNCIA

Carlos Doin

"O ser humano é essencialmente indiviso, apesar das contradições."

Este capítulo tem o propósito de mostrar como os novos conhecimentos provindos da neurociência cognitiva evolutiva são capazes de clarear mais um pouco os enigmas da relação corpo-mente, na interface com a psicanálise e a medicina psicossomática, no encontro das ciências naturais e humanas.

O conceito de psicossomática (ou medicina psicossomática) – conjunto de conhecimentos e práticas dirigidos à relação corpo-mente – passou por uma longa evolução histórica (Mello Filho, 1979, 1992) até se tornar uma disciplina de pensamento e ação estreitamente associada à psicanálise.

Vejamos um trecho dessa história, lá pelos idos de 1950, quando ocorriam expressivas vitórias do pensamento psicológico sobre a concepção estritamente organicista, um declarado reconhecimento da participação de fatores emocionais na etiologia e manutenção de determinadas doenças, como a bronquite asmática, a colite ulcerativa, as colagenoses. No entanto, ao considerar a influência das emoções sobre o corpo – os ditos "fatores psicogênicos", a "somatização" de conteúdos afetivos –, esta abordagem, quase sempre, tomava ainda a psique e o soma como entidades essencialmente distintas; era mais psico-somática do que psicossomática.

Afinal, como entender as relações do que chamamos corpo com o que denominamos mente? Não são mesmo coisas diferentes, conforme as registram as nossas vivências diretas, o senso comum e as entenderam notáveis pensadores em todas as épocas?

Tentaremos examinar de perto e da maneira mais simples possível uma série de conceitos filosóficos e científicos que, superados os temores iniciais, podem se tornar instrumentos bastante úteis ao nosso trabalho diário como terapeutas de diversas áreas (Doin, 2003). Para tanto, convido os leitores a me acompanharem numa longa viagem panorâmica sobre várias questões interligadas que, embora se entrecruzem a cada passo, serão examinadas em tópicos separados, a bem da clareza da exposição.

Um dos marcos da minha formação profissional se firmou no convívio com Danilo Perestrello, a quem dedico este trabalho. Foi no seu Serviço de Medicina Psicossomática, na Santa Casa de Misericórdia do Rio de Janeiro, que comecei a me interessar pela natureza holística biopsicossocial do ser humano. Lá aprendi que Freud, ao longo de toda a sua obra, perseguiu o ideal de compreender a inter-relação corpo-mente, e que seus sucessores têm levado adiante a procura.

ALGUNS CONCEITOS FUNDAMENTAIS

A psicanálise, a partir da noção freudiana da vida mental inconsciente e suas influências sobre todas as atividades humanas, cresceu e se aperfeiçoou sob a égide da *interdisciplinaridade*, da transdisciplinaridade, dos intercâmbios com as mais diferentes áreas do saber e do fazer. A psicossomática é herdeira de todo esse acervo cultural. Parece mesmo impossível excluir dos horizontes da psicanálise qualquer fonte de conhecimentos. As noções interdisciplinares, em sua totalidade, tornam-se indispensáveis, mas ainda insuficientes, quando pretendemos entender os fenômenos humanos, o que é bem compreensível dadas as peculiaridades e complexidades do ser humano em suas múltiplas faces e manifestações – somadas a todas as flutuações e incertezas dos conhecimentos e linguagens, através da inevitável participação de vieses individuais.

Em nome da "democracia das teorias", do pluralismo de ideias, todas as hipóteses merecem ao menos uma primeira acolhida. No entanto, fazem parte do progresso epistemológico em nossa área a observância de determinados critérios básicos, como a fundamentação empírica das teorias hipotético-dedutivas, verificáveis pelos testes de realidade e eficácia, pela convergência de conhecimentos de várias procedências, por sua inserção no conjunto das teorias e postulados vigentes. Com este intuito, destacaremos a interface psicanálise/psicossomática-neurociência cognitiva evolutiva.

Dois conceitos filosóficos ajudarão a esclarecer nossas ideias: ontologia e epistemologia. *Ontologia*, resumidamente, é o estudo da realidade em termos muito gerais; procura responder à pergunta: O que existe na realidade mais objetiva? A raiz grega da palavra *ontos* (*ser, existente*) também pode significar *indivíduo*, em oposição a *espécie, grupo,* na composição de certos termos, como *ontogênese* (origem do indivíduo) e *filogênese* (origem da espécie).

Epistemologia é o estudo do conhecimento em termos muito gerais. O que podemos saber sobre a realidade mais objetiva e por que meios?

É preciso reconhecer que todos os nossos conhecimentos são falhos, *falibilistas*, que, em princípio, estão sujeitos a revisão, complementação ou substituição em favor de outros achados e de teorias mais adequadas à cobertura dos *fenômenos* (a realidade como nos aparece). Nossos conhecimentos favoritos, com toda sua aparência de saber definitivo, devem ser tomados como heurísticos e provisórios, isto é, como programas de pesquisa, instrumentos de descoberta e verificação de erros e acertos, como hipóteses de trabalho, úteis enquanto o forem. Mesmo assim, é indispensável que cada pensador, cada terapeuta, escolha aquelas teorias que, no momento, lhe pareçam as melhores e nelas faça fé, mas sem dogmatismo. Que seu saber "seja imortal enquanto dure, posto que é chama", e chama cedo ou tarde se apaga.

Status científico da psicanálise

Desde seu início, a psicanálise vem se constituindo como uma disciplina de duas faces, um saber e um fazer do *entre*: é ciência natural e é ciência humana. Segundo o ponto de vista predominante, o ser humano se compreende no encontro de vertentes; a fisicoquímica, a biológica (somatopsíquica), a antropo-sociológico-cultural.

Freud começou pretendendo fundamentar sua disciplina como *ciência natural*, baseada na inter-relação cérebro-mente, com o rigor positivista da época, como se vê no seu "Projeto de uma psicologia científica" (1950-1895), cuja meta consistia em buscar explicações causais genéricas para os fenômenos. Este plano não foi muito adiante, por causa da pobreza dos conhecimentos neurológicos de então e das mudanças que já se operavam na conceituação de epistemologia.

Embora Freud nunca tivesse abandonado totalmente seu sonho de explicações naturalistas ("Esboço de psicanálise", 1940-1938) e esperasse sua realização no futuro das ciências, passou a se dedicar, quase inteiramente, ao campo das *ciências humanas*, hermenêuticas e histórico-socioculturais, onde se privilegia compreender as motivações dos fenômenos humanos particulares, relativos a pessoas individuais, descobrir a intencionalidade dos conteúdos mentais em contextos singulares, os significados, os símbolos, os níveis de linguagem, os valores, as intenções, os afetos, as sensações, as emoções, os sentimentos, enfim, tudo aquilo que é próprio da vida mental intrasubjetiva, intersubjetiva e relacional dos seres humanos, a se espraiar pela cultura e pela história.

Hoje em dia, a corrente ontológico-epistemológica mais promissora procura obter (os conceitos se aproximam e se afastam) visões abrangentes, includentes sobre sistemas de *continuum* abertos a inovações, em que vigoram relações de oposição, composição dialética e complementaridade, a concepção funcional integradora que reconhece a teoria do caos, a possibilidade de mudanças aleatórias, a dinâmica interligada dos princípios de ordem, desordem e interação, auto-organização, conservadorismo e criatividade, regularidade e saltos qualitativos, propriedades emergentes, supervenientes nos sistemas complexos, como seria o surgimento do psiquismo na imensa rede conectiva dos circuitos neuronais do cérebro.

Estudos recentes, especialmente de neurociência, abrem novas perspectivas para questões antigas. De modo bem simplificado, entende-se que sistemas com um potencial bastante grande de conexões entre seus componentes podem, pelo fenômeno conhecido em matemática como a lei dos grandes números, proporcionar condições à emergência de propriedades surpreendentemente novas. Assim aconteceria com o sistema nervoso humano, pelo número astronomicamente gigantesco de conexões possíveis entre as complexas tramas das redes neuronais, a urdidura de sinapses entre axônios e dendritos, imersos no tecido glial, também dotado de funções conectivas. Cálculos mais moderados supõem que as interligações possíveis seriam em torno de 10 elevado à potência 15, ou seja, um seguido de 15 zeros, isto é, um trilhão – número que se escreve mas não se imagina. Outros falam em 10 elevado a 27 possibilidades, na ordem de trilhões de trilhões. Um potencial de tamanha grandeza não encontraria similar em nenhum outro setor do cosmos. Dele emergiria uma dimensão nova, a do psiquismo, portanto, o somatopsiquismo.

O avanço das ciências vem derrubando a pretensão humana de sermos seres ímpares na natureza, sem similares. Somos únicos, sim, no grau de evolução da vida. As teorias evolutivas concebem uma linha filogenética contínua entre o que é humano e o não humano, e aquilo que parecia exclusividade nossa precisa ser rediscutido. Apanágio do *Homo sapiens* talvez seja apenas a sofisticação de características e atributos iniciados em outras espécies animais. O *id* freudiano inconsciente encontraria assim a sua "animalidade" comprovada; também o psiquismo, consciente e inconsciente, *ego* e o *superego* parecem fundar-se na mesma linha da filogênese.

Mas o nosso psiquismo, além de ter prováveis origens nas espécies sub-humanas, talvez nem tenha garantida sua exclusividade para sempre. Os pesquisadores da inteligência artificial acreditam que, num futuro não muito remoto, a tecnologia conseguirá, talvez empregando diretamente material de cérebros humanos, criar redes neurais de igual complexidade, capazes que sediar fenômenos mentais semelhantes aos nossos, quem sabe, até mais ricos de potencialidades. Quem viver verá. E se essa hipótese se concretizar, preparem-se os futuros psicanalistas e psicossomatistas para ajudar os humanos de modelo tradicional a lidar com as novas realidades e a se entender com os possíveis biônicos ou androides (que a ficção científica já vislumbra).

Para encerrar este tópico, repitamos que é importante compreender o confronto entre dicotomias e processos em *continuum*. Os pensadores sempre tiveram dificuldade em verificar junções entre fenômenos e conceitos aparentemente antagônicos, como corpo e mente, normal e patológico, congênito e adquirido. Diz-se que é muito mais fácil estabelecer dicotomias do que sistemas em *continuum* por conta de algumas características da nossa anatomofisiologia: a natureza nos dotou de dois hemisférios cerebrais que são, de certo modo, dois cérebros que precisam funcionar em conjunto e nem sempre conseguem; também nos proveu de dois olhos, dois ouvidos, duas mãos, duas pernas, enfim, duas metades corporais a mandar mensagens diferentes para o córtex cerebral, encarregado de conjugá-las de modo a serem captadas como um todo. Isso ocorre graças a uma central integradora das informações provenientes de várias áreas do córtex cerebral, a fim de produzir representações sensoriais unitárias, precursoras de vivências somatopsíquicas. São processos múltiplos cujo equilíbrio dinâmico e instável oscila entre graus variados de sucesso e fracasso – eis porque a dita normalidade e a denominada patologia são vizinhas tão próximas, ou melhor, também pendulam entre dois extremos.

Esta noção está inserida num instrumento jeitoso que Freud nos legou: as *séries complementares*. Utilizado inicialmente para explicar a etiologia das neuroses na junção do congênito com o adquirido, esse instrumento demonstrou sua enorme valia para se entender a distribuição de inúmeros outros fenômenos num *continuum* expresso pela *curva de Gauss*, aquela em forma de sino ou "u" invertido. Para este momento do nosso raciocínio, podemos dizer que os casos totalmente normais e os totalmente patológicos situam-se nas pontas da curva como casos-limite, raríssimos, alguns inexistentes fora do plano teórico. Todos os outros se distribuem em pontos intermediários da sequência contínua.

CORPO E MENTE

A questão central da psicossomática, o enigma da relação corpo/mente, vem sendo debatido através dos milenares percursos das religiões, das filosofias e das ciências.

As hipóteses explicativas variam em ampla extensão, desde as que supõem duas entidades diferentes, intercomunicantes ou não (*dualismo* com ou sem *interacionismo*), até as que consideram corpo e mente como uma entidade única (*monismo de natureza*), cujas características são também essencialmente iguais, apenas observadas e descritas de duas maneiras diferentes (*monismo de atributos*); ou, alternativamente, cujas propriedades são de fato diferentes, as ditas corporais e as denominadas mentais (*dualismo de atributos*).

No século V a.C., Hipócrates, considerado o Pai da Medicina, já dava como certo que todos os processos mentais emanam do cérebro. Iniciava, assim, a corrente monista, que prevalece atualmente no pensamento de filósofos e cientistas. No século IV a.C., Platão, um dos expoentes da filosofia ocidental, defendeu o dualismo, conceituando uma alma imaterial e imortal, distinta do corpo material e perecível. Para o dualismo, portanto, haveria, no ser humano, duas essências distintas, o espírito e a matéria, ou a mente e o corpo (mais especificamente, o cérebro). Há dualistas que acreditam no interacionismo, isto é, que o corpo e a mente se inter-relacionam de algum modo e se influenciam reciprocamente. Outros, porém, supõem que a influência é unilateral, "de mão única", ou do corpo sobre a mente, ou da mente sobre o corpo. E, finalmente, dualistas extremados julgam que corpo e mente, entidades tão diversas, não se relacionam entre si.

Para o monismo radical, haveria apenas uma entidade e a outra seria mera propriedade da primeira. Entre os monistas dessa categoria distinguem-se dois grupos: os materialistas e os espiritualistas ou idealistas. Os materialistas dão inteira prioridade ao cérebro e encaram a mente como consequência da atividade cerebral. Já os idealistas, no outro polo, consideram a matéria como inexistente, e o que parece material não passaria de criação mental, uma maneira de perceber as coisas.

Na prática, em cada um desses grupos se encontram várias posições intermédias, nuances conceituais em que as fronteiras esquemáticas se esmaecem e os opostos chegam a se superpor.

O *dualismo corpo e mente com interacionismo* entre as partes entrou no terreno científico propriamente dito pelo prestígio de Descartes, no século XVII (*res extensa et res cogitans*), mas continua forte em nossos tempos, através, por exemplo, dos brilhantes neurocientistas Popper e Eccles. No campo religioso, o *criacionismo sobrenaturalista* e a dicotomia radical separando corpo e alma constituem dogmas há milênios; atualmente, revestem-se de poderosas motivações políticas. Para se contrapor às teorias naturalistas do *evolucionismo neo-darwiniano*, o velho dualismo se repaginou como *smart design*, ou desenho inteligente do universo, não muito diferente dos clássicos desígnios divinos preestabelecidos para o cosmos.

Curiosamente, os avanços da neurociência podem ser equivocadamente tomados como confirmações do dualismo clássico. A complexidade conectiva das redes neuronais, mencionada anteriormente, além de outras propriedades encefálicas, (como plasticidade, redundância, alternância e suplência, funções neuronais múltiplas, seletivas, antagônicas e/ou complementares), criam condições únicas, sem paralelo em qualquer outro sistema conhecido. O psiquismo que daí emerge adquire características especialíssimas, a ponto de simularem qualidades extracorpóreas, imateriais, desvinculadas do encéfalo, o qual, porém, continua sendo a condição inarredável de sua existência. A figura que neste ponto me ocorre é a de uma bailarina dotada de extrema leveza, graça e expressividade nos volteios esvoaçantes, que mal parece precisar da materialidade do seu corpo, nem do chão que lhe dá apoio.

É bem provável que uma visão composta unicista-dualista vá acabar prevalecendo: a que considera corpo e mente como um *continuum*, uma totalidade, referida a níveis e características diferentes: unicismo de natureza com dualismo de atributos ou propriedades, como se diz em linguagem técnica, com o reconhecimento de vivências individuais referidas ora ao corpo, ora à mente, e, em outros momentos, a um todo unitário corpo-mente. Esta visão abrangente é a que mais condiz com a concepção psicossomatista.

Resumindo, para os terapeutas sem maiores sofisticações teóricas, pode bastar a noção de que corpo e mente – quer sejam uma única entidade ontológica essencial, quer sejam duas – interagem permanentemente como uma unidade funcional.

Realmente, fica difícil pensar em um corpo radicalmente distinto de uma mente quando se considera o conjunto estrutural e funcional composto pelas vias neuromentais ascendentes e descendentes, de "mão-dupla", trazendo e levando mensagens, informações neuroeletroquímicas e comandos, a partir do corpo, da musculatura lisa e estriada, esqueleto, vísceras, pele, sensório, passando pelo sistema nervoso periférico e profundo, medula, tronco cerebral, diencéfalo, cerebelo, núcleos da base cerebral, córtex cerebral, até o córtex pré-frontal e as centrais neuromentais, onde se originam as funções psíquicas consideradas superiores e o apogeu da evolução humana.

Deve-se lembrar sempre que, cronologicamente, na evolução das espécies animais, o corpo começou a funcionar antes da mente, dando condições neurológicas para a instalação do psiquismo, que interagiu desde o início com seu substrato somático. Desde aí, corpo e mente se tornaram um todo funcionante no sentido da vida, da sobrevivência do indivíduo, bem como da perpetuação da espécie a que ele pertence, adaptado ao seu meio ambiente físico, biológico, relacional. Voltaremos a essas noções evolutivas mais adiante.

A unidade funcional somatopsíquica ou psicossomática se expressa através de manifestações e vivências mais ou menos corporais ou mais ou menos mentais. Algumas patologias começam ou são percebidas inicialmente na vertente corporal e outras na psíquica. Por exemplo, há muito se conhecem as manifestações psicológicas dos tumores do cérebro; depois foram constatadas as alterações bioquímicas e biomoleculares das doenças diagnosticadas como psiquiátricas. Hoje, é sabido que o estresse crônico, além dos sofrimentos psíquicos bem conhecidos (angústia, depressão, fadiga mental, etc), leva a alterações anatomofisiológicas do sistema nervoso central, das vísceras, do sistema imunitário, enfim, de diversos setores do corpo-mente, embora as exteriorizações possam ser mais emocionais ou mais orgânicas, conforme o caso.

Talvez a prioridade que damos a uma ou outra vertente do psicossoma seja apenas resultado de nossas maneiras de ver, pensar e falar. Não é universal a visão do ser humano como composto de corpo e de mente distintos; em algumas culturas não aparece tal dicotomia. Ela está, porém, arraigada na cultura ocidental, no senso comum, na linguagem, nas correntes de pensamento e provavelmente assim se manterá por muito tempo, mesmo que venha a se reconhecer equivocada. Numa situação semelhante, continuamos a pensar e a falar em *nascer* e *pôr do sol*, mesmo que a realidade astronômica seja do conhecimento geral, há mais de 400 anos.

NEUROCIÊNCIA, PSICOLOGIA COGNITIVA, EVOLUÇÃO/DESENVOLVIMENTO

Vejamos melhor estes conceitos. Freud teria hoje bases mais sólidas para fundamentar seu projeto científico com a utilização da imensa quantidade de conhecimentos novos colhidos nos campos das neurociências e da psicologia cognitiva, com ênfase na evolução das espécies (*filogênese*) e no desenvolvimento de cada indivíduo (*ontogênese*). Descobertas que nos chegam quase diariamente permitem uma compreensão sempre mais apurada acerca dos constituintes do ser humano, conjunto de corpo e mente integrados, rico de afetos (sensações, sentimentos) e de ideias e criações. Cada somatopsiquismo individual está intimamente vinculado à dinâmica das suas relações interpessoais, em contextos socioculturais e históricos diferenciados (Damásio, 1994, 1999; Kandel, 1999, 2006).

Neurociência

Costuma-se usar a expressão *neurociência*, ou, *neurociências*, no plural, para englobar diversas disciplinas dedicadas a diferentes aspectos do sistema nervoso, desde suas grandes estruturas e funções até a biologia molecular e a bioquímica das células. Aí se alinham a neuroanatomia, a neurofisiologia, a neuropsicologia, a neurologia clínica, entre outras. Ao lado de aperfeiçoamentos dos exames complementares mais antigos, destacam-se agora as técnicas de obtenção de neuroimagens encefálicas (neuroimageamento, *brain imaging techniques*), principalmente através da tomografia com emissão de pósitrons (*PET*) e da ressonância magnética funcional (*FMRI*). Elas proporcionam uma observação bastante sensível do funcionamento ao vivo das estruturas do encéfalo, correlacionável com os fenômenos mentais concomitantes – o que propicia argumentos de peso a favor das teorias de integração corpo-mente. Ainda não é uma filmagem do pensamento, mas a tecnologia já provê uma imagem da integração neurológica/psicológica em pleno funcionamento, em tempo real (Lent, 2001).

Ciência ou psicologia cognitiva

Ocupa-se dos dispositivos que a mente utiliza para processar informações de todo tipo, fisicoquímicas, somatopsíquicas, ambientais, provindas do corpo e da própria mente, do mundo interno e do mundo externo, com o fim de produzir representações e conhecimentos afetivo-cognitivos, memórias, pensamentos, reações diversas e determinar respostas e condutas mais ou menos adequadas aos interesses vitais básicos.

Só me ocuparei neste trabalho com aspectos da neurociência e da ciência cognitiva que ensejam aproximações com conceitos e métodos da psicanálise e afins, confirmações, complementações ou divergências no tocante a suas teorias e técnicas. As chances de diálogo que aí se abrem exigem condições rigorosas, critério e prudência para se efetivarem em termos válidos, sem radicalismos, nem rejeições aprioristicas nem aceitação prematura e simplista das novidades, que têm acontecido.

Deve-se reconhecer a diversidade de opiniões entre os psicanalistas, psicoterapeutas, psicossomatistas, psiquiatras, sobre a importância dessas contribuições, e posicionar-se individualmente diante delas.

Deixo de lado, neste texto, as correntes que se opõem radicalmente à psicanálise, como a que emprega com exclusividade a vertente orgânica dos fenômenos mentais e indica tratamentos medicamentosos para todos os males psíquicos.

Embora a neurociência e a psicologia cognitiva tenham se desenvolvido como disciplinas autônomas, são tantas as suas superposições que existe forte inclinação a considerá-las em conjunto. (Kandel, 1999; Damasio, 1999). Podemos assim utilizar as enormes vantagens dos avanços interdisciplinares e valorizar, por exemplo, o curiosíssimo fenômeno que Kandel (1999) chamou de *insight biológico*: observa-se em laboratório, pela técnica de neuroimagens, que algumas modificações de certos circuitos neuronais são acompanhadas, ao mesmo tempo, por transformações psíquicas instantâneas e pela vivência prazerosa de entendimento súbito, descoberta iluminada, "estalo" ou "clique": "Ah, finalmente entendi! Agora 'caiu a ficha!'".

Nem todos os *insights*, porém, são enfeixados de modo tão explícito; a maior parte resulta da soma de modificações gradativas inconscientes, como é o caso de certos sintomas que – de repente se descobre – deixaram de existir, mesmo sem terem sido muito diretamente trabalhados.

Evolução filogenética e desenvolvimento ontogenético

A visão neurocientífica cognitiva que mais nos interessa inclui ainda a dimensão evolutiva, que continua sendo a melhor maneira de explicar o aparecimento e perpetuação dos seres vivos, segundo uma tradição de conhecimentos e teorias naturalistas (em oposição aos sobrenaturalistas), sistematizados por Charles Darwin na segunda metade do século XIX, tendo como pontos básicos a seleção natural, a necessidade imperiosa de adaptação ao meio ambiente, a luta pela vida, a sobrevivência dos mais aptos na preservação individual e da espécie, a evolução em sentido amplo. A teoria evolucionista atual (também chamada *neodarwinismo, evolucionismo moderno, síntese evolutiva moderna*), que inclui os avanços da genética fundada por Mendel, a hereditariedade baseada nos genes e suas mutações e todos os progressos científicos posteriores a Darwin, continua sendo o conjunto teórico mais abrangente e adequado à cobertura e explicação dos fenômenos, apesar das críticas que tem recebido.

O sistema nervoso e o psiquismo que surge dele constituem um elo importante na cadeia evolutiva. Pensa-se, atualmente, que toda a vida psíquica, inclusive a vivência de um eu individualizado, vem evoluindo há uns 3 bilhões de anos, a partir de seres vivos extremamente primitivos, unicelulares; estes são dotados de uma membrana biológica seletiva capaz de individualizá-los em relação ao meio externo, com o qual continuaram mantendo trocas de substâncias, a serviço de seu meio interno tendente a um equilíbrio (*homeostase*), dentro de uma faixa regular de flutuações. Nesta formulação, os primórdios da vida psíquica se iniciam nas primeiras experiências de unidade e continuidade daquilo que se passa dentro de um mesmo organismo, no equilíbrio de sistemas integrados, biológicos e relacionais. Vai se formando um todo que possui forte tendência a se conservar, regenerar, reorganizar e restaurar, a se modificar e evoluir somatopsiquicamente, numa faixa mais ou menos regular e constante de desempenhos registrados maiormente como úteis e bons para a perpetuação da vida. Por outro lado, agem forças antagônicas no sentido da destruição.

As mudanças foram se fazendo gradualmente, mas também através de saltos qualitativos mais ou menos esporádicos. Geralmente, um nível estrutural não é eliminado pelo que dele emerge, mas continua a interagir com ele após sofrer transformações maiores ou menores.

Sobre o conjunto da evolução biológica se assentou, portanto, o psiquismo, que também se transformou ao longo da filogênese, até atingir as culminâncias da neuromente humana. E, no desenvolvimento de cada pessoa, as estruturas neuromentais passam por modificações propícias ao crescimento e sofisticação funcional, desde o início da vida intrauterina até a velhice, enquanto a saúde predominar.

Ao que tudo indica, existem programações filo e ontogenéticas para dar certo, no melhor sentido evolutivo, para a vida, integração somatopsíquica, saúde, primazia da genitalidade, verdadeiro *self*, senso de justiça e solidariedade. As utopias e o senso de religiosidade talvez também façam parte de uma programação filogenética, a pré-concepção de um ser melhor, de uma vida melhor, o que, em metáforas místicas, poderia denominar-se "um anjo nos chamando adiante de nós, um deus *a posteriori* a nos puxar para a frente" (Doin, 2003, 2005).

De acordo com os determinismos vitais, tendem a continuar se repetindo aqueles funcionamentos que deram bons resultados, graças à agregação de uma quota de prazer, cada vez que eles se realizam. Assim, nos diversos setores organizacionais, desde o tronco cerebral até o neocórtex, desde os níveis somáticos mais primitivos até os psicológicos mais refinados, os dispositivos de recompensa vão acompanhando e estimulando todos os estágios evolutivos. A partir dos primórdios sensoriais somestésicos e ambientais, vão surgindo novas sensações, emoções, sentimentos, afetos *lato sensu*. No ser humano, ainda mais, abre-se o acesso à capacidade de simbolização, pensamento e linguagem, em linhas ascendentes de especialização e aprimoramento afetivo-cognitivo, enfim, à plenitude da vida psíquica, com seus valores criativos éticos e estéticos, a fomentar realizações em todos os âmbitos culturais, artísticos, religiosos, filosóficos. Como vemos, tende a se conservar e desenvolver aquilo que se mostrou, de alguma maneira, útil e prazeroso.

A normalidade se caracteriza pelo funcionamento integrado de todos os níveis neuromentais e relacionais, individuais e interpessoais, dentro de uma determinada faixa de oscilações. É claro que este modelo nem sempre, ou raramente, se cumpre por inteiro, dando margem a todo tipo de distorção e anomalia até se configurarem os quadros patológicos propriamente ditos.

Desde logo, é preciso enfatizar que os determinismos gerais não excluem o contingente individual, genotípico e fenotípico, na efetivação dos traços pessoais. Não é só: excetuando as funções vitais indispensáveis, como respiração, circulação do sangue, nutrição, metabolismo, termorregulação, regidas principalmente pelo tronco cerebral (a parte mais antiga do encéfalo, herança filogenética dos répteis), e, ressalvando (ao menos por enquanto) algumas características vitalícias como o sexo genético, a cor da pele e dos olhos, bem como alguns casos extremos de patologia genética – para a grande maioria das disposições pessoais não há pré-condicionamento genético absoluto, incontornável, na realização de uma vida. Por isso, é preferível falar em tendências mais ou menos fortes para tal ou qual traço corporal ou de personalidade. Nosso fenótipo resulta da interação do genótipo com o meio ambiente, físico, biológico, humano, com as experiências da história pessoal. Nesse sentido, com as devidas restrições, vale o dito, "Genética não é destino".

O bicho-gente é o que nasce menos programado, com maior e mais longa dependência dos seus, mas também é o que tem mais chance de aprender e incluir experiências existenciais em seu funcionamento, tanto orgânico, quanto psíquico e comportamental.

O corpo, o cérebro e a mente de uma pessoa vão se moldando desde o início por e para seu mundo físico, biológico e humano, para este entorno em particular, para o seu *habitat*, com aquela mãe e não outra, com aquela família, com aqueles conviventes, naquela cultura, naquela história, com seus sistemas simbólicos, de ideais e valores éticos, estéticos, embutidos em seu idioma. Cada bebê nasce com potencialidades genéticas, biológicas, únicas para a constituição de um eu inédito, singular, mas é também herdeiro de milhares de gerações, pré-humanas e humanas. A partir de incontáveis determinações ancestrais e circunstanciais, a notável capacidade humana de adaptar-se, sobreviver, crescer e se modificar vai se realizando com alguma liberdade, presa ainda a valores, limites e imposições de várias ordens. Haverá sempre uma luta entre obedecer e transgredir tais determinações. E a própria tendência humana a contrariar programações ancestrais, romper barreiras, desprezar "impossíveis", parece que é também determinada pela evolução.

Segundo Gabbard (2000), o convívio com os pais e familiares molda o próprio cérebro, cria padrões de funcionamento interpessoal que se armazenam na memória de procedimentos (inconsciente) e tendem a se repetir nos relacionamentos futuros. Há fases críticas de melhor chance para o desenvolvimento neuromental do cérebro, "janelas de oportunidade" de tempo limitado para determinadas aquisições cognitivas.

Ao que parece, a consciência psicológica individual resulta da percepção do conjunto de percepções que ocorrem dentro de um mesmo organismo somatopsíquico singular, do mesmo *self*, ou *eu* individual. O que vem dar força à antiga noção do eu ímpar como sujeito das experiências vivenciais pessoais, consecutivas no tempo, no espaço e nas diversas situações; dotado também da capacidade de autorreflexão e autorreferência, da faculdade de saber que sabe o que sabe, que sente o que sente.

A aquisição da consciência psíquica e do *self* constituem ganhos da evolução biológica, por proporcionarem recursos mais criativos e eficazes na solução de problemas existenciais velhos ou novos.

Nos primórdios da vida, a mãe é o principal fator externo na expressão fenotípica do genoma da criança, isto é, de quais disposições genéticas vão se efetivar como traços característicos do novo ser. Ela funciona como cérebro acoplado, especialmente, como córtex cerebral anexo (como o *ego auxiliar* da conceituação psicanalítica), até que as estruturas e as funções correspondentes amadureçam na criança, robustecendo sua crescente autonomia neuromental. Mais ainda, a mãe, ou quem exerça a função relacional primária, serve de modelo biopsíquico, comportamental e cultural para as organizações equivalentes do bebê. O pequeno ser individual se forma e se transforma em função da mãe, adapta-se ao mundo que principia sendo ela, tende a alinhar-se ao que ela sente e pensa sobre tudo e sobre cada pessoa, e – o que é mais importante – ao que ela sente, pensa e espera em relação a ele. As experiências vividas com a mãe, e depois com os outros, ficam registradas nos circuitos neuronais-mentais, isto é, influenciam, em grau maior ou menor, e mais ou menos definitivamente, a constituição das estruturas neurológicas e psicológicas da criança, seu modo de ser e funcionar, amar-se ou odiar-se, de encarar a vida, as pessoas, o mundo, de maneira mais otimista ou mais pessimista, amorosa ou raivosa, construtiva ou destrutiva.

Um lembrete: quando dizemos que certas áreas encefálicas estão mais envolvidas com determinadas atividades neuromentais, por exemplo, que a amígdala da base do cérebro e todo o sistema límbico são extremamente relevantes para a vida emocional (já na maternagem primária), ou que o hipocampo é estreitamente ligado ao aprendizado e à memória, – não pretendemos declarar que sejam localizações únicas dessas funções (como até já se pensou). As áreas referidas são apenas partes-chave de uma cadeia conectiva extensíssima, afinal, do corpo-mente inteiro.

De modo semelhante, quando descrevemos uma rede ferroviária, destacamos algumas estações centrais mais importantes, para as quais convergem vários outros ramais e das quais partem trens, informações e ordens para os outros setores da rede. Uma estação isolada do conjunto se tornaria inoperante.

Outros motivos de cautela se impõem. Os neurocientistas não conseguem distinguir, na totalidade dos casos patológicos, quais traços neuromentais são primários ou secundários. Há variações individuais, muitas em função do sexo biológico e do gênero sexual adotado, da língua materna e das características ambientais e socioculturais da criação e convívio.

Ponderando tudo isso, registremos uma hipótese recente (Blakeslee e Blakeslee, 2007) sobre a correlação corpo-mente enfeixada no encéfalo, através de três estruturas que reúnem informações somatopsíquicas e as remetem para uma central, a insula frontal, componente do córtex cerebral de ambos os hemisférios; mas a direita é que centralizaria, afinal, a conexão corpo-mente, as sensações e as emoções que são fundamentais às vivências somatopsíquicas, aos desenvolvimentos de todo o psiquismo e das relações interpessoais e socioculturais. Nela se fundem as sensações (físicas) conscientes e as emoções (psíquicas) conscientes. Certas técnicas de neuroimagens mostram que os neurônios desta área se ativam eletroquimicamente enquanto a pessoa padece uma dor física ou um sofrimento psíquico, como a dor e a indignação de ser rejeitado, maltratado, injustiçado.

As três "estações subcentrais" que alimentam diretamente de informações o córtex insular são: a amígdala (que correlaciona emoções às experiências, pessoas e coisas), o córtex orbitofrontal (área importante para a autodisciplina e o estabelecimento de planos e prioridades de ação, levando em conta a probabilidade de obter recompensas ou punições) e o córtex cingulado anterior (que monitora os comportamentos procurando equívocos, corrigindo e evitando erros, avalia o contexto, planeja e executa ações que tenham significação emocional e motivacional; esta área é também encarregada de mapear o corpo todo).

Curiosamente, descobriu-se que nesta mesma área em que se organiza o autoconhecimento, o conhecimento da unidade somatopsíquica que caracteriza o ser individual, centraliza-se também a empatia, a percepção possível do que se passa na pessoa somatopsíquica do outro, corroborando a afirmação corrente de que conhecer a si mesmo e ao semelhante são capacidades complementares. E ainda mais, as mesmas áreas e funções são decisivas na constituição do senso ético-moral.

Para a questão da liberdade de escolha, a neurociência está propondo alguns avanços: talvez nossas decisões sejam tomadas inconscientemente, cabendo à mente consciente obedecê-las ou não, de acordo com critérios pessoais. Daí a frase de um neurocientista (Gazzaniga): "Os cérebros são automáticos, mas as pessoas são livres"; com as devidas restrições.

Conforme informam a sociobiologia e a psicologia evolutiva animal, algumas características consideradas até bem pouco como exclusivas do ser humano e resultantes do convívio sociocultural (o senso de responsabilidade, justiça, punição e recompensa, e de solidariedade, ao lado da propensão a fazer arranjos políticos e diplomáticos maliciosos, como alternativa para os meios físicos violentos), encontram seus primórdios nos primatas superiores, principalmente nos chimpanzés e bonobos. Talvez possamos falar em elementos éticos pré-humanos. Tendo em vista as vantagens adaptativas e evolutivas dessas aquisições, com toda a probabilidade elas dependem de alguma forma de transmissão genética.

NEURÔNIOS-ESPELHO

Na última década do século XX, aconteceu um evento capaz de abrir possibilidades incríveis ao desvendamento da unidade somatopsíquica: a descoberta dos neurônios-espelho, que se considera, com razão, a maior conquista neurocientífica dos últimos tempos.

Os autores da descoberta, Giacomo Rizzolatti e colaboradores (2006), neurocientistas italianos, relembram seu achado da seguinte forma: "João observa Maria pegar uma flor. (...) Maria sorri para João e este adivinha que ela lhe dará de presente a flor. Uns 10 anos atrás, a maior parte dos neurocientistas atribuiria o entendimento das intenções dela a um processo de raciocínio dedutivo mais ou menos complexo".

Operações deste tipo ainda são necessárias, particularmente quando o comportamento de alguém é difícil de decifrar e nos obriga a "parar para pensar". Mas, a facilidade e a rapidez com que costumamos entender ações corriqueiras, como a de Maria, sugerem um procedimento neuromental muito mais simples e direto.

"No começo dos anos de 1990, nosso grupo de pesquisa, na Universidade de Parma, Itália, (...) descobriu a resposta de forma quase acidental em um tipo de neurônio do cérebro de macacos que dispara no momento em que o animal desempenha ações motoras direcionadas (dependentes de outras células corticais, encarregadas do comando motor), como pegar uma fruta, por exemplo. O que nos surpreendeu foi o fato de esses neurônios também dispararem quando o animal simplesmente observava alguém fazer a mesma coisa. Como esse novo subconjunto de células reflete no cérebro do observador os atos realizados por outro indivíduo, demos a eles o nome de neurônios-espelho."

Logo em seguida se descobriu, nos seres humanos, a existência de neurônios semelhantes, com funções análogas e mais aperfeiçoadas, localizados em diversas partes cerebrais, especialmente em áreas de associação do córtex, como na área pré-motora do lobo frontal, inclusive na área de Broca, ligada à produção da fala, e em vários outros setores do córtex parietal e temporal.

A captação dos procedimentos do outro não é apenas visual, mas também auditiva, graças aos neurônios-espelho audiovisuais. A seguir, funções importantes, como a empatia, a percepção da dor alheia e outras formas de comunicação sutil foram sendo relacionadas a certas áreas cerebrais. É até mesmo possível levantar a hipótese de que o cérebro inteiro funcione como um sistema-espelho.

Com tais recursos, ensaiamos ou imitamos mentalmente toda a ação observada, o que é capaz de servir para obter, a partir de um nível pré-reflexivo, protossimbólico, pré-verbal, uma compreensão significativa do comportamento de outra pessoa, suas sensações, emoções e sentimentos, suas intenções, o que pretende dizer e até, muitas vezes, o que pretende esconder – apesar de todas as distorções introduzidas pela mente do próprio receptor.

Rizzolatti e colaboradores (2006) verificaram, imediatamente, as enormes implicações da descoberta, a começar pelas vantagens vitais e sociais de uma captação pronta e profunda do que se passa na mente do outro, o que constitui um avanço notável no entendimento de como funcionam nossos cérebros-mentes individuais e em conjunto. A descoberta do sistema-espelho respalda, cientificamente, uma afirmação da filosofia fenomenológica: para compreender profundamente uma vivência do outro, a pessoa tem de passar por uma experiência semelhante dentro de si mesma.

O primeiro sistema de comunicação entre os pais e a criança, o mais direto e imediato, não é verbal, mas sensorial e sensório-motor (visual-auditivo-motor). Dele brotam os processos identificatórios, a partir do aprender por imitação, imitar para conhecer, imitar para ser. Ou seja, os sistemas-espelho e os mecanismos de imitação ligados a eles fazem parte da dinâmica dos processos de aprendizado, comunicação e identidade.

Bebês humanos e macaquinhos aprendem desde cedo a imitar gestos simples, como mostrar a língua. A capacidade de criar padrões-espelho parece inata, com uma diferença, talvez decisiva: ela se aperfeiçoa rapidamente nos humanos, dando a eles uma vantagem evolutiva de adaptação ao meio, que os distingue *a priori* dos outros primatas. Nesse caso, contrariando uma expressão corrente na linguagem comum, "macaco de imitação", seria mais justo dizer "humano de imitação".

Enfatizando a relação somatopsíquica, Scalzone (2005) assinala: "Quando estes neurônios se tornam ativos, o sistema motor *ressoa* com a ação do agente observado, e eles (os neurônios-espelho) respondem automaticamente – uma espécie de *simulação*, ou, digamos, de *imitação*, pois ela envolve um processo não intencional, automático, do qual o próprio não tem conhecimento". "A passagem do funcionamento do *neurônio-espelho* para os *processos imitativos*, isto é, de um fenômeno somático para um fenômeno psíquico, (...) de uma atividade neurológica para uma atividade psicológica, é um exemplo de processo de transformação dentro de um *continuum* somatopsíquico".

Como mostram as neuroimagens, basta imaginar um gesto para que as áreas cerebrais correspondentes ao ato se ativem, como se o ato estivesse sendo praticado. Quando relembramos uma cena, o córtex visual se ativa como se estivéssemos vendo a cena na realidade. Há, portanto, uma ligação estrutural e funcional entre as áreas cerebrais do pensamento e a áreas dos movimentos corporais, entre as simulações mentais e a execução motora dos atos imaginados, entre o automatismo e a conscientização, nova evidência do *continuum* corpo-mente.

Quanto à psicanálise e às psicoterapias afins, os achados neurocientíficos recentes oferecem maiores chances de se encontrar o correlato anatomofisiológico de vários fenômenos há muito conhecidos em nossa prática clínica e na teorização dela decorrente. Compartilhar emoções e sentimentos com outros de modo direto, não consciente, não verbal, enseja vivências intersubjetivas de ligação estreitíssima, até de indiferenciação pessoal, mas também podem abrir caminho para formas mais elaboradas de relacionamento interpessoal, em que se reforcem, reciprocamente, a individualidade singular do sujeito e a alteridade da pessoa do outro, o *eu e o não eu* (Winnicott, 1965), a distinção entre o que está na mente do sujeito e o que está do lado de fora, na mente do outro, no mundo exterior.

Sentir a dor do outro, ser com o outro, ser o outro, são capacidades que dependem em grande parte do sistema neuropsíquico especular e alimentam uma gama de vivências, desde as de fusão simbiótica até as de união íntima, empática, sem perda dos limites individuais, propiciando a intercomunicação normal na vida comum.

Uma disfunção do sistema-espelho parece ocorrer nos déficits de empatia, da compreensão direta das emoções do outro, como acontece com as crianças autistas, psicopatas e, talvez, alguns casos *borderline*. Tem-se conjeturado que disfunções empáticas similares existam, em graus variados, em pessoas bem mais próximas da normalidade, como nas mães, nos familiares e nos terapeutas não empáticos, pelo menos de modo parcial e seletivo, isto é, um embotamento da sensibilidade com relação a determinadas crianças ou pacientes, conforme sejam ou não bastante queridos, causem bem-estar ou desconforto.

Não é demais detalhar: os sistemas especulares ligados aos neurônios-espelho encontram uma grande semelhança com algumas conceituações de notáveis psicanalistas, como a *função especular* materna e familiar, apontada por Winnicott (1967), essencial à constituição da identidade da criança. De início, as expressões da face materna retratam ativamente a imagem do filho, e nela o bebê vai se encontrando e reconhecendo, desenvolvendo seu *verdadeiro-self*, sua identidade mais autêntica. Em caso de defeito grave da função especular, forma-se um *falso-self*, uma adaptação forçada às imposições da mãe e do meio.

Utilizando o referencial de Melanie Klein, poderíamos dizer: os neurônios-espelho fornecem um substrato neurofisiológico às *identificações introjetivas*, que são componentes importantes da identidade normal, quando devidamente assimiladas; caso contrário, elas continuarão como objetos estranhos, parasitando o *ego* da pessoa. E também das identificações projetivas, a atribuição de conteúdos próprios a outrem.

Outras noções psicanalíticas também podem ser referendadas pelos aportes neurocientíficos, como a de *função alfa*, conceituada por Bion, a de *apego (attachment)*, estudada por Bowlby, a primitividade da simbiose primária que vai dando lugar ao processo de separação-individualização, como observou Mahler.

Finalmente e cautelosamente, é preciso deixar bem claro que, graças aos avanços espetaculares das neurociências, temos conseguido, no máximo, aprimorar nossos conhecimentos sobre as condições biológicas que possibilitam o surgimento do mundo mental. Continuamos, ainda, à espera de algum enfoque capaz de lançar maior claridade sobre a natureza do misterioso salto qualitativo entre o nível somático e o psíquico, entre os fenômenos neurológicos e os psicológicos conscientes. O que determina, por exemplo, que a associação simultânea, em áreas especializadas do córtex cerebral, das informações sensoriais oriundas de diversos órgãos e processadas em diferentes setores do cérebro, dê origem a uma vivência subjetiva integrada, digamos, a imagem mental afetivo-cognitiva de uma rosa vermelha perfumada?

Nesta pergunta estão embutidos dois problemas até agora hermeticamente desafiadores, o da interligação (*binding*) das informações veiculadas pelos diversos circuitos neuronais e o das vivências subjetivas daí resultantes (*qualia*). Ou seja, o âmago da relação corpo-mente ainda guarda seus enigmas, muitos enigmas. Eles se desvendarão algum dia, década ou século?

CONCLUSÕES (PROVISÓRIAS) SOBRE A INTERFACE NEUROCIÊNCIA COGNITO-EVOLUTIVA E PSICANÁLISE/PSICOSSOMÁTICA

Por tudo o que vimos até aqui, parece inegável que a interface com a neurociência cognitiva evolutiva prodigaliza recursos infindos ao enriquecimento teórico e clínico da psicanálise propriamente dita, bem como de suas aplicações nas psicoterapias ditas dinâmicas e de todas as especialidades terapêuticas, médicas e paramédicas que consideram como essencial a vertente psicossomática da condição humana. Assim sendo, alguns pontos da interface merecem um destaque final (Doin, 2003):

a) *Ganhos teóricos*. Os progressos da neurociência possibilitam robustecer algumas teorias e referenciais psicanalíticos-psicossomáticos, e também debilitar outros. A compreensão holística do ser humano como organização integrada em seus diversos níveis estruturais, funcionais e relacionais-interativos, depõe contra as teorias reducionistas, simplistas, que privilegiam radicalmente um aspecto – o corporal ou o psíquico, o consciente ou o inconsciente, o atual ou o arcaico, o individual ou o social, o intrapsíquico ou o interpessoal, o simbólico ou o protossimbólico, o verbal ou o não verbal – minimizando ou excluindo os outros.

São inúmeras as aproximações ou equivalências encontradas entre os conhecimentos psicanalíticos consagrados e o que vem se descobrindo na vizinhança, como, por exemplo, os conceitos de instintos e pulsões, Eros e Tânatos, motivações para a vida e para a morte; vicissitudes dos instintos, o princípio do prazer-desprazer articulado com o da realidade; os mecanismos de defesa, recompensa e punição; as vivências mais ou menos estabelecidas de um eu contínuo e persistente através do tempo, do espaço e de situações diferenciadas, dotado de razoável autoestima, senso de honra e dignidade, de alegria de viver; os múltiplos níveis não excludentes de comunicação; a importância da história pessoal, do psiquismo primitivo e da relação mãe-bebê e de sua reedição nas relações terapêuticas, além de outros pontos mencionados no texto.

b) *Desenvolvimento individual, psiquismo primitivo, maternagem primária e meio facilitador.* Por seu enfoque evolutivo, a neurociência demonstra a relevância fundadora da maternagem primária e do ambiente humano inicial sobre o modo de ser, viver e pensar de cada pessoa, o que vem corroborar as observações clínicas de inúmeros psicanalistas, como Bowlby, Winnicott, Bion, Kohut, Mahler, que compreenderam desde logo a importância dos desdobramentos do psiquismo primitivo e da relação primária nos distúrbios patológicos e na abordagem terapêutica de suas consequências.

Winnicott (1965) acentuou bastante o peso da maternagem primária e do *meio facilitador* ou adverso, na formação individual, em estreita consonância com a visão neurocientífica atual.

Grande parte do futuro da pessoa se decide nessa fase, donde se deduz a importância da assistência emocional, social e pedagógica a ser prestada às mães durante a gestação e os primeiros tempos da criança. Também os outros membros da família e todos aqueles que convivem com o novo ser precisam ser conscientizados de suas responsabilidades em relação a ele.

c) *Aplicações terapêuticas*. À semelhança das relações primeiras com a mãe e o meio, a qualidade da relação paciente-terapeuta constitui fator decisivo no desenvolvimento do processo terapêutico e de seus resultados; ela depende muitíssimo do preparo pessoal e técnico do terapeuta, de sua capacidade de ligar-se afetivamente, efetivamente, ao seu enfermo e ficar atento a tudo o que se passa com ele, a todas as suas comunicações, através dos múltiplos canais, conscientes e inconscientes, verbais, paraverbais, extraverbais, gestuais, somatopsíquicos e comportamentais.

Penso que a neurociência cognitiva, ao demonstrar tão cabalmente a integralidade do funcionamento somatopsicorrelacional, não dá respaldo a visões reducionistas do ser humano, vale dizer, a nenhuma compreensão parcial mutiladora do todo da pessoa (unitária, essencialmente indivisa) que procura ajuda para seus problemas de saúde, mesmo que, partindo desta visão abrangente, a ação terapêutica focalize um setor mais que outros, por escolha estratégica.

Damásio (1999) declara falsa a separação entre doenças neurológicas e doenças psiquiátricas, entre patologia orgânica e patologia mental, uma vez que todas elas se originam da mesma somatopsique. Apenas descritiva e operacionalmente podemos diferençar as doenças neurológicas, em que predominam alterações encefálicas grosseiras, e as psicológicas, em que tais alterações são mais discretas, ou mais funcionais, mais histológicas que macroanatômicas. O mesmo pode ser pensado em relação a todos os setores do organismo.

O reconhecimento fundamentado da integração de todos os níveis do corpo-mente levam a psicanálise a revalorizar as funções conscientes, neocorticais, pré-frontais, o controle da mente, a força de vontade, sem nunca deixar de fora a dinâmica do inconsciente, ponto de partida de Freud, nem a ênfase que ele acertadamente deu à história pessoal, à persistência dos conflitos, dos pontos de fixação, nem aos déficits do desenvolvimento e as incontáveis expansões observacionais e conceituais realizadas por milhares de estudiosos que vieram depois.

Graças a essa visão psicossomática holística, integradora e generalizante, as psicoterapias de base psicanalítica têm se mostrado mais eficazes, profundas e duradouras que as rivais, que não podem, contudo, ser descartadas de antemão. Muitas delas têm indicação por seu alcance focal imediato, como é o caso da psicoterapia cognitivo-comportamental, que se dedica, de preferência, a assinalar a inadequação e a irracionalidade de determinadas condutas e a persuadir o paciente a modificá-las.

Com sua visão integradora do ser humano, a psicanálise padrão, bem como as psicoterapias de base psicanalítica, podem utilizar melhor os mesmos recursos técnicos, ao lhe agregarem a dimensão inconsciente, na qual se inserem as raízes dos determinismos vitais promotores da vida e da saúde, mas também as motivações patológicas derivadas de ambiguidades e conflitos destrutivos.

As reativações nos contextos terapêuticos de padrões interativos arcaicos (as chamadas *transferências*) podem ser desastrosas ou se tornar úteis quando acolhidas adequadamente – precioso recurso terapêutico introduzido por Freud e praticado sistematicamente pelos psicanalistas.

A psicanálise e as terapias afins, ao valorizarem mais que as outras a dinâmica do inconsciente e da relação terapêutica, têm se mostrado insuperáveis na obtenção de mudanças estruturais profundas (não apenas sintomáticas ou focais), que se conservam nos circuitos neuromentais da memória implícita inconsciente. Criam-se, desse modo, novos padrões afetivo-cognitivos e comportamentais que tendem a suplantar gradativamente os funcionamentos anacrônicos. Nas palavras de Gabbard (2000): "O conhecimento atual das interações entre a biologia e a psicologia torna possível considerar uma abordagem verdadeiramente integrada para o tratamento". E apresenta exemplos de melhoras clínicas vinculadas a modificações cerebrais documentadas empiricamente, através de neuroimagens.

A abordagem psicanalítica é capaz, como nenhuma outra, de fazer frente aos padrões traumatofílicos oriundos de traumas psicossomáticos sofridos em qualquer época da vida e que tendem a se reativar todos os momentos em que ocorrerem agressões iguais ou semelhantes. Em muitos desses casos, é evidente e desconcertante a busca inconsciente do trauma, a procura do pior – o que dificulta enormemente o convívio familiar e o trabalho terapêutico (Doin, 2005).

É o que acontece, por exemplo, com pacientes que nasceram de gestações difíceis, não desejadas, que sobreviveram a tentativas de abortamento; ou que sofreram, principalmente na infância e adolescência, agressões de todo tipo, inclusive sexuais, ou foram gravemente lesados pela violência familiar ou social, cometida em pequena ou grande escala. Adaptam-se a tal *habitat*, passam a necessitar dele e procuram reproduzi-lo em todas as relações, inclusive terapêuticas. São como as flores do pântano que não conseguem viver fora dele. Acreditar que é possível mudar, constitui desafio para paciente e terapeuta. É quase como ensinar peixe a viver fora d'água, ou mudar de religião, de time de futebol.

Entende-se, portanto, o desconsolo de um jovem imbuído das intenções mais altruístas ao se deparar com a sabotagem sistemática dos seus empenhos por parte do doente que tanto deseja ajudar. Todos conhecemos as propensões traumatofílicas que impelem o paciente a conduzir-se de modos irracionais, absurdos, mortíferos, apesar da crítica consciente que ele próprio é capaz de fazer (Doin, 2005).

Graças à psicanálise, podemos assegurar que, acima de todo o vasto acervo de preceitos e recomendações técnicas, ressalta-se como indispensável o bom entrosamento terapeuta-paciente. Seja qual for o método empregado, a qualidade favorável da relação humana especial que se estabelece avulta como condição primordial de sucesso. Ela própria é um fator curativo considerável – o potencial terapêutico inerente a todas as relações humanas em que o amor predomina com suas múltiplas faces, sendo que o respeito pelo outro se sobressai, o desejo de promover o melhor para ambos os participantes.

Uma assimetria precisa, no entanto, ser aceita: pelo menos no início do tratamento, o terapeuta deve ser capaz de dar amor-respeito sem esperar retribuição imediata – grandeza própria das mães e familiares (e terapeutas) suficientemente normais, em relação a suas crianças (e pacientes). Amor é agente de vida e construção terapêutica – eis uma verdade estabelecida, nem sempre bem lembrada e utilizada.

É claro que a disposição favorável do terapeuta sofre assédios constantes, alguns extremamente difíceis de suportar. Entre eles, nunca é demais mencionar a absurda repetição de funcionamentos traumatofílicos, deletérios, que são mantidos por ainda parecerem lucrativos, mesmo insubstituíveis como mantenedores da sobrevivência, como garantia de vida, de relacionamentos, de valor, de poder e prazer (Doin, 2005).

Um entendimento esclarecido acerca da renitência e nociva funcionalidade homeostática e estruturante de determinadas patologias graves pode nos tornar mais compreensivos e pacientes, menos críticos, moralistas e ambiciosos, mais eficientes, pessoalmente melhores, mais maduros, mais capazes de investir esperança pelo tempo necessário, sem o sentimento de impotência e derrota, desespero e raiva, e de confiar sempre mais nos recursos saneadores das relações terapêuticas bem constituídas.

É possível conservar um otimismo razoável quanto a mudanças profundas a longo (ou longuíssimo) prazo, quando se confia na capacidade (de ambos) de aproveitar os recursos biológicos psicossomáticos por ventura remanescentes, de contar com a relativa plasticidade inerente às estruturas e funções somatopsíquicas – em suma, quando o terapeuta mantém acesa a fé nas forças da vida.

REFERÊNCIAS

BLAKESLEE, S.; BLAKESLEE, M. (2007). Where mind and body meet. *Scientific American*, vol. 18, n. 4, agosto/setembro 2007.

DAMASIO, A. (1994). *Descartes's Error*. Nova York, Putnam. Trad. *O erro de Descartes*. São Paulo: Companhia das Letras, 1996.

DAMASIO, A. (1999). *The feeling of what happens*. Nova York: Harcourt Brace. Trad. *O mistério da consciência*. São Paulo: Companhia das Letras, 2000.

DOIN, C. (2003). Psicanálise e neurociência: uma questão de interesse prático. *Rev. Bras. Psicanál.*, 37 (2/3): 547-571. 19º Congresso Brasileiro de Psicanálise, Recife.

DOIN, C. (2005). O *ego* busca seu trauma: paradoxos da traumatofilia. Texto utilizado em conferência no 44º Congresso Internacional de Psicanálise, da International Psychoanalytical Association, Rio de Janeiro, 2005.

FREUD, S. (1940 a – 1938). *An outline of psychoanalysis*. S. E. 23.

FREUD, S. (1950 b – 1895). *A project for a scientific psychology*. S. E. 1.

GABBARD, G.O. (2000). A neurobiologically informed perspective on psychotherapy. *Br. J. Psychiatry*, 177:117-22.

KANDEL, E. (1999). Biology and the future of psychoanalysis: a new intellectual framework for psychiatry revisited. *Am. J. Psychiatry*, 156, 4: 505-524.

KANDEL, E. (2006). *In search of memory*. Nova York e Londres: W. W. Norton & Company.

LENT, R. (2001). *Cem bilhões de neurônios. Conceitos fundamentais de neurociência*. São Paulo: Editora Atheneu.

MELLO FILHO, J. (1979). *Concepção Psicossomática. Visão Atual*. Rio de Janeiro: Edições Tempo Brasileiro.

MELLO FILHO, J. (1992). *Psicossomática hoje*. Porto Alegre: Artmed Editora.

RIZZOLATTI, G.; FOGASSI, L.; GALLESE, V. (2006). Espelhos na mente. *Scientific American – Brasil*, ano 5 – nº 55, dez. 2006: 44-51.

SCALZONE, F. (2005). Notes for a dialogue between psychoanalysis and neuroscience. *Int. J. Psychoanal*, 86: 1405-23.

WINNICOTT, D. W. (1965). *The maturational processes and the facilitating environment*. Londres: The Hogarth Press, 1976.

WINNICOTT, D. W. (1967). Mirror-role of mother and family in child development. *Playing and reality*. Londres: Tavistock, 1971.

44

RELAÇÃO MÉDICO-CLIENTE

Paulo Canella

Os indivíduos, as pessoas, interagem entre si e com o mundo que as contém. É nessa totalidade que existe a inter-relação que chamamos de relacionamento. O que são indivíduos? Unidades com corpo e espírito formando uma nova unidade, a dos humanos, sujeitos às leis que regem a sua singularidade e sujeitos a outras leis que emanam da pluralidade. Os relacionamentos ocorrem no espaço e no tempo, entre espíritos, almas, mentes manifestadas por corpos obedecendo a complexas regras que muito bem conhecemos, mas que resistem quando nos propomos a nomeá-las. Como Santo Agostinho em relação ao tempo:

> Se me perguntam o que é o tempo, eu sei; quando me pedem para dizer o que é o tempo, eu já não sei.

É esse o terreno da psicossomática, essa unidade do humano tão separada quanto unida, que só podemos nomear juntando duas entidades; unidade diádica que resiste a qualquer linguagem que não contenha uma síntese de duas instâncias.

A interação entre duas pessoas é muito mais que uma relação entre duas mentes-corpos, unidade indissolúvel para a qual sequer temos linguagem única. A relação entre duas pessoas é influída e influi no espaço-tempo, no meio, cuja análise esbarra na ausência de linguagem que a expresse separadamente; espaço que está sempre ligado ao presente, passado, futuro ou eternidade em nossa percepção.

Por esta razão, somos obrigados a versar o relacionamento entre limites que podem ser infinitamente ampliados. Há apenas maior probabilidade das relações obedecerem aos parâmetros aqui expostos; a profundidade nas interações pessoais seguramente apresentará facetas imprevisíveis. O entendimento entre indivíduos é tarefa a ser desenvolvida continuamente; aqui não mais que uma base limitada que, esperamos, possa ser o ponto de partida para a relação entre o médico e o cliente, entre o terapeuta e o cliente. O terapeuta é o médico ou o psicólogo (e hoje os numerosos profissionais da saúde) já os clientes são os enfermos, os molestos, os doentes, as pessoas que estão sem firmeza, suportando um peso, ou sentindo dores.

A consulta é a base da relação médico-paciente. Classicamente ela permite a realização do "ato médico" pelo qual o profissional ouve as queixas do cliente, toma sua história pessoal, analisa os sintomas, pesquisa os sinais, faz o diagnóstico, confirma-o pedindo exames complementares e estabelece a conduta terapêutica. Hoje, a consulta pode ser dirigida à prevenção, não mais que uma verificação da normalidade ou não das doenças, mas sim dos riscos de adoecer no futuro.

O médico deve situar-se e situar também o cliente no espaço-tempo.

O êxito do "ato médico", ao contrário do que pretendem aqueles que louvam a ascensão da tecnologia impessoal, depende, na prática, da comunicação estabelecida durante a consulta.

Tratamos aqui, em primeiro lugar, dos elementos envolvidos e da dinâmica do encontro que pretende cuidar da saúde das pessoas: o médico, o cliente, a instituição e a atitude clínica.

Em segundo lugar, das "formas típicas", usuais, da comunicação interpessoal, regulada pela moldagem que os indivíduos recebem através dos processos de formação educacional, acrescido, no caso dos profissionais de saúde, pelo preparo profissional.

Em terceiro lugar, abordaremos as chamadas "formas terapêuticas". Para lapidarmos o ato médico e assumirmos a necessária atitude clínica, fundamental ao exercício do atendimento dos clientes no consultório, no ambulatório, nos hospitais e ainda no manejo dos procedimentos técnicos; devemos entender as razões lógicas e emocionais que permitem o uso dessas chamadas "formas terapêuticas". Para tal, é necessário fundamentalmente modificar-se como pessoa, assumindo a tarefa profissional de cuidar de outras pessoas, considerando-as tão importantes como nós mesmos.

Finalmente faremos algumas reflexões sobre o que é e poderá ser a psicossomática no mundo atual computadorizado, de comunicação instantânea, visto como uma rede e em luta com suas nuances de dominação e submissão.

AS BASES

Durante uma consulta, médico e cliente têm, em relação um ao outro, expectativas, desejos, esperanças, exigências. Esse vínculo entre os dois adequadamente construído resulta em ação terapêutica eficaz, que promove saúde; inadequadamente construído, é fonte de dificuldades para o médico e para a pessoa atendida.

Esse encontro é normatizado, obedece a um conjunto de regras estabelecidas pelo sistema que devem ser tacitamente obedecidas por médicos e clientes, a "instituição".

A norma é a relação vertical com uma dominação implícita determinada pelas circunstâncias (pais e filhos, patrão e empregado), onde o poder está previamente determinado como pertencente a um dos elementos. A instituição domina o médico e ele tem ascendência sobre a cliente; para que a saúde se produza, é necessário uma democracia das razões, a aceitação de que todos têm o direito de ter seus valores e que as diferenças não significam necessariamente uma diferença entre as pessoas.

Não nos relacionamos da mesma forma com pessoas diferentes; não somos o mesmo médico para todas as clientes; não procedemos da mesma maneira no consultório e no hospital. Há normas hospitalares, há responsabilidades diluídas, há rotinas pré-estabelecidas. É profundamente inocente acreditar que o médico atende igualmente todos os seus clientes. A relação estabelecida pelo profissional com a cliente particular é diferente da que ele tem com a cliente de convênio, e essa é diversa daquela que a instituição permite que ele tenha com a previdenciária. Só tendo consciência dessa realidade, o médico pode desenvolver a atitude clínica, relacionando-se através das "formas terapêuticas" de comunicação. É necessário captar sentimentos, reassegurar, colocar limites, autoexprimir-se e solucionar conflitos em conjunto.

Como profissional liberal, o médico deve atender de acordo com a ética e a deontologia médica, sendo policiado pelos Conselhos Estaduais (e Federal) de Medicina; como assalariado, o médico obedece às regras da instituição que o contrata sem perder o vínculo com a profissão liberal que escolheu.

A cada dia, médicos e clientes veem o encontro pessoal, que permite a orientação adequada, mais e mais regulamentado pelos intermediários que dominam a instituição.

O consultório particular ainda permite que o cliente escolha livremente o profissional que o vai tratar, assim como este o aceita com a mesma liberdade, estabelecendo os dois um contrato de prestação de serviços pelo qual o cliente é assistido e o médico receberá seus honorários. No entanto, essa forma espontânea de vínculo vem sendo inexoravelmente alterada. Nos consultórios, os convênios determinam os médicos a serem consultados, o valor dos serviços prestados, os auxiliares que devem fazer os exames complementares e as casas de saúde nas quais as clientes devem ser internadas. Nos Hospitais Públicos e da Previdência, a constituição de "Equipes de atendimento", que diluem as responsabilidades pessoais e as normas hospitalares a serem obedecidas por clientes e profissionais, dificultam o vínculo pessoal necessário a uma ação terapêutica adequada.

Não cabe provar que o modelo atual é pior que os existentes antes; ele faz parte da evolução dos indivíduos no espaço-tempo; o modelo médico atual tem como base o consumo e o lucro máximo com as ações de saúde. Esse modelo poderia ser considerado poluidor do espaço-tempo. É difícil julgar; a maior parte das pessoas adapta-se a esta forma, talvez perversa, mas capaz de equilibrar-se, pelo menos no momento, com o meio que os agride.

Nossa intenção é examinar alguns dos fenômenos que compõem as bases do relacionamento médico-paciente: o médico como medicamento, a consulta como encontro pessoal e o cliente diante do médico e a instituição que normatiza (às vezes muito mal) o encontro que médicos e clientes têm na consulta.

O MÉDICO

A pessoa do médico, diz Balint, pode ser um medicamento poderoso e eficaz, que causa impacto significativo na construção do vínculo e até mesmo na própria ação do remédio prescrito. Mas, por vezes, é fonte de agravamento da doença. O médico como pessoa – com ou sem intenção – entra no relacionamento com suas características pessoais, suas necessidades, seus valores, suas dificuldades e impregnado pela ideologia que o toma.

Médicos dominadores e prepotentes têm clientes submissos e obedientes; médicos "bonzinhos" podem atrair clientes que os desrespeitam. Dificuldades existenciais podem até mesmo fazer com que o médico passe a utilizar os clientes como medicamento para si próprio: quando a profissão se torna a única razão de viver, os clientes podem funcionar como antidepressivos ou ansiolíticos, constituindo-se na única fonte de valorização, de preservação de autoestima, de fuga para evitar o confronto com situações internas angustiantes ou difíceis de enfrentar.

A formação especializada e os anos de prática clínica refinam a sensibilidade para perceber minúcias e sutilezas de sinais e de sintomas que levam a diagnósticos e a indicações terapêuticas. Dois problemas ocorrem com o manejo do chamado "olho clínico": ele é colocado a serviço da ilusão de onipotência ("jamais me engano", "dou conta de tudo") ou ele é desvalorizado: é quando o médico esquece que tem olhos, mãos, ouvidos e uma cabeça que raciocina e se deixa levar pela tecnologia, pedindo exames complementares supérfluos, receitando remédios sem especificidade, fazendo encaminhamentos apressados, porque ele se subestima como instrumento de trabalho e deixa de explorar satisfatoriamente seus próprios recursos de atendimento e de atuação.

Da mesma forma que um medicamento, a atuação do médico pode fazer bem ou provocar efeitos colaterais. A confluência dessas possibilidades forma a encruzilhada: o médico como agente de saúde ou como fonte de dificuldades. O profissional que atua somente como bom técnico deixa de utilizar boa parte do seu potencial terapêutico, a sua dimensão humana. O colocar-se como pessoa que trata de pessoas é que constitui o "algo mais" da ação do médico como agente de saúde. Há situações em que o médico com seu domínio da tecnologia funciona como agente de ajuda, mas, emocionalmente, atua como fonte de dificuldades.

A possibilidade do médico proceder como agente de saúde fica bastante limitada no âmbito da assistência institucional: o sistema de atendimento na maioria de nossos hospitais públicos é inadequado, porque não oferece condições mínimas para fazer-se boa medicina; nos poucos minutos de consulta não se pode olhar o paciente tecnicamente bem, mas é possível estabelecer com ele um vínculo significativo.

A CONSULTA MÉDICA

A consulta médica, como encontro pessoal, caracteriza-se pela existência de múltiplos e diferentes vínculos: pode-se dizer que o vínculo do médico com cada cliente é único, singular, uma vez que cada interação entre duas pessoas forma um todo com características peculiares. Um relacionamento é produto das pessoas que compõem o vínculo. Na relação médico-cliente, esta noção é o fundamento da corresponsabilidade, o que implica, fundamentalmente, saber que a função do médico é expor, com honestidade e clareza, os fatos, os prós e os contras, os riscos e as consequências ou as razões de uma indicação terapêutica, além de acompanhar o processo de decisão do cliente, ajudando-o a pesar alternativas e levantando questionamentos.

O vínculo médico-cliente é assimétrico; o médico é um profissional e tem competência para fazer o diagnóstico e indicar a terapêutica adequada. É claro que ele só fará isso adequadamente quando atender o cliente como uma pessoa. A noção de corresponsabilidade implica reconhecer que médico e cliente devem compor um vínculo humanamente simétrico. É inteiramente desnecessário que o médico, como pessoa, coloque-se hierarquicamente em plano superior, diminuindo e enfraquecendo o cliente com a finalidade de preservar sua superioridade técnica.

Qualquer contato interpessoal significativo acarreta ativação de muitos sentimentos, que formam o campo dinâmico da relação. Entre os vários fenômenos existentes neste campo, a transferência e a contratransferência merecem destaque, devido à influência que exercem na conduta, tanto do cliente quanto do médico. Podemos definir transferência como o conjunto de sentimentos e reações mobilizados no cliente, não exatamente pela pessoa "real" do médico, mas pelas distorções perceptuais do cliente que determinam a maneira pela qual este "vê" o médico. Estas distorções são derivadas de antigas percepções e padrões estereotipados de reação que o cliente desenvolveu em sua vida, no relacionamento com pessoas significativas. Quanto mais intensa a reação transferencial, maior a distorção perceptual que a pessoa faz. No vínculo médico-cliente, o médico pode ser indevidamente visto como hostil, rejeitador, censurador, crítico ou sedutor; muitas vezes, sem que sua conduta real justifique a intensidade da reação. É como se o cliente colocasse no médico a revivência de seus "fantasmas".

Podemos da mesma forma definir contratransferência como o conjunto de sentimentos e reações mobilizados no médico, não exatamente pela pessoa "real" da cliente, mas pelas distorções perceptuais do médico que determinam a maneira pela qual este "vê" o cliente. Estas distorções também derivam de percepções e padrões estereotipados que o médico desenvolveu em sua vida, no relacionamento com pessoas significativas.

Um médico, muito autoritário e prepotente, não consegue tolerar a menor manifestação de insatisfação, dúvida ou desacordo de suas clientes, porque se sente pessoalmente atacado, desprestigiado e ofendido; reage a isso sendo duro e hostil com os clientes "insubordinados", o que com frequência resulta em rupturas do vínculo ou – ainda pior – na imposição de práticas terapêuticas, corretas ou, às vezes, desnecessárias.

Evidentemente, as reações transferenciais e contratransferenciais muito intensas, repetidas ou estereotipadas estão estreitamente vinculadas a características problemáticas pessoais ou "pontos cegos" que todos temos, em maior ou menor grau, e que se refletem não só no vínculo médico-cliente, mas em qualquer outro relacionamento significativo.

Examinamos a transferência e a contratransferência, isoladamente, para demonstrar didaticamente a importância desses fenômenos no campo clínico. No entanto, o que ocorre, na realidade, é uma complementação sutil de reações transferenciais e contratransferenciais que se traduzem em "jogos" interpessoais, onde médico e cliente se "engancham", "empacam" ou colocam, para o outro, situações de "beco-sem-saída".

Parece simples e lógica a forma com que o médico deve conduzir-se; no entanto, saber que deve ser assim não significa que assim deva ocorrer. Reconhecer mente e corpo da cliente como uma unidade que age, perceber as influências que a cliente recebe e interar tudo isso consigo, mesmo conhecendo-se como se conhece a pessoa com que se relaciona, é tarefa que exige exaustivo treinamento e desenvolvimento adequado da capacidade de percepção e análise.

O CLIENTE

Na prática clínica, com frequência, o motivo explícito que leva o cliente à consulta nem sempre é o motivo real, ou, pelo menos, o mais importante. Necessário se torna aprender a estar atento para decodificar e, no momento oportuno, responder aos motivos implícitos.

Essa capacidade é um fator importante no bom atendimento.

O motivo explícito é, muitas vezes, o "cartão de apresentação" que justifica a consulta, mas encobre ansiedades e preocupações mais importantes. Há clientes que chegam à consulta com uma queixa muito vaga e imprecisa – "é um mal-estar generalizado", "são umas dores". Algumas pessoas exprimem, através de queixa imprecisa, a sensação subjetiva de estarem passando por um período existencial difícil. Entramos aqui no complexo terreno de entender o sintoma como linguagem – o que expressa o sintoma? Que função exerce na existência dessa pessoa? Como a pessoa organiza aspectos de seu modo de ser, de atuar e de viver em torno de seus sintomas? A possibilidade de entender o sintoma como linguagem, que fala não só de doenças, como até da própria situação existencial do cliente, só existe quando se faz (no dizer de Perestrello) a "medicina da pessoa". Quando se perde essa perspectiva, há o risco de nos tornarmos um mero pesquisador de sintomas, ou pior, um "caçador de doenças": há ocasiões em que o médico acaba organizando uma doença para o cliente e, desta forma, perde a "pessoa" de vista. Isto pode resultar em uma ação iatropatogênica, tanto nos casos em que o "raciocínio" médico cria doenças inexistentes, quanto nas situações em que, por manejo inadequado, o cliente passa a estruturar aspectos fundamentais de sua própria identidade em torno de uma suposta doença.

No adulto "maduro", o nível racional, a logicidade do pensar e a adequação das condutas predominam; mas os níveis infantis sempre estão subjacentes e, muitas vezes, interferem ativamente na conduta. E, no mínimo, provocam o fenômeno que agora vamos analisar – o duplo registro. Uma cliente pode entender logicamente as razões pelas quais o ginecologista indicou uma cirurgia; no entanto, sente tanto medo que passa a negar essa realidade, "fazendo de conta" que nada de grave está acontecendo e que não há problema algum em adiar indefinidamente a operação. Quando esses sentimentos "irracionais" são muito intensos, transparecem na conduta. Por exemplo, o cliente trata o médico com frieza ou hostilidade, ou abertamente o acusa de mau atendimento.

O duplo registro pode não somente interferir significativamente na conduta, como também provocar inúmeros mal-entendidos na comunicação, uma vez que nunca podemos de fato saber como aquilo que transmitimos será recebido ou "registrado" pelo outro. Mesmo as consultas de "saúde", a hoje chamada prevenção primária, (pré-natal, consultas periódicas preventivas, revisões) evocam algum grau de ansiedade ou de apreensão, às vezes muito significativas. A medicina preventiva atual tem bases evidentes na hipocondria e na "paranoia" ("quero ver se está tudo bem ou será que eu estou doente?"). Quando o motivo da consulta apresenta sintomas evidentes e refere-se à doença ou à suspeita de que algo não anda bem, a apreensão, a tensão e a ansiedade se intensificam.

Em quaisquer desses casos, em graus variados de intensidade, o cliente relaciona-se com o médico não só em termos de vê-lo como pessoa falível e limitada, embora tecnicamente competente, mas também o reveste de poderes e atributos mágicos, vendo-o como fonte de apoio, proteção, segurança, capaz de solucionar seus problemas ou de curá-lo; aqui, naturalmente, nos referimos ao fenômeno da idealização. Idealização é diferente de confiança, de admiração e de respeito que permitem que a cliente perceba o médico como gente, com limitações e falibilidade. Os problemas surgem quando a idealização chega a níveis tão altos que a cliente passa a endeusar o médico e achá-lo "o melhor do mundo", e intensifica-se quando o grau de idealização se "engancha" com a ilusão de onipotência e o narcisismo do médico, que fica tão glorificado a ponto de não conseguir enxergar a dinâmica subjacente a esse fenômeno, que encobre vivências importantes, tais como superexigência, hostilidade, depressão e, sobretudo, a fragilização do vínculo.

A idealização intensa quase sempre transforma o relacionamento num balão de gás, que pode furar e murchar ao toque de um simples alfinete. Basicamente, isso acontece porque, se o médico é visto como mágico e onipotente, o cliente "tem o direito" de ser superexigente e de criar altas expectativas. Inevitavelmente, mais cedo ou mais tarde haverá frustrações, decepções, ressentimentos ou até mesmo franca hostilidade.

ATITUDE CLÍNICA E INSTITUIÇÃO

Atitude clínica poderia ser definida como a capacidade de ver, ouvir, captar e sintonizar com o cliente a partir de perspectivas dele. Para tal, é fundamental que quem o atenda possa perceber que embora pareça lógico proporcionar ao cliente aquilo que achamos o melhor para si, é necessário lembrar que o cliente é outra pessoa com outra educação, outros valores, não deseja necessariamente a mesma coisa que desejamos para nós.

A atitude clínica na instituição nos obriga a considerar as condições de vida do cliente, o meio em que vive, as relações familiares e suas crenças e convicções. É a partir desses conhecimentos que nos encontramos realmente com o cliente durante a consulta. A instituição é a síntese da ideologia prevalente que tenta normatizar a relação dos indivíduos com o espaço-tempo. No passado, o médico exercia funções aceitas como liberais, e ainda hoje obedece aos códigos de ética, presta o juramento hipocrático e tem deveres milenares com os clientes, mas, para ganhar a vida, está inevitavelmente vinculado à instituição. E a instituição funciona em concordância com o sistema socioeconômico-político que a determina, e não com os códigos da profissão médica.

A organização das instituições da rede previdenciária considera prioritário dar assistência a grandes setores da população, o que leva à massificação da assistência médica. O que importa são os números, as estatísticas é que impressionam. Inegavelmente, isso proporciona assistência a um número grande de pessoas, mas a organização burocrática deficiente, o custo operacional elevado, o grande número de clientes e, proporcionalmente, o pequeno número de profissionais empregados acabam resultando em atendimento insatisfatório, do qual reclamam, com razão, médico e cliente.

O médico reclama da instituição porque não dispõe de condições razoáveis de trabalho e porque não recebe remuneração adequada. Isso faz com que muitas vezes sobrevenha a sensação de impotência do "nada posso fazer, não tem jeito mesmo", intensificada pela baixa motivação pelo trabalho. Esse estado de coisa, obviamente, resulta em paralisação e impede o médico de buscar o que pode e deve fazer mesmo em condições adversas.

O descontentamento do médico e do cliente com a instituição repercutem inevitavelmente no relacionamento. Se, às vezes, médico e cliente são aliados, é mais comum o cliente desentender-se com o médico porque o vê como legítimo representante da instituição, e o médico reclama do cliente porque o vê como fruto da precária condição de trabalho que lhe é oferecida. O médico fica, então, imprensado pelas exigências da instituição, dominado por ela e pela cliente que tem o direito de ser atendida porque é descontada pela previdência.

A dominação, a pressão, o achatamento e o rigor hierárquico formam a tônica do funcionamento da instituição. Esse clima transparece, de modo mais ou menos evidente, pode ser atenuado, mas está sempre presente. O médico é autoritário com o cliente, assim como a instituição é autoritária com ele. O médico pode dominar, oprimir e achatar o cliente da mesma maneira em que é dominado, oprimido e achatado pela instituição. Os conflitos decorrentes dessa situação são resolvidos com prepotência e autoritarismo: ou o cliente se submete ou deixa de ser atendido.

Convém também lembrar que a direção do hospital é posto de confiança do sistema, mas não do corpo clínico, salvo raras exceções. Tal situação faz com que a direção tenha de prestar contas ao *establishment*, secundariamente – e dependendo do interesse e das características pessoais do diretor – vem o esforço de entrosar a chefia com o corpo clínico.

Assim como o corpo clínico não tem direito nem de escolher seu diretor, cargo o mais das vezes político, nem de influir significativamente nas orientações médicas e administrativas, quase sempre determinadas por interesses comerciais, o cliente tampouco tem direito de escolher o médico que o atenderá e muito menos as condições desse atendimento. Portanto, assim como a cliente precisa submeter-se para receber atendimento da instituição, também o médico precisa submeter-se para manter seu emprego, mesmo em condições insatisfatórias. Obviamente, essa submissão forçada gera ressentimento, resistência, comumente expressos pelas tentativas de sabotar o trabalho, atender de má vontade e até agir aumentando desnecessariamente os gastos hospitalares.

O mau atendimento se agrava com o fenômeno da diluição da responsabilidade, em parte derivado de necessidades técnicas (encaminhar o cliente para setores especializados) e em parte derivado do problema da comunicação deficiente e de falta de integração entre os diversos setores.

O problema do mau atendimento conta ainda com outro fator agravante – uma espécie de "filosofia" implícita no atendimento ambulatorial que pressiona o médico no sentido de fazer apenas o mínimo indispensável nas consultas. Em suma, o código vigente diz que só permite o atendimento impessoal e padronizado, onde as fichas burocráticas e os números têm precedência sobre as pessoas. Isso faz com que o médico atenda em primeiro lugar a instituição, depois a equipe de trabalho e, por último, o cliente.

A iatropatogenia do atendimento na instituição prende-se a outros fatores, tais como pouco tempo de consulta e sistema de rodízios e plantões, onde nada garante que, ao voltar, o cliente será atendido pelo mesmo médico. No atendimento fragmentado, fica difícil ver o cliente como um todo, o que impossibilita o cuidado adequado da principal etiologia das doenças que levam os clientes aos ambulatórios – os fatores emocionais, componentes primários ou secundários de toda e qualquer patologia.

O raciocínio diagnóstico conduz-se, em geral, como se o fator emocional e o fator orgânico fossem duas entidades distintas e mutuamente exclusivas. Diga-se de passagem que até mesmo o termo "psicossomático", por ser uma palavra composta, sugere mais a superposição do que propriamente a indissociável interação dos dois aspectos.

O problema do mau atendimento na instituição é complexo. O uso adequado e consistente das formas terapêuticas de comunicação, que versaremos adiante, nem de longe resolve as dificuldades, mas é, sem dúvida, capaz de atenuar algumas delas. Por exemplo, colocar o cliente a par dos problemas de atendimento que o médico enfrenta em consequência das normas e das características da instituição – restrição de exames laboratoriais, uso obrigatório de determinados medicamentos disponíveis, número de pessoas a serem atendidas, e assim por diante, sempre decodificando as dificuldades. Isso não significa necessariamente lançar o cliente contra a instituição, mas, sobretudo, formar com ele uma aliança de trabalho para que se procure oferecer o melhor atendimento possível dentro das condições precárias impostas pelo sistema.

Se esta é a situação habitual de nossas instituições, isso não quer dizer que elas têm necessariamente que atuar dificultando a atitude clínica. Instituições podem ser facilitadoras de atendimento adequado e para tal torna-se necessário reverter o processo de dominação – submissão que domina o relacionamento entre médico-cliente e instituição.

Nos dias atuais, está estabelecida uma instituição tão ou mais impositiva de normas que interferem drástica e perigosamente na relação entre médico e clientes. O seguro saúde, os seguradores impõem médicos, limitam atendimentos, impedem exames e paga inadequadamente aos profissionais. Os seguros saúde funcionam como intermediários no pagamento de honorários médicos, impondo valores para consultas e para procedimentos, algo curiosamente aceito pelos conselhos de medicina, apesar do preceito ético de que não deve haver intermediários na cobrança de honorários aos clientes. A maior parte dos entraves acima discutidos quanto aos serviços previdenciários se aplica perfeitamente à dominação que os seguradores exercem sobre médicos e clientes e a resultante dinâmica perversa da relação entre eles.

AS "FORMAS TÍPICAS"

As "formas típicas" de comunicação utilizadas nos relacionamentos interpessoais são frequentemente defensivas e capazes de produzir dúvidas e impasses emocionais. Diz Bird: "Num único momento, o diálogo cotidiano precisa informar e desorientar, esclarecer e tornar obscuro, revelar e esconder. A conversa franca não passa de um mito. Nos negócios, na vida política e profissional – e mesmo nas relações pessoais – a sobrevivência e a convivência dependem da capacidade de expormos ambiguidade, confusão e dissimulação, de oferecer uma mistura de fatos e fantasias, de permitir uma deturpação inconsciente, mas decisiva da verdade. Esse modo de falar autodefensivo, no qual somos todos hábeis, é aprendido antes de aprender o alfabeto. Normal e necessário, ele nos capacita para viver numa sociedade complexa". A relação vertical entre médicos e clientes está neste contexto.

Didaticamente, há uma enumeração do que é chamado de "formas típicas" de comunicação: Ordens e ameaças, Ignorar problemas, Lições de moral, Contradições, Sugestões e conselhos, Crítica, Persuasão, Elogios, Negar percepções, Interrogar, Consolar, Dar falso apoio, Impessoalidade no diálogo.

As "formas típicas" falham, agravando impasses quando estão presentes, mesmo que contidas emoções fortes, como medo, dúvida, desconfiança, raiva, desprezo, insegurança... É possível usar formas de relacionamento nas quais o terapeuta desenvolve a necessária empatia para a obtenção de uma real colaboração na tarefa esperada quando médico e equipe médica agem em busca da cura ou do equilíbrio emocional, em especial quando a pessoa está ameaçada pelas doenças e relaciona-se verticalmente com um profissional de saúde que detém um saber ao qual o cliente tem que se submeter.

A empatia pode ser definida como a capacidade de se colocar emocionalmente no lugar do outro.

Sempre que utilizamos as "formas típicas" de comunicação, ou não há empatia, ou ela surge como fachada para disfarçar o uso da imposição na conduta terapêutica. Voltaremos ao assunto adiante.

As descrições que se seguem são de forma reducionista o que ocorre de positivo e negativo, ainda com frequência, em um universo em que a comunicação entre pessoas evoluem vertiginosamente diante das mudanças produzidas pela tecnologia dos encontros. Celulares, *e-mails*, conferências *on line* e a internet com a possibilidade da quase instantaneidade e universalidade do comunicar-se.

ORDENS E AMEAÇAS

Quando está estruturado em nível adulto-adulto, onde a tônica é a colaboração e a corresponsabilidade, o médico consegue fazer prescrições, expor fatos e orientar o tratamento sem percalços. O relacionamento se faz adequado não apenas no nível da comunicação verbal, como também no nível não verbal, há coerência entre as palavras, o tom de voz, a expressão facial e a qualidade do olhar. Por outro lado, quando o relacionamento se estrutura com uma forte ascendência do médico como na relação adulto-criança, as consequências são bastante diferentes: o médico, pode ser visto como um pai crítico, controlador e autoritário. As coisas "dão certo" quando o cliente comporta-se como criança dócil, obediente e submissa; no entanto, muitas vezes o cliente se conduz como criança rebelde, desafiadora, que tenta trapacear e ludibriar o médico.

Alguns médicos argumentam que, com determinados clientes ou certas circunstâncias, ordens e ameaças "dão certo". Ordens incisivas, ameaças de danos "funcionam", às vezes produzem os efeitos que se deseja e podemos dizer que, em determinadas circunstâncias, o médico precisa receitar um remédio que "funciona" para eliminar sintomas ou curar uma doença; no entanto, provoca inúmeros efeitos colaterais indesejáveis ou até mesmo nocivos. É sempre possível obter comportamentos adequados e prescrever medicação com equivalente eficácia, porém, com a vantagem de provocar menores efeitos colaterais.

Da mesma forma, em termos de comunicação, ordens e ameaças podem ser, com frequência, evitadas ou substituídas por outras formas de comunicação não iatropatogênicas.

A atitude autoritária, mesmo com o uso de palavras educadas e voz suave, se revela por pistas não verbais das mensagens que enviamos, e isso têm um impacto importante. Veicular uma atitude autoritária, controladora e rígida não verbalmente, embora utilizando palavras em nível "adulto", tem consequências erísticas; há uma reação de disputa.

Autoritarismo é atitude captada e registrada pelo cliente que reage e pode não dar a devida importância ao que o médico diz ou prescreve.

LIÇÕES DE MORAL

As lições de moral consistem em fazer julgamentos ou juízos de valor a respeito de condutas do cliente que se chocam com nossos valores ou modo de pensar. Quase sempre essa mensagem traz implícita crítica, desaprovação ou ironia, estruturando-se um vínculo do tipo papai censurador/filho repreendido.

É evidente que as pessoas com maior tendência a utilizar esta forma de comunicação são as que acham que seu modo de pensar e de atuar é o único correto; vem daí a necessidade de criticar ou de tentar converter os "desviantes". Quando podemos legitimamente olhar a vida e as pessoas a partir de uma perspectiva mais ampla, o "certo" e o "errado", o "bom" e o "mau" passam a ser conceitos elásticos – fica mais fácil aceitar e conviver com pessoas que são e que pensam diferente de nós.

Essa forma de comunicação é particularmente iatropatogênica quando utilizada com pessoas em momentos de maior vulnerabilidade emocional ou de estruturação de novos aspectos de sua definição pessoal, como acontece nos períodos de transição existencial.

SUGESTÕES E CONSELHOS

Sugestões e conselhos costumam ser inoperantes – não levam em conta o contexto mais amplo onde se insere a situação e tampouco consideram a existência de núcleos emocionais ou de condições de vida que impedem a pessoa de colocar em prática a sugestão. Quase sempre a pessoa sabe sobre o que precisa fazer, mas simplesmente não consegue por causa de emoções intensas, tais como medo, tensão ou ansiedade.

A atitude de oferecer e examinar junto com a cliente alternativas, ideias, informações, é diferente da atitude implícita nas sugestões e nos conselhos. Quando nos sentimos muito tentados a sugerir e a aconselhar, frequentemente estamos assumindo uma carga indevida de responsabilidade, já quando o médico está trabalhando em nível de corresponsabilidade com o cliente; não só se esforça por entender o que se passa com ele, como também assume a postura de colaborar, e não assumindo uma posição de "solucionador" – é o cliente que decidirá se a alternativa, ideia ou esclarecimento oferecido fazem sentido para ele e se podem ser colocados em prática. Implícito em tudo isso está a atitude de respeitar a individualidade do cliente. Vale também ressaltar que quando damos sugestões ou conselhos, em geral respondemos ao cliente a partir de nossa ótica, sem entender o ponto de vista da pessoa.

PERSUASÃO

O uso de argumentos lógicos e racionais com o objetivo de convencer a pessoa a concordar com o que indicamos para ela é uma mensagem amplamente utilizada em todos os tipos de relacionamento interpessoal, além de ser a mola mestra da propaganda, na tentativa de ativar os mecanismos motivacionais que influem na conduta. Costuma ser altamente eficaz no sentido de favorecer modificações de conduta e de influenciar no processo decisório. No entanto, a persuasão só é eficaz quando a pessoa pode, no momento, funcionar em nível lógico-racional.

Há circunstâncias em que o processo de pensamento lógico se encontra inibido pela ação de fortes emoções bloqueadoras, tais como medo, preocupação, culpa. São situações de manejo particularmente difícil, mesmo quando se faz a atuação combinada nos níveis racionais e emocionais. Persuadir falha quando da existência de conflito – em nível emocional – entre a necessidade de modificar uma conduta e a relutância de fazê-lo, porque persistir na conduta traz gratificações muito relevantes. O aspecto gratificante predomina e, por vezes, somente consequências graves reais podem anular essa predominância, provocando a modificação da conduta.

NEGAR PERCEPÇÕES

Há modos diversos de negar percepções: o médico que nega a percepção do cliente, o cliente que nega a percepção do médico e o cliente (ou o médico) que nega sua própria percepção.

Negar a percepção do cliente surge especialmente em situações emocionalmente difíceis para o médico, como, por exemplo, quando o cliente dá a entender que sabe estar com uma doença grave; negar a percepção do cliente destina-se, na verdade, a aliviar a ansiedade do médico. Há casos em que o cliente percebe claramente a situação de gravidade em que se encontra, mas vê suas percepções enfaticamente negadas pelo médico e pelos familiares – e sofre com isso, porque se vê sozinho, sem ninguém para ouvi-lo e entendê-lo. Elizabeth Ross, em sua extensa experiência de atendimento a pessoas próximas da morte, relata que apenas 2% desses pacientes recusaram-se a conversar abertamente sobre sua situação.

Uma das formas mais desastrosas e mais frequentes de negar a percepção acontece nas complicações pós-operatórias. É a não percepção de um quadro clínico típico ligado a complicações que envolve claramente um erro médico. Quem opera corre, evidentemente, riscos: no entanto, a ilusão de onipotência pode provocar a negação da percepção de um quadro típico de hemorragia intraperitoneal. O médico fica bloqueado, pois se vê na iminência de ser obrigado a admitir sua própria falha. Esse despreparo do médico leva frequentemente a situações graves e até mesmo irreparáveis.

CONSOLAR E OFERECER FALSO APOIO

Há momentos do vínculo médico-cliente que mobilizam muita emoção – ansiedade, tristeza e sofrimento. Comumente, recorremos ao falso apoio quando temos medo de nos emocionarmos demais. Tencionamos aliviar o sofrimento do outro, mas, no fundo, buscamos aliviar a nossa própria ansiedade, uma vez que sutilmente induzimos ao fechamento e ao bloqueio da liberdade de expressão, cortando a disponibilidade da pessoa "desabafar", ser ouvida e entendida. Nas entrelinhas, o que o falso apoio comunica é "por favor, pare de se sentir tão mal, porque isso não me deixa à vontade". Às vezes, o consolar baseia-se numa noção errônea de que se abafarmos a expressão dos sentimentos eles desaparecerão como por encanto. Ao contrário, quando se cria o espaço de disponibilidade que permite à pessoa mergulhar na vivência de dor e de perda, estamos efetivamente ajudando-a a "digerir" a situação de dificuldade que facilitará, num segundo momento, olhar para outro lado e se voltar para novas facetas do real e da vida.

É interessante observar que, na medida em que evitamos oferecer falso apoio, a própria pessoa chega à conclusão de que a situação em que se encontra é difícil, porém tem saída. O verdadeiro apoio, portanto, consiste em estar disponível e encarar abertamente, com a pessoa, sua situação, sem negar percepções, minimizando o problema.

Muitas vezes, temos consciência da ineficácia do falso apoio, mas o utilizamos para bloquear a expressão da pessoa, a fim de nos livrarmos dela quando não estamos dispostos a ouvi-la. Este é um motivo comum no atendimento apressado da consulta na instituição, principalmente porque as queixas do cliente que frequenta esses ambulatórios estão ligadas, em sua base, a uma situação socioeconômica diante da qual o médico nada pode fazer.

IGNORAR O PROBLEMA DO PACIENTE

O fugir e o evitar o problema do cliente pode ligar-se à dificuldade de delimitar nossas possibilidades de atuação e nosso medo de dizer "não sei" ou "não me sinto capaz de ajudá-lo" (o que abala muito a ilusão de onipotência), ao invés de ouvir atentamente o que o cliente tem a dizer e começar a trabalhar o processo terapêutico mesmo quando for necessário um encaminhamento.

Muitas vezes, ignoramos problemas quando dispomos de pouco tempo ou não estamos com vontade de atender o cliente. Frequentemente, isso conduz a respostas de "tapeação" ou de "tapar o sol com a peneira" ("esse problema de não sentir prazer passa com o tempo, não se preocupe"), que obviamente em nada ajudam. Nessa situação, o cliente sente-se cortado e sem liberdade de expressar o que lhe é mais relevante; surge então bloqueios e fechamento no vínculo.

Ignorar o problema, em outro aspecto, envolve o mesmo tipo de dificuldades que motivam o uso do falso apoio e do negar percepções, a nossa necessidade de evitar nossa ansiedade, tristeza ou sofrimento. Por isso, tantas vezes damos um diagnóstico de doença grave, comunicamos um fato doloroso ou indicamos um tratamento desagradável de maneira brusca e seca para, em seguida, cortarmos o contato.

Talvez seja desnecessário frisar que esta forma de comunicação inadequada é uma das mais usadas nos hospitais e nos ambulatórios das instituições, o que chega a ser cruel.

MENSAGENS CONTRADITÓRIAS

As mensagens contraditórias provocam graus elevados de confusão, dificuldade de discriminação, dúvida e ansiedade. Uma mensagem contraditória define-se, em linhas gerais, pela presença simultânea de informações discrepantes. A contradição pode ser entre o aspecto verbal e o não verbal da mensagem, como a expressão facial discordante das palavras, cara de irritado e palavras falsamente gentis.

Na instituição, a diluição da responsabilidade, a falta de entrosamento entre os médicos que prestam assistência e a falta de uma eficiente coordenação que integre o trabalho da equipe aumentam enormemente a incidência de mensagens contraditórias, o que deixa o cliente dividido, confuso, sem saber em que e em quem acreditar.

O doente crônico, com doença fatal ou em estado terminal, está quase permanentemente exposto a mensagens contraditórias, não só do médico que não quer lidar com emoções dolorosas, como também por parte das pessoas que o cercam.

CRITICAR E RIDICULARIZAR

A crítica estimula ressentimento e fechamento do vínculo por atingir a autoestima e a autoimagem da pessoa, especialmente quando ela atravessa fases de transição e se encontra emocionalmente mais vulnerável.

Às vezes, criticamos ou ridicularizamos na esperança de fazer com que o cliente "se encha de brios" e modifique sua conduta. Sem dúvida, essas mensagens por vezes "funcionam" tal como medidas drásticas, último recurso para tentar alterar uma conduta inadequada; mas, como vimos ao falar sobre ordens e ameaças, o criticar apresenta vários efeitos colaterais indesejáveis, mesmo quando resulta em modificação de conduta. O resultado mais típico é o aumento de ressentimento e a interferência negativa na autoimagem, o que não raro resulta em persistência da conduta inadequada, por resistência ou por mobilização dos núcleos infantis.

A crítica pode conter a hostilidade ou o desprezo que sentimos pelo cliente, por algum motivo. Podemos perceber esse componente da mensagem de crítica quando vivenciamos a situação "na pele", ou seja, quando o cliente nos critica ou nos ridiculariza, às vezes sob o disfarce da ironia ou da brincadeira.

No âmbito hospitalar, são comuns as críticas totalmente desarrazoadas, feitas pelo médico que ignora as condições do cliente a quem atende.

ELOGIOS

Elogiar falsamente esconde a intenção subjacente de manipulação com a finalidade de conseguir que o cliente faça o que queremos. O elogio cria uma expectativa aprisionante que nem sempre é possível cumprir. Isso é especialmente verdadeiro nas situações de intensa mobilização emocional, que resulta em bloqueio da conduta adequada.

Por vezes, o elogio é dito com tom de crítica ou depreciação, sendo, portanto, registrado como tal. O cliente diz ao médico que está com medo de algum procedimento, o médico responde: "mas você que é uma pessoa tão culta e inteligente, com medo de uma simples biópsia?". Claramente, o elogio, neste caso, veicula uma mensagem de censura e de reprovação.

O elogio como manipulação, cobrança e exigência pode ser mais agudamente percebido pelo médico quando é o cliente que lhe envia este tipo de mensagem – "me aconselharam a mudar de médico, mas eu só confio mesmo no senhor".

O elogio costuma ser ineficaz também nas situações em que o cliente se desvaloriza ou se deprecia. Isso ocorre com frequência no tocante à apreciação da própria estética, em períodos mais vulneráveis, tais como climatério e gravidez – em ambos, o ideal estético cultural (mulher jovem, esbelta, silhueta delgada) não está sendo alcançado. Para muitas mulheres, a realidade do corpo que envelhece ou do corpo grávido traz sensações de baixa autoestima, depreciação e desvalorização. Quando o médico tenta consolá-la com um elogio, este pode ser registrado como: "está dizendo isso para ser amável ou para me consolar, ou é falsidade".

O elogio pertinente é fortemente reassegurador. Quase sempre, no corre-corre do ambulatório, não sobra tempo para elogios merecidos. O médico nem sequer se lembra dele. Se, por um lado, evita-se os males do elogio mal colocado (ou mal intencionado), por outro lado, perde-se também a oportunidade de uma autoexpressão que, sem dúvida, será muito importante para pacientes já tão maltratados e pouco gratificados por suas condições socioeconômicas.

FAZER PERGUNTAS

Fazer perguntas é um meio bastante eficaz tanto para bloquear quanto para abrir canais de comunicação. A disparidade de efeitos está estreitamente vinculada à atitude com que se fazem as perguntas. No modelo clássico de anamnese, predomina a busca de sinais, sintomas e doenças – a história clínica não comporta a história da pessoa. Muitas vezes, o médico encara as informações que não se encaixam no seu esquema de pesquisa como dados supérfluos, irrelevantes, que constituem pura perda de tempo. A anamnese, neste contexto, é totalmente dirigida pelo médico e consiste numa série de perguntas objetivas; o que se obtém são respostas igualmente objetivas e lacônicas. A resultante é uma anamnese puramente técnica, onde não se capta uma imagem significativa da pessoa e tampouco se consegue vislumbrar a situação existencial que tantas vezes permite compreender o que se passa de emocional em nível diagnóstico.

No atendimento ambulatorial, o pouco tempo de consulta obriga o médico a dirigir a anamnese. É uma forma de se obter o maior número de dados no menor tempo possível. Algumas vezes, parece ser mais eficiente aproveitar o tempo para pesquisar uma determinada área, mesmo em detrimento de outras, e, se necessário, marcar nova consulta. Quando o enfoque passa da busca de doenças ou de sintomas para a busca da pessoa, haverá, certamente, uma mudança na condução da anamnese. Basicamente, essa mudança resulta em maior habilidade de ver e de ouvir a pessoa e em maior capacidade de integrar os dados fornecidos espontaneamente (na explicitação da queixa, do motivo da consulta ou na descrição da sintomatologia) com a necessidade de fazer perguntas específicas relacionadas com as áreas em que é preciso pesquisar com maior minúcia.

Perguntar pode ajudar a detectar pontos obscuros; é guia eficaz para delinear onde é preciso atuar e para reduzir resistências emocionais mais evidentes, ou para esclarecer e corrigir eventuais distorções de informação.

Fazer perguntas é útil também para acompanhar a pessoa, no sentido de ajudá-la num processo decisório; basicamente, o perguntar, neste contexto, consiste em ajudar a pessoa a pesar prós e contras, a questionar uma decisão impulsiva ou impensada e a examinar outras alternativas que não vislumbrasse até então.

Por fim, é importante mencionar que fazer perguntas com atitude clínica é uma maneira de demonstrar interesse pela situação da pessoa que estamos atendendo.

ATENDER DE MODO IMPESSOAL E TÉCNICO

A atitude fria, impessoal e puramente técnica no atendimento é obviamente contrária à atitude clínica; não nos permitimos, por razões várias, entrar em contato com a pessoa do cliente, mas o encaramos como um objeto e nos conduzimos tal como as máquinas, os instrumentos e os aparelhos que utilizamos. Nesse modo de atender, evidentemente, o potencial de ação psicoterapêutica do médico fica extremamente limitado.

Não devemos ser como as máquinas, é óbvio; no entanto, é preciso não esquecer que as máquinas são, muitas vezes, necessárias ao diagnóstico. Fundamental não nos deixarmos substituir por elas, mas sim integrá-las num atendimento humano.

Atender de modo impessoal acarreta bloqueio ou fechamento dos canais de comunicação. Na medida em que não se cria o espaço de disponibilidade, a cliente sente-se constrangido, pouco à vontade e sem liberdade de expressar o que de mais significativo se passa com ele. Isso empobrece a qualidade da assistência, vista em termos globais; no máximo, consegue-se ser um técnico competente, mas não um bom profissional. Esta é a situação rotineira nos ambulatórios. Não devemos esquecer que o pouco tempo pode dificultar, mas não impedir o bom atendimento.

A formação do médico na universidade em parte contribui para a cristalização dessa atitude no atendimento: ênfase excessiva é dada ao estudo dos quadros patológicos à terapêutica, às técnicas de exame e ao manejo de aparelhos sofisticados; a especialização, a nível de pós-graduação, preocupa-se em aprofundar o conhecimento numa área específica do saber.

A formação (deformação) profissional do médico não é o único fator responsável pela atitude impessoal e iatropatogênica do atendimento. O médico se vê, com alguma frequência, diante de pessoas em situações existenciais muito difíceis e dolorosas; lida com clientes em estado terminal; assiste pessoas que morrem. Em todas essas situações, o impacto emocional do médico é intenso. Alguns de nós, por medo de emoções dolorosas, acabamos criando uma carapaça defensiva que embota a sensibilidade e anestesia o sentir. Este é o outro motivo que resulta em atendimento frio e impessoal. Quando anestesiamos ou embotamos nossa sensibilidade e atendemos de modo frio, impessoal e puramente técnico, uma parte importante do nosso "ser gente" está esquecida. Afinal, vivenciar momentos de ansiedade e de sofrimentos faz parte do preço a pagar quando se escolhe entrar na vida ao invés de simplesmente passar por ela.

AS "FORMAS TERAPÊUTICAS"

As "formas terapêuticas" possibilitam ao médico ampliar seu potencial de ação como agente de saúde, na medida em que abre os canais de comunicação, aprofundando o diálogo de pessoa a pessoa. Não são meramente maneiras diferentes de usar palavras ou instrumentos eficazes para manipular pacientes. Sua utilização adequada depende, fundamentalmente, do respeito por nós mesmos e pela pessoa que atendemos, da capacidade de sintonizar e da preocupação de prestar assistência à pessoa como um todo, visto em sua situação existencial.

A base da comunicação adequada é a empatia. O termo vem do grego *empatheia e pathos* (paixão, afeição, sensação, sofrimento, afecção, doença, passivo), a mesma raiz etimológica de (simpatia, antipatia, patologia). A empatia permite nos colocarmos na posição do outro, sentir o que se sentiria caso estivéssemos na situação ou circunstâncias experimentadas por outra pessoa e, assim, sintonizar e cooperar com a pessoa doente, independente da verticalidade técnica do relacionamento. É fundamental ao terapeuta, diante do cliente, entender seu sentir, suas emoções diante da doença e da vida. Trata-se, portanto, de uma aprendizagem bastante profunda. E aprender significa, de algum modo, transformar-se, aprender a olhar a partir de outras perspectivas, ter coragem para renovar-se e recriar-se.

Tentando uma classificação simplista, as principais formas terapêuticas são: reflexão de sentimentos, focalizar em pistas não verbais, autoexpressão, colocar limites, produzir o confronto, resolução conjunta de impasses, orientação antecipatória e resseguramento.

REFLEXÃO DE SENTIMENTOS

A reflexão de sentimentos é a forma básica, o principal vínculo de transmissão da atitude clínica; depende da capacidade do terapeuta sintonizar com o cliente, entendê-lo e responder a ele de acordo com sua óptica, e não apenas de acordo com a dele.

É preciso distinguir dois níveis na comunicação do cliente: o nível da mensagem manifesta (a "fachada", o que é dito pelas palavras) e o nível da mensagem latente (o que está nas entrelinhas, os sentimentos subjacentes às palavras, frequentemente expressos através de pistas não verbais). Às vezes somos capazes de captar e entender o nível latente, mas raramente respondemos diretamente a ele; na imensa maioria das situações, respondemos apenas ao nível manifesto da mensagem que o cliente nos envia, tal como ocorre nas "formas típicas".

A reflexão do sentimento consiste em entrar em sintonia com o cliente e responder explicitamente ao nível latente da mensagem que ele nos envia. Em outras palavras, consiste em dizer explicitamente ao cliente o que captamos dos seus sentimentos subjacentes, àquilo que nos comunica.

Quando há um núcleo emocional intensamente ativado (medo, tristeza, irritação, etc.), é inoperante referir-se somente ao nível manifesto da mensagem; torna-se imprescindível responder ao nível latente, decodificá-lo e explicitá-lo, para que os sentimentos subjacentes possam ser manejados: trata-se, primeiro, de cuidar do terreno emocional, para depois "plantar" a argumentação racional.

O mecanismo básico da reflexão de sentimentos consiste em traduzir, decodificar e explicitar os níveis latentes da mensagem do outro.

É importante e imprescindível manter a postura de aprendizagem de si e do outro. Um dos requisitos necessários ao uso da reflexão de sentimentos é a possibilidade de ouvir e pesquisar o que a pessoa sente, sem criticá-la ou menosprezá-la por ser emocional; é que os sentimentos assustam, tanto os nossos como os dos nossos clientes.

Nossa educação tende a provocar uma verdadeira fobia do sentir: os sentimentos são divididos em "bons" (alegria, carinho, satisfação) e "maus" (raiva, desprezo, irritação, ciúme, inveja); para algumas pessoas, a expressão (e até mesmo a própria percepção) dos maus sentimentos fica proibida; para outras, é mais fácil expressar irritação e raiva, enquanto que ternura e carinho ficam abafados. De qualquer forma, quanto maior a dificuldade de lidar com nossos sentimentos, maior a dificuldade de lidar com os sentimentos dos outros. No vínculo médico-cliente, a tendência será evitar falar e impedir que o cliente fale sobre o que sente (o médico adota a postura fria, impessoal e distante do atendimento técnico, sem criar o "espaço de disponibilidade"), ou então tentar abrir a possibilidade de diálogo para, logo em seguida, fechá-la com mensagens de crítica, ameaça ou falso apoio. É evidente que, nessas situações, o uso da reflexão de sentimentos torna-se impossível.

É claro que há momentos em que, em resposta à reflexão de sentimentos, a pessoa se abre, chora a ponto de soluçar ou se expressa de modo mais completo. Isso não quer dizer que a pessoa piorou, mas que simplesmente encontrou um espaço onde se sente com liberdade e confiança para desabafar. Comumente, o efeito é de alívio dos sentimentos dolorosos ou difíceis após serem livremente expressos, compreendidos e respeitados.

Em síntese, podemos dizer que o uso adequado e sistemático da reflexão de sentimentos tem os seguintes efeitos gerais: a pessoa sente-se compreendida e respeitada, frequentemente aliviada de sentimentos dolorosos ou difíceis, à medida que encontra maior espaço de disponibilidade e solidifica o vínculo de confiança e possibilita maior liberdade de expressão; a reflexão de sentimentos também facilita a autopercepção do cliente, pois, ao decodificar as mensagens latentes, clareia áreas anteriormente obscuras; dessa forma, atinge e facilita a elaboração de núcleos emocionais responsáveis por inúmeras condutas de bloqueio ou de resistência e pode ajudar a pessoa a "digerir" situações difíceis, porém inevitáveis.

FOCALIZAÇÃO EM PISTAS NÃO VERBAIS

Quando estamos em contato com alguém, comunicamo-nos não só com as palavras mas também com inúmeras pistas não verbais, tais como tom, timbre, modulação da voz, expressão facial, postura corpórea, gestos, maneira de colocar as mãos, modo de andar, sentar, vestir-se, qualidade do olhar e do sorriso, e assim por diante. É importante ressaltar que exercemos maior controle sobre os elementos verbais da comunicação: podemos pensar de antemão no que vamos dizer ou escolher as palavras com cuidado; mas, por outro lado, conseguimos exercer pouco ou nenhum controle sobre os elementos não verbais. Involuntariamente, podemos enrubescer quando alguém aborda um assunto que nos constrange; não conseguimos controlar o tremor da voz ou das mãos quando ficamos muito ansiosos; dificilmente conseguimos evitar olhar o relógio ou tamborilar os dedos quando estamos com pressa. Em suma, o conjunto de pistas não verbais transmite uma impressão por vezes bastante nítida de como está a pessoa.

Prestar atenção às pistas não verbais – especialmente quando estão em discrepância com o que é dito pelas palavras – constitui um valioso instrumento para entender e captar o que verdadeiramente se passa com o cliente; da mesma forma, utilizar essa percepção constitui importante recurso de atuação. É preciso, sobretudo, não esquecer que o cliente é também capaz de perceber pistas não verbais na comunicação do médico, é uma ilusão pensar: "não deixei que ele percebesse minha preocupação".

O treinamento da sensibilidade para melhor perceber as pistas não verbais pode ser feito no cotidiano. Quando observamos atentamente o comportamento não verbal das pessoas pelas quais passamos ou com as quais interagimos em várias situações, um universo de descobertas se abre diante de nós.

Existem várias estratégias ou maneiras de lidar com as pistas não verbais que percebemos na cliente, a saber:

1. *Simplesmente perceber, registrar e "arquivar"* – Nem sempre é desejável explicitar o que captamos. Como vimos, ao falar sobre reflexão de sentimentos, é preciso escolher com cuidado o momento adequado para explicitar algo que captamos (o momento em que o cliente está pronto para ouvir e assimilar o que dizemos). Por isso, muitas vezes é necessário "arquivar" a percepção de pistas não verbais até surgir a hora propícia de explicitar;

2. *Perceber, não explicitar e modificar a própria conduta* – Há ocasiões em que o que percebemos das entrelinhas obriga-nos a introduzir modificações em nossa conduta para tentar alterar determinados aspectos do vínculo;

3. *Perceber e apontar para o cliente* – Em muitas situações é útil apontar explicitamente para o cliente uma pista não verbal mais evidente para que se trabalhe algum aspecto relevante.

   Perceber e apontar a pista não verbal é um procedimento bastante útil, principalmente quando há discrepância entre a palavra e o expresso não verbalmente. Nestes casos, a atuação assume a forma de confronto: ressalta-se o contraste para que o próprio cliente "ligue os fios" e perceba com maior clareza o que se passa com ele;

4. *Perceber, apontar e decodificar o significado* – Nesta possibilidade de atuação, o procedimento é idêntico ao da reflexão de sentimentos: pode-se considerar a palavra como mensagem manifesta e a pista não verbal como mensagem latente a ser decodificada e explicitada. Essa atuação, tal como ocorre com a reflexão de sentimentos, é útil quando temos necessidade de atuar nos sentimentos e pressupõe, como vimos ao falar sobre a reflexão de sentimentos, a atitude de estar disponível para a pessoa, sem fugir dos sentimentos. Novamen-

te, o medo de sentir pode impedir ou restringir o diálogo. Por exemplo, o choro do cliente é uma das pistas não verbais mais expressivas e mobilizastes. Para muitos de nós, não é nada fácil ficar diante de uma pessoa que está chorando; apressadamente, podemos tentar acalmá-la, dar-lhe um sedativo, fazer alguma coisa para que a pessoa pare de chorar o mais depressa possível porque não conseguimos suportar nossa própria angústia. Na maioria das vezes, o choro do cliente pede uma atitude de disponibilidade, de silêncio respeitoso e de espera para que possa emergir o que há de mais significativo. Ao ficar atento para a linguagem do choro, conseguimos melhor entender, decodificar e ajudar.

AUTOEXPRESSÃO

A autoexpressão pode ser definida, em termos simples, como reflexão de nossos sentimentos. Essa definição mostra claramente que autoexpressão e reflexão de sentimentos são, na realidade, as duas faces da moeda. O uso combinado dessas formas de comunicação abre significativamente o campo do relacionamento.

Em alguns momentos do vínculo com o cliente, criam-se situações de impasse, discrepância entre a expectativa do cliente e a atuação do médico, ou entre a expectativa do médico e a atuação do cliente: resistência e recusa do cliente em aceitar prescrições terapêuticas; clima de tensão, irritação ou hostilidade em que ambos sentem algo estranho "pairando no ar"; condutas inadequadas do cliente que incomodam o médico (atrasos persistentes, faltas às consultas sem justificativa) ou o fazem atender de má vontade. Com frequência, quando não se abre o jogo para discutir a dificuldade, a situação de impasse torna-se crônica e insustentável devido ao acúmulo de irritação e ressentimento, capazes de provocar ruptura do vínculo. A autoexpressão – que consiste em explicitar nossos sentimentos – pode ser uma via de acesso útil na resolução de impasses. Em geral, é empregada após a reflexão de sentimentos, quando esta não é suficiente para favorecer modificações de conduta do cliente.

Convém deixar claro que autoexpressão não é sinônimo de" dar bronca" nem de fazer grosseria. Podemos ser delicados e firmes, colocando educadamente nosso ponto de vista ou expressando nossas necessidades. Todos nós temos valores e pontos de vistas pessoais. Devemos ser suficientemente flexíveis para entender que outras pessoas pensem e atuem de modo diferente; mas há determinados valores tão importantes para nós que, apesar de entender que o outro seja diferente, não podemos modificar nosso proceder habitual para atender o pedido da pessoa; caso contrário, violentamo-nos.

A autoexpressão, como qualquer outra forma terapêutica de comunicação, corre riscos de utilização inadequada: uma delas é usá-la como disfarce para críticas ou julgamentos. Por exemplo, "eu acho que a senhora está sendo inconsequente e irresponsável". O "eu acho" não garante a autoexpressão: a qualidade da mensagem depende muito do tom subjacente. No exemplo, o tom é claramente de crítica e julgamento. Em termos de comunicação, o "lobo disfarçado em pele de cordeiro" é facilmente descoberto.

A autoexpressão não deve ser utilizada para desabafar com o cliente em tom de confidência ou de "conversa de comadre". Ela facilita o aprofundamento da comunicação em nível de pessoa a pessoa, mas é importante ter em mente que estamos atendendo o cliente, que a consulta é para ele e não para nós. Por isso, o critério básico de utilização da autoexpressão é ajudar a resolver pontos de impasse do vínculo ou ajudar o cliente a esclarecer aspectos de seus "jogos" interpessoais e não para fazer com que o cliente resolva ou sequer compartilhe problemas pessoais do médico.

Outro risco refere-se ao "registro" que o cliente faz da autoexpressão do médico. Em geral, quando predomina o nível adulto-adulto no relacionamento, a autoexpressão é bem proveitosa, facilitando o trabalho em corresponsabilidade; mas quando predomina o nível infantil no cliente, ela pode ser distorcidamente registrada como "bronca" ou ser sentida como triunfo do cliente por ter atingido o "ponto fraco" do médico.

A autoexpressão pode levar ao corte do vínculo, o que não deve ser temido, pois ele ocorre quando a tarefa clínica torna-se impossível.

LIMITES

Colocar limites implica, essencialmente, em explicitar as características e a estruturação de situações de atendimento e delimitar áreas de atuação em termos do que pode e do que não pode ser feito.

Clareza, concisão e firmeza são facetas básicas dos limites. Evitamos a omissão de informações importantes e, sobretudo, a ambiguidade na estruturação do atendimento. Inúmeros problemas do relacionamento devem-se à ambiguidade com que são colocadas as condições de trabalho do médico. Explicitar claramente o que podemos e o que não podemos fazer é fundamental para que o cliente saiba exatamente com o que pode contar. Em primeiro lugar, trata-se de evitar mal-entendidos e não alimentar expectativas falsas ou irreais, que, inevitavelmente, acarretam frustração, decepção e ressentimento.

Há muitas situações em que o cliente deseja transferir toda a responsabilidade de solucionar problemas para o médico: "o que o senhor acha?"; "o que o senhor sugere?". Mas não há solução mágica, não temos condições de opinar sobre a melhor decisão. O que podemos fazer é ajudar a pensar e a pesar os prós e os contras das diferentes alternativas.

Delimitar o campo de atuação tem a ver também com a determinação de nossos limites pessoais, ou seja, respeitar nossas dificuldades. Trata-se de respeitar os limites pessoais para determinar o que se pode e o que não se pode fazer. Evidentemente, isso implica aceitar que não é possível fazer tudo, nem resolver todas as situações.

Na maioria das modalidades de psicoterapia, o contrato de trabalho é explicitado para delimitar o contexto de atuação com clareza, evitando-se ambiguidades. Essa explicitação não é feita apenas para proteger os interesses do profissional, mas, sobretudo, por uma questão de respeito à cliente e de proteção ao relacionamento. Isso aumenta a segurança por meio da demarcação do terreno do trabalho.

Obviamente, o terreno da consulta médica é diferente; as consultas são marcadas esporadicamente (uma consulta por ano, no caso da prevenção); o médico desmarca as consultas do dia para atender a um chamado de emergência ou fazer um parto; o médico necessita de mais tempo com uma cliente e acaba atrasando. Além disso, há uma "tradição" das pessoas que possibilitam condutas do tipo faltar à consulta sem desmarcar previamente porque não vai ter que pagar, chegar com atrasos porque "os médicos não se importam; eles são os primeiros a se atrasarem"; não se preocupar com o término da consulta porque "fica-se quanto tempo for necessário"; e assim por diante. É importante enfatizar que, embora existam razões objetivas que dificultem a estruturação do contexto de atendimento, é perfeitamente possível, em outros aspectos, construir uma estruturação em termos de limites.

O mesmo se aplica no contexto da instituição. É necessário que o cliente saiba quanto tempo dispõe para as consultas ou quando deverá voltar. Deve ser também alertada para as dificuldades do pouco tempo de consulta, do longo tempo de espera, da falta de privacidade e das exigências burocráticas do atendimento. Colocar limites adequadamente veicula, sobretudo, a atitude de proteção do relacionamento e de respeito por nós e pela pessoa que atendemos.

CONFRONTO

A função essencial do confronto é colocar em evidência aspectos contrastantes ou contraditórios das mensagens do cliente, para que este possa perceber-se de modo mais claro. Há várias maneiras de fazer confronto: a focalização em pistas não verbais é quase sempre utilizada à guisa de confronto, à medida que aponta discrepâncias entre elementos verbais e não verbais da mensagem; da mesma forma, o confronto pode consistir em apontar discrepâncias entre duas mensagens verbais ou entre o que é dito e o que é feito.

A atitude característica do confronto é, portanto, apontar as contradições da mensagem do cliente para ajudá-lo a perceber o que está se passando com ele; evidentemente, não implica atitudes de crítica do tipo "te peguei em flagrante".

A evidência da contradição faz com que o confronto frequentemente tenha um impacto bastante significativo como forma de comunicação. É claro que a sensibilidade e a intuição são importantes na determinação do momento mais propício para a tomada de consciência das sabotagens ao tratamento, ou da paralisação da conduta que eventualmente acarreta mudança de comportamento. Neste sentido, o confronto pode atuar como solicitação de trabalho em corresponsabilidade. O confronto pode ser feito também através de perguntas com o intuito de questionar decisões impulsivas ou desmanchar ideias fixas e predeterminadas, ajudando a pessoa a considerar outras alternativas ou facetas de uma situação.

Há ainda a produção de confronto entre pessoas que estão em dissintonia, mas tem o objeto claro de se entenderem, como cônjuges, pais e filhos, amigos, etc.; trata-se aqui de sugerir uma conversa franca, uma troca de ideias, desde que haja preparo para que não se produza uma contenda, mas sim uma resolução conjunta de impasse. Trata-se de simplesmente contribuir para a ampliação de perspectivas dos processos decisórios, porém com a atitude de respeito pela autonomia da pessoa e pelo seu direito de resolver o que irá fazer da própria vida.

RESOLUÇÃO CONJUNTA DE IMPASSES

Médico e cliente são, obviamente, pessoas diferentes, com pontos de vista ou necessidades diversas; entre outras coisas, isso implica inevitabilidade de momentos de impasse no vínculo, onde necessidades e vontades de ambos se encontram em oposição.

No manejo autoritário, o poder fica concentrado nas mãos do médico: é ele quem "dá as cartas", toma decisões e as impõe ao cliente que supostamente tem de aceitá-las e submeter-se mesmo a contragosto. Evidentemente, é essa a característica do modelo tradicional, onde o médico não tem que "dar satisfações" de sua conduta. Esse é o manejo que predomina nas instituições e que vigora no estabelecimento das rotinas hospitalares e das normas administrativas. Este proceder afeta igualmente a relação cliente-instituição e médico-instituição. Ambos – cliente e médico – têm que se submeter. Quando se rompe a defesa do conformismo, essa submissão gera revolta, ressentimento e hostilidade. É esta a dinâmica subjacente a inúmeras condutas de rebeldia, insubordinação e sabotagem. Muitas das imposições são apenas aparentemente baseadas em argumentações lógicas, que, na realidade, não resistem a um exame mais cuidadoso.

Há situações de emergência em que o médico simplesmente tem que ditar ordens, sem perguntar ao paciente o que acha, pensa ou quer; outras vezes, o desejo do cliente é impossível de ser satisfeito, porque há contraindicações de ordem técnica; a atitude com que se emprega o manejo autoritário nestas circunstâncias difere substancialmente da atitude autoritária crônica, porque se trata de saber, pela competência técnica, o que corresponde às reais necessidades do cliente, embora não seja possível satisfazer seu desejo.

No manejo permissivo, as características básicas são: a carência de limites, a excessiva renúncia aos próprios direitos, a tendência exagerada a abrir mão do atendimento das próprias necessidades para atender as dos outros, numa atitude submissa ou servil. Quando essa situação predomina no vínculo médico-cliente, não está circunscrito apenas a este setor, mas corresponde à característica da pessoa do médico, que sente dificuldade de dizer que não concorda e precisa ser "bonzinho", desprendido e dedicado. A dinâmica subjacente a esta conduta em geral prende-se ao medo de não ser aceito. No campo do vínculo médico-cliente, isso transparece no medo de perder clientes.

Na relação médico-instituição, a permissividade aparece geralmente associada à necessidade de sobrevivência. O profissional de saúde muitas vezes se vê forçado a abrir mão de direitos básicos e submeter-se a uma carga horária injusta, ganhar salário indigno, que nem de longe corresponde ao investimento de tempo, esforço e dinheiro que aplicou em sua formação. A situação certamente vai influir no vínculo com os clientes.

O aspecto fundamental do manejo por resolução conjunta é o respeito pelas próprias necessidades e pelas necessidades do outro. Nos momentos de impasse, tentar elaborar uma solução que leve ambas as partes em consideração. É claro que, em muitas circunstâncias, este manejo ideal é utópico; mas, de qualquer forma, é a postura inerente à atitude clínica e ao uso das formas terapêuticas de comunicação. O manejo por resolução conjunta pressupõe trabalho em corresponsabilidade em nível adulto-adulto, onde o poder fica compartilhado.

Dar ao cliente a oportunidade de opinar, expressar ou escolher o que quer sempre que possível, obviamente desde que não haja impedimentos de ordem técnica e desde que a escolha do cliente não se choque frontalmente com a filosofia de trabalho do médico.

Em outras circunstâncias, é possível que médico e cliente possam abrir mão de algumas necessidades para que um acordo seja feito. Como o objetivo é tentar atender às necessidades de ambas as partes, a resolução conjunta é um manejo essencialmente criativo; a solução a ser encontrada é específica para aquela situação ou para aquele momento do vínculo, ou para aquelas pessoas envolvidas.

Em síntese: a postura básica da resolução conjunta (também implícita na utilização das demais formas terapêuticas de comunicação) é ver o relacionamento médico-cliente como humanamente simétrico, embora tecnicamente assimétrico. Com isso, vem a abertura para elaborar mais adequadamente o problema de dominação e de submissão implícito no jogo do autoritarismo e da permissividade.

ORIENTAÇÃO ANTECIPATÓRIA

A orientação antecipatória consiste em descrever para o cliente o panorama geral de uma situação a ser enfrentada.

Destacam-se dois pontos fundamentais na orientação antecipatória: dar informações e lidar com o impacto emocional por elas provocado. Por esse motivo, o uso da orientação antecipatória vincula-se intimamente à postura característica da reflexão de sentimentos. Isso tem repercussões importantes, inclusive na maneira de dar informações: estas devem ser veiculadas em termos simples, concretos, o menos técnico e intelectualizado possível.

A orientação antecipatória não significa dar uma aula brilhante ou uma demonstração de sabedoria e conhecimento para que o cliente fique bem impressionado. Portanto, para que as informações sejam de fato úteis e possam ser absorvidas pelo cliente, é necessário que o médico esteja em sintonia com ele, para saber do que o cliente precisa ter conhecimento, que lacunas ou distorções de informação apresenta e que impacto emocional as informações provocam; se contribuíram para que o cliente ficasse mais assustado, ansioso, deprimido, preocupado. Evidentemente, a reflexão de sentimentos e suas variantes são de extrema utilidade para lidar com a mobilização evocada pela orientação antecipatória.

As informações da orientação antecipatória precisam ser vinculadas com a postura de realismo otimista, ou seja, apresentar os fatos sem falsear a realidade, porém apresentando possibilidades de saídas, melhoras, curas, recursos de que a pessoa possa dispor ou maneiras que a própria pessoa possa empregar para lidar com a situação a ser enfrentada.

O uso consistente da orientação antecipatória pode prevenir o surgimento de muitos problemas de relacionamento, tanto no vínculo médico-cliente quanto no vínculo cliente-instituição. Trata-se de esclarecer previamente as condições de trabalho ou de atendimento que, à guisa de limites, demarcam o terreno de forma que a pessoa saiba de antemão com o que poderá contar. Isso evita a criação de falsas expectativas e, consequentemente, de inevitáveis frustrações a elas vinculadas.

É interessante notar que a maioria das pessoas busca espontaneamente orientação antecipatória por meio de leituras de livros e revistas, ou por conversas com pessoas conhecidas que enfrentaram situação idêntica. Com isso, a pessoa consegue digerir em parte o medo do desconhecido e tomar as providências possíveis para lidar com a situação de realidade. Naturalmente, sempre há diferença entre saber e passar concretamente pela experiência, sobretudo porque a vivência real é pessoal e subjetiva.

Hoje a busca de informações na internet serve perfeitamente para obter informações, mas ter a informação sem saber como manejá-la pode ser desastroso quando paralelamente falte a orientação do profissional.

Outro efeito singular da orientação antecipatória é ativar os mecanismos adaptativos da personalidade, para que a pessoa possa melhor enfrentar a situação de tensão ou de dificuldade; nestes casos, ela atua como "vacina emocional", prevenindo o surgimento de dificuldades. Neste contexto, a orientação antecipatória ajuda a pessoa a "digerir" emocionalmente a situação a ser enfrentada. Para isso, é necessário ativar o que se chama de "ansiedade antecipatória". Ressalte-se, aqui, que nem sempre se deve tentar reduzir ou muito menos eliminar as ansiedades do cliente. Em primeiro lugar, isso é impossível, porque há situações que inevitavelmente geram apreensão e ansiedade; em segundo lugar, não seria desejável: a ansiedade antecipatória tem papel importante no funcionamento emocional. É, portanto, um mecanismo motivacional para que a pessoa concretize ações necessárias. Obviamente, a ansiedade antecipatória é substancialmente diferente do pânico: este é paralisante, enquanto aquela é geradora de ações adaptativas.

Essencialmente, o que a utilização combinada de orientação antecipatória e reflexão de sentimentos se propõe é reduzir o excesso de ansiedade, basicamente derivado do medo do desconhecido.

REASSEGURAMENTO

O reasseguramento é uma forma terapêutica de comunicação cujo propósito principal é aliviar ansiedades ou temores do cliente quando possível, e sem recorrer ao falso apoio, às promessas onipotentes, à mentira ou à omissão de informações relevantes. Trata-se, essencialmente, de manejar com facetas da realidade, dando oportunidade de livre expressão de sentimentos. Obviamente, como acontece com a orientação antecipatória, a utilização do reasseguramento está também intimamente vinculada à capacidade de sintonizar, típica da reflexão de sentimentos.

Muitas vezes, e até mesmo sem se dar conta, o médico faz reasseguramento eficaz de várias maneiras: quando genuinamente apresenta atitude de disponibilidade; quando realiza ações concretas que demonstram real interesse pelo cliente; quando oferece informações pertinentes. O reasseguramento aqui se faz como um "algo mais", além de dizer simplesmente "tudo bem".

Enfatize-se que nem sempre o reasseguramento consiste em dar boas notícias: quando há algum problema, obviamente o nível de angústia aumenta, principalmente enquanto não se sabe o que está acontecendo. De certa forma, a angústia de incerteza se reduz quando se descobre o que e porque aconteceu.

As informações corretivas podem atuar como reasseguramento. Neste contexto, como na orientação antecipatória, a informação não é para ser veiculada como uma aula sofisticada, mas de modo simples, claro e conciso, para melhor absorção em nível emocional.

A diferença fundamental entre o falso apoio e o reasseguramento é a atitude frente aos sentimentos mobilizados na pessoa: no falso apoio, evita-se encarar os sentimentos, a informação é dada de modo rápido e apressado, na tentativa de abafar ou suprimir a ansiedade ou a depressão. Evidentemente, nessas circunstâncias, não há solo adequado para que as informações sejam absorvidas ou levadas a sério. Já no reasseguramento, dá-se espaço suficiente para a expressão dos sentimentos, então compreendidos e compartilhados, para que depois haja lugar para a informação.

O efeito mais comum do reasseguramento é o alívio de ansiedades, temores e dúvidas, após serem livremente expressos e reconhecidos. Há situações de realidade que objetivamente lançam dúvidas ou envolvem prognóstico duvidoso, que fatalmente provocam ansiedade tanto no cliente quanto no médico. Ansiedades mais profundas e abrangentes não podem ser aliviadas pelo reasseguramento, ou porque estão profundamente arraigadas, ou porque existem inevitavelmente em todas as pessoas. Por exemplo, o temor frente ao parto ou a uma cirurgia maior é impossível de ser eliminado.

Por fim, vale ressaltar que a própria vida oferece inúmeras oportunidades de reasseguramento.

ALGUNS EXEMPLOS DE DIÁLOGOS E SITUAÇÕES

As situações apresentadas aqui sob a forma de alguns diálogos e falas pretendem dar uma ideia ao leitor das diferenças no uso das formas adequadas ou inadequadas na comunicação entre profissionais de saúde e clientes. Entendemos o relacionamento de uma maneira ampla como ocorrendo entre o terapeuta e o doente, posto que hoje esse processo ocorre de forma diluída e plural, no qual os sintomas são preponderantes sobre as pessoas e o profissional é apenas uma parte da equipe de saúde. Os exemplos tocam nas situações mais comuns, para um aprofundamento do tema, leia o livro "Recursos de relacionamento para profissionais de saúde", de Maldonado e Canella, 2003.

Transferências

Uma gestante sente-se tensa e assustada a cada consulta pré-natal, porque teme levar uma "bronca" do médico, ou por achar-se gorda, por se alimentar inadequadamente ou por fazer alguma outra coisa "que não deve". O obstetra, como pessoa real, não é censurador nem ameaçador e, em verdade, tampouco ela está se conduzindo mal; não obstante, a reação transferencial dessa cliente é marcada pela visão do médico como uma figura paterna assustadora que a qualquer momento vai censurá-la e colocá-la de castigo.

O explícito e o implícito

O motivo explícito encobre ansiedades e preocupações mais importantes, como no caso de J., que foi ao ginecologista porque achava que "estava com corrimento". Este a examinou, percebendo-a muito ansiosa. Ainda na mesa de exame, a adolescente não conteve sua angústia: "Doutor, na verdade, vim aqui porque ontem transei com meu namorado pela primeira vez; foi difícil e quero saber se ainda sou virgem".

Ordens, ameaças, lições de moral

"O senhor vai precisar fazer exercícios físicos diários, controlar a alimentação, parar de fumar e de tomar bebidas alcoólicas para não correr tanto risco de ter outro ataque cardíaco".

"A senhora já sabe que fumar, especialmente na gravidez, é contraindicado, porque aumenta muito a probabilidade de nascer um bebê prematuro, de baixo peso".

"Seu filho está com dificuldades de coordenação motora fina, por isso o trabalho de psicomotricidade é indispensável; caso contrário, tenderá a apresentar problemas na classe de alfabetização."

"A senhora está proibida de fumar na gravidez".

Muitos clientes comportam-se como crianças rebeldes, que tentam ludibriar as ordens.

"Doutor, juro que não sei porque engordei tanto este mês; não comi nada!".

"Pois é, engravidou, não é? E agora? Vai querer fazer aborto, não é? Por que não tomou pílula? Será que você vai poder assumir a responsabilidade?".

"Tem gente que acha um crime a mãe não querer amamentar o filho; você é pobre, não pode comprar leite; seu filho vai mamar o quê? Não vai crescer direito, e quem é que vai ser a culpada?".

Pessoas que utilizam muito esta forma de comunicação são as que acham que seu próprio modo de pensar e de atuar é o único correto.

Mensagens contraditórias

"Veio um doutor que me disse que eu ia tomar o remédio X para baixar a pressão; dois dias depois, veio outro e mandou parar de tomar o remédio Y porque era perigoso para o neném. Eu já não entendo mais nada. Agora a atendente vem com o remédio, eu finjo que engulo e quando ela vira as costas eu cuspo tudo fora".

Criticar e elogiar

Quando uma mulher, no climatério, diz que se acha feia, velha, "fora de forma", e o profissional tenta consolá-la com um elogio ("Que nada, a senhora está muito moça, está ótima, com um corpo excelente, de fazer inveja a muita gente jovem"), este pode ser registrado de várias maneiras: "Está dizendo isso para ser amável ou para me consolar, ou é falsidade; ou quem sabe está até com segundas intenções". Quando uma mulher grávida expressa-se em termos de "eu me sinto um lixo, um monstro, com o corpo deformado", está precisando mais de ser entendida em sua ótica e no temor que está subjacente ("tenho medo que meu corpo não volte ao lugar" ou "me ressinto porque meu marido quase não me procura sexualmente") do que de um elogio à guisa de persuasão ("a estética da grávida é maravilhosa, porque não há nada mais bonito do que a maternidade, e você é uma gestante linda").

O elogio à pessoa como um todo, como vimos, tende a criar uma expectativa aprisionante e, por isso, frequentemente, tem efeitos nocivos.

Reflexão de sentimentos

Trata-se de referir-se ao nível latente a partir da mensagem que o cliente manifesta; é necessário decodificá-la e explicitá-la para que os sentimentos subjacentes possam ser manejados. Primeiro, cuidar do terreno emocional, para depois usar a argumentação racional. A reflexão de sentimentos é a forma mais importante para uma comunicação adequada no relacionamento.

Mensagem manifesta: "Eu quero cesárea, não quero nem ouvir falar em parto normal".
Mensagem latente: "Morro de medo de sentir dor, fico apavorada".
Médico: "Cesárea é boa só quando necessária; o parto normal, quando possível, é melhor para a mãe e para a criança (persuasão)".

Mensagem manifesta: "Eu quero cesariana"
Mensagem latente: Ouvi falar que parto normal dói muito, fico apavorada".
Médico: "A ideia de parto normal te apavora, não é?" (reflexão de sentimentos)

O marido de uma cliente reagiu com muita hostilidade à indicação de cirurgia feita pelo médico após as consultas e os exames complementares, dizendo que "os médicos de hoje só querem saber de pedir exames e operar". O médico percebeu que, atrás da fachada de irritação, parecia haver medo e susto, e então falou: "É, estou vendo que minha a indicação o deixou irritado; mas, de qualquer forma, acho que, lá no fundo, você está com medo". O homem parou de agredir o médico, a face expressando um misto de tristeza e preocupação: "Tive uma irmã que morreu em consequência de uma complicação quando foi operada". O médico prosseguiu: "Então, fica claro seu medo de que o mesmo aconteça com sua mulher". O homem respondeu: "Não é fácil, doutor. A gente sabe que uma situação não tem nada a ver com a outra, mas assim mesmo vem a lembrança e o medo". O médico continuou a refletir sentimentos, ao mesmo tempo que reafirmou sua indicação: "Entendo que você fique com medo de que a cirurgia de sua mulher complique, mas na situação em que ela está no momento, a indicação é absolutamente necessária".

Vê-se, mais uma vez, que o mecanismo básico da reflexão de sentimentos consiste em *traduzir, decodificar e explicitar* os níveis latentes da mensagem do outro.

Uma mulher, em início de gravidez não desejada, procurou o médico no ambulatório informando que achava que abortara porque sangrava abundantemente e tinha expelido uma bola. O médico percebeu que a voz da cliente demonstrava alívio. No entanto, no exame clínico, constatou-se que a bola era um coágulo e que não tinha havido aborto. A cliente retrucou: "Quer dizer que ainda tem coisa dentro de mim, não é?". O obstetra, em vez de perguntar como estava sentindo o fato de ainda estar grávida, respondeu com uma falsa atribuição: "É, acho que você está contente por descobrir que não foi um aborto". Imediatamente, a cliente mostrou-se irritada e acabou dizendo que nenhum médico prestava.

Vejamos os vários níveis de sentimentos (desde os mais periféricos até os mais profundos e obscuros) das mensagens latentes. Na comunicação profissional-cliente, estes diferentes níveis podem vir a ser explicitados gradualmente no decorrer da conversa, como ilustramos nos diálogos abaixo.

Mensagem manifesta: "Gostaria de amamentar, mas tenho medo de que meus seios fiquem flácidos."
Níveis de mensagens latentes: "Muita gente já me disse isso."
"A estética dos seios é importante para mim".
"Se eu amamentar, talvez não consiga sentir prazer erótico nos seios".
"Acho que meu marido vai me evitar sexualmente se eu amamentar, que nem agora na gravidez."
"Tenho medo de ficar presa e acabar sendo escrava do bebê."
"Será que eu teria leite suficiente para alimentar meu filho?"

"Acho que me sentiria explorada pelo bebê, como se ele fosse tirar tudo de mim."
"Tenho vergonha de amamentar; sinto aflição só de pensar".

Se imaginamos o seguinte diálogo:

Cliente: "Gostaria de amamentar, mas tenho medo de que meus seios fiquem flácidos. Estou até pensando em secar o leite para começar direto com mamadeira".
Médico: "Na verdade, o que você quer dizer é que tem medo de se transformar em escrava do seu filho".
Cliente: "De jeito nenhum, o que o senhor está dizendo não faz sentido para mim; pretendo cuidar do bebê e me dedicar a educá-lo, mas não quero amamentar".

Vemos que estamos diante de uma situação de intervenção prematura e apressada, cujo efeito típico é provocar resistência (ofensa, irritação, indignação, raiva, sensação de não estar sendo compreendida) e fechamento do diálogo. Por outro lado, se os níveis latentes forem focalizados de acordo com o ritmo espontâneo da pessoa, torna-se possível, inclusive, fazer a mescla de reflexão de sentimentos com a correção das distorções de informação, como veremos no diálogo seguinte:

Cliente: "Gostaria de amamentar, mas tenho medo de que meus seios fiquem flácidos. Estou até pensando em secar o leite para começar direto com mamadeira".
Médico: "A estética dos seios é muito importante para você, não é?"
Cliente: "Sem dúvida. E várias amigas minhas me disseram que amamentar provoca flacidez."
Médico: "Na verdade, as coisas não são bem assim. A eventual flacidez dos seios não se deve exatamente à amamentação, mas à estrutura constitucional do tecido. Se uma mulher tem tecido firme, poderá amamentar por muito tempo sem que haja flacidez; se uma mulher tiver tendência constitucional à flacidez, os seios ficarão caídos mesmo que não amamente."
Cliente: "É mesmo? Eu não sabia disso. Mas mesmo assim, ainda fico em dúvida se vou amamentar. Surgiram tantas dificuldades entre eu e meu marido agora na gravidez, você sabe...".
Médico: "Você se refere às dificuldades sexuais?"
Cliente: "É..."
Médico: "Você tem medo de que seu marido continue evitando-a sexualmente caso decida amamentar?"
Cliente: "É isso mesmo. Depois, a gente nunca sabe como vão ficar as coisas. Se a gente, por exemplo, quiser sair para ir a um cinema, não vai poder..."
Médico: "Aí aparece outro medo, que é o de ficar prisioneira do bebê, não é?".
Cliente: "É, mas eu até sei que se pode dar um jeito. Já me ensinaram uma maneira de tirar leite com bomba e guardá-lo na geladeira. É esquisito, mas também tenho a sensação de que o bebê estaria tirando tudo de mim, e quando imagino o neném mamando, me dá até aflição".
Médico: "Desde que começamos essa conversa surgiram muitos sentimentos a respeito de amamentar o bebê. É importante que você possa pensar em tudo isso para realmente decidir o que quer fazer."
Cliente: "É; consegui perceber algumas coisas que ainda não tinha visto claramente. Já vi que não estou preocupada só com a estética. Vou pensar no que conversamos e tornar a decidir".

É evidente que esse diálogo é um exemplo didático; nem sempre as coisas se encadeiam com facilidade. É necessário tempo, perspicácia e, principalmente, uma mudança interior no profissional que se traduza por disponibilidade em seu trabalho. Não devemos esquecer também que, nos dias de hoje, felizmente reduziram-se bastante as resistências à amamentação.

A persuasão, assim como a sugestão, é inoperante, porque focaliza somente o nível racional e tangencia o nível emocional que, nesses casos, é mais relevante. Em termos de atuação, a implicação óbvia é que, em primeiro lugar, é preciso "preparar o terreno" focalizando o nível emocional (como na reflexão de sentimentos) e situando-se na ótica da pessoa, para, num segundo momento, atuar no nível racional, utilizando a persuasão. Podemos exemplificar este esquema geral de atuação no diálogo que se segue:

Médica: "Você está com um mioma e o único meio de evitar que as hemorragias continuem é operar e tirar o útero (comunicar o diagnóstico, indicar a terapêutica).
Cliente: "Mas, doutora, quer dizer que vou ficar sem útero? Preciso mesmo fazer essa operação?"

Médica:	"Entendo. Você não esperava que fosse necessário operar" (reflexão de sentimentos).
Cliente:	"Por mais que a gente desconfie, quando chega o momento, a gente leva um choque. Além do mais, duas amigas minhas que fizeram essa operação disseram que depois ficaram frias..."
Médica:	"A senhora tem medo de que a operação atrapalhe sua atividade sexual?" (reflexão de sentimentos)
Cliente:	"Claro, doutora. E isso não acontece?"
Médica:	"O bom funcionamento sexual da mulher não depende do útero. Os ovários vão ficar. São eles que vão manter os hormônios e o bom funcionamento do organismo. Na verdade, o sexo não depende diretamente dessas coisas. O fato de que algumas mulheres se sintam frias depois que tiram o útero está mais ligado às emoções. Elas pensam que o útero é o responsável pela feminilidade e sem ele se sentem menos mulheres. Mas na realidade, a cirurgia não altera a capacidade de sentir prazer e, no seu caso, ela é absolutamente necessária por causa do mioma" (persuasão).

Uma mulher recém operada queixa-se de que muitas coisas em sua vida e no relacionamento com o marido modificaram-se depois que os filhos saíram de casa. A enfermeira sintoniza corretamente ao dizer: "É, de fato, tenho percebido que você está triste". A mulher fica com os olhos cheios d'água e responde que realmente está se sentindo assim. Rapidamente, em resposta à sua própria ansiedade, a enfermeira retruca: "mas casamento é assim mesmo; depois de certo tempo esfria tudo; quem sabe você aproveita outras oportunidades e consegue afastar essas preocupações". Dessa maneira, novamente fechou o diálogo: a cliente disse "é..." e começou a tratar de um assunto irrelevante.

Negar percepções, consolar e oferecer falso apoio

A necessidade de negar a percepção do cliente surge especialmente em situações emocionalmente difíceis para o profissional.

"Doutor, pelo seu jeito e o de todo mundo lá em casa, eu sei que estou com câncer. Pode falar no assunto."

"Pare de pensar dessa maneira! Que nada, é um "probleminha" que precisa ser tratado, não é tão grave"

A resposta destina-se, na verdade, a aliviar a ansiedade *do médico,* mais do que ajudar o cliente.

"Não fique tão arrasada; vocês são jovens e saudáveis; logo poderão ter outro filho"; "É grave, mas conforme-se, a vida é assim mesmo"

Nas entrelinhas, o que o falso apoio comunica é "por favor, pare de se sentir tão mal, porque isso não me deixa à vontade".

Autoexpressão

Médica:	"Tem um problema que me preocupa. Sempre achei você com uma certa dificuldade para fazer os exames que peço. Isso está alongando a pesquisa. Na verdade, estou me sentindo desestimulada. É como se estivesse trabalhando sozinha, sem sua ajuda".
Cliente:	"É, você tem razão. Várias vezes já foi falado aqui o meu problema de não saber exatamente por que estou me tratando. É lógico que, pensando bem, você se sinta chateada porque eu não colaboro".
Médica:	"Pois é, acho importante examinar os dois lados da questão: ver suas dificuldades e as minhas também, porque tudo isso afeta nosso trabalho".

Nem sempre as coisas são tão simples como neste diálogo.

Colocar limites

"Gostaria de conversar com você sobre algumas coisas a respeito do meu modo de trabalhar. Como já sabe, atendo com hora marcada e a consulta é de meia hora; quando, por algum motivo, precisar desmarcar, por favor, faça com antecedência, para que outra pessoa possa ocupar a hora; quanto aos telefonemas, só atendo na mesma hora em casos de urgência, para não interromper as consultas; se não for urgente, a secretária anotará seu nome e eu telefonarei no intervalo ou no final das consultas"; o "dê uma passadinha no consultório a qualquer hora" sempre acaba atrapalhando o andamento das consultas.

Confronto

O confronto pode consistir em apontar contradições entre duas mensagens verbais.

"Quando lhe perguntei como estava, você respondeu 'tudo bem' e, em seguida, começou a falar de muitas coisas que não vão bem".

"Você diz que está com vontade de emagrecer, mas estou percebendo que não está tendo o cuidado de manter a dieta prescrita".

"Vocês têm queixas mútuas, por que não discutir os impasses?".

Aqui o confronto é provocado pelo profissional que dele não participa. Induz apenas a resolução conjunta de impasses.

Orientação antecipatória

Em vez de "não vai doer nada", dizer: "vai doer só um pouquinho e logo depois vai passar"

Reasseguramento

Abre a possibilidade de novas perspectivas da realidade, como ilustra a conversa entre a enfermeira e a mãe de um prematuro.

Mãe: "Ai, ele ainda está tão miudinho, dá uma pena de ver esse sofrimento todo...".
Enfermeira: "É, não é fácil ver o neném assim. Ele ainda está com pouco peso, é verdade, mas houve um pequeno aumento com relação à semana passada, e isso é um bom sinal".
Mãe: "Mas ainda precisa aumentar muito ainda...".
Enfermeira: "Sim, mas o neném não ganha peso de repente. Além do mais, a infecção também está melhorando e ele está com um pouco menos de oxigênio

RELAÇÃO MÉDICO-CLIENTE E PSICOSSOMÁTICA

A medicina psicossomática nada mais é do que o exercício integral da arte de curar, pois considera simultaneamente o corpo e o espírito, a relação direta entre soma e psique. A psicossomática nasceu epistemologicamente com Hipócrates. Prova disso é a mitologia, que relata o mito de Asclépio, o deus da medicina.

Asclépio foi filho de Apolo com Coronis, a mais bela das mortais daqueles tempos. O deus a amou e possuiu-a, resultando daí uma gravidez. No entanto, Coronis temia que o deus imortal a desprezasse quando ela ficasse velha, como sempre a mulher temia a velhice, a perda dos seus encantos e de seu poder de sedução, e assim desprezou o deus do sol e da sabedoria, entregando-se mesmo grávida a Isquis, um camponês de sua terra natal. Apolo foi avisado da traição por uma gralha, que naqueles tempos era branca como a neve. Furioso, o deus fez com que a gralha se tornasse preta como o seu luto pela perda da amada, que o traía; e, após matar Isquis, pediu a sua irmã, Ártemis, que com suas flechas eliminasse Coronis. Quando a infeliz estava na pira para ser incinerada, o deus resolveu salvar seu filho a que deu o nome de Asclépio, retirando-o do corpo inanimado de Coronis através do umbigo. Isso é, por uma cesariana umbilical, e o levou para o centauro Quirão para que o educasse. Foi com Quirão, um preceptor universal de conhecimentos, que Asclépio aprendeu a arte da Medicina.

Apolo, o deus do sol, era tido como orientador das pulsões humanas para a consciência, era a divindade do *gnothi s'auton* – "conhece-te a ti mesmo", do *medèn ágan* – "nada em demasia", e o guardião da sabedoria. Um dos epítetos de Apolo era *akesios*, "o que cura", e o deus pontificava no abaton (santuário de Epidauro), onde a cura total do corpo só era conseguida quando antes se curava a mente, só havia cura pela metanoia – pela transformação dos sentimentos. Centro espiritual e cultural, o santuário de Epidauro possuía um Odeon para a música, um ginásio para exercícios e um Estádio para os esportes, Teatro e Biblioteca, tudo voltado para a harmonia, cujo valor tranquilizante para o corpo e a alma estava a serviço da cura. O principal método terapêutico era a nooterapia, uma purificação física e psíquica do humano como um todo. O doente banhava-se e submetia-se a *enkoimesis*, ação de deitar-se e dormir no templo, e seus sonhos eram considerados a manifestação do divino, a hierofania, pela qual o deus tocava o organismo doente (com dores), enfermo (sem firmeza) ou molesto (levando peso), e os sonhos eram interpretados pelos sacerdotes que prescreviam as medidas destinadas à cura. Era a mântica por incubação. Asclépio era o deus que presidia as curas em Epidauro. A ideia de uma mente sã em um corpo são, *mens sana in corpore sano*, difundida por Juvenal, prevalecia ainda no século II da nossa era; quando já instalada a medicina hipocrática, empregavam-se as hervas e os purgantes, além da higiene, da dietética e da cirurgia.

Embora a relação estreita entre mente e corpo já existisse nos pré-históricos cerimoniais religiosos e possa ser intuída no código de Hamurabi, nos papiros egípcios, no Talmud e na Bíblia, uma estruturação mais elaborada da psicossomática já estava presente nas origens mitológicas da medicina. Na realidade das pessoas, a separação mente e corpo, instaurada como inevitável pela cartesiana filosofia do sujeito, é um artefato talvez determinado pela dificuldade de uma linguagem capaz de integrar a realidade de sua mitológica e indissolúvel união.

Depois que Descartes aventou a hipótese de separação entre mente e corpo para chegar ao "penso, logo existo", *cogito ergo sum* e logo retornou a indissolúvel reunião do corpo com o espírito, como a do piloto com o seu navio, o mundo jamais abandonou o pensar em duas instâncias.

A palavra "psicossomática", no entanto, surgiu quando Heinroth, em 1918, procurava estudar as relações entre mente e corpo, criando também a expressão "somatopsíquica".

Psicossomática, portanto, é uma palavra dupla; é uma reunião de dois princípios diversos; uma unidade de dois elementos – morte e vida, masculino e feminino, mente e corpo –; é termo que contem uma díade disjuntiva, como as pilhas elétricas, com sua unidade constituída por dois polos, o positivo e o negativo inseparáveis sob pena de deixar de ser o que é. Cientificamente, há formas metodológicas diversas para estudar o psíquico e o físico e tentativas de estudar em conjunto as duas tendências. O materialismo, onde tudo se explicaria pela fisiologia, o mentalismo, aceitando que é o psíquico que "faz" a fisiologia, e o dualismo, separando em instâncias obedientes a regras e mecanismos diversos que interagem no fisiológico e psicológico.

É através da crença da fé que as verificações científicas renovam *ad eternum, ad infinitum*, os motivos para um pio acreditar em cada uma das formas de explicar a verdade dessa inseparável díade que é corpo e mente.

Foi com a medicina psicossomática que a psicanálise se introduziu na medicina geral ou especializada. Em especial nos serviços hospitalares, diante da demanda de tratamento psicológico em indivíduos acometidos por doenças crônicas ou agudas. A necessidade de cuidar integralmente das pessoas teve um longo caminho para se impor.

Assinale-se Groddeck (1866-1934), amigo de Freud, que tratava no sanatório de Baden-Baden os casos de doenças para as quais a medicina não tinha solução; cuidando do orgânico, tinha como aforismo *natura sanat, medicus curat* (a natureza cura, o médico trata). Alexander (1891-1964), húngaro que tendo estudado na Alemanha e migrado para os EEUU, fundando o Chicago Institute for Psicanalisis, estudou a úlcera gástrica em suas vertentes orgânica e psíquica, considerando-a uma moléstia psicossomática. Marie Langer (1910-1987) nasceu em Viena e militou na Argentina, onde fundou com Angel Garma, Celes Cárcamo e Pichon-Rivière a Sociedade Argentina de Psicanálise. Marie Langrer tinha uma concepção unitária do corpo biológico e do corpo psíquico fundada na psicossomática. Alexander Mitscherlich (1908-1982), alemão, médico psicanalista – fundou a revista *Psiche* –, foi diretor da clínica psicossomática de Heidelberg em 1950. Mitscherlich postulava a ligação entre o ser e o soma – teve laços estreitos com a escola filosófica de Frankfurt. Citemos ainda Karen Horney (1885-1950), Helenne Deutsch (1884-1982), Melanie Klein (1882-1960), E. Salerno, na Argentina, e Helene Michelwolfrong, na França, ambos a partir dos anos de 1950. Entre nós, assinale-se como cultores da medicina psicossomática Marcondes, Perestrello, Capisano, Mello Filho, entre outros.

Nos dias de hoje, há inúmeras circunstancias que exigem uma constante adaptação das "formas terapêuticas" de comunicação para um exercício verdadeiramente psicossomático do atendimento às pessoas. A globalização e a instantaneidade no âmbito da comunicação mudam temporalmente e estruturalmente as formas de relacionamento que acima versamos.

O latim dos intelectuais e dos cientistas dos séculos XVII e XVIII, que tornava incompreensível a linguagem da medicina e dos médicos para os chamados leigos e, em especial, para os pacientes, foi abandonado, mas a incompreensão se manteve pela adoção de uma linguagem técnica. Em nossa época, os médicos dificilmente têm vocabulário idêntico e menos ainda a mesma linguagem dos seus clientes.

Entre outros, podemos citar alguns fatores que estão na gênese da distância entre médicos e clientes:

Apesar das dificuldades com a linguagem hoje, os pacientes suplementam através da Internet, em *sites* a eles dirigidos, a informação obtida de seus médicos e buscam, muitas vezes, uma segunda opinião virtual que confirme ou não a opinião profissional recebida. Certamente as informações obtidas dificilmente poderão ser corretamente interpretadas.

A multiplicação dos exames privilegiando a ideia de que o ser é uma máquina e que a medicina teria por missão restabelecer seu desempenho, reduziu o papel terapêutico do encontro médico-paciente.

Na instituição, a atividade voltou-se para o exame das papeletas, tirando o significado da visita ao leito. A tecnologia e a especialização exige uma numerosa equipe de atendimento, sem o cuidado de ter um médico que faça a integração, que assuma o cliente e com ele se relacione. Há uma diluição da responsabilidade, e a relação desliza do médico para a instituição. O médico passa a ser apenas um representante dessa instituição médica, surgindo um relacionamento entre cliente e instituição. Desaparece a relação médico-doente. Tampouco existe relação médico-doença. Existe apenas uma relação instituição médica-doença. Em outras palavras, a relação médico, representante da instituição médica, com o poder de arauto da ciência médica, estabelece uma "desigualdade de direito".

O discurso do cliente é de antemão desacreditado pelo sofrimento, e o angustia, o que lhe enfraquece a razão, o que lhe tira a capacidade de raciocinar corretamente. O doente é tido como incapaz. O consentimento para se tratar é do doente, mas o doente não é senão um incapacitado pela doença.

A prescrição, muitas vezes, aparece como forma de poder, tanto prescrever repouso, dieta, higiene, mudanças de hábitos, como indicar a hospitalização, as intervenções cirúrgicas e os medicamentos, mais que prerrogativas da profissão, surgem como instrumento disfarçado de dominação. O poder da "substância" do "farmacon", difundido pelo científico, assume por uma forma de fé o poder mágico da "droga". Psicotrópicos passam a ser o refúgio para os fracassos da medicina; intoxicam e aliviam os sintomas da doença, não têm compromissos com a cura. O remédio não é dispensado mesmo quando se sabe que a cura ocorrerá pela evolução natural da enfermidade.

Confiança e credulidade é o que se exige do paciente em relação ao médico. Mas é o feiticeiro que vive da credulidade, enquanto o médico se baseia na confiança; e confiar é fazer uma escolha e não ter um sentimento pio. O médico é crédulo quando crê que o doente confia nele; confiança e desconfiança fazem parte da relação médico-cliente, e, por isso, é importante relacionar-se com igualdade.

A questão dos honorários é das mais graves, pois é através dos honorários que se firma o compromisso do médico com o cliente. O compromisso passa a ser do intermediário e é possível prescindir-se da autoexpressão e da colocação de limites.

REFERÊNCIAS

Andrea Caprara, A.; Franco, A.L.S. *A Relação Paciente-Médico:*

Balint, E.; Norell, J.S. Seis *Minutos para o Paciente.* S. Paulo, Manole, 1976.

Balint, M. *O Médico, o Paciente e a Doença.* Rio de Janeiro, Atheneu, 1967.

Becker, E. *A Negação da Morte.* Rio de Janeiro, Nova Fronteira, 1973.

Bellotti, E. *O Descondicionamento da Mulher.* Petrópolis, Vozes, 1975.

Bensaid, N. *A Consulta Médica.* Rio de Janeiro, Interciência, 1977.

Bird, B. *Conversando com o Paciente.* S. Paulo, Manole, 1975.

Bleger, J. Temas *de Psicologia.* B. Aires, Nueva Visión, 1971.

Brandão, J. S *Mitologia Grega (Vol. I,II e III).* Ed. Vozes – Petrópolis, 1994.

Canella, P. *Alterações psicossomáticas no puerpério. Femina,* 8:689,1980.

Canella, P. *Esmeraldite,* em Halbe, H. Tratado de Ginecologia (cap. 4, pp. 46- 49), São Paulo, ed. Rocca, 2000.

Canella, P. *Hospital para Pobres – Assistência Médica a uma Subespécie de Homo-sapiens.* Médico Moderno, 2:68, 1983.

Canella, P.; Vitiello, N. *Tratado de Reprodução Humana.* Rio de Janeiro, ed. Cultura Médica, 1997.

Canella, P. *Ginecologia Geriátrica – Relacionamento Médico-cliente.* Femina, 7:272-281, 1979.

Canella. P. et al. *Relação Médico-cliente em Casos de Quimioterapia Antineoplásica.* Rev. Bras. Ginecol. Obstet., 3:33, 1981.

Caprara, A.; Franco, A. L.S. A Relação paciente-médico: para uma humanização da prática médica. Cad. Saúde Pública, Rio de Janeiro, 15(3):647-654, jul-set, 1999

Clavreul, J. *A Ordem Médica – Poder e Impotência do Discurso Médico.* São Paulo, Ed. Brasiliensse, 1983

Costa, J.F. *Ordem Médica e Norma Familiar.* Rio de Janeiro, Edições Graal, 1979.

Descartes, R. *Meditações. In:* "Os Pensadores". São Paulo: Nova Cultural, 1993.

Ferrari, H.; Luchina, I.; Luchina, N. Asistencia Institucional. Buenos Aires, Nueva Visión, 1979.

Ferrari, H.; Luchina, I.; Luchina, N. La *Interconsulta Médico Psicológica en el Marco Hospitalario.* Buenos Aires, Nueva Visión, *1971.*

Figlioulo, R.; Queiroz, A.; Mello Filho, J. *Problemas da Relação Médico-paciente no Ambulatório e no Hospital.* J. Bras. Med., Maio *1976*

Focault, M. *Doença Mental E Psicologia.* Rio De Janeiro, Ed. Tempo Brasileiro 1975.

Fuertes, M.; Lopez Sanchez, F. *Aproximaciones al Estudio de la Sexualidad,* Salamanca, Amaru Ediciones, 1997.

Gadamer, H. G. *Dove si Nasconde la Salute.* Milano, Raffaelo Cortina Editore. 1994.

Japiassu, H. *A Interdisciplinaridade e a Patologia do Saber.* Rio de Janeiro, Imago, 1976.

Langer, M. *Maternidad y Sexo.* Buenos Aires, Paidós, *1964.*

Laplanche, D.; Tamen, P. *Vocabulário de Psicanálise.* Martins Fontes, São Paulo, 2000.

Maldonado, M.T. *O Médico e a Cliente Próxima da Morte.* Femina, *6 (12), 1978.*

Maldonado, M.T. *Psicologia da Gravidez, Parto e Puerpério.* São Paulo, ed. Saraiva, 1996.

Maldonado, M.T. *Algumas Reflexões Sobre o Relacionamento Médico-cliente em Casos de Câncer.* Femina, *5(4) 1977.*

Maldonado, M.T. *O Significado do Pagamento (honorários) na Relação Médico-cliente.* Femina, *5 (7), 1977.*

Maldonado, M.T.; Canella, P. *A Relação Médico-Cliente em Ginecologia e Obstetrícia.* São Paulo, ed. Rocca, 1988 (esgotado).

Maldonado, M.T.; Canella, P. *Recursos de Relacionamento Para Profissionais de Saúde.* Rio de Janeiro, Reichmann & Affonso Editores, 2003.

Maldonado, M.T.; Curi Hallal, R. *El grupo de reflexión acerca de la tarea asistencial en una unidad de obstetricia.* Anais do III Encuentro Argentino-Brasileño de Medicina Psicosomática, Buenos Aires, setembro de 1981.

Maldonado, M.T.; Nahoum, J.C.; Dickstein, J. *Nós Estamos Grávidos*. São Paulo, ed. Saraiva, 1997..

Martins, C. *Relação Médico-Paciente*. Porto Alegre, Artmed, *1979*.

Mello Filho, J. *Concepção Psicossomática: Visão Atual*. Rio de Janeiro, Tempo Brasileiro, *1979*.

Mello Filho, J et al. *Psicossomática Hoje*. Porto Alegre, Artes Medicas, 1992

Moreira, A.M. *Teoria a Prática da Relação Médico-Paciente*. Belo Horizonte, Interlivros, *1979*.

Perestrello, D. A *Medicina da Pessoa*. Rio de Janeiro, Atheneu, 1982.

Pichon-Riviere, E. O *Processo Grupal*. São Paulo, Livraria Martins Fontes, 1983.

Ribeiro da Silva, M.G. *Prática Médica: Dominação a Submissão*. Rio de Janeiro, Zahar, 1976.

Ross, E. K. *On Children and Death*. Nova Iorque, Collier Books, 1983.

Ross, E. K. Sobre *a Morte e o Morrer*. *São* Paulo, Edart, 1969.

Ross, E.K. Morte: *Estágio Final da Evolução*. Rio de Janeiro, Record, 1975.

Roudinesco, E.; Plon, M. *Dicionário de Psicanálise*. Jorge Zahar ed., Rio de Janeiro, 1998.

Saussure, F. *Curso de Linguística Geral*. São Paulo, Ed. Cultrix (sem data)

Winnicott, D. *O Ambiente e os Processos de Maturação*. Porto Alegre, Artmed, 1983.

http://psicopatologia.br.tripod.com/psicossomatica.htm

http://www.medicinacomplementar.com.br/estrategia_psicossomatica.asp

www.scielo.br/pdf/pe/v11n1/v11n1a05.pdf –

45

SOMATIZAÇÃO HOJE

Sandra Lucia Correia Lima Fortes
Luis Fernando Farah Tófoli
Cristina Moriz de Aragão Baptista

O paciente somatizador é um dos pacientes mais difíceis da prática diária dos profissionais de saúde. O diagnóstico, a classificação nosológica do seu quadro clínico e seu tratamento representam um permanente desafio (Fortes et al., 2005; Tófoli, 2004, 2006a, 2006b).

Na verdade a extensão desse desafio é muito mais ampla. Ignorando a separação entre o físico e o psíquico, tão cara ao modelo biomédico tradicional, eminentemente cartesiano, esse paciente traz um profundo desconforto para a maioria dos profissionais que, não se sentindo habilitados a transitar nessa interface entre o somático e o emocional, tendem a ignorá-lo, ou até mesmo rejeitá-lo. Vistos como pacientes-problema, recebem diversas alcunhas (piti, peripaque, poliqueixosos), e são tratados não apenas inadequadamente, mas, muitas vezes, de forma agressiva e desrespeitosa. São considerados utilizadores inadequados do tempo dos profissionais, pois, pela ótica do modelo anatomoclínico tradicional que embasa as práticas em saúde, não são considerados verdadeiros doentes (Fortes et al.,2005; Tófoli, 2004, 2006a, 2006b; Taylor, 1984), embora estejam entre os pacientes que mais consomem serviços de saúde, podendo evoluir de forma crônica, com prognóstico reservado, grande comprometimento funcional e alto custo assistencial (Taylor, 1984; Smith et al., 1986, 1995).

Mas quem é esse paciente, o somatizador? O que significa "somatização"? Será que estamos diante de um processo patológico específico? Como entendemos hoje esse processo denominado "somatização"?

A definição de somatização tem se modificado profundamente nos últimos 30 anos e ainda não há um consenso sobre sua caracterização, o que dificulta em muito as pesquisas sobre esse fenômeno e seus mecanismos. Na verdade é importante falarmos em um fenômeno de somatização, pois se trata de um processo onde diversos fatores e mecanismos interagem para o surgimento de queixas físicas, trazidas aos profissionais como sintomas e que não apresentam alterações anatomopatológicas que as justifiquem. É um fenômeno extremamente abrangente e perpassa desde as formas culturalmente aceitas de manifestação de sofrimento emocional até mecanismos psicopatológicos ainda não totalmente conhecidos levando a quadros clínicos crônicos, e com alto comprometimento funcional e social desses pacientes.

Para melhor entender esse processo e seus mecanismos, nosso capítulo será dividido em três partes:

- Definição: através do estudo das definições históricas do processo de somatização, delimitaremos o que hoje é descrito como "sintomas somáticos sem explicação médica (SEM)", o nosso objeto de estudo.
- Gênese: após relatarmos os diversos fatores associados ao surgimento de queixas somáticas sem explicação médica, nos aprofundaremos na discussão dos principais fatores associados à presença dessas queixas.
- Alterações fisiopatológicas: um breve relato sobre as alterações funcionais associadas à presença de somatizações crônicas e graves.

DEFINIÇÃO: O "ESTADO DA ARTE" DA NOSSA COMPREENSÃO DO QUE E' SOMATIZAÇÃO HOJE

O primeiro grande desafio reside na própria definição do que é somatização.

Inicialmente cunhado por Stekel na primeira metade do século XX, o termo somatização tem sido usado desde então de forma muito variada e imprecisa, um dos principais motivos de existirem tantas formas diferentes de entender esse processo.

Assim sendo como se pode indagar:

- O que é a somatização?
- Quando está presente o fenômeno da somatização?

a) A Somatização foi originalmente, e para muitos ainda o é, considerada um "mecanismo de interferência da "mente" no "corpo". Nessa visão o termo somatização está associado à Medicina Psicossomática que, desde a primeira metade do século XX (Mello Filho, 1994a, b), sinalizou a interação entre sofrimento emocional e o adoecimento físico como sendo muito mais íntima do que fazia crer o modelo biomédico dominante naquele momento. Alexander (1950) na primeira metade do século XX estudou as doenças, classicamente definidas como as "doenças psicossomáticas", em que essa interação seria especialmente forte, como por exemplo, a doença coronariana ou a úlcera péptica. Ainda hoje muitos profissionais consideram essas patologias como forma de somatização[11].

Deve-se destacar, porém que, nos casos dessas doenças, existem lesões, alterações anatomoclínicas, bem conhecidas, o que distingue esses pacientes daqueles que na atualidade considerados somatizadores, nos quais essas alterações não são verificadas.

Com a evolução histórica e transformação dos modelos de compreensão do processo de saúde e doença, incluindo a superação das teorias etiológicas lineares e unicausais e a própria visão cartesiana em si (Engel, 1980) o conceito de doenças psicossomáticas (no sentido daquelas onde haveria um componente emocional na determinação da doença) é superado. O atual nível de desenvolvimento de nossos conhecimentos demonstra que, considerando os modelos multicausais e integrais que atualmente norteiam as pesquisas em saúde, todas as doenças, de uma forma ou de outra, em maior ou menor grau, são também determinadas pelos aspectos psicológicos e sociais envolvidos na sua evolução. Assim sendo, dentro de um modelo integral, não haveria doença que não fosse psicossomática (Brasil e Furlanetto, 1997). Ao se universalizar a utilização dessa nova concepção, o conceito de doença psicossomática perde seu sentido específico e se torna obsoleto. Hoje se considera que toda doença é biopsicosocial. A partir dessa constatação e da mudança de modelo, o termo somatização perde seu caráter genérico de "influência da mente sobre o corpo", e adquire uma especificidade. Passamos então a falar de sintomas físicos onde não se verificam mecanismos anatomopatológicos que os justifiquem adequadamente.

b) Porém as queixas somáticas sem substrato anatomopatológico (a pedra fundamental do moderno conceito de somatização) são universais, sendo muito frequentes em todas as pessoas. Estudos demonstram que a grande maioria das pessoas apresenta alguma queixa física anormal no prazo de uma semana (Kellner e Sheffield, 1973), mas em geral elas não procuram os médicos ou qualquer outro tipo de cuidado. A explicação que é construída para essa sensação somática anormal é fundamental na determinação da forma como esse indivíduo irá lidar com ela. Esse "padrão explicativo", denominado Padrão de Atribuição (Kirmayer, Young e Robbins, 1994; Kirmayer e Robbins, 1991; Garcia, Campos e Perez-Echeverria, 1996), é fundamental na determinação de buscar, ou não, tratamento médico. Perante qualquer nova sensação somática anormal, um indivíduo pode considerá-la como tendo uma de três distintas origens, construindo três distintos padrões explicativos:

– Uma origem nas "coisas da vida", definido com um padrão normalizador. Considerar que alguma coisa da rotina normal causou aquela sensação anômala: uma noite mal-dormida causando cansaço, comer na rua causando desconforto estomacal, o colchão causando dor nas costas.

– Uma origem somática, definido como padrão somatizador: considera-se que o sintoma físico está sendo causado por alguma alteração orgânica, que é considerada como digna de ser objeto de investigação e cuidado, e entendido como representativo de uma doença. Nesses mesmos sintomas anteriormente citados, teríamos como explicação, uma anemia para a astenia, uma infecção intestinal para a queixa dispéptica ou uma patologia de coluna para a dor lombar.

– Uma origem psicológica, definindo um padrão psicologizador, onde o sofrimento emocional é a origem do sintoma. Assim sendo, esses mesmos sintomas seriam então explicados como depressão sendo a causa da fadiga, ansiedade a origem da dor de estomago ou dor lombar (pela "tensão").

Essas diferentes explicações levam, necessariamente, a diferentes comportamentos de doente e às distintas condutas de busca de cuidado para esse sofrimento. Se uma sensação física anormal é interpretada como indicativa de doença física, isso levará a procura de atendimento médico. É importante relembrar que numa parte significativa das pessoas que procuram as unidades de saúde com queixas somáticas inexplicáveis e nenhum tipo de transtorno associado, sejam eles físicos ou psíquicos, é detectado.

c) Existe também um grupo significativo de pacientes onde é muito grande a presença de queixas somáticas SEM que são os portadores de quadros ansiosos, depressivos ou simplesmente pacientes que estejam submetidos a situações de estresse. Exatamente pela compreensão abrangente que dispomos hoje, podemos entender que o corpo sofre quando a mente sofre. Uma parte significativa das queixas somáticas inespecíficas apresentadas por pacientes em consultas médicas são queixas físicas relacionadas a transtornos mentais comuns (TMC), principalmente transtornos ansiosos e depressivos, altamente prevalentes em unidades gerais de saúde (Fortes, 2004) e não podem ser consideradas como patológicas em si, pois são parte inseparável de processos de sofrimento psíquico, onde a existência de alterações físicas é parte inerente ao processo, e totalmente compreensível já que não existe uma separação mente-corpo.

A pergunta fundamental nesses casos é porque as pessoas apresentam queixas físicas prioritariamente nas consultas médicas quando seu sofrimento é emocional?

É importante lembrar que:

– na maior parte das vezes essas queixas somáticas inexplicáveis estão fortemente associadas à presença concomitante de queixas psicológicas (Fortes, 2004; Ring et al., 2005; Salman, 2004).
– esses pacientes reconhecem a associação dessas queixas com problemas de ordem emocional e se sentem particularmente gratificados quando os profissionais, demonstrando interesse, abertura e capacidade de escuta (Salmon, 2000, 2005; Salmon et al., 2006, Ring et al., 2004; Dorwick et al., 2004) permitem que esses problemas sejam veiculados nas consultas.

Torna-se necessário entendermos que as queixas médicas inexplicáveis estão relacionadas à busca de cuidado, sendo esse comportamento determinado não só pelos fatores individuais do pacientes (tal como o padrão de atribuição já citado), mas, principalmente, nos seus determinantes culturais, familiares e sociais, incluindo-se entre eles o próprio sistema de saúde e seus profissionais. Ou seja, essas queixas somáticas inexplicáveis estão muito mais relacionadas à forma como o paciente apresenta seu sofrimento para o profissional, do que se constituem como doença específica.

Os conceitos de *illness* e *disease*, originados da Antropologia Médica, explicam bem esse processo. Formulado por Eisenberg (1977), e utilizado por Helmam (2005) em particular, esse conceito distingue doença (*disease*), ou disfunções que ocorrem no organismo, de adoecimento (*illness*), ou a experiência subjetiva da doença e suas repercussões nas relações sociais Considera-se que o profissional tem uma concepção do processo de adoecimento, definido como *disease* ("doença"), que é fundamentalmente centrado nas alterações anatomopatológicas presentes neste processo. Essa "doença" é o foco de sua atenção e de suas intervenções. Porém o paciente tem outra concepção e vivência desse mesmo processo que é definido como *illness*, aqui traduzido como adoecimento, e que envolve não só suas representações pessoais e suas reações emocionais em relação ao que sente, mas também aos de seu grupo social, incluindo a forma como o seu sofrimento é reconhecido como legítimo, podendo, ainda, ser visto como uma resposta adaptativa, tanto psicológica como cultural. A diferença entre os dois conceitos resume grande parte das dificuldades nas relações médico-paciente. Enquanto o primeiro se refere ao processo fisiopatológico que o modelo biomédico reconhece como o problema a ser tratado e que embasa a prática médica tradicional, o segundo engloba o complexo processo do adoecer, envolvendo aspectos relacionados à subjetividade do sujeito que adoece, às concepções sociais e culturais relacionadas ao papel de doente e à determinação da saúde e da doença. Superar essa diferença é fundamental para que se estabeleça um vínculo terapêutico realmente eficaz. "Afinal, mesmo que a tradição médica ainda siga, infelizmente, se referindo aos pacientes como o "fígado" do leito 10", nosso objeto de cuidado é a pessoa que adoeceu e não sua doença.

A forma como o sofrimento, causa primeira da busca de cuidado, e é reconhecido, validado e amparado é parte integrante do processo do adoecer. As queixas físicas em geral são mais reconhecidas como legítimas tanto pelos familiares quanto pelos profissionais de saúde, enquanto queixas psicológicas não encontram o mesmo grau de aceitação.

Assim sendo podemos considerar que a somatização é uma forma de comunicação do sofrimento de nossos pacientes, ou seja, somatização é uma forma de *illness*.

d) Por fim, resta a pergunta fundamental de nosso capítulo: a somatização nunca será fenômeno patológico em si? Como então explicar os transtornos definidos, após a terceira edição do manual diagnóstico e estatístico da American Psychiatric Association (DSM-III) nas categorias dos transtornos somatoformes e dos transtornos dissociativos-conversivos? Ou seja, em que circunstâncias a somatização pode ser considerado um processo patológico específico, uma doença, um tipo de *disease*?

Dentro de uma perspectiva histórica, o termo "somatização" passa, a partir da DSM-III (1980) que reestrutura a classificação nosológica psiquiátrica, a "se referir a um grupo de transtornos mentais: transtornos somatoformes e dissociativos, que tem, como sintoma central, a presença de queixas somáticas inexplicáveis, de caráter crônico, com grande comprometimento funcional e social, associadas a uma dificuldade de perceber sua relação com sofrimento emocional e muitas vezes acompanhada de ganhos secundários no processo do adoecer. Dentre eles destaca-se, como seu principal subtipo, o transtorno de somatização. Presente em uma parcela pequena de pacientes, sendo considerado equivalente a dita "Síndrome de Briquet", esse transtorno tem um curso crônico e comprometimento funcional grave, trazendo uma perspectiva completamente diferente da somatização frequente e proporcionalmente mais branda que se apresenta na Atenção Primária a saúde, por exemplo.

Mas é interessante destacar que desde o ano de 1980, quando a neurose histérica foi retirada das classificações, nenhuma das classificações posteriores (DSM-III-R, 1987; DSM-IV,1994; CID-10,1993; CID-10-AP, 1998) chegou a um consenso sobre o diagnóstico adequado desses pacientes. Devido a essa inadequação das classificações, as atuais categorias nosológicas da CID-10 e DSM-IV relacionadas à somatização crônica (transtornos somatoformes e dissociativos), não tem contribuído para maiores esclarecimentos desses quadros.

Hoje, mais do que nunca, com o eminente advento de novas versões das classificações psiquiátricas (DSM-V e CID-11), onde a própria permanência da categoria nosológica dos transtornos somatoformes, incluindo o transtorno de somatização se encontra ameaçada, a discussão sobre se existe ou não um processo psicopatológico específico que caracterize esses pacientes somatizadores crônicos é fundamental e tem sido tema de diversos artigos e encontros (Sharpe e Carson, 2001; Mayou et al., 2005).

Entre os problemas citados envolvendo essas categorias diagnósticas e a caracterização dos pacientes somatizadores crônicos nas categorias dos transtornos dissociativos e somatoformes, os estudos mundiais têm verificado que:

- A categoria nosológica que é o "modelo" dentre os transtornos somatoformes, o transtorno de somatização, é uma categoria raramente encontrada.
- As categorias mais comumente encontradas são as categorias residuais (transtornos somatoforme indiferenciado) ou maldefinidas (transtorno da dor somatoforme) (Fortes, 2004; Isaack et al., 1995).

Assim sendo com qual o conceito de somatização iremos trabalhar?

A definição de somatização que iremos utilizar se baseia em Lipowsky (1988). Consideramos que o termo somatização se refere à:

- presença de sintomas físicos sem explicação médica;
- estes sintomas não apresentam substrato anatomoclínico conhecido que os justifiquem;
- verifica-se que estão associados a sofrimento emocional e até mesmo a transtornos mentais, mas muitas vezes essa associação não é reconhecida pelo paciente;
- e levam a busca de tratamento médico, com uma demanda de cuidado para sua solução.

Com toda a polêmica envolvendo o fenômeno da somatização tem havido uma tendência na literatura científica sobre somatização pela utilização da definição presente na CID-10-AP (atenção primária) para se referir aos pacientes somatizadores. Nesta, eles são nomeados como portadores de sintomas físicos inexplicáveis (em inglês "MUS – medically unexplained symptoms"). Historicamente, tem havido uma ênfase no sintoma físico SEM explicação médica como ponto nuclear para a identificação da presença de somatização. Esse é o sintoma central ao redor do qual se organizam as classificações. Assim sendo, a ausência de lesões anatomoclínicas que justifiquem as queixas é o indicador utilizado pelo médico para a classificação de um paciente como portador de somatização. Porem podemos questionar que:

- Como considerar como necessariamente patológico esse fenômeno se queixas físicas sem explicação médica estão **normalmente** presentes no dia a dia das pessoas? Assim sendo, apresentar queixas somáticas sem substrato anatomopatológico pode ser considerado um processo normal. Onde esta, nesse caso, o processo patológico, a doença?
- Se queixas somáticas são parte inerente dos transtornos mentais comuns, geralmente quadros ansiosos ou depressivos, quando eles devem ser considerados como justificativa para que **outra** categoria nosológica, indicativa de outro processo psicopatológico específico, deva ser considerada na sua classificação?

Além dessas dificuldades inerentes a caracterização desses pacientes como portadores de um processo patológico específico, há outras dificuldades a considerar: quando um sintoma é considerado sem explicação médica, o que isso pode significar?

- Pode ser um exame mal feito, onde é o sintoma é inexplicável porque o paciente não foi adequadamente atendido e tratado.

- Pode ser uma dificuldade na relação médico-paciente, em que o médico e o paciente não conseguem chegar a uma explicação em comum para aquele sintoma. Essa dificuldade pode ser causada pela relação, pelo sistema de saúde, por diferenças culturais entre as duas partes dessa relação.
- Pode ser que esses sintomas, mesmo sendo físicos, possam ser causados por transtornos mentais, e aí o termo "explicação médica" se refere mais diretamente a fato de que a visão biomédica não consegue elaborar essa junção físico-mental, por ser embasada em um modelo científico cartesiano?
- E, finalmente, podem esses sintomas, em alguma circunstância, ser causados por mecanismos patológicos específicos, que ainda não conhecemos de forma adequada?

É fundamental esclarecer que existe um ponto central em nossa compreensão do fenômeno de somatização:

Consideramos que o núcleo central do conceito de somatização enquanto fenômeno patológico não esta relacionado apenas à presença de sintomas físicos medicamente inexplicáveis, mas no padrão explicativo que esses pacientes apresentam$_{38-41}$ para estes sintomas e que se relaciona a um padrão de busca de atendimento médico para essas queixas, podendo, ou não, evoluir para um comportamento anormal de doente. Ou seja, os sintomas físicos inexplicáveis representam um padrão de adoecimento, uma forma de illness. Referem-se, antes de tudo, á forma como o paciente percebe suas alterações corporais e busca ser cuidado, alterações essas que estão relacionadas à presença de sofrimento emocional, e até mesmo a um transtorno mental.

Porem os autores que vem se dedicando ao estudo desses pacientes desde a década de 1980 concordam que estes não se trata de um grupo uniforme de pacientes, existindo subgrupos distintos dentre eles. Essa constatação reforça a idéia de que o processo de somatização ocorre de forma contínua na população (Henningsen et al., 2005) e que se relaciona as distintas formas como o sofrimento emocional, incluindo os transtornos mentais propriamente dito, é apresentado nas consultas médicas. Consideramos, a partir desses autores (Kirmayer, 2004; Goldberg, 1992; Garcia-Campayo, 1998) que existem as seguintes formas de apresentação do sofrimento emocional na busca de cuidado:
- Pacientes psicologizadores: aqueles que apresentam queixas psicológicas na consulta, geralmente associados a diagnóstico mais rápido do problema por parte dos profissionais.
- Pacientes somatizadores: aqueles que apresentam queixas somáticas nas consultas, para as quais não se verifica a presença de doenças físicas que as justifiquem adequadamente. São divididos em dois principais subgrupos:
  - Os opcionais ou de apresentação: geralmente agudos, muitas vezes sem transtornos psiquiátricos associados ou com transtornos ansiosos ou depressivos reativos ou de inicio recente e curta duração. Facilmente reconhecem a origem psíquica de suas queixas quando o sofrimento emocional é abordado na consulta, têm pouca adesão ao papel de doente, com praticamente nenhum ganho secundário estabelecido, e pequeno comprometimento social e funcional.
  - Os verdadeiros: embora também seja alta a prevalência de transtornos ansiosos e depressivos nesses pacientes, geralmente ocorrem em comorbidade com transtornos somatoformes e dissociativos (CID 10 e DSM-IV) ou nas síndromes ditas funcionais (Sharpe, 2001; Brasil et al., 2005) que incluem a fibromialgia, colon irritável e fadiga crônica alem de outras. Esses pacientes apresentam grande resistência a admitir uma correlação entre suas queixas e seu sofrimento psíquico e demonstram uma grande adesão ao papel de doente. Essa negação dos problemas emocionais que estão associados às queixas físicas se manifesta também através de uma ausência de queixas psicológicas. Apesar de muitas vezes esses pacientes apresentarem sintomas compatíveis com transtornos mentais, eles negam veementemente a presença de qualquer queixa no âmbito psicológico. Esses pacientes representam o oposto dos pacientes psicologizadores. Nos somatizadores verdadeiros, as queixas somáticas inespecíficas se apresentam com um caráter opositivo às queixas psicológicas: esses pacientes dificilmente aceitam a existência de uma associação entre as queixas físicas e o sofrimento emocional. Esse é um padrão característico desses pacientes identificado desde os estudos clássicos sobre somatização realizados ainda sob a ótica da Psicanálise e da Psicossomática (McDougall, 1983; Marty e de Múzan, 1973, 1994; Tófoli et al., 2007). Além disso, apresentam curso crônico com grande comprometimento funcional, social e laborativo.

Assim sendo, uma segunda forma de diferenciar esses subgrupos pode ser pelo seu curso, prognóstico e evolução, onde eles podem didaticamente ser divididos em somatizadores agudos e crônicos, com as seguintes características:

Características	Somatizadores agudos	Somatizadores crônicos
Sintomas médicos inexplicáveis	Recentes	Crônicos
Percepção do sofrimento psíquico	Identificado pelo paciente	Negado pelo paciente
Associação com transtornos mentais	Muitas vezes apenas existe um grau de sofrimento psíquico sem caracterização específica de um transtorno mental, embora também possa ser uma forma de apresentação de transtornos ansiosos e depressivos	Alta comorbidade com transtornos ansiosos e depressivos, porem sintomas não correspondem ao quadro clínico dessas síndromes. Presença de Transtornos dissociativos, somatoformes ou de síndromes funcionais
Relação com o profissional clínico	Na consulta, demonstra que sofrimento emocional esta presente, mas isso costuma ser ignorado. Presença de queixas psicológicas associadas	Não refere sofrimento emocional e reforça inúmeras vezes como é única a sua doença
Papel de doente	Sem apresentar adesão ao papel de doente	Aderido ao papel de doente
Historia familiar	Família atua como fonte de um padrão cultural de comunicação de sofrimento através de queixas físicas	Historia familiar de reforço e valorização excessiva da doença como fonte de atenção e carinho. Ausência de atenção em situações normais.
Historia de abuso sexual e violência física	Geralmente ausente	Geralmente presente
Reação da família ao adoecer	Em geral, apoio e carinho	Irritação, abandono e ignorância das queixas físicas.

Para melhor organizar nossa compreensão desses quadros sintomáticos, podemos caracterizá-los não apenas pela presença de queixas somáticas medicamente inexplicáveis, mas também segundo seu padrão de atribuição, seu curso e grau de comprometimento funcional e social. Na Figura 45.1, correlacionamos essa divisão com as atuais categorias nosológicas englobando os distintos tipos de transtornos que nossos pacientes podem apresentar, sem nos deter nos detalhes envolvendo essas classificações, cujas controvérsias já citamos e podem ser acompanhadas na literatura.

GÊNESE

Na busca de entender o fenômeno da somatização, sua gênese e sua evolução, alguns fatores foram identificados como estando a ele associados, desempenhando papel importante na definição de seu curso (agudo ou crônico) e de sua gravidade (comprometimento funcional). Embora diferentes entre si, os subtipos de somatizadores compartilham esses fatores de risco, que se referem a três áreas (Tófoli et al., 2007):

- **Fatores individuais:**
  - Sexo femino
  - Comportamento anormal de adoecimento (adesão ao papel de doente com ganhos secundários)
  - Amplificação de sensações somáticas
  - Atribuição somática de sensações físicas anormais
  - Auto-conceito de pessoa fraca e incapaz
  - Dificuldade de elaboração verbal do sofrimento psíquico.
  - Transtornos mentais comuns (ansiedade/depressão)
  - História pessoal de adoecimento físico, em especial na infância
  - História pessoal de abuso físico e sexual, em especial na infância

- **Fatores familiares/ coletivos:**
  - História familiar de doenças graves, com ganho de atenção diferenciada por esse motivo.
  - História familiar de somatização/transtornos mentais comuns
  - Atribuição somática de sensações físicas anormais pelo grupo familiar e social
  - Estruturas sociais que favoreçem situações de submissão e desempoderamento.
  - Culturas latino-americanas

- **Fatores ligados aos serviços de saúde:**
  - Condutas excessivamente centradas no adoecimento físico
  - Falta de manejo terapêutico para queixas físicas inexplicáveis
  - Diálogo médico sem sensibilidade psicosocial

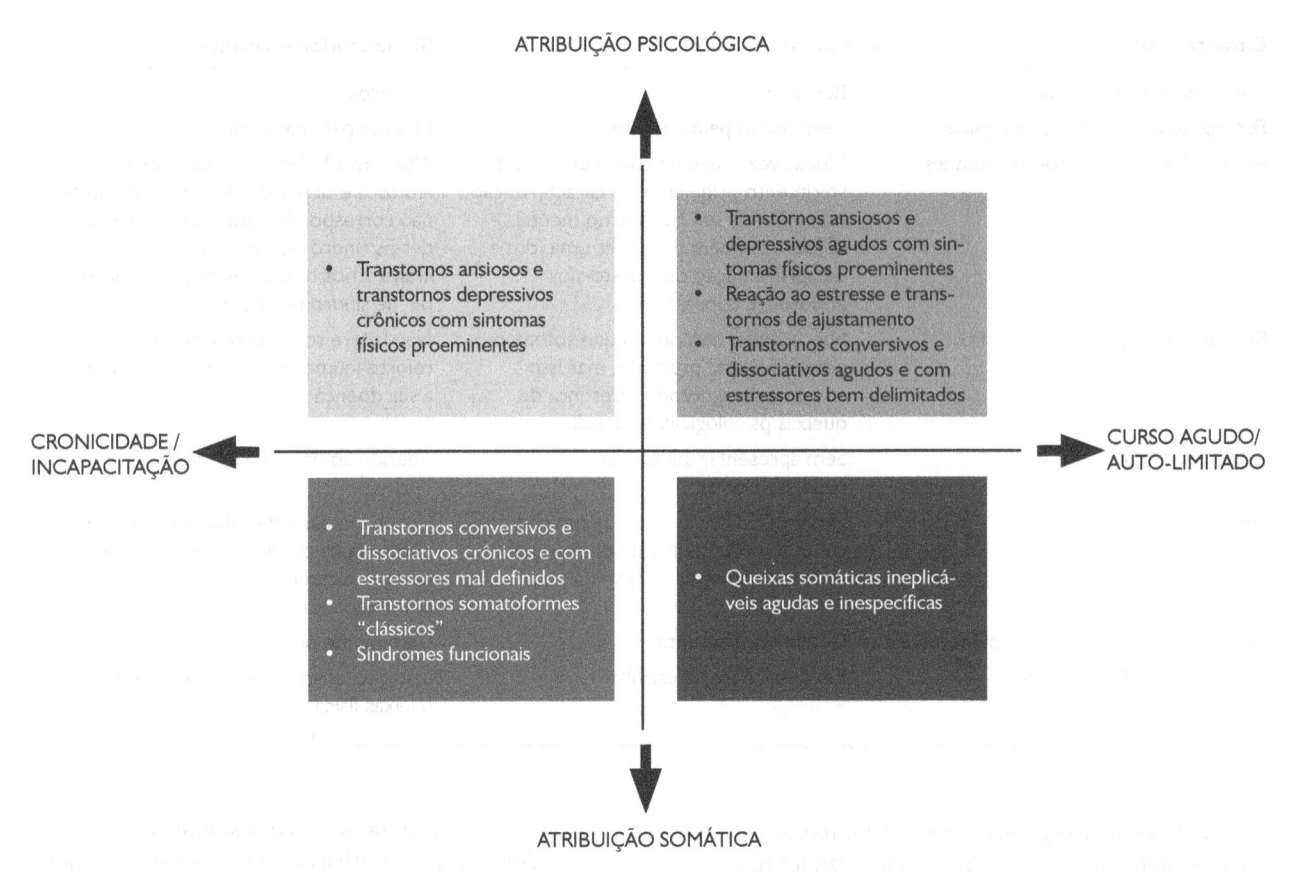

FIGURA 45.1
Diagrama de classificação das apresentações dos sintomas físicos sem explicação médica segundo dois eixos: curso/ incapacitação e atribuição etiológica.

– Sistema de saúde pouco organizado com vínculos com o paciente frouxos ou inexistentes

Perante essa amplitude de fatores, como analisar a determinação da somatização, frequente e até de certa forma normal, quais seriam os fatores associados à cronificação e a instalação de transtornos somatoformes, dissociativos ou de alguma das síndromes funcionais.

Dentro dessa visão destacamos, os seguintes fatores como desempenhando papel fundamental nesse processo:

FATORES FAMILIARES E COLETIVOS

O papel da cultura

Um dos pontos controversos acerca do processo de somatização refere-se à possível determinação cultural sobre a forma de apresentação de transtornos mentais em unidades gerais de saúde. Em estudo sobre neurastenia Kleinman (1986) observou que na cultura chinesa pacientes com transtornos mentais apresentam queixas físicas em vez de psicológicas. Outros estudos monstram que, em culturas onde representações e modelos de compreensão do processo de adoecer fogem ao cartesiano, com marcante divisão entre mente e corpo, a presença de queixas somáticas sem justificativa médica é bastante alta.

Estudo realizado nos Estados Unidos na década de 1980, sobre prevalência e incidência de transtornos mentais, é exemplo das variações culturais em um mesmo ambiente. Nas populações estudadas prevaleciam de transtornos de somatização e somatização abrangente em populações de origem hispânica (Escobar, 1978; Escobar et al.,1987). Um estudo multicêntrico sobre problemas psicológicos em unidades gerais de saúde, realizado pela OMS em 15 centros, em diversas partes do mundo (Üstun e Sartorius, 1995) revelou maiores índices de Transtornos de Somatização em populações latino americanas.

Kleinman (1981) cita um estudo feito em Hong Kong onde os autores afirmam que *"para a maioria da classe trabalhadora chinesa, que usa formas mais concretas de expressão, a conceptualização a nível psíquico parece ser por demais abstrata"* (p.53). A somatização, enquanto escolha de queixas físicas como forma de manifestar sofrimento, é a expressão predominante em sociedades não ocidentais (Kleinman, 1981). Em estudo anterior, assinala que na cultura chinesa a harmonia das relações sociais e a manifestação de sentimentos individuais e autocêntricos são desestimulados.

Em relação aos padrões de linguagem e suas expressões disponíveis para transmissão das emoções, verificou-se a existência de termos linguísticos que fazem uma ponte entre o somático e o psíquico, referindo-se às emoções por meio de seus componentes físicos ("treme de medo", "meu coração não aguenta tanta emoção" etc.). Algumas línguas são altamente eficazes na transmissão de sofrimento e ultrapassam a visão cartesiana da sociedade ocidental que separa mente e corpo. A transmissão da subjetividade associa-se a aspectos religiosos, num discurso distante da perspectiva ocidental, atéia, psicológica, médica e moderna. Duarte (1986) estudou essa questão em seu livro sobre o *"nervoso"*, demonstrando que o sofrimento psíquico é incorporado por categorias não psicológicas, que constituem a dimensão físico-moral. Estamos diante de formas distintas de comunicação oriundas da supremacia do individual, presente no discurso subjetivo, psicológico, em detrimento do coletivo, cuja valorização é mais evidente entre as classes populares. Nesses grupos o discurso é centrado no concreto e no corporal, no externo e no detalhe. Esta diferença foi verificada em pesquisas realizadas no Brasil, baseadas nos estudos de Dumont (1985) que revelaram a presença de diferentes conceitos de indivíduo entre as distintas classes sociais. Em estudo comparativo entre a sociedade indiana e a sociedade moderna ocidental, Dumont (1985) demonstrou a existência de uma estrutura dita *holista*, em que impera uma ordem baseada na transcendência. Papéis sociais são fortemente estabelecidos, com vínculos hierárquicos, onde o "eu" não tem valor especial, mas é definido a partir de sua relação com o outro e referido a uma totalidade que dá sentido ao indivíduo e o define como *pessoa*. Nas sociedades modernas, individualistas, materialistas e psicológicas, o indivíduo é o centro do mundo. Da Mata (1978), infere que na sociedade brasileira coexistem duas concepções de indivíduo e as caracterizou como *pessoa* versus *indivíduo*.

Segundo Duarte (1985, p. 135) essa diferença apresenta-se no universo das classes trabalhadoras urbanas, cuja cultura é *"... fundamentalmente hierárquica e holística, em oposição e talvez, em boa parte, por oposição à ideologia individualista que axia a versão letrada e ideal da cultura moderna..."* (p.135).

INDIVÍDUO	PESSOA
– livre, com direito a um espaço próprio	– presa a totalidade social a qual se vincula de modo necessário
– igual a todos os outros	– complementar aos outros
– tem escolhas, que são vistas como seus direitos fundamentais	– não tem escolha
– tem emoções particulares	– a consciência é social (isto é, a totalidade tem precedência)
– a consciência é individual	– a amizade é residual e juridicamente definida
– a amizade é básica no relacionamento = escolhas	– recebe as regras do mundo onde vive
– faz as regras do mundo onde vive	

Na verdade, para essa população, o corpo faz parte de uma rede de representações que não é considerada de forma estanque, como ocorre em outras classes sociais, mais apegadas a concepções cartesianas. Se o que importa é o corpo (para viver e sobreviver), nele estará a expressão do sofrimento. São pessoas que possuem uma forma de comunicação e uma concepção do mundo e de pessoa que se distingue grandemente daquela do profissional de saúde (Duarte, 1986).

A família

As características e o funcionamento do sistema familiar de origem irão determinar a interpretação das experiências somáticas e o comportamento de busca de ajuda e utilização de serviços médicos. Pesquisas têm demonstrado que a tendência a somatizar desenvolve-se nos primeiros anos de vida, a partir de experiências no ambiente familiar (Schicchitano et al., 1996; Craig et al., 1993, 1999; Stuart e Noyes, 1999; Noyes e Stuart, 2002; Waldinger et al., 2006; Minuchin et al., 1978; Ciechanowski ei at., 2002). Lipowski (1998) já havia assinalado que os sintomas apresentados por crianças somatizadoras são semelhantes aos apresentados por um outro membro da família. Adultos somatizadores costumam preocupar-se com os mesmos sintomas físicos que seus pais durante a infância.

No campo da teoria sistêmica da família, observou-se que famílias em situação de grande estresse tendem a identificar um dos membros como fraco, reforçando seu comportamento de doente, o que desvia o foco de atenção, alivia a ansiedade, minimiza o conflito e permite encontrar algum equilíbrio (Servan-Schreiber et al., 2000). A instabilidade do sistema familiar, quer pela ausência de coesão, por disputas conjugais ou pela vulnerabilidade de suas fronteiras emocionais, impede a criança de desenvolver mecanismos saudáveis de adaptação. Adultos com alto índice de sintomas somáticos em geral cresceram em famílias disfuncionais que respondiam de forma estereotipada às necessidades de mudança e impediam a emergência de comportamentos alternativos mais adequados.

O comportamento somatizador crônico tem sido também associado a padrões familiares de negligência, indiferença e abuso. Em estudo longitudinal Craig e colaboradores (1993, 1999) relacionaram a somatização à *falta de cuidados parentais* e observaram que pacientes somatizadores apresentavam um histórico de doenças físicas na infância, além de doenças crônicas em seus pais. Os autores ressaltam que nenhum fator isoladamente pode explicar a presença da somatização, porém, a relação temporal entre esses fatores sugere que o adoecimento funciona para a criança como fonte de atenção e cuidados dos pais.. Efetua-se, assim, o aprendizado de um padrão de resposta somática, em vez de emocional, para atrair cuidados ou desarmar comportamentos hostis por parte dos membros da família. Os trabalhos de Craig e colaboradores (1993,1999) exploram a trajetória entre as experiências infantis e o comportamento somatizador adulto, lançando uma nova luz sobre a ainda obscura relação entre mente e corpo, vivência familiar e produção de sintomas.

Terre e Ghiselli (1997)examinaram fatores do funcionamento familiar inerentes ao ambiente de origem de crianças, adolescentes e jovens adultos somatizadores e observaram que vários deles aumentam a probabiliidade da apresentação de queixas somáticas como: ausência de uma estrutura adequada de apoio e falta de cuidados e de condutas previsíveis responderiam pelo aumento do risco de queixas somáticas entre jovens em distintas etapas do desenvolvimento, dificultando a adaptação psicológica, prejudicando a autoestima, a autorregulação e criando problemas de comportamento.

Vínculo e sua importância na construção da identidade de somatizador crônico

O comportamento somatizador na vida adulta resulta, portanto, da evolução de estratégias para lidar com as dificuldades da vida (Minuchin, 1978; Simon et al., 1999) que, embora inicialmente fossem adaptativas, se tornam inadequadas e problemáticas para o indivíduo adulto e suas interações no meio social. Do ponto de vista individual, o somatizador pode assumir o papel de doente para obter alívio de pressões e expectativas interpessoais e receber atenção. Barsky (apud Servan-Schreiber et al., 2000) afirma que *"não existe pílula que cure, nem cirurgia que extirpe, a necessidade de ser doente"*.

Stuart e Noyes (1999) sugerem a existência de dois principais modelos para explicar a etiologia da somatização. No primeiro, entende-se que a criança, exposta a modelos de comportamento de doente durante a infância assume mais tarde um comportamento similar diante de situações estressantes. O segundo modelo descreve o comportamento somatizador como uma distorção na manifestação de perturbação em resposta ao estresse ambiental. O comportamento de doente suscita uma resposta por cuidados por parte dos outros, desviando a atenção de outras áreas de conflito. Em ambos os casos, verificam-se uma mobilização familiar em torno daquele que se queixa, que obtêm assim atenção e cuidado, reforçando a identidade e o comportamento anormal de doente, associado a ganhos secundários e à manipulação do ambiente. O comportamento anormal de doente, como veremos a seguir (Villano, 1998; Gureje et al., 2004) é uma das características marcantes de somatizadores crônicos. São muitas vezes mais doentes até do que pacientes portadores de patologias mais graves.

A somatização insere-se num quadro conceitual que explora o impacto das experiências infantis de apego sobre o comportamento interpessoal e o desenvolvimento de um modo de perceber sintomas e comportar-se em relação à saúde. A teoria de Bowlby sobre apego e somatização, segundo Ciechanowski e colaboradores (2002) propõem a existência de um laço entre bebê e cuidador que garante a proteção e a sobrevivência da criança. Se a criança recebe respostas inconsistentes pode desenvolver estratégia adaptativa, amplificando a reação emocional. Esses padrões tornam-se modelos cognitivos ou "modelos de funcionamento interno" de resposta interpessoal, que persistem durante a vida.

Em 1991 Bartholomew e Horowitz (apud Waldinger et al., 2006)[60] publicaram um estudo com base no trabalho de Bowlby, apresentando um sistema de classificação que inclui quatro estilos de apego principais: um estilo *seguro* e três *estilos de apego inseguro* (desengajado, preocupado e temeroso). O apego seguro redundaria em independência e perspectiva positiva de si e dos outros. O *estilo de apego desprendido* (*dismissing*) tem como consequência adultos autossuficientes. Nos indivíduos com *estilo de apego preocupado,* que receberam cuidados inconsistentes, imagem negativa de si como pessoa, assim com tendência à dependência em relação aos outros. Em contraste, indivíduos com um *estilo de apego temeroso* recordam experiências de rejeição e consequente imagem negativa de si e dos outros, ânsia por contato e temor de rejeição.

Para Stuart e Noyes (1999, 2002) esquemas internalizados de apego são a ponte de ligação entre situações traumáticas da infância e o desenvolvimento de uma preocupação somática na vida adulta. Para os autores, experiências adversas de relacionamento na infância favorecem modelos de *apego inseguro,* gerando vulnerabilidade à somatização em adultos.

FORMAS DE INTERAÇÃO DISPONÍVEIS COM O SISTEMA DE SAÚDE

O sistema de saúde enquanto gerador de somatização

A organização dos sistemas de saúde influencia tanto o encontro clínico – modificando as formas através das quais a relação médico-paciente se dá – quanto à organização dos serviços de saúde. Como veremos, a maneira pela qual a interação entre médicos e pacientes se dá pode influenciar a geração de sintomas físicos inexplicáveis nos pacientes.

A evidência mais impactante de que a organização dos serviços de saúde é também uma variável nessa equação (que está representada em sua totalidade na Figura 45.2) provém de dados de um estudo multicêntrico internacional, realizado pela OMS com o objetivo principal de conhecer as estimativas de prevalência de transtornos mentais em unidades gerais de saúde na década de 1990, contando inclusive com um centro brasileiro, no Rio de Janeiro. Nele, as 17 unidades de saúde estudadas foram divididas em dois tipos, a depender de características de seu funcionamento. As unidades que tendiam a manter um médico pessoal para cada paciente, a ter um seguimento coordenado, a usar prontuários e a manter um sistema de agendamento foram classificadas como de tipo A. As que tendiam a não ter uma organização desse tipo (entre eles, a unidade brasileira) foram classificados como de tipo B. Os pacientes entrevistados nas clínicas de tipo B apresentavam uma chance significativamente mais alta de se queixarem de três ou mais sintomas físicos sem explicação médica, controlando para idade e sexo, além de também apresentarem um risco significativamente maior de apresentarem quadros somáticos de transtorno depressivo (Kirmayer, 1984a, b; Kirmayer e Looper, 2006; Gask e Usherwood, 2002).

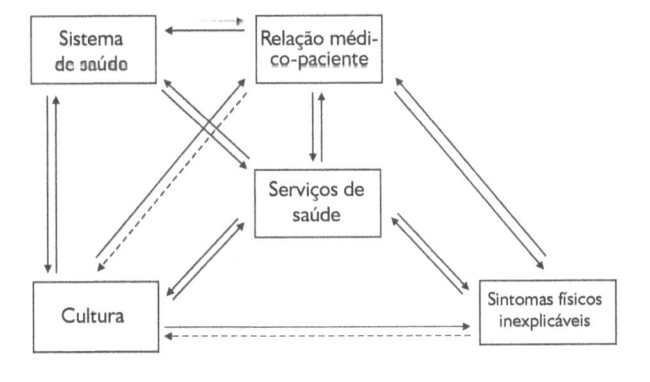

Isso nos faz levantar algumas questões. Sabemos, pelos livros-texto psiquiátricos, que os pacientes somatizadores têm a tendência a trocar de médico (*doctor-shopping*). Será possível, pelo menos na somatização leve, que aconteça justamente o inverso, ou seja, que a troca exagerada de médicos leve ao estabelecimento de sintomas inexplicáveis? Poderá ser que as diferenças encontradas nas taxas de somatização nas diferentes culturas sejam, ao menos, em parte, causadas por diferenças de funcionamento dos sistemas de saúde? Qual a influência dos sistemas de saúde e sua organização na geração dos rótulos divergentes através dos quais as diferentes especialidades médicas reconhecem pacientes com os mesmos sintomas inexplicáveis?

Tais questionamentos – ainda sem resposta – levam à necessidade do delineamento de uma agenda futura de investigação para o elucidamento desta questão. A nosso ver, num país como o Brasil, que dispõe de sistemas de atenção à saúde que diferem conforme o poder aquisitivo do seu usuário (SUS x seguro-saúde) tal tema se coloca – ao mesmo tempo – como uma demanda a ser esclarecida e um espaço fértil para pesquisas.

Para o momento, basta colocar a reflexão, destinada especialmente a gestores e gerentes dos serviços de saúde: como organizar o cuidado de forma a minimizar a morbidade por sintomas físicos inexplicáveis? Acreditamos que elas estejam no sentido da organização de um sistema de saúde pautado pela integralidade e humanização à saúde.

O poder somatizador da consulta médica

A relação médico-paciente desempenha importante papel na forma de como os pacientes apresentam seu sofrimento e sua relação com o surgimento das queixas somáticas inexplicáveis tem sido estudada por Kirmayer (1984a, b, 2006) e por autores ingleses, em especial Gask (2002), Dowrick (2005) e Salmon (2005) entre outros. Inúmeros trabalhos têm

FIGURA 45.2
Mapa conceitual sobre possíveis vias de influência da organização do sistema de saúde na gênese e/ou manutenção de sintomas físicos inexplicáveis, indicadas através das setas em destaque (mais espessas).

sido por eles publicados, e deles podemos destacar os seguintes aspectos.

- Ao contrario do que se considera empiricamente, os pacientes com queixas médicas inexplicáveis apresentavam durante a consulta, varias "pistas" de seu sofrimento psico-sociais, mas os médicos não as acolhiam e respondiam oferecendo intervenções médicas tradicionais (medicações, exames e encaminhamentos), que não tinham sido originalmente solicitadas pelos pacientes.
- Na realidade, pacientes com queixas somáticas inexplicáveis buscavam mais suporte emocional de seus médicos do que os outros pacientes, e os profissionais respondiam com intervenções somáticas.
- Ao estudarem as diferenças entre médicos que aceitavam ou não ser treinados para abordar pacientes com MUS, foi verificado que a falta de confiança em suas próprias habilidades em abordar psicologicamente seus pacientes era uma diferença fundamental entre os dois grupos.
- Para que modelos explicativos em comum entre médicos e pacientes sejam construídos é necessário que estes façam sentido para ambos os envolvidos, em especial quando envolve explicações normalizadoras de sintomas somáticos inespecíficos. Tranquilizações genéricas, exames complementares negativos e explicações físicas simplistas não se revelaram eficientes, mas sim explicações que envolvessem mecanismos que respondessem as preocupações dos pacientes, em geral ligando aspectos físicos e emocionais.
- Assim sendo, há fortes indicações que a somatização do sofrimento emocional é um fenômeno construído na relação médico-paciente, muito mais do que uma alteração básica presente no paciente, como tem sido considerado tradicionalmente até os dias de hoje.
- Na realidade brasileira também podemos destacar alguns aspectos da prática médica que contribuem para a gênese e manutenção das queixas somáticas inexplicáveis tais como os modelos diferentes de compreensão do processo de saúde e doença, como se entende o papel do médico na resolução dos problemas e sintomas trazidos pelos pacientes, incluindo a legitimação da identidade de doente desses pacientes, e o princípio da exclusão como base da formação médica na abordagem tradicional dos problemas psicossociais trazidos pelos pacientes.

Helman (2005) aponta que, para que uma boa relação médico-paciente seja estabelecida, é necessário que os dois participantes consigam construir um modelo explicativo comum do processo de doença que se esta abordando. Esse é o primeiro problema. Enquanto os médicos são formados dentro de uma perspectiva cartesiana estrita, onde só existe doença quando se verifica uma lesão anatomopatológica, os doentes são autoridades na percepção de suas alterações corporais e esperam dos profissionais que eles tenham compreensão e explicações para essas alterações que são as queixas somáticas inexplicáveis. Os médicos tendem a referir que não há nada, e reagir como se esses sintomas fossem invenções ou mentiras dos pacientes que, obviamente, se sentem desacreditados e até agredidos, ao perceberem esta avaliação. Instala-se aqui um conflito fundamental para compreensão da evolução desses sintomas. Sem conseguir que suas alterações corporais sejam devidamente explicadas, os pacientes reassumem sua peregrinação em busca de um médico que os entenda, reforçando o comportamento somatizador. Estabelece-se um cabo de guerra entre médicos e paciente que inviabiliza a aliança terapêutica: o médico dizendo que o paciente não tem nada, garantido em seu saber técnico e nos exames; o paciente com o conhecimento e o saber de seus sintomas e consciente de que algo está errado consigo mesmo, atesta a ineficiência do médico no processo de solucionar esse mal estar. Apenas existem perdedores nesse conflito (Ring et al., 2005; Helman, 2005).

Outro aspecto importante de problema é que os médicos acreditam que eles devem propor soluções para todos os problemas que seus pacientes trazem, e que os pacientes esperam isso deles. Assim, tendem a evitar abordar problemas psicossociais, pois não se sentem aptos a solucioná-los pelos seus pacientes. Na verdade, estudos (Ring et al., 2005; Helman, 2005) demonstram que, antes de tudo, os pacientes querem compreensão, apoio e atenção, especialmente quando conflitos emocionais estão presentes.

Essa diferença de visão se perpetua com o entendimento dos profissionais de que, para que um sintoma seja entendido como sendo uma somatização, toda e qualquer possível causa orgânica deve ser afastada antes. Isso reflete uma dificuldade do profissional de lidar diretamente com o sofrimento emocional e os transtornos mentais presentes nestes pacientes, que ficam relevados a um segundo plano. Tendem a não querer entender que a problemática psicosocial dos seus pacientes também é objeto de seu cuidado, o que reforça que as queixas emocionais diretas não sejam adequadamente escutadas e tratadas. E aumenta a solicitação de exames e pareceres, reforçando o padrão somatizador de entendimento dos sintomas.

Para completar, o médico é fundamental para que estes pacientes se sintam autorizados como legitimamente doentes. Essa legitimação, e toda a plêiade de ganhos associados, familiares, socioculturais e até financeiros, dependem de que esse profissional endosse essa identificação, fato que geralmente estabelece conflitos importantes na relação médico-paciente. No caso das síndromes funcionais, esse aspecto é particularmente importante. A presença de um rótulo, um diagnóstico, e fundamental, pois justifica uma série de mudanças de posicionamento social e familiar que acompanham o papel de doente (Cho et al., 2008). Podemos citar uma síndrome funcional muito em discussão atualmente que é a síndrome do Golfo, até hoje pouco esclarecida em sua definição e caracterização, mas ponto de honra para dezenas de militares americanos que estiveram no campo de batalha da primeira guerra do Iraque. Também a síndrome da fadiga crônica tem sido objeto de batalhas entre pacientes, profissionais, seguradoras e instituições médicas, na busca de definir a existência e o reconhecimento de uma doença, autorizando uma nova identidade para seus portadores(Pilowski, 1997).

FATORES INDIVIDUAIS

Do ponto de vista individual dois fatores tem se destacado pela sua associação com a cronificação dos quadros de somatização

Comportamento anormal de doente

Um importante aspecto relacionado ao desenvolvimento de somatizações crônicas é a presença de comportamento anormal de doença, conforme formulado por Pilowsky (1997).

Esse autor se baseia na definição de Parson (apud Pilowsky, 1977) de um "papel de doente", referindo-se as formas (consideradas normais) como os pacientes lidam com suas doenças seguindo determinados padrões culturais. A sociedade ocidental, através da cultura e da família (e até mesmo da legislação) também constrói esse padrão socialmente aceito, visando o fortalecimento do paciente, para sua melhor recuperação, e que tem as seguintes características:

– Aceitar a posição de doente como indesejável
– Reconhecer seu compromisso com a melhora
– Procurar apoio técnico (serviços de saúde) adequado para sua melhora
– Ser considerado como isento de responsabilidade pelo mal que o está acometendo
– Ser considerado merecedor de ser cuidado
– Ser liberado das obrigações sociais normais.

Mas esse comportamento pode também adquirir feições patológicas, com uma adesão a excessiva a esse papel de doente, com ganhos secundários. Nesse caso observa-se o que é chamado de comportamento anormal de doente, caracterizado por uma regressão excessiva, com vivências de incapacidade, solicitações de ser isento de responsabilidades e por uma adesão as queixas físicas, que seriam as justificativas para o comportamento de doente apresentado. Esse ganho secundário pode estar associado com a resolução de problemas familiares ou profissionais através do fato de se estar doente. Pode buscar inclusive compensações financeiras diretas sob a forma de benefícios previdenciários ou litígios trabalhistas. Em geral é um fator grave de cronificação e baixa resposta ao tratamento. Um exemplo interessante nesse sentido é o da síndrome da fadiga crônica onde estudos demonstraram que entre diferenças entre as pacientes com esses sintomas no Brasil e no Reino Unido, destacando-se o grau de comprometimento funcional e a presença de benefício previdenciário (Pilowski, 1997). Por outro lado, há que se lembrar que a classificação deste comportamento como "anormal" é feito por teóricos que são profissionais de saúde. É importante recordar que o paciente segue padrões determinados social e individualmente, e que eles não têm consciência de que, do ponto de vista etnocêntrico do sistema de saúde, esteja agindo de forma "errada".

VIVÊNCIAS TRAUMÁTICAS E VERBALIZAÇÃO DO SOFRIMENTO EMOCIONAL

Varias pesquisas demonstram a associação da presença de queixas SEM com historias de vitimização por violência física severa ou abuso sexual, em especial se a violência se acompanha de uma ausência de reconhecimento de denuncias acerca dessa violência (por exemplo em crianças vitimas de violência). Fatores como maus tratos, falta de cuidados ou negligência são considerados precursores importantes de uma ampla variedade de sintomas para os quais não existem explicações médicas. De acordo com Waldinger e colaboradores (2006), apesar de grande número de pesquisas terem examinado especialmente casos de abuso físico e sexual, recentemente observou-se que situações de abuso emocional e negligência estão também associadas à somatização. Muitos somatizadores cresceram em ambientes familiares frios, distantes, sem apoio, e caracterizados por abuso emocional crônico e maus tratos físicos, não sendo necessariamente o abuso sexual um pré-requisito para o surgimento da somatização (Brown, Scrag, Trimble, 2005) Essa associação de vivencias de desempoderamento com processos crônicos de somatização é particularmente frequente e norteia alguns aspectos das intervenções terapêuticas.

Ela pode fazer uma ponte entre as explicações psicanalíticas tradicionalmente relacionadas para as somatizações crônicas, a partir do conceito de alexitimia ("sem palavras para as emoções") onde esta seria provocada por uma incapacidade de verbalização do sofrimento emocional (Mcdougall, 1983; Marty e De Múzan, 1994; Tófoli et al., 2007). De fato, a impossibilidade de verbalizar insatisfação e outros sentimentos negativos se associa a presença de queixas somáticas inexplicáveis, embora se relacione muito mais intensamente com questões sociais (pacientes vitimas de perseguição política ou crianças abusadas sexualmente) de reconhecimento e legitimação dessa insatisfação do que de uma incapacidade individual, tal como o déficit simbólico proposto no conceito de alexitimia, do paciente.

SOMATIZAÇÃO: *ILLNESS*, mas também *DISEASE*? A questão das alterações funcionais cerebrais nas somatizações crônicas.

Recapitulando: consideramos que as queixas somáticas inexplicáveis são uma forma de apresentação de sofrimento emocional (incluindo transtornos mentais), ou seja, uma forma de manifestação de um processo de adoecimento, uma forma de *illness*. Essa "enfermidade" ou adoecimento pode ser reforçado pelo sistema de saúde e seus profissionais e, em alguns casos, pode evoluir de forma crônica. Nesses casos costumam estar associadas a um comportamento anormal de doente e a grave comprometimento funcional, com alto grau de incapacidade pessoal, familiar e social. São pacientes graves e de difícil tratamento.

Nesses casos crônicos tem sido pesquisada a possível existência de mecanismos fisiopatológicos funcionais específicos, sem alterações anatomoclínicas, pelos quais essas somatizações crônicas se perpetuam e que podem representar um processo especifico de doença, ou seja, uma forma de disease.

Essa é hoje uma das grandes perguntas para aqueles que pesquisam somatização. E a resposta ainda esta longe de ser alcançada. No processo de ampliação do conhecimento sobre as síndromes funcionais, em separado ou dentro da perspectiva de uma entidade patológica única, alguns avanços no conhecimento desses pacientes foram obtidos e algumas novas evidências têm sido verificadas, principalmente em termos de estudos de neuroimagem. Gostaríamos de fechar o capitulo apresentando a discussão sobre os possíveis mecanismos envolvidos nos casos de somatização crônica. Não existe um consenso no meio cientifico sobre esses processos e nem mesmo se serão os mesmos para todas as síndromes funcionais ou para os transtornos somatoformes de dor ou para os quadros envolvendo sintomas conversivos e dissociações histéricas. Mas representam o que hoje se pesquisa em termos de pacientes somatizadores crônicos. Não podem, no entanto, serem ainda definidos como marcadores biológicos devido à sua baixa confiabilidade.

Iremos nos deter em estudar, como exemplo, as alterações encontradas em casos de fibromialgia enquanto exemplo de uma síndrome funcional, frequentemente associada a somatizações crônicas.

UM EXEMPLO: ESTUDANDO FIBROMIALGIA

Na fibromialgia, como na maioria das síndromes funcionais, não se detecta uma lesão específica. Mas já se conhecem alterações fisiopatológicas em funções e mecanismos neuroquímicos presentes nesses quadros – embora não necessariamente exclusivos dessa patologia – e que parecem envolver alterações neuroquímicas e processos de hipersensibilização neuronal.

Diversos autores têm apontado (Waitzkin et al., 1997; Roelefs, 2005; Claws, 2001; De Gucht e Maes, 2006; Gur et al., 2004; Brown, 2004) alguns aspectos relativos aos mecanismos fisiopatológicos presentes na fibromialgia

- Amplificação somática: O comportamento somatizador crônico no adulto está estreitamente vinculado aos processos de amplificação somática e catastrofização das sensações somáticas anormais que são frequentes em todas as pessoas. Apresentam uma preocupação em relação às funções do corpo e a sua integridade física como uma forma de elaboração das sensações somáticas, muitas vezes normais, que por acaso venham a apresentar. Como já vimos agressões físicas, o não atendimento de necessidades básicas ou negligência produzem indivíduos adultos apreensivos com seus próprios corpos e saúde, escrutinando-se incessantemente em busca de sintomas anormais que possam representar ameaça a sua integridade física e sobrevivência

- Hipersensibilização: Essa alteração de regiões do sistema nervosos acompanha-se de anormalidades no sistema aferente envolvido no processamento dos estímulos sensoriais envolvendo uma amplificação da percepção de estímulos patológicos. No caso da fibromialgia, parece haver uma diminuição na atividade descendente inibitória córtico-espinhal, uma maior concentração de substância P no líquor, alterações nos níveis de serotonina e noradrenalina e uma hipersensibilidade aos estímulos álgidos. Essa hipersensibilização, que pode ser a vários tipos de estímulos e diferente em cada uma das síndromes funcionais, até agora tem sido considerado o mecanismo patológicos central nessas doenças.
- Alteração da atividade do eixo hipotálamo-hipofisário: Os resultados de estudos sobre alterações no funcionamento do eixo hipotálamo – hipofisário em pacientes com fibromialgia têm sido contraditórios. Mas verificaram-se alterações nos níveis de cortisol em diversos estudo (Brown, 2004; Sharpe e Wessely, 2005), que se associam à presença de depressão, alterações do sono e fadiga nesses pacientes (Okifuji, 2003).
- Estresse crônico: A presença de estressores, que agem como desencadeantes, é fator importante no surgimento dos quadros de somatização. Esses estressores podem ser de vários tipos: físicos, imunológicos, emocionais ou químicos e envolvem o comprometimento da homeostase natural do organismo. Esses fatores estressores tem sido fonte de confusão, pois se verifica que esses pacientes tendem a valorizar estressores somáticos em detrimento a estressores de origem emocional, muitas vezes de muito maior intensidade. Esse processo, com a valorização do sofrimento orgânico, foi o ocorrido nos primórdios dos estudos sobre síndrome da fadiga crônica, em que infecções virais, muitas vezes nem confirmadas por exames posteriormente, eram valorizadas e associadas ao início dos sintomas.
- Autoimagem de pessoa fraca e incapaz: Vários autores têm apontado a importância da forma como os pacientes lidam com fatores estressantes, principalmente crônicos, na etiologia das síndromes funcionais. Apresentando sintomas que são muito frequentes na população geral, esses pacientes parecem se distinguirem exatamente pela forma como lidam com problemas e dificuldades da vida: sentindo-se incapazes de lutar e superar as dificuldades muitas vezes mais corriqueiras da vida. Aqueles que apresentam mecanismos de enfrentamento passivos ou evitativos tendem a apresentar piores evoluções e prognósticos mais reservados. Maior confiança em si e posturas mais proativas estão associadas a melhor resposta a tratamento e menor comprometimento da funcionalidade e e qualidade de vida (Brown, 2004; Sharpe e Wessely, 2005; Merskey e Mai, 2005).
- Exposição anterior a estressores[79-85], tornando esses indivíduos mais suscetíveis de desenvolvimento da doença. As alterações envolvidas nesse processo estão associadas à resposta do organismo a estresses crônicos, porém algumas das características desse processo devem ser bem compreendidas para que possamos entender os mecanismos deste processo.
  a) O estresse crônico representa uma agressão para a qual estamos menos bem preparados: ao que parece, somos mais aptos a enfrentar feras do que engarrafamentos.
  b) O estressor terá tanto maior impacto negativo quanto mais forte for sua associação com uma sensação impossibilidade de superação, não havendo escapatória, nem fonte de suporte para enfrentá-lo.
  c) Estressores precoces na vida têm um impacto permanente e profundo na resposta biológica ao estresse que será instalada ao longo da vida. Esse mecanismo pode explicar a associação existente entre transtornos somatoformes e síndromes funcionais e relatos de abuso físicos e sexuais na infância (Clauws, 2001; De Gucht e Maes, 2006; Gur et al., 2004; Brown, 2004; Sharpe e Wessely, 2005; Merskey e Mai, 2005).

Esses são alguns dos processos que se sabe hoje estarem envolvidos nas somatizações crônicas. Pouco ainda se conhece de seu desenvolvimento. E não muito mais sobre como tratar e transformar essa realidade.

CONSIDERAÇÕES FINAIS

Ao longo da última década, apoiado no desenvolvimento de exames complementares de sofisticada tecnologia, o conhecimento sobre o funcionamento cerebral avançou muito, permitindo entender e aliviar o sofrimento mental de muitos pacientes. O modelo biomédico, base tradicional da Medicina ate o século XX, em muito contribuiu para esses avanços.

Por outro lado, o impacto das doenças crônicas na saúde nesse terceiro milênio despertou a percepção para a importância dos aspectos psicossociais no processo de adoecimento, ampliando a prática clínica, que hoje considera os hábitos, as relações e os eventos de vida de seus pacientes, como parte integrante de sua ação terapêutica.

Nesse encontro ressurge a questão da somatização. E se coloca a grande pergunta atual nesse campo: o que representam as queixas somáticas sem explicação médica? E como podemos ajudar esses pacientes?

Se puderem ser superadas as dualidades mente-corpo, se o espaço clínico terapêutico puder incluir o Cuidar do sofrimento psíquico, se o apoio e o empoderamento de nossos pacientes que mais se consideram incapazes, doentes e abandonados forem parte habitual do Cuidado, se os problemas familiares e sociais de nossos pacientes, incluindo o abuso, a violência e a miséria, forem considerados objetivos das intervenções das equipes de saúde, talvez os pacientes poliqueixosos também se transformem. Deixarão, com certeza, de serem enquadrados como os pacientes mais rejeitados pelos médicos. Superadas as divisões, sendo cuidados, superarão suas dores e retomarão uma vida produtiva. E muito nos terão ensinado sobre como o sofrimento da mente marca o corpo.

REFERÊNCIAS

Alexander, F. Psychosomatic Medicine. New York, Norton, 1950.

AMERICAN PSYCHIATRIC ASSOCIATION. DSM-IV-TR: Manual Estatístico de Diagnóstico de Transtornos Mentais. 4a Ed. Rev. Porto Alegre: Artes Médicas, 2002.

Barsky, A. J.; Borus, J. F. Functional Somatic Syndromes. Ann. Intern. Med., V.130, N.11, Jun. 1, P. 910-21, 1999.

Brasil, M. A.; Furlanetto, L.M. "A Atual Nosologia Psiquiátrica e a sua Adequação ao Hospital Geral". Cadernos do Ipub, nº 6, 1997. Rio de Janeiro, Instituto de Psiquiatria da UFRJ.

Brasil, MA.; Appolinario, J; Fortes, S. Functional somatic Syndroems: many Names for the same thing? In: Maj, M.; Akiskal, H.; Mezzich, J.; Okasha, A. "Somatoform Disorders". John Wiley and Sons, West Sussex, England 2005

Brown, R. J. Psychological Mechanisms Of Medically Unexplained Symptoms: An Integrative Conceptual Model. Psychol. Bull., V.130, N.5, Sep, P. 793-812, 2004.

Brown, RJ.; Schrag, A.; Trimble, MR. "Dissociation, Childhood Interpersonal Trauma, And Family Functioning" In: Am. J. Psychiatry, 2005 May;162(5):899-905.

Cho, HJ.; Brugha, D.; Wessely, S. "Physical or Psychological" – a comparative study of causal attribution for chronic fatigue in Brazilian and British Primary Care Patients. Acta Psych. Scand. 2008: 118:34-41.

CID 10. Organização Mundial de Saúde. Classificação de Transtornos Mentais e do Comportamento da CID-10. Descrições Clínicas e Diagnósticas. Porto Alegre, Artes Médicas, 1993.

Ciechanowski, P.S.; Katon, W.J.; Russo, J.E.; Dwight-Johnson, M.M. "Association Of Attachment Style To Lifetime Medically Unexplained Symptoms In Patients With Hepatitis C". In: Psychosomatics 2002; 43:206–212.

Clauws, DJ. Potentials mechanisms in Chemical Intolerance and Related Concitions. Ann. NY Acad. Sci. 2001933; pag.235-53

Craig, T.; Boardman, A; Mills, K; Daly-Jones, O; Drake, H. The South London Somatisation Study: I – Longitudinal Course And The Influence Of Early Life Experience. British Journal of Psychiatry (1993), 163, Pp579-588 (C)

Craig, T.; Boardman, A; Mills, K; Daly-Jones, O; Drake, H. The South London Somatisation Study: I – Influence Of Stressful Life Events And Secondary Gain. British Journal Of Psychiatry (1994), 164, Pp248-258 (C)Pp34-43, January-February 1999

Da Matta, R. Você sabe com quem está falando? Um ensaio sobre a distinção entre indivíduo e pessoa. In: Carnavais, malandros e heróis. Rio de Janeiro, Zahar, 1978.

De Gucht, V.C; Maes, S. Explaining Medically Unexplained Symptoms: Towards A Multidimensional Theory-Based Approach To Somatization J Psychosom, Research 2006 60: 349-352

Dowrick, Cf.; Ring A.; Humphris. GM.; Salmon, P. Normalisation of Unexplained Symptoms by General Practitioners: A Functional Typology. Br. J. Gen. Pract. 2004 March; 54(500): 165–170.

DSM III. American Psychiatric Association: Diagnostic and Statistical Manual of Mental Disorders, 3rd Edition. Washington, DC, American Psychiatric Association, 1980.

DSM. American Psychiatric Association. Diagnostic and Statistical Manual of Mental Disorders. Fourth Edition. Washington DC, A. P. A., 1994

DSM-IIIR American Psychiatric Association: Diagnostic and Statistical Manual of Mental Disorders, 3rd Edition. Washington, DC, American Psychiatric Association, 1987

Duarte, Lf. Da Vida Nervosa Nas Classes Trabalhadoras Urbanas. Zahar; Rio De Janeiro, 1986.

Dumont, L. O individualismo, uma perspectiva antropológica da ideologia moderna. Rocco, RJ, 1985

Engel, G. The Clinical Application of the Biopsychosocial Model. Am. J. Psychiatry, 1980;137:(5):535-544.

Escobar, J. I. Cross-Cultural Aspects Of The Somatization Trait. Hosp. Community Psychiatry (1987), 38: 174-80.

Escobar, J.; Burnam, M.; Karno, M.; Forsythe, A.; Golding, J. Somatization in the community. Arch. Gen. Psychiatry 1987;44:713-719

Florenzano, AP. A Dor como Pedido de Socorro: Investigação de História de Violência com Mulheres com Dor Crônica. Dissertação de Mestrado no Programa de Pós-Graduação em Saúde da Mulher. Instituto Fernandes Figueira, Fiocruz, 1998, Rio de Janeiro.

Fortes, S. Transtornos Mentais na Atenção Primária: Suas Formas de Apresentação, Perfil Nosológico e Fatores Associados em Unidades do Programa de Saúde da Família do Município de Petrópolis/Rio de Janeiro, Brasil 2004. 154 P. Tese (Doutorado). Instituto de Medicina Social, UERJ, Rio de Janeiro.

Fortes, S; Brasil, MAA; Garcia-Campayo, J; Botega, NJ. Somatização. In Neury José Botega (Org). Prática Psiquiátrica No Hospital Geral: Interconsulta e Emergência. 2ª.Ed. Porto Alegre: Artmed Editora; 2005.

Garcia – Campayo, J.; Campos, R.; Perez-Echeverria, MJ.; Lobo, A. Somatization in Primary Care in Spain II: Differences Between Somatizers and Psychologisers in Primary Care. British Journal Of Psychiatry 1996;168:348-353.

Garcia- Campayo, J.; Lobo, A.; Perez-Echeverria, Mj.; Campos R. Three Forms Of Somatisation Presenting In Primary Care Settings In Spain. Journal Of Nervous And Mental Disorders; 186:554-560,1998.

Gask, L.; Usherwood, T. Abc Of Psychological Medicine. The Consultation. Bmj, V.324, N.7353, Jun 29, P. 1567-9, 2002.

Goldberg, D. The Management Of Medical Out-Patients With Non Organic Disorders: The Atribuition Model. In: Creed, F.; Mayon, R.; Hopkins, A (Ed). Medical Symptons Not Explained By Organic Disease Royal College Of Psychiatris, London, 1992

Gur, A.; Cevik, R.; Sarac, AJ.; Colpan, L. Em S. Hypothalamic-Pituitary-Gonadal Axis Cortisol In Young Women With Primary Fibromyalgia: The Potencial Roles Of Depression, Fatigue And Sleep Disturbances In The Occurrence Of Hypocortisolim. Ann. Rheum. Dis. 2004,63:1504-1506

Gureje, O. What Can We Learn From A Cross-National Study Of Somatic Distress? J. Psychosom. Res. 2004 Apr; 56(4):409-12.

Gureje, O; Simon, GE; Ustun, TB; Goldberg, DP. Somatization In Cross-Cultural Perspective: A World Health Organization Study In Primary Care. Am. J. Psychiatry. 1997 Jul;154(7):989-95.

Helman, C. Cultura, Saúde e Doença (2ª.Ed). Porto Alegre: Artmed, 2005.

Henningsen, P.; Jakobsen, T.; Schiltenwolf, M.; Weiss, M. Somatization Revisited: Diagnosis And Perceived Causes Of Common Mental Disorders Journal Nervous Mental Disease 2005, 193(2):85-93

Isaac, M.; Janca, A.; Burke, Kc.: Costa e Silva, J.; Acuda, Sw.; Altamura, Ac.; Burke, Jd.; Chandrashekar, Cr.; Miranda, Ct.; Tacchini, G. Medically Unexplained Somatic Symptoms In Different Cultures. Psychother Psychosom; 64:88-93,1995

Kellner, R.; Sheffield, B. F. The One-Week Prevalence of Symptoms in Neurotic Patients and Normal. Am. J. Psychiatry (1973), 130: 102-5.

Kirmayer, L. J. Culture, Affect, And Somatization. Part I. Transcultural Psychiatry Research Review. (1984a), 21: 159-88.

_____. Culture, Affect, And Somatization. Part II. Transcultural Psychiatry Research Review (1984b) 21:237-262.

Kirmayer, L. J.; Looper, K. J. Abnormal illness behaviour: physiological, psychological and social dimensions of coping with distress. Curr Opin Psychiatry, v.19, n.1, Jan, p. 54-60, 2006.

Kirmayer, L.J.; Young, A.; Robbins, J.M. Symptom Attribution in Cultural Perspective. Can.J.Psych. (1994), 39(10): 584-595

Kirmayer, Lj; Robbins, Jm; Editors. Currents Concepts of Somatization: Research And Clinical Perspective. Washington, DC: American Psichiatric Press; 1991.

Kirmayer, Lk.; Groleau, D.; Looper, Kl.; Dao, Md. Explaining Medically Unexplained Symptoms. Can. J. Psychiatry; 49:663-672, 2004.

Kleinman, A. Patients and Healers in the Context of Culture. Berkeley, UC Press, 1981.

Kleinmann, A. Social Origins Of Distress And Disease Depression, Neurasthenia And Pain In Modern China. Yale University Press 1986; New Heaven, Conn.

Lipowski, Z. Somatization: The Concept And Its Clinical Application. American Journal Of Psychiatry 1998; 145(11):1358-1368.

Marty, P; De Múzan, M. O Pensamento Operatório. Revista Brasileira De Psicanálise 1994;28(1):165-176.Sifneos, P.E. The Prevalence Of Alexithymic Characteristics In Psychosomatics Pacientes – Psychother Psychosom 22:255-262,1973

Mayou, R; Kirmayer, LJ; Simon, G; Kroenke, K; Sharpe, M. Somatoform Disorders: Time For A New Approach In DSM-V. Am. J. Psychiatry 2005; 162(5):847-55.

Mcdougall, J. Em Defesa de Uma Certa Anormalidade. Porto Alegre, Artes Médicas, 1983

Mello Filho, J.; et Cols. Concepção Psicossomática: Visão Atual. Ed.Tempo Brasileiro, 1994.

Mello Filho, J.; et Cols. Psicossomática Hoje. Ed. Artmed, Porto Alegre 1994.

Mello Filho, J.; Rocco, RP. O Processo de Somatização: Conceito Atual JBM Nov. 1979; 15-23.

Merskey, H.; Mai, F. "Somatization and Conversion Disorders: A Review"in "Somatoform Disorders". John Wiley and Sons, West Sussex, England 2005

Minuchin, S.; Rosman, B.L.; Baker, L. Psychosomatic Families: anorexia nervosa in context. Boston, Harvard University Press, 1978.

Noyes, R.; Stuart, S.; Langbehn, DR.; Ph.D., Happel, R. L.; Longley, S.L.; Yagla, S. J. Childhood antecedents of hypochondriasis. Psychosomatics, August 2002, 43:282-289.

Okifuji, A; Turk, D. Pain – Clinical updates – vol XI, nº 3, september 2003

Organização Mundial da Saúde. Classificação de Transtornos Mentais e de Comportamento da CID-10: Critérios Diagnósticos para Pesquisa. Porto Alegre: Artes Médicas; 1998. Qual deles é o da CID-10 AP?

Peter, Salmon. Patients who Present Physical Symptoms in the Absence of Physical Pathology: A Challenge to Existing Models of Doctor–Patient Interaction. Patient Education and Counseling 39 (2000) 105–113 (www.Elsevier.Com/ Locate /Pateducou).

Pilowski, I. Abnormal Illness Behaviour. John Willey & Sons, 1997; Chichesser.

Ring, A.; Dowrick, C.; Humphris, G.; Salmon P. Do Patients eith Unexplained Physical Symptoms Pressurise General Practitioners for Somatic Treatment? A Qualitative Study (BMJ). 2004 May 1;328(7447):1057. Epub, 2004 Mar 31

Ring, A.; Dowrick, CF.; Humphris, GM.; Davies, J.; Salmon, P. The Somatizing Effect of Clinical Consultation: What Patients And Doctors Say and do not Say when Patients Present Medically Unexplained Symptoms.Soc. Sci. Med. 2005, Oct;61(7):1505-

Roelefs, K. "A Cognitive Account on Conversion and Somatization Disorders" in "Somatoform Disorders". John Wiley and Sons, West Sussex, England 2005

Salmon, P. The Potentially Somatizing Effect of Clinical Consultation. CNS Spectr. 2006 Mar;11(3):190-200

Salmon, P. Voiced but Unheard Agendas: Qualitative Analysis of the Psychosocial Cues that Patients with Unexplained Symptoms Present to General Practitioners. Br J Gen Pract, 2004; 54(500):171-6

Salmon, P.; Humphris, GM.; Ring, A.; Davies, JC.; Dowrick, CF. Why do Primary Care Physicians Propose Medical Care to Patients with Medically Nunexplained Symptoms? A New Method of Sequence Analysis to Test Theories of Patients Pressure. Psychosom. Med., 2006 Jul- Aug:68(4):5

Salmon. R; Ring. A.; Dowrick, CF; Humphris, GM. What do Gc neral Practice Patients want when hey Present Medically Unex plained Symptoms, and why do Their Doctors Feel Pressurized? J Psychosom Res 20095 Oct; 59(4)255-60, Discussion 261-2

Schicchitano, J.; Lovell, P.; Pearce, R.; Marley, J.; Pilowsky, I. Illness Behaviour And Somatization. In: General Practice. Journal Of Psychosomatic Research 1996; 41(3): 247-254

Servan-Schreiber, D.; Randall Kolb, N.; Tabas, G. "Somatizing Patients: Part I. Practical Diagnosis". In: American Family Physician, 2000, Vol. 61/No. 4 (15 Fevereiro)

Sharpe, M.; Wessely, S. "Chronic Fatigue and Neurathenia: a Review" in Maj M., Akiskal H., Mezzich J., Okasha A. "Somatoform Disorders". John Wiley and Sons, West Sussex, England 2005

Sharpe, M; Carson, A. Unexplained Somatic Symptoms, Functional Syndromes And Somatization: Do We Need A Paradigm Shift? Annals Internal Medicine 2001; 134(9):926-930.

Simon, GE; Vonkorff, M; Piccinelli, M; Fullerton, C; Ormel, J. An International Study Of The Relation Between Somatic Symptoms And Depression. N. Engl. J. Med. 1999 Oct 28;341(18):1329-35.

Smith, Gr. Monson, Ra; Ray, Dc. Psychiatric Consultation In Somatization Disorder: A Randomized Controlled Study. New-England-Journal-Of-Medicine 1986; 314(22):1407-13.

Smith, Gr; Rost, K; Kashner, Tm. A Trial of the Effect of a Standardized Psychiatric Consultation on Health Outcomes and Costs in Somatizing Patients. Archives of General Psychiatry, 1995; 52(3):238-43.

Stuart, S.; Noyes, R. Attachment and Interpersonal Communication in Somatization. In: Psychosomatics, Feb., 1999, 40:34-43.

Taylor, P.E. The Boring Patient. Can J Psychiatry 29;217-222,1984

Terre, L.; Ghiselli, W. A Developmental Perspective On Family Risk Factors In Somatization. Journal Of Psychosomatic Research Vol. 42, No.2,Pp197 –208, 1997(C)

Tófoli, L. F. Investigação Categorial e Dimensional sobre Sintomas Físicos e Síndromes Somatoformes na População Geral. 2004. 201 P. Tese (Doutorado). Faculdade de Medicina, Universidade de São Paulo, São Paulo.

Tófoli, LF. Somatização. In: Benseñor, IM; Tibério, IC; Bernik, M; Marcuz F; Dórea, EL; Lotufo, PA. (Orgs.). Medicina em Ambulatório. 1ª Ed. São Paulo: Sarvier; 2006, P. 888-897.

Tófoli, LF. Transtornos Somatoformes, Síndromes Funcionais e Sintomas Físicos sem Explicação Médica. In: Lopes, AC; Amato Neto, Vicente. (Org.). Tratado de Clínica Médica. 1ª Ed. São Paulo: Roca; 2006, V. 2, P. 2504-2512.

Tófoli, LF; Fortes, S; Gonçalves, D; Chazan, LF; Ballester, D. Somatização e sintomas físicos inexplicáveis para o médico de família e comunidade. In Eno Dias de Castro Filho; Maria Inez Padula Anderson (Org.). Programa de Atualização em Medicina de Família e Comunidade. 1 ed. Porto Alegre: Artmed, 2007, v. 2, p.9-56.

Üstun, T.B.; Sartorius, N. Mental Illness in General Health Care: an International Study. John Wiley & Sons 1995; Chichesser, England.

Villano, La. Problemas Psicológicos E Morbidade Psiquiátrica Em Serviços De Saúde Não-Psiquiátricos: O Ambulatório De Clínica Geral. [Tese De Doutorado]. São Paulo – Unifesp; 1998.

Waitzkin, H.; Mangaña, H. "The Black Box In Somatization: Unexplained Physical Symptoms, Culture And Narratives Of Trauma"; Soc. Sci. Med. Vol.45,No.6,Pp811-825,1997

Waldinger, R J.; Schulz, M.S.; Barsky, A.J.; Ahern, D. K. "Mapping The Road From Childhood Trauma To Adult Somatization: The Role Of Attachment". In: Psychosomatic Medicine, 2006, 68:129-135.

INFÂNCIA E PSICOSSOMÁTICA: INTERSUBJETIVIDADE E APORTES CONTEMPORÂNEOS

Sérgio A. Belmont

> "No orfanato, as crianças ficam tristes, e muitas morrem de tristeza."
> **(Diário de um bispo espanhol, datado de 1760)**

Como podemos observar na epígrafe, o reconhecimento de que problemas afetivos interferem no desenvolvimento das crianças e são responsáveis por diversas patologias e mesmo por suas mortes, é antigo e consolidado.

A pergunta que se impõe é: esta situação foi acompanhada por medidas preventivas e de modificação das ações do meio ambiente que responde por cuidar dos bebês?

Mais de 240 anos depois do texto da epígrafe, uma autora como Estela V. Welldon (2006) pergunta: "Por que se deseja ter um filho?" Escreve em seu artigo que "a maternidade pode, muitas vezes, ser usada inconscientemente como veículo para motivações perversas. A mulher 'sabe' inconscientemente que, ao se tornar mãe, terá total e completo controle do novo ser que estará à sua mercê." (p. 100)

Diante desse cenário, ainda vigente na contemporaneidade, cremos que um século das contribuições pioneiras de Freud, acrescidas ao longo do tempo com as de seus seguidores, nos forneceram um vasto estoque de conhecimentos dos processos afetivos, fisiológicos e, hoje, também, neurofisiológicos que ocorrem durante o desenvolvimento desde os seus primórdios. Por isso, acreditamos que muito ainda há a ser feito em benefício de um desenvolvimento psicossomático integrado desde a infância.

Os pediatras, especialmente aqueles que se dedicam ao trabalho em salas de parto, são os primeiros profissionais a terem a oportunidade de cuidar do ser humano frágil e desamparado ao nascer.

Em sua contribuição inicial à psicossomática com o texto *A mente e sua relação com o psique-soma* (1949, 2000), Winnicott define alguns pontos importantes. O psique-soma, ou psicossoma, como foi recentemente traduzido, seria o mais perto, desde o início da existência, do ser humano *original*. É um conceito complexo e desafiador, pois concebe um indivíduo total e tira a importância de uma hierarquia ou precedência ou antagonismo entre físico e mental. Winnicott diz: "Eis aqui um corpo, sendo que a psique e o soma não devem ser distinguidos um do outro, a não ser quanto à direção a partir da qual estivermos olhando. É possível olhar para o desenvolvimento do corpo ou da mente." (p. 333)

Podemos ver em seu texto a importância que concede ao meio-ambiente *perfeito* para que haja um desenvolvimento saudável do psicossoma, até que a mente possa acontecer como resposta do bebê às falhas gradativas da mãe.

Winnicott entende o ambiente do útero como *bom* e o nascimento como *"uma perturbação excessiva à continuidade"* (idem, p. 337), provavelmente referindo-se à quebra da homeostasia da existência fetal. Os momentos iniciais do psicossoma são afetados duradouramente nos casos em que ocorra quebra excessiva, levando a uma situação que ele chamou de *catalogação*. Esta foi entendida como uma lembrança inconsciente de reação a um trauma (o nascimento), e Winnicott postula que o ser humano é capaz de recordar tudo o que lhe acontece, tanto em nível físico quanto emocional. Analisando estes conceitos, Abram (2000) diz que "se a experiência do nascimento for súbita, será traumática... será armazenada..., porém não poderá ser *processada*. A memória está localizada em alguma parte do corpo, mas não é integrada como experiência." (p. 191-192)

Nos anos de 1960 e 1970, o obstetra francês Frédérick Leboyer trouxe importantes contribuições referentes à importância da realização de um tipo de nascimento que minimizasse as descontinuidades. Preconizava o corte tardio do cordão umbilical e sugeria que deixasse o bebê se *reencontrar* com sua mãe depois de nascer. Estas singelas e profundas sugestões permitiriam, na prática, que se evitasse as citadas descontinuidades bruscas e a fundação de uma das angústias fundamentais do ser humano, ligada à obrigação de respirar para receber oxigênio e sobreviver. No parto com corte tardio (alguns minutos), o bebê poderia ter mantida a homeostasia anterior, continuando a receber oxigênio e nutrientes pelo cordão e ingressando no mundo de diferenças e descontinuidades de modo suave. Além disso, trouxe outros importantes conhecimentos trazidos de suas observações realizadas na Índia. Entre elas, a importância do *shantala*, que, ao enfatizar a integração propiciada pelo manuseio amoroso do corpo do bebê, pode ser equacionado à importância que Winnicott atribuiu ao *holding e handling*. Os cuidados pós-natais serão essenciais na integração psicossomática e nas fundações de espaço e tempo. Leboyer (1998, p. 17) dizia poeticamente a esse respeito:

"Fora, dentro...
Eis o mundo dividido em dois.
Dentro, a fome.
Fora, o leite.
Nasceu
O espaço."

Infelizmente, com muitas outras excelentes ideias, seus conceitos não puderam ser mantidos e integrados à evolução científica e às necessidades contemporâneas de adaptação ao ritmo frenético da vida. Atualmente, quase não encontramos suas ideias nas práticas e técnicas ligadas ao nascimento e cuidados pós-natais. É útil lembrar o quanto o trabalho dos neonatologistas e obstetras informados a respeito dessas noções pode ter papel fundamental no encontro do bebê com os primeiros cuidadores.

Começamos nosso texto com conceitos de Winnicott – pediatra e teórico das relações objetais –, entre outras razões porque muitas de suas formulações teóricas trazem a marca multifacetada, paradoxal e não reducionista que define o campo epistemológico das ciências na pós-modernidade. Outras seriam suas contribuições a respeito das questões psicossomáticas, *onde se destaca a interação entre os aspectos constitucionais individuais e a definitiva importância da influência das ações e omissões do meio-ambiente sobre o sujeito nascente, que alcançam a contemporaneidade*.

A título de uma importante comparação e extensão, discutiremos também algumas ideias da Escola Francesa de Psicossomática, muito ligada em seu início a Pierre Marty e coincide operacionalmente com a fundação do Hospital 'de la Poterne-des-Peupliers', em 1978, onde funciona o I.P.S.O. Sua presença é devida, entre outros fatores, como a enorme e justificada influência que adquiriu na esfera da cena psicossomática mundial, pela extensão e profundidade de discussão de seu material clínico.

Os aportes contemporâneos propostos no título terão a ver, neste texto, com as contribuições atuais trazidas pelas neurociências, permitindo, no entendimento deste autor, a possibilidade de comprovação empírica e integração conceitual de várias teorias psicodinâmicas ligadas aos fenômenos psicossomáticos e sua compreensão.

A infância será entendida, aqui, não como "(*lat: infantia*) período da vida, no ser humano, que vai desde o nascimento até a adolescência, meninice" (Dic. Michaelis, 1998), e sim como a etapa do desenvolvimento primitivo compreendido entre o nascimento e o início da capacidade para o uso da linguagem falada, usualmente entre o primeiro e segundo anos de vida do bebê. A acepção é proveniente do termo latino *infans-antis*: "que não fala, infantil", encontrada no Dicionário Etimológico de Cunha 1982, p. 434.

Essa distinção extrapola de muito as questões semânticas, entranhando-se com os aportes teóricos que serão discutidos, pois nossa intenção é enfatizar o fato do sujeito humano, durante os meses iniciais de sua vida, não ter recursos verbais expressivos de seus estados corporais de desagrado, de dor, de fome ou de frio, que mais tarde poderão ser evidenciados como angústia e ansiedade. De modo análogo, é de modo físico que satisfação e bem-estar, aconchego e pacífico existir fisiológico em repouso são vividos, sendo posteriormente entendidos e sentidos como alegria, paz ou felicidade.

Também é importante acentuar que a citada fase do desenvolvimento, que alguns autores acreditam ser mais fisiológica do que psicológica, impõe, mais do que qualquer outra, a participação e interferência do meio-ambiente, representado por aqueles que têm o bebê sob seus cuidados. Em sua visão premonitória e demiúrgica (usando este termo em ilação ao sentido platônico original, aqui se referindo ao universo dos fenômenos emocionais), Winnicott disse que – "Não existe tal coisa com um bebê", afirmando, em sua maneira provocadora, que a existência do ser humano em seus primórdios estava definitivamente condicionada pela presença e os atos de uma pessoa cuidadora. Sempre que pensamos em um bebê nós o visualizamos com alguém ao lado, sendo a vida humana, fora de um contexto relacional e intersubjetivo, em realidade, uma abstração teórica.

Existe uma situação de enlace entre a dependência absoluta inicial dos bebês e a necessidade imperiosa de que, para que sua fisiologia – matriz da psicologia futura – seja mantida no registro do "equilíbrio e homeostasia silenciosos", o meio-ambiente possa perceber suas expressões corporal-afetivas, atendendo-as de maneira suficiente *para aquele bebê em particular.*

Winnicott definiu esta situação inicial a ser otimistamente preservada como *going on being*, expressão complexa que pode ser entendida como "ir sendo", significando que o bebê, para que possa se desenvolver de maneira integrada, precisa ser visto por alguém antes de ter a capacidade de *se* ver. Foi dentro dessa compreensão da complexidade intersubjetiva dos primórdios da vida que Winnicott construiu em grande medida seu *corpus* teórico, e Julio de Mello Filho (1989) espalhou seu pensamento no Brasil com o seminal "*O Ser e o Viver*: uma visão da obra de Winnicott".

A Psicossomática vai ser entendida neste texto como a interação *atualizada* de suas três fases, definidas (Mello, Introdução, 1992) como:

a) inicial ou psicanalítica;
b) intermediária ou behaviorista;
c) atual ou multidisciplinar.

A atualização proposta diz respeito, como já foi citado, às contribuições contemporâneas trazidas pelas pesquisas e descobertas em neurociências, que evidenciaram uma nova possibilidade de integração entre campos anteriormente antagônicos e reducionistas. A situação vigente ao longo da maior parte do século XX, quando uma visão pontual e não integrada determinou que a psicologia comportamental e a psicanálise, a psiquiatria e a neurologia, sujeito e meio-ambiente e sujeito – natureza fossem estudados por disciplinas separadas e, sobretudo, não comunicantes, que resultou em grande prejuízo para a compreensão dos fenômenos afetivos, emocionais e mentais. As próprias dicotomias corpo-mente, sujeito/natureza, sujeito/sociedade e cérebro/mente têm sido transformadas e superadas em grande medida com as contribuições atuais das neurociências.

Há muito pouco tempo seria quase impossível encontrar um livro-texto intitulado *A Neurociência da Psicoterapia: construindo e reconstruindo o cérebro humano* (Cozolino, 2002), onde o editor diz que o autor "demonstra com clareza como a arquitetura do cérebro se relaciona com os problemas, paixões e aspirações dos seres humanos." Em outro texto, intitulado *O self sináptico: como nosso cérebro se torna quem nós somos* (Le Doux, 2002), o autor diz que o "quebra-cabeça de como natureza e meio-ambiente (nutrição, educação) moldam quem nós somos fica simplificado pela constatação de que as sinapses são a chave para a operação de ambos."(p. 5)

Destes dois textos, entre centenas, pode-se ver um amplo movimento de articulação entre processos mentais/cerebrais anteriormente separados, não apenas em sua compreensão, mas também nos campos que os estudavam, ficando evidente que um novo e fascinante espaço transdisciplinar está em desenvolvimento acelerado.

Este capítulo tem a intenção de chamar a atenção para este cenário, como já dito, impensável até a bem pouco tempo.

Anteriormente, alguns autores brasileiros produziram trabalhos muito importantes, tratando de articular psicanálise e neurociências. Lembro, apenas para falar do Rio de Janeiro, de Carlos Doin, da SBPRJ, e Vitor Manuel de Andrade, da SPRJ. Apesar da excelência de seus textos e da sua característica premonitória do quadro atual, para o qual muito contribuíram, creio que permaneceram mais como iniciativas isoladas até recentemente. Agora, parecendo ser um reflexo nas Sociedades de Psicanálise do reconhecimento de que houve um salto epistemológico irreversível, abrindo um amplo espaço transdisciplinar abrangendo neurociências e psicoterapias e outras disciplinas, começa uma organização institucional de grupos de estudo e comissões de pesquisa das relações entre a psicanálise e as neurociências. No Rio de Janeiro, está sendo criado um curso pioneiro de pós-graduação na Santa Casa de Misericórdia/RJ, intitulado "NeuroPsicoterapia: Enfoque Afetivo-Relacional". Alguém imaginaria esta situação há 10 anos?

O curso citado tem o subtítulo de "Afeto e Relação – o processo de transformação do *self*" e tem em seu corpo docente psicanalista, psicólogos, doutores em neurociências, psiquiatras e neuropsiquiatra. O mosaico dos profissionais envolvidos mostra a complexidade do campo em estudo e a compreensão da necessidade imperiosa do diálogo inter e transdisciplinar.

Atendendo a estes princípios, uma publicação de ampla pesquisa do National Academy of Sciences: Institute of Medicine (2000), realizada nos Estados Unidos durante dois anos e meio, envolvendo 17 especialistas de diferentes áreas, reunidos em comitê de avaliação e integração das ciências atuais, a respeito do desenvolvimento na infância precoce, definiu os seguintes princípios centrais do desenvolvimento:

1. O desenvolvimento humano é moldado por uma interação dinâmica e contínua entre biologia e experiência;
2. A cultura influencia todos os aspectos do desenvolvimento humano e é refletida em crenças sobre cuidados infantis e em práticas destinadas a promover uma adaptação saudável;
3. O desenvolvimento da autorregulação é uma viga mestra do desenvolvimento inicial da infância que, além do mais, atravessa todos os domínios do comportamento;

4. As crianças são participantes ativos de seu próprio desenvolvimento, refletindo o impulso humano intrínseco de explorar e dominar seu meio-ambiente;
5. As relações humanas, e os efeitos de relações sobre outros relacionamentos, são os blocos que constroem um desenvolvimento sadio;
6. A ampla escala de diferenças individuais entre crianças muito pequenas, frequentemente torna difícil distinguir variações normais e atrasos maturacionais de desordens transitórias e deficiências permanentes;
7. O desenvolvimento de crianças evolui ao longo de caminhos individuais cujas trajetórias são caracterizadas por continuidades e descontinuidades, bem como por uma série de transições significativas;
8. O desenvolvimento humano é moldado pelo interjogo permanente entre fontes de vulnerabilidade e de resiliência;
9. O *timing* das experiências precoces conta, porém, com mais frequência do que o contrário; a criança em desenvolvimento se mantém vulnerável a riscos e aberta a influências protetoras desde os anos iniciais de suas vidas até a idade adulta;
10. O curso do desenvolvimento pode ser alterado na infância precoce através de intervenções efetivas que alteram o equilíbrio entre risco e proteção, mudando, deste modo, as chances em favor de resultados mais adaptativos.

Creio, podermos dizer, que este eixo conceitual que os autores definiram como central para uma compreensão atual do desenvolvimento primitivo humano nos traz à mente inúmeras teorias e autores psicanalíticos ao longo de 100 anos de produção teórica e exercício clínico nesse campo.

O fato que avulta e que procuro enfatizar é que, longe de representar uma temida "morte da psicanálise", o quadro atual das ciências do desenvolvimento vem a confirmar os princípios centrais definidos por gerações de psicanalistas desde Freud até hoje. O homem é um ser da natureza, possuidor de uma marca biológica individual e chega ao mundo trazendo um conjunto de circuitos de adaptação e *coping* que, entretanto, só vai poder se organizar e receber o *software* de experiências e aprendizado se for recebido e cuidado dentro de um *ethos* humano.

A psicanálise, que sempre buscou teorias explicativas dos vários aspectos do desenvolvimento, tem hoje a oportunidade ímpar, pelos aportes trazidos na contemporaneidade pelas ciências, de dar o "recheio" de empirismo investigativo com o qual seu fundador sonhou desde o Projeto. O momento é de integrar e caminhar.

O último, mas não menos importante, aspecto dos aportes contemporâneos diz respeito às enormes transformações que a família nuclear vem sofrendo nas últimas décadas. Em lugar do modelo de família patriarcal vigente por séculos, que serviu de moldura para muitas das formulações e modelos teóricos das relações psicológicas entre seus membros, temos, hoje em dia, famílias sem a presença do pai, outras formadas pela união de filhos de vários casamentos vivendo juntos, filhos de casais homo e heterossexuais concebidos por inseminação artificial anônima ou adoção, e outras questões como a clonagem, que abrem um largo mosaico de problemas não existentes até a bem pouco tempo. Este novo quadro trazido pela contemporaneidade guarda nichos que ainda esperam por elaboração teórica e legislação apropriada.

WINNICOTT, INFÂNCIA E PSICOSSOMÁTICA

Donald Winnicott, como já foi dito, foi pediatra antes de ser psicanalista, permanecendo em contato diário com bebês, crianças e suas famílias durante toda sua vida profissional. Sua longa experiência resultou em conceitos e sugestões clínicas que ajudaram a transformar a prática pediátrica e são extremamente valiosos e atuais ainda hoje.

Este capítulo reúne um conjunto de seus conceitos básicos sobre o desenvolvimento emocional primitivo, privilegiando os ligados à teoria das questões psicossomáticas.

Em outro ponto, chamei este eixo conceitual de *princípios básicos ou fundamentais,* analogamente ao proposto por Laplanche e Pontalis (1973) ao referir-se ao local e perfil da metapsicologia Freudiana como "textos que são mais básicos, no sentido de desenvolverem ou exporem as hipóteses que dão suporte ou substância à psicologia psicanalítica – seus 'princípios' (*Prinzipien*), ou 'conceitos fundamentais' (*Grundbegrieff*)".

Creio que podemos incluir, nesse sentido, temas estudados por Winnicott, dentre os quais selecionamos os seguintes: preocupação materna primária, a mente e sua relação com o psicossoma, *going on being,* privação, deprivação, delinquência, espelhamento, *holding* e *handling* e mãe suficientemente boa.

A preocupação de Winnicott com a importância das mães no cuidado e desenvolvimento dos bebês já pode ser vista de modo individualizado no conceito (1949) de "mãe devotada comum". Este termo nasceu de uma conversa espontânea (*apud* Abram,

2000) entre Winnicott e a produtora da BBC Isa Benzie, onde buscavam nome para um conjunto de palestras que ele faria pelo rádio para mães "sobre aquilo que elas fazem melhor, e o fazem bem, simplesmente porque cada uma delas é devotada a uma tarefa, ou seja, cuidar de um bebê. Isa... disse 'Esplêndido! A Mãe Devotada Comum'."

A importância dessa devoção está ligada à identificação inconsciente da mãe com seu bebê e o desenvolvimento dessa ideia o levou a escrever, em 1956, o texto "Preocupação Materna Primária", considerado, pela autora citada e por muitos outros admiradores e estudiosos de Winnicott, como seu texto definitivo sobre o assunto. De minha parte, eu considero o conceito como o "motor" que põe em movimento a maioria das outras formulações teóricas relativas às relações mãe-bebê primitivas, sendo importante notar sua peculiaridade dinâmica de funcionar tanto nos processos de integração quanto nos de não integração quando falha.

Nesse texto (1956, 2000), Winnicott dialoga com outros autores, como Anna Freud e Margatet Mahler, e dele destaco o trecho onde diz: "A Srta. Freud afirma (...) que o relacionamento com a mãe, embora seja o primeiro com outro ser humano não é o primeiro (...) com um ambiente. Precede-o uma fase anterior, na qual *não o mundo objetivo, mas as necessidades corporais, sua satisfação ou frustração desempenham o papel principal.*" (p. 400, meu itálico)

Ele faz uma definição desse estado tão importante para a vida do bebê humano em seus momentos iniciais, nos quais avulta em importância o fato de que ele não pode expressar suas necessidades corporais mais simples ou prementes de outra maneira que não seja corporal, o que determina a importância da presença, atenção e devoção de alguém a seu lado. Chega a definir o estado de preocupação materna primária como uma condição psiquiátrica, não fosse pela presença da gravidez, e diz que as mulheres nessa condição devem "alcançar esse estado de sensibilidade exacerbada, quase uma doença, e recuperar-se dele." Diz que:

> "A mãe que desenvolve esse estado ao qual chamei de 'preocupação materna primária' fornece um contexto para que a constituição da criança comece a se manifestar, para que as tendências ao desenvolvimento comecem a se desdobrar, e para que o bebê comece a experimentar momentos espontâneos e se torne dono das sensações correspondentes a essa etapa inicial da vida. Tentei descrever tais ideias (...) dizendo que se a mãe proporciona uma adaptação às necessidades do bebê, a linha da vida da criança é perturbada muito pouco por reações à intrusão. (Naturalmente são as reações às intrusões o que conta, não as intrusões em si mesmas). A falha materna provoca fases de reação à intrusão, e as reações interrompem o 'continuar a ser do bebê'. O excesso de reações não provoca frustração, mas uma ameaça de aniquilamento." (p. 403)

Lembremos que um texto citado por mim antes dizia que o desenvolvimento humano é moldado por uma interação dinâmica e contínua entre biologia e experiência (relações, aprendizado) e que a cultura influencia todos os aspectos do desenvolvimento, sendo a aquisição da autorregulação uma viga mestra desse trajeto inicial da/na infância, que, além do mais, atravessa todos os domínios do comportamento.

Dentro da visão atual da compreensão das relações iniciais dos bebês com seus meio-ambientes, aqueles são entendidos como participantes ativos de seu próprio desenvolvimento, refletindo o impulso humano intrínseco de explorar e dominar o mundo, sendo as relações e os efeitos de relações sobre outros relacionamentos, "os blocos que constroem um desenvolvimento sadio." (p. 3)

Podemos observar que os autores atuais também falam de interações desde o princípio do desenvolvimento, podendo ser entendido que os efeitos delas sobre outras futuras mostram a importância inicial da presença e das ações ou omissões definidas por Winnicott. Em seu texto de 1956 (2000), ele já se preocupava em definir um lugar e um papel para o bebê em seu desenvolvimento ao dizer que: "O bebê apresenta: uma constituição; tendências inatas ao desenvolvimento; motilidade e sensibilidade; instintos, eles próprios engajados na tendência ao desenvolvimento." (p. 402)

Mais adiante, ele conclui que "de acordo com essa tese, os fatores constitucionais terão mais probabilidade de se manifestar na normalidade, quando o ambiente da primeira fase for adaptativo." (p. 404)

A ponte entre a visão transdisciplinar e multiprofissional atual do desenvolvimento e aquela proposta por Winnicott fica evidente, sendo importante destacar o papel da mãe nesse cenário inicial, uma vez que é ela a primeira presença humana constante junto ao bebê, sendo seus atos, gestos, ações e omissões fundamentais para a constituição do sujeito humano, assim como para a sua integração psicossomática.

As relações entre os bebês e seus cuidadores são sempre expressas por gestos, atos e ações, e mediadas, na normalidade, pela visão, implicando percepção. Sempre foi muito importante, em termos psicológicos, a questão de ver e ser visto e, particularmente, em termos winnicottianos, a capacidade da mãe "suficientemente boa" de ver o bebê em sua "realidade própria", de modo a permitir que ele possa *se ver* refletido em seus olhos. Visão, ação, movimento e percepção formam um conjunto dinâmico, essencial em termos da dinâmica de espelhamento e auto e hetero visão.

A ESCOLA FRANCESA DE PSICOSSOMÁTICA, ALGUNS AUTORES E CONCEITOS

Léon Kreisler (1999), um dos expoentes desse grupo, juntamente com o já citado Pierre Marty, M. de M'Usan e outros, no texto referido, traça alguns princípios e fundamentos epistemológicos e clínicos representativos de seu pensamento e atuação. Diz que a psicossomática encontrou o que chama de reconhecimento "oficial" em um estudo epidemiológico realizado no INSERM, coordenado por M. Choquet (1982). Foram aceitas como afecções psicossomáticas de crianças pequenas não apenas *o mericismo, a anorexia e a insônia, mas incluídas também a asma e as afecções respiratórias, altas e baixas, e enfatizada sua característica de iteratividade.*

Kreisler faz uma distinção clara do psicossomático, ligando-o a patologias verdadeiramente orgânicas e contrastando-o vivamente com fenômenos histéricos ou hipocondríacos. Ele lembra que "o histérico fala por meio de seu corpo e o paciente somático sofre com seu corpo. O corpo é para o primeiro um instrumento de linguagem; para o segundo, é uma vítima." (p. 14)

Continua definindo o pensamento do IPSO ao dizer:

"Uma das ideias centrais das concepções contemporâneas repousa na relação entre o equilíbrio somático e os fundamentos psicoafetivos da personalidade. Uma formulação básica poderia ser enunciada da seguinte forma: uma constituição afetiva plena, equilibrada e estável ocupa um local essencial entre as defesas que se opõem às desordens psicossomáticas. Essa afirmação não é gratuita. Provém de observações concretas – inspiradas em concepções psicanalíticas – que vêm sendo aprofundadas há um quarto de século." (p. 15)

Propondo evidenciar as relações entre os desenvolvimentos sintomáticos – vias comportamental e psíquica – pensa em estruturas vulneráveis, destacando, por sua importância para seu estudo e nossa revisão aqui, a *síndrome do comportamento vazio da criança pequena.* Diz ainda que estes estados, quando mais graves, determinam situações de não organização que vão ao encontro de carências afetivas severas.

Postula que os quadros depressivos desempenham um importante papel como desencadeadores de desorganizações psicossomáticas, chamando-os em particular de *depressões frias.*

Os autores que compõem o IPSO dizem que se os lactentes puderem trazer alguma contribuição aos conhecimentos psicossomáticos, isso se deverá às hipóteses levantadas a respeito da gênese da mentalização e dos processos representacionais. Asseveram que é uma característica das patologias psicossomáticas que o olhar seja dirigido, tanto na reflexão sobre as faltas quanto nas terapêuticas propostas, "para as faltas, as falhas, os vazios de pensamento afetivo e, quando se trata do bebê, para as modalidades interativas geradoras de buracos relacionais ou de distorções causadoras de falhas objetais." (p. 27)

Postulam que, durante os primeiros meses de vida do bebê, "a interação entre os parceiros da díade é o lugar funcional do equilíbrio mental do lactente e de suas disfunções", e dizem, em continuação, que, a partir dos seis meses, "embora ainda prevaleça o funcionamento interativo, emergem indícios de um primeiro funcionamento mental autônomo e de disfunções psíquicas próprias do bebê. (idem, p. 362)

Acentuam que um dos elementos de perigo na psicossomática da criança pode ser o fato de seu estudo ser um campo partilhado por múltiplas disciplinas, cada uma delas orientando e influenciando o olhar dos profissionais que as exercem. Alertam para a eventualidade perigosa de as teorias não se materializarem em ações positivas, interpondo-se entre os profissionais e a criança, e até mesmo "despedaçando-a".

No capítulo dedicado às consultas terapêuticas na psicossomática do bebê, dizem que "entram, por fim, em discussão, os *fatores externos,* familiares e sociais. Winnicott já sublinhara a importância das causas externas, cuja intensidade e continuidade as coloca fora do alcance da **C.T.**, exigindo o recurso a outras soluções." (p. 364)

MATERIAL CLÍNICO DA ESCOLA FRANCESA

A análise de alguns dos casos clínicos de crianças pequenas trazidos por Kreisler nos mostrará o modo de entender a estruturação dos fenômenos psicossomáticos, seu tratamento e o lugar que, aquilo que definiram como *fatores externos,* ocupa em sua visão teórica e prática clínica.

Os bebês relatados em parte do material clínico eram muito pequenos e todos apresentavam patologias extremamente graves. Um deles, chamada Claude, tinha 8 meses e meio e foi internada por um quadro de mericismo que a levou à beira da morte. Em sua história, destaca-se o fato de ter sido cuidada nos primeiros meses de vida por diferentes pessoas, pois a mãe se aborrecia por ver sua filha ajudada por outros e os substituía. O autor acredita que tal fato impediu o estabelecimento de relações estáveis com os objetos iniciais, fato também destacado por Winnicott em sua importância no desenvolvimento primitivo. Kreisler acha que a situação relatada provocou dificuldades de introjeção duradoura e distúrbios de noção de tempo e de espaço. Foi observado que ela não olhava para a mãe ao ser colocada em seu colo; tentava "fisgar" olhares das pessoas ao redor e apresentava grande exacerbação motora. O autor diz que a bebê tinha "um comportamento de enganche, instantâneo e fugidio, às coisas e às pessoas, todos eles objetos intercambiáveis englobados em relação anônima, inclusive pai e mãe." Winnicott diria que a maternagem instável inicial poderia ser a causa de tal reação, em submissão da neném ao meio-ambiente.

O quadro de mericismo é descrito como um vômito particular, que aparece durante o segundo semestre e é acompanhado por ruminação. Parte do alimento é mantido na boca para a ruminação e depois deglutido outra vez. O potencial de letalidade deste quadro é grande devido à perda de peso e desidratação.

Martine, outra neném com o mesmo quadro acima, tinha pais jovens que, segundo o autor, desejaram intensamente a filha. Diz que ela teve desenvolvimento normal até o aparecimento dos vômitos. Kreisler considera que ela era apática e tinha uma tristeza que ele considerou "desconcertante", acreditando que seu comportamento, considerado como depressivo, não era causado pela desnutrição aguda, pois a antecedia.

Em relação ao meio-ambiente onde crescia, relata que os contatos com a mãe aconteciam apenas durante as refeições e cuidados corporais, e que o restante do tempo ela ficava só em seu berço. Quando começou a chupar o dedo, aos 8 meses e meio, foi impedida de fazê-lo com alguma violência, pois mantiveram seus braços amarrados. Outro fato de seu treinamento inicial era a submissão a rotinas rígidas, chegando perto de um quadro obsessivo, que, depois de um certo tempo, foi substituído por uma atitude incoerente, pois a mãe passou a caminhar com a neném no colo durante todo o dia. Logo depois teve um *breakdown* depressivo.

Kreisler lembra em seu texto o estudo clássico de Spitz (1945), introduzindo o termo "depressão anaclítica" e ligando seu aparecimento às relações iniciais com a mãe e à ocorrência de rupturas do vínculo. Tais estudos continuaram e Kreisler descreveu (1981), a partir de avaliações de quadros psicossomáticos de lactentes, alguns aspectos essenciais da depressão precoce, a saber:

1. atonia tímica;
2. inércia motora;
3. pobreza de comunicação interativa; e
4. vulnerabilidade psicossomática.

Diz em seu texto que "*a depressão do lactente é uma desordem tímica de evolução aguda ou subaguda, cujo principal determinante é uma ruptura prolongada do vínculo materno, e o componente mental essencial, uma atonia afetiva que priva o bebê de suas apetências vitais.*"

Quase no fim de suas reflexões, diz que o mericismo e outras formas de vômito na infância têm grande potencial de letalidade, sendo o resultado fatal provavelmente classificado sob a rubrica de morte por causa desconhecida na infância.

Mélanie e Julienne, as pacientes a quem se referia no texto citado, chegaram ao êxito letal depois de vários meses de internação em diferentes hospitais, inclusive o psiquiátrico. "Haviam falecido em decorrência de uma mesma doença (...) num intervalo de menos de um ano e meio, a primeira, quatro meses após o nascimento, da segunda (...) de uma síndrome, associando anorexia e vômitos."(p. 250)

Julienne nasceu em 1977, normalmente, mas sua mãe teve intensas cólicas nefríticas durante a gravidez e uma forte depressão puerperal, que se prolongou. Foram detectados, em sua história clínica, dois episódios, supostamente depressivos; um aos 17 anos e o segundo logo após o nascimento da primeira filha. Mélanie foi concebida durante a evolução da doença de Julienne e nasceu a termo, com três quilos. Foi amamentada ao seio por pouco tempo e depois recebeu suplemento lácteo. A partir do quarto mês, começou a comer de tudo e seu peso e tamanho eram normais. Os problemas alimentares começaram aos 9 meses, quando a mãe voltou a trabalhar e ela ficou sob os cuidados da mesma tia-avó que cuidara de Julienne. Por ser estritamente vegetariana e "visivelmente perturbada", a senhora talvez tenha tentado forçar a neném a aceitar uma dieta vegetariana.

O que para nós ficou evidente em todas as situações relatadas é que sua gravidade clínica foi sempre coincidente com intensos distúrbios emocionais dos cuidadores. Tais problemas, expressos em gestos e rotinas alterados, inconstância, seriam em termos de conceituação winnicottiana considerados como alterações graves do *going on being* infantil. Tais respostas patológicas seriam as formas que os bebês possuíam, naquele ponto de seus desenvolvimentos, para evidenciar as falhas e imposições ambientais.

Um bebê de sete ou oito meses ainda não fala. Não pode se defender de agressões, por falta ou excesso, falando ou se afastando. Por esse motivo acreditamos que o foco de compreensão de tais quadros, assim como as estratégias de atuação clínica, devem estar focados um pouco além do atendimento e tentativa de solução das crises que motivam os atendimentos de tais situações.

Um trabalho recente de Samuel Hulak (2007), propondo uma classificação das somatizações, faz uma distinção entre suas diferentes apresentações, cunhando os termos alexitimia e pseudoalexitimias, "não só como forma de compreensão e de abordagem em medicina psicossomática, como também para recurso orientador de escolha terapêutica pertinente e adequada a cada condição somatizante".

De seu texto, destaco que a alexitimia "vera" foi por ele colocada em gráfico, que ilustra seu texto, como "marginal" ao eixo progressivo de gravidade. Como marginal, entendi que ele atribui à alexitimia um eixo próprio e destaco mais um trecho onde ele nos lembra que:

> "...trabalhos sobre o desenvolvimento infantil (Mahler, Spitz, Anna Freud, Klein, Kohut e destacadamente Winnicott), lançaram uma nova compreensão sobre a importância da relação mãe/bebê e dos trágicos destinos que traumas arcaicos poderiam determinar em uma criatura frágil, sem defesas sofisticadas para elaborar conflitos complexos e ainda portadora de um discurso sem palavras. **Nascemos "alexitímicos" e carecemos de uma mãe que ponha palavras, nomes nas nossas emoções. A ausência ou a insuficiência de uma mãe que afetualize, erogenize o discurso do bebê em uma relação empática, poderá contribuir para a construção de um novo alexitímico."** (meu negrito)

Aplicando estes princípios aos quadros apresentados por Kreisler no texto citado, creio que podemos dizer que não tenha havido tempo para a "construção de um novo alexitímico". Muitos pacientes chegaram ao centro especializado em atendimento psicossomático depois de uma longa peregrinação, vindo alguns inclusive de outro país. Em termos da violência dos traumas relatados, podemos dizer que tenha sido máxima, incidindo sobre bebês ainda sem os recursos defensivos das palavras, passando por diferentes *settings* terapêuticos e durante um largo período de tempo.

Kreisler diz que "essas circunstâncias e estruturas (patológicas) inquietantes podem retroceder, desde que o essencial seja feito a tempo." (meu grifo)

Qual seria o prazo útil de intervenção para que o resgate da criança fosse feito a tempo de salvar sua vida?

Nos casos descritos anteriormente (*Desorganização depressiva letal: O destino de duas* irmãs), apesar dos profissionais que descrevem os quadros serem grandes *experts* em psicossomática infantil e terem feito os atendimentos no hospital que é referência mundial para tais casos, as pacientes morreram. Kreisler faz uma pergunta inquietante e propõe uma dramática conclusão: "Mas essa relação (mãe-bebê) não estaria fissurada, como que trespassada por um buraco num vínculo com uma mãe presente-ausente? Falha primária que poderia muito bem ser a razão profunda e essencial da evolução irremediável." (p. 261)

Diante de tão graves situações, parece residir na prevenção ou, caso se consiga salvar os bebês, numa incisiva modificação ambiental pós-crise, em seguimento terapêutico, a solução para tais problemas. Se tal não ocorrer, como nos quadros relatados, é possível que os bebês acabem morrendo, física ou emocionalmente, sobrevivendo como os novos alexitímicos referidos antes.

NEUROCIÊNCIAS: PONTES COM A PSICOTERAPIA E A PSICOSSOMÁTICA

Em termos atuais, a presença e os gestos das pessoas que constituem o meio-ambiente inicial dos bebês adquiriram importância ainda maior do que a já definida pelas diferentes escolas psicológicas do desenvolvimento.

Isso se dá porque as neurociências, com o estabelecimento de teorias como a da imitação (Meltzoff e Prinz, 2002), descobriram em pesquisas com macacos (Rizzolatti et al., 1998) áreas de neurônios que "descarregam", durante movimentos de mão, e são localizados na parte rostral do córtex ventral pré-motor. Segundo Fogassi e Galese (2002, p. 14), eses neurônios foram identificados e chamados de F5, "a partir de técnicas de impregnação com citocromo oxidase." É muito importante lembrar que além de funções puramente motoras, das quais se ocupa a maior parte dos neurônios da área F5, esta contém duas outras classes de neurônios visuomotores. Ambas não se distinguem dos apenas motores neste aspecto, embora sejam diferentes em suas características de percepção visual.

Fogassi e Galese (2002, idem) dizem que:

> "A primeira categoria é constituída por neurônios que respondem à apresentação de objetos de tamanho e forma particulares. Com frequência, o tamanho ou a forma dos objetos efetivos ao provocarem o 'disparo' da descarga dos neurônios é congruente com o tipo específico de ação que eles codificam (Rizzolatti et al., 1988; Murata et al., 1977). Estes neurônios foram chamados

de **'canônicos'** (Rizzolatti e Fadiga,1998; Rizzolatti et al., 2000). O segundo tipo é composto por neurônios que descarregam quando os macacos observam uma ação executada por outro indivíduo (da mesma espécie) e então *executam* uma ação igual ou semelhante. **Estes neurônios visual-motores foram chamados de 'espelho'."** (Galese et al., 1996; Rizzolatti et al., 1996a)

Estas descobertas têm importância, pois foram estendidas do campo da pesquisa com animais ao do desenvolvimento primitivo dos seres humanos.

Foi evidenciada uma ampla rede de estruturas neuronais que servem de base neurofisiológica ao desenvolvimento da linguagem, memória, reconhecimento de ações e sua repetição ou imitação, chegando os autores até a hipotetizar sua participação em temas complexos, como o reconhecimento da alteridade e a transmissão cultural. O campo é marcadamente dialógico, aumentando, em muito, a dinâmica das citadas relações primitivas. Fica claro que o meio-ambiente inicial, ao exercer modulações, que podem ser entendidas como mediações resolutivas das necessidades particulares de cada bebê,

> permite atenção focal e sustentada a tarefas não relacionadas com a sobrevivência física. Um calmo mundo interno pode ser construído e revisitado de tempos em tempos, servindo de base para um pensamento privado, sem relação com a solução de problemas externos. Estes momentos calmos fornecem o espaço para a imaginação e a criatividade, e são especialmente importantes para a construção e consolidação do *self* (Winnicott, 1958). Ele sugeriu também que o *ego* e o sentido do *self* são consolidados durante períodos de quietude (1962). Períodos de calma são possíveis quando a criança se sente a salvo e protegida, não reagindo a imposições ou demandas do meio ambiente ou às necessidades físicas ou emocionais. Em termos psicológicos, uma necessidade menor de atenção ao meio ambiente, como Winnicott sugeriu, pode ser um pré-requisito para a ativação parietal relacionada à consolidação do *self*. (Cozolino, 2002, p. 143-147)

Os quadros resultantes de falhas e omissões ou instabilidade nos cuidados primitivos com os bebês seriam estados de não integração psicossomática, com eventos patológicos nessa área, quadros psicóticos ou *borderlines*, condutas antissociais e delinquência e o falso *self* e depressão, entre outros, evidenciando diferentes graus de impactos sobre o cérebro. É consenso atual que os traumas severos ocorridos no período inicial provocam resultados graves, devastadores mesmo, e de difícil tratamento. Tem ficado evidente que os traumas mais primitivos ocorrem por meio dos pais e cuidadores primários e, como interferem na construção e interação do cérebro, causam profundas e duradouras lesões em redes neurais essenciais.

É importante ressaltar que o conceito de trauma que estamos estudando é mais amplo do que alguns manuais diagnósticos sugerem, e incluem falta de atenção e carinho, instabilidade emocional, depressão, violência física e emocional dos cuidadores primários, ou mesmo "traumas sutis", como distanciamento afetivo ou a colocação do bebê fora do centro de atenção inicial nos primeiros momentos de seu desenvolvimento.

A relação entre depressão materna durante o primeiro ano de vida de bebês e posterior aparecimento neles de alterações de neurotransmissores com desregulação fisiológica e de comportamento tem sido demonstrada. Alterações de norepinefrina, cortisol, ativação maior do lobo frontal direito, baixo tônus vagal e ritmo cardíaco acelerado foram encontradas nesses casos (Field, 1997; Field et al., 1998, *apud* Cozolino).

Em relação à tendência antissocial, que Winnicott ligava à deprivação "à ou perda de uma boa experiência precoce", resultando em mentira, furto, impulsividade e agressividade, se levarmos em conta os conceitos sobre trauma citados antes, fica claro o forte impacto que têm sobre as crianças e as alterações neurofisiológicas que também causam. Uma das áreas afetadas poderia ser, segundo pensa o Dr. Allan Schore, da Faculdade de Medicina da UCLA, o córtex órbito-frontal, que ele vê muito implicado tanto na capacidade de ligação do infante quanto na regulação de suas emoções. A falta de desenvolvimento dessas capacidades por falhas da mãe ou cuidador primário pode resultar em violência impulsiva. Essa região está localizada acima das órbitas, logo abaixo da superfície e entre os dois hemisférios, e *devido a sua localização anatômica especial, recebe tanto estímulos sensoriais aferentes (visão, tato, som, odor) vindos do meio ambiente quanto informações viscerais vindas de dentro do corpo, de modo que experiências interpessoais são associadas a estados emocionais* (apud Karr e Wiley, idem, p. 37).

Donald Winnicott atribuía à tendência antissocial um valor positivo, um sinal de esperança, pois acreditava que a criança, nessa condição, tentava chamar a atenção das pessoas de seu meio-ambiente para a perda que havia sofrido, buscando através de nova provisão ambiental a restauração do equilíbrio perdido.

Levando em conta os aspectos neurofisiológicos citados, faço a hipótese de que, traduzindo a ideia de Winnicott em termos atuais, teria havido uma boa interação inicial, levando a um desenvolvimento integrador do córtex órbito-frontal, alterado de modo súbito pela deprivação afetiva. Os autores citados acima dizem que *"essa é a área do cérebro responsável pelas ligações entre a deprivação sensual e emocional e os sintomas físicos resultantes*" sempre que "*um bebê para de ganhar peso, de crescer e parece perder o interesse em viver*". (Karr e Wiley, idem, ibidem)

Como eles estão se referindo a um bebê, reiteramos que os meios de expressão são exclusivamente corporais e fisiológicos, por lhe faltar desenvolvimento motor e cognitivo que lhe possibilite mostrar através de atos ou palavras as perdas sofridas. Seu corpo faz uma tentativa de comunicação com o meio ambiente, que se puder enxergar o que está por trás dos sintomas físicos, consegue mudar o rumo da situação e impedir que o bebê venha até a morrer.

Com o continuar do desenvolvimento, a partir da deprivação, sugiro que passarão a conviver duas formas de registro no sistema de intermediação bebê-meio-ambiente localizado no córtex órbito-frontal. Uma, da experiência de integração e acolhimento, e outra, de não integração, provocando talvez uma alternância de funcionamento ou a tentativa de fugir dos sinais fisiológicos de ameaça e crise.

Em termos da psicologia Winnicottiana, a esperança a que ele se refere quando fala da tendência antissocial pode estar vinculada aos laços iniciais de natureza positiva resultantes do encontro do bebê com o meio-ambiente cuidador. O comportamento ligado à tendência antissocial talvez signifique uma tentativa desesperada de "agenciar" o meio ambiente através de expressões afetivo-motoras comportamentais e verbais, agora já possíveis.

Duas possibilidades de resposta podem ser pensadas: na primeira e melhor hipótese, o meio-ambiente inicial, representado pela mãe ou cuidador primário, percebe a crise instalada e *modifica sua forma de atuar, voltando a ser provedor de atendimento às necessidades, promovendo, desse modo, apaziguamento e integração – retorno ao "going on being"*. Mesmo nesse caso, permanecerão as marcas da experiência de desencontro e ameaça, que tem dupla face, uma, voltada para novos encontros, e outra, representando o "disparar" de neurotransmissores ligados à situação de crise, com as alterações fisiológicas associadas; na outra hipótese, o meio ambiente persiste em sua incapacidade de perceber as necessidades afetivo-fisiológicas, agravando o estado de crise e obrigando a criança a tentar um desesperado acordo com ele, "submetendo-se e abrindo mão de suas necessidades", situação que representa o falso *self* definido por Winnicott. Em outro cenário, a criança traumatizada por sucessivas deprivações pode evoluir para uma desestruturação duradoura, chegando à delinquência ou a um desespero com cores de ameaça constante, que poderia ser associado ao medo do colapso (Winnicott, 1963 [1974]), situação trágica que coloca no futuro um desastre já ocorrido no passado e pode terminar com a morte por suicídio ou por agravamento da não integração psicossomática.

Lembremos Winnicott (1963 [1974]) a esse respeito:

"Uma questão coloca-se aqui: por que o paciente continua atormentado por isto que faz parte do passado? A resposta é que a experiência original da agonia primitiva não pode pertencer ao passado, a menos que o *ego* primeiramente adquira suas próprias experiências no tempo presente e um controle onipotente (aceitando a função de suporte de *ego* auxiliar da mãe [analista])...O propósito deste estudo é atentar para a possibilidade de que o colapso já tenha se dado próximo ao princípio da vida do indivíduo... Nesse caso, a única forma de o paciente 'lembrar-se' é vivenciar este algo do passado pela primeira vez no presente, ou seja, na transferência. Esse algo que é do passado e do futuro transforma-se em uma questão do aqui e agora, de tal forma que o paciente a experimenta [como se fosse] pela primeira vez."
apud Abram, (p. 33-6, acréscimo meus)

Podemos ver o quanto temas discutidos amplamente por Winnicott, como o *holding* e o *handling* antecipavam os conceitos atuais sobre a interação precoce descobertos pelas neurociências. Ele enfatizou sempre a importância fundamental de que os atos realizados com o bebê levassem em conta suas peculiaridades e necessidades, não as dos pais ou cuidadores. Ao destacar a importância de considerar a sensibilidade da pele, a acuidade auditiva e visual e a susceptibilidade às variações de cada um desses aspectos, Winnicott propôs uma interação efetiva entre o psicossoma inicial (o bebê e sua fisiologia) e o meio ambiente, que resultaria em integração psicossomática e desenvolvimento emocional em seu sentido mais amplo quando fosse bem feita.

Hoje, com os aportes das neurociências já relatados, o domínio das relações iniciais extrapola para um espaço ampliado. O ser humano submetido a gestos, atos, contatos corporais, expressões faciais e vocais e outras modalidades de integração interpessoal *também* possui circuitos voltados para perceber, imitar e espelhar, *sendo as marcas resultantes dessas interações muito mais dinâmicas*.

Prinz e Meltzoff (2002, 2003) dizem:

"Não podemos mais manter uma distinção rígida entre os domínios de percepção e ação, pela qual vivemos confortavelmente desde os tempos de Descartes...O tempo de estudar a imitação parece ter chegado. Ela nos informa sobre percepção, controle motor, os mecanismos subjacentes ao acoplamento percepção/ação e relações *self*/outro. Durante a próxima década, ela promete se tornar um caso modelar de pesquisa interdisciplinar sobre relações entre cérebro e comportamento, e iluminar ao mesmo tempo questões cognitivas e também as voltadas para a compreensão da intersubjetividade."

O que vem ficando mais claro com os aportes trazidos pelas neurociências, desvendando os mecanismos neurofisiológicos subjacentes aos sentimentos, emoções e afetos, é que a importância da presença humana junto ao bebê desde o seu nascimento, assim como os cuidados dispensados a ele, tornou-se mais visível e complexa pelo descobrimento dos circuitos e estruturas pré-existentes (*prewired*) nele. Esse conjunto, que era anteriormente denominado de maneira inespecífica de "constituição", fator essencial para o encontro ou tentativa de encontro com o "sujeito original" e sua posterior interação saudável ou não com o meio ambiente, deu mais visibilidade e consistência ao que anteriormente ficava no terreno da teoria.

Entendemos que a psicossomática seja o estudo das ligações e interações entre o bebê, como evento único do ponto de vista biológico, dotado de estrutura genética específica, com capacidades, incapacidades e mecanismos de adaptação (*coping*) próprios, resistência (resiliência) e vulnerabilidades também específicas. Este conjunto vai se encontrar com o meio ambiente, também específico, onde começa sua vida. Desse encontro, poderá resultar integração psicossomática ou não. Mesmo potenciais genéticos particulares podem ser ativados ou não, dependendo do maior ou menor nível de estresse que ocorra durante a gestação.

Ressalte-se que o meio ambiente a que nos referimos é de natureza complexa, incluindo o universo afetivo e emocional da família, as condições socioculturais particulares que a circundam, assim como o meio ecológico em que vive. Todos estes vetores terão importância no desenho do resultado entre o bebê e todos estes elementos podem e devem ser antecipados ao pré-natal e às relações entre a grávida e seu feto (Belmont, 2006). Psicossomática e "ecologia humana" devem ser pensadas antes que o bebê enxergue a luz pela primeira vez.

Karr-Morse e Wiley (1997) dizem:

> "As causas de violência são altamente complexas e multifacetadas, mas um corpo de conhecimento científico vem se acumulando e demonstra que maus tratos durante os nove meses de desenvolvimento fetal e os 24 meses depois do nascimento, com frequência, levam a crianças e adultos violentos. Os venenos que vêm se acumulando na comunidade humana, a partir de maus tratos com os bebês, são apenas em parte aqueles já conhecidos – drogas, álcool e tabaco. Os últimos 30 anos, trouxeram-nos evidências de toxinas mais sutis, mas não menos lesivas ao desenvolvimento primitivo de bebês e crianças: estresse crônico e negligência, que afetam o desenvolvimento do cérebro do feto ou do bebê; abuso precoce e negligência afetam duradouramente um aprendizado focal; depressão crônica dos pais; negligência ou falta dos estímulos necessários para um desenvolvimento cerebral normal; perda prematura de relações primárias ou cortes nos cuidados com os bebês. Todos esses são os precursores de uma epidemia crescente de violência que agora aparece na infância e na adolescência." (p. 15)

Vejamos o que o pensamento premonitório de Winnicott (1956) nos permite ver a esse respeito na exegese do texto de Abram (c.f):

> "Existe um ponto no desenvolvimento emocional em que o bebê necessita conciliar as raízes pulsionais da motilidade com as da libido. Nesse ponto, a mãe torna-se fundamental para o bebê (...) porque nesse estágio o *ego* do bebê ainda é bastante frágil para que possa conduzir a tarefa de integração (...) Este é o chamado 'período da perda original.'" (p. 51)

A autora cita Winnicott:

> Na base da tendência antissocial encontra-se uma boa experiência precoce que foi perdida (...) **É uma característica essencial que o bebê tenha podido atingir a capacidade de perceber que a causa do desastre encontra-se em uma falha ambiental.** Ter o conhecimento correto de que a causa da depressão ou desintegração é externa e não interna, é responsável pela distorção da personalidade e pelo anseio de buscar a cura através de nova provisão ambiental. Um grande número de compulsões antissociais surge e é tratado nos estágios iniciais com algum sucesso pelos pais." [Antisocial Tendency, p. 313]

É exatamente este último aspecto o que sofreu maiores alterações nas últimas décadas, pelas mudanças sociais e culturais que transformaram o perfil tradicional da família, assim como os papéis de seus membros. Mesmo nos Estados Unidos, país com recursos econômicos infinitamente superiores aos nossos, os autores e as entidades que tratam do tema da violência e da infância, como o Fundo de Defesa das Crianças, que publica um livro anual intitulado *O Estado das Crianças da América* (1996, 1997), demonstram a seguinte situação: [apud Karr-Morse e Wiley]:

- Um bebê nasce de mãe adolescente a cada minuto.
- A taxa de mortalidade de bebês americanos abaixo da idade de um ano é maior do que a de qualquer outra nação ocidental industrializada; bebês afro-americanos têm o dobro da possibilidade de morrerem durante o primeiro ano de vida em relação aos bebês brancos.

- Dos pré-escolares, 25% vivem abaixo da linha da pobreza.
- Uma em cada quatro das crianças abrigadas, em cinco Estados pesquisados, entrou nos locais de abrigo antes de seu primeiro aniversário. Recém-nascidos formam a maior parte desses infantes.
- Uma em cada três vítimas de abuso físico é um bebê com menos de 12 meses. Cada dia, pelo menos um bebê morre por abuso ou negligência nas mãos de seus "cuidadores".
- Três de cada quatro das crianças assassinadas nos 26 países mais industrializados *somados* eram Americanas.

Os mesmos autores, citados acima, acreditam que o período da infância e *toddlerhood* (coincidente com o começo cambaleante da marcha ereta) é uma época de grande complexidade, durante a qual os potenciais para um desenvolvimento saudável podem ser aumentados, diminuídos ou até mesmo perdidos. Acham que:

> "... pelo interjogo entre o cérebro em desenvolvimento e o meio-ambiente, durante os nove meses de gestação e os dois primeiros anos após o nascimento, o núcleo central da habilidade do sujeito para pensar, sentir e se relacionar com os outros é formado (...) Maus tratos a um bebê podem levar à perda permanente ou à lesão de fatores-chave de proteção – tais como inteligência, confiança e empatia –, que permitem que muitas crianças sobrevivam e até mesmo superem circunstâncias familiares desfavoráveis e traumas posteriores." (p. 15)

O relato dramático dessas questões pode ser imaginado em relação aos países da América Latina, onde os problemas econômicos e sociais são infinitamente mais graves, e seu significado para uma compreensão atual dos temas ligados à psicossomática e ao desenvolvimento saudável *pode e deve ser reiterado*.

Em 1949, em *A mente e sua relação com o psicossoma*, Winnicott já dizia que:

> "A mente não existe enquanto entidade no esquema individual das coisas, sempre que o esquema corporal ou psicossoma desse indivíduo tenha evoluído satisfatoriamente desde os estágios mais primitivos (...) O desenvolvimento inicial do indivíduo implica um *continuar a ser* (...) para que ocorra o desenvolvimento saudável do psicossoma inicial é necessário um ambiente *perfeito*... No início, o bom ambiente (psicológico) é na verdade físico, com a criança ainda no útero ou sendo (...) cuidada de um modo geral (...) De acordo com esta teoria, em todo desenvolvimento individual, a mente tem uma raiz, talvez sua raiz mais importante, na necessidade que o indivíduo tem, no cerne mesmo de seu eu, de um ambiente perfeito (...) a continuidade do ser necessária ao psicossoma em desenvolvimento é perturbada pelas reações às intrusões ambientais, ou seja, às falhas do ambiente em relação à adaptação ativa." (p. 332-346)

Sabemos que essas ideias de Winnicott sobre as relações iniciais entre os bebês e suas mães ou cuidadores primários foram o ponto de partida para suas primeiras elaborações psicológicas nos distúrbios físicos da infância. Seus trabalhos sobre transtornos alimentares, nos anos de 1930 e 1940, já mostram a participação ativa do meio-ambiente no desenrolar dos quadros. Posteriormente, ele ampliou sua compreensão sobre a importância dessas interferências nas elaborações sobre o *falso-self* e as condutas antissociais, entre outros, construindo uma teoria de relação, a partir da clínica, na qual a sintaxe é predominantemente psicológica. Podemos perceber, entretanto, o quanto a sua visão era dialógica e complexa ao discutir essas ideias.

Exemplos clínicos de um período imediatamente posterior (1942) mostram essa evolução, como no caso de *Ellen*, que segundo seu relato era uma criança normal, física, intelectual e emocionalmente até 1 ano, quando sua mãe abandonou o marido e a levou junto. Depois disso, ela passou a ter encontros esporádicos com ele, até os 6 anos, quando ele a levou embora, de volta para Londres. Ela ficou calada e não reclamou. O pai se divorciou e casou com outra mulher, com quem Ellen se dava bem. As queixas em relação a ela eram de que era "artificial", sendo impossível "alcançar-se uma base sincera com ela." (p. 134) Trouxeram-na à consulta por ter feito um furto na escola, tendo sido a "ausência de vergonha" o que chamou a atenção de Winnicott.

Em termos de teoria winnicottianna, teríamos que lidar, neste caso, com os seguintes fatores:

a) o humor da mãe verdadeira era pouco confiável;
b) houve uma separação brusca da menina de seu pai, quando ele foi abandonado pela mulher, sem aviso e sem discussão do caso;
c) encontros esporádicos com o pai durante cinco anos, configurando relacionamento instável;
d) a menina foi separada da mãe biológica também de maneira abrupta, em episódio que hoje em dia talvez fosse notificado como rapto.

Esse conjunto de experiências pode ser entendido como deprivações sucessivas, respondendo diretamente pela "artificialidade", dificuldade de alcançar-se uma base "sincera", furto e ausência de vergonha, que a menina desenvolveu em continuação.

Os princípios relacionais estabelecidos por ele e outros psicanalistas ligados às teorias das relações objetais e implicados na gênese de distúrbios afetivos e emocionais diversos são, hoje em dia, ratificados e passam a ter uma base fisiológica empiricamente determinada. O que podemos dizer é que as neurociências estão nos ajudando a entender *como* as relações interpessoais iniciais influem na modelagem e construção do cérebro e de suas funções, e, mais ainda, por estarem sendo descobertos mecanismos de remodelação ou reconstituição cerebral, a importância da ação psicoterápica vem sendo reafirmada.

As ligações entre neurologia e psicologia já haviam sido esboçadas por Freud com seus trabalhos iniciais, mas perderam energia durante décadas, e hoje nos permitem sonhar com um trabalho integrado.

Um dos autores dessa fascinante nova área (Cozolino, 2002, XVI), diz: "Cursos sobre farmacologia e neurobiologia são agora comuns em muitos Institutos de Psicanálise; o treinamento em psicoterapia inclui crescentemente atenção à neurobiologia subjacente ao desenvolvimento psicológico e às relações pais-bebês e doenças mentais."

As ideias de Donald Winnicott têm, a nosso ver, uma extraordinária importância neste cenário, pois ele definiu a importância da mãe e do meio-ambiente na constituição do ser humano em seu nascimento, ressaltou o valor de serem atendidas as capacidades e as dificuldades de cada bebê, enfatizou que a eficácia e a estabilidade dessas ações são fundamentais para o estabelecimento de um sujeito verdadeiro, capaz de fidelidade a si mesmo e, por consequência, de possibilidade de aceitação e reconhecimento do outro, dentro de uma moldura de fundamentos psicossomáticos. Até mesmo sua visão inovadora a respeito da capacidade para estar só (1958), diferenciando-a de retraimento e solidão, encontra, hoje em dia, amparo nas neurociências.

CLÍNICA PSICOSSOMÁTICA INFANTIL COM UM OLHAR WINNICOTTIANO

Vejo, no desenvolvimento das teorias psicanalíticas sobre o desenvolvimento e integração humanos, mais integração e continuidade do que confrontos excludentes. Desde a criação freudiana de uma teoria complexa, marcada como *lócus*, onde se encontram o biológico pulsional, o social e o histórico-cultural, a técnica psicanalítica e sua aplicação ao homem concreto da clínica foram sofrendo mudanças que caminham no sentido das relações primitivas.

Klein, Mahler, Bowlby, Kohut e Winnicott, entre muitos outros autores, trouxeram os bebês ao centro da cena analítica, ampliando o espectro de possibilidades terapêuticas da psicanálise. No aspecto da compreensão e tratamento dos quadros psicossomáticos, os autores do IPSO fizeram não apenas uma formulação e delimitação conceitual, mas criaram o espaço real que permite o seu atendimento. Marty, Lebovici, Fain, Kreisler e outros alargaram o campo da atenção aos bebês a partir da criação, por Pierre Marty, em 1978, do Hospital de La Poterne-des-Peupliers, "o primeiro dedicado exclusivamente à medicina psicossomática."(Kreisler, idem, p. 20)

Percebendo que os problemas afetando o desenvolvimento humano deveriam ser enfrentados e tratados desde o início, autores como Bertrand Cramer e Francisco Palácio-Espasa, trabalhando em Genebra, formularam de maneira mais organizada o conceito de consultas terapêuticas, que já havia sido descrito por Winnicott em 1942.

Cramer e Palácio-Espasa definiram as terapias conjuntas breves "como um tratamento setorial de conflito entre mãe e bebê, através de uma redistribuição das projeções parentais e de uma diminuição das interações patogênicas a elas ligadas, afetando simultaneamente os investimentos que a criança pode fazer."(1993)

No esquema de C.T. proposto por eles, as terapias devem ser postas em ação apenas nos casos em que seja determinado um *foco principal* passível de ser desfeito pela interpretação da patologia relacional e que esta não seja *um distúrbio profundo do apego*. Nas consultas, o bebê tem que estar presente, junto com a mãe e o terapeuta. As consultas são em média 6 e podem variar entre 4 e 12, na frequência de uma por semana. Um ponto muito importante é que o início do tratamento é feito pelo encaminhamento do bebê devido a um sintoma, que a mãe percebe *no filho*. (*apud* Pereira, E. 1999)

Kreisler (c.f.) diz que:

> "A psicopatologia da *primeira idade* contém singularidades e (...) a idade confere a essa patologia uma primeira orientação (...) No primeiro período, a interação entre os parceiros da díade é o lugar funcional do equilíbrio mental do lactente e de suas disfunções. O principal objetivo terapêutico e seus instrumentos voltam-se para os fenômenos de interação."*

Continua dizendo que o exame psiquiátrico do lactente é feito dentro de uma relação triangular que inclui pais-criança-observador. Sua finalidade é avaliar:

1. a patologia do lactente;
2. a mãe – que, evidentemente, contém o estatuto paterno;
3. a interação mãe-filho;

---

* Kreisler, L; Cramer, B. Les bases cliniques de la psychiatrie du nourisson. La psychiatrie de l'enfant, 1981, XXIV, 1.

4. O pai, a constelação familiar, sua estrutura individual e social, e a economia de seu funcionamento. (ibidem, p. 363)

Podemos observar que os autores citados acima ampliam o espaço da relação mãe-bebê, incluindo o ambiente no qual ela se insere, assim como as relações outras que ali acontecem. Esta visão vem ao encontro de ideias winnicottianas a respeito do ambiente, que pode ser facilitador do desenvolvimento primitivo do bebê ou não.

Em alguns casos, a relação mãe-bebê acontece em ambientes que chamo de *famílias tóxicas*. Estas são caracterizadas por transtornos transgeracionais como ódio e agressividades não reconhecidos, incapacidade para expressão de sentimentos e de afetos, depreciação das funções maternas, preconceitos em relação às funções paternas que incluam delicadeza e cuidados com a mulher e o filho, pobreza intelectual e afetiva, violência física e sexual, idealização não realística do bebê imaginado (Stern, 1998) e uso de drogas pela mãe durante a gravidez e no pós-parto imediato. Nestes casos, a relação mãe-bebê vai estar afetada por múltiplos vetores, obrigando a que os dispositivos usuais sejam modificados e ampliados, incluindo tratamento de familiares, do pai e mesmo a adoção de medidas judiciais.

Casos difíceis, como os dos autores do IPSO citados (pacientes Melanie e Julienne), que chegaram ao êxito letal, mostravam graves alterações trangeracionais. A tia-avó, que cuidou de ambas, era "visivelmente perturbada", nas palavras do autor, e sua mãe havia sofrido cólicas nefríticas durante a gravidez e teve depressão puerperal.

Quero enfatizar, uma vez mais, que nos casos nos quais o ambiente apresente as características *tóxicas* já descritas, e mesmo nas falhas de interação mãe-bebê menos profundas, o atendimento deve estar voltado para uma mudança ambiental. Seja no caso de mudança da *mãe ambiente* ou do ambiente maior onde a mãe e seu bebê vivem.

O material clínico pessoal que apresento agora tenta demonstrar o que pode ser entendido como um olhar winnicottiano dos transtornos psicossomáticos na infância e seu tratamento.

Um neném do sexo feminino de 1 ano e 2 meses, a quem darei o nome de Clara, começou a apresentar, de maneira repentina, um quadro de intensa ansiedade, aumento acentuado da psicomotricidade, insônia severa e recusa em se alimentar. A avó materna a trouxe à entrevista, dizendo que ela sempre tinha sido um bebê calmo, tendo se alimentado exclusivamente ao seio pela mãe até os 6 meses, com apetite e sono normais. Nunca havia se separado da mãe, até poucos dias antes da instalação do quadro, quando ela viajou para a Europa junto com o marido para um congresso de sua profissão. Deveria ficar 12 dias fora. Já na primeira noite, Clara não pôde dormir, pois, diariamente, ficava junto da mãe até pegar no sono. Foi levada a seu pediatra que fez um exame completo e, nada encontrando fisicamente, prescreveu um tranquilizante benzodiazepínico que piorou o quadro inicial de maneira evidente.

Ao observar a neném, percebi-a muito inquieta no colo da avó, virando-se em várias direções e não fixando olhar em nós. Peguei-a no colo e ela se virava, ora fixando os olhos na avó, ora olhando para um ponto no infinito, localizado na parede. O olhar me pareceu triste e sem vida, e sua situação me despertou sentimentos intensos de compaixão e forte preocupação. Pensando em termos winnicottianos, imaginei que ela estivesse vivendo uma deprivação, pois o bom e estreito relacionamento que havia mantido com a mãe, até então, havia sido rompido de maneira brusca. Podia imaginar uma alteração aguda do *going on being*, com alterações de temporalidade e do ritmo circadiano.

Tentando me colocar empaticamente em seu lugar, pensei que talvez ouvindo a voz da mãe pelo telefone ela se acalmasse. Sugeri isso à avó, e ligamos naquele mesmo instante para a mãe, que estava aguardando o resultado de nosso encontro. Pedi-lhe que falasse com a filha e, ao ouvir a voz conhecida, ela parou de se movimentar no mesmo instante, fixou o olhar no telefone e relaxou todo o tônus muscular, até então quase rígido. Ficou ouvindo durante mais de 10 minutos e sugeri que naquele dia, e até a mãe voltar, as duas ficassem em contato telefônico no máximo de três em três horas. Suspendi o tranquilizante pelo efeito paradoxal que havia provocado, mas principalmente por achar que a resposta psicossomática à deprivação estava sendo alterada por seu uso. O quadro foi diminuindo de modo rápido e dentro de três dias, quando a mãe voltou, antecipando a viagem, já encontrou a filha em seu estado normal.

Destaco nesse quadro a importância tanto da estreita relação entre as duas, quanto das consequências imediatas da interrupção de seu contato, por um tempo superior ao que ela tinha capacidade de suportar naquele ponto de seu desenvolvimento. É importante também o fato de a mãe haver interrompido sua viagem, privilegiando o bem-estar da filha e podendo entender e aceitar que sua presença fosse essencial para o equilíbrio da criança. Esse fato ratifica o significado da mudança do meio-ambiente, para que se consiga a regressão do quadro psicossomático.

Depois de retornar ao convívio com Clara, eu as vi em duas consultas conjuntas. A neném continuava calma, sem problemas de sono ou de alimentação.

Eventualmente recebo notícias de Clara e sei que ela está se desenvolvendo normalmente.

No segundo caso, dois irmãos, um menino de 2 anos e sua irmã de 3, aos quais darei os nomes de Roberto e Marta, estavam sendo levados no mínimo três vezes por semana à consulta com seu pediatra. Ele não encontrava patologias específicas, apenas distúrbios respiratórios indeterminados, inapetência, vômitos e transtornos do sono. Por isso, resolveu pedir minha avaliação.

A mãe compareceu sozinha e disse ser muito nervosa, com "mania de doenças" e que tinha medo de que os filhos morressem, o que a perseguia constantemente.

Quando lhe disse que seus filhos não apresentavam doenças graves e sim disfuncionalidades, como coriza, febre baixa e perda do apetite, ela disse, para meu espanto, que só se sentia tranquila quando os levava ao pediatra e ele não encontrava nada. Disse que assim se sentia calma, como se estivesse se antecipando ao destino e salvando os filhos. Contou também que na infância havia passado por situação semelhante com sua mãe. Quando eu lhe sugeri que talvez seus filhos estivessem reagindo com alterações funcionais em resposta à sua necessidade de se acalmar ao levá-los ao médico, reagiu com incompreensão e alguma hostilidade. Perguntou se eu a estava achando louca, por inventar doenças para os filhos. Mesmo assim, aceitou começar a ser atendida psicoterapicamente, e depois de alguns meses pôde estabelecer laços entre sua história infantil e sua atitude com os filhos. Note-se que, mais uma vez, a intervenção foi voltada para uma tentativa de alteração das condições emocionais da cuidadora, que, em sua angústia hipocondríaca e de antecipação onipotente, impunha aos dois filhos sua patologia. Podemos dizer que a reação dos dois filhos fosse o que Winnicott entendia como submissão "falso *self*" e que eu, seguindo conceitos das neurociências referidos antes proponho chamar, neste caso, de *alterações psicossomáticas do self*, por ação estressora do meio-ambiente. A proposta terapêutica ficou voltada para o atendimento às questões ambientais, mais do que para uma atenção direta às crianças, naquele momento.

O terceiro e último caso faz parte de uma situação clínica supervisionada por mim. Uma colega atendeu uma grávida, a quem chamaremos Ângela, que era filha de uma mulher da rua e havia sido adotada quando ainda era bebê. O pai adotivo, que nunca a registrou formalmente, mantinha relações sexuais com a cunhada e, assim que a menina ficou menstruada, passou a manter relações com ela também. Nem ela nem a tia adotiva tinham coragem de falar nada, pois ele era extremamente violento e dizia que se sua irmã havia sido estuprada pelo pai, ele podia, sem qualquer problema, fazer sexo com ela, que nem era sua filha de verdade. Essa situação permaneceu até os 19 anos, quando conheceu o marido e foi morar em outra cidade.

O atendimento foi solicitado, porque começou a ter medo do nascimento da filha, achando que seu marido pudesse fazer com ela o mesmo que seu pai lhe fizera. A gravidez começou a apresentar problemas, pois passaram a ocorrer uma angústia desesperadora e dores pelo corpo, principalmente na região pélvica, diagnostica pelo clínico como fibromialgia. A angústia, segundo relato da paciente, aumentava quando pensava e tinha a certeza de que o marido faria com a filha aquilo que fizeram com ela ou quando, já no sexto mês de gravidez, ao entrar numa loja ou numa farmácia, não sentia vontade de comprar nada para o bebê. O feto passou a ter sua motilidade aumentada, mas a gravidez chegou a termo, uma vez que a terapeuta conseguiu uma ótima relação com a cliente, interpretando seu quadro como resultante das situações traumáticas que havia vivido. Creio que possamos levantar a hipótese de que essa gravidez seria uma das muitas que terminam em "abortos espontâneos", sem causas físicas comprováveis.

Antes mesmo do nascimento, foi discutido, por várias sessões, o desejo persistente da paciente de colocar o berço do bebê no quarto do casal, apesar de haver um para o bebê.

Após o nascimento, e depois de um breve período de encantamento com o bebê, voltou a ansiedade, a amamentação ficou difícil, o que não era bem explicado, e os fantasmas do medo de que o marido violentasse a filha reapareceram. Ressalte-se que o homem em questão é uma pessoa tranquila, carinhoso, tanto com a esposa quanto com sua filha. A paciente sempre levou o bebê às consultas e, meses depois, quando a mãe começou a sentir-se ansiosa, a terapeuta observou que ela continuava calma e bastante curiosa, engatinhando pela sala, tocando os objetos. Sempre que sua mãe falava de temas que a angustiavam, havia uma "sintonia" entre as duas, pois a neném parecia intranquila e procurava se aproximar da mãe.

Quando voltou ao trabalho de doméstica na casa da família em cuja empresa seu marido trabalhava, ocorreu o seguinte episódio. O filho adolescente, a respeito de quem o marido da paciente já a havia alertado, pois o achava "esquisito", uma tarde pediu para ficar tomando conta da neném. Como estiveram em silêncio por algum tempo, a paciente foi até o quarto verificar e o rapaz estava com a calça abaixada e com o pênis de fora, empurrando a cabeça do bebê. A mãe deu um berro e o adolescente se recompôs. Apesar de a terapeuta ter mostrado de modo claro a semelhança da situação atual com as ocorridas na história da paciente, ela só a muito custo conseguiu "entender" o significado da situação e pretendia nem contar ao marido o que havia ocorrido. Decidiram não falar nada com os patrões, com medo de perderem o emprego, tendo sido feita uma entrevista conjunta dos dois com a terapeuta. Ficou decidido que ela ficaria no trabalho, mas vigiaria a filha, impedindo que ela ficasse só com o adolescente.

Desse episódio, podemos observar o quanto as experiências traumáticas, de natureza sexual ou não, têm uma força e permanência intensas, e, se não forem tratadas e modificadas, permanecem como "fantasmas" transgeracionais, afetando bebês e crianças sem relação direta com o trauma original.

Mais uma vez, podemos observar que a preservação da integridade psicossomática do bebê só foi possível com a modificação da estrutura psicológica masoquista da mãe, que a estava levando a colocar sua filha em risco.

A paciente continuou em tratamento durante um ano e três meses depois do parto, tendo havido importante remissão dos sintomas. A alta se deu de maneira normal e a paciente saiu do emprego de doméstica e trabalha atualmente como secretária em outro local.

CONSIDERAÇÕES FINAIS

Donald Winnicott, com seus trabalhos iniciais nos anos de 1930, quando ainda não havia completado sua formação psicanalítica, provocou uma profunda transformação no entendimento do adoecer infantil. Ele introduziu a importância de serem olhados os aspectos emocionais envolvidos, as relações familiares e estabeleceu pontes entre esses diversos vetores, desenhando uma visão intersubjetiva das relações humanas e da integração psicossomática, que transformou a prática pediátrica de maneira duradoura.

Como ponto de partida desta tentativa de conclusão, lembramos a singela colocação de Winnicott de que os bebês não nascem com 2 ou 3 anos, e que as questões que os afligem em seus desenvolvimentos ocorrem desde o nascimento ou mesmo antes dele. Outrossim, ressalto que a discussão sobre as raízes dos eventos psicossomáticos, feita aqui, está circunscrita aos primeiros meses de vida, em período anterior à aquisição da linguagem falada. É de um bebê que possui apenas seu corpo e sua fisiologia como meio de expressão de quem falamos.

Em nosso recorte a essa questão, ligando-a às da infância saudável e aos problemas psicossomáticos, acreditamos, firmemente, que os bebês nasçam orientados para a vida e para o encontro com *alguém* que a viabilize, como qualquer animal. Nessa dimensão, todos os mamíferos representariam com seu nascimento a expressão concreta do "instinto de vida", conforme postulado por Freud, em oposição ao "instinto de morte". Cada nascimento seria uma nova oportunidade de usufruir os dons da vida, as capacidades de cada espécie e de cada ser vivo em particular. No caso dos homens, os únicos a terem desenvolvido a percepção da morte e, por oposição, o sentido e importância da vida, o nascimento de um bebê deveria ser mais do que uma imposição instintiva, aprisionadora e irremediável. Deveria representar uma escolha, que envolvesse sempre afinidade, amor, liberdade e compartilhamento.

Em *O Uso de um Objeto no Contexto de Moisés e o Monoteísmo,* Winnicott faz um dos raros comentários sobre a pulsão de morte, pela qual diz nunca ter morrido de amores e diz que "ficaria muito feliz se pudesse aliviar Freud do ônus de carregá-la nos ombros por toda a eternidade". (p. 242)

É importante destacar que Winnicott faz nesse texto uma ligação explícita ao papel do pai no desenvolvimento infantil, vendo-o como um exemplo para integração do infante, logo após a sua unificação. "Dessa forma, podemos ver que o pai pode ser o primeiro vislumbre dado pela criança em direção à integração e à totalidade pessoal."

A pulsão de morte está, nessa visão, a serviço do desenvolvimento e da integração, uma vez que faz parte do estabelecimento de diversos limites, sendo, desse modo, instrumento da vida em plenitude psicossomática e intersubjetiva.

A visão de um hipotético impulso para morrer é entendida aqui, e creio – na maior parte da teorização de Winnicott – como uma reação, lesão por agravamento ou ativação de potencialidades patológicas ou submissão a graves falhas, privações e deprivações, provocadas por um meio-ambiente não empático ou doente e hostil ao recém-nascido, que o empurra inevitavelmente, em certos casos, para a morte. Creio que poderíamos falar, nesses casos, mais de uma *impulsão para a morte do que em uma pulsão de morte.*

As recentes pesquisas e evidências trazidas pelas neurociências dizem que (Cozolino, 2002, idem):

"Até recentemente eram realizadas cirurgias sem anestesia em infantes, porque sua falta de resposta de protesto era mal interpretada como sendo devida a insensibilidade à dor. Menos de 25% de circuncisões em recém-nascidos usam alguma forma de analgesia, apesar das evidências fisiológicas de que eles estão sofrendo *stress* e dor durante os procedimentos." (p. 266)

Vemos que mesmo um ato de inclusão cultural como é o da circuncisão para os judeus, feito por pais amorosos e desejosos de doar a seus filhos uma rica herança cultural, pode ser toldado pela dor e deixar marcas.

O que pensar então das cicatrizes deixadas pelas ações devastadoras de abuso sexual, falta de carinho e maus-tratos e negligência com crianças e bebês?

Vimos ao longo do texto que em todos os casos de distúrbios psicossomáticos e doenças relatadas houve uma clara relação com abusos de diversos graus, violando o mais importante aspecto da relação dos pais com seus bebês, que é o da proteção.

Kramer Richards (2006) diz em seu artigo *"Compreendendo a mãe abusiva"*, no qual analisa a vida e a obra da poetisa americana Anne Sexton, que "em seu sentido mais importante, o abuso infantil pode ser definido como um fracasso da proteção."

Continua a discussão dos poemas da autora citada, ganhadora do prêmio Pulitzer de 1967 e também do prêmio Shelley Memorial da Sociedade Americana de Poesia, analisando as questões ligadas às perversões, quando estas atingem os filhos:

> "O aspecto essencial da perversão é a agressiva des-humanização do objeto...Escrever sobre as filhas foi nesse caso um aspecto importante do abuso. Seus sentimentos refletem os do abusador quando ela era uma menina. O ponto central deste trabalho não é discutir se o abuso sexual infantil é característico dos artistas (...) O ponto central deste trabalho não é se os pais artistas são menos protetores de seus filhos do que os pais que não o são. O centro deste trabalho é que os pais artistas podem nos mostrar as formas pelas quais os que não são artistas são motivados a abusar. Os artistas podem articular o que necessitamos acerca do que nossos pacientes não artistas estão sofrendo." (p. 257)

Em outro momento de seu texto, a autora diz que, de modo claro, os dramas e ofensas sofridas por Sexton são repetidos com suas filhas, e afirma que uma mãe tão ferida, com tantas cicatrizes, "volta seu dano sobre suas filhas e cria uma outra geração de mães que, **a menos que recebam ajuda e apoio, também abusarão de suas crianças.**" (p. 255)

Uma pergunta se impõe, a título de encerramento deste capítulo. O que pode ser feito por nós para prevenir que tão dramáticos e devastadores eventos continuem a ocorrer ainda hoje?

No Encontro Latino-americano sobre o Pensamento de Winnicott, realizado em 2006, em Buenos Aires, apresentei o trabalho *Projeto Criação: uso de teoria Winnicottiana no pré-natal de adolescentes*. Este foi pensado em razão das descobertas atuais que demonstram claramente que diversas situações estressoras durante a gravidez causam danos que vão alterar significativamente as possibilidades de interação mãe-bebê e seu desenvolvimento e integração posteriores.

No texto, propus o uso dos conhecimentos psicanalíticos e de psicologia do desenvolvimento acumulados desde que os textos pioneiros de Freud inauguraram a psicanálise, somados em uma visão transdisciplinar àqueles trazidos pela sociologia, política, economia, direito e neurociências. Apesar desta moldura, a proposta é singela em sua execução. O trabalho é para ser feito por equipe multi-profissional, composta por psicanalista e psiquiatra, psicóloga, assistente social, fisioterapeuta, acadêmico de enfermagem e estagiário de direito atuando na vara de família, atendendo grupos formados por até 10 grávidas, de 12 a 21 anos, durante toda a gestação e até o segundo ano de vida dos bebês. O singelo a que me referi antes, diz respeito à maneira simples e carinhosa com que elas serão ouvidas, em conversas a respeito de suas necessidades, alegrias e medos cotidianos.

Haverá um máximo de quatro grupos, sendo três submetidos ao pré-natal comum, somado ao atendimento psicoterápico em grupo e individual, sempre que a equipe detecte alguma situação social ou emocional que requeira atenção específica. Dentro de um cuidar com visão multiprofissional, problemas como desemprego dos pais, uso de drogas, prisão ou violência excessiva podem ser atendidos de modo direto e, otimistamente, solucionados. As grávidas serão provenientes de grupamentos socioeconômicos menos favorecidos, encaminhadas por ONGs, igrejas ou programas públicos de atendimento médico-familiar. O outro grupo, que servirá de controle, não receberá a atenção psicoterápica proposta, apenas o pré-natal regular, e para que não haja um sentido de "orfandade" frente aos outros três, deverá vir de outra comunidade ou serviço. Nossa ideia é fazer uma avaliação qualitativa e quantitativa, levando em conta parâmetros de incidência de problemas fetais, como circulares de cordão, motilidade exacerbada, baixo peso, defeitos congênitos, pré-maturidade ao nascer, etc. Esses dados serão contextualizados com a história emocional de cada uma das grávidas em atendimento, buscando correlações. Faz parte do projeto a realização de três ultrassonografias, no terceiro, sexto e nono meses de gestação.

Um ponto específico do Projeto Criação é o uso de fantoches criados por mim, aos quais dei nomes como o "seio falante", a "mãe má", a "avó sabe-tudo", o "marido *rapper*" e a "madrasta bruxa", entre outros. Minha intenção foi usar com as adolescentes, muitas bem jovens e com traços ainda fortes de pensamento infantil, com aspectos mágicos atuantes, os conceitos de Winnicott (1971) sobre a importância do brincar na construção de uma realidade mais rica e criativa.

A ideia contida no projeto é usar os temas debatidos naquele texto, na intenção de "agenciar" as adolescentes pelo brincar, e, nessa interação, participar, em alguma medida, do que Stern chama da criação do bebê da fantasia da grávida, que vai ter que se confrontar com o da realidade após o nascimento.

Em esquetes e encenações conjuntas feitas com a equipe, muitos temas de difícil abordagem, como a aparência do bebê, desemprego e violência dos maridos, namorados e "ficantes", ou as intromissões da "avó sabe-tudo", que pode estar dizendo algo como: "Você ainda pensa em sexo, mas na minha época ser mãe era ter a Virgem como modelo", podem ser discutidos e enfrentados. Outros, ligados à própria juventude das adolescentes e o luto de seu corpo e preocupações com mudanças físicas podem ser discutidas pelo "seio falante" ou a "barriga com estrias, mas ainda *sexy*". A ideia é que o humor seja muito importante para lidar com temas tão difíceis, que ficam mais fáceis de serem ouvidos e modificados com um sorriso nos lábios.

Se acreditamos que seja principalmente sobre o meio-ambiente que as intervenções terapêuticas devem ser feitas, nossa intenção com o Projeto Criação é antecipar ao pré-natal o conceito de "ambiente facilitador" e "mãe suficientemente boa" de Winnicott, criando um meio-ambiente pré-natal facilitador.

O colega Samuel Hulak (comunicação pessoal) disse que se formos realmente buscar as origens das questões psicossomáticas, devemos pensar em um amor imunológico, que permite a nidação do óvulo fecundado e sua evolução como ovo.

Nossa visão sobre as questões de psicossomática na infância abraça esta ideia e a estende ao cenário onde acontece o encontro entre este homem e esta jovem ou mulher que irá engravidar. Todo esforço deve ser feito para que ele aconteça dentro de um clima de amor e desejo, liberdade de escolha e amor pelo bebê ainda não nascido, que não deveria vir para servir a outro objetivo que não o de existir. Nossas crianças, hoje e no futuro, merecem a chance de simplesmente viver com amor e saúde, pois, como disse David Chamberlain, um dos fundadores da *Associação para a Psicologia e Saúde Pré e Peri-natal*, existem evidências de um tipo de memória rudimentar armazenada em nível sensorial durante os últimos meses de gestação.

Cientistas como Allan Schore e Joseph LeDoux nos lembram que,

> "desde que os bebês não têm nem razão nem memória explícita, e desde que a maioria de nós não possui memórias conscientes anteriores aos 2 anos de idade, pode parecer que esse período tenha pouca influência em nosso funcionamento presente. Schore diz que por que o córtex órbito-frontal é a única que se projeta diretamente ao hipotálamo e aos centros autonômicos localizados profundamente no cérebro, ele age como centro de controle, ao mesmo tempo sobre os sistemas simpáticos e parassimpáticos, que geram os componentes corporais das emoções. Diz ainda que o período crítico para o desenvolvimento desse sistema coincide com o período extensamente investigado por pesquisadores das ligações primitivas. A ligação do bebê com a mãe cria a "fonte" a partir da qual os circuitos de processamento emocional das relações é implantado. LeDoux lembra que a amígdala, junto com o hipocampo no sistema límbico, podem explicar o que os analistas vêm dizendo há décadas: eventos no início de nossas vidas, em particular os marcados por fortes emoções, podem ficar e permanecerem durante toda nossa vida. (Karr-Morse e Wiley, p. 19-45)

O *going on being* de Winnicott não é apenas um conceito teórico, ligado à atenção e à dedicação individualizadas a que todos os bebês deveriam ter direito ao nascerem. É uma realidade imperiosa para um desenvolvimento integrado em termos humanos e psicossomáticos.

Em *Pediatria e Neurose na Infância*, Winnicott mostra as diversas formas, algumas singelas, como levar a criança de férias, ou comprar um cachorro, capazes de ajudar a criança a enfrentar suas dificuldades iniciais.

Vemos que ele usa nesse texto a ideia importante de prevenção da doença psicológica, "quando tentamos dar o que é necessário nos estágios iniciais da infância", e termina o capítulo dizendo:

> "Neste ponto serei dogmático e pessoal. Passei minha vida profissional com um pé na pediatria e outro na psicanálise (...) Gostaria de assinalar, como ponto central de minha contribuição, que mais cedo ou mais tarde será reconhecido que a ciência subjacente à pediatria psicológica *já existe* na forma da psicologia dinâmica, ou seja, na psicologia dos processos conscientes e inconscientes derivada de Freud. **A psicanálise, tanto como ciência quanto tendo em vista a formação que pode oferecer, merece coexistir com a fisiologia.** Peço, aqui e agora, o respeito das ciências físicas pela psicanálise, e o peço especialmente aos que *não gostam dela*. Não gostar da psicanálise não é argumento contra ela." (p. 422-423)

A luta pela integração científica e clínica que Winnicott prescreve no texto acima continua até hoje, assim como as resistências contra ela, impedindo que a existência humana possa começar com uma infância pacífica e integrada psicossomaticamente.

Podemos ver na literatura especializada, imprensa e literatura geral e poética, que a falta dessa integração resulta nos dramas e infelicidades que correm de geração em geração e é *nossa obrigação tentar minorar*.

REFERÊNCIAS

Abram, J. (2000). *A Linguagem de Winnicott:* dicionário das palavras e expressões utilizadas por Donald Winnicott, Revinter, Rio de Janeiro, 2000.

Belmont, S. A. (2006). *Projeto Criação: Uso de teoria Winnicottiana no pré e peri-natal de adolescentes.* Apresentação em mesa redonda no Encontro latinoamericano sobre o Pensamento de Winnicott, B. Aires, dezembro de 2006.

Cozolino, L. (2002). *The Neuroscience of Psychoterapy:* building and rebuilding the human brain, W.W. Norton & Company, N.York, London, 2002.

Cramer, B; Palacio-Espasa, F. (1993). *Técnicas psicoterápicas mãe-bebê,* apud Pereira, E. *Técnicas psicoterápicas mãe/bebê: estudos clínicos e técnicos,* (1993), A. Psicológica, 1999, vol. 17, número 2, pg 360-362, Lisboa.

Freud, S. (1920-1922). *Além do Princípio do Prazer, Psicologia de Grupo e Outros Trabalhos,* Imago, Rio de Janeiro, 76.

Hulak, S. (2007). *Alexitimia e pseudoalexitimias,* texto recebido por Email, Recife, 2007.

Karr-Morse, R.; Wiley, M. (1997). *Ghosts from the Nursery,* The Atlantic Monthly Press, N. York, 1997.

Kreisler, L. (1999). *A Nova Criança da desordem Psicossomática;* Casa do Psicólogo, São Paulo, 1999.

Leboyer, F. (1979). *Nascer Sorrindo;* Editora Brasiliense, 1979.

_____. (1998). *Shantala: uma arte tradicional massagem para bebês.* Ground Editora, sétima edição, 1998, São Paulo.

LeDoux, J. (2002). *Synaptic Self: how our brains become what we are.* Penguin Books, N.Y.

Meltzoff, A. N; Prinz, W. eds. (2002, 2003). *The Imitative Mind:* Development, Evolution and Brain Bases, Cambridge University Press, 2002.

Mello Filho, J. (1992). *Psicossomática Hoje.* Artes Médicas, Porto Alegre, 1992.

_____. (1995). *O ser e o viver: uma visão da obra de Winnicott,* primeira impressão revista. Artes Médicas, Porto Alegre, R.S.

Richards, A. K. (2006). *Comprendiendo A La Madre Abusiva,* in La maternidad y sus vicisitudes hoy, ed. por Zelaya, C., Talledo J., & Dupuy, E., 2006, Lima, Perú.

Shonkoff, J.; Phillips, D. eds. (2000). *From Neurons to Neighbourhoods:* The Science of Early Child Development, National Research Council, USA, 2000.

Stamenov, M.; Gallese, V. (2002). *Mirror Neurons and The Evolution of Brain and Language,* Jon Benjamins Publishing Company, Amsterdam, Philadelphia, 2000.

Stern, D.; Stern, N.B. (1998). *The Birth of a Mother:* how the motherhood experience changes you forever, Basic Books, N.Y., 1998, pg.32-41.

Welldon, Estela V. (2006). *¿Por Qué Se Desea Tener un niño?,* in La maternidad y sus vicisitudes hoy, ed. por Zelaya, C., Talledo J., & Dupuy, E., 2006, Lima, Perú.

Winnicott, W. D. (1936). *O Apetite e os problemas Emocionais,* in Da Pediatria à Psicanálise, [1958,2000], Imago, Rio de Janeiro, 2000, p.91.

_____. (1948). *A Reparação Relativa à Defesa Organizada da Mãe contra a Depressão,* idem, p. 156.

_____. (1945). *Desenvolvimento Emocional Primitivo,* idem, p. 218.

_____. (1949). *Memórias do Nascimento, Trauma do Nascimento e Ansiedade,* idem, p.254.

_____. (1949; *A mente e sua relação com o Psicossoma,* idem, p.227.

_____. (1956). *Preocupação Materna Primária,* idem.

_____. (1956). *Pediatria e Neurose na Infância,* idem, pp. 417-423.

_____. (1971). *O Brincar & a Realidade,* Imago, 1975, Rio de janeiro.

47

DIABETES MELLITUS: UMA VISÃO PSICOSSOMÁTICA
Miriam Burd

O primeiro caso de diabete foi constatado no Egito em 1500 a.C. como uma doença desconhecida. *Diabete*, em grego, quer dizer "sifão", devido aos sintomas da doença, que provoca sede intensa e grande quantidade de urina. O termo *diabete* foi usado pela primeira vez em 250 a.C. por Apolônio e Memphis. Só adquire a terminologia *mellitus*, que no latim quer dizer "mel", no século I d.C; Logo a patologia passa a ser chamada de urina doce. (Gama, 2002, citado por Marcelino, 2005).

Entre 1986 e 1988, com o apoio do Ministério da Saúde e do CNPq, realizou-se um censo nacional sobre a prevalência do diabete no Brasil. Este estudo mostrou uma prevalência de 7,6% na população entre 30 e 69 anos. Um dado importante foi de que quase 50% dessas pessoas não conheciam o diagnóstico.

Para mostrar como a doença é minimizada na sua importância, iremos apresentar dados de uma pesquisa recente.

Um grupo de discussões foi realizado para verificar qual seria a percepção dos participantes a respeito da gravidade das principais doenças. Em uma escala de 1 a 10, foi pedido aos participantes desse grupo para classificar a gravidade de vários problemas de saúde, incluindo câncer, doenças do coração e diabete. O câncer e as doenças cardíacas foram classificadas como 9 e 10 e o diabete só ficou em 4 e 5 na escala.

Larry Hausner, diretor da ADA (Associação Americana de Diabete), que comandou as discussões, disse que havia pouco conhecimento dos participantes sobre tudo relacionado ao diabete (DM): "O consenso geral parece ser: 'existem remédios', 'veja como as pessoas parecem estar bem com diabete' ou 'nunca ouvi falar de ninguém que morreu de diabete', diziam as pessoas do grupo" (www.portaldiabetes.com.br, 2008).

Mas o diabete é tudo menos uma doença insignificante, e a discrepância entre a percepção e a realidade é particularmente preocupante numa época em que o número de diabéticos está aumentando, bem como dos que apresentam intolerância à glicose e dos pré-diabéticos.

Sem dúvida, o DM é tratável e um leque de medicamentos e de ferramentas de monitoramento melhorou incrivelmente a qualidade dos cuidados aos pacientes. Mas manter a doença sob controle exige constante vigilância e cuidados dispendiosos. Focados na sua doença e com acesso à assistência médica regular, os pacientes têm uma boa chance de mantê-la controlada e com uma boa qualidade de vida.

O *diabetes mellitus*, segundo vários autores (Graça, Burd e Mello Filho, 2000), Grünspun (1980), Anjos (1982), Ajuriaguerra (1976), Joode (1976) e Debray (1994), citados por Marcelino (2005), é uma doença psicossomática, ou seja, que sofre influência de fatores psicossociais em sua etiologia. O DM é uma doença multifatorial e a medicina sozinha não consegue dar conta de ajudar no controle da doença para que não haja complicações.

Silva (1994) (citado por Marcelino et al., 2005) afirma que doença psicossomática é qualquer alteração somática (física) decorrente de sofrimentos psíquicos, diferentemente da somatopsíquica que é qualquer alteração psíquica decorrente de sofrimento físico, por exemplo, os efeitos psíquicos sofridos pelo indivíduo que possui uma enfermidade crônica ou uma debilidade física. Sendo assim, o *diabetes mellitus* pode ser tanto uma doença psicossomática quanto somatopsíquica.

Segundo definição de Mello Filho (2008): "A doença psicossomática é qualquer doença do corpo, isto é, física, que se inicia ou se potencializa pela ação de fatores psicossociais no seu desencadeamento, evolução e agravamento. O *diabetes mellitus* é uma doença psicossomática porque ela se inicia frequentemente numa fase de estresse emocional e sofre a influência de fatores ou de distúrbios somáticos na sua evolução. Como doença orgânica, influencia o psiquismo daqueles que a apresentam".

O *diabetes mellitus* não é apenas uma doença, mas um grupo de distúrbios metabólicos. Muito já se descobriu desde 1500 a.C, quando um antigo texto egípcio relacionava remédios para várias patologias, inclusive para uma que era considerada misteriosa e na qual as formigas eram atraídas pela urina dos doentes.

A ciência muito já avançou desde que os doutores canadenses Banting e Best, em 1921, descobriram a insulina. A tecnologia se aperfeiçoou e já se dispõe de bombas infusoras de insulina que podem ser programadas e acopladas ao corpo do paciente e modernos aparelhos para medição da glicose no sangue, que de longe se parecem ao primeiro glicosímetro, patenteado em 1968, que pesava quase um quilo.

Não existe diabete emocional, um mito que ainda hoje faz parte do imaginário das pessoas. O estresse emocional por qualquer motivo não é o causador de diabete, mas quem é portador pode fazê-lo evoluir mais rápido vivendo sob o mesmo. Algumas vezes, os pacientes que desconheciam que eram diabéticos descobrem a elevação da taxa durante um evento emocional, fazendo essa relação causa-efeito. Alguns indivíduos que apresentavam diabete leve, assintomático, podem descobrir a doença nessas situações. Entretanto, variações emocionais podem alterar o controle do diabete naqueles indivíduos portadores da doença. O estresse libera hormônios que aumentam a glicose e muitas vezes reagimos a ele comendo ou bebendo mais ou nos exercitando menos.

O que sabemos é que o diabete pode causar mudanças no comportamento. A autoestima ou o equilíbrio das emoções podem ser afetados pela presença da doença, que muitas vezes causa surpresas ao portador.

É necessário um acompanhamento do paciente por uma equipe de saúde multidisciplinar (médico, enfermeiro, psicólogo, nutricionista, odontólogo, educador físico, etc.) para tratar essa doença crônica que interfere sobre todos os aspectos da vida.

Para Jeammet, Reynaud e Consoli: "Os sucessos da medicina, na atualidade, ressaltam o papel dos fatores patogênicos ligados ao meio ambiente na saúde e a importância da prevenção das doenças (...) Considerar o órgão doente é necessário, mas não suficiente (...) Deve-se levar em conta os parâmetros ligados à personalidade do doente inserido no ambiente".

O desempenho ou o resultado de qualquer pessoa, ao enfrentar problemas de risco à saúde, é muito menos determinado pelo fator vivenciado e muito mais relacionado às fontes de recursos disponíveis para se buscar um apoio nesses momentos. Há indicadores pessoais, como a percepção do risco, o nível de informação, o envolvimento emocional, as habilidades cognitivas, a maturação e outras dimensões do desenvolvimento, que modificam a percepção da situação e risco vivenciados. Há também indicadores globais como pobreza, desagregação familiar, exposição à violência, etc.

As pesquisas demonstram que o diabete está muito relacionado com o estado emocional dos seus portadores e que o acompanhamento psicológico é de suma importância para que o paciente (e sua família) possa(m) elaborar os aspectos emocionais da doença e, assim, minimizar os sofrimentos psíquicos. O psicólogo deve estar sempre presente nas equipes de saúde e o seu trabalho poderá ser realizado com o indivíduo portador, o grupo de pacientes e com a equipe de saúde.

Esse capítulo pretende dar uma visão geral das várias facetas dos vários diabete. Os indivíduos são diferentes entre si, bem como o são os portadores de *diabetes mellitus*. Tudo vai depender de como se deram as suas experiências anteriores à doença, como foi a sua abertura, de como a família e os amigos reagiram frente ao diagnóstico, de como soube que era diabético, da relação que consegue estabelecer com os profissionais que o tratam, etc.

Na primeira parte, privilegiaremos o diabete tipo 1 através de um caso clínico de um adolescente que descobre a doença com uma complicação aguda, a cetoacidose diabética. A segunda parte irá enfocar o diabete tipo 2 através de um caso clínico de paciente diabético já com complicação crônica, a retinopatia diabética. A terceira parte abordará o diabete tipo 2 no idoso e o trabalho de grupo. Acreditamos que dessa forma também possamos dar uma visão geral das diversas formas de atendimento: no hospital geral, em consulta – conjunta e em grupo de apoio psicológico, e no consultório privado, em terapia de apoio psicológico.

O diabete e os diabéticos são diferentes, mas todos os seus portadores enfrentam as mesmas vicissitudes e dificuldades. Tudo vai depender dos recursos internos do portador. Entre "sentir-se escravo da doença" e "aceitar a doença (e o seu tratamento) como fazendo parte da sua nova vida" há um longo caminho a percorrer. Com certeza, aceitando que a doença é psicossomática, todos os envolvidos percorrerão esse caminho com mais facilidade.

PRIMEIRA PARTE

Caso clínico evolutivo.
Da cetoacidose à alta hospitalar:

Marcos, adolescente, 15 anos, abertura aguda do DM1*

Através de um caso clínico que vai ser desenvolvido abaixo, procuraremos descrever e explicar

---

* O presente caso clínico foi apresentado em parte na primeira mesa do Simpósio "A Equipe Multidisciplinar no tratamento do *Diabetes Mellitus*", da Sociedade Brasileira de Diabetes, RJ, 16 de agosto de 2008.

o trabalho da psicologia nos diversos setores de um hospital geral e de emergência.

No Setor de Emergência

Marcos foi admitido no Setor de Emergência. A avaliação do paciente revelou dor abdominal generalizada; encontrava-se letárgico, com sede intensa, pele extremamente seca e tinha hálito cetônico. O diagnóstico médico foi de cetoacidose diabética (primo-descompensação), desidratação intensa e encaminhamento para o CTI.

O profissional psi (uma psicóloga) que integrava a equipe do Setor de Emergência também atendeu o adolescente e sua família. Estavam muito ansiosos, inseguros e com medo do diagnóstico (e prognóstico). Este estado emocional se intensificou quando souberam da necessidade de encaminhamento para o centro de tratamento intensivo. Já tinham alguma ideia sobre o diabete porque o avô paterno, de 70 anos de idade, era diabético tipo 2 há alguns anos.

Esse foi o primeiro contato da psicóloga com Marcos e sua família:

"– Boa tarde; meu nome é Miriam e sou a psicóloga do setor. Seu nome é Marcos, não é? E vocês são seus pais. Foi bom também encontrar o Dr. Álvaro que está passando para vocês o diagnóstico e a necessidade de encaminhamento para o CTI. Vim até vocês porque procuro acompanhar de perto todos os pacientes que abrem o quadro de diabete. Nesse momento, vocês devem estar ansiosos com toda essa crise e precisando de ajuda psicológica. É comum e normal que vocês estejam dessa forma, preocupados e com medo, principalmente ao ouvir as palavras Diabete tipo 1 e CTI, não é? Doutor Álvaro, é importante que o senhor possa ajudá-los nesse momento, dando algumas explicações sobre o que vai acontecer de agora em diante. Essas explicações rápidas podem diminuir a ansiedade dessa família e facilitar as providências que estão por vir."

A família se coloca através das palavras da mãe:

"– Isso mesmo, embora o avô paterno tenha diabete do tipo 2, ele nunca veio parar numa emergência e não precisou ficar num CTI. Ele é idoso, tem 70 anos, e ficou diabético há dois anos. Mas o Marcos é tão jovem, vai tão bem no colégio, é bom aluno e joga futebol muito bem. Como isso veio a acontecer com ele?"

Dr. Álvaro responde:

"– O que aconteceu com ele é que, pelo o que vocês relataram dos sintomas como emagrecimento, sede e fome intensa e urinando muito, nisso já está ocorrendo aumento de açúcar há alguns dias. O quadro de saúde do Marcos se agravou muito; a glicemia está muito alta e ele já está com cetoacidose. Não podemos mais perder tempo porque tudo pode se agravar mais. O CTI é para pacientes que precisam de cuidados intensivos e possam ser tratados com maior rapidez e eficácia. A equipe é grande, muito competente e vai tratar do Marcos muito bem. É uma questão de poucos dias, e vocês poderão vê-lo nos horários de visita e saber notícias sempre que telefonarem. A Dra. Miriam também faz parte da equipe de lá e continuará atendendo o Marcos e vocês. Vou estar acompanhando de perto. Marcos, o que você tem é diabete tipo 1; seu pâncreas não está fabricando insulina; é necessário ministrar insulina através de injeções"."

– Marcos também se coloca:

"– Isso que eu tenho é igual à doença do meu avô? Estou me sentindo tão mal e estou com medo. Já perdi colégio, prova e o jogo de futebol. O senhor disse que estou diabético. O que mais eu vou perder? Tenho um colega do clube que toma insulina no banheiro. Ele me disse que toma injeção todos os dias. Vou ter de fazer isso? Eu peguei do meu amigo?"

A psicóloga pede ao Dr. Álvaro para dar mais uma resposta. E acrescenta:

"– Precisamos ser breves para começar o tratamento logo. Dr. Álvaro, o Marcos e sua família têm medo porque a doença abriu de uma forma aguda; esse e outros sentimentos passam pela cabeça de qualquer um que não entende porque aconteceu isso com eles. As informações também fazem parte do tratamento. O importante é saber agora que o tratamento já começou e vai continuar no CTI. Estaremos lá para continuar a ajudá-los. Fiquem calmos e, Marcos, colabore. As perguntas vão ser respondidas aos poucos".

Dr. Álvaro encerra a consulta-conjunta:

"– A Dra. Miriam resumiu muito bem, para mim e para vocês, esses sentimentos e as perguntas são normais e irão sendo respondidas em etapas. Confiem, e vamos ter de levá-lo já."

A Psicologia Médica no Setor de Emergência

Trabalhando com medos, mitos e os mecanismos de defesa frente ao adoecimento.

Quando a doença (o DM1) abre de forma abrupta, como uma crise aguda, o paciente pode sofrer um impacto diante da doença grave e ser levado a um hospital com uma complicação, a cetoacidose. Com o impacto, vem o medo da morte e alguns mecanismos de defesa são acionados para proteger o portador, e, no caso, sendo um adolescente, também a sua família, que veio trazê-lo. Eis alguns dos mais importantes:

– **Por parte do paciente:**
  - ansiedade (medo) diante do desconhecido; dúvidas: "o que eu tenho?"; "o que vai acontecer comigo?"; "o que eu fiz de errado?"; "para onde vão me levar?"; "minha família vai poder ficar comigo?"; "vou demorar a ficar bom?"; "há perigo de morte?" (inconsciente ou não);

– **Por parte da família:**
  - ansiedade e dúvidas: "o que o meu filho tem?"; "o que vão fazer com ele?"; "para onde será levado?"; "o que fizemos de errado?"; "há perigo de morte?"; "ele vai ficar bom?"; em quanto tempo?;

– Por todos os envolvidos:
  – impacto diante do diagnóstico expresso por dúvidas, mitos e preocupações: "será que entendemos bem o que nos explicaram?"; "o que é diabete tipo 1?"; "ele vai ter de tomar insulina?"; "o que ele comeu para ficar assim?"; "quem tem diabete fica cego, amputa o pé?"; "ele vai ter de fazer dieta a vida toda?"; "tem cura?"; "o que eu fiz por merecer?"; "estou sendo punido?".

O trabalho da Psicologia Médica se deve pautar em:

– acolher o paciente e sua família no sentido de aumentar a autoconfiança e a autoestima deles;
– ajudar no sentido de manter a integralidade biopsicossocial dos envolvidos, condição decisiva para favorecer os cuidados com a doença;
– ajudar na coesão da equipe de saúde da unidade;
– esclarecer os mecanismos de defesa que estão sendo usados no momento de crise aguda aos envolvidos no processo;
– ajudar a encontrar os recursos psicológicos e ambientais a fim de viabilizar o aumento de *coping* (conjunto de estratégias utilizadas para as pessoas se adaptarem a circunstâncias adversas);
– favorecer as estratégias de enfrentamento para lidar com o estresse do momento de crise e com a doença;
– encontrar os recursos necessários para o advento de *resiliência* (capacidade de recuperação dos mecanismos de adaptação após algum dano) do paciente e demais envolvidos.

O acolhimento do paciente e de sua família

Apresentação do diagnóstico (e prognóstico)

Acolher o paciente e sua família é fornecer o *holding* (suporte) necessário para que ele não se entregue à eclosão da doença e sua instalação; construa um sentido próprio para ela e possa receber o diagnóstico (e prognóstico) do médico, bem como as outras informações que estão e estarão sendo fornecidas pela equipe. Para um adolescente, isso significa mais ainda uma ferida ao seu narcisismo, no seu sentimento de onipotência e imortalidade, levando a uma vivência de fragilidade e dependência em relação aos outros.

Há o impacto do diagnóstico de uma doença crônica, o DM1; no início, pode haver o mecanismo de defesa, a *negação*, que protege o paciente (e sua família) através de algumas racionalizações que podem ser usadas: "O diagnóstico pode estar errado; meu filho vai ficar bom"; "tudo isso vai passar"; "logo vou sair daqui". A negação é a principal defesa da fase aguda da doença.

A esse mecanismo citado, pode se seguir o da *regressão*, onde o paciente se deixa cuidar de forma passiva, havendo um afrouxamento de funções e atitudes mais adultas e deixando aflorar aspectos mais infantis e dependentes.

Esses mecanismos de defesa podem ser bem-vindos no início ou abertura da doença; mais adiante, no entanto, não devem ser estimulados; eles serão prejudiciais para o autocuidado e *aceitação* por parte do paciente da doença crônica.

Admitido no CTI, a equipe médica realizará:

– Hidratação e correção gradual da hiperglicemia; outros procedimentos.

A Psicologia Médica no CTI:

– Acolhimento do paciente na CTI, onde ele será monitorado e medicado; o psicólogo é um membro da equipe de um CTI;
– É esperado que o paciente *regrida* para se deixar cuidar; o tratamento é bastante invasivo e intensivo; o ambiente é estressante; há necessidade de melhorar as relações das pessoas que estão envolvidas;
– Se o paciente confiar e colaborar com a equipe de saúde, a ansiedade será menor e os procedimentos sentidos como menos dolorosos;
– As dúvidas quanto à sua doença continuarão existindo numa unidade intensiva; o estado grave da saúde do paciente o impedirá de absorver todas as informações recebidas; ele se volta para si mesmo num mundo seu, onde o que importa é o seu corpo enfermo;
– As vivências de morte e de desamparo deverão ser acolhidas pela equipe; a ansiedade deverá ser contida (às vezes medicada); o estresse é intenso e o paciente poderá apresentar reações depressivas à medida que a negação diminui e ele vai tomando consciência de sua doença; esse quadro pode muitas vezes diminuir quando o médico der um nome à doença e introduzir um significado para aquilo que atinge o doente.

Observação: Outros procedimentos serão possíveis de acordo com o estado de saúde (grave, letárgico, com acentuada melhora, etc.) do paciente;

a família deverá ser atendida individualmente ou em grupo de familiares do CTI (Moncada Leite, D., 2000, 2007).

Marcos, na medida em que houve melhora do quadro clínico, começa a se mostrar ansioso no CTI. A enfermagem pede ajuda da psicóloga da equipe. Dra. Miriam pede que ela a acompanhe para uma consulta-conjunta. A equipe já está acostumada com esse tipo de intervenções.

Pergunta a psicóloga:

"– Olá Marcos, como está essa manhã? A Dra. Sonia me pediu que viesse até o seu leito para atendê-lo. Pedi a ela que me acompanhasse. Em que podemos ajudá-lo?."

Marcos responde:

"– Bom dia. Estou me sentindo bem melhor, mas é muito difícil para mim. Neste lugar só tem pacientes graves que estão dormindo. A equipe corre de um lado para o outro. À noite passada, quando ia começar a dormir, soou uma campainha e os enfermeiros começaram a fazer uma porção de coisas com o doente do meu lado. Fiquei nervoso e acordado a noite toda. Fiquei com medo de que ele morresse. Quando vou poder sair daqui?"

A psicóloga se coloca:

"– Dra. Sonia, você estava certa quando me pediu para atendermos o Marcos. O adolescente quando fica um pouco melhor de saúde se torna impaciente e ansioso para sair. O CTI é um lugar muito estressante porque os procedimentos precisam ser rápidos e eficientes. Quase sempre acontecem eventos como esse da noite passada. É um corre-corre geral e a maioria dos pacientes é adulto ou idoso, grave e sedada. Como podemos ajudar o Marcos?."

A enfermeira responde:

"– Vejo Marcos, que sua alta daqui não deve demorar; você está melhor, e paciente melhor reclama e pede para sair. Peço a você que entenda que num CTI os aparelhos às vezes disparam; precisamos ser rápidos. Isso quer dizer que um paciente precisa mais de nós do que os outros. Tente se acalmar, logo o médico vai passar a visita e ver como você está."

Eis que entra o Dr. Álvaro, nos vê e vem ao nosso encontro:

"– Olá Marcos; já li seu prontuário e a evolução está conforme o esperado. Logo você vai poder sair daqui. Pela presença da psicóloga e da enfermeira posso pressupor que você está sendo atendido por elas. Em que posso também ajudar?"

A psicóloga responde:

"– Dr. Álvaro, nós acabamos de dizer o mesmo que o senhor falou agora. A ansiedade do Marcos é normal no caso de já estar apresentando melhoras. A palavra do médico tem um peso muito grande sobre o paciente; responder algumas dúvidas e conversar com o Marcos sobre o que está acontecendo com ele é muito importante. É assim que se estabelece uma boa relação médico-paciente e melhora por parte do paciente a compreensão da situação e a sua adesão ao tratamento."

"– Marcos, você quer me fazer alguma pergunta ou fazer algum pedido, pergunta o médico?."

"– Dr. Álvaro, o que eu tenho é diabete como do meu avô e do meu amigo do clube?, pergunta Marcos."

O Dr. Álvaro responde:

"– O que você tem é igual ao diabete de seu amigo. Você disse que ele toma insulina todo dia. É do tipo 1. Do seu avô é do tipo 2. Pode ser que mais tarde ele também precise tomar insulina. A Dra. Sonia pode me ajudar nesse ponto?"

A enfermeira se coloca:

"– Dr. Álvaro. Marcos, o seu pâncreas já não está fabricando toda a insulina de que você precisa. Agora você a está recebendo por infusão contínua de insulina regular endovenosa em bomba de infusão; mais tarde, isso vai ser realizado sob a forma de injeção exógena (de fora) e você e sua família vão aprender a fazer isso."

A psicóloga se coloca:

"– Então, Marcos, sua principal dúvida foi respondida. Você está mais seguro agora? O principal agora é confiar na equipe de saúde do CTI, nos chamar quando precisar e se deixar cuidar. Esses sentimentos são normais na sua situação e os demais profissionais sabem que esse tipo de consulta-conjunta à beira do leito é importante para deixar o paciente mais tranquilo e colaborativo."

Dr. Álvaro complementa:

"– A vinda da psicóloga para a equipe nos ajudou a entender a parte psicológica de nossos pacientes. Quando ela não está presente, às vezes me arrisco e faço um pouco o trabalho dela."

A enfermeira completa:

"– O trabalho em equipe facilitou nosso trabalho, dá para ver o resultado desse nosso encontro hoje com o Marcos. Podemos sair daqui certos de que o Marcos vai ficar mais tranquilo no tempo que lhe resta no CTI."

A psicóloga resume:

"– Obrigado aos colegas, e a você Marcos. Podem nos solicitar mais vezes. Você deve estar querendo falar um pouco comigo sobre o que está precisando enfrentar e as mudanças que serão necessárias? Pois bem."

O médico e a enfermeira pedem licença e se afastam. Marcos está bem e concorda em conversar com a psicóloga.

Acabada a sessão de apoio psicológico, os dados da consulta-conjunta e o atendimento individual são passados sucintamente para o prontuário do paciente. É colocada também uma prescrição:

"O paciente Marcos está na fase da adolescência e passou por uma crise aguda. As consultas-conjuntas da equipe podem ser solicitadas por qualquer profissional do CTI sempre que forem necessárias. Elas ajudam a acelerar o processo de alta".

Após dois dias, Marcos se apresenta ainda emagrecido. Demonstra-se amedrontado, entristecido e ansioso, mas bastante colaborativo com o tratamento. Está corado, hidratado; os vômitos cederam e a diurese normalizou-se. A cetonemia está negativa.

Não refere dores e não apresenta tosse. Iniciou insulina subcutânea e alimentação via oral.

Encaminhado para Unidade de Internação...

Enfermagem

O trabalho da enfermagem do CTI foi focalizado na monitorização da glicemia e insulinização. Reconhecer e tratar a hipoglicemia são muito importantes. Foram realizadas as orientações de alta.

Nutrição

A nutrição procurou avaliar o paciente e inseri-lo nos conceitos do plano alimentar. Foram realizadas as orientações de alta.

A psicologia na unidade de internação

Nem sempre no hospital geral há uma enfermaria especializada em adolescentes (dos 12 anos até os 19 anos incompletos). Quando houver, o trabalho poderá ser realizado de forma a deixar o adolescente junto com seus pares e com uma equipe especializada nessa faixa etária para atendê-los.

Esse é o melhor momento para promover uma *terapia breve focal* com o paciente; esses encontros do paciente com o profissional *psi* terão como objetivo preparar o paciente para sua vida como portador de doença crônica (o DM1) fora da instituição médica; as emoções e sentimentos poderão vir à tona e o *processo de luto* poderá começar a ser iniciado (perda da saúde perfeita; limites colocados pela doença, internação, etc.);

Neste período, as informações a respeito do autocuidado serão fornecidas pela enfermagem: a aprendizagem da monitoração e automedicação do paciente; o nutricionista também ajudará o paciente (e sua família) a escolher os alimentos e a sua quantidade; o profissional *psi* pode e deve estar também envolvido nesses encontros; outros profissionais da equipe poderão também contribuir (como o educador físico).

É também nesse momento que se pode preparar o paciente (e sua família) para o encaminhamento ao Ambulatório de Diabete; os mecanismos de defesa nesse momento e nos que se seguirem poderão ser a *revolta* e a *barganha*:

("quando poderei comer doce?"; "não vou ficar bom?; "não suporto mais tomar tanta injeção e picar o dedo"; "não poderei ir ao colégio?"; "não poderei comer na cantina de lá?"; "eu não aguento mais tanto teste, essa doença é uma droga"; "eu quero ir à micareta com meus amigos; se não deixar eu vou comer doce até eu ficar doente mesmo"; "eu faço tudo tão bem feito; só hoje, me deixa comer um docinho"; "eu sou um ótimo filho; me deixa ficar sem tomar insulina à noite"; "doutor, meu açúcar está bom, eu posso me considerar curado e deixar de tomar insulina?"; etc.).

Orientações de alta e encaminhamento ao ambulatório...

Após uma semana quando do retorno ao ambulatório...

Marcos e a sua família ainda estão inseguros e sem compreender a variação glicêmica. Ele refere desejo de consumir doce e outros alimentos. A aplicação de insulina está sendo realizada pela mãe e ele se apresenta resistente à monitoração (testes de urina ou de sangue para avaliar o grau de glicemia). A pedido do educador físico da escola, a família solicita atestado para o adolescente não participar das aulas de educação física (o professor tem receio de deixar Marcos fazer a aula e passar mal).*

O endocrinologista, Dr. Luiz Paulo, recebe Marcos e sua mãe, a Sra. Virgínia.

"– Bom dia. Como está indo Marcos? Já se passaram alguns dias depois que você deixou a unidade de internação e foi para casa. Você e sua mãe tiveram alguma dificuldade?"

Dona Virgínia se adianta ao Marcos e responde:

"– Doutor, essa semana foi muito difícil para mim. O Marcos quer comer doce e não entendeu ainda que não posso deixar. Ele está revoltado com a doença e só me pergunta quando vai ficar bom. Meu marido vai trabalhar bem cedo e não consegue colaborar comigo. Não sei se vou aguentar isso muito tempo. O Marcos precisa ajudar no tratamento, precisa aprender a fazer pelo menos o teste. Além dele, ainda tenho duas filhas menores que necessitam de mim".

Dr. Luís Paulo tenta responder sem ser interrompido:

"– Marcos, vejo que vamos ter inicialmente um pouco de trabalho, mas logo você e sua mãe vão aprender a fazer a rotina sem se estressarem. Doces, Marcos,

---

* O aluno deve ser monitorado antes, durante e depois da aula de educação física. Se necessário, deve fazer um lanche mais reforçado para não ter hipoglicemia, uma baixa de açúcar no sangue, e passar mal. Os exercícios físicos são muito necessários para o paciente diabético.

você não vai poder comer. Quando a glicemia estiver bem controlada, existem doces *diet*. Mas isso vai ser visto com a nutricionista. Você e sua mãe vão passar por ela."

A psicóloga, que já conhece os dois, se coloca:

"– Marcos e Dona Virgínia já me conhecem. Durante os dias de internação no hospital, estive acompanhando e atendendo-os nas unidades. Marcos está na adolescência e ficou diabético. Essa revolta é normal na fase em que está. Ele e a mãe estão inseguros. Tirar sangue do dedo, colocar no aparelho, medir a glicemia, aplicar a injeção de insulina, isso tudo é muito novo para eles fazerem sozinhos. Ainda tem o estresse por que passaram no hospital e na semana que ficaram em casa tendo que continuar o tratamento sozinhos. Dona Virgínia, logo o Marcos vai começar a aprender tudo isso e ajudá-la se ajudando. É claro que com a sua supervisão."

Marcos se coloca de forma ansiosa e um pouco agressiva:

"– Doutora Miriam, a senhora já me conhece um pouco. Já conversamos outras vezes. Muita gente conversou comigo. Pediram para eu ficar calmo, colaborar, que tudo se resolveria. Nada se resolveu. Eu continuo com diabete, não fiquei bom, minha mãe fica o tempo todo atrás de mim, ainda não fui ao colégio e já o professor de Educação Física quer um atestado médico. Estou nervoso e revoltado; o professor no colégio está com receio do que possa acontecer comigo na aula."

Dr. Luís Paulo intervem:

"– Marcos, tudo o que você falou está correto. Pela minha experiência com meus pacientes adolescentes, a maioria deles fica como você está. Mas com o tempo começam a entender e colaboram."

Dra. Miriam completa:

"– Marcos e Dona Virgínia, o diabete veio para ficar; não tem cura, mas tem controle através do tratamento bem realizado. A sua revolta é típica da adolescência e vai ser colocada em outras questões a serem negociadas com a sua família: querer sair com os amigos, ir à balada, etc. No tratamento do diabete, você não vai poder se rebelar. É isso ou isso. Aprender a se cuidar vai lhe dar responsabilidades, mas também vai lhe dar maior liberdade de ação; sua mãe vai confiar mais em você e deixá-lo ir ao baile, aos passeios com os amigos, etc.".

Marcos enfim se rende e se acalma:

"– Quem vai me ensinar a fazer os testes? Quero logo aprender isso e tudo mais. E o atestado médico, quem vai ajudar meu professor? Quero continuar a praticar esportes."

Dr. Luís Paulo responde:

"– Vou encaminhá-los para a enfermeira. Ela pode ir até a sua escola e conversar com o seu professor no seu colégio. Dra. Miriam pode acompanhá-los até a enfermagem?."

A consulta conjunta com a enfermagem se seguiu após o término da consulta com o médico. A psicóloga continuou fazendo a ponte entre os profissionais da equipe multidisciplinar, o paciente e sua família.

A psicologia médica no ambulatório

Acolher o paciente e sua família; nesse momento a doença se torna crônica e possui características próprias:

– O objetivo inicial é *trabalhar as dificuldades emocionais* do paciente (e de sua família) relacionados ao DM1 e sua adesão ao tratamento (dificuldades com a dieta, monitorização e autocuidados); a fase da adolescência em que se encontra o paciente também tem características próprias, como a rebeldia, o sentimento de onipotência e imortalidade, etc. Essas características podem prejudicar (ou não) a adesão do paciente ao tratamento.
– As entrevistas individuais servirão, neste momento, para *triagem psicológica* junto ao paciente (e sua família) e para o levantamento da teoria etiológica para a abertura da doença. Para isso, pode-se usar uma entrevista semiestruturada e uma pergunta como: *Houve algum evento muito estressante pouco antes da abertura da doença?* Os envolvidos são levados a procurar um sentido para a doença, relatando incidentes estressantes e/ou traumáticos antes da abertura da doença. Os mais comuns são a perda de um parente ou de uma relação afetiva importante, a mudança de casa, a migração da terra natal, as mudanças no *status* econômico e/ou social, etc. Verificam-se também as condições de *coping* e de resiliência dos envolvidos.
– Serão depois priorizadas as *consultas conjuntas* do paciente com os demais profissionais da equipe de saúde, onde o profissional *psi*, junto ao médico (ou outro profissional), o atende. Esse trabalho visa a prevenção de problemas médico-psicológico (nutricional-psicológico, etc.) na adesão ao tratamento e o controle estrito do DM1 (monitorização e automedicação, dieta e exercícios físicos), na educação para o diabete para toda a vida, etc. (Graça, Burd, Mello Filho, 2000, 2007).
– As psicoterapias de apoio individual e de grupo também fazem parte do trabalho no Ambulatório (Grupos de Sala de Espera, Grupos de Apoio para Adolescentes, Grupo de Apoio a Familiares, Grupos de Educação para o Diabete, Grupos Lúdicos, dramatizações, vivências, etc.). Esses grupos devem funcionar com equipe multiprofissional (Idem).

Observações

– A equipe de psicólogos pode ser formada de vários profissionais ou apenas um profissional da equipe do Ambulatório de Diabete, onde atuará nas diversas unidades. O importante é manter a coesão do tratamento com uma filosofia comum de trabalho e encontros frequentes para discussão dos casos clínicos. Os registros no prontuário do paciente deverão ser realizados de forma concisa e objetiva, sempre no intuito de fornecer informações à equipe de saúde. As prescrições por parte do profissional da Psicologia Médica são cabíveis e necessárias.

- As consultas no Ambulatório deverão ser realizadas, no início, semanalmente, depois quinzenalmente até se conseguir a aprendizagem dos envolvidos quanto aos procedimentos necessários e haja a criação de um vínculo positivo, primeiramente com a instituição médica, depois com os profissionais da equipe do Ambulatório. Conseguido isso, as consultas serão espaçadas para uma em cada três meses. Essas consultas abrangerão o médico, o psicólogo, o nutricionista e o enfermeiro. A cada ano serão realizadas consultas mais amplas onde serão revisados todos os conteúdos passados nas consultas iniciais, como numa aprendizagem continuada.
- As visitas às escolas para educação para os diabete, quando necessárias e/ou solicitadas, são realizadas, geralmente, pela assistência social, o elemento designado pela enfermagem e o educador físico, se o Ambulatório possuir um. Os exercícios físicos, desde que monitorados, devem fazer sempre parte do tratamento do paciente diabético.

O adolescente e as condutas de risco. A personalidade falso *self* e o diabete

A adolescência é um momento crítico para o controle do diabete. Segundo Burd (2004, p. 314),... "Burlar a dieta, não querer fazer os exames, são algumas das transgressões ao tratamento e características de uma atuação permanente ou transitória de falso *self*".

A adolescência é a fase de contestação dos valores vigentes e das normas familiares, da busca de independência em relação aos pais, do reaflorar da sexualidade, da vinculação a grupos e do "gosto pelo risco", baseado no sentimento de imortalidade (idem). De acordo com as identificações que faça com o grupo que escolha, o jovem poderá reafirmar ou não um verdadeiro *self*.

Rosine Debray (1995, p. 78) considera que os jovens, "ao atacar os aspectos do tratamento, exprimem suas reações de oposição e se abstêm de pôr em questão a própria existência da doença que os afeta, sem que esta de certo modo não deixe dúvidas... Tais condutas descritas comumente como "gosto pelo risco", os adolescentes se utilizam da sintomatologia somática como veículo de seus conflitos do momento, bem como de seu desconforto interior".

Na adolescência, o jovem será cobrado pela sua participação no tratamento pela família e pela equipe médica. Há a chance de se manter ainda em postura passiva e dependente dos pais e, ao mesmo tempo, em que pode burlar a dieta às escondidas.

Um fenômeno já estudado desde a década de 1980 é o denominado *diabulimia* e cujo termo foi criado em 2005 para uma desordem alimentar específica em adolescentes e adultos jovens diabéticos tipo 1. O paciente manipula a dose da insulina com o objetivo de manter ou perder peso. Quando as injeções de insulina são suspensas, o nível de açúcar fica alto e os sintomas são de início as de hiperglicemia (boca seca, vontade de urinar, perda de peso) e podem chegar ao quadro mais grave de cetoacidose diabética. O transtorno é mais encontrado em pacientes do sexo feminino, e essas condutas se constituem em verdadeiras atividades bulímicas, similares aos vômitos induzidos, exercícios físicos em excesso, etc., praticados pelas pacientes não diabéticas. A omissão de insulina é considerada um comportamento de risco.

Para Aguiar (2000, p. 19, apud Mello Filho, 1983a), essas inúmeras transgressões ao tratamento representam, por um lado, um desafio do adolescente à doença e um teste para sua pretensa indestrutibilidade e, por outro, podem se constituir em autênticas tentativas de suicídio. Em termos de falso *self* considera-se que o suicídio pode significar a última defesa contra o domínio total do falso *self*; seria uma tentativa de evitar o aniquilamento do *self* verdadeiro, recorrendo à destruição do *self* total (Winnicott, 1990).

Pode também ocorrer o contrário, quando encontramos o paciente muito cordato e bonzinho, que aceita todas as formas de tratamento sem discutir ou se rebelar. Esse comportamento também pode ser utilizado pelo paciente falso *self*. Ele aceita passivamente o que lhe se apresenta.

O atendimento especial à escola e à família

Segundo o trabalho de pesquisa (www.portaldiabetes.com.br, 2008) de um Laboratório Farmacêutico e da Sociedade Internacional para o Diabete Pediátrico e do Adolescente (Ispad), cerca de 90% das crianças diabéticas do mundo frequentam colégios onde não há enfermaria para ajudar a controlar sua doença e o tratamento. O secretário-geral da Ispad, o cientista Thomas Danne, aponta que a falta de apoio faz com que os alunos diabéticos possam correr riscos graves que ameaçam a vida.

A pesquisa também aponta que os alunos com diabete abandonam os estudos antes dos que não têm a doença; fato de que 6 em cada 10 crianças não seguem o tratamento nem os controles adequados quando estão no colégio e de que 40% faltam à aula pelo menos uma vez ao mês. Outro aspecto fundamental da pesquisa referida é que há necessidade de sensibilizar o sistema educacional para que as crianças diabéticas não se sintam incomodadas ou isoladas na aula, já que um terço delas assegura que a doença limita sua vida social e as relações com seus companheiros.

Perante essa situação, tanto os pacientes como alguns professores e pais da pesquisa reivindicaram uma melhor educação para os docentes para aprenderem como reagir quando o aluno tem um problema ou, sobretudo, quando as crianças são pequenas e não sabem aplicar bem o tratamento.

A escola e a família precisam estar preparadas para lidar com o diabete do aluno ou do filho. Munidas de informações básicas a respeito da afecção e com um mínimo de recursos para eventualidades extraordinárias, poderão oferecer rapidamente os primeiros socorros.

As situações agudas deverão ser raras se o tratamento estiver sendo bem conduzido e a glicemia sob controle. Saber o que é a doença e o que fazer dá segurança e diminui o estresse, que pode acompanhar eventos agudos e inesperados.

Essas informações dão clareza no que se refere aos limites que devem ser impostos ao paciente, as atividades que a ele serão permitidas e cobradas, minimizando, assim, os ganhos primários e secundários à doença, levando a um efetivo desenvolvimento físico-psicológico sem maiores transtornos, evitando a superproteção ansiosa, ou o seu contrário, a negligência de possível gravidade do evento.

O diabete não se mostra quando controlado, mas apresenta limites e possibilidades para o paciente. Se é uma criança, ela pode e deve brincar, estudar, fazer exercícios físicos e praticar esportes, ter prazer nas coisas que pode fazer e se relacionar com muitas pessoas, principalmente outras crianças, no seu ambiente e fora dele. Se for um adolescente, ele pode e deve fazer as aulas de educação física, desde que monitoradas, estudar, fazer pesquisas, participar normalmente dos intervalos das aulas, das brincadeiras, enfim, participar efetivamente do ambiente escolar e de convívio social.

Durante nosso trabalho em unidades públicas de educação e saúde, os pacientes crônicos foram bem absorvidos por elas, as intercorrências bem administradas e superadas (casos de hipoglicemia necessitam ser atendidos rapidamente porque podem perder a consciência). Evitar o constrangimento do aluno na escola é uma medida muito importante. O aluno diabético vai necessitar picar o dedo, obter uma gota de sangue para fazer o teste de glicemia e depois aplicar a injeção de insulina. Um local próprio e designado pela direção da escola deve ser colocado ao seu dispor. O preconceito também deve ser enfocado entre os alunos e professores; as informações a respeito da afecção, nestes casos, podem ajudar muito a desmistificá-lo.

Com o advento cada vez maior de pacientes crônicos, essas informações e rápidos treinamentos se fazem cada vez mais necessários e precisam ser encarados como uma rotina atual nas vidas familiar e escolar. Isso já acontece nas *escolas inclusivas*, onde qualquer necessidade especial do aluno não é motivo para sua exclusão (ou não inclusão) do ambiente escolar. O que é importante frizar é que a escola não substitui a família; as duas são muito importantes para a criança e o adolescente, complementando-se.

Diante disso, recomendamos que o aluno com doença somática e crônica deve ser:

- *acolhido* pelo colégio através de seus profissionais (professores, coordenadores, psicólogos, supervisores pedagógicos, etc.) com atitudes de suporte (*holding*). Fora de uma crise aguda, o aluno deve ser considerado um aluno como outro qualquer;
- o aluno, ao ingressar no colégio, deve ser atendido (bem como a família), preventivamente, pelo coordenador do turno, procurando adaptá-lo às condições do colégio (escadas, rampas, distâncias, enfermaria, bebedouros, colocação numa turma adequada, etc.), fazendo uma anamnese da doença para conhecer os fatos mais importantes da sua história clínica (que tipo de doença, tem restrições, limites, poderá fazer exercícios físicos, telefones importantes, a quem chamar em caso de eventos agudos, nome do médico, do plano de saúde, do hospital de referência, etc.);
- devido à complexidade do *diabetes mellitus* tipo 1, o colégio deve se informar (com a família, com o médico) sobre que tipo de eventos agudos podem acontecer e o que fazer nos casos de emergência (treinamento de algumas pessoas para um rápido atendimento), etc;
- os professores e os funcionários, que lidam diretamente com o aluno, devem ser informados dos

comportamentos a serem tomados no dia a dia e em caso de eventos agudos, bem como serem treinados* para identificá-los rapidamente.

- o orientador educacional e/ou psicólogo escolar deve(m) ter noção dos mecanismos de defesa frente ao adoecimento para estabelecer um bom *rapport* com o aluno e/ou sua família, e atendê-los visando formar vínculos positivos e escolher as melhores estratégias pedagógicas para atendê-lo (na instituição escolar não se pretende fazer atendimento clínico e terapia).

Qualquer que seja a idade do diabético, seu cuidado efetivo requer um envolvimento familiar. Quando ocorre com crianças pequenas, os pais assumem toda a responsabilidade do tratamento. Com o tempo, a criança vai adquirindo condições de desempenhar um papel mais ativo. Isso depende mais da autonomia da criança, da sua maturidade, do que a idade cronológica. Na adolescência, a ajuda da família se faz necessária para a obtenção dos materiais necessários para o autocuidado e manter a vigilância, sob a forma de verificações periódicas.

Na idade adulta, o diabético deve ser capaz de ter responsabilidade e fazer seu tratamento. A família deve, de longe, cooperar, principalmente com a dieta. Muitos pacientes reclamam da família que ostensivamente comem muitos doces e ingerem uma dieta desregrada. A visita ao nutricionista, do familiar acompanhando o membro enfermo, ajuda a reestruturar a dieta do paciente e de toda a família, ajudando a todos. Muitas vezes, a partir da doença, a família começa a se alimentar de uma forma mais harmoniosa e saudável e melhora a qualidade dietética de todos.

Uma pesquisa (Revista da SBD, 2008, p.4) realizada na Universidade Nova de Lisboa, em Portugal, sobre o estado civil do paciente diabético, foi realizada pelo Dr. J.M. Boavida (et al). Chegaram à conclusão de que as pessoas casadas controlam melhor o valor da glicemia do que as solteiras, e estas têm um risco cinco vezes maior do que os casados de não controlarem bem o diabete. O apoio familiar é muito importante na adesão ao tratamento, e o apoio do cônjuge se revela fundamental na maioria dos casos.

Na presença de complicações crônicas e idade avançada do paciente diabético, a família entra como um verdadeiro suporte para possibilitar o tratamento de seu membro. Há pacientes que burlam o tratamento (às escondidas ou abertamente). Os familiares devem entender e saber lidar, de forma compreensiva, mas não negligente, as escapulidas e as transgressões do paciente. Repreender apenas não reverte esse processo de burla. A família deve funcionar como *continente* na ajuda de um tratamento que é muito longo.

Quando a patologia se instala e a dificuldade da família está prejudicando o paciente no tratamento do diabete, resta-nos ainda a ajuda do profissional *psi* através de psicoterapia breve e focal e os grupos de apoio psicológico aos familiares. Estes devem fazer parte da oferta no tratamento ambulatorial e funcionar com a ajuda da equipe multidisciplinar.**

SEGUNDA PARTE

O *Diabetes Mellitus* tipo 2.
Caso clínico evolutivo:

Humberto, 50 anos, DM2, com retinopatia diabética.

Para o fotógrafo cego Eugen Bavcar: "A escuridão pode ser uma iluminação. Do momento que não se vê, percebe-se de outra maneira, traçando nova fronteira entre o visível e o invisível".

Através do caso clínico de Humberto, 50 anos de idade, com mais de 10 anos com diabete e atendido em consultório particular em Psicoterapia de Apoio Psicológico, as vinhetas da terapia vão ser entremeadas com os achados dos estudos relativos ao DM tipo 2 no adulto com complicação crônica.

Humberto é solteiro e mora com uma irmã mais nova, de um total de sete irmãos vivos e um falecido. O paciente vem encaminhado pela médica psiquiatra da clínica onde atendo. Após começar a perder a acuidade visual do segundo olho, ele se apresenta com depressão reativa. Em uso de medicamentos antidepressivos há algumas semanas, é encaminhado para sessões de psicoterapia.

Além de diabético, Humberto é hipertenso e faz uso de anti-hipertensivos e antidiabéticos orais. Tem sobrepeso e se encontra inativo fisicamente. Muito abatido e ainda deprimido, conta que perdeu 80% da acuidade visual do primeiro olho há quatro anos e do segundo olho começou a perder nos últimos seis meses. Perguntado se a retinopatia era causada pelo diabete e pela hipertensão, não soube responder. Tinha poucas informações sobre as duas doenças de base, cuidava-se mal, não possuía endocrinologista e cardiologista de

---

* As Unidades Hospitalares públicas e as Associações de Pacientes Diabéticos geralmente, quando solicitadas, fazem esse tipo de treinamento.

** Sugerimos, para aprofundamento do tema, a leitura dos capítulos da autora nos livros: *Doença e Família, Grupo e Corpo: Psicoterapia de grupo com pacientes somáticos* e *A Criança e o Diabetes – Uma Visão Psicossomática*

referência. Com o endocrinologista que o acompanhara nos últimos meses, não conseguiu fazer um bom vínculo. A referência dele era o centro oftálmico, onde vários médicos já o haviam atendido em diversas ocasiões.

Alguns pacientes aprendem a controlar o diabete; ficam um tempo em boas condições de saúde e acham que já sabem se tratar sozinhos, não precisando mais do endocrinologista. O diabete controlado não dói, não se mostra. Outros adiam o início do tratamento porque é feriado, é fim de semana, vão passar as férias longe de casa e quando percebem já se passaram meses e anos. Os sintomas não são visíveis e o paciente acredita que poderá resolver a questão a qualquer momento.

Malerbi (maio, 2008, p. 23) diz que há três tipos de pacientes diabéticos: "(...) os que aprendem a se cuidar adequadamente e o fazem, incorporando o tratamento do diabete às suas rotinas diárias, sem enfrentarem maiores problemas; os que acham que sabem o que devem fazer quando de fato não sabem, como muita coisa na vida; aqueles que sabem, de fato, o que precisa ser feito, mas não aplicam esse conhecimento às suas vidas; é a diferença entre saber e fazer."

> O paciente se encontrava em licença médica no trabalho e esperava ser aposentado por doença. Contou que sempre cuidou dos outros: dos pais e do irmão falecidos, dos irmãos, dos sobrinhos órfãos. Agora estava sendo cuidado por eles, principalmente pela irmã caçula que morava consigo. Ficava a maior parte do tempo dentro de casa, no seu quarto, dormindo, e sua principal atividade era tentar "ver" TV bem de perto. Para vir às sessões dependia dos irmãos mais velhos que o traziam de carro.

A retinopatia diabética é uma manifestação ocular do diabete e uma das principais causas de cegueira. O aumento dos níveis de açúcar no sangue (glicemia) – que caracteriza o diabete – causa alterações nos pequenos vasos sanguíneos da retina no interior do olho. Os vasos alterados deixam sair líquido e sangue para a retina, reduzindo a visão. Inicialmente não há sintomas; daí a importância dos diabéticos vigiarem a sua visão, através de exames médicos oculares regulares. A retinopatia diabética é tratada mediante foto coagulação realizada com raios *laser*, mas o ideal é que o doente controle os níveis de açúcar no sangue desde as fases iniciais da doença.

Segundo Caditz (1992), a retinopatia diabética é uma condição frequentemente instável, que faz com que as pessoas alternem entre o sentimento de que o problema se estabilizou e o sentimento de que está por ocorrer um agravamento e que estão prestes a perder a visão. Esse sentimento de incerteza, combinado com a falta de conhecimentos sobre os objetivos dos tratamentos, se traduzem num impacto brutal dessa complicação crônica na vida dos pacientes. Muitas vezes é mais difícil para o paciente lidar com a incerteza, com a dúvida acerca do agravamento, do que com a presença da complicação crônica.

> Humberto vivia entre os sentimentos de ficar completamente cego e o de ainda ter um tempo enxergando mal. Recusou-se o tempo todo da terapia a procurar um serviço de reabilitação para deficientes visuais. O mecanismo de defesa que ele vinha usando era a regressão e passou a depender, pelo menos no início, dos irmãos para tudo: eles o levavam a todos os lugares, faziam sua comida (antes o paciente gostava muito de cozinhar), iam ao banco, administravam o seu dinheiro, etc. Permaneceu dependente por muito tempo. À terapia vinha porque lhe disseram que era necessário, que gostava da terapeuta; era uma oportunidade para sair de casa, vir no táxi do irmão, etc. Vinha quinzenalmente porque "dependia" desse irmão para trazê-lo.

Das doenças de base, o paciente quase nada sabia. Ele não tinha o hábito de fazer tratamento crônico com especialistas, medicamentos, monitoração, etc. Repetia as receitas dos medicamentos prescritos por longo prazo sem retorno periódico ao médico. Foi-lhe difícil aceitar que a perda da visão se dera por retinopatia diabética e que a pressão alta só contribuiu para o seu agravamento.

Estudos comprovaram que o controle intensivo da pressão arterial diminui o risco de evolução e gravidade da retinopatia. O controle glicêmico precoce protege a visão de pacientes diabéticos e o retardo no tratamento do paciente com risco de cegueira pela retinopatia por mais de dois anos pode levar à perda irreversível da visão (Diretrizes SBD, 2007, p. 106).

> A depressão de Humberto, mesmo medicada, melhorava lentamente. O paciente acordava às 9 horas da manhã para tomar seus medicamentos e voltava a dormir até a hora do almoço ou mais tarde. Almoçava e voltava a dormir até o final da tarde. Sem sono, varava a madrugada acordado. Não atendia aos telefonemas dos amigos que tanto prezava. Às vezes, fazia-o de forma lacônica e sequer se desculpava. Não saía à rua porque não queria que os vizinhos soubessem da sua situação de quase cego.
> Na sessão, procuro puxar o assunto da dificuldade dele de "acordar", do "a-cor-dar". Da dificuldade que Humberto tinha de viver ainda com a acuidade visual que lhe restava. Aquela espera pela possibilidade da cegueira total lhe tolia os movimentos, não lhe dava o direito de viver a vida, de colorir o despertar e viver cada dia com um mínimo de prazer e sentido de viver.
> Acredito que essa clarificação mudou algo na evolução da terapia. Humberto já estava vindo bem barbeado, com uma roupa que me parecia nova, apesar de

ainda portar óculos escuros. Disse-me que duas vezes por semana estava indo sozinho à padaria da esquina para tomar café da manhã. Era um hábito antigo do qual gostava e lhe dava prazer.

Na terapia de apoio, usamos mais as clarificações e assinalamentos. No início, o paciente somático necessita falar muito da doença e da complicação. E há uma preocupação do terapeuta de incentivar à conscientização da doença (e da complicação), mas procurando dar um acolhimento às suas aflições. Poderá haver momentos de catarse. Exaurido esse tema, a terapia de suporte (ou apoio) pode caminhar para um trabalho mais aprofundado, de maior conhecimento e reflexão.

> Na sessão seguinte, o paciente começou me falando de sua vontade de voltar a cantar nos coros da igreja, da Universidade, etc. Dizia que a sua voz era muito bonita, de meio barítono. Muitas vezes tinha solado peças importantes. Agora, porém, não conseguia ler a partitura, a letra; como fazer?

Para Kastrup (2007), "(...) A perda da visão exige um estar sempre reinventando, atualizando, outras virtualidades da atenção e da percepção. Retirados de boa parte dos compromissos da vida prática, encontram um tempo solto. Os processos de criação funcionam, neste caso, como outro tipo de compensação. Não mais como busca de caminhos indiretos para chegar ao mesmo fim, mas para trilhar outros caminhos".

"Algumas das transformações cognitivas da deficiência visual adquirida está diretamente relacionada à redução da eficiência de habilidades e hábitos anteriores, ou seja, de comportamentos caracterizados pelo automatismo, como verter água num copo, colocar pasta na escova de dente ou caminhar pela rua. O comportamento automático é um comportamento sem atenção. Sua utilidade na vida prática é justamente liberar a atenção para outras atividades... A perda da visão, quando se instala, produz uma redução das ações automáticas e um aumento da participação da atenção nas mais simples tarefas da vida cotidiana" (idem).

> Humberto nos conta que a mãe morreu de problemas pulmonares e diabete. Fala da morte do irmão (por outro motivo) e dos dois sobrinhos órfãos (filhos desse irmão) que vivem em outro Estado com a mãe e a avó.
>
> O paciente me diz: "Esses meninos são a minha razão de viver, precisam da minha ajuda financeira".
>
> Digo a ele que o dinheiro era importante, mas a presença dele era muito mais importante para eles. Eles faziam questão de aceitar o convite para passar as férias da escola na casa dele; iam ao seu quarto acordá-lo, conversavam, conseguiam que ele saísse do quarto e descesse para almoçar na sala.

> Ele me diz que gosta de ficar na cama de olhos fechados, mesmo acordado.
>
> Digo a ele que essa é a forma que ele arranjou de não saber se está cego ou se pode ainda enxergar do olho melhor.
>
> Humberto concorda e diz que veio pensando em sair da terapia, mas que agora não pensa mais assim; estava gostando da sessão, achava interessante e válido estar comigo conversando.
>
> Passados 15 dias, Humberto sobe as escadas até meu consultório com desenvoltura e sem os óculos escuros. Logo após sentar-se, digo que ele me pareceu melhor. Assinalo que sem óculos seus olhos não tinham nenhum defeito aparente. Ninguém perceberia que era deficiente visual.
>
> O paciente respondeu-me que não sabia disso. Os óculos ajudavam quanto à grande luminosidade da rua à tarde. Fala da consulta que teve com a psiquiatra e as mudanças realizadas por ela nos horários dos remédios. Visavam que ele tivesse menos sono durante o dia. Disse-me que fora ao teatro, à igreja que frequentara e à casa da irmã que mora na zona sul da cidade. Disse-me entusiasmado que sonhara e queria falar de um sonho.
>
> Digo a ele que esses 15 dias passaram para ele com muitas situações prazerosas e eu estava muito feliz por ele. Que era importante falarmos da crença que se tem de que: "se não se é perfeito, resta-nos ser um fracasso". Ele tinha ido ao teatro mesmo sem enxergar tudo da peça; fora ao culto da igreja e assumiu para os amigos que estava perdendo a visão, que tinha ido visitar a irmã que mora distante dele e sentira-se feliz por ter ido.
>
> Ele fica emocionado e me diz que já estava começando a aceitar a dificuldade visual e esperava que pudesse através dos tratamentos manter o que ainda lhe restava.

Nem sempre a terapia caminhou tão bem; algumas vezes, muitas sessões se transcorriam sem muita novidade, e minha contratransferência estava me atrapalhando. Como não via grandes melhoras, parecia que também ficara cega a melhoras minúsculas. Trocava informações com a psiquiatra e ela me incentivava a continuar. Cheguei a falar que iria dar alta ao paciente, pois não via sentido insistir. A crença da perfeição tinha me tomado.

Procurava trabalhar comigo mesma esses sentimentos de derrota. Tomei-me de grande coragem para suportar os silêncios do paciente, da falta de *insigts*, das recaídas. A partir desse momento, comecei a perceber que tudo isso fazia parte do processo. Eu estava ansiosa com a falta de grandes melhoras e, no fundo, me culpava. Reconhecer a transferência do paciente é tão importante quanto perceber a nossa contratransferência, a do terapeuta.

Após três anos de terapia, o paciente começou a dar sinais de grandes melhoras. O diabete e a hipertensão estavam bem controlados, as sessões de foto coagulações mantiveram o quadro estável da retinopatia. O paciente perdera algum peso e caminhava pelo bairro todos os dias. Humberto tinha feito várias viagens para lugares próximos e já havia começado a cantar no coro de um grande amigo. Começava a depender cada vez menos dos irmãos para se locomover. Permitia que os amigos também o ajudassem.

Decidimos que era hora de aumentar os intervalos entre sessões (de 21/21 dias, de mês em mês, uma a cada dois meses). O paciente vinha sempre trazendo novos progressos. Acertamos sua alta, de forma compartilhada, e deixamos abertas as portas para um retorno caso necessitasse.

A terapia de apoio (ou de suporte) a pacientes somáticos, principalmente com doenças crônicas já com complicações, é muito importante. Não tenho informação sobre qual complicação do diabete é a mais dolorosa do paciente suportar. Acredito que cada um tem mais medo de uma em detrimento da outra. Cada paciente nos fala de uma em particular: "Não gostaria de amputar a perna", nos diz Antônio. Já para Maria, o insuportável seria ficar em diálise, na máquina, esperar por um rim de um doador. Para Pedro, que já precisou fazer uma cirurgia de revascularização miocárdica, o pior seria ficar cego. O apoio psicológico os ajuda a suportar a doença sem complicações; as que possam vir podem ficar para um próximo momento. Ao lado da psicoterapia, os centros de reeducação são muito importantes porque levam o paciente a aprender atividades substitutas para as que perderam ou irão perder em breve. Aprender a usar a bengala, ler em braile, com certeza ajudarão muito o deficiente visual diabético; colocar uma prótese de perna e treinar os movimentos com ela, certamente vai minorar o sofrimento do diabético amputado.

TERCEIRA PARTE

O DM2 no idoso.
Psicoterapia de grupo com pacientes somáticos.

Se a abertura do diabete se dá na maturidade ou na velhice, e/ou coincide com a aposentadoria, a doença pode ser vivida como esperada e aceita, ou não se considerar a possibilidade de mudanças, vendo a perspectiva de morte como inevitável. O diabete pode ser confundido com o próprio envelhecimento, bem como as complicações da doença (Burd, M., 2004, p. 315).

Para Lerário (*apud* Burd, 2004), a prevalência e a incidência do DM na terceira idade são elevadas. Os idosos com diabete necessitam de maior assistência de saúde, visita mais frequente aos médicos e ambulatórios e apresentam uma maior dificuldade para o desempenho de exercícios físicos, necessitando com maior frequência de cuidados de uma outra pessoa para sobrevivência (idem, p. 315).

Para um paciente mais velho que se torna diabético, ou é portador da doença há muito tempo, as limitações que lhe são impostas são dolorosas e sua resistência é grande. A pessoa mais velha tem menos tolerância e flexibilidade. Os hábitos e o estilo de vida já estão enraizados e os comportamentos são difíceis de serem mudados. O controle glicêmico ideal é a principal meta no tratamento do diabete no adulto e no idoso, para viver livre das complicações crônicas.

Segundo Mello Filho (1983, abr./jun., p. 180) ressalta que a equipe de saúde deve estar atenta à fantasia dos idosos quanto a ficarem impotentes sexualmente, bem como de apresentarem outros quadros mórbidos (AVC, demências, depressão), seja pela idade, seja pelo diabete. Devem fazer a diferenciação entre os verdadeiros casos de impotência daqueles de ordem psicológica, relacionados exatamente com o temor exagerado de adquirir esta condição.

> Nove pacientes e a esposa de um deles fizeram parte de um Grupo de Apoio Psicológico durante um ano, em sessões quinzenais de 90 minutos cada, em cocoordenação de duas psicólogas.* Eram todos pacientes do Ambulatório de Diabete e Metabologia do HUPE/UERJ, com idade entre 68 e 76 anos e todos com DM2. Havia um livro de registros onde se colocava as presenças, os temas desenvolvidos e observações pertinentes. Antes de iniciarmos o grupo, um dos cocoordenadores era escolhido para fazer os registros. Desses registros feitos, pinçamos alguns trechos para ilustrar o presente trabalho.
>
> Os pacientes foram encaminhados pelos médicos do ambulatório, gostaram e se beneficiaram muito do trabalho em grupo e compareciam assiduamente às sessões. Alguns pacientes já conheciam bem as psicólogas antes de começar o grupo homogêneo.

As sessões transcorreram numa sala do Ambulatório de Psiquiatria do HUPE. Os participantes passaram antes por uma entrevista com as duas coordenadoras onde receberam informações sobre o objetivo do grupo:

"Falar a respeito do diabete tipo 2 na vida do portador, suas dificuldades no controle e no tratamento da doença".

Os grupos de terapia nos *settings* médicos começam com as preocupações principais dos pacientes:

---

* Agradeço à Psicóloga Márcia Rebelo Maia que cocoordenou o grupo homogêneo de pacientes com DM2 idosos.

o manejo direto e o impacto de suas doenças (Vinogradov e Yalom, 1992, p. 189). Reduzem o medo, a ansiedade e o isolamento relativos a uma situação particular através do desenvolvimento do manejo e novas estratégias para o comportamento.

Neste grupo há uma composição homogênea, consistindo de membros unidos por sua luta contra um problema comum. E era constituído de pacientes diabéticos tipo 2 e na terceira idade. Quanto ao gênero, era um grupo misto.

Os limites não são muito rígidos; os cônjuges, amigos e outros membros da família podem ser incluídos regular ou intermitentemente. A doença é uma questão familiar, a partir da qual encorajam-se as mudanças de estilo de vida ou outros padrões de hábitos em família e procura-se livrar o familiar da fantasia comum de que são culpados pela doença. O terapeuta usa similaridades entre os membros para favorecer um senso de universalidade e coesão.

> As terapeutas começam o grupo se apresentando (Miriam e Márcia) e pedindo para os pacientes se apresentarem. Há um paciente novo que veio pela primeira vez ao grupo. Alcino já conhece alguns integrantes do Ambulatório e diz:
> "– Já conheço alguns de vocês da sala de espera do ambulatório. Só soube do grupo agora, por isso, estou chegando depois dele ter começado. Aliás, eu sou novo também no Rio de Janeiro, vim da minha terra natal, no nordeste, e lá é muito diferente daqui".
> Elvira diz que conheceu o nordeste, que já faz muito tempo.
> Valdir retruca:
> "– Você lá já era diabético? Seus pais também eram diabéticos?"
> Alcino diz que não sabe se era (e se seus pais eram). Só veio a saber aqui, no mês passado, numa consulta no ambulatório. Ia fazer uma cirurgia e descobriram o diabete no pré-cirúrgico.
> Dra. Miriam se coloca:
> "– Acho que cada um poderia dizer rapidamente como souberam que eram diabéticos. Cada um tem uma história diferente para contar. No diabete tipo 2, às vezes leva tempo para se descobrir e quando vem o diagnóstico vocês já apresentam alguma complicação".
> Maria da Glória diz que quer ser a primeira porque deverá sair mais cedo do grupo, vai para Copacabana fazer testes de glicemia na praia:
> "– Eu ajudo a fazer diagnóstico de muitas pessoas; a Associação Carioca de Diabete vai às praças, às praias e a outros lugares fazer os testes. Já vi cada coisa; tem gente que não acredita no teste e a glicemia estava 180. Nós o acalmamos; explicamos que tem gente que não sente nada; outros já sentem sede, fome, vontade de urinar a toda hora. Precisa diagnosticar de início".
> Francisco diz que já está tomando insulina e já fez cirurgia no coração apesar de se cuidar muito bem.
> "– Nesses 20 anos que tenho diabete, fiz dieta e venho ao médico toda a vez que ele marca. Ele me disse que tenho muitos anos de diabete e preciso da insulina, além dos remédios para baixar o açúcar. Tive medo de que insulina viciasse e que eu estivesse no fim da linha".
> Alcino preocupado se coloca:
> "– Fim da linha, quer dizer que quando se toma insulina é o fim?"
> Dra. Márcia aparteia:
> "– Há um mito entre os pacientes que insulina é fim de linha, que estão graves e têm pouco tempo de vida. Atualmente, a insulina está sendo usada em conjunto com os antidiabéticos orais que vocês já tomam. A insulina é um hormônio que as pessoas fabricam. Não é o fim da linha, é mais um tratamento que está dando certo".
> Nair, esposa de José, diz que o marido não toma insulina, mas se precisar vai fazê-lo. Sempre diz a ele que todos os tratamentos que forem realizados no Ambulatório ele deve fazer.
> José então complementa:
> "– Fui cozinheiro a minha vida toda; acostumei-me a cozinhar para 150 pessoas por dia. Tinha até nutricionista lá onde trabalhava; aprendi a comer direito, mas agora é a Nair quem cozinha, ela faz a minha dieta perfeita".
> Dra. Miriam confirma:
> "– Estamos vendo que o senhor José e Dona Nair estão sempre juntos no hospital. Até no grupo precisam estar juntos. Parece-nos que um completa o outro. José é cozinheiro de grandes grupos, Nair cozinha em casa a dieta do marido".
> Dra. Márcia completa:
> "– Vocês tocaram num assunto muito importante, a dieta. Sem ela remédio nenhum faz efeito. É como o nosso casal aqui, o José e a Nair".
> Ana se coloca muito emocionada:
> "– Tive que amputar a perna direita porque não fazia a dieta bem feita. Comia todos os dias à tarde um pedaço grande de cuscuz escondido da minha família. O vendedor Jorge só recebia uma vez por mês. Ele chegava ao portão, eu ia até ele e comia o doce no jardim. Sei, agora e tarde demais, que a dieta é muito importante".
> Fernando completa:
> " Pois eu não ligo a mínima para doce, mas o sal me faz muita falta. Sem ele fico me sentindo muito fraco. Eu sou hipertenso".
> Dra. Miriam diz:
> "– Lembra Fernando de que eu estava com o senhor e o médico na consulta? Ele disse que o senhor era hipertenso e o sal era um "veneno". O senhor disse que se sentia fraco e eu lhe disse "brincando" que o sal deveria ser transformado em sol, o sol bem tomado deixa as pessoas mais alegres e dispostas. E sair com um sol lindo e caminhar também é um dos pilares do tratamento do diabete".
> Dra. Márcia encerra a sessão:
> "– Chegamos no grupo aos grandes pilares do tratamento do diabete: a medicação (remédios orais e injeções de insulina, quando necessárias), a dieta bem feita, os exercícios físicos, como a caminhada, estando bem disposto e feliz para aproveitar esse sol lindo do Rio de Janeiro, claro que com protetor solar e até as 10 horas ou após as 4 da tarde. O estado emocional do

paciente é fundamental. Estressado, ninguém aproveita a natureza e só pensa na doença e seus problemas".

Nessa sessão vimos que o assunto primordial para o grupo de pacientes era a doença e seu tratamento. Essa sessão aconteceu no primeiro mês de funcionamento do grupo. Ao final de 12 meses o grupo estava assim:

Os pacientes chegam, cumprimentam-se afetuosamente, ou já chegam juntos em pares da sala de espera. Não é preciso que as terapeutas comecem o grupo; os pacientes já sabem a rotina de funcionamento e já vão falando:

"– Liguei para dona Mariana como você me pediu. Ela já tinha faltado a sessão passada. Perguntei o que estava acontecendo e que o grupo estava sentindo a falta dela. Ela me disse que teve hipoglicemia e ficou com receio de vir e passar mal no ônibus", diz Maria da Glória para a terapeuta 1.

Elvira se coloca:

"– E aí não veio hoje também. Assim atrapalha o grupo e a ela mesma. Faltar ao grupo só em último caso; ninguém me deixa mentir; depois do grupo, nós estamos recebendo elogios da equipe do ambulatório e melhoramos muito o nosso controle do diabete".

Dra. Miriam se coloca:

"– Ligar para o paciente faltoso e se preocupar com ele é muito importante. Obrigado, Maria da Gloria, pelo favor. Já sabemos que o problema já está sendo resolvido; dona Mariana deverá vir no nosso próximo encontro. Essa força que vocês se dão é que faz esse grupo coeso, forte e determinado. Um ajuda o outro quando fraqueja, quando adoece. Dona Mariana é pipoqueira nas portas de escolas e já nos disse que quando tem hipo tem dificuldade até de ingerir açúcar para elevar a glicemia no sangue. Não dá para ser radical com o diabete; o açúcar que faz mal quando se está com hiper, faz bem quando na hipo; é tudo uma questão de bom senso".

Alcino diz então:

"– Quando se tem algum problema, ou estamos tristes, preocupados, também podemos ter dificuldades de controlar o diabete. Ontem lembrei da minha terra, da minha gente e fiquei triste. Deu um dó de cortar o coração. Mas hoje vim assim mesmo; todos vocês me ajudam a suportar a falta que meu Nordeste faz. Saio daqui mais forte, menos deprimido, pronto para seguir a vida. Estou guardando um dinheirinho para viajar para lá no Natal".*

---

* Para Júlio de Mello Filho (2002, p. 202); "O empobrecimento progressivo da vida rural e a ambição de viver na grande cidade promovem uma permanente corrente migratória (...); chegando ao litoral, passam a enfrentar dificuldades e, após poucas semanas, ou mesmo depois de um ano, começam a apresentar sintomas funcionais variados(...) podemos chamar de "síndrome de desenraizamento" ou "síndrome psicossomática de desadaptação".

Dra. Márcia se coloca:

"– Quando o grupo começou, vocês falavam muito da doença, das dificuldades com o diabete. Esse era o objetivo principal colocado no início por nós. Mas vocês avançaram. Vocês falam da vida pessoal, dos sentimentos, de como o grupo ajuda também na vida de vocês. Isso é um avanço, um ajuda o outro com a sua verdade e o seu exemplo. Se esforçar para vir ao grupo é sinal de que ele é importante para vocês, e para nós terapeutas também. Aprendemos muito com vocês. E a tristeza do Alcino da terra natal dele também é a tristeza do término do ano e da nossa passagem pelo diabete".

Francisco intervem:

"– Quer dizer que o grupo acabou?"

A terapeuta 2 responde:

"– O nosso tempo no ambulatório de diabete é de um ano. Aí vêm as férias de verão e o grupo voltará ano que vem com uma nova dupla de coordenadores; vocês vão gostar da troca".

Francisco fala de novo:

"– Lembra de que lhes falei que tinha um sonho de passar mal de hipoglicemia perto de uma barraca de caldo de cana? O meu sonho agora é que vocês continuem conosco. É pedir muito?"

Valdir se coloca:

"– Aí é romper os limites do curso de especialização delas, como não podemos fazer com o nosso tratamento. Elas deixaram bem claro no início que seria assim. Também sabemos que o tratamento do diabete impõe regras e limites".

Francisco então retruca:

"– Posso pedir o número de telefone de vocês e o dia do nascimento? Vou ligar todo ano nessa data para vocês".

Nair completa:

"– Vamos passar uma lista com os nossos telefones e dia dos aniversários. Vamos nos comunicar sempre".

Dra. Miriam se coloca:

"– O processo do luto pelo término do ano e da formação desse grupo poderá ser ajudado pela troca de telefones entre nós. Não esqueçam que a Dona Ana, a paciente que amputou a perna, deixou de vir ao grupo porque não havia como se locomover sem ajuda da família; peçam o telefone dela também e liguem. O grupo pode funcionar ajudando Dona Ana mesmo sem ela vir. Ligar e saber notícias e levar notícias a ela também funciona positivamente".

Maria da Glória anuncia a festinha do fim do ano; desembrulha um bolo salgado e apanha uma garrafa de refrigerante *diet* e os copos.

"– Nós pensamos em tudo, é preciso haver festa para comemorar nossas melhoras. Se não podemos comer açúcar, podemos comer e beber com moderação o que trouxemos. Queria saber quem inventou que é preciso doces para comemorar a alegria. Vamos pessoal, à festa!"

Francisco ligou para a terapeuta 1 durante muitos anos no aniversário dela. Dava os parabéns e contava alguma coisa sobre a vida dele. Os pacientes entenderam que mudanças de hábitos de todo não são negativas. O diabete impõe limites e o trabalho no hospital universitário também. Há regras que não podem e não devem ser burladas.

Fizemos uma listagem dos principais temas discutidos nesse grupo. Vamos dividir segundo alguns critérios e apresentar algumas frases de pacientes nos grupos:

1. **Dificuldades com a instituição médica universitária**: esperar muito na sala de espera pela consulta; as mudanças constantes na equipe; esperar muito tempo no laboratório para tirar o exame de sangue (pré e pós prandial); as consultas são rápidas; a marcação das consultas é com grande intervalo: "Trago minha colação (merenda) para o hospital, fico muito tempo esperando"; "Tem gente que fica impaciente na sala de espera do ambulatório; eu saio de perto ou fico calado, mas isso não me faz bem"; "Comecei a tomar insulina depois que fui participante da pesquisa daquela médica; fui cobaia de pesquisa"; "O Grupo de Sala de Espera nos ajuda a esperar pela consulta e falamos e ouvimos coisas muito interessantes"; "Sempre achei que aqui no hospital público tudo era de graça; agora sei que pagamos impostos muito altos, eu também ajudo a manter o hospital funcionando"; e outras questões.

2. **Dificuldades com a doença**: mitos, fantasias, crenças; tabus; adesão ao tratamento: "Fiquei deprimido quando soube que era diabético"; "Tenho medo de ter hipo"; "O diabete é uma tragédia"; "não consigo aceitar"; "A insulina vicia"; "Estou tomando chá da planta *folha de insulina*; se não melhorar acho que não piora"; "Se vou a um churrasco, não resisto e caio de boca"; "O diabete é para sempre"; "Se descobre por acaso"; "Meu diabete é emocional"; "A minha mãe é velha; ela é diabética há 30 anos; ela está socada em casa, só quer cama"; "Gostaria de tomar um remédio quando fico irritada"; "Não há diabético que não fuja da dieta; todos são mentirosos"; "A fome me acompanha sempre, como fazer dieta?"; "O diabete não dói, destrói"; "Ficar magra e diabética não vale a pena; o aspecto do rosto fica horrível; não quero mais ficar com açúcar tão alto"; "A dificuldade de ser diabética é a *boquinha nervosa*"; "O diabete é uma doença negra; pega tudo, todo o corpo"; "A insulina é a última etapa do diabete, depois é aguardar a morte"; ou "é o fim de linha"; e outras.

3. **Dificuldades com faixa etária**: "Ficar velho é muito ruim"; "Ficar velho e diabético é pior ainda"; "Quando se tem muita idade e muito tempo de diabete, as complicações aparecem, não tem jeito"; "Tenho mais medo de ficar cego, e velho ainda por cima"; "Pois eu tenho mais medo de ir para a máquina"; "Conheço um diabético que teve de tirar a perna depois de um erro médico; isso deve ser horrível"; "O chá dançante da última sexta-feira foi ótimo; dançar é muito bom para o idoso, faz bem para cabeça e para o corpo"; "Ser velho é ser um estorvo para a família"; "Vou ter de me aplicar a insulina, eu não enxergo bem os tracinhos da seringa"; "Ainda bem que fiquei diabética aos 70 anos, já estava velha mesmo"; "Ser velho não é igual a ser um trapo, um traste; eu tenho meu valor, eu me gosto"; e outras.

4. **Dificuldades com a família**: superproteção x negligência; impaciência, falta de apoio: "Minha família não gosta de me ver doente"; "Se eu comer às escondidas, o que não posso, minha família grita comigo"; "Meu irmão ficou diabético por praga minha"; "O meu diabete não me emagrece; o meu marido é magro de ruim; come tudo e não engorda, e não é diabético"; "A minha família não colabora; no último domingo, minha nora fez três sobremesas e colocou na mesa; dá para resistir assim?"; "Minha esposa senta para ver TV com a caixa de bombons no colo; dá para fingir que não é comigo?"; "Meu marido na Páscoa me deu um ovo de chocolate não *diet*; será que ele ainda não se tocou que sou diabética?"; "Quando meu marido me deixou, levou minha pressão alta e minha úlcera; agora ninguém me segura"; e outras.

5. **Dificuldades no grupo de apoio**: "Tive muita dificuldade em falar pela primeira vez no grupo"; "Às vezes começamos no grupo brincando; isso é uma forma de nos preparar para falar coisas mais duras"; "Hoje ainda não se falou nada de novo; estamos batendo na mesma tecla"; "É preciso se impor; respeitar é uma coisa, obedecer é outra; sou o raspo do tacho; eu questiono mesmo"; "Vim para dizer que não vinha ao grupo; preciso ajudar a presidente da Associação Carioca de Diabete; tô indo, fui"; "Hoje não quero falar da doença; minhas dores da alma estão maiores do que dos furúnculos nas minhas costas"; "Agora no fim do ano vejo uma luz no fim do túnel"; "Acho que o Sr. Fulano é muito triste por detrás dessa alegria toda"; "Somos pessoas que sempre cuidamos das outras pessoas; aqui no grupo permitimos que vocês, as psicólogas, cuidassem de nós"; "No começo não tinha fé no grupo; psicologia não trata o diabete, pensava; agora sei o quanto foi importante para mim"; "Depois de se ter alguma complicação do diabete, fica impossível vir ao grupo. Veja a senhora fulana, amputada da perna direita; como vai subir no ônibus e as escadas daqui?"; e outras.

6. **Relação médico-paciente**: "Não gosto de tirar dúvidas na consulta; tenho receio de atrapalhar o médico"; "Agora estou gostando mais do médico que está me atendendo; ele me deixa falar, está sempre sem pressa"; "Meu médico me disse que meu diabete não é emocional; como não? Quando fico deprimido meu açúcar fica alto"; " Tenho medo de que o médico me repreenda por causa do meu açúcar alto"; "O médico Dr. Sicrano vai se aposentar; e agora como vamos ficar sem ele?"; e outras.
7. **O "achismo"**: "Doutor, eu já sei me cuidar"; "Por muito tempo eu não me cuidei direito"; "Por muito tempo achei que sabia me cuidar sozinho"; "Por muito tempo fingi que era não diabético"; "Tudo que me ensinam; eu faço para baixar o açúcar"; "Minha vizinha me deu uma dica muito boa, vocês querem saber qual é?"; "Tudo tem o lado bom, o lado ruim; no diabete, o bom e o ruim eu tiro de letra"; "Pra que vir ao médico de três em três meses; basta vir uma vez por ano e repetir a receita"; e outras.
8. **Questões religiosas e culturais**: "A igreja hoje acha que pode curar tudo"; "Tem diabético que vai à igreja e se diz curado; isso não é verdade; o diabete não tem cura"; "Fazer uma novena, pedir ao santo de devoção, fazer promessa ajuda; se fica mais calmo"; "Meu médico me disse: 'Toma chá de pata de vaca, mas não esquece da insulina'"; e outras.
9. **O estresse**: "Acho muito estressante cuidar da minha doença"; "É todo dia a mesma coisa"; "O estresse dificulta o controle da glicemia, mas como não ficar estressado?"; "Se explodir, meu estresse vai diminuir; mas vou ser chamado de velho ignorante"; "Perder a calma, a linha, é horrível; somos antes de tudo humanos, mas pagamos o preço"; e outras.
10. **Outros assuntos**: a relação com o trabalho e a perda; a aposentadoria; a relação com o dinheiro e a falta dele; a sexualidade na velhice; a dificuldade de viver a vida; ter de vir ao hospital quase semanalmente; a falta de atividades para os idosos; e outros.

CONSIDERAÇÕES

Quando acabei de escrever o presente capítulo, admirei-me de ter ainda tanto material inédito para brindar aos leitores. Fiquei feliz também ao abordar o *diabetes mellitus* de uma forma totalmente diferente do que tinha já feito. Explorei a prática sempre pensando na teoria; mas a prática nesse momento foi a tônica do capítulo; era a minha prioridade. Fui aos livros onde escrevíamos sobre os grupos e me inspirei nas colocações dos pacientes. Aprendi muito com eles. Eles mereciam um espaço privilegiado.

Ao dividir o capítulo em três partes, o adolescente, o adulto maduro, o idoso, todos diabéticos, acredito que consegui mostrar o quanto psicossomático é o *diabetes mellitus* e o quanto o tipo 1 e o tipo 2 se diferem e se aproximam diante da visão da psicossomática.

Todos os pacientes lutam com os pilares da doença e de seu tratamento, os medicamentos (orais ou injetáveis), a dieta e o exercício físico. O emocional não poderia ficar de fora e conseguimos inclui-los como o quarto pilar, da mesma forma que para manter uma cadeira em pé precisamos das quatro pernas, como aos três mosqueteiros precisou se juntar um quarto cavaleiro.

Todos esses ingredientes trabalham juntos para a receita dar certo, o controle da glicemia. Nem pouco açúcar, mas também não muito; e chegar ao equilíbrio é tão difícil de ser alcançado no controle e no tratamento do DM. Se o açúcar é um símbolo de ternura e carinho da mãe ao seu filho, ele também não pode ficar doce demais porque adoece.

Só se fica diabético quando existe predisposição genética: sem a herança, ninguém fica doce. E essa herança é diferente para os dois tipos de diabete, e é maior no tipo 2. Mas não adianta culpar só nossos ancestrais; ajudamos a nossa genética nos tornando obesos e ociosos.

Na pós-modernidade não temos muito tempo para fazer a comida; descobrimos as semiprontas, aposentamos o fogão e elevamos ao primeiro plano o micro-ondas. Fomos além: discamos o número de telefones e o entregador nos traz em casa o *fast-food*, rápido de pedir, mais rápido de consumir. E as porções se agigantam. Mas não adianta culpar só as comidas rápidas se não conseguimos dizer não a elas!

Depois de comer, sentamos no sofá e através do controle remoto ligamos a TV, o computador, os *games*. E lá fora está uma tarde linda nos chamando para caminhar, gastar energias. Mas não adianta culpar os jogos modernos ou a internet; temos a nossa parcela nessa história. Como nos fazer levantar da cadeira e gastar as nossas calorias?

O diabete, segundo o Consenso de 2007 da Sociedade Brasileira de Diabete, tornou-se uma epidemia de *diabetes mellitus* (DM) e está em curso, o número de adultos diabéticos no mundo está crescendo muito e se estima que no ano de 2030 possa chegar a 300 milhões. Dados alarmantes e que crescem em espiral. O que fazer para mudar este presságio? Será que só se informar a respeito vai nos livrar dele?

Mudar hábitos, melhorar o nosso estilo de vida. Mas hábitos são muito difíceis de mudar; uma vez enraizados, colocamo-nos no piloto automático e a vida segue sem pensarmos, sem reagirmos, sem questionarmos.

Mudar a forma de consumo? Mas se a oferta e a demanda movem o mundo?

O diabete, pela sua natureza crônica, a gravidade de suas complicações e os meios necessários e custosos para controlá-las, tornam esta uma doença muito onerosa para os indivíduos acometidos, suas famílias e para o sistema de saúde. Além do problema econômico, há os custos intangíveis, como a dor, a ansiedade, a inconveniência e a perda da qualidade de vida.

O custo social é cinco vezes maior do que os custos diretos. Alguns indivíduos acometidos se tornam incapazes de continuar trabalhando, ou em decorrência de complicações crônicas, ou porque ficam com alguma limitação no seu desempenho laboral e de produtividade. E aí a demanda aumenta; agora de medicamentos, de produtos *ligths* e *diets,* de acesso à saúde regular, etc.

A prevenção efetiva significa mais atenção à saúde, um sistema de qualidade, mais rápido e eficiente. Isso pode ser feito ainda na prevenção de reduzir ou retardar a abertura da doença, a prevenção primária; ou de tratar suas complicações agudas e crônicas, a prevenção secundária. A primária então é melhor. Por que não fazemos acontecer? Mas não dá para culpar só o sistema de saúde.

Para Hipócrates (460 a.C.):

"É mais importante conhecer a pessoa que tem a doença do que conhecer a doença e a pessoa que tem fé nos médicos (digo na equipe); isso pode ajudar na cura".

Para Michel Balint:

"Toda a doença é também um veículo de um pedido de amor e atenção ( ) E o médico é o primeiro remédio a ser dado ao paciente"(digo, o psicólogo, a nutricionista, a enfermeira, etc.).

Para Helládio Capisano:

"Qualquer tipo de tratamento poderá ser puramente sintomático se o seu objetivo não for a reorganização da vida". E digo, porque o paciente não muda?

Reorganizar a vida e mudar hábitos tem tudo a ver com o diabete. Mudar a dieta, deixar o sedentarismo, deixar de se estressar, apreciar a vida. E por que isso não acontece?

Para Julio de Mello Filho:

"O *diabetes mellitus* é uma doença psicossomática porque se inicia frequentemente numa fase de estresse emocional e sofre a influência de fatores ou de distúrbios somáticos na sua evolução (2008)".

E a visão psicossomática? Como tratar?

Através do *holding* (suporte) e do *handling* (manejo), *sendo continentes*, como nos disse Donald Winnicott.

A doença é crônica, mas tem tratamento e controle. Cabe à equipe multidisciplinar ajudar o paciente (e sua família), através de uma boa relação, à *aceitação* de sua doença. O tratamento e o controle do diabete passam então a ser os objetivos a serem alcançados, e uma forma de *cura*.

Mas de que autor me apropriei esse parágrafo? É meu, com algum coautor?

Isso já não me importa muito; se levei informação, esperança e motivos para os leitores e pacientes tentarem alcançar essa forma de cura.

As doenças crônicas estão aumentando muito e iremos cada dia mais *"com viver"*, como pacientes ou como profissionais de saúde, com o diabete ou outra doença qualquer.

Aceitar ser paciente é preciso; alcançar a aceitação da doença crônica é imprescindível.

Espero ter ajudado de alguma forma para isso.

REFERÊNCIAS

Aguiar, J. M. *Uma visão sobre o falso self no paciente diabético*. Monografia de final de curso de especialização em Psicologia Médica, Faculdade de Ciências Médicas da UERJ, 2000.

Burd, M. *Diabetes e Família*. Capítulo18. In: Doença e Família. Mello Filho, J; Burd, M. São Paulo: Casa do Psicólogo, 2004.

Caditz, J. An *education-support-group program for visually impaired people with diabetes*. Journal of Visual Impairment & Blindness, 1992, 86(1), 81-83.

Diretrizes da Sociedade Brasileira de Diabetes, 2007.

Debray, R. *O Equilíbrio Psicossomático – e um estudo sobre diabéticos*. SP: Casa do Psicólogo, 1995.

Graça, L. A.; Burd, M.; Mello Filho, J. *Grupos com Diabéticos* Capítulo 13. In: Grupo e Corpo: Psicoterapia de Grupo com Pacientes Somáticos. Mello Filho, J. Organizador. PA: ArtMed, 2000, pp.213-232. Relançamento, 2007, Ed. Casa do Psicólogo.

Jeammet, P.; Reinaud, M.: Consoli, S. *Manual de Psicologia Médica*. São Paulo: Ed. Masson/Atheneu.

Kastrup, V. *A invenção na ponta dos dedos: a reversão da atenção em pessoas com deficiência visual*. Psicol. rev. (Belo Horizonte) v.13 n.1 Belo Horizonte jun., 2007.

Malerbi, F. *Revista da SDB* – Diabetes. RJ: Volume 15 – número 03-maio 2008, pp.23.

Marcelino, D. B. et al. Artigo: *Reflexões sobre o Diabetes Tipo 1 e sua Relação com o Emocional*. Revista Psicologia: Reflexão e Crítica, 2005, 18 (1), pp. 72-77.

Mello Filho, J. *Concepção psicossomática: Visão Atual*. São Paulo: Casa do Psicólogo, 2002.

_____. *Comunicação pessoal*. RJ: 2008.

———. *Aspectos psicológicos do diabetes mellitus* (parte 1). In: méd. HC-UERJ, "Curso sobre Diabetes Mellitus". 2(2): 174-180. abr./jun.1983.

Moncada Leite, D.P. *Grupos em uma Unidade de Terapia Intensiva*. Capítulo 27. In: Grupo e Corpo: Psicoterapia de Grupo com Pacientes Somáticos. Mello Filho, J. Organizador. PA: ArtMed, 2000, pp. 413-423. Relançamento, 2007, Ed. Casa do Psicólogo.

Vinagradov, S.; Yalom, I. D. *Manual de psicoterapia de Grupo*. PA: Artes Médicas, 1992.

Winnicott, D. *O Ambiente e os processos de Maturação*. Estudos sobre a teoria do Desenvolvimento Emocional. Porto Alegre: Artes Médicas, 1990.

www.portaldiabetes.com.br, 2008.

OUTROS TRABALHOS DA AUTORA SOBRE *DIABETES MELLITUS*

Burd, Miriam. (1996). A Família e a Doença Crônica na Infância – o Diabetes Mellitus Tipo 1- Atendimento Psicológico Grupal aos Familiares de Crianças Diabéticas. Monografia de Curso de Especialização em Psicologia Médica. Faculdade de Ciências Médicas da Univ. do Estado do Rio de Janeiro. (130 pág.);

Burd, M. (2000). Experiência de Trabalho Multidisciplinar em Diabetes no Hospital Universitário Pedro Ernesto. Revista da Associação de Medicina Psicossomática. Rio de Janeiro. (, Ver. ABMP, vol.4, nov., pág.29-32).

Burd, M.; Maia, M.R. (2002) – Grupos de Sala de Espera com Pacientes Diabéticos. Revista Diabetes Clínica, vol. 6, nº. 2. Rio de Janeiro. (pág.129-134);

Teixeira, A. L. M; Burd, M; Eisenstein. E. (2006). Diabetes Juvenil: Relato de Caso. Artigo da Revista Adolescência e Saúde, NESA, Núcleo de Estudos da Saúde do Adolescente, vol.3 nº. 2 abr.;

Burd, M. (2007). O Adolescente e a Experiência do Adoecer: o Diabetes Mellitus. Publicado na Revista Adolescência e Saúde, NESA/HUPE/UERJ, em Jan., vol.3, nº.1.

Burd, M. (2007). A Criança e o Diabetes – Uma Visão Psicossomática. Rio de Janeiro: gráfica Trena.

48

CONSULTA-CONJUNTA: UMA ESTRATÉGIA DE ATENÇÃO INTEGRAL À SAÚDE

Julio de Mello Filho
Lia Márcia Cruz da Silveira
Miriam Burd

Atualmente, muito se tem discutido, no Brasil, sobre como produzir estratégias na formação que provoquem mudanças objetivas dos profissionais de saúde de forma a prestar uma atenção integral e humanizada aos pacientes (Feuerwerker, 2002). Neste contexto, têm sido alvo de discussões os diferentes cenários de aprendizagem, modos de inserção na prática, concepções pedagógicas, metodologias de ensino, processos avaliativos que contemplem conhecimentos, habilidades e atitudes (Ribeiro, 2004) enfim, uma mescla de aspectos da formação que, conjugados, instrumentalizem o profissional para atuar em sintonia com as necessidades e demandas de saúde da população.

É nesta perspectiva que apresentamos este capítulo, uma prática de ensino em serviço denominada Consulta-Conjunta, originária da Interconsulta, que visa a integrar pessoas e saberes no cotidiano dos serviços de saúde, objetivando sensibilizar, mobilizar e capacitar para mudar concepções, práticas e relações a fim de proporcionar cuidado integral à saúde.

BREVE HISTÓRICO

A Interconsulta* é uma ação de saúde interprofissional e interdisciplinar que tem o objetivo integrar e promover a troca de saberes de diferentes atores que atuam nos serviços de saúde, visando ao aprimoramento da tarefa assistencial. Faz-se por meio de pedido de parecer, discussão de caso e consulta-conjunta.

A consulta-conjunta, como o nome indica, reúne, na mesma cena, profissionais de diferentes categorias, o paciente e, se necessário, a família deste. A ação se faz a partir da solicitação de um dos profissionais para complementar e/ou elucidar aspectos da situação de cuidado em andamento que fujam ao entendimento do solicitante ao traçar uma conduta terapêutica. Este capítulo focalizará a parceria entre o médico (solicitante) e o profissional *psi* (psicólogo, psiquiatra solicitado), junto ao paciente.

A consulta-conjunta nasceu de forma prática, de acordo com o relato de seu criador, o professor Julio de Mello Filho:

> "Em meados de 1997, era eu um professor de Psicologia Médica do então Hospital Universitário Clementino Fraga Filho da Universidade Federal do Rio de Janeiro (HUCFF/UFRJ), quando um interno de medicina me procurou pedindo que atendesse a uma paciente com um quadro de asma brônquica refratária ao *approach* médico que estava sendo utilizado. Eu então lhe propus como costumo fazer nestes casos: 'Podemos ver a paciente juntos?', ao que ele concordou.
> Fizemos, então, uma entrevista a três, na qual estabeleci contato com uma paciente branca, solteira, de meia-idade, ansiosa, com um quadro de asma refratário ao tratamento médico habitual com brocodilatadores e corticoides.
> O fato de conhecer bem a doença, do ponto de vista clínico, foi importante para o interno poder valorizar meu enfoque, segundo depreendi de sua conduta. Logo percebi que a exacerbação da doença da paciente estava ligada a uma condição de luto não resolvido, pelo fato do filho único ter ido morar e trabalhar numa cidade distante, com poucas possibilidades de se visitarem. Propus, então, um enfoque de duas consultas semanais, num total de oito, durante as quais abordamos seu caso com a presença do interno. Ele era interessado em questões psicológicas e concordou em participar da ex-

---

* O conceito de Interconsulta foi divulgado por Ferrari, Luchina e Luchina (1980). Os autores advogam o emprego desta técnica para substituir a prática de respostas a pedidos de parecer em um Hospital de Psiquiatria ou Geral. Segundo os autores, a técnica da interconsulta dinamiza a prática individual de resposta de pareceres, transformando-a num momento interativo, de discussão dos elementos envolvidos no atendimento. O emprego desta técnica fertilizou e renovou o trabalho de Psiquiatria num Hospital Geral, conhecido também como Ligação.

periência de psicoterapia breve, durante a qual dirigia perguntas e muitas escassas opiniões, pois se tratava, obviamente, de um novo campo de trabalho para ele. De minha parte, permiti-me opinar sobre a medicação da paciente de forma não intrusiva. Tentava, assim, manter a perspectiva de uma conduta realmente conjunta.

A psicoterapia evoluiu como muitas outras em semelhantes condições, de um luto patológico – que eu já chamei de luto corporal – para um luto mais normal, prescindindo das reações de estresse que mantinham o processo de somatização funcionando, sendo o pulmão o órgão de expressão de todo o sofrimento vivido pela paciente, porém não conscientizado. As etapas do luto – pôde se queixar do objeto, pôde aceitar a distância deste, pôde perdoar o objeto – foram vividas, e, então, as metas da terapia breve foram cumpridas. Pôde-se trabalhar a alta da paciente, que ficou sendo atendida pelo interno quinzenalmente por se tratar de uma condição crônica e sujeita a agravamentos.

Durante toda a experiência terapêutica vivida conjuntamente, eu esclarecia detalhes da psicodinâmica da paciente, da técnica que estava sendo empregada, e o interno me informava de sua evolução clínico-medicamentosa. Após a alta da paciente, ele passou a frequentar o Grupo Balint* que eu mantinha naquele hospital, de modo interessado. Eventualmente, ele me informava sobre o estado da paciente, que evoluiu bem durante o período que estive no Hospital do Fundão, até me transladar para o Hospital Pedro Ernesto, onde estou até hoje.

No HUCFF/UFRJ, desenvolvemos esta experiência com outros casos e então repetimos no Hospital Universitário Pedro Ernesto, da Universidade do Estado do Rio de Janeiro (HUPE/UERJ), inicialmente com alunos do terceiro ano do curso médico. Com estes, que iniciavam seus primeiros contatos com pacientes, participávamos da leitura da anamnese de modo conjunto, como também de um diagnóstico e de uma planificação terapêutica. O interesse maior nesta situação é a elaboração de uma anamnese que integra aspectos subjetivos e objetivos que envolvem o adoecer, já que o aluno desta série ainda está pouco amadurecido academicamente para participar de outros itens de uma observação clínica.

Percebemos, na prática, que uma importante área de aplicação da consulta-conjunta é o trabalho ambulatorial nas unidades clínicas onde a Psicologia Médica estiver representada. Ali estão presentes, basicamente, internos e residentes que realizam seu trabalho de diagnóstico e tratamento de pessoas em atendimento. Mesmo que já tenham tomado contato com conceitos de Psicologia Médica, eles se sentem inseguros diante dos problemas psicológicos apresentados pelos pacientes, presentes em cerca de 70% dos casos, segundo várias estatísticas atuais.

Então nos perguntam: 'Quer ver este caso para mim?'. Ao que respondemos: 'Podemos ver juntos?'. E, deste modo, sem fragmentar a relação do interno/residente com o paciente, fazemos uma abordagem conjugada, sempre com o cuidado de que nossas opiniões tenham valências livres para que os primeiros possam interagir conosco.

Deste modo, cumprimos, de forma prática, as etapas de uma anamnese psicossomática e de um diagnóstico psicológico (ou psiquiátrico, se for o caso) sempre a quatro mãos. Se não houver tempo ou condições para uma consulta mais integral, respondemos questões formuladas pelos colegas, sempre cuidando para que se questionem também.

Um dos pontos essenciais da consulta-conjunta é que cada um dos participantes aprenda com o outro sobre as técnicas de abordagem utilizadas, reconhecendo os recursos terapêuticos presentes numa relação favorável à produção de saúde. Deste modo, o clínico aprenderá com o profissional *psi* e este aprenderá mais sobre aspectos clínicos das enfermidades em questão.

O trabalho de consulta-conjunta se desenvolveu mais nos Serviços de Diabete e Metabologia, Nefrologia e Reumatologia, onde sou (J.M.F.) supervisor da Psicologia Médica e cresceu, sobremaneira, no Serviço de Diabete por conta da interação com a Dra. Edna Ferreira da Cunha, responsável pelo atendimento clínico às crianças deste serviço."

APRESENTAÇÃO DE EXEMPLOS DE CONSULTAS CONJUNTAS

No Ambulatório de Diabete e Metabologia do Hospital Universitário Pedro Ernesto (HUPE-UERJ), as consultas-conjuntas ocorrem com frequência. A presença do profissional *psi* durante a consulta do paciente (e sua família) faz uma dupla com o médico, ou o nutricionista, o enfermeiro, o assistente social e outros.

A população que acorre ao nosso serviço é, na sua maioria, de classe popular e de baixa renda. As intervenções são integradas e os papéis de todos os profissionais se complementam. É um recurso muito importante quando se atende pacientes com doença crônica, que sistematicamente precisam comparecer às consultas. Esses pacientes podem ser "ouvidos" e "medicados". A troca entre os profissionais numa consulta-conjunta é muito rica; o médico é sensibilizado pelas emoções vividas de seus pacientes, adotando postura mais compreensiva e menos impositiva.

Tais consultas privilegiam os aspectos clínicos e psicológicos do paciente diabético e de seus acompanhantes. O trabalho se iniciou em maio de 1995, solicitado pela pediatra que atendia as crianças diabéticas (Burd, Mello Filho, Graça, 1997). A partir de 1997, essa prática se estendeu a todo atendimento no ambulatório.

---

* Grupo Balint ou grupo de reflexão sobre a tarefa médica, no dizer de Luchina, são coordenados por um profissional da área *psi* e destinados a clínicos e/ou especialistas centrados na discussão de casos com abordagem de aspectos pessoais, familiares e institucionais (Mello Filho, 2003).

Quando a doença acomete as crianças (Burd e Graça, 2007), o profissional *psi* as convida a se desenharem e a desenharem sua família, a falarem sobre o paciente, a doença, o tratamento e as repercussões no ambiente familiar, enquanto o pediatra examina a criança e conversa com a sua família.

O psicólogo presente à consulta observa a criança em três níveis: na sua doença, no seu desenvolvimento psicossocial (incluindo a relação com a família) e na relação com o médico. Esses dados são recolhidos a partir da observação de como a criança/família relaciona-se com o médico e a doença, por meio de desenhos livres feitos pela criança e da "fala" da família.

Já se nota, com o decorrer do tempo e o exercício de sua prática, que o paciente (e sua família) consegue expor seus sofrimentos e aspectos correspondentes no lidar com a doença e seu tratamento. Os pacientes, que antes evitavam fazê-lo, porque acreditavam estar "incomodando" o médico (ou não davam importância como fato relevante para a consulta), hoje se sentem encorajados e, com isso, aliviados pela boa acolhida demonstrada pelo médico que os ouve.

O médico (ou outro profissional de saúde) já começa a dar valor a esses comportamentos e às informações que recebe dos pacientes e de seus acompanhantes. Na sua formação médica, isso não é privilegiado e, quando precisam deparar-se, na sua prática, com tais fatos, não sabem como fazê-lo.

A postura ativa do paciente (e sua família) no tratamento também é notada, o que favorece tomarem para si as rédeas do controle da doença. Possíveis transgressões do tratamento também podem ser faladas, assim como a tristeza, a depressão, a raiva ou a revolta podem ser externadas na consulta-conjunta, sendo mais bem acolhidas pelo profissional de saúde e entendidas no seu contexto.

Podemos ilustrar essa técnica com alguns casos clínicos extraídos da nossa prática no Ambulatório de Diabete e Metabologia (HUPE/UERJ).

CASO CLÍNICO: SHAYANE, DM1, 12 ANOS

Participantes: a adolescente, o *staff* médico, a mãe, a psicóloga* e a residente da nutrição.

---
* Nas consultas-conjuntas 1 e 2, a psicóloga do Curso de Especialização em Psicologia Médica era Renata Abreu Mangia Souza (biênio 2004-2006), supervisionada pelo Professor Julio de Mello Filho.

Resumo do caso

A adolescente recebeu o diagnóstico da doença no dia de seu aniversário. Apresentou sempre muitas dúvidas com relação à dieta a ser realizada para o tratamento do DM1. Diz não ter ficado com raiva com relação ao diagnóstico.

Hoje, na consulta médica, Shayane fala da vontade de comer doce e do fato de não querer tomar mais injeções de insulina. A paciente está com a avó internada em decorrência de complicações crônicas do DM2 pelo fato de não ter tratado a doença de forma adequada e não ter tido um bom controle da glicemia.

A paciente evita falar o que pensa da internação da avó, mas ao mesmo tempo fala da importância do tratamento bem feito e do fato de não querer ficar como ela. Em relação à insulina, diz nunca ter ficado sem usá-la e da raiva por não poder comer mais doce. A paciente mostra um discurso ambíguo relacionado à dieta, tendo como fator principal a raiva pelo tratamento apresentar restrições alimentares.

A residente de nutrição foi solicitada pelo médico do *staff* do Ambulatório. Foi realizado um atendimento em conjunto que visava tirar as dúvidas sobre o que Shayane poderia e não poderia comer quando fosse a uma festa de aniversário. Ela estava evitando sair porque não sabia o que comer neste tipo de evento.

Shayane não conhecia o médico que a estava atendendo naquela consulta.

O médico inicia a consulta falando que a paciente não poderia comer doce. Mostrou-se impositivo:

– "Shayane, você não pode comer doces, em hipótese nenhuma".

O médico precisou durante a consulta medir a glicemia da paciente e a adolescente ficou extremamente nervosa, seu rosto começou a ter movimentos involuntários, ficando pálida. O resultado do teste estava dentro dos padrões normais.

A mãe explica que é sempre assim, a filha fica muito nervosa com medo de a glicemia estar alta.

A reação da paciente de nervosismo e palidez não foi percebida pelo médico.

A psicóloga então sinaliza esse fato para o médico e, nesse momento, o médico olha para a paciente e diz que ela não precisava ter ficado nervosa.

Em relação aos pés da paciente, o médico falou em tom de ordem que ela não podia andar descalça de forma nenhuma.

Neste momento, a psicóloga pergunta se ela sabia o motivo disso. Ela responde que não sabia o porquê.

Quando o médico percebeu que a paciente não sabia, olhou para a psicóloga e explicou à paciente qual era o motivo. Pode-se perceber, a partir desse fato, que médico teve uma reação diferenciada da inicial. Mostrou-se mais atencioso com as questões e dúvidas da paciente, como quanto às explicações para conduzir o tratamento de forma correta.

O médico, a partir desse momento, passou a olhar antes para a psicóloga quando necessitava falar à paciente.

Discussão do caso

Não é raro a eclosão do diabete acontecer no dia do aniversário do paciente. Essa data é muito esperada e valorizada pelas crianças e adolescentes, e é um momento cercado de grande estresse.

O tema dessa consulta era a necessidade de fazer dieta para o bom controle da glicemia e tratamento do DM1: o que comer, o que não comer numa festa de aniversário, não poder comer mais doces e a raiva que a paciente sentia dessas proibições.

A dieta, em geral, é considerada pelos pacientes a pior e mais difícil parte do tratamento. O medo de Shayane de a sua glicemia estar alta devia-se às suas transgressões e burlas à dieta. Essas burlas devem ter sido feitas comendo doces, o que de forma impositiva, o médico proibiu.

Em casa, com a mãe, isso também acontecia e pareceu ser sinal de que a adolescente não conseguia seguir as normas da nutricionista. Resolvera não ir mais às festas de aniversários para evitar ficar tentada e ingerir, principalmente, alimentos com açúcar branco.

Culturalmente, estamos acostumados a comer salgadinhos e doces durante essas festas e não apreciamos o melhor delas: as brincadeiras, a música, a dança, as conversas com os amigos, o clima de festa, a alegria.

O médico começou a consulta de forma muito impositiva e rígida. Usou as expressões *não pode, em hipótese nenhuma, de maneira alguma*. Enquanto isso, examinava o sangue da paciente e seus pés sem perceber sua palidez e nervosismo.

Foi necessária a intervenção da psicóloga para que o médico fosse menos iatrogênico. Passou a responder às solicitações de Shayane e explicou o porquê de não andar descalça, pois poderia ferir os pés e ter uma cicatrização prejudicada pelo diabete mal controlado.

Apesar disso, o problema inicial que era fazer dieta corretamente e não comer doces ficou em segundo plano na consulta. A raiva da paciente também.

O médico, sentindo-se culpado, responde à paciente olhando antes para a psicóloga. Percebeu que estava sendo agressivo e passa a ser mais *continente*, explicando com calma sobre as dúvidas que iam surgindo na consulta.

A psicóloga teve uma atitude pedagógica ao fazer o assinalamento:

– "Dr. Fulano, Shayane está pálida devido ao nervosismo que a acompanha sempre, aqui e em casa com a mãe, ao medir a glicemia e esta vir a se mostrar alta. A glicemia se mostrou normal e é necessário dizer à paciente o quão importante é medir a glicemia para corrigir uma possível hiperglicemia".

O controle do *diabetes mellitus* pode ser alterado também devido aos problemas emocionais e ao grande estresse que acompanha os sentimentos de culpa do paciente por burlar a dieta, ou andar com o pé descalço, ou por ter raiva por não poder come doce, ou quando se defronta com um médico desconhecido e autoritário.

CASO CLÍNICO: WILSON. ADOLESCENTE, 13 ANOS, DM1.

Participantes: a mãe, o adolescente, a médica e a psicóloga.

Resumo do caso

A consulta se inicia com a médica pedindo ao adolescente para ver o seu mapa de glicemias capilares diárias. O paciente não trouxe e responde que o esqueceu em casa.

A mãe diz, nesse momento, que o filho compra doce na rua e escondido dela. Ela, por estar muito ansiosa, se antecipava e respondia às perguntas formuladas ao filho. Ao Wilson, restava ficava calado.

A médica mede, no momento da consulta, a glicemia capilar de Wilson e afere o valor de 250mg. É um valor muito alto e indica hiperglicemia.

Neste momento, a psicóloga tenta direcionar as perguntas feitas pela médica para o paciente responder e dessa forma facilitar uma interação médico-paciente e a participação mais ativa deste. Solicita que a médica ouvisse o que o paciente tinha a dizer a respeito de tudo o que se tinha falado.

O paciente começou a chorar, de cabeça baixa, não conseguindo se expressar de outra forma nesse momento da consulta.

A psicóloga nota, claramente, uma mudança do "olhar" da médica sobre a conduta do paciente. Ela percebeu que existia uma grande dificuldade do paciente em lidar com as questões relativas à doença. Não era apenas uma questão de burlar a dieta, simplesmente, tratava-se de aspectos mais complexos, que incluíam a aceitação ou não da doença e de ser portador.

Conclusão do caso

A dieta é um dos pilares do tratamento do DM1 e a mais difícil de ser alcançada de forma totalmente satisfatória. O adolescente burla a dieta e come doce escondido da mãe. A médica, por sua vez, constata durante a consulta uma hiperglimecia e deve ter ligado ao fato do "esquecimento" do diário de glicemia diárias de Wilson. Provavelmente haveriam outros registros de hiperglicemia.

A mãe do adolescente, durante a consulta, se mostra ansiosa e preocupada; não deixa o filho falar e fala no seu lugar.

A psicóloga direciona a consulta para que a médica faça suas perguntas para o paciente e, dessa forma, impeça que a mãe responda por ele. Isso estava tirando-lhe a possibilidade de perguntar, falar e responder durante a consulta. Wilson, acuado e também muito nervoso, não contém o choro convulso que o impede de falar.

Neste momento, um "novo olhar" da médica, faz com que ela "veja e compreenda" que por detrás da burla à dieta está a grande dificuldade do adolescente de se aceitar diabético e assim poder colaborar com o tratamento proposto.

Pequenos assinalamentos do profissional *psi* podem mudar todo o rumo do encaminhamento da consulta, de forma a privilegiar as dificuldades emocionais do paciente da fase da adolescência à qual ele passa, e em que a revolta e a rebeldia (características da fase) também se estendem à doença e ao ser doente.

Nesta consulta-conjunta, a psicóloga também tentou trazer o adolescente para uma participação mais ativa no tratamento, visto que o DM1 é uma característica dele e deve ser encarado por ele (e pela médica) como uma chance de tornar o momento da consulta uma oportunidade de estreitar essa relação de confiança, onde tudo se pode dizer um para o outro e de forma a consolidar os vínculos positivos necessários nessa parceria.

CASO CLÍNICO: FRANCISCO

O menino, de 8 anos, diabético tipo 1, vem à consulta médica acompanhado da mãe e da irmãzinha, um bebê de 4 meses. É o filho mais velho; tem ainda dois irmãos menores, de 6 e 3 anos. Participam também o médico, residente em Endocrinologia (Dr. Álvaro), e a psicóloga Miriam, da Psicologia Médica.

Vamos apresentar esse caso descrevendo mais detalhadamente a consulta-conjunta e reproduzindo os diálogos.

O médico pede a ajuda da psicóloga que se encontra presente no Ambulatório. O paciente Francisco já é diabético há alguns anos e tem na prescrição da dieta (e conseguir segui-la) a sua maior dificuldade para controlar o *diabetes mellitus* tipo 1.

A situação do meu encontro com essas pessoas se dá da seguinte forma:

– Todos estão sentados: Francisco, de olhos baixos, o médico, a mãe, com uma bebezinha ao colo, linda e risonha.

Chego e pergunto o que estava acontecendo e em que poderia ajudá-los. O médico diz que, sistematicamente, Francisco não faz a dieta prescrita e que o controle da doença está muito prejudicado.

Dirijo-me ao menino (ele já me conhece há muito tempo e de outros momentos como este) e pergunto:

– "O que está acontecendo com você e qual a dificuldade com a dieta?".

A mãe começa a sorrir, de uma forma encabulada, e diz que a situação em casa está complicada: a bebezinha nasceu há poucos meses, está amamentando-a e cuidando dela o tempo todo. Os outros meninos menores também estão sendo amamentados ao seio para que parem de gritar ou de brigarem. Francisco, por ser o mais velho, está sem a atenção direta dela no controle da sua doença. Com isso, o menino burla a dieta, porque para ele é o mais difícil de ser seguido.

Dr. Álvaro se coloca:

– "Francisco, a sua glicemia está alta e tem estado alta há muito tempo, antes de a sua irmãzinha nascer. Eu não sei mais o que fazer com você".

Dirijo-me ao menino e à mãe; começo a conversar sobre comida e faço algumas perguntas:

"– O que ele gosta de comer, quando ele come mais do que deve? Sobre a dieta, sobre as restrições, sobre a quantidade, o que ele gosta de comer, do que não gosta."

As respostas são monossilábicas. Faço outras perguntas para quebrar o silêncio que se instala:

"– Dona Margarida, o que a senhora faz quando ele come além do permitido ou fora das prescrições?"

Ela responde que briga, repreende-o e o deixa de castigo.

Pergunto ao Francisco: "– O que sua mãe faz?".

Ele responde que ela briga e se coloca timidamente mais encolhido e de cabeça baixa.

Neste momento, começo a perceber que é dessa forma que o menino se chega à mãe, consegue sua atenção, porque os outros irmãozinhos gritam, berram e exigem o seio dela.

Falo para todos que deve ser essa a forma que Francisco tem de se "chegar à mamãe"; consegue dessa forma a sua atenção. Dessa forma, deixo claro, com palavras, aquilo que de psicológico está subjacente ao fato: "burlar a dieta prescrita e obter atenção da mãe".

Dr. Álvaro continua:

"– Francisco, o que você achou do que a psicóloga falou agora? Ela está com a razão?"

Francisco se encolhe mais e não responde. O silêncio toma conta da consulta. Continuo a conversar com eles; pergunto sobre o bebê – menina que, no momento, está fartamente mamando ao seio da mãe, e esta, embevecida, olha para ela, gordinha e sadia.

Digo a Francisco:

"– Eu percebo você com dificuldades de ficar mais perto da mamãe e conseguir receber dela também a atenção de que necessita. Francisco, você ainda é pequeno para controlar sozinho uma doença como o diabete".

Continuo dizendo que podemos achar uma solução para que alguns momentos do dia mãe e filho possam ficar juntos, e apenas os dois. Assim ele poderia abrir mão da burla à dieta para se "chegar à mamãe" e obter o seu olhar e atenção.

Penso rapidamente em algo a propor e sugiro a ida à *feira,* ou ao *hortifruti,* para que os dois possam escolher e comprar as verduras, os legumes e as frutas que ele poderá comer. Digo:

"– Seriam momentos a dois e com a finalidade de comprar alimentos gostosos para a sua dieta. O importante é deixar os irmãozinhos neste momento em casa com alguém que possa ficar com eles; talvez o pai, o avô ou algum outro parente".

Francisco passa a sorrir, levanta a face e seus olhos brilham.

O médico fica espantado com a minha pequena intervenção.

Dr. Álvaro conclui:

"– Estou percebendo que a psicóloga acertou em cheio. Não pensei nesta possibilidade, mas gostei. No *hortifruti* vocês vão poder escolher alimentos e aproveitar para ficarem a sós. Seria então importante pedir uma ajuda ao nutricionista para saber o que você pode comer e em que quantidade. Não é só ir e comprar. É ir, saber comprar e saber comer".

Concluo que, às vezes, é preciso prescrever ações bem diferentes das usuais do modelo médico cartesiano.

Digo:

"– Dr. Álvaro, espero que dessa vez tenhamos as melhoras que estão sendo necessárias".

Terminamos nossa conversa fechando alguns pontos para que a intervenção possa ser o prescrito: "irem à feira e comprar os alimentos para a dieta e que esta possa ser seguida".

O médico, contudo, ainda não tem a certeza que vá dar certo.

Ele diz ao Francisco:

"– Se não der certo, o controle do diabete vai piorar ainda mais. A psicóloga propôs algo relativamente fácil de cumprir".

Digo a ele:

"– Dr. Álvaro, fazer dieta é muito mais do que reduzir ou escolher a comida; a ajuda ao menino é ele poder ficar também perto da mãe, e depois, em consequência, a dieta poderá ser seguida".

Falo também diretamente com a mãe:

"– É importante que a senhora se divida nas atenções aos diferentes filhos; o seio é só para a bebezinha. Sua menina é muito linda, Dona Margarida. Veio depois de três filhos homens. Vejo que a senhora está muito feliz, mas aos poucos, o bebê também vai precisar cada vez menos da senhora, sobrando mais tempo para si mesma. É importante que não dê mais o seio para os outros dois filhos; isso não é bom nem para eles nem para a senhora."

A mãe se coloca:

"– Dr. Álvaro, Doutora, vou tentar tudo que estiver ao meu alcance para ajudar o Francisco e os outros. Não conto com a ajuda do pai deles. Só meu sogro me ajuda. Ele poderá ficar com os mais novos para irmos à feira. É mais perto e tem tudo fresquinho".

"– E aí Francisco, ainda não ouvimos sua voz, disse o médico. Você vai fazer isso e melhorar sua dieta? Disso depende o controle da sua glicemia e de sua saúde".

Francisco faz um sinal afirmativo com a cabeça. Nota-se que mesmo mudo, se comunica pela linguagem não verbal. Está feliz (Burd, 2007).

A INTEGRAÇÃO DE PESSOAS E SABERES

A consulta-conjunta é uma ação de saúde que tem como característica unir o viés assistencial ao pedagógico, na medida em que integra pessoas e saberes na aprendizagem em serviço. Tem por objetivo aprimorar a tarefa assistencial no que diz respeito à qualificação profissional e surge da necessidade viva de dar respostas resolutivas durante a dinâmica ágil da assistência à saúde. Atualmente, a consulta-conjunta vem sendo exercitada nos Ambulatórios do Hospital Universitário Pedro Ernesto da Universidade do Rio de Janeiro, com o propósito de capacitar médicos e psicólogos para a prática do cuidado integral à saúde e realizada pelos alunos-profissionais do Curso de Especialização em Psicologia Médica (FCM/UERJ) sob a supervisão do *staff* do Serviço.

Este recurso de capacitação profissional em serviço tem objetivos comuns e específicos referentes aos diferentes atores envolvidos.

Entre os objetivos comuns, podemos citar:

- Levar o profissional a compreender e identificar os diferentes aspectos envolvidos no processo saúde-doença.
- Ampliar o repertório de recursos dos profissionais para lidar com os diferentes fatores que envolvem situações de adoecimento.
- Favorecer a percepção do sofrimento e a identificação dos recursos do paciente para lidar com a doença, estimulando-o a participar do tratamento.
- Romper com a fragmentação e com a concentração da informação sobre o paciente.
- Favorecer a integração teoria e prática, buscando transformar a conduta dos profissionais envolvidos.
- Possibilitar aos profissionais envolvidos entender a atuação clínica e terapêutica de seu colega, ampliando a consciência para seus limites e possibilidades.
- Capacitar para interagir com o outro e para o trabalho em equipe, incentivando práticas que aliem qualidade de atenção, resolutividade das ações e que proporcionem a educação permanente entre os profissionais.
- Promover uma prática integradora, visando à interdisciplinaridade, instituindo o cuidado como eixo estruturante na prática em saúde.
- Possibilitar o suporte mútuo entre profissionais frente a uma prática complexa e repleta de dúvidas e ansiedade, para que possam exercê-la de forma resolutiva e eficaz.

Com relação aos objetivos específicos da consulta-conjunta no que se refere aos profissionais envolvidos, médicos e profissionais *psi*, podemos destacar:

No que diz respeito aos médicos:

- Ampliar a compreensão do processo saúde-doença para além do modelo biologista em prol de uma medicina mais humana que leve em conta a unidade somatopsíquica do paciente.
- Capacitar o médico a dar suporte psicológico a seus pacientes e a reconhecer o seu limite de atuação, favorecendo um encaminhamento adequado ao especialista em saúde mental, quando necessário.

- Compreender a importância da psicoterapia da prática médica, assim como o seu papel terapêutico junto ao paciente.
- Instrumentalizar o médico para ver além do sintoma.

No que se refere ao profissional *psi:*

- Promover a compreensão da interação corpo-mente num contexto biopsicossocial.
- Favorecer uma abordagem psicoterápica ágil, focal e criativa, adequada ao tempo e ao *setting*, onde a consulta se desenrola.
- Levar o profissional *psi* a atuar na consulta-conjunta como facilitador da comunicação, por meio da compreensão da dinâmica da relação médico-paciente.
- Auxiliar no diagnóstico e na prescrição de condutas terapêuticas adequadas ao estilo de vida do paciente.

Trabalhos conjuntos, entretanto, não têm sido uma prática comum em virtude da estruturação disciplinar compartimentalizada no que diz respeito aos conteúdos e da valorização de ações predominantemente individuais durante a formação na área de saúde. Neste sentido, no exercício da consulta-conjunta, temos encontrado dificuldades de diferentes ordens, entre as quais podemos citar:

Junto aos médicos:

- Desconhecimento teórico e prático, uma vez que o trabalho integrado não é contemplado nos currículos da maioria das escolas médicas.
- Desconhecimento e/ou incompreensão do modelo de atenção biopsicossocial, posto que o modelo de atenção à saúde tem sido calcado, predominantemente, na compreensão biologicista.
- Dificuldade de compartilhar com um profissional de outra especialidade, pela hegemonia do saber médico nos serviços de saúde.
- Desconhecimento da função do profissional *psi*, porque a prática deste profissional é recente nas unidades de atenção à saúde.
- Excesso de demanda de trabalho por questões que vão desde o ordenamento da porta de entrada do sistema de saúde ou até mesmo pelo paradigma predominantemente curativo que tem norteado as ações em saúde.

Junto ao profissional *psi*:

- Desconhecimento desta prática, pois são poucas as unidades de saúde que utilizam esta metodologia de ensino em serviço.

- Equívoco de compreensão na sua formação profissional que facilita a identificação com o paciente e propicia uma aliança "contra" o médico.
- Desconhecimento da biomedicina ou dos mecanismos biológicos das doenças que direcionam a compreensão do processo saúde-doença, com excessiva ênfase na subjetividade em detrimento das demais dimensões que compõem o homem.
- Exclusão ou pouca valorização dos determinantes sociais na etiologia das doenças.
- Excesso de interpretação subjetiva dos dados da realidade, fatos concretos.

Para viabilizar a prática da consulta-conjunta, têm-se utilizado algumas estratégias para identificar e diluir pontos de resistência, fomentar parcerias e integrar os profissionais:

- discussão multidisciplinar de casos clínicos;
- aproximação por temas afins nas discussões, seminários e oficinas;
- encaminhamentos em que a devolução ou resposta de parecer, ou da conduta traçada, se faz de forma presencial;
- incentivo à produção conjunta para participação em eventos, artigos e pesquisas.

A atuação compartilhada se desdobra em produção conjunta sob diferentes formatos:

- novas consultas em parceria para clarificação diagnóstica;
- assunção do atendimento por um dos profissionais envolvidos, após discussão do caso sem a presença do paciente;
- encaminhamentos mais precisos para especialidades e/ou locais que desenvolvam terapêuticas requeridas pela situação em questão;
- trabalhos de grupo com pacientes sob a coordenação conjunta dos profissionais.

Todo processo é construído com e para o paciente (e/ou família), promovendo a aproximação e o diálogo, valorizando a parceria e fortalecendo a autonomia na busca do cuidado.

CONSIDERAÇÕES FINAIS

Este é um recurso metodológico que temos utilizado para quebrar as barreiras das dificuldades do trabalho conjunto, para promover a compreensão integral do processo saúde-doença e facilitar a interlocução entre profissionais, visando a produzir novas configurações de saberes que favoreçam uma abordagem resolutiva das reais necessidades de saúde da população.

É um procedimento que pode se tornar útil para qualquer profissional envolvido na relação doente-doença-meio-ambiente.

A prática da consulta-conjunta potencializa o cuidado e os momentos dos profissionais ao propiciar que, solidariamente, partilhem problemas, reflitam sobre eles e busquem soluções, evitando a prática impessoal e a reprodução padronizada. Este tipo de atuação torna o cuidado mais extenso e mais intenso e possibilita a construção de movimentos conjuntos, viabilizando a mudança dos profissionais e das práticas de saúde.

REFERÊNCIAS

Burd, M. A Criança e o Diabetes – Uma Visão Psicossomática. Rio de Janeiro: Gráfica Trena, 2007.

Burd, M; Graça, LA. Grupos com Diabéticos. In: Grupo e Corpo – Psicoterapia com Pacientes Somáticos. Capítulo 13. Porto Alegre; Ed. Artmed, 2000; São Paulo, Ed. Casa do Psicólogo, 2007 (relançamento).

Burd, M; Mello, FJ; Graça, LA. Consulta-Conjunta, uma forma de aprender e atuar a partir de uma dupla. Tema Livre. Congresso de Medicina Psicossomática. Penedo. Rio de Janeiro, 1997.

Ferrari, H; Luchina, I; Luchina N. La interconsulta medicopsicológica em el marco hospitalario. Buenos Aires: Nueva Vision; 1980.

Feuerwerker, LCM. Estratégias para a mudança da formação dos profissionais de saúde. Caderno CE 2002; 2(4): 11-24.

Mello Filho, J; Cruz da Silveira, LM. Consulta Conjunta: uma Estratégia de Capacitação para Atenção Integral à Saúde. Artigo da Revista Brasileira de Educação Médica, ABEM, Rio de Janeiro, v.29, nº. 2, maio/ago. 2005.

Mello, FJ. Isaac Luchina e a Interconsulta Médico-Psicológica. In: Rodrigues Branco, RFG. A relação com o paciente. Rio de Janeiro; Guanabara Koogan; 2003.

Ribeiro, ECO. Educação Permanente em Saúde. In: Marins, JJN; Rego, S; Lambert, JB; Araújo, JGC (Orgs.). Educação Médica em Transformação: instrumentos para a construção de novas realidades. São Paulo. Hucitec/ABEM; 2004.

ÍNDICE

A

AIDS
 aspectos psicossomáticos e sociais 431-435
 atendimento aos pacientes e a equipe 406-407
 atendimento grupal 412-414
 grupo de reflexão multiprofissional 439-443
 mulher com 414-415
 paciente terminal e a morte 416-419, 429-430
 pacientes homossexuais 407-412
 trabalho com equipes de saúde 425-429
 usuários de drogas 415-416
Atitude
 médica 80-81
Alexitimia
 pensamento operatório e 158-165
Asma brônquica
 desencadeamento de crises 311-312
 pacientes com 311-316
 perfis psicodinâmicos 312-313
 resistência ao tratamento 312-316

B

Burnout
 conceito de 137-138
 contexto social e de trabalho, no 141-145
 fontes de 138-140
 relacionamentos com pessoas, c 140-141
 síndrome de 135-150
Brasil
 atendimento de emergência no 472-477
 situações clínicas 474-477

C

Cardiologia e psicossomática
 aspectos psicossomáticos 318-340
 coronariano 332-335
 hipertenso 335-339
 meios de reagir ao estresse 322-329
 papel das emoções 318-320
 preferência pelo coração 329-332
Câncer e psicossomática
 cirurgia de 303-304
 como totalidade 297
 dogmas e modelos 296-297
 mitos 300-302
 modelo psicossomático e psicossocial 304-308
 privilégios biológicos 308-309
Cirurgia cardíaca
 aspectos psicológicos 344-345
 no adulto 345-349
 impacto emocional 343-349
Cirurgia plástica
 aspectos filosóficos e psicossociais 356-366
 correlação cirurgia estética e reparadora 358-359

D

Doenças
 alérgicas 178
 infecciosas 181-185
 neoplásicas 185
Doente terminal
 assistência ao doente terminal 389-400
 boa morte 398-399
 cuidados paliativos 399-
 morte e morrer 389-400
 morte na velhice 394-398
 síntese dos opostos
Dor
 classificação da 237-239
 crônica 239-241, 244-245
 depressão e, 244-245
 neurofisiologia da 236-237
 no paciente com câncer 241-243
 problema da 235-252
 psicogênicas 243-244, 246-247
 psicose 247-249

E

Estresse e trabalho
 cultura empresarial 120-128
 dimensão interativa 131-133
 estresse e doença de adaptação 117-119
 mecanismo de formação do sintoma 115-117
 modelo de intervenção 128-129
 perspectiva psicossocial em psicossomática 111-133
 tratamento estatístico 130-131
Estudante
 adolescência 62
 expectativas e ansiedades 62-64

relação com os professores 64Fenômenos psicossomáticos
tentativa de aproximação psicanalítica 154-156

F

Fictícias
  desordens 368-371
  tratamento 371

G

Grupo
  Balint 214-222
    estudantes de medicina, com 216-222
    o homem e a obra 214-216
  com vida 444-447

H

Hemofilia
  aspectos clínicos 449
  e AIDS 449-458
Hipocondria 246
Histeria e hipocondria
  fenômeno psicossomático 153-157

I

Identidade
  cientista 88-89
  homem e Deus 87-88
  iniciação, contradições e crises
  médica 81-83, 87-89
  mundo de relações 87
  ser adulto 88
  sociedades médicas 89
Interconsulta
  aspectos conceituais 225-226
  aspectos históricos 223-224
  desenvolvimento no Brasil 224-225
  estruturação e organização dos serviços de 229-230
  formação em 230-231
  natureza dos pedidos 226
  no hospital geral 226-229

M

Medicina-paciente
  estudante 62-64
  paciente 58-62
  relação estudante paciente 64-67
Medicina e a morte
  estudante de 72-78
Médico
  atitude médica 80-81
  atributos do 83-85
  cliente, relação 522-544
  identidade médica 81-83
  formação psicológica do 80-86
Michael Balint
  reflexões sobre 214-222

N

Neurociência
  conceitos fundamentais 510-512
  corpo e mente 512-513
  neurônio-espelho 517-519
  psicologia cognitiva, evolução/desenvolvimento 513-517
Neurótico
  imagem corporal do 266-267

O

Obesidade
  doença mental 371-372
  identificação e imagem corporal 370-371
  narcisimo e *self* objeto alimentar 372
  relação profissional-paciente 372-
Obstetrícia e psicossomática 289-295
  lugar do filho 289-291
  parto 291-292
  prevenção e tratamento 293-295
  puerpério e amamentação 292-293

P

Paciente
  aspectos sociais, culturais e econômicos 58-59
  cirurgião e 350-355
  crônico e terminal 73-75
  deveres e perdas 61-62
  direitos e ganhos 60-61
  estar doente 59-60
Psicoimunologia
  Sistema da vida de relação
Psicossomática
  afeto na 158-165
  conceito de, 29-30
  diálogo entre a psicanálise e a medicina 93-105
  infância e 563-580
    olhar winnicotianno 575-578
  no Brasil, 30-31, 39-46
  pediatria e 273-286
  psicanálise e 102-105
  psicanálise e psicanalista, 98-99
  psicanalista e a medicina 102
Psicologia médica
  curso de 51-52
  ensino de 49-57
  grupo de reflexão 52-54
  história da pessoa 55-56

R

Regênesis
  considerações teóricas 462-467
  mito da Fênix 461-462

S

Somático
  grupo terapêutico para paciente 488-506
  psicoterapia psicanalítica do paciente 481-489
    delimitando o campo 481

T

Transplantes
  AIDS no tranplantado 382-383
  doador 376-377
  de medula óssea 385-388
  em crianças e adolescentes 383

grupos terapêuticos com doadores 378-379
reações emocionais 381
receptor 379
renais 376-382
rejeição 380
Transtornos
    de dor psicofisiológicos
    de conversão 246
    de somatização 245-246
    somatoformes 245

V

Via
    biológica 481-485
    simbólica 481-485